腹痛
诊断、鉴别诊断与治疗

主　编　池肇春

副主编　马素真　毛伟征　魏良洲　唐艳萍　乔月琴

编　者（以姓氏笔画为序）

于德新　马素真　王欣璐　王树松　王景杰　毛伟征　艾登斌

权　政　乔月琴　庄燕妍　刘元涛　刘学东　池肇春　安学健

孙焕霞　牟维娜　李　燕　李　霞　李月红　李传福　李兴杰

李林娟　李国庆　李晓宇　李瀚旻　吴　娜　张世能　张晓明

张瑞云　陈　龙　陈　汶　陈增银　林建宇　季　光　赵蕙琛

姜大磊　洪　流　秦　明　唐艳萍　黄凤婷　崔春吉　惠　波

窦维佳　鞠　辉　魏良洲

人民卫生出版社

·北京·

图书在版编目（CIP）数据

腹痛诊断、鉴别诊断与治疗 / 池肇春主编. —北京：
人民卫生出版社，2021.1
ISBN 978-7-117-30980-6

Ⅰ. ①腹… Ⅱ. ①池… Ⅲ. ①腹痛－诊疗 Ⅳ.
①R572

中国版本图书馆 CIP 数据核字（2020）第 256395 号

人卫智网	www.ipmph.com	医学教育、学术、考试、健康， 购书智慧智能综合服务平台
人卫官网	www.pmph.com	人卫官方资讯发布平台

腹痛诊断、鉴别诊断与治疗
Futong Zhenduan, Jianbie Zhenduan yu Zhiliao

主　　编：池肇春
出版发行：人民卫生出版社（中继线 010-59780011）
地　　址：北京市朝阳区潘家园南里 19 号
邮　　编：100021
E － mail：pmph @ pmph.com
购书热线：010-59787592　010-59787584　010-65264830
印　　刷：保定市中画美凯印刷有限公司
经　　销：新华书店
开　　本：889×1194　1/16　印张：38
字　　数：1204 千字
版　　次：2021 年 1 月第 1 版
印　　次：2021 年 1 月第 1 次印刷
标准书号：ISBN 978-7-117-30980-6
定　　价：188.00 元

打击盗版举报电话：**010-59787491**　**E-mail：WQ @ pmph.com**
质量问题联系电话：010-59787234　E-mail：zhiliang @ pmph.com

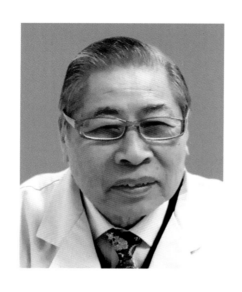

池肇春 青岛市市立医院消化内科主任医师，山东大学医学院附属医院、青岛大学医学院内科教授，青岛市著名医学专家会诊中心教授。曾担任《临床肝胆病杂志》《中国医师进修杂志》《世界华人消化杂志》《中西医结合肝病杂志》等12家杂志编委或顾问，第三届国际肝病学术会议组织委员。获青岛市科技拔尖人才、青岛市卫生局技术拔尖人才、世界名医称号。

1958年毕业于青岛医学院（原山东大学医学院）。曾在青岛医学院、滨州医学院任内科学教学多年，培养和造就了一大批医学领域的精英。从事消化内科的教学、科研和临床工作60余年，虽年过86岁，但仍坚持专家门诊工作和编著，在消化专业尤其在肝病研究与临床方面卓有成就，在国内外享有较高声誉。共获国家、省、市科研成果奖12项，主编医学专著37部，担任副主编的医学专著4部，还参加编著巨著和专著10余部，共计3 000多万字。发表论著、述评、专家论坛300余篇。

前　言

腹痛是消化系统疾病最常见的症状之一。引起腹痛的疾病繁多，除了消化系统疾病外，心血管、内分泌与代谢、呼吸、泌尿、中毒、免疫、风湿病等均可引起腹痛的症状。此外，一些外科、妇产科、感染科、小儿科、肿瘤科、神经科等疾病也常引起腹痛，牵涉面之广，覆盖疾病之多，为腹痛的诊断与鉴别诊断带来一定困难，因此误诊或漏诊病例时有发生，以致诊断不及时、延误治疗或救治不及时致患者的死亡。诊断困难时经常需要相关多科室医师进行会诊。尽管当今临床医学、诊断学、检验学、影像学、分子生物学和免疫学等快速进展，然而有时也难以确定腹痛疾病的诊断，最后仍需采取剖腹探查来确诊，但个别情况下剖腹也不能肯定地得出诊断。鉴于近年尚无有关腹痛在鉴别与治疗方面的专著，我们博采众长，精心编著《腹痛诊断、鉴别诊断与治疗》，以便广大读者在工作与学习中参考。

全书分上、下两篇，上篇为总论，包括腹痛的病理生理学、腹痛的病因与发病机制、腹痛的临床诊断、腹痛的内镜与影像诊断与鉴别诊断、腹痛的实验室诊断、腹痛的治疗等 11 章。下篇为各论，分别介绍腹痛疾病的鉴别诊断与治疗。从第 12～15 章分别介绍腹腔脏器炎症、阻塞、扭转、穿孔、破裂、血管疾病、心肺疾病、妇科疾病、急性中毒等引起急性腹痛的鉴别诊断与治疗。从第 17～29 章分别介绍胃肠、胰、肾炎症、感染、肿瘤引起的慢性腹痛鉴别诊断与治疗。从第 30～36 章分别介绍肝胆系统疾病和系统疾病引起腹痛的鉴别诊断与治疗。第 37 章为经典案例 53 例，分别介绍不同案例的诊治体会、经验与教训。全书以症状鉴别诊断为中心，与治疗并重，可供消化内科、普外科、小儿科、感染科、肿瘤科、影像科和妇产科等学科医师学习与参考。

本书的特点之一是以腹痛为中心，以常见疾病为重点，以消化系统疾病为主体，全面、系统地介绍了引起腹痛各种疾病的诊断、鉴别诊断和治疗。本书的另一个特点是理论与临床经验并重，为了体现这一特点，我们在本书的最后一章用较大的篇幅描述了 53 例腹痛典型案例，作者们总结自己的诊治体会与教训以供广大读者借鉴，使其少走弯路，提高诊治水平，从而更好地为广大患者服务。

本书所述及的各种临床处置、方法和药物剂量均已经过临床试验验证，部分已经应用于临床，并有相应文献记述，是按一般情况提出的，具有一定的参考价值。任何使用必须在国家相关法律的允许下，在行业行政部门的监管下，由合法的医务人员进行操作实施。由于临床情况复杂，存在个体差异，医务人员应根据所处的具体情况，对本书提供的资料酌情参考，作出自己独立判断。

在本书的编写过程中，得到了许多同仁的协助与支持，特别是一批多年来在编著方面的合作伙伴，给予了大力协助和认真参与，同时也吸收了一批工作在临床第一线的骨干和年轻新秀参与这次编著，起到了传、帮、带作用，通过编著总结，提高了各自专业水平和写作能力。他（她）们参阅大量文献，一丝不苟，认真编著，为本书的质量提供了可靠的保障。在这里，让我向多年来合作的同仁、参加本书编著的全体作者表示深深的谢意！

从策划到本书出版，在短短 1 年多的时间里，通过全体作者们的共同努力，得以很快定稿和审校，在本书即将付梓之时我由衷地感到欣慰。我依心而行，无憾今生，但事情总是难以做到十全十美，加之临床医学发展迅速，因此，如本书存在的错误和不足之处，敬请广大读者与同道给予批评和指正。

池肇春

2020 年于青岛

目 录

上篇 总 论

第1章 胃肠临床生理学 2
第1节 胃与小肠运动 2
第2节 胃肠运动的调节 4
第3节 胃肠平滑肌细胞的作用 6
第4节 食物的消化与吸收 8

第2章 肝脏生理学与生物化学 13

第3章 腹痛病理生理学 24
第1节 腹痛神经解剖概述 24
第2节 腹痛病理生理学 25

第4章 腹痛发生机制与病因 27
第1节 腹痛发生机制 27
第2节 腹痛病因 28

第5章 腹痛临床诊断 32
第1节 急性腹痛的诊断 32
第2节 慢性腹痛的诊断 35
第3节 中医腹痛的诊断与鉴别诊断 40

第6章 腹痛影像诊断与鉴别诊断 43
第1节 X线诊断 43
第2节 B超诊断 51
第3节 CT和PET/CT诊断 59
第4节 磁共振诊断 74

第7章 腹痛内镜与超声内镜诊断与鉴别诊断 83

第1节 食管疾病 83

第2节 胃与十二指肠疾病 87

第3节 小肠疾病 93

第4节 大肠疾病 94

第5节 肝脏疾病 97

第6节 胆道疾病 98

第7节 胰腺疾病 99

第8节 腹膜疾病 100

第8章 腹痛实验室诊断 103

第1节 粪便常规检查 103

第2节 肝功能试验 105

第3节 体外标记免疫分析诊断 108

第9章 腹腔穿刺诊断与鉴别诊断 116

第10章 腹痛治疗 123

第1节 镇痛剂治疗现状与进展 123

第2节 急性腹痛处理流程 131

第3节 慢性腹痛处理流程 133

第4节 腹痛的中医治疗 134

第11章 慢性腹壁痛 138

下篇 各 论

第12章 腹部脏器急性炎症引起腹痛的诊断、鉴别诊断与治疗 146

第1节 念珠菌性食管炎 146

第2节 化脓性食管炎 147

第3节 食管结核 147

第4节 食管克罗恩病 148

第5节 放射性食管炎 149

第6节 腐蚀性食管炎 150

第7节 急性胃黏膜病变 150

第8节 急性化脓性胃炎 152

第9节 急性单纯性胃炎 152

第 10 节　急性幽门螺杆菌胃炎 ……………………………………………………… 154

第 11 节　急性胆囊炎 ………………………………………………………………… 155

第 12 节　急性化脓性胆管炎 ………………………………………………………… 157

第 13 节　消化性溃疡急性发作 ……………………………………………………… 158

第 14 节　急性阑尾炎 ………………………………………………………………… 161

第 15 节　急性出血性坏死性肠炎 …………………………………………………… 163

第 16 节　急性化脓性腹膜炎 ………………………………………………………… 165

第 17 节　病毒性胃肠炎 ……………………………………………………………… 166

第 18 节　肛管直肠周围脓肿 ………………………………………………………… 167

第 19 节　急性胰腺炎 ………………………………………………………………… 168

第 20 节　肠系膜淋巴结炎 …………………………………………………………… 169

第 21 节　胆汁性腹膜炎 ……………………………………………………………… 170

第 22 节　肠系膜炎性疾病 …………………………………………………………… 170

第 23 节　中医中药与抗感染治疗 …………………………………………………… 171

第 13 章　胃肠急性穿孔引起急性腹痛的诊断、鉴别诊断与治疗 ……………… 176

第 1 节　胃及十二指肠溃疡急性穿孔 ……………………………………………… 176

第 2 节　胃癌穿孔 …………………………………………………………………… 179

第 3 节　急性小肠穿孔 ……………………………………………………………… 181

第 14 章　腹腔脏器阻塞或扭转引起急性腹痛的诊断、鉴别诊断与治疗 ……… 185

第 1 节　胃扭转 ……………………………………………………………………… 185

第 2 节　急性肠梗阻 ………………………………………………………………… 187

第 3 节　胆石症 ……………………………………………………………………… 191

第 4 节　肾与输尿管结石 …………………………………………………………… 195

第 5 节　大网膜扭转 ………………………………………………………………… 199

第 15 章　腹腔脏器破裂出血引起急性腹痛的诊断、鉴别诊断与治疗 ………… 201

第 1 节　肝破裂 ……………………………………………………………………… 201

第 2 节　脾破裂 ……………………………………………………………………… 204

第 3 节　胃破裂 ……………………………………………………………………… 207

第 16 章　腹腔脏器血管疾病引起急性腹痛的诊断、鉴别诊断与治疗 ………… 210

第 1 节　肝海绵状血管瘤破裂 ……………………………………………………… 210

第 2 节　急性肠系膜上动脉病 ……………………………………………………… 212

第 3 节　急性肠系膜上静脉血栓形成 ……………………………………………… 214

第 4 节　门静脉血栓形成 …………………………………………………………… 216

第 5 节　巴德 - 基亚里（Budd-Chiari）综合征 …………………………………… 219

第 6 节　肝动脉阻塞···222

第 7 节　腹腔脏器梗死···223

第 17 章　心肺疾病引起急性腹痛的诊断、鉴别诊断与治疗·····················227

第 1 节　肋间神经痛···227

第 2 节　膈胸膜炎···228

第 3 节　急性心肌梗死···230

第 4 节　急性心包炎···233

第 18 章　妇科疾病引起急性腹痛的诊断、鉴别诊断与治疗·····················237

第 1 节　附件扭转···237

第 2 节　卵巢破裂···240

第 3 节　急性盆腔炎···242

第 19 章　急性中毒引起急性腹痛的诊断、鉴别诊断与治疗·····················246

第 1 节　急性细菌性食物中毒···246

第 2 节　急性肠道感染···249

第 3 节　植物类急性中毒···249

第 4 节　动物类急性中毒···253

第 5 节　急性药物中毒···254

第 6 节　急性农药中毒···255

第 7 节　工业急性中毒···257

第 20 章　肾病引起急性腹痛的诊断、鉴别诊断与治疗··························261

第 1 节　肾静脉血栓形成···261

第 2 节　肾动脉血栓及栓塞···262

第 3 节　肾绞痛···264

第 4 节　尿路感染···267

第 21 章　神经源性疾病引起急性腹痛的诊断、鉴别诊断与治疗············272

第 1 节　腹型癫痫···272

第 2 节　脊髓痨···275

第 3 节　带状疱疹···276

第 22 章　食管疾病引起慢性腹痛的诊断、鉴别诊断与治疗·····················280

第 1 节　食管裂孔疝···280

第 2 节　食管癌···283

第 3 节　反流性食管炎···286

第 4 节　嗜酸细胞性食管炎 ……………………………………………………………………… 288

第 23 章　胃及十二指肠疾病引起慢性腹痛的诊断、鉴别诊断与治疗 …………………… 290

第 1 节　消化性溃疡 ……………………………………………………………………………… 290

第 2 节　慢性胃炎 ………………………………………………………………………………… 299

第 3 节　十二指肠球炎 …………………………………………………………………………… 303

第 4 节　十二指肠憩室与憩室炎 ………………………………………………………………… 304

第 5 节　慢性胃扭转 ……………………………………………………………………………… 306

第 6 节　胃黏膜脱垂症 …………………………………………………………………………… 308

第 7 节　胃下垂 …………………………………………………………………………………… 309

第 24 章　胰腺疾病引起慢性腹痛的诊断、鉴别诊断与治疗 ……………………………… 312

第 1 节　慢性胰腺炎 ……………………………………………………………………………… 312

第 2 节　自身免疫性胰腺炎 ……………………………………………………………………… 315

第 3 节　胰腺囊肿 ………………………………………………………………………………… 317

第 4 节　胰腺囊腺瘤和胰腺囊腺癌 ……………………………………………………………… 320

第 25 章　消化系统肿瘤引起慢性腹痛的诊断、鉴别诊断与治疗 ………………………… 324

第 1 节　食管癌 …………………………………………………………………………………… 324

第 2 节　胃癌 ……………………………………………………………………………………… 327

第 3 节　胃肠道间质瘤和恶性间质瘤 …………………………………………………………… 330

第 4 节　胃黏膜相关淋巴样组织淋巴瘤 ………………………………………………………… 332

第 5 节　小肠肿瘤 ………………………………………………………………………………… 334

第 6 节　大肠息肉与大肠癌 ……………………………………………………………………… 336

第 7 节　大肠非癌性肿瘤 ………………………………………………………………………… 339

第 8 节　网膜肿瘤 ………………………………………………………………………………… 341

第 9 节　腹膜后肿瘤 ……………………………………………………………………………… 343

第 10 节　腹膜间皮瘤 …………………………………………………………………………… 348

第 26 章　慢性肠道感染引起慢性腹痛的诊断、鉴别诊断与治疗 ………………………… 351

第 1 节　慢性细菌性痢疾 ………………………………………………………………………… 351

第 2 节　慢性阑尾炎 ……………………………………………………………………………… 354

第 3 节　肠结核 …………………………………………………………………………………… 355

第 27 章　功能性胃肠病引起慢性腹痛的诊断、鉴别诊断与治疗 ………………………… 361

第 1 节　功能性消化不良 ………………………………………………………………………… 361

第 2 节　中枢介导的腹痛综合征 ………………………………………………………………… 369

第 3 节　肠易激综合征 …………………………………………………………………………… 373

第 28 章　炎症性肠病引起慢性腹痛的诊断、鉴别诊断与治疗··········387

第 1 节　概述··········387

第 2 节　克罗恩病··········387

第 3 节　溃疡性结肠炎··········398

第 29 章　结肠疾病引起慢性腹痛的诊断、鉴别诊断与治疗··········410

第 1 节　缺血性结肠炎··········410

第 2 节　显微镜结肠炎··········411

第 3 节　肠壁囊样积气症··········415

第 4 节　先天性巨结肠··········416

第 5 节　结肠憩室··········417

第 6 节　肠扭转··········418

第 7 节　结肠假性梗阻··········419

第 30 章　肝脏疾病引起慢性腹痛的诊断、鉴别诊断与治疗··········423

第 1 节　病毒性肝炎··········423

第 2 节　肝细胞癌··········429

第 3 节　细菌性肝脓肿··········433

第 4 节　阿米巴肝脓肿··········435

第 5 节　肝结核··········436

第 6 节　代谢相关脂肪性肝病··········439

第 31 章　慢性胆系疾病引起慢性腹痛的诊断、鉴别诊断与治疗··········448

第 1 节　胆囊运动功能障碍性疾病··········448

第 2 节　Oddi 括约肌运动功能障碍··········450

第 3 节　胆囊管综合征··········453

第 4 节　慢性胆囊炎、胆囊结石··········453

第 5 节　胆系肿瘤··········456

第 32 章　泌尿生殖系统疾病引起慢性腹痛的诊断、鉴别诊断与治疗··········460

第 1 节　慢性膀胱炎··········460

第 2 节　慢性前列腺炎与精囊炎··········463

第 3 节　慢性盆腔炎··········466

第 4 节　慢性肾盂肾炎··········468

第 33 章　内分泌与代谢疾病引起慢性腹痛的诊断、鉴别诊断与治疗··········472

第 1 节　腺垂体功能减退症··········472

第 2 节　甲状旁腺功能亢进症··········474

第 3 节　甲状腺功能亢进症 ⋯⋯⋯⋯⋯⋯⋯⋯⋯⋯⋯⋯⋯⋯⋯⋯⋯⋯⋯⋯⋯⋯⋯⋯⋯ 476

第 4 节　血卟啉病 ⋯⋯⋯⋯⋯⋯⋯⋯⋯⋯⋯⋯⋯⋯⋯⋯⋯⋯⋯⋯⋯⋯⋯⋯⋯⋯⋯⋯⋯⋯ 478

第 5 节　糖尿病酮症酸中毒 ⋯⋯⋯⋯⋯⋯⋯⋯⋯⋯⋯⋯⋯⋯⋯⋯⋯⋯⋯⋯⋯⋯⋯⋯⋯ 480

第 6 节　糖尿病性胃轻瘫 ⋯⋯⋯⋯⋯⋯⋯⋯⋯⋯⋯⋯⋯⋯⋯⋯⋯⋯⋯⋯⋯⋯⋯⋯⋯⋯ 482

第 34 章　传染病与寄生虫病引起腹痛的诊断、鉴别诊断与治疗 ⋯⋯⋯⋯⋯⋯⋯⋯ 486

第 1 节　伤寒 ⋯⋯⋯⋯⋯⋯⋯⋯⋯⋯⋯⋯⋯⋯⋯⋯⋯⋯⋯⋯⋯⋯⋯⋯⋯⋯⋯⋯⋯⋯⋯⋯ 486

第 2 节　日本血吸虫病 ⋯⋯⋯⋯⋯⋯⋯⋯⋯⋯⋯⋯⋯⋯⋯⋯⋯⋯⋯⋯⋯⋯⋯⋯⋯⋯⋯ 491

第 3 节　阿米巴痢疾 ⋯⋯⋯⋯⋯⋯⋯⋯⋯⋯⋯⋯⋯⋯⋯⋯⋯⋯⋯⋯⋯⋯⋯⋯⋯⋯⋯⋯ 496

第 4 节　弯曲菌肠炎 ⋯⋯⋯⋯⋯⋯⋯⋯⋯⋯⋯⋯⋯⋯⋯⋯⋯⋯⋯⋯⋯⋯⋯⋯⋯⋯⋯⋯ 498

第 5 节　致病性大肠埃希菌感染 ⋯⋯⋯⋯⋯⋯⋯⋯⋯⋯⋯⋯⋯⋯⋯⋯⋯⋯⋯⋯⋯⋯ 499

第 35 章　风湿病引起腹痛的诊断、鉴别诊断与治疗 ⋯⋯⋯⋯⋯⋯⋯⋯⋯⋯⋯⋯⋯ 504

第 1 节　系统性红斑狼疮 ⋯⋯⋯⋯⋯⋯⋯⋯⋯⋯⋯⋯⋯⋯⋯⋯⋯⋯⋯⋯⋯⋯⋯⋯⋯⋯ 504

第 2 节　血管炎 ⋯⋯⋯⋯⋯⋯⋯⋯⋯⋯⋯⋯⋯⋯⋯⋯⋯⋯⋯⋯⋯⋯⋯⋯⋯⋯⋯⋯⋯⋯⋯ 506

第 3 节　系统性硬化病 ⋯⋯⋯⋯⋯⋯⋯⋯⋯⋯⋯⋯⋯⋯⋯⋯⋯⋯⋯⋯⋯⋯⋯⋯⋯⋯⋯ 508

第 4 节　干燥综合征 ⋯⋯⋯⋯⋯⋯⋯⋯⋯⋯⋯⋯⋯⋯⋯⋯⋯⋯⋯⋯⋯⋯⋯⋯⋯⋯⋯⋯ 509

第 5 节　腹型过敏性紫癜 ⋯⋯⋯⋯⋯⋯⋯⋯⋯⋯⋯⋯⋯⋯⋯⋯⋯⋯⋯⋯⋯⋯⋯⋯⋯⋯ 511

第 36 章　儿科疾病引起腹痛的临床特点、鉴别诊断与治疗 ⋯⋯⋯⋯⋯⋯⋯⋯⋯⋯ 513

第 1 节　儿童功能性疾病 ⋯⋯⋯⋯⋯⋯⋯⋯⋯⋯⋯⋯⋯⋯⋯⋯⋯⋯⋯⋯⋯⋯⋯⋯⋯⋯ 513

第 2 节　胃炎 ⋯⋯⋯⋯⋯⋯⋯⋯⋯⋯⋯⋯⋯⋯⋯⋯⋯⋯⋯⋯⋯⋯⋯⋯⋯⋯⋯⋯⋯⋯⋯⋯ 517

第 3 节　消化性溃疡 ⋯⋯⋯⋯⋯⋯⋯⋯⋯⋯⋯⋯⋯⋯⋯⋯⋯⋯⋯⋯⋯⋯⋯⋯⋯⋯⋯⋯ 518

第 4 节　儿童腹泻病 ⋯⋯⋯⋯⋯⋯⋯⋯⋯⋯⋯⋯⋯⋯⋯⋯⋯⋯⋯⋯⋯⋯⋯⋯⋯⋯⋯⋯ 520

第 37 章　临床经典案例 ⋯⋯⋯⋯⋯⋯⋯⋯⋯⋯⋯⋯⋯⋯⋯⋯⋯⋯⋯⋯⋯⋯⋯⋯⋯⋯⋯ 523

第 1 节　食管、胃、肠、胰疾病 ⋯⋯⋯⋯⋯⋯⋯⋯⋯⋯⋯⋯⋯⋯⋯⋯⋯⋯⋯⋯⋯⋯⋯ 523

病例 1　右下腹痛—阑尾炎—带状疱疹 ⋯⋯⋯⋯⋯⋯⋯⋯⋯⋯⋯⋯⋯⋯⋯⋯⋯⋯ 523

病例 2　溃疡性结肠炎—结直肠癌 ⋯⋯⋯⋯⋯⋯⋯⋯⋯⋯⋯⋯⋯⋯⋯⋯⋯⋯⋯⋯ 524

病例 3　腹痛—慢性胆囊炎—慢性胃炎 ⋯⋯⋯⋯⋯⋯⋯⋯⋯⋯⋯⋯⋯⋯⋯⋯⋯⋯ 525

病例 4　上腹痛—食欲减退—乏力—消瘦—胃癌 ⋯⋯⋯⋯⋯⋯⋯⋯⋯⋯⋯⋯⋯ 526

病例 5　腹痛—功能性腹痛—胰腺癌 ⋯⋯⋯⋯⋯⋯⋯⋯⋯⋯⋯⋯⋯⋯⋯⋯⋯⋯⋯ 527

病例 6　腹痛—肠结核—克罗恩病 ⋯⋯⋯⋯⋯⋯⋯⋯⋯⋯⋯⋯⋯⋯⋯⋯⋯⋯⋯⋯ 529

病例 7　腹内痛—腹壁痛—腹前皮神经卡压综合征 ⋯⋯⋯⋯⋯⋯⋯⋯⋯⋯⋯⋯ 531

病例 8　腹痛—消化性溃疡—胃癌 ⋯⋯⋯⋯⋯⋯⋯⋯⋯⋯⋯⋯⋯⋯⋯⋯⋯⋯⋯⋯ 533

病例 9　腹痛—十二指肠溃疡复发 ⋯⋯⋯⋯⋯⋯⋯⋯⋯⋯⋯⋯⋯⋯⋯⋯⋯⋯⋯⋯ 534

病例 10　腹痛—胃肠炎—过敏性紫癜 ⋯⋯⋯⋯⋯⋯⋯⋯⋯⋯⋯⋯⋯⋯⋯⋯⋯⋯ 536

病例 11　功能性腹痛 ⋯⋯⋯⋯⋯⋯⋯⋯⋯⋯⋯⋯⋯⋯⋯⋯⋯⋯⋯⋯⋯⋯⋯⋯⋯⋯ 537

病例 12　腹痛—胃内异物 538

病例 13　腹痛—阑尾炎 540

病例 14　右下腹痛—白塞病 541

病例 15　腹痛—克罗恩病 542

病例 16　腹痛、腹胀、全身皮肤紫癜伴腹痛 543

病例 17　腹痛—肠壁囊样积气症 544

病例 18　右上腹痛、呕血—布加综合征 545

病例 19　左上腹痛伴发热—脾梗死 546

病例 20　食管裂孔疝 547

病例 21　结肠假性梗阻 548

病例 22　腹痛—结肠扭转 550

病例 23　腹痛—便血—缺血性结肠炎 551

病例 24　先天性巨结肠 553

病例 25　腹痛—消化道穿孔 554

病例 26　肠梗阻 556

病例 27　消化性溃疡急性发作 557

病例 28　食管癌 557

病例 29　反流性食管炎 559

病例 30　左上腹痛—膈胸膜炎 560

病例 31　腹痛—铅中毒 561

病例 32　腹痛—过敏性紫癜 563

病例 33　腹痛—肠结核 565

病例 34　腹泻、消瘦、糖尿病—慢性胰腺炎 568

病例 35　腹痛、胰头肿大—自身免疫性胰腺炎 569

病例 36　左上腹包块—胰腺黏液囊腺癌 570

第 2 节　肝胆疾病 571

病例 37　肝区痛—代谢相关脂肪性肝病—肝细胞癌 571

病例 38　腹痛—腹泻—晚期肝癌 573

病例 39　腹痛—急性胆囊炎 574

病例 40　胆道蛔虫症 575

第 3 节　其他系统疾病引起腹痛案例 575

病例 41　肠系膜动脉瘤破裂出血并休克 575

病例 42　腹痛—急性下壁心肌梗死 577

病例 43　肾动脉栓塞 577

病例 44　腰痛—肾绞痛 578

病例 45　急性肾盂肾炎 579

病例 46　慢性细菌性膀胱炎 580

病例 47　腹痛—急性胃炎—急性心包炎 ··581

病例 48　上腹痛—胃炎—急性心肌梗死 ··582

病例 49　腹痛—社区获得性肺炎 ··583

病例 50　双侧卵巢子宫内膜异位囊肿，右卵巢子宫内膜异位囊肿破裂 ··················584

病例 51　上腹痛—肺栓塞 ···584

病例 52　反复消化道穿孔—白塞病 ···586

病例 53　腹痛腹泻—肠系膜血管炎—系统性红斑狼疮 ···587

上 篇

总 论

第1章　胃肠临床生理学

第1节　胃与小肠运动

胃肠道是一条由口腔到肛门的中空肌性管道,由食管、胃、小肠、大肠、直肠及肛门组成。通过食管及胃肠平滑肌的蠕动,把食物自上向下输送,并在胃肠腔中将食物混合、碾磨,最终与消化液一起将食物转化为可被吸收的营养物质,通过消化、吸收后剩余的食物残渣形成粪便排于体外,因此它是一个吐故纳新的中空管道,是营养物质消化、吸收的场所。吸收的各种营养物质提供体内组织、器官代谢的能量需要,借以维持各器官的正常活动和生命活动。

食物在胃肠道内分解为小分子并为人体所吸收的过程称为消化,包括机械消化和化学消化。消化后的各种营养物质、水、盐和维生素通过黏膜细胞进入血流和淋巴的过程称为吸收。消化系统能分泌各种消化液,如胃液、胰液、胆汁、小肠液等进入管腔,以进行化学消化;同时,又通过管壁的肌肉组织收缩或舒张以推动和研磨腔内的食物,进行机械消化。

口腔内对食物进行粗加工,包括化学的和机械的加工过程,还能反射地引起胃、胰、肝、胆囊等器官的始动活动以及物质代谢活动的增加。胃内消化是对食物的第二道加工,也包括机械运动和化学作用两种。小肠内消化是对食物的第三道加工。大肠的主要功能是贮存粪便,食物残渣在大肠停留的时间可达48小时。近年认为大肠也是内分泌器官,可分泌激素,参与胃肠功能的调节。

一、胃的运动类型

(一)消化间期胃的运动类型

在进餐后1.5~2小时,被消化食物已通过远端小肠,胃即停止运动,随之出现静息和运动循环往复的空腹运动类型,称为消化间期移行性复合运动(migrating motor complex,MMC)。

1. MMC的运动特征

(1)时相性:分为Ⅰ相、Ⅱ相、Ⅲ相、Ⅳ相4个时相。Ⅰ相为静止期,胃没有收缩,持续45分钟;Ⅱ相为不规则收缩期,由少数间断的蠕动收缩波组成,持续时间40分钟;Ⅲ相为强力收缩期,时程为10分钟;Ⅳ相为过渡期,约5分钟。

(2)移动性:胃MMC的第三相蠕动收缩波发生后,可以从胃扩至胃窦、十二指肠及空肠,MMCⅢ相以5~10cm/min的速度向远端扩布,约1.5小时后可达远端回肠。

2. MMC的生理作用

(1)起胃肠道"清道夫"作用:在下次进餐前清扫胃肠黏膜、脱落上皮细胞,并把未被消化的固体食物迅速排空。

(2)促进胃、肠、胆囊及Oddi括约肌运动的协调性。

(3)MMCⅢ相蠕动波出现与胰、胆汁分泌高峰同步,为迎接新的进餐做准备。

(4)保持胃和小肠不淤滞,因而可防止胃肠道细菌过度生长。

（5）发出"饥饿"信号：胃动素是启动 MMC 的重要激素，同时有 5- 羟色胺（5-hydroxytryptamine，5-HT）和乙酰胆碱（acetylcholine，ACh）参与。

3. MMC 与胆囊、Oddi 括约肌的协调运动 当胃 MMC Ⅰ 相时，胆囊也呈 Ⅰ 相状态，胆囊松弛，而 Oddi 括约肌则出现强烈收缩，此时无胆汁流入十二指肠。胃 MMC Ⅲ 相时则引起胆囊 Ⅲ 相收缩，Oddi 括约肌呈 Ⅰ 相松弛，此时大量胆汁流入十二指肠，每分钟达 3ml 之多。

4. MMC 与胃肠动力疾病的关系 胃轻瘫、功能性消化不良、便秘、不明原因恶心、腹胀、腹痛、慢性特发性假性肠梗阻、慢性胃炎和消化性溃疡等疾病均可引起 MMC 周期延长、MMC 时相紊乱及 MMC Ⅲ 相的缺失，应及时用促动力药治疗，以缓解或消除胃肠动力紊乱的症状。

（二）餐后期胃的运动类型

此时 MMC 消失，代之以近端胃和胃远端独立的协调运动。

1. 餐后近端的运动模式 近端胃舒张以容纳来自食管的食物，称为容受性舒张。由于食物吞入胃近端，胃产生进一步较长时间的舒张，这一过程称为顺应性舒张。上述两种舒张一方面是发挥储存食物的作用，另一方面是利用其张力性收缩把食物从胃体输送至胃窦部。

2. 餐后远端胃的运动模式 进餐开始，胃窦部即开始持续和有规律的蠕动性收缩，小肠产生不规则运动，与 MMC Ⅱ 相的运动形式类似，称为餐后运动或消化，它与 MMC 不同之处是没有位相活动和向远端传播的特点。

人进餐后，食物从胃进入十二指肠，开始了小肠内消化。从外界摄入的营养物质的消化与吸收主要靠小肠运动来完成，把复杂的食物成分变为简单的葡萄糖、氨基酸和脂肪酸，经过上皮细胞吸收入血液和淋巴，为人体所利用。小肠非常有规律地昼夜运动，一旦小肠运动减弱或停止，就会出现小肠动力障碍性疾病，如慢性假性肠梗阻等。肠道运动主要表现为 3 个方面：①将食物与消化酶混合；②促使小肠内容物运转，以最大限度与黏膜吸收细胞接触，扩大吸收面积；③把肠内经过消化的食物（食糜）向远端推进。

二、小肠的运动类型

（一）消化期小肠的运动类型

在食物的消化期，肠腔内的营养物质通过小肠的分节的稳定收缩与小肠分泌液混合。分节运动是小肠的主要运动类型，分节运动由环形肌收缩产生，其结果把腔内容物分成许多节。在下一瞬间这些节被其他环形肌分开，又产生新的节，这样周而复始的运动混合了肠的内容物。消化期营养物质的推进是由小肠单个移行性收缩群完成的。在人的空肠，这种单个移行性收缩群约每隔 2 分钟重复出现，其传播速度 2cm/s，扩布距离为 40～60cm，起着从小肠近端至远端推进营养物质的作用。

（二）消化间期小肠的运动类型

是移行性复合运动（migrating motor complex，MMC），在整个小肠都可以发生，并由 4 个时相组成一个周期，周而复始地进行，直至进餐后，MMC 才被破坏而停止。小肠 MMC 发源于胃和十二指肠，并沿着空肠慢慢往下移行到回肠，接着下一个 MMC 周期又从胃开始。在 MMC 频率为每分钟 10～12 次有规律的收缩，可持续数分钟，其离口移动速度为每分钟 7～10cm。人小肠 MMC 周期过程变化很大，平均为 55～180 分钟。MMC 的生理功能为起到"清道夫作用"，清扫肠黏液及脱落上皮细胞，排空未被消化的食物，防止肠淤滞和细菌过度生长，促进胆汁和胰液的分泌，为下一次进餐作准备。

现已证明，Cajal 间质细胞（interstitial cell of Cajal，ICC）为一种带核的星状细胞，存在于胃肠纵肌与环肌之间，是小肠慢波电位的启动者。这些细胞具有周围环绕原生质的单核，含有大量具有高代谢能力的线粒体。细胞表面有丰富的小窝及内质网，可能与膜离子运输作用有关。ICC 与纵、环二层平滑肌细胞形成紧密的接点，有着广泛的神经支配。ICC 可能由肠神经系统的神经递质介导其效应。

三、MMC 的调节

MMC 周期的启动包括神经和激素机制。目前认为，MMC 受控于肠神经系统。肠神经系统如同电脑系统的终端，整合环路如同微处理机，位于接近效应器——平滑肌处，并对胃平滑肌收缩活动进行调控。这种局部的控制系统可以启动 MMC 周期，自动处理来自肠腔黏膜感受系统来的信息，使其活动程序化。胃动素是启动 MMC Ⅳ 相的重要激素。实验显示，血浆胃动素波动与胃 MMC 同时发生，胃动素释放的峰值与 MMC Ⅲ 相出现相一致。最近研究表明，在胃动素启动 MMC Ⅲ 相的调节机制中有 5-HT、ACh 参与。胃轻瘫，功能性消化不良，便秘，不明原因恶心、腹胀、腹痛，慢性特发性假性肠梗阻，慢性胃炎和十二指肠溃疡等胃肠动力疾病均可引起 MMC 周期延长、MMC 时相的紊乱以及 MMC Ⅲ 相的缺失。

第2节　胃肠运动的调节

　　随着胃肠道生理学的发展，近 20 多年来人们对食管、胃及小肠的动力有了较全面的了解和认识，现已证实，胃肠道收缩是胃肠平滑肌运动的传导，而胃肠平滑肌的运动是由细胞的电活动驱动和控制的。胃肠平滑肌细胞的电活动有 3 种形式：静息膜电位、慢波电位和动作电位。胃肠平滑肌细胞的活动是胃肠动力的基本单位。平滑肌细胞收缩，使胃肠产生推进力，将胃肠从食管的口端传递至尾部回肠，完成消化与吸收过程；而平滑肌细胞的舒张，则使食管及胃括约肌开放，胃肠壁舒张，为食物通过消化管提供通路，并使收缩节律有序进行。平滑肌细胞的收缩与扩张是由化学能转变为机械能的过程，并受神经和激素的调节。目前对胃肠平滑肌细胞的结构、收缩机制及张力产生的机制已有了较深入的研究，并取得了很大的进展，这就为了解和认识胃肠动力紊乱提供了有力的理论基础。当神经递质、肽类激素、单胺类物质以及生长因子等调节分子对平滑肌细胞动力发挥其作用时，首先要与靶细胞上的特异受体结合。空腹和餐后胃肠运动模式的多样性及神经与肽类调控的复杂性，要通过神经元和神经纤维以及平滑肌细胞上的受体才能产生效应。

　　1. 中枢神经系统（central nervous system，CNS）　神经高级部位可接受外界环境变化，反射性地引起胃肠运动的改变。脑的各级中枢也能接受体内外环境变化时传入的各种信息，经过整合后，经由自主神经系统和神经内分泌系统（如脑 - 肠肽等）将其调控信息传到肠神经系统或直接作用于胃肠平滑肌，以调整胃肠道各段的活动。

　　2. 自主神经　包括交感和副交感神经，交感神经对胃和小肠运动起抑制作用，副交感神经有迷走神经和盆神经。副交感神经对消化管起兴奋作用，可增强消化管运动。电刺激迷走神经外周端可使消化管蠕动加强，食管下括约肌收缩，胃底和胃体收缩，胃的张力增加，胃蠕动亢进，对小肠和大肠运动也具有兴奋性。

　　3. 肠神经系统（enteric nervous system，ENS）的作用　ENS 是指胃肠壁内的自主神经系统，具有独立于大脑之外完整的反射装置。人的肠神经元数达 8 亿～10 亿个，它们对胃肠运动和分泌活动的调节起着重要的作用。ENS 神经元通过轴突 - 胞体、轴突 - 轴突和轴突 - 树突的突触结构，将传入信息在肠神经节细胞之间传递。在生理情况下，肠腔内食团刺激肠壁引起蠕动反射，使头端的平滑肌收缩和尾端的平滑肌舒张。胃肠移行性复合运动（migrating motor complex，MMC）或称消化间期移行性复合运动（interdigestive migrating motor complex），它是空腹的胃肠运动类型，在健康人，这种 MMC 活动一直存在。MMC 周期发生是由 ENS 神经环路和激素信使所调节。ENS 协调 MMC 周期的扩布。消化间期胃肠 MMC 交替出现的静止期和运动期的周期变化可分为 Ⅰ 相、Ⅱ 相、Ⅲ 相、Ⅳ 相 4 个时相，Ⅰ 相为胃肠运动静止期（45 分钟）；Ⅱ 相为胃肠不规则收缩期（40 分钟）；Ⅲ 相为强力收缩期（10 分钟），胃每分钟收缩 3 次，十二指肠每分钟收缩 12 次；Ⅳ 相为短暂过度时相。

　　4. 平滑肌细胞受体对胃肠动力的调节作用

　　（1）5-HT 对胃肠动力的调节作用：最近 20 年，5-HT 受体的研究取得了突飞猛进的发展。5-HT 受体含有多种亚型，如 5-TH$_1$、5-TH$_2$、5-TH$_4$、5-TH$_5$、5-TH$_6$ 和 5-TH$_7$ 受体偶联于 G 蛋白，而 5-TH$_3$ 是配体门控离子通道。亚型尚有 5-TH$_{1A}$、5-TH$_{1B}$、5-TH$_{1D}$、5-TH$_{1E}$、5-TH$_{1F}$、5-TH$_{1P}$、5-TH$_{2A}$、5-TH$_{2B}$、5-TH$_{2C}$、5-TH$_{5A}$、5-TH$_{5B}$ 等。5-TH$_{1P}$ 广泛存在于食管 - 胃 - 肠黏膜下、平滑肌细胞及肌间神经丛的神经元和神经纤维。

5-HT 通过 5-TH$_{1P}$ 受体使食管下括约肌（low esophageal sphincter，LES）压力增加。新近 Tack 发现，5-HT 和一氧化氮（nitric oxide，NO）神经元在人的胃动力调节中起重要作用，5-HT$_{1P}$ 受体激动剂可通过 NO 途径引起近端胃的舒张。周吕（2000）研究证明，胃肠移行性复合运动（migrating motor complex，MMC）静息期 I 相的发生与 5-HT 作用于 5-HT$_{1P}$ 受体有关，在 ENS 内 5-HT$_{1P}$ 介导的肌间神经元慢去极化可促进胃的排空，并启动空肠和回肠的蠕动反射。5-HT$_3$ 和 5-HT$_4$ 受体位于胃肠壁内 ENS、胃肠平滑肌细胞及黏液细胞。在胃组织中 5-HT$_4$ 受体存在于胃体和胃窦，绝大部分在胃体和胃窦 ENS 神经元胞体。5-HT$_3$ 和 5-HT$_4$ 受体使胃窦收缩是通过激活 ENS 的胆碱能神经元实现的。通过胆碱能神经，可引起胃肠 MMC Ⅲ 相收缩，此系 5-HT 作用于 ENS 胃动素神经元上的 5-HT$_3$ 和 5-HT$_4$ 受体使胃动素释放所致。回肠黏膜也存在 5-HT$_3$ 和 5-HT$_4$，5-HT 对回肠产生收缩效应主要由 5-HT$_3$ 受体引起。周吕（2001）报道，5-HT$_4$ 受体激动剂西沙必利和莫沙必利均可促进结肠 MMC 收缩活动，增加远端结肠肌条收缩，增加单个平滑肌细胞收缩。5-HT$_3$ 对结肠运动也有调节作用。

（2）多巴胺受体对胃肠动力的调节作用：通过 2 条途径进行调控，即内源性多巴胺（dopamine，DA）作用于抑制性 DA 受体，对胃肠运动起抑制作用；而外源性 DA 激动剂，如阿扑吗啡则作用于中枢延髓最后区化学感受器促发区的 D$_2$ 受体，激发血管活性肠肽（vasoactive intestinal polypeptide，VIP）释放，进而引起胃肠的舒张。

（3）脑-肠肽受体对胃肠动力的调节作用：脑-肠肽作用的靶部位是胃肠平滑肌细胞表面的特异性受体，胃肠平滑肌细胞膜上有兴奋型受体和抑制型受体，同一细胞上还有多个受体亚型的共存现象，脑-肠肽通过这些受体产生兴奋、抑制作用，或使兴奋与抑制在不同部位同时发生，如 CCK 在胃体和胃窦分别产生舒张和收缩反应（表 1-1）。胃肠运动的起搏细胞为 Cajal 间质细胞。有关脑-肠肽促进胃肠运动的机制尚不明了。

表 1-1　ENS 脑-肠肽受体对胃肠平滑肌的作用

	胃肠平滑肌活动	
	环形肌肉	纵行肌肉
VIP	-	
脑啡肽	+	
P 物质	+	
胃泌素释放肽	+	+
甘丙肽	+	
生长抑素	-	-
神经肽 Y	-	
NO	-	-

注："+"表示运动增强，"-"表示运动减弱。

5. 胃肠运动的激素调节　参与胃肠运动的各种激素及其作用见表 1-2。

表 1-2　胃肠激素调节胃肠运动的作用

胃肠激素	食管下括约肌	胃底	胃体	胃窦	幽门	胃排空	小肠	结肠	胆囊	Oddi 括约肌
胃动素	+0	+	+0	+0	+		+0	+0	+0	+
胆囊收缩素	-0	-	-0	+	+	-0	+	+	+0	-0
胃泌素	+0	-0					+	+		
促胰液素	-	-	-	+	-	-0			+	
抑胃肽	-									
高血糖素	-	-	-	+	-					-0

续表

胃肠激素	食管下括约肌	胃底	胃体	胃窦	幽门	胃排空	小肠	结肠	胆囊	Oddi 括约肌
VIP	− 0					+	+		−	−
组异肽	−					+	+			
胰多肽	+		+		+	+		− 0	−	
酪酪肽				− 0						
神经肽 Y				−	−		+	+	+	+
速激肽	+		+	+	+	+	+	+	+	+
阿片肽	−				+		+	+		+
生长抑素	−			−		+	− 0		− 0	+
神经降压素							+	+		
铃蟾肽（蛙皮素）	+	+ −	+	+	+	+ −	+	+	+	+
降钙素相关基因肽（CGRP）	−							−	+	−
甘丙肽	−			−	−		−			

注："+"表示运动增强，"−"表示运动减弱，"0"表示可能是生理性作用。

第3节　胃肠平滑肌细胞的作用

胃肠平滑肌细胞的活动是胃肠动力的基本单位，即胃肠运动是靠平滑肌的收缩完成的。平滑肌细胞引起胃肠的收缩可分为两个类型：一种是短的、有节律的单相性收缩，另一种是张力性收缩。平滑肌细胞收缩使胃肠产生推进力，将食物食管口端传递至尾端回肠，完成消化与吸收的过程。平滑肌细胞的舒张则使食管及胃括约肌开放、胃肠壁舒张，为食物通过消化道提供通路，并使收缩节律有所进行。平滑肌细胞的收缩与舒张是由化学能转变为机械能的过程，并受神经和激素的调节。当消化吸收障碍或胃肠动力异常时，则可引起腹泻或便秘发生。目前，集中在 7 个常见的胃肠动力疾病，即贲门失弛症、非贲门失弛症食管动力疾病、消化不良、胃轻瘫、慢性假性肠梗阻、肠易激综合征和慢性便秘。

一、胃肠平滑肌的结构

人平滑肌细胞呈单核梭形。静息时长轴为 500～700μm，但在张力收缩时可以缩短至静息时的 1/4。细胞直径约为 5μm，体积为 3 500μm³，平滑肌细胞膜外有一个细胶原纤维网和细胞间质形成的薄鞘。平滑肌细胞与胶原纤维鞘共同构成一个肌单位。

以下是结构特点：

1. 腔洞　平滑肌细胞膜内陷形成许多腔洞，每个腔洞长约 12nm，宽约 7nm，其长轴与细胞表面正交，这些腔洞通过一个狭窄的颈与细胞间隙相通。细胞表面每平方微米有 20～30 个腔洞，每个肌细胞上约有 170 000 个腔洞，腔洞的存在使细胞膜表面积增加 50%～70%。腔洞的功能与 Ca^{2+} 穿过细胞膜有关，还参与了细胞体积的调节，或作为一种微型牵拉感受器。

2. 致密带　平滑肌细胞在没有腔洞的细胞表面区域，存在与细胞内面相连的电子致密物质，称为致密带。致密带主要由 α- 肌动蛋白和组蛋白组成，沿细胞长轴排列，占据平滑肌细胞大部分膜表面，从致密带发生出细胞动蛋白丛（细肌丝）伸入胞质，与其他收缩物质相互作用。平滑肌细胞中还有粗肌丝和中间肌丝，粗肌丝和细胞丝间排列不整齐，肌丝的斜向走行和平滑肌细胞的网状分散型排列在平滑肌局部收缩运动中起主要作用，也有利于肌纤维作螺旋形滑行动作。中间肌丝由支架蛋白构成，不含肌动蛋白。平滑肌细胞中的支架蛋白与致密带共同组成胞质支架网。

3. 肌质网 为分布于细胞中间的膜性管道，其中一些靠近核区的成分参与细胞蛋白合成。多数成分位于细胞外周，是细胞 Ca^{2+} 主要贮存场所，Ca^{2+} 释放时引起平滑肌收缩。肌质网通常以管的形式位于腔洞间并形成分支网，这样可大大增加动作电位时 Ca^{2+} 的释放量。在没有腔洞的肌膜，肌质网距肌膜很近，仅 $12\sim20nm$，当细胞受神经激素刺激时 Ca^{2+} 可高效、快速地释放，引起肌收缩。

4. 线粒体 位于靠近细胞表面或细胞核的极端，常有致密的基质和颗粒，并与肌质网形成囊泡和小管，可获取和聚集二价阳离子如 Ca^{2+}，参与肌质钙浓度的调节。

5. 细胞间连接 平滑肌细胞肌膜外围特定部位和特殊结构处发生细胞间联系，组织收缩力量和兴奋的扩布就是通过这种连接传向其相连的细胞。相邻平滑肌细胞有中间连接、缝隙连接和细胞基质连接 3 种方式。由于细胞间的连接方式，使细胞的收缩力得以扩布。缝隙连接：①细胞间离子交换；②提供细胞间的电耦合，是电活动低电阻通道；③与肌质网相连，使细胞间进行离子和小分子物质交换，有利于胞内 Ca^{2+} 浓度和 pH 的调节；④传递平滑肌细胞间信号物质。细胞基质连接在机械力的传递中起重要作用。

二、胃肠平滑肌收缩机制

（一）收缩装置

细胞中负责提高 Ca^{2+} 和利用 ATP 化学能产生收缩或扩布收缩的蛋白质称为收缩装置，或称收缩蛋白。收缩装置的蛋白有细胞丝（肌动蛋白）、粗肌丝（肌球蛋白）和中间丝（媒介肌丝蛋白）。细胞肌丝由肌动蛋白和原肌球蛋白（tropomyosin）组成，常排列成规则的束或管。粗肌丝由肌动蛋白组成，呈棒状，装配在短双极肌丝和全长有两面的肌丝中。

（二）平滑肌收缩机制

平滑肌收缩是因收缩装置中钙激活引起。高浓度 Ca^{2+} 引起平滑肌收缩，低浓度 Ca^{2+} 则引起舒张。平滑肌具有肌球蛋白分子与钙调节蛋白 - 肌球蛋白轻链酶复合体相互作用，产生平滑肌横桥循环而调节，称为"肌球蛋白相联调节"。

Ca^{2+}、肌球蛋白轻链激酶（myosin light chain kinase，MLCK）钙调蛋白相互作用后，引起 20kD 蛋白轻链磷酸化肌球蛋白头部改变，并引起横桥循环。平滑肌细胞静止时，细胞内 Ca^{2+} 浓度降低，少量的 Ca^{2+} 只与钙调节蛋白结合，不与 MLCK 结合。当平滑肌兴奋时，引起 Ca^{2+} 浓度升高，使 Ca^{2+} 能结合到钙调蛋白的 Ca^{2+} 结合位点上，进而激活 MLCK，形成钙调蛋白 -MLCK 复合体。同时促进蛋白轻链磷酸化，激活蛋白 -Mg^{2+}-ATP 酶，使横桥循环产生收缩。当平滑肌细胞内 Ca^{2+} 降低到静息水平时，MLCK 失活，肌球蛋白轻链磷酸化停止，使横桥循环停止，肌细胞恢复至舒张状态。

三、胃肠平滑肌张力产生机制

胃肠平滑肌细胞主要通过 Ca^{2+} 内流产生动作电位。平滑肌细胞膜上有两种类型 Ca^{2+} 通道，即电位敏感 Ca^{2+} 通道和受体活化 Ca^{2+} 通道。平滑肌细胞内 Ca^{2+} 浓度升高到阈值后，产生不伴有肌膜动作电位发放的肌动力称为非强直性肌张力，非强直性肌张力分无电阻肌张力和持续去极化两种类型。无电性肌张力是通过受体活化 Ca^{2+} 通道开放，肌细胞外液 Ca^{2+} 内流引起细胞内 Ca^{2+} 浓度升高而实现的。持续去极化型肌张力是由于肌膜钙通道开放，Ca^{2+} 持续内流使细胞内 Ca^{2+} 浓度依然维持在较高水平，因而产生去极化肌张力。研究表明，高 K^+ 溶液只能引起小肠纵肌张力产生，对环肌的收缩没有影响。肌动力主要由纵肌产生。

平滑肌细胞每一个动作电位发放都能相应地引起一个同步收缩，当动作电位连续发放时，则单收缩融合成强直，称为强直性肌张力。胃肠平滑肌细胞的强直性肌张力起源于起搏点细胞的自动去极化，在此基础上产生节律性动作电位。动作电位通过平滑肌细胞间的紧密型连接迅速扩散传遍整个运动单位，导致整个收缩单位的同步收缩。神经递质、激素、理化环境和牵张等为强直性肌张力的调节因素，这些因素通过改变肌膜离子通透性来影响起搏点动作电位的发放。

胃肠道的蠕动和分节运动主要由位相性收缩引起，主要由环肌产生。纵肌慢波可向环肌扩布，慢波上叠加动作电位可使肌膜对 Ca^{2+} 通透性增大，使环肌细胞内 Ca^{2+} 升高，使环肌产生分节运动。蠕动也是由慢波上叠加的动作电位引发的。

神经递质、激素或药物与胃肠平滑肌受体结合后，引起平滑肌细胞的收缩或舒张。这些受体作用的发挥是直接通过离子通道或刺激细胞内信号物质实现的。它们可以调节平滑肌收缩装置的活动。两个主要的信号传导系统为三磷酸肌醇（inositol 1,4,5-triphosphate, IP_3）系统和环核苷酸（cyclic nucleotide, cAMP）系统。cAMP 参与平滑肌受体后信号传递机制，抑制性激素抑制平滑肌收缩的主要途径是激活腺苷环化酶产生 cAMP。激素通过 cAMP 介导产生 cAMP，后者作为第二信使，激活依赖 cAMP 的蛋白激酶，作用于平滑肌细胞产生抑制效应。依赖 cAMP 机制通过降低细胞内游离 Ca^{2+} 而抑制平滑肌收缩。另一信号传导为三磷酸肌醇系统。当激素作用于细胞膜受体后，激活特异的磷脂酶 C，水解磷脂酰肌醇磷酸（phosphatidylinositol-4,5-bisphosphate, PIP_2）为 IP_3，IP_3 作为第二信使，作用于肌质网，与 IP_3 受体结合，使肌质网由储存高浓度的 Ca^{2+} 迅速释放至细胞液中。IP_3 的另一作用是使细胞膜上 Ca^{2+} 通道打开，增强 Ca^{2+} 的转运，使细胞外液中 Ca^{2+} 进入细胞内。IP_3 传递信息，引起平滑肌细胞的收缩。平滑肌收缩产生不同结果，纵肌主要产生肌张力，而环肌主要产生位相性收缩。

新近 Sander 的进展性研究指出除了上述平滑肌细胞外，Cajal 间质细胞（interstitial cell of Cajal, ICC）在胃肠动力上的作用。研究认为，在人类，胃肠丧失 ICC 引起动力障碍性疾病，过度的 Kit 信号引起 ICC 的转化和胃肠基质肿瘤的发生。

四、胃肠平滑肌细胞的脑－肠肽受体

目前发现，胃肠平滑肌细胞存在许多脑-肠肽特异性受体，这是脑-肠肽作用于平滑肌的靶部位。受体的一个主要特征是特异地识别和结合低浓度的肽，通过不同的信号途径，将脑-肠肽与受体的相互作用进行翻译。受体分两种：①调节收缩效应的肠脑肽受体，包括胃动素受体、胆囊收缩素（cholecystokinin, CCK）、胃泌素受体、速激肽受体、阿片肽受体等，上述这些受体可引起平滑肌收缩；②调节舒张效应的脑-肠肽受体，包括血管活性肠肽受体、促胰液素受体、降钙素基因相关肽（calcitonin-gene related peptide, CGRP）、甘丙肽受体、生长抑素受体等，上述这些受体兴奋可引起平滑肌舒张。

第4节　食物的消化与吸收

前文已提到消化包括机械消化和化学消化。机械消化是通过消化道的运动，将食物磨碎、搅拌，与消化液充分混合，并向消化道远端推进的过程；化学消化指通过消化液中各种消化酶的作用，使大分子营养物质分解为可吸收的小分子物质的过程。胰液和胆汁在消化道管腔内进行消化，称为腔内消化，小肠本身对食物的消化是在小肠上皮细胞的刷状缘和上皮细胞内进行的，称为黏膜表面消化（膜消化）或细胞内消化。

除糖、蛋白质分别在口腔与胃进行初步消化外，食物的消化与吸收主要是在小肠进行的。三大营养物质在小肠上部基本上已吸收完毕，但维生素 B_{12} 与胆盐主要在回肠吸收，大肠主要吸收水分和盐类。

小肠长为 6~8m，占消化管总长的 2/3，其黏膜面有许多环形皱襞，皱襞表面有许多指状突起的绒毛，使吸收面积增大 30 倍，绒毛外层的柱状上皮细胞表面还有微绒毛，又使小肠的吸收面积增加 20~24 倍。这些结构特点使小肠有巨大的吸收面积，较同样大小圆筒的面积增加 600 倍，高达 200m²。消化道内的营养物质被黏膜上皮所摄取，参与上皮细胞内的代谢过程，由上皮细胞进入血液和淋巴。营养物质由肠腔进入血流和淋巴的方式有 3 种：①被动转运，包括扩散、渗透和滤过 3 种类型；②主动转运，这是物质逆着电化学梯度进行的转运过程，需要耗能；③吞饮作用，它是主动转运的另一种形式，蛋白质等大分子物质主要通过吞饮作用被吸收。吸收的途径有两条，一条为跨膜细胞途径，即通过绒毛柱状上皮细胞的腔面膜的脂质双层进入细胞内，再通过细胞的底-侧面膜进入血液或淋巴；另一条为旁细胞途径，即通过细胞间的紧密连接进入细胞间隙，然后再进入血液或淋巴。

一、糖的消化与吸收

糖是食物中主要成分，是机体能量储存和利用的主要来源，是机体组织细胞的组成成分之一。人类膳食中的糖主要来自植物，一种为淀粉，另一种为寡糖（如乳糖、果糖、蔗糖），它们必须被水解为单糖后方可被吸收。

（一）淀粉的腔内消化

唾液中含有唾液淀粉酶，可水解淀粉，食团进入胃后胃酸使唾液淀粉酶失活，但食团内部酶的一些活性仍可持续一定时间。淀粉在十二指肠主要是胰淀粉酶作用下可完全水解，当食物中淀粉到达空肠时已消化完毕。膳食中约 20% 淀粉可进入结肠，大部分被结肠的细菌分解后，产生容易被机体吸收的短链脂肪酸。

（二）寡糖的小肠黏膜表面消化

寡糖的消化是在肠黏膜吸收细胞表面的刷状缘中进行的。刷状缘内含有多种能水解寡糖的酶，主要有麦芽糖酶、蔗糖酶、异麦芽糖酶、乳糖酶与海藻糖酶。在空肠上部，寡糖全部变为单糖而被吸收。

（三）单糖的吸收

葡萄糖、半乳糖与果糖为膳食中的 3 种主要单糖，通过刷状缘上的载体介导的转运系统进入与吸收。葡萄糖的主动转运由 Na^+ 所驱动。转运的能量来自钠泵。葡萄糖或果糖一旦进入细胞间隙，即可通过扩散进入门脉循环。

二、蛋白质的消化和吸收

蛋白质必须在消化道内水解成氨基酸或小分子肽后才能被吸收，膳食中的蛋白质是氨基酸的主要来源。消化道每天接受 60～100g 的食物蛋白质，还有约 60g 蛋白质是内源性的。

（一）蛋白质的腔内消化

蛋白质消化从胃开始，胃蛋白酶可水解蛋白质分子内部的肽链，产生多肽与少量的氨基酸。胃中蛋白质的水解与胃排空、胃内 pH 及摄入蛋白质的种类有关。蛋白质在肠内蛋白质经胰液和肠黏膜细胞分泌的肠液作用，蛋白质可完全水解为氨基酸及可吸收的小肽。胰酶内胰腺分泌的蛋白水解酶包括内肽酶如胰蛋白酶、糜蛋白酶和弹性蛋白酶，它们可分解不同的肽链；另一种胰酶为外肽酶，可将肽链末端的肽链逐个裂解。

（二）蛋白质的小肠黏膜表面消化

小肠黏膜细胞的刷状缘肽酶，它能从肽链的氨基端逐一水解肽链。90% 二肽酶与 60% 三肽酶活性存在于胞质中，而水解四肽与更长肽链的寡肽酶活性存在于刷状缘上。二肽、三肽可被胞质内与刷状缘的二肽酶、三肽酶分解为氨基酸，直接摄入细胞。四肽以上的寡肽一般不能被黏膜细胞直接摄取，而先被刷状缘的酶分解为二肽或三肽，然后再按上述途径进一步分解为氨基酸。

（三）氨基酸与肽的吸收

蛋白质既可通过氨基酸吸收，也可以二肽或三肽的形式吸收。氨基酸的吸收是通过与 Na^+ 吸收相耦连的载体介导的主动吸收过程。小肠的刷状缘上存在二肽和三肽的转运系统，也是 Na^+- 依赖性的主动转运过程：①二肽、三肽被肽转运系统转运到细胞内，在胞质内的二肽酶、三肽酶的作用下水解为氨基酸，然后进入门脉循环；小部分的二肽、三肽被刷状缘的二肽酶、三肽酶水解为氨基酸，再进入黏膜细胞。②四肽或更长的肽须先在刷状缘上水解为氨基酸后方能摄入细胞。③小部分二肽可直接进入门脉循环。

三、脂肪的消化和吸收

（一）脂肪的消化

脂肪的消化从胃内开始，胃的蠕动使脂肪乳化成细小的微粒，分散在水相中，在舌后腺分泌的舌脂肪酶与胃底部黏膜分泌的胃脂肪酶作用下，三酰甘油被分解为脂肪酸、二酰甘油及少量一酰甘油。食物中的脂肪经过胃后有 10%~30% 被水解,其余脂肪进入小肠,通过胰脂肪酶和胰辅脂酶、磷脂酶 A_2、胆固醇酯酶的作用下进行水解。胰脂肪酶可作用于三酰甘油的第一和第二酯键,生成一分子 β- 甘油一酯和两分子脂肪酸。磷脂酶 A_2 主要作用于磷脂第二位上的酯键,形成一分子脂肪酸和一分子溶血性磷脂。

(二)脂肪的吸收

脂肪的分解产物部分通过胆盐形成混合微胶粒,然后通过肠腔转运到黏膜的刷状缘,其他一些含有脂类的小颗粒也参与脂类向黏膜的转运。混合微胶粒通过扩散的方式穿过在肠上皮细胞表面附着的一层不流动水层,到达黏膜细胞的刷状缘,其中的脂肪消化产物便离开微胶粒而溶于细胞膜的脂质双层中,并被转运至细胞内,剩下的胆盐微胶粒则留在肠腔被重新利用或在回肠被重吸收入血。脂肪的消化产物一旦进入肠黏膜细胞后,脂肪酸即与特异的脂肪酸结合蛋白相结合,自刷状缘膜转运到滑面内质网。这种蛋白主要存在于空肠的绒毛中,对长链不饱合脂肪酸的亲和力较高。在滑面内质网中,三酰甘油再合成。磷脂和胆固醇也在滑面内质网中再合成。再合成的三酰甘油转变为水溶性后,通过乳糜微粒与极低密度脂蛋白形式转运入淋巴。乳糜微粒中间以三酰甘油为核心,外壳 80% 以上为胆固醇与磷脂,小部分为载脂蛋白 B,载脂蛋白的合成是乳糜微粒形成和分泌的关键步骤。乳糜微粒在滑面内质网中形成后,即转运到高尔基体,然后被包装为分泌小泡,小泡与基底外侧膜融合,通过出胞作用进入淋巴管。

食物中的胆固醇有 10%~20% 是酯化的,必须经胰胆固醇酯酶分解为自由胆固醇才能掺入混合微胶粒。胆固醇的吸收依赖于胆盐。进入肠上皮细胞的胆固醇大部分重新酯化,再与部分游离胆固醇掺入乳糜微粒,经由淋巴系统进入血液循环。

四、维生素的吸收

维生素是维持细胞正常功能所必需的一组有机化合物,由于机体不能自身合成,因此只能通过膳食补充。

(一)水溶性维生素的吸收

水溶性维生素包括维生素 B 复合物和维生素 C。

1. 维生素 C 必须从食物中摄取。维生素 C 转运过程是 Na^+- 依赖性的主动转运过程。每日吸收 10mg 的维生素 C,即可防止坏血病的发生。

2. 叶酸 食物中的叶酸一般以多谷氨酸盐的形式存在,它转运入胞质后,刷状缘膜的 γ-L- 谷氨酸 - 羧基肽酶对其进行水解,生成的自由型叶酸在小肠上部被吸收,也是 Na^+- 依赖性主动转运过程。叶酸可促进正常活细胞的生成,缺乏时可引起大细胞性贫血。

3. 维生素 B_{12} 食物中维生素 B_{12} 大部分以羟钴胺素、甲基钴胺素及腺苷钴胺素的形式存在,它参与 DNA 的合成,缺乏时红细胞的发育和成熟发生障碍,导致巨细胞性贫血。

食物中的维生素 B_{12} 与蛋白质结合而存在。胃酸使食物中的维生素 B_{12} 迅速从食物蛋白质中释放出来,在胃内 pH 为 3 时唾液分泌的 R 蛋白与维生素 B_{12} 的亲和力较壁细胞分泌的内因子强 50 倍。到达十二指肠,当 R 蛋白被胰酶水解后,内因子才与维生素 B_{12} 特异性结合,此结合物到达回肠末端时,即可与回肠黏膜细胞的微绒毛膜上的受体结合,与受体结合后,维生素 B_{12} 便与内因子分离,穿过基底外侧膜与回肠池的运钴胺素 II 结合,将其转运入门脉循环。

其他维生素 B 族,维生素 B_1、维生素 B_2、泛酸与生物素也是通过特异性的 Na^+- 依赖性主动转运机制而吸收。维生素 B_1 在黏膜中以辅酶形式存在,因此在刷状缘膜水解后方能进入细胞,通过磷酸化作用,形成黄素单核苷酸(flavin mononucleotide,FMD)被小肠吸收。胆盐可促进维生素 B_2 的吸收,维生素 B_6 通过单纯扩散吸收。

(二)脂溶性维生素的吸收

脂溶性维生素包括维生素 A、维生素 D、维生素 E、维生素 K 4 种,可溶于脂肪中。食物中的脂溶性维生素与脂类共存,进入肠黏膜细胞后,依靠微胶粒的溶解才能被吸收。

五、矿物质与微量元素的吸收

(一)钙的吸收

体内钙主要来自食物。食物钙进入消化道后,主要在酸度较大的小肠上段,特别在十二指肠以主动和被动吸收的形式被吸收。健康成人从食物中摄入的钙量每日约 1 000mg,从细胞外液分泌到肠腔内的钙量约为 600mg,故存在于肠腔内的钙总量为 1 600mg,吸收 700mg,其余的 900mg 从粪中排泄成为粪钙。每日经肾小球滤过的钙约为 10 000mg,其中 98%~99% 被肾小管重吸收,故尿中每日仅排泄 100~150mg 的钙。病理情况下有 2 种钙吸收异常:①钙吸收亢进,见于高维生素 D 血症、原发性甲状旁腺亢进,可能是 PTH 直接在钙吸收上作用,或是低磷血症时激活 $1,25(OH)_2D_3$ 的产生所致。特发性高钙血症患者也有钙吸收增加,这主要是由于肠对钙的扩散与渗透增加的结果。②钙吸收不良,见于老年人维生素 D 缺乏、慢性肾功能衰竭、尿毒症或酸中毒、甲状腺功能减退、毒性甲状腺肿等。吸收不良综合征患者钙吸收不良,可能是肠道吸收功能减退、维生素 D 吸收不良、脂肪复合钙等一种或多种因素作用的结果。

(二)镁的吸收

镁广泛存在于体内各组织中,多与许多生物过程,尤其是对酶的活性、能量代谢及神经肌肉传递方面起着重要作用。正常人食物中的镁 30%~40% 被肠道吸收,主要由空肠、回肠吸收,结肠也有部分吸收镁的能力。由主动转运过程和被动扩散过程吸收,即有部分镁是由浓度和电化学梯度决定而扩散吸收的。

(三)铁的吸收

铁大部分在近端小肠吸收,低铁(Fe^{2+})比高铁(Fe^{3+})容易吸收,胃酸可使铁溶解且高铁易于变为低铁,食物中的维生素 C 和其他还原性物质也有利于高铁变为低铁。食物中的糖类及氨基酸也有利于高铁的吸收。一些阴离子如草酸盐、磷酸盐、植酸可妨碍铁的吸收。

铁的吸收包括黏膜摄取和向血浆转运,少量的铁通过旁细胞转运,另一种转运方式为跨细胞途径,非必需氨基酸有助于此过程。吸收入黏膜细胞的铁可与细胞质中的铁结合蛋白结合而被储存起来,也可迅速运至质膜侧并与载铁蛋白结合。

(四)微量元素的吸收

微量元素是重要的不可缺的营养物质,包括铜、锡、锌、镉、硒、碘等,对它们的吸收机制还未进行系统的研究。铜是许多酶的成分,直接参与组织细胞的酶化过程,其中最重要的是线粒体的细胞色素 C 氧化酶,铜缺乏时此酶活性丧失,可导致线粒体水肿和破坏,如见于肠上皮细胞和肝细胞。硒的主要生理功能为:①抗氧化作用,硒是谷胱甘肽过氧化物酶(glutathione peroxidase,GSH-P_X)的必需组成成分。GSH-P_X 能催化还原型谷胱甘肽变成氧化型谷胱甘肽(oxidized glutathione,GSSG)。GSSG 有保护膜脂类、蛋白和核酸抗氧化作用,保护组织不受毒性氧的损害。因此,保护了细胞膜的结构和功能。②硒与重金属相互作用,在体内硒与许多金属如砷、镉、汞、铜、银和铅相互作用,具有解毒作用,防止组织损伤。③在生殖系,硒可促进精子生成。④刺激抗体产生,可增强机体的抗病能力。

(池肇春)

参 考 文 献

[1] 周吕. 胃肠道生理学 [M]// 池肇春. 实用临床胃肠病学. 北京:中国医药科技出版社,2001.

[2] 麦荫乔,叶红军,叶维法,等. 肝脏的代谢功能 [M]// 叶维法,钟振义. 临床肝胆病学. 天津:天津科学技术出版社,1998.

[3] 池肇春. 肝内胆汁淤积发生机制进展 [J]. 临床肝胆病杂志,1990,6:1-3.

[4] 苗继延. 肝功能试验 [M]// 池肇春. 胃肠病鉴别诊断学. 北京:军事医学科学出版社,2003.

[5] ZAKIN D. Metabolism of glucose and fatty acids by the liver[M]// ZAKIM D,BOYER T D. Hepatology. Philadelphia:W.B. Saunders,1994.

[6] LEE J S. Obesity and gastrointestinal motility[J]. Korean J Gastroenterol,2006,48(2):89-96.

[7] HUNG G U,TSAI C C,LIN W Y. Development of a new method for small bowel transit study[J]. Ann Nucl Med,2006,20(6):387-392.

[8] SANDERS K M，WARD S M. Interstitial cell of Cajal：a new perspective on smooth muscle function[J]. J Physiol，2006，576（Pt 3）：721-726.

[9] LACY B E，WEISER K. Gastrintestinal motility disorders：an update[J]. Dig Dis，2006，24（3-4）：228-242.

[10] POSSERUD I，ERSRYD A，SIMUREN M. Functional finding in irritable bowel syndrome[J]. World J Gastroenterol，2006，12（18）：2830-2838.

[11] SIM L A，LEBOW J，WEISS K，et al. Eating disorders in adolescents with chronic pain[J]. J Pediatric Health Care，2017，31（1）：67-74.

[12] RUSSO R，CRISTIARIO C，AVAGLIANO C，et al. Gut-brain axis: role of lipids in the regulation of inflammation，pain and CNS diseases[J]. Curr Med Chem，2018，25（32）：3930-3952.

[13] GREENWOOD-VAN MEERVELD B，JOHNSON A C，GRUNDY D. Gastrointestinal physiology and function[J]. Handb Exp Pharmacol，2017，239：1-16.

肝脏在形态结构上的重要特点之一，就是它具有肝动脉和门静脉的双重血液供应，而且还有丰富的血窦等特殊微细结构，使肝细胞与身体各部分之间的物质交换有非常方便的条件。从消化道吸收进体内的营养成分可以首先通过门静脉进入肝脏加以改造，有害的物质也可在肝脏加以处理，消除或减轻它对身体的不利影响；另外，通过肝动脉的血流运输，除可以使肝脏获得从肺部运来的充足氧来供它的活跃代谢过程所需，还可以和肝静脉一起沟通肝脏和身体其他各部的物质交换联系。

肝脏具有摄取、代谢、生物转化、贮存、合成和分泌等复杂的功能，通过血液循环与脑、内脏、肌肉等器官提供营养物质。肝脏是体内最大的代谢器官，体内有上千种化学反应在肝中进行。肝脏的代谢功能包括能量代谢，如糖、蛋白质、脂肪的代谢，肝脏的物质包括胆固醇、胆汁酸、磷脂、脂蛋白、氨和维生素代谢等。

肝细胞是肝脏物质代谢的中心，它能担当这样的中心作用是因为：①肝细胞含有丰富的线粒体，保证肝细胞的活跃代谢提供足够的能量（ATP）供应；②肝细胞含有丰富的内质网，包括粗面内质网、滑面内质网和高尔基复合体，使肝细胞具有合成蛋白质和物质代谢有关酶类合成的能力；③肝细胞有着丰富的溶酶体，含有大量的水解酶类和其他酶类，对细胞内物质的更新和细胞外破损组织细胞、代谢废物等的清除都有密切关系；④肝细胞含有大量过氧化物酶体，包括过氧化氢酶、过氧化物酶及氧化酶类，使肝细胞具有解毒功能。

一、蛋白质代谢

肝脏是合成与分泌蛋白质的场所，不仅蛋白质含量高，代谢极为活跃，而且更新速度也很快。人肝脏蛋白质的半寿期为7～19天。

（一）肝脏的蛋白质合成与分泌

肝细胞是血浆蛋白合成的主要场所，组成血浆蛋白质的氨基酸为甘氨酸、丙氨酸、缬氨酸、亮氨酸、异亮氨酸、丝氨酸、苏氨酸、半胱氨酸、蛋氨酸、天冬氨酸、谷氨酸、天冬酰胺、谷氨酰胺、精氨酸、赖氨酸、苯丙氨酸、酪氨酸、色氨酸和异亮氨酸，必须靠食物蛋白质（或其他组织蛋白质分解）来供应。蛋白质的生物合成是一个非常复杂的过程，它不但需要充足的氨基酸作为原料，需要供给充足的能量，而且还要一整套极为复杂的合成装置和合成蛋白质的"图纸"。根据现代分子生物学研究，细胞内合成蛋白质的装置就是附着在内质网上的多核蛋白体和游离的多核蛋白体。前者主要是合成专供分泌到细胞外的蛋白质（如血浆蛋白），后者则合成细胞内的结构蛋白质和酶类。

细胞内蛋白质合成的过程，经过 DNA 的复制，将蛋白质合成的遗传信息通过转录过程抄录到 mRNA，通过它将信息传递到核外的蛋白体上，再经过 tRNA（转运核糖核酸）参与的翻译过程，使氨基酸按 mRNA 上的信息，装配成具有一定氨基酸顺序的多肽链，最后再经过适当的修饰加工，即可构成具有一定结构与功能的蛋白质（或酶）。

（二）血浆蛋白在肝细胞的运转及其向肝细胞外分泌

肝细胞合成的血浆蛋白质属于外输性或分泌性的蛋白质，它们是在粗面内质网上的多核蛋白体上合成，合成后沿着内质网内的腔道向下移动，经滑面内质网到达高尔基复合体，在那里形成分泌囊泡，并向细胞膜方向移动，最后与质膜融合，囊泡破裂而将合成的蛋白质向细胞外释放。

（三）肝脏在氨基酸代谢中的作用

肝脏是氨基酸代谢的重要场所。体内的氨基酸主要来源于两部分，即各组织内蛋白质水解产生的氨基酸和消化吸收的食物蛋白质分解的氨基酸。正常成人身体各组织和体液所含蛋白质总量约占体重的1/5，这些大量蛋白质都经常要更新，大约每天全身有300g蛋白质被水解为氨基酸，同时又有300g氨基酸被组织利用来合成新的蛋白质作为补充。

氨基酸分解代谢方式很多，但归纳起来主要包括脱氨基作用、脱羧基作用和碳链氧化分解三大类。脱氨基是氨基酸代谢的最主要方式，有氧化脱氨基、转氨基、联合脱氨基等，在通过血脑屏障时均由同一载体运转，彼此间存在竞争载体的作用。氨是脱氨基的主要代谢产物，对机体有毒，需在肝脏通过鸟氨酸循环合成尿素而排出。氨基酸脱氨后产生的丙酮酸除直接氧化成水和二氧化碳外，还可转变成糖和脂肪等。体内的氨基酸还可在肝脏被用来合成其他的含氮的重要生物物质，如嘌呤、嘧啶、谷胱甘肽等。

芳香族氨基酸（aromatic amino acid，AAA）在肝脏代谢，支链氨基酸（branched-chain amino acid，BCAA）在骨骼肌进行分解，BCAA/AAA正常比值是3.0~3.5。肝病时可出现氨基酸代谢障碍，急性肝炎，特别是急性重型肝炎患者血浆BCAA虽正常，但其余氨基酸包括AAA在内均升高，血浆BCAA/AAA比值仍显著降低。肝硬化时血浆苯丙氨酸、酪氨酸、谷氨酸、天冬氨酸和蛋氨酸增高，BCAA降低，BCAA/AAA比值降低更明显。BCAA/AAA比值与肝功能密切相关，BCAA/AAA比值愈低，提示肝功能愈差。蛋氨酸明显上升，常提示肝细胞坏死。游离型氨基酸可通过血脑屏障，干扰脑组织的正常代谢，可诱发肝性脑病发生。

（四）肝与脂蛋白代谢

血浆中的脂类同蛋白质结合，以可溶于水的脂蛋白形式存在于血浆中。脂类物质包括三酰甘油、磷脂、胆固醇及其酶和少量脂肪酸。血浆脂蛋白所含的蛋白质称为载脂蛋白，它可分为A、B、C和E组，A和C还可分为若干亚组，例如A-Ⅰ、A-Ⅱ，以及C-Ⅰ、C-Ⅱ和C-Ⅲ等。各种载脂蛋白不但组成的氨基酸种类与顺序不同，而且它们的功能也不同，如载脂蛋白B是与三酰甘油运输有关的蛋白质。乳糜微粒在小肠黏膜上皮细胞中形成，是三酰甘油的运输形式，还含有少量磷脂和胆固醇。乳糜微粒在循环中最后形成的残余颗粒，由肝细胞吞饮，在肝细胞内彻底处理。极低密度脂蛋白（very low density lipoprotein，VLDL）是主要由肝脏合成的脂蛋白，它是内源三酰甘油的主要运输形式。在血液中的VLDL含载脂蛋白C达55%~60%，其余主要为载脂蛋白B，只有少量载脂蛋白E。高密度脂蛋白（high density lipoprotein，HDL）也是由肝合成的脂蛋白，它含蛋白约占50%，主要是载脂蛋白C、E和少量A₁，但在进入血液后，它的载脂蛋白A含量显著增高，约达总蛋白的85%，它可能是由乳糜微粒转移而来。VLDL和HDL的三酰甘油可来自肝内合成（血糖类），也可来自处理的其他脂蛋白。肝病时血清脂蛋白的变化主要有：

1. α脂蛋白 急性病毒性肝炎时，起病10天内血清α脂蛋白均消失，在重型病例，α脂蛋白则长时间消失。肝功能损害时肝脏合成的载脂蛋白A（apolipoprotein A，ApoA）异常，它与脂质结合能力甚低，而ApoA又是α脂蛋白中主要的蛋白分子。因此，在脂蛋白电泳上显示α脂蛋白减少或缺如。

2. 前β脂蛋白 在门脉性肝硬化和急性肝炎早期往往降低，脂蛋白电泳上常消失，前β脂蛋白减少也与ApoA异常有关。

3. β脂蛋白 在门脉性肝硬化、胆汁性肝硬化、病毒性肝炎时往往不降低，脂蛋白电泳上显现浓宽的β带。

4. 脂蛋白X（lipoprotein-X，Lp-X） 阻塞性黄疸时，血清中可出现一种特殊的脂蛋白，其存在于LDL部分，但其结构与性质却与LDL不同。正常人血清中不出现Lp-X，而无胆汁淤积的肝病患者则极少阳性，在肝外疾病时恒属阴性。

二、糖类代谢

（一）糖原的合成与分解

1. 糖原合成 进食后有较多的葡萄糖输入肝脏和其他组织，可在这些组织中合成糖原。这些组织将小分子葡萄糖转变成糖原,不但有利于储存能源,而且还可调节血糖浓度,除葡萄糖外,其他单糖如果糖、半乳糖等也能合成糖原。由单糖合成糖原的过程为糖原合成。葡萄糖合成糖原,包括4步反应:

（1）葡萄糖 + ATP $\xrightarrow[\text{葡萄糖激酶（肝）}]{\text{己糖激酶}}$ 6- 磷酸葡萄糖 + ADP

（2）6- 磷酸葡萄糖 $\xrightarrow{\text{磷酸葡萄糖变位酶}}$ 1- 磷酸葡萄糖

（3）1- 磷酸葡萄糖 + UTP $\xrightarrow{\text{ODPG 焦磷酸化酶}}$ UDP 葡萄糖 + PPi（焦磷酸）

（4）UDPG + 糖原（G_n）$\xrightarrow{\text{糖原合成酶}}$ UDP + 糖原（G_{n+1}）

公式中的 G 代表葡萄糖,G_n 代表原有的糖原分子,G_{n+1} 代表多一个葡萄糖残基的糖原分子。第三步反应所需要的 DTP 可由 UDP 和 ATP 通过转磷酸基因作用而合成。UTP 代表三磷酸尿苷,UDP 代表二磷酸尿苷。

2. 糖原的分解

糖原 $\xrightarrow[\text{磷酸化酶}]{\text{OH-P}}$ 1- 磷酸葡萄糖 $\xleftarrow{\text{磷酸葡萄糖变位酶}}$ 6- 磷酸葡萄糖

6- 磷酸葡萄糖在肝脏中至少有 4 条去路。

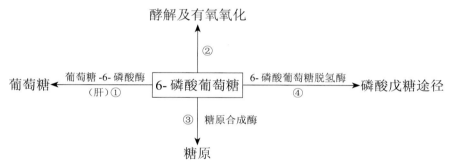

（二）糖的异生作用

由非糖物质转变为葡萄糖和糖原的过程称为糖异生作用。这些非糖物质主要是成糖氨基酸、乳酸、甘油和丙酮酸。在生理情况下,肝脏是糖异生的主要器官;饥饿和酸中毒时,肾脏也成为糖异生的重要器官。糖异生的途径基本上是糖酵解的逆行过程,糖异生的 3 种主要原料是乳酸、甘油和氨基酸。乳酸在乳酸脱氢酶作用下转变为丙酮酸,经羧化支路变成磷酸烯醇式丙酮酸,而后生成葡萄糖。甘油被磷酸化成磷酸甘油后,氧化为磷酸二羟丙酮,再循糖酵解逆行过程合成糖。氨基酸通过多种糖酵解代谢中的中间产物,如丙氨酸变为丙酮酸、天冬氨酸成草酰乙酸等,然后生成糖。

三、脂类代谢

脂肪与脂类(磷脂、糖脂、胆固醇和胆固醇酯等)总称为脂类。肝脏是脂类代谢的主要器官,包括脂类的消化吸收、运输、分解代谢和合成代谢,都与肝脏有密切关系。

（一）肝脏在血浆脂蛋白代谢上的作用

乳糜微粒(chylomicron,CM)是食物脂类消化、吸收后的主要运输形式。肝细胞在引入乳糜微粒残骸(rCM)后,通过肝脏脂肪酶催化剩余三酰甘油的水解,胆固醇酯(cholesteryl ester,CE)被酯酶催化其水解成胆固醇(cholesterol,Ch),或进一步变为胆汁酸(bile acid,BA),与 UC 一道从胆汁中排出。水解生成的脂肪酸等也供三酰甘油的合成,供肝脏生产新的脂蛋白的需要。脂蛋白主要在肝与小肠合成,因此,脂蛋白的动态受肝与小肠的制约。脂质通过脂蛋白脂酶和卵磷脂胆固醇酰基转移酶(LCAT)进行代谢。血浆脂蛋白几乎是肝的合成产物。血浆脂蛋白几乎全由肝合成。在肝细胞内,首先引起脂质与蛋白结合。蛋白部分主要在粗面内质网,脂质的合成酶在粗面与滑面内质网均含有。Hamilton 报道,磷脂和多肽在滑面内质网组成，成为磷脂蛋白复合体，此复合体向滑面内质网移动，在滑面内质网把 TG 摄取形成脂蛋白，并向 Golgi 装置移动，在分泌泡内浓缩后被释放入血，此即为极低密度脂蛋白。高密度脂蛋白也在肝合成被分泌，低密度脂蛋白是极低密度脂蛋白的代谢产物。

（二）肝脏在脂质代谢上的作用

肝脏有合成脂肪酸作用。乙酰辅酶 A（CoA）羧化酶是合成脂肪的加速酶，这个酶体系需要乙酰 CoA、CO_2、NADPH（还原型辅酶Ⅱ）和生物素等参加。

在人类胞液的脂肪酸合成酶系统是一个多酶复合体。在这个复合体中以脂肪酰载体蛋白为核心，周围排列脂肪酰转移酶、β- 酮脂肪酰酶合成酶、β- 酮脂肪酰酶还原酶和 α，β- 烯脂肪酰酶还原酶等多种酶蛋白。

肝脏不仅合成脂肪酸，同时又进行脂肪酸的 β 氧化。Mayes 等用肝灌流试验发现，空腹时 FFA 的氧化亢进，为饱餐状态时 FFA 氧化的 2 倍。

（三）肝脏的胆固醇代谢

胆固醇主要在肝被合成，作为细胞膜的主要成分，并被利用合成胆汁酸、皮质类固醇。肝的胆固醇库为 3～5g，肝每日合成胆固醇 1.0～1.5g，合成胆酸 1.8g/d。在正常情况下，胆固醇食物能抑制肝中胆固醇的合成，胆汁引流则促进肝中胆固醇合成，且发现胆固醇合成昼夜节律变化，而血浆胆固醇水平呈季节变化。

食物抑制人及动物肝脏的胆固醇合成为一个负反馈调节过程，这可能与胆固醇抑制甲基羟戊二酰 CoA 还原酶的生物合成和影响鲨烯转变为羊毛胆固醇有关。饥饿可明显降低胆固醇的合成，此也可能与甲基羟戊二酰 CoA（HMG-CoA）还原酶的活性降低有关。胆汁盐反馈抑制胆固醇的合成。

肝脏是体内合成胆固醇的主要脏器，且由高密度脂蛋白转运入肝的胆固醇也在肝细胞转化和排出。每日约占全身胆固醇代谢总量的 1/2 是由肝脏氧化成为胆酸，继而合成胆盐，并还有一部分胆固醇直接作为胆汁成分与胆盐一起自肝经胆道入肠，大部分在小肠下端重吸收入肝，即所谓胆汁酸的肠肝循环。其余在肠道受细菌作用，还原成粪固醇而排出体外。

四、酶类代谢

（一）转移酶类

1. γ- 谷氨酰转移酶（γ-GT，GGT） GGT 由微粒体合成，广泛分布于人体各组织中，依次为肾 > 胰 > 肝，三种脏器中 GGT 活性比约为 100：8：4。GGT 为膜结合酶，主要分布在分泌或吸收能力强的细胞膜，如肝内 GGT 活性主要集中于胆小管及胆管上皮细胞的管腔缘。胆汁中含高浓度 GGT。分泌入胆汁的 GGT 主要有两型，一型相当于胆道碱性磷酸酶的颗粒碎片；另一型相当于与脂蛋白结合物胆道碱性磷酸酶。正常人血浆 GGT 活性甚低，主要来自肝脏。其活性与年龄、性别有关，男性高于女性，成人随年龄而增高；新生儿则高于成人 5～8 倍。在 Sephacryl S-300 柱层析中，血清 GGT 活力可分为三大类，即高分子组分（分子量 >1 000kD）、中分子组分（分子量为 250～500kD）和低分子组分（分子量为 120kD）。在正常血清中仅有少量高分子组成，而在阻塞性黄疸时高分子 GGT 则显著升高。

GGT 总活性正常值为 0～40U（Orlowski 法）。结石或肿瘤引起的肝外胆道梗阻，病毒、药物、自身免疫等原因所致肝内胆汁淤积、病毒性肝炎急性期和慢性肝炎活动期、肝炎后肝硬化活动期及原发性肝癌时增高。同工酶高分子 GGT（HM-GGT）主要用于诊断胆汁淤积，正常值 <4U/L。GGT-Ⅱ诊断肝癌。用聚丙烯酰胺凝胶梯度电泳可分出肝癌特异区带——GGT-Ⅱ，诊断阳性率约 90%。

2. 谷胱甘肽 S- 转移酶（glutathione-S-transferase，GST） GST 可在多种化合物的亲电中心催化谷胱甘肽的亲核加成，还有清除体内有机自由基作用。GST 还与亲脂性化合物，如胆红素、胆酸、类固醇、药物等结合，可看成是细胞内一种结合与运转蛋白。肝内 GST 含量丰富。正常人肝内 GST 主要定位于细胞核，当肝细胞新生或增生活跃阶段 GST 含量增高，GST 活性显著增高，常反映有肝细胞损伤。

同工酶分 GST-α、GST-μ、GST-π。GST-α 和 GST-μ 主要存在于成人肝脏，GST-π 在消化道肿瘤时，如结肠癌、胃癌时明显升高，因此认为 GST-π 是消化系恶性肿瘤的标记物。

3. 天冬氨酸转氨酶（aspartate aminotransferase，AST）　以磷酸吡哆醛或磷酸吡哆胺为辅酶，催化天冬氨酸和 α- 酮戊二酸转氨生成草酰乙酸和谷氨酸。此外，AST 还在尿素合成、腺苷酸循环脱氨、苹果酸穿梭和嘌呤核苷酸合成中起重要作用。

AST 广泛分布于人体各组织器官，部分来自线粒体，以心和肝脏含量最丰富。正常情况下，血液循环中 AST 的确切来源尚不清楚。血清 AST 以全酶和酶蛋白两种形式存在，半寿期为（17±5）小时。

同工酶有 ASTm 和 ASTs 两种，都由通过 S-S 链相连的两个亚基组成，但两者的酶蛋白组成不同，ASTs 由 412 个氨基酸组成多肽链，而 ASTm 的多肽链含 401 个氨基酸，且两者氨基酸排列上仅有 48% 雷同。用胃蛋白酶水解后，ASTs 的 N 末端为丙氨酸，ASTm 的 N 末端为丝氨酸。体内 ASTm 和 ASTs 总活力之比为 1:1。正常人血清 AST 有 4 种不同形式，即 ASTm 全酶和酶蛋白，以及 ASTs 全酶和酶蛋白。

肝内 ASTm 参与三羧酸循环，ASTs 参与糖酵解和糖异生。ASTm 的作用与尿素合成有关。线粒体内的草酰乙酸不能通过线粒体内膜透出，需在 ASTm 作用下生成大量天冬氨酸，其中一部分透出线粒体，单向转入胞质，再在 ASTs 催化下重新生成草酰乙酸；另一部分参与鸟氨酸循环，最终生成尿素。DEAE-Sephadex A-50 柱层分析法测定，正常值 <5U。以线粒体损害为主的肝病，如酒精性肝病，Reye 综合征等血清 ASTm 明显升高，有助于诊断。AST 增高常见于肝、胆、胰疾病，一些心血管疾病如急性心肌梗死、急性心肌炎、肌病和一些传染病如伤寒、败血症、出血热等 AST 也可增高。

4. 丙氨酸转氨酶（alanine aminotransferase，ALT）　为体内主要的氨基转移酶之一。在 ALT 催化下，肝脏将丙氨酸转变为丙酮酸，再经糖异生作用生成糖。在肌肉和肠黏膜等组织中，ALT 又可催化糖或其他氨基酸代谢产物的丙酮酸生成丙氨酸，然后将之释放到血液中。AST 广泛分布于各器官组织中，其中以肝内最多。正常肝内 ALT 活性为血清内该酶总活性的 1 000～10 000 倍。同工酶也有 ALTm 和 ALTs，两者之比为 0.14～0.15。

由于肝内转氨酶为血中含量的 100 倍，如果释放的酶全部保持活性，只要 1% 肝细胞坏死，便足以使血清中酶活力增加 1 倍；又由于肝细胞内转氨酶浓度比血清高 1 000～5 000 倍，在肝细胞膜通透性增加时，即使无坏死，细胞内转氨酶也可泄漏入血中，致使血中 ALT 增高。任何原因引起的肝细胞损害均可导致血清转氨酶升高，包括各种炎症、胆道梗阻、心血管疾病、肌病、药物、中毒等。

正常情况下，ALT<30U，AST<40U。ALT/AST 在正常人中平均为 1.15，急性肝炎时 ALT/AST 降至 0.56，至恢复期比值逐渐上升。病毒性肝炎时 ALT/AST 为 0.31～0.63 者预后佳，ALT/AST 为 1.20～2.26 者多死亡。肝硬化时 ALT/AST 为 1.7～1.8，肝癌患者约半数 ALT/AST>3.0。酒精性肝病时 ALT/AST>2.0。其他尚有己糖激酶（hexokinase）、卵磷脂胆固醇酰基转移酶（LCAT）、鸟氨酸氨基甲酰转移酶（OCT）等。OCT 与鸟氨酸循环生成尿素有关。LCAT 与血浆游离胆固醇转化为胆固醇酯有关。己糖激酶在 ATP 存在下催化葡萄糖转化为 6- 磷酸葡萄糖，也可使果糖、甘露糖及其他己糖磷酸化。

（二）氧化还原酶类

1. 乙醇脱氢酶（alcohol dehydrogenase，ADH）　ADH 为含锌酶，以 NDH⁺ 为辅酶，人体内以肝脏含量最丰富，主要参与肝脏对乙醇的代谢。乙醇氧化生成乙醛，可在体内进一步氧化为乙酸或生成乙酰 CoA，经三羧酸循环彻底氧化供能，或成为合成脂肪酸、胆固醇的原料。

2. 乳酸脱氢酶（lactate dehydrogenase，LDH）　为一种含锌的细胞内可溶性酶，可催化 L- 乳酸氧化为丙酮酸。LDH 广泛分布于人体各组织中，以心肌、肾、横纹肌、肝、脑、肺等组织内含量较多，红细胞内及肿瘤组织内亦可测得此酶。任何原因引起肝细胞损伤均可因 LDH 逸出引起 LDH 活性增高，病毒性肝炎血清 LDH 仅轻度升高，肝癌 LDH 测定缺乏特异性，当富含 LDH 的心肌、肾、血细胞和肺等组织损伤时，LDH 也会升高，如见于急性心肌梗死、肺梗死、进行性肌营养不良、肌炎、溶血性贫血、白血病、肝以外恶性肿瘤等。

LDH 是由 H 型（心型）和 M 型（肌型）两种不同亚基组成的四叠体，这两种亚基可以 5 种方式结合，形成 LDH₁～₅ 五种同工酶。AAAA 型即 LDH₅，主要存在于肝组织和横纹肌内，故也称 M 型；BBBB 型即 LDH₁ 主要存在于心肌组织内，亦称 H 型。因此，LDH₁ 升高反映心肌病变，LDH₅ 升高反映肝损害。

3. 单胺氧化酶（monoamine oxidase，MAO）　MAO 广泛分布于体内各组织器官，尤以肝、肾、胃及小肠内含量丰富。不同组织内的 MAO 生理功能不同。肝组织 MAO 对各种胺类生物转化有重要作用，结缔组织 MAO 参与胶原纤维成熟最后阶段的架桥过程，即催化胶原分子上的赖氨酰或羟赖氨酰残基的 ε- 氨基氧化脱氨成醛基，促进胶原分子内和分子间的共价交联，形成稳定的胶原纤维。MAO 伊藤法正常值 <30U。肝纤维化向肝实质内侵入时，约半数病例 MAO 增高。

4. 谷氨酸脱氢酶（glutamate dehydrogenase，GDH） GDH 催化 L- 谷氨酸脱氢生成相应的铜亚胺酸，后者再水解为 α- 酮戊二酸。GDH 还可使缬氨酸、γ- 氨基丁酸和亮氨酸等脱氢。上述这些反应是体内大多数氨基酸联合脱氨基的关键步骤，也是逆向反应生成非必需氨基酸的重要反应，又是连接氨基酸代谢、三羧酸循环和鸟氨酸循环的中心环节。GDH 活性以肝内最高，其次为小肠、心肌、肾、骨骼肌、肺等。其细胞内定位 60%～80% 位于线粒体，在肝细胞几乎全部存在于线粒体内。

测定血清中 GDH 活力可作为肝损害较特异的指标。正常值为 4.5U/L。急性肝炎极期明显上升，急性肝炎恢复期慢性肝炎活动期和肝癌时也上升。酒精性肝病时因以线粒体损害为主，故常明显升高。肝外阻塞性黄疸时 GDH 常明显增高。肝外疾病如血液病、胰腺疾病、进行性肌营养不良、手术、人工透析后等血清 GDH 也可升高。

（三）水解酶类

1. 碱性磷酸酶（alkaline phosphatase，ALP） 为一组生化特性不同、底物特异性广泛重叠的酶类，存在于人体肝、肠、胎盘、肾和白细胞等，定位于细胞膜。ALP 可能与脂肪吸收和运输有关，另一作用为与骨钙化有关。ALP 同工酶均为糖蛋白，分子量约为 160kD，由两个亚基组成二聚体，两个亚基之间互为负反馈抑制，用聚丙烯酰胺凝胶梯度电泳（polyacrylamide gel，PAG）可分出 ALP 同工酶 I～VII。

2. 胆碱酯酶（cholinesterase，ChE） 人和动物组织中有真性胆碱酯酶（AChE）和假性胆碱酯酶（PChE）。AChE 存在于红细胞和神经组织中，PChE 存在于血浆及肝、胰、子宫等许多非神经组织中。急性有机磷中毒时，胆碱酯酶活性常低于 30%。约 30% 急性病毒性肝炎和中毒性肝炎病例血清 ChE 下降，脂肪肝时 ChE 常上升，血清 ChE 降低也见于营养不良、急性感染、贫血、心肌梗死、皮肌炎等。

3. 5′ 核苷酸酶（5′nucleotidase，5′NT） 5′NT 存在于肝、小肠、脑、心脏、血管，可催化磷酸戊糖核苷酸类水解。5′NT 主要存在于肝内小胆管和窦状间隙内。阻塞性黄疸及肝癌时其活力增高，肝细胞黄疸时正常或轻度升高。

4. 亮氨酸氨基肽酶（leucine aminopeptidase，LAP） LAP 主要催化蛋白质和多肽 N 末端氨基酸水解为一种蛋白水解酶。广泛分布于人体内，以肾、小肠、肝、胰、心含量最多，胆汁中也有存在。在肝内主要存在于胆管和胆管上皮细胞，肝实质细胞内 LAP 活性较弱。正常值 <50U，胆汁淤积或肝癌时 LAP 明显增高，61%～85% 的肝炎或肝硬化患者轻度或中等度增高。

5. 腺苷脱氨酶（adenosine deaminase，ADA） ADA 是一种氨基水解酶，广泛分布于人体内。盲肠、小肠黏膜和脾中含量最高，其次为肝、肾、肺、心、肌肉等组织。测定 ADA 能反映急性肝病残余病变或慢性肝损害，慢性肝病其肝硬化时 ADA 阳性率高于 ALT 阳性率。急性病毒性肝炎中 80% ADA 活性增高。慢性肝炎活动期 ADA 增高。向肝硬化过渡时 ADA 多数升高。肝炎后肝硬化、原发性肝癌 ADA 活力常明显增高，肝细胞性黄疸时 ADA 增高的阳性率为 57.3%～80.9%，阻塞性黄疸时阳性率为 16.1%～21.0%，因此对两种黄疸的鉴别有一定意义。但重叠很大。

五、胆汁及胆汁酸代谢

（一）胆汁酸（bile acids）代谢

胆汁酸是胆汁中的净化因子，由肝细胞从胆固醇经复杂过程而形成，主要在肝细胞的微粒体中进行（图 2-1）。

正常胆汁中的胆汁酸有游离胆汁酸和结合胆汁酸两大类。以后者为主。游离胆汁酸主要有胆酸（cholic acid）、鹅脱氧胆酸（chenodeoxycholic acid）、脱氧胆酸（deoxycholic acid），尚有少量熊脱氧胆酸（ursodeoxycholic acid）和石胆酸（lithocholic acid）。前两者在肝内由胆固醇转化而来，后三者在肠道下部由肠道细菌将上述两种胆汁酸还原而成。它们分别与甘氨酸或牛磺酸结合，形成各种结合型胆汁酸，后

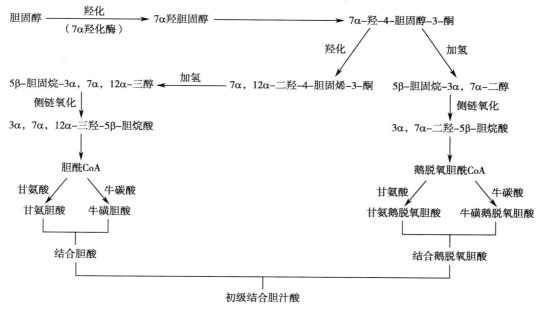

图2-1 初级胆汁酸的生成途径

者再与 K^+、Na^+ 结合而形成胆盐。胆酸与鹅脱氧胆酸因为是未结合的,称为一级胆酸,与牛磺酸或甘氨酸结合的称为二级胆酸(胆盐)。一级胆酸 1/4 与牛磺酸结合,3/4 与甘氨酸结合,胆盐占胆汁中固体成分的一半以上。在正常情况下,二级胆酸进入肠道,通过肠道细菌 7α 脱氢酶的作用分解成脱氧胆酸与石胆酸。二级胆酸(胆盐)可增强胰腺脂肪酶分解脂肪作用;乳化脂肪酸和甘油单酯成为水溶性清液;刺激肠细胞摄取脂肪酸,促进脂肪酸酯化为三酰甘油,此外,胆盐与脂肪酸和三酰甘油结合,形成混合性微胶粒。肝脏每天合成 200~600mg 的胆汁酸。排入肠道的胆盐在完成脂肪吸收之后,均有 95%~98% 的结合性,胆盐到达回肠末端被重吸收,经门静脉进入肝脏再利用,肝细胞将游离型再合成为结合型,称为胆盐的肠肝循环。在回肠末端结合型胆汁酸主动重吸收。肠道里的石胆酸多以游离型存在,故大部分不被吸收而排出。由于胆盐的肠肝循环,因此大部分胆汁酸保存在体内,每天仅有 2%~5%(200~600mg)随粪便排出体外。在肠肝循环中的总胆汁酸为 2~4g,每天可循环 6~12 次,每天有 12~18g 胆汁酸通过胆道系统、小肠、门静脉循环回到肝脏。

随胆汁流入肠道的初级胆汁酸在协助脂类物质消化吸收的同时,又在小肠下端及大肠受到肠道细菌作用,有一部分转变成次级胆汁酸。在肠道各种胆汁酸平均 95% 被肠壁重吸收。结合型初级胆汁酸在回肠主动重吸收,游离型次级胆汁酸在小肠各部和大肠被动重吸收(图2-2)。

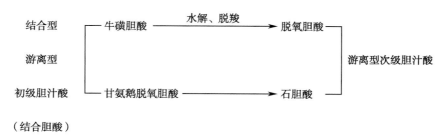

图2-2 次级胆汁酸生成途径

胆汁胆固醇是胆汁的重要成分。它约占正常胆汁中脂质的 8%。胆固醇的来源不清楚,可能代表过多物质的排泄,或者可能是肝细胞膜更新的结果。胆汁淤积时血清游离胆固醇浓度高。慢性胆汁淤积时除胆固醇合成增加外,还有低密度脂蛋白的大量增加,后者部分是由于脂蛋白 LP-X 异常所致。

新近研究指出,胆汁变为胆汁流与三种因素有关:①依赖胆盐的因素,胆汁流的形成有赖于胆盐的分泌。当胆盐分泌时造成一定的渗透压,使胆汁排泄,称为胆盐依赖性胆汁流。②依赖 Na^+ 的因素:与

Na^+ 的排泄及依赖钠的酶系统（Na^+-K^+ ATP?）有关。所以，又称非胆盐依赖性胆汁流。③胆管分泌的因素：某些激素，如胃泌素、缩胆囊素、胰泌素、高糖素等有促进毛细胆管胆汁流的作用。

（二）胆汁酸的功能

胆汁酸分子内既含亲水性的羟基，同时又含疏水性的甲基、烃核及脂酰链，羧基的空间配位又全属 α 型，故胆汁酸的立体构型具有亲水与疏水两个侧面，使分子具有界面活性的特征，能够降低油 / 水两相之间的表面张力，使疏水的脂类在水中乳化成 3～10μm 的微团，促进脂类物质的活化吸收和维持胆固醇在胆汁中呈溶解状态。如胆汁中胆酸盐减少胆固醇增高或胆汁中胆汁酸盐及卵磷脂与胆固醇的比值降低（<10∶1），则导致胆汁中出现胆固醇结石。

胆汁酸对结肠黏膜上皮细胞有促进 cAMP 形成作用，使结肠分泌水增多。如有胆汁酸盐肠肝循环障碍，则过多的胆汁酸进入结肠，可导致胆盐性腹泻。胆汁酸盐可促进肠道铁的吸收，这是由于胆汁酸盐结构中 7α- 羟基和 / 或 12α- 羟基对 Fe^{2+} 有高亲和力之故。

Sung 体外试验证明，胆汁酸盐有细胞毒及抑菌作用。疏水性强的胆汁酸盐，如牛磺脱氧胆酸及脱氧胆酸的钠盐比亲水性较强的胆汁酸盐如牛磺胆酸钠，对大肠埃希菌及肠道球菌的抑菌作用更明显。

六、胆红素代谢

胆红素是人类胆色素的主要成分，由血红蛋白和其他含血红蛋白质中卟啉部分正常分解代谢的最终产物。正常成人每日形成 3 420～5 130μmol 的胆红素，一日最高量可达 25 650μmol，其中 80%～85% 来自衰老红细胞破坏所释出的血红蛋白。大部分红细胞的破坏主要在脾网状内皮细胞内进行。小部分红细胞则在循环系统被破坏。胆红素形成后，部分在血清中和蛋白结合，因此分成游离型和结合型两种胆红素，前者大部分由肝细胞摄取，在肝细胞内与葡萄糖醛酸结合，然后再被释放至血中。在血浆中每一白蛋白分子有 1 个高亲和力胆红素结合部位以及 1～2 个弱亲和力结合部位，正常时 1g 白蛋白往往附着 27.4μmol 胆红素，正常时 1L 血清中有 1 026μmol/L 左右的胆红素被输送；另外一部分胆红素和球蛋白结合，主要与 β 脂蛋白结合。

（一）胆红素在血液中转运

胆红素释入血浆，立即与白蛋白结合，与胆红素结合的氨基酸残基主要为赖氨酸残基，其次是丝氨酸和苯丙氨酸残基。胆红素以结合状态转运，可有效防止其穿过细胞膜，进入组织中，避免产生毒性作用。

在正常生理条件下，胆红素与白蛋白结合主要为非共价的可逆结合，但在肝性黄疸高胆红素血症患者，大部分血浆胆红素以共价键与白蛋白紧密结合，形成 δ 胆红素，有两种形式，一种是酯型 δ 胆红素，是一个丙酸基的侧链与白蛋白结合，另一种丙酸基的侧链与糖醛酸结合。血清 δ 胆红素半衰期（$t_{1/2}$）为 12～14 天，与白蛋白半衰期（17～23 天）相接近，δ 胆红素不能被肝摄取，也不能被肾小球滤过，因此在血循环中停留时间较长。这就是在长期的胆汁淤积解除后，尿胆红素很快消失而血浆胆红素仍保持较高水平的原因。

（二）肝细胞对胆红素的摄取

胆红素进入肝细胞内，主要与一种能结合有机阴离子的胞液蛋白，连接蛋白（ligandin）结合，目的是防止胆红素从肝细胞扩散出去或防止进入其他细胞结构区域。进入肝细胞胆红素 70%～80% 与葡萄糖醛酸酯结合，20%～30% 与单葡萄糖醛酸酯结合，仅少量与葡萄糖或木糖结合。在内质网中，葡萄糖酸残基（GA）与胆红素的丙酸侧链结合。胆红素与葡萄糖醛酸酯的结合，必须有尿嘧啶核苷二磷酸葡萄糖醛酸（UDPGA）作为葡萄糖醛酸的供体，由葡萄糖醛酰基转移酶催化进行，胆红素分子中加入糖基后，胆红素的水溶性增大，与白蛋白的结合力则明显降低，从而可被排入胆道系统。反应步骤如下：

1. UDPG + 2DPN $\underset{\text{葡萄糖醛酰基转化酶}}{\overset{\text{UDPG 脱氧酶}}{\rightleftarrows}}$ UDPGA + 2DPNH

2. UDPGA + 胆红素 $\rightleftarrows$ UDP + 胆红素葡萄糖醛酸酯

注：UDPG，二磷酸尿嘧啶核苷葡萄糖；UDPGA，尿嘧啶核苷二磷酸葡萄糖醛酸；DPN，辅酶Ⅰ；DPNH，还原型辅酶Ⅰ；UDP，二磷酸二氧嘧啶核苷。

目前认为肝细胞摄取胆红素与 Y、Z 蛋白有密切关系，提出其是胆红素转送的重要因子。Y 蛋白在细胞内可起到与多种底物结合的作用，它与偶氮基致癌物结合蛋白 I 和氢化可的松代谢产物结合蛋白Ⅱ有同样的性质，故又称为连接蛋白（配合基素，ligandin）。还可与肝内谷胱甘肽结合，对非结合、结合胆红素都有高亲和力。免疫学的研究证明，连接蛋白主要存在于肝细胞的细胞液、小肠黏膜的非杯状细胞和近端肾小管的细胞。Z 蛋白是一种可溶性酸性蛋白质，PK 为 57，分子量为 12kD，是一个主要为 β- 螺旋形二级结构无糖基。它对胆红素的亲和力与 Y 蛋白相同，但其在肝内的浓度较低，以致结合容量也低。总之，Y、Z 蛋白在肝细胞对胆红素的转送中起到重要作用，Y 蛋白和胆红素结合力强，其结合不受任何药物的抑制，但 Z 蛋白见到竞争结合，这意味着 Y 蛋白为第一受体，Z 蛋白为选择受体可能。

（三）肝细胞对胆红素的转送

肝细胞内胆红素的摄取至胆管被排泄的途径尚不明了。胆红素的运输从肝细胞经过胆小管膜而进入胆汁是一个浓缩的、由载体促成的能量依赖的过程。在活体内对鼠肝在荧光显微镜下观察，当静脉注射荧光素或铀后 15～30 秒在肝细胞中出现，20～70 秒在毛细血管中出现，而用 ^3H 胆红素注射后发现大部分是分布在肝微粒体中。目前一致认为胆红素被肝细胞膜吸收，到达肝细胞膜的微绒毛，胆红素经微绒毛吸入到细胞质内，并依靠饮液泡将胆红素运输到细胞质的内质网处起结合作用，然后再依靠溶酶体将结合胆红素运到毛细胆管部排出。肝细胞只能排泄结合胆红素，而不能排出游离的胆红素，故胆汁中的胆红素几乎是结合型的。

结合胆红素排入胆汁后，胆汁中双葡糖醛酸酯胆红素（dBc）占 85%～90%，单葡糖醛酸酯胆红素（mBc）占 10%～15%。胆汁中尚有少量的葡萄糖苷胆红素、木糖苷胆红素以及游离胆红素存在。结合胆红素通过肝胆管和胆总管进入肠道。在小肠末端和结肠末端，dBc 和 mBc 中的葡萄糖醛酸残基（GA）被厌氧菌水解、脱下，胆红素大部分变为粪胆素，经还原为粪胆原从粪便中排泄，小部分由肠道重吸收，形成肠肝循环，重吸收的粪胆原 90% 以上被肝细胞摄取，重新变为直接胆红素（结合胆红素），并重新排入胆汁，其余部分则进入体循环，经肾脏过滤形成尿胆原，从尿中排出。但在接触空气后可自发氧化，生成相应的尿胆素。

七、激素代谢

（一）胰岛素

1. 肝脏参与胰岛素的摄取和分解　胰岛素经门静脉进入肝脏后 40%～50% 在肝内被分解，正常人肝脏分解胰岛素的速率为 1 000U/min。特异性胰岛素酶可特异性催化胰岛素分解。谷胱甘肽 - 胰岛素转氢酶，在谷胱甘肽存在下还原、切断胰岛素的二硫键，把胰岛素灭活。

2. 胰岛素对肝的影响　胰岛素对肝脏的作用是多方面的，主要有：①促进肝细胞再生，胰岛素抑制腺苷酸环化酶（cAMP），激活磷酸二酯酶，使细胞内 cAMP 降低，环磷酸鸟苷（cGMP）升高，促进细胞分裂。胰岛素进入肝细胞质核、微粒体、线粒体、肉质网和高尔基体促进 DNA、RNA 和蛋白合成。表皮生长因子和胰高血糖素在促进肝再生上与胰岛素有协同作用。②促进糖氧化和糖原合成，抑制糖异生。③促进蛋白合成，抑制蛋白质分解。

（二）糖皮质激素

1. 肝脏对糖皮质激素的作用　肝脏可通过多种形式影响糖皮质激素的代谢：①合成糖皮质激素结合蛋白，包括皮质醇结合球蛋白、白蛋白和 α1 酸性糖蛋白。②降解、灭活糖皮质激素：肝细胞质表面有高亲和力的蛋白质受体，能结合血中皮质类固醇，并将其在细胞质内降解。③转化作用：外源性皮质素进入体内后即向皮质醇转化。泼尼松在体内也要经 11β 羟脱氢酶作用转化为泼尼松龙才能发挥作用。

2. 糖皮质激素对肝脏的影响　糖皮质激素促进肝细胞合成代谢，增加蛋白质合成，起到促进肝细胞再生作用。促进肝内糖异生，增加蛋白质合成，促使肝细胞摄取血中的脂肪酸和胆固醇。

（三）甲状腺激素

1. 肝脏对甲状腺激素的作用　甲状腺激素入血后，95% 以上与血浆蛋白结合，包括甲状腺素结合球蛋白（TBG）、甲状腺激素前白蛋白（TBPA）和白蛋白。其中以 TBG 结合甲状腺素的亲和力最大，能结合

75% 的甲状腺激素。以上这些结合蛋白均由肝脏产生。在肝脏存在一种特殊的蛋白质,能与血浆蛋白竞争性地结合甲状腺激素。当血中游离甲状腺激素增加时,肝对其摄取也增加。进入肝细胞质后,分布于细胞质核、线粒体、微粒体和可溶性成分中,且均为 $T_4>T_3$。甲状腺激素在肝脏通过结合起来和脱碘两个机制进行转化和降解。

2. 甲状腺激素对肝脏的影响 甲状腺激素可促进肝脏的物质代谢,增加耗氧量和产热量。其作用包括:①对糖代谢的影响:生理剂量的 T_3 可促进糖原合成,而大剂量 T_3 则可使糖原分解增加;②对脂类代谢的影响:甲状腺激素可直接增加或通过儿茶酚胺间接增加 β 羟 -β- 甲基戊二酰辅酶 A(HMG-CoA)还原酶的活性,加上甲状腺激素增加糖、脂肪、蛋白质的分解代谢,为合成胆固醇提供能量,促进胆固醇的合成、排泄和转化;③对胆汁流的影响:甲状腺激素增加肝细胞质膜的流动性,还有促进胆酸的生成作用,起到利胆作用。

(四)雌性激素

1. 肝脏对雌性激素的作用 ①肝脏合成雌性激素的运载蛋白:包括白蛋白质、性激素结合球蛋白、皮质醇结合球蛋白(CBG)均在肝脏产生。血浆中的雌性激素与上述蛋白结合后才能在血中运输。②雌激素的转化与降解:肝脏能将雌激素前体睾酮转化为雌激素。③雌激素在肝中通过甲基化方式进行降解。

2. 雌激素对肝脏的影响 ①促进星状细胞分裂,增强其吞噬作用;②增加肝细胞内 RNA 的含量及其合成,促进核酸和蛋白质合成,刺激肝脏合成多种运载蛋白;③增加糖原的生成;④雌激素可刺激肝对内源性三酰甘油的合成和释放,促进肝脏摄取血中 LDL 中的胆固醇,降低血中的 LDL-C,提高 HDL-C浓度。

(五)雄激素

1. 肝脏对激素代谢的影响 ①合成雄激素运载蛋白:由睾丸分泌的雄激素进入血循环后,大部分与肝脏产生的蛋白质结合,包括白蛋白质和性激素结合球蛋白(SHBG)特异性结合。②转化和降解:由睾丸、卵巢、肾上腺等分泌的脱氧异雄酮在肝、脂肪、皮肤及神经组织内转化为睾酮后才有活性。肝脏是降解睾酮的主要器官。17β-羟类固醇脱氢酶催化,睾酮脱氢形成△⁴雄烯二酮,△⁴雄烯二在△⁴还原酶催化作用下 A 环△⁴双链还原,形成 5α 或 5β- 雄烷二酮。在 3β- 或 3α- 羟类固醇脱氢酶催化剂下,3- 酮与 3- 羟衍生物相互转化,生成原胆烷醇酮、雄酮与异雄酮,在肝内主要与葡萄糖醛酸或硫酸结合,主要由肾脏排泄。睾酮还可在肝中羟化,形成 2β、6β、11β 和 12α- 羟衍生物;也可在 D 环脱水形成△¹⁶ 衍生物。

2. 雄激素对肝脏的影响 主要作用为促进肝内蛋白质合成。在转录水平调节蛋白质合成,促进核蛋白质体大亚基 rRNA 和 mRNA 合成,使体内呈正氮平衡。

八、维生素 D 缺乏与肝病

多数专家对维生素 D 缺乏定义为 25(OH)D 水平低于 50μmol/L。25(OH)D 水平在 52~72μmol/L 时,可被视为维生素 D 相对缺乏;25(OH)D 水平≥75μmol/L 时,可视为维生素 D 充足;25(OH)D 水平≥374μmol/L 时,可认为可引起维生素 D 中毒。

根据上述定义,有人估计全球有 10 亿人维生素 D 缺乏或不足,在美国和欧洲老年人 40%~100% 存在维生素 D 缺乏。儿童和年轻人也是维生素 D 缺乏的高危人群。在妊娠和哺乳期妇女,维生素 D 也很常见,尽管妊娠期间进食维生素强化食物,如鱼、牛奶,至分娩时 73% 的妇女和 80% 婴儿有维生素 D 缺乏(25(OH)D 水平低于 50μmol/L)。

维生素缺乏与肝疾病:

1. 维生素 D 缺乏与胆汁淤积 肝病时,尤其是胆汁淤积性黄疸患者骨质疏松或骨软化是慢性胆汁淤积患者的主要肝外表现,60% 患者有骨密度降低,20% 患者有非创伤性骨折。这类患者常有维生素 D吸收不良和钙吸收障碍,引起肝性骨营养不良。肝性骨营养不良其特征是骨形成减少和骨吸收增加。发病机制包括 Ca^{2+}、维生素 D、维生素 K、胆红素代谢异常、内皮生长因子(IGF-1)缺乏、吸烟、饮酒、活动少、营养不良和低体重指数等。终末期肝病骨质疏松的患病率为 9%~60%,特别在胆汁淤积性肝病维生素 D 吸收不良对骨代谢的直接影响可能是主要的发病机制。慢性肝病时,患者的皮肤光转换功能是正常的，因此肝脏中维生素 D 转化为 25（OH）D₃ 的途径受损是引起维生素 D 缺乏的主要机制。

2. 维生素 D 缺乏与癌症 前瞻性回顾性流行病学研究指出，25（OH）D₃ 水平低于 50μmol/L，与结肠、前列腺和乳腺癌的危险性增加 30%～50% 相关，且病死率较高。临床上维生素 D 缺乏与结直肠癌和乳腺癌的相关性报道较多，与肝癌的相关性报道较少。护士健康研究队列 32 826 名研究对象分析显示，结直肠癌的比值比与血清 25（OH）D₃ 的中位值呈负相关。在参加妇女健康倡议研究的研究对象中，基线 25（OH）D₃ 浓度低于 30μmol/L 者在 8 年随访期间的统一口径直肠癌危险增加 253%。日本 Nagata 等报道，维生素 D 缺乏与肝肿瘤发生有关。

3. 维生素 D 缺乏与肝硬化 Natr 等对 118 例慢性肝病患者的维生素 D 水平进行检测发现，92.4% 的患者存在某种程度的维生素 D 缺乏，其中 1/3 为严重缺乏。在肝硬化患者维生素 D 缺乏更为常见。酒精性肝硬化引起维生素 D 缺乏系因酒精刺激肾上腺皮质引起皮质素的分泌，抑制 1,25（OH）₂D₃ 向小肠黏膜细胞移动，减少结合钙蛋白的生物合成，通过影响维生素 D 代谢，使骨形成减少和骨吸收亢进，引起骨质疏松，酒精还可导致钙和镁的缺乏，促进骨质疏松发生。原发性胆汁性肝硬化时肝脏 25 羟化酶缺乏，使 25（OH）D₃ 降低；1α 羟化酶损害，使 1,25（OH）₂D₃ 产生减少；25（OH）D₃ 肠肝循环中断等因素引起维生素 D 缺乏，但护骨因子（osteoprotegerin, OPG）/核因子 κB 配体系统受体激活物在肝性骨营养不良上的作用尚不能肯定。

4. 维生素 D 缺乏与代谢相关脂肪性肝病 Targher 等研究 60 例由活检证实的 MAFLD 和 60 例健康人作对照，发现 MAFLD 患者 25（OH）D₃ 血清浓度比正常人显著低，低 25（OH）D₃ 与脂肪肝的组织学严重度、炎症坏死和纤维化紧密相关（$P < 0.001$）。今后需要进一步研究维生素 D 缺乏在 MAFLD 上如何发挥作用。

5. 维生素 D 与肝移植 目前有关肝移植与维生素 D 缺乏之间的相关性研究报道不多。Guiohelaar 等研究原发性胆汁性肝硬化和原发性硬化性胆管炎 360 例成人背驮式肝移植（OLT）后长期追踪观察，发现术后 4 个月时出现骨量减少，如果肝移植成功，肝功能恢复和性腺功能改善，因此多数患者移植后骨疾病也将减轻。

（池肇春）

参 考 文 献

[1] 池肇春. 肝脏代谢功能 [M]// 池肇春，马素真. 消化系统疾病鉴别诊断与治疗. 北京：人民军医出版社，2006.

[2] 池肇春. 胆红素代谢 [M]// 池肇春. 黄疸的鉴别诊断与治疗. 北京：中国医药科技出版社，2006.

[3] 姚光弼. 肝脏的生理和生化 [M]// 姚光弼. 临床肝脏病学. 上海：上海科学技术出版社，2010.

[4] GAO X, ZENG Y, LIU S, et al. Acute stress show great influences on liver function and the expression of hepatic genes associated with lipid metabolism in rats[J]. Lipids Health Dis, 2013, 12: 118.

[5] TAKATA A, OTSUKA M, YOSHIKAWA T, et al. MicroRNAs and liver function[J]. Minerva Gastroenterol Dietol, 2013, 59（2）: 187-203.

[6] TONG X, YIN L. Circadian rhythms in liver physiology and liver diseases[J]. Compr Physiol, 2013, 3（2）: 917-940.

[7] CASCY G. Jaubdice: an excess of bilirubin[J]. Nurs N Z, 2013, 19（1）: 20-24.

[8] HUDSON B H, FREDERICK J P, DRAKE L Y, et al. Role for cytoplasmic nucleotide hydrolysis in hepatic function and protein synthesis[J]. Proc Natl Acad Sci U S A, 2013, 110（13）: 5040-5045.

[9] 池肇春. 钙磷代谢与临床 [M]. 上海：上海科学技术出版社，1986.

[10] 池肇春. 肝性骨营养不良 [M]// 池肇春，马素真. 胃肠及肝胆胰疾病鉴别诊断学. 北京：军事医学科学出版社，2003.

第3章　腹痛病理生理学

第1节　腹痛神经解剖概述

为了便于了解疼痛的发生，先简单介绍一下反射弧。反射弧能觉察环境的变化，并对环境变化做出反应，因此往往被称为神经系统的机能单位。反射弧有5个基本组成部分：①感受器：能感受各种环境的变化或刺激，如痛、热、光、声、压力、紧张和化学刺激等；②传入神经元：从感受器向中枢神经系统传导冲动；③中枢神经系统内的神经中枢或突触：大多数反射弧在中枢神经系统内都有一个或多个中间神经元，他们对所传导的神经冲动提供各种不同的方向和产生各种可能的反应；④传出（运动）神经元：向发生反应的器官，起着体内调整的作用；⑤效应器。

冲动从感受器传导到效应器，或者从刺激引起反应所消耗的时间称为反射时，由于突触传递比神经纤维传导慢，因此反射时间长。

疼痛是刺激通过痛觉感受器，经传入神经元向中枢神经传导所产生。腹痛是指发生在腹部的疼痛感觉，它是消化系统疾病时的一个重要信号，消化系统的神经支配主要是自主神经系统。

一、腹部的脊神经

腹部的脊神经主要由腰神经，部分由胸神经支配。胸神经前支共12对，上6对肋间神经分布于相应的肋间肌、胸壁皮肤和胸膜壁层；下5对肋间神经和肋下神经分布于相应的胸壁肌肉、皮肤和胸膜壁层以外，还向前下斜行，进入腹壁，分布于腹前外侧壁的肌肉、皮肤和腹膜壁层。

腰丛由第12胸神经前支的一部分和第1～4腰神经前支结合而成，位于腰大肌深面。髂腹下神经支配耻骨上方的皮肤和腹下部部分肌肉。髂腹股沟神经支配腹壁下部某些肌肉。骶丛由第4～5腰神经和第1～4骶神经的前支结合而成，分布于盆腔、臀部、会阴部、股后部，以及小腿和足的肌肉与皮肤。

二、自主神经系统

自主神经系统又叫植物神经系统、内脏神经系统和交感神经系统，它含有内脏传出神经元，包括交感性、副交感性和内脏传入神经元。自主神经系统的内脏传出部分有某种程度的自主性或独立性，但它仍然受中枢神经系统的控制。但肠丛，其反射活动完全不受中枢神经系统的控制，此肠丛分布在消化道管壁内。内脏传出神经系统在中枢神经系统和效应器之间有两个神经元，分别称为节前纤维原和节后神经元，而躯体传出系统只有一个神经元。

内脏传出系统分为两个部分，即交感部（或胸腰系）和副交感部（或脑骶系）。一般来说，两者的生理作用都是对抗性的。一般情况下，交感神经系是动员身体的能量以应付紧急情况或产生迅速反应，包括心跳加快、瞳孔散大、周围血管收缩、血压上升、肾上腺髓质分泌、肝糖原分解加快、出汗增加、胃肠活动受到抑制等。副交感神经系统的功能趋向于保存身体的能量和促进恢复过程，如减慢心率，瞳孔缩小，血压下降，胃、肠及其腺体的活动加强等。丘脑下部有自主神经的中枢，并且通过交感和副交感这两部分之间的相互作用来调节内脏的功能,以维持人体内环境的恒定。

1. 交感部　交感干位于脊柱两侧,每侧一条。交感干不形成突触的那些节前神经的轴突构成内脏神经,包括内脏大神经和内脏小神经延续到侧副节。在侧副节内,它们的纤维与支配腹部和盆腔器官的节后神经元形成突触。重要的侧副节有腹腔神经节、肠系膜上神经节和肠系膜下神经节。交感神经系统的白交通支除了含有细小的、有髓节前纤维之外,还有粗大的和中等大小的有髓纤维,一般认为这些纤维是内脏传入纤维。另外,还有一些无髓纤维。

2. 副交感部　在脑干和脊髓第 2～4 骶段内存在有副交感部的节前神经元,分别称为脑系和骶系,它们发出副交感节前纤维。迷走神经含有脑系神经细胞发出的副交感节前纤维,支配食管、胃、肝和胆道、小肠、大肠和肾。骶系组成盆内脏神经,支配直肠、膀胱和生殖器官。

3. 内脏传入神经元　内脏传入神经元与躯体传入神经元类似,细胞体都位于脑神经和脊神经的感觉神经节内,它们传导的冲动不到达意识领域,或者只能产生模糊的感觉,对这种感觉难以定位,所谓牵涉性疼痛就是这种来源不清的刺激所致结果。内脏传入纤维不仅走行在有规律的植物性神经通路内,而且还走行在脊神经和脑神经内。它们传导的冲动可能引起植物性或躯体性反射,或者可能向上传导到丘脑下部,直至额叶皮质。

三、胃肠道的神经支配

支配胃肠道的外来神经为自主神经系统中的副交感神经和交感神经两种。

此外,还有内脏神经丛,分布在由食管中段起至肛门的绝大部分的消化管壁内。

1. 副交感和交感神经传出纤维　副交感神经的传出纤维通过迷走神经到达胃、小肠、盲肠、阑尾、升结肠和横结肠,并终止于内在神经丛的节细胞。降结肠、乙状结肠、直肠和肛门由来自盆神经的副交感纤维支配,也终止于内在神经丛的节细胞,均属节前纤维。

在食管下端,来源于食管丛的迷走神经形成两条神经干,分别位于食管的前、后表面。前迷走干穿过膈后即分为若干支,分配胃的腹面,包括胃底、胃体及胃窦。另有一些分支称为肝支,走向肝、胆囊和小肠。后迷走干位于食管下端的背面,穿过膈后也分为许多支支配胃的背面。从后迷走干还分支走向右腹腔神经节的小分支,称为腹腔支。

交感神经的传出纤维从腹腔神经节走向胃,从腹腔神经节和肠系膜上神经节走向小肠,从肠系膜上神经节走向盲肠、阑尾、升结肠和横结肠,其余的肠道则来自上、下腹下神经节。分布到肠管的交感神经大多数是节后纤维,它们的胞体位于上述神经节中。

2. 副交感和交感传入纤维　支配胃肠道的神经内包含有许多内脏传入神经纤维,迷走神经传入纤维的胞体在结状神经节中,而交感向心纤维的胞体则在背根神经节中。支配肠管的交感神经纤维中有 50% 是传入性的。

3. 内在神经丛　内在神经丛又称壁内神经丛,主要由两组神经纤维网交织而成:①肠肌神经丛(myenteric plexus),位于纵行肌和环形肌之间;②黏膜下神经丛(submucous plexus),位于黏膜层和环形肌之间。这些神经丛包含进入壁内的外来神经纤维(交感和副交感)和内在神经纤维。内在神经丛还含有感觉纤维的细胞体,感觉纤维终止于肠壁或黏膜上的感受器,包括对食糜成分敏感的化学感受器和对牵张刺激敏感的机械感受器;它们还传递其他内脏感觉,如疼痛、饥饿和恶心。

第 2 节　腹痛病理生理学

对疼痛来说,并不存在特异的痛觉感受器。一般认为,痛觉的感受器是游离的神经末梢,它同时亦是触、温、冷觉的感受器。游离神经末梢到达组织内以后,其末梢神经轴突的髓鞘消失,成为裸露的纤细分支,分散在组织细胞之间。当组织损伤时,由此产生的一些化学物质,如 K^+、H^+、缓激肽、组胺等,则刺激游离的神经末梢引起相应的传入纤维产生一系列在时间和空间上具有特殊形式的动作电位,传至中枢而产生痛觉。

腹痛的性质多种多样，如刺痛、绞痛、压榨痛、钝痛、烧灼痛、刀割样痛等，不同的腹痛性质与刺激的性质、传入神经的特性及其冲动的频率有关。关于痛觉的传入纤维，目前认为有两种类型：①细胞有髓鞘的 Aδ（Ⅲ类）纤维，直径为 3～4μm，其兴奋的传导速度为 15～30m/s，主要分布于皮肤及肌肉，它传导急性损伤所引起的快而尖锐的、定位精确的，但不很剧烈的疼痛；②更细而无髓鞘的 C（Ⅳ类）纤维，其兴奋的传导速度为 1～2m/s，分布于肌肉、骨膜、壁腹膜及内脏。引起腹痛的感觉性传入途径属于此类，由其所传导的冲动而产生的疼痛性质是慢而钝、定位不精确，持续的时间较长，严重时可发展为极度不适及强烈的痛感，当传入冲动频率增大时痛觉也就更为严重。

迷走神经纤维的 90% 为感觉性的，但它并不传入消化道的痛觉冲动，因此切断迷走神经对腹痛无影响。除盆腔器官外，腹腔内脏的痛觉冲动传入纤维主要是经过交感神经。

食管经疼痛刺激时冲动经交感神经传入支进入脊髓，肝包膜及韧带、横膈中部、肺包膜及心包的内脏传入神经纤维经膈神经到达 $C_{3\sim5}$；肝、胆、胰、胃、脾及小肠的传入纤维经腹腔神经丛及内脏大神经进入 $T_{6\sim9}$；结肠、阑尾及盆腔的内脏传入纤维经过肠系膜神经丛及内脏小神经进入 $T_{10\sim11}$；乙状结肠、直肠、肾盂及包膜、输尿管及睾丸的刺激经内脏最小神经进入 $T_{11}\sim L_1$；膀胱及乙状结肠、直肠的传入神经经下腹神经丛进入 $S_{2\sim4}$。

内脏传入神经的神经元位于脊髓的背根神经节内。来自内脏的冲动经内脏神经、交感干的交通支而至脊根，其纤维与支至后角细胞，有些分支则经 Lissauer's 束向上或向下 1～6 个节段，终于后角神经元，接受外周及皮层冲动的影响，使疼痛冲动改变或减弱。由后角神经元发出轴突，经前联合至对侧的脊髓血脑侧束上行，终止于延脑及中脑的网状结构，部分纤维直达丘脑的后腹核及内侧核群，再投射到中央后回的皮层感觉区，产生痛觉。

内脏传入途径与躯体传入途径本质上是相同的，如前所述两者的神经元也类似，但内脏传入途径尚有一些特点：①传入纤维的数目较少，且以 C 纤维占多数。内脏的痛阈较高，挤压、切割、烧灼内脏常不引起疼痛。在正常情况下，内脏对能引起皮肤疼痛的刺激不敏感，而对肠壁迅速膨胀（如急性肠积气）、平滑肌痉挛（如急性食物中毒），尤其是对缺血引起的平滑肌强烈收缩、化学刺激等，常可引起强烈的疼痛。当器官发生病理性充血时，如果再受到机械刺激也可引起疼痛。充血降低了痛阈，同时有一些致痛物质，如缓激肽、5-羟色胺、组胺等作用所致。②传入通路比较弥漫分散，因此内脏痛往往是弥散的，定位也不精确。③内脏传入冲动与躯体传入冲动的会聚。从内脏发出的冲动能够引起距离受到刺激的脏器有相当距离的体表产生疼痛，称为内脏牵涉痛。牵涉痛往往发生在内脏传入神经纤维进入脊髓之前所经过的后根支配的皮肤区，这样就使得内脏传入冲动和躯体传入冲动在脊髓背角细胞上有可能发生会聚与相互作用。如阑尾炎早期，由于其传入神经纤维传入脊髓 $T_{10\sim12}$，所以其牵涉痛发生在脐周围区域。脊椎关节病可引起节段性腹痛，呈痛性假腹部外科综合征表现。$T_6\sim S_1$ 神经根刺激腹壁和内脏痛。新近认为胃肠动力障碍引起腹痛是一类常见的腹痛原因。

（池肇春）

参 考 文 献

[1] 魏文汉. 病理生理学（下册）[M]. 上海：上海科学技术出版社，1984.

[2] 吴德昌. 人体机能解剖学 [M]. 北京：科学出版社，1983.

[3] KULAKOWSKA A，POGORZELSKI R，BOROWIK H，et al. Wearing of phenomenon presenting with features of paroxysmal abdominal pain[J]. Neurol Neurochir Pol，2003，37 suppl 5：197-202.

[4] GEBHART G F，BIELETEFELDT K. Physiology of visceral pain[J]. Compr Physiol，2016，6（4）：1609-1633.

[5] GOYAL H，SINGLA U，GUPTA U，et al. Role of cannabis in digestive disorders[J]. Eur J Gastroenterol Hepatol，2017，29（2）：135-143.

[6] ERIEDRICHSDOR S J，GIORDANO J，DESAL DAKOJI K，et al. Chronic pain in children and adolescents：diagnosis and treatment of primary pain disorders in head，abdomen，muscles and joints[J]. Children（Basel），2016，3（4）：42.

第4章　腹痛发生机制与病因

第1节　腹痛发生机制

腹部感觉由 $T_{5,6} \sim L_{1,2}$ 脊髓的髓节支配,凡此处髓节支配的范围受到刺激,就可引起腹痛。依其发生机制,腹痛分为 3 类。

一、内脏痛或原发性腹痛

产生对内脏感觉神经末梢的刺激,这类刺激通常起源于器官本身。当消化脏器的扩张或有腔脏器肌肉系统的收缩,器官壁内张力增加或器官壁的牵拉等。内脏冲动主要由自主神经(特别是交感神经)传导,通过脑脊髓神经通路传至背部神经节→第二级神经元→脊髓血脑通路→丘脑背核→第三级神经元→大脑皮质→产生腹痛。内脏感觉神经进入脊髓前先形成腹腔、肠系膜上、肠系膜下和腹下 4 个神经丛,然后分别进入 $T_5 \sim L_2$ 的髓节中去。这类疼痛的特点为:呈游走性钝痛,定位模糊不明确,常位于脏器本身的部位或中线,如剑突下、脐周及下腹。疼痛的性质可为烧灼痛、挤压痛或饥饿痛,其定位常在病变器官接受其供应神经的相应皮节;因内脏接受双侧脊髓的神经供应,故痛感区在腹壁中线重叠,所以疼痛常位于中线。除疼痛外,常伴有感觉及触觉过敏;自主神经性反射,如出汗、不安、恶心、呕吐及面色苍白;躯体反射,如肌强直、肝炎、肠炎及肿瘤等内脏疾患。

二、体壁痛(躯体痛)或继发性腹痛

体壁痛是由于体腔壁,如胸腔、腹腔的躯体神经受到刺激所致,这是起源于受刺激的腹膜、胸膜、肌肉、韧带、骨、神经和血管的疼痛。传入神经纤维受到最初局部病变对躯体结构的刺激,引起疼痛分布在相当的脊髓,如腹膜炎时,壁腹膜受渗出物的压迫或摩擦等均可引起疼痛。膈神经内的躯体传入纤维分布于膈的中央部,心包的一部分及胆道系,其纤维传入 $C_{3\sim4}$,由于这些纤维对痛觉很敏感,因此常在病变局部引起锐利的疼痛。另一方面也可有牵涉痛,引起 $C_{3\sim4}$ 的颈、肩部痛。横膈的边缘部分受刺激时引起 $T_{5\sim6}$ 反应,导致前腹壁疼痛。阑尾炎晚期出现的右下腹痛属于躯体性疼痛,因此疼痛较剧、定位比较明确。总之,躯体痛的特点为疼痛剧烈、局限,常发生在疼痛进展的后期,见于腹膜炎、肿瘤、损伤和脊髓神经损害等。

三、感应性腹痛(牵涉痛、反射痛)

感应性腹痛的特点是疼痛发生的部位常表现在与患病器官有一定距离的体表。其痛觉较尖锐,定位较明确,并伴有皮肤感觉过敏带及腹壁紧张。一般牵涉痛由强刺激或低痛觉阈值引起,这种疼痛也常发生在内脏疼痛严重时,多由炎症引起,而较少由单独的生理功能障碍引起。腹膜皮肤反射痛是发生在膈肌穹窿表面以下的刺激引起疼痛,向斜方肌区、颈侧部和上肢手臂桡骨侧放射,多由壁腹膜或肠系膜炎症引起。疼痛与受累器官的持续痉挛或腹壁肌肉的强直性收缩有关。

副交感神经受到刺激时，由迷走神经或骨盆神经丛，进入 $S_{2\sim5}$，然后直接到达迷走神经核，因此为超髓节反射，常表现为恶心、呕吐、嗳气、尿意、便意、分娩感及肛门会阴部疼痛等。值得注意的是，浸润或进展性脑部病变，如肿瘤、血管损伤、脑炎等可引起腹痛。可能是因为脑改变胃肠功能障碍而导致腹痛发生。

四、腹痛的脑-肠轴学说

近几年研究提出脑-肠轴的概念，提出脑-肠在疾病发生上的病理生理变化。人体肠道是一个大的、多样、动态的厌氧环境，细菌数量超过 10^8 个，包括最少 1 000 种不同的细菌物种。研究发现，不同细菌成分可影响人的行为和认知，而反过来神经系统会间接影响细菌的组成。这个学说被几个相互机制所证实，其涉及迷走神经、免疫系统、丘脑-垂体-肾上腺（hypothalamic-pituitary-adrenal，HPA）轴调节和细菌衍生的代谢物。许多研究集中于该轴在健康人和患者上的作用。从应激相关疾病如抑郁症、焦虑症和肠易激综合征，至神经发生疾病如孤独症，神经退行性疾病如帕金森病、阿尔茨海默病等。Russo 等报道脂质生物活性在调节炎症、疼痛和中枢神经系统疾病上的作用。如 NAE 家族（N-acylethanolamine，酰基乙醇胺），其主要成员有 AEA（N-arachidonylethanolamine，花生四烯乙醇胺）、PEA（N-palmitoylethanolamide，棕榈酰乙醇胺）、OEA（oleoylethanolamide，油酰乙醇胺）和 SCFAs（short-chain fatty acids，短链脂肪酸），如丁酸盐（butyrate）为一组大的能调节外周和中枢病理过程的生物活性脂类，在炎症、急性和慢性疼痛、肥胖和中枢神经系统疾病的发生上发挥作用。研究指出，这些脂类和肠道细菌之间通过不同机制相关。事实上，在鼠对特异性细菌的全身用药，通过大麻素受体 1 可减轻腹痛；另外，在 IBD 的鼠模型中 PEA 可减低炎症标记，且细菌产生丁酸盐，在 IBD 和 IBS 动物模型中可有效减轻炎症和疼痛。因此，许多研究者强调炎症、疼痛和不同 NAEs 之间的关系，在脑-肠轴和它在中枢神经系统疾病上的作用，焦点可能涉及 NAEs 和 SCFAs 的作用。

第2节　腹痛病因

一、急性腹痛病因

急性腹痛具有起病急、病情重和变化快的临床特点。不仅在消化内科，还在其他科室如呼吸内科、普外科、妇产科、儿科、神经科、肿瘤科，以及中毒、代谢性疾病等急症均可引起急性腹痛，其中急性腹膜炎、阑尾炎等通常称为急腹症。

引起腹痛的病因按器质性、功能性疼痛分类如下。

（一）腹内脏器病变

1. 腹腔脏器急性炎症　包括急性胃炎、急性胃肠炎、急性梗阻性化脓性胆管炎、急性胆囊炎、急性胰腺炎、急性阑尾炎、急性出血性坏死性肠炎、克罗恩病、急性憩室炎、急性原发性腹膜炎、急性继发性腹膜炎、急性盆腔炎、急性输卵管炎、急性肾盂肾炎、急性肠系膜淋巴结炎等。

2. 胃肠急性穿孔　包括消化性溃疡穿孔、胃癌急性穿孔、急性肠穿孔等。

3. 腹腔脏器阻塞或扭转　包括胃黏膜脱垂症、急性胃扭转、急性肠梗阻、胆道蛔虫病、胆绞痛、急性胆囊扭转、肾与输尿管结石绞痛、大网膜扭转、卵巢囊肿扭转等。

4. 腹腔脏器破裂出血　包括肝破裂、脾破裂、胰破裂、异位妊娠破裂等。

5. 腹腔脏器血管病变　包括肠系膜动脉急性阻塞、肠系膜动脉粥样硬化、肠系膜静脉血栓形成、急性门静脉血栓形成、肺梗死、肾梗死、腹主动脉瘤、夹层主动脉瘤等。

6. 其他　包括急性胃扩张、痛经等。

（二）腹外脏器疾病

1. 胸部疾病　包括肋间神经痛、肋胸膜炎、急性心肌梗死、急性心包炎等。

2. 中毒及代谢性疾病 包括急性铅中毒、糖尿病酮症酸中毒、尿毒症、卟啉病、低血糖、低钙血症、低钠血症与急性动植物中毒等。

3. 变态反应及结缔组织疾病 包括腹型过敏性紫癜、腹型风湿热、结缔组织疾病等。

4. 急性溶血 见于血型不合输血、输注低渗溶液、阵发性睡眠性血红蛋白尿等。

5. 神经源性与神经官能症 包括腹型癫痫，脊髓痨，胃、肠危象，功能性腹痛等。

二、慢性腹痛病因

引起慢性腹痛的病因有以下几种。

1. 食管疾病 包括食管裂孔疝、食管癌、食管炎、食管溃疡、食管贲门痉挛等。

2. 胃、十二指肠疾病 包括慢性胃炎、消化性溃疡、胃癌、胃黏膜脱垂、胃息肉、胃下垂、功能性消化不良、十二指肠球炎、十二指肠憩室与憩室炎、原发性十二指肠癌、十二指肠梗阻等。

3. 胰腺疾病 包括慢性胰腺炎、胰腺囊肿、胰腺癌、胰腺肉瘤、胰腺囊性腺癌与囊性腺瘤、胰结石、胰腺囊性纤维变、胰腺结核等。

4. 小肠疾病 包括克罗恩病、肠结核、慢性假性肠梗阻、消化吸收不良综合征、肠易激综合征、小肠功能性消化不良、慢性特异性假性肠梗阻、小肠肿瘤、小肠息肉与憩室病等。

5. 大肠疾病 包括慢性结肠炎、慢性阑尾炎、阑尾肿瘤、大肠癌、大肠息肉等。

6. 肠系膜、腹膜、网膜疾病 包括肠系膜淋巴结炎、肠系膜炎性疾病、原发性腹膜炎、急性腹膜炎、结核性腹膜炎、胆汁性腹膜炎、腹膜间皮瘤、网膜肿瘤、网膜炎症性疾病、腹膜后肿瘤、腹膜粘连等。

7. 胃肠道寄生虫病 包括原虫病、蠕虫病。

8. 胃肠道传染病 包括慢性细菌性痢疾、慢性阿米巴痢疾、慢性幽门螺杆菌感染、胃肠道真菌病等。

9. 肝脏疾病 包括慢性病毒性肝炎、原发性肝癌、慢性肝脓肿、脂肪肝等。

10. 胆系疾病 包括慢性胆囊炎、胆结石、胆功能障碍性疾病、胆道出血、胆囊与胆管憩室、胆囊癌、胆囊切除术后综合征等。

11. 泌尿生殖系统疾病 包括慢性膀胱炎、慢性前列腺炎、慢性精囊炎、肾结核、肾肿瘤、慢性输卵管或卵巢炎、肾下垂与游走肾、附睾结核、子宫内膜结核、子宫肌瘤、慢性肾盂肾炎与泌尿系结石等。

12. 其他 包括腹型恶性淋巴瘤、腹型肺吸虫病、腹型癫痫、腹型过敏性紫癜、卟啉病、内分泌疾病、结缔组织疾病等。

三、儿童常见腹痛病因

腹痛是儿童时期最常见的一个胃肠道主诉，其中很多是急性自限性事件。然而，当疼痛持续存在时，应该到儿科就诊并进行评估。儿童绝大多数腹痛是功能性原因引起的。其他病因包括精神性和器质性。多种病因可能互相影响引起腹痛，分析病因时要考虑个体因素和情感特点、习惯和生活方式。根据腹痛的性质与特点，儿童腹痛可分为急性腹痛及慢性腹痛两种。

（一）急性腹痛

急性腹痛是儿科常见病，病因很多，主要与下列疾病有关：

1. 腹腔内脏器的急性炎症 儿童较常见的急性腹痛大多为腹腔内脏器的炎症而引起的腹痛，如急性胃肠炎，常伴腹泻，在大便后腹痛可减轻；其次为急性肠炎、急性胰腺炎、急性肝炎、急性阑尾炎等。急性阑尾炎常见表现为上腹部和脐周疼痛，而后转为右下腹痛，同时可伴有发热、呕吐，右下腹疼痛拒按，摸之有腹肌紧张，右下腹麦氏点有压痛及反跳痛；急性肠系膜淋巴结炎多见于7岁以下儿童，常在感冒、扁桃体炎发热时伴有腹痛，腹痛为隐痛或钝痛，疼痛部位常在右下腹或脐周，是因为感染时引起肠系膜淋巴结炎症而引起的腹痛，此时特别容易误诊为急性阑尾炎，应提高警惕。

2. 腹膜的急性炎症 如急性弥漫性腹膜炎。

3. 空腔脏器梗阻或扭转 常呈阵发性绞痛，见于肠套叠、肠梗阻、粘连性肠梗阻、肠扭转、嵌顿疝等。

4. 脏器破裂 如肝破裂、脾破裂，多见于外伤后呈剧烈的腹痛。

5. 胸腔疾病致的牵扯痛 如大叶性肺炎、胸膜炎等。

6. 其他中毒 如食物中毒、慢性铅中毒、有机磷中毒、过敏性紫癜等。

儿童常见的急腹症有一个共同的症状，即肠套叠、嵌顿疝、急性胰腺炎、急性腹膜炎、肠套叠等时腹痛呈阵发性，哭闹一会，安静一会，又哭又闹反复发作，面色苍白，呕吐，6～12小时后可排出果酱样黏液血便；还有一些急性腹痛带有原发疾病的症状表现，不同疾病有各自腹痛的特点，如粘连性肠梗阻有持续性腹痛、呕吐、腹胀、肛门停止排气排便的特点。急性胰腺炎，表现在中上腹部及左上腹部疼痛，常向后腰部放射，伴有发热、呕吐，严重者可发生休克。急性腹膜炎为炎症部位持续性疼痛，呼吸时疼痛加重，患儿被迫静卧不动，腹肌紧张，如板状压痛，反跳痛明显。患有疝气的患儿若突然感到疝气部位剧烈疼痛，突出物不能用手放回原位，说明发生了嵌顿疝，应及时手术修补。若外伤后患儿发生剧烈腹痛伴出大汗、面色苍白，有发生肝、脾破裂的可能，应及时严密观察。

（二）慢性腹痛

引起儿童慢性腹痛有如下原因：

1. 腹腔器官慢性炎症 如慢性胃炎、慢性肺炎、慢性肠炎、慢性胆囊炎等。

2. 腹膜慢性炎症 如结核性腹膜炎。

3. 胃肠器官慢性炎症 如胃十二指肠溃疡、慢性溃疡性结肠炎。

4. 腹腔脏器的肿瘤

5. 腹腔内脏器的慢性牵拉、扭转、粘连 如见于慢性胃扭转、肠扭转。

6. 精神因素 如功能性消化不良、肠易激综合征等。

7. 慢性中毒 见于药物性、农药中毒、化学中毒、动植物中毒。

慢性胃炎常表现上腹部胃脘部疼痛，进食加重，并有腹胀、食欲减退；慢性肠炎多为左下腹部或脐周疼痛伴有腹痛；肝炎常伴有上腹痛及有肝部肝区疼痛，伴恶心、呕吐、疲乏；消化性溃疡并有反酸、嗳气、烧心、胃痛、节律性上腹部疼痛，饥饿时加重，进食后缓解；肠痉挛可由多种原因引起，主要位于脐周，发作性疼痛时好时痛，喝热水后可缓解。不管哪种原因引起的腹痛，均应尽力找出病因并去除病因，当腹痛尚未明确诊断时尽可能少用止痛剂，以免掩盖症状影响疾病的及时诊断。

四、慢性腹壁痛病因

腹壁痛（abdominal wall pain）是指由腹肌肉神经疾病引起的腹痛，发病7天以内为急性，7天至6个月者为亚急性，6个月以上者为慢性。临床上以慢性腹壁痛较多见。对腹痛原因不明的患者出现焦虑、恐惧、生活质量下降等表现。

慢性腹壁痛的病因多种多样，主要见于：①前皮神经卡压综合征（anterior cutaneous nerve entrapment）：常见，是由于胸腹壁或腰背部的局部炎症、水肿、纤维化、粘连等将$T_{7\sim12}$感觉神经的前皮分支卡压住引起疼痛。变化体位可诱发或加重疼痛为其特点。②腹壁肌筋膜炎综合征（myofascial pain syndrome）：常见。有明显压痛点。③滑脱性肋骨综合征（slipping rib syndrome）：少见。疼痛位于胸部及上腹部，又名卡搭响肋、肋间综合征、创伤性肋间神经炎等。典型表现为身体转动时上腹部针刺样疼痛和"卡搭"响，手弯成钩型向前方牵拉肋缘而发生疼痛。④胸神经根痛（thoracic nerve radiculopathy）：因背部或脊柱疾病、糖尿病、疱疹病毒感染等引起，当支配腹部的$T_{7\sim12}$神经根受累时引起腹痛，腹部带状疱疹引起神经炎时导致腹痛就是一个典型例子。

（池肇春 张瑞云）

参 考 文 献

[1] RUSSO R，CRISTIANO C，AVAGLIANO C，et al. Gut-brain axis: role of lipids in the regulation of inflammation，pain and CNS diseases[J]. Curr Med Chem，2018，25（32）：3930-3952.

[2] ERIEDRICHSDOR S J，GIORDANO J，DESAL DAKOJI K，et al. Chronic pain in children and adolescents: diagnosis and treatment of primary pain disorders in head，abdomen，muscles and joints[J]. Children（Basel），2016，10，3（4）：42.

[3] RUSSO M，VOLSCHENK W，NAZHA A，et al. Chronic abdominal wall pain[J]. J Clin Gastroenterol，2019，53（3）：e129-e130.

[4] MUI J，ALLAIRE C，WILLIAMS C，et al. Abdominal wall pain in women with chronic pelvic pain[J]. J Obstet Gynaecol Can，2016，38（2）：154-159.

[5] KOOP H，KOPRDOVA S，SCHÜRMANN C. Chronic abdominal wall pain[J]. Dtsch Arztebl Int，2016，113（4）：51-57.

第5章　腹痛临床诊断

腹痛是最常见的症状之一，不仅是腹内疾病，常见有不少腹外疾病以至系统疾病也常引起腹痛症状。由于引起腹痛的疾病多种多样，加之不同年龄对腹痛的敏感性差异，临床表现错综复杂，因此，常常需要详细地了解病史，仔细而全面地进行体格检查，还常需要一些器械检查和实验室检查，如化验、心电图、影像学、免疫学、病理组织学及内镜等来协助诊断。有时即使多学科会诊仍不能做出诊断，尤其重症患者，需要立即行剖腹探查，然而剖腹也仍不能明确诊断者，临床上也时有遇到。因此，诊断腹痛疾病应尽可能采取综合诊断措施。

从发生腹痛的时间、起病急缓、病程长短，将腹痛分急性和慢性两种。

第1节　急性腹痛的诊断

急性腹痛的诊断依靠详细地了解病史，认真仔细和全面的体格检查以及有关辅助检查，然后综合全面资料进行分析、鉴别，确定病变的部位、性质和病因，作为治疗的依据。

急性腹痛有腹内脏器病变、腹外脏器疾病两大病因。由脏器穿孔、破裂、梗阻、套叠、扭转、绞窄所致者称为急腹症，此类腹痛疾病疼痛剧烈、进展迅速，重者如穿孔、破裂常可影响生命体征，甚至危及生命。因此，首先必须迅速做出正确的诊断，这样才能及时进行有效的救治。

诊断急性腹痛可从以下几个方面入手。

一、全面了解腹痛起病情况

应了解有关饮食不洁史、外科手术史，要特别注意急腹症的鉴别，因其涉及内、外科处理的原则，故应仔细询问，寻找诊断线索。如急性食物中毒有不洁饮食史，在进食同种食物的人群中，有相同时间发病的患者，临床表现也相似。粘连性肠梗阻常有手术史，可供参考。

二、详细询问病史与体格检查

不同的疾病有不同的腹痛特征，如消化性溃疡为慢性上腹节律性、周期性疼痛，胆绞痛、肾绞痛、肠绞痛有类似发作史，多为空腔脏器痉挛、扩张或梗阻引起，但疼痛的部位不同且有各自的临床特征，三者的鉴别见表5-1。

急性胃肠炎、急性胰腺炎者常有暴饮餐食或进不洁食物史。心肌梗死者有冠心病病史。糖尿病酮症酸中毒者有糖尿病史。

体格检查时要注意患者的面容、表情、体位，有无黄疸、腹水、蜘蛛痣等，重点是腹部检查。急性腹膜炎时腹式呼吸运动减弱或消失。板状腹见于急性消化性溃疡穿孔早期。全腹膨胀见于肠梗阻、肠麻痹和腹膜炎晚期。局部不对称腹胀见于闭袢性肠梗阻、肠扭转、缺血性结肠炎、腹腔肿瘤等。胃逆蠕动波见于幽门梗阻。肠型、肠蠕动波见于肠梗阻。

表 5-1　肠绞痛、肾绞痛、胆绞痛的鉴别

疼痛类别	疾病	疼痛部位	临床特点
胆绞痛	胆囊炎、胆管炎	位于右上腹,放射至右背与右肩胛	常有黄疸、发热,墨菲征阳性
肾绞痛	肾结石、输尿管结石	位于腰部并向下放射至腹股沟、外生殖器及大腿内侧	常有尿频、尿急、尿血,尿中含蛋白、红细胞等
肠绞痛	肠梗阻、肠炎、炎症性肠病、肠肿瘤	多位于脐周围、下腹部	常伴有恶心、呕吐、腹泻或便秘、肠鸣音增加等

　　腹膜炎时腹部有压痛与反跳痛,同时有肌紧张。急性胃穿孔时腹部肌紧张伴反跳痛。马氏点压痛及反跳痛常为急性阑尾炎的特异体征。

　　叩诊发现肝浊音界缩小或消失是急性胃肠穿孔或高度肠胀气的体征。如有移动性浊音,应考虑内出血、炎性或漏出性腹水或巨大脓肿向腹腔穿破,此时可考虑做腹腔试探穿刺以协助诊断。肠麻痹时肠鸣音减弱或消失,肠鸣音亢进、气过水声见于急性胃肠炎、肠梗阻。

三、确定急性腹痛部位,推测可能存在的疾病

　　最先出现腹痛的部位大多数是病变的所在位置。然而在临床上,有不少疾病腹痛的部位与疾病的关系不明显,如急性阑尾炎早期,疼痛发生在中上腹部或脐周围,以后才转移到右下腹;网膜、回肠下段等器官同受第 10 胸神经节支配,这些器官发炎时,疼痛最初也在中上腹部或脐周,以后才局限于炎症脏器的所在部位。因此,熟悉神经分布与腹部脏器关系有利于疾病的定位诊断(表 5-2)。

表 5-2　不同内脏的神经分布

内脏器官	传入神经	相应的脊髓节段	体表感应部位
胃	内脏大神经	胸脊节 7~8	上腹部
小肠	内脏大神经	胸脊节 9~10	脐部
升结肠	腰交感神经链与腹主动脉前神经丛	胸脊节 12 与腰脊节 1	下腹部与耻骨上区
乙状结肠与直肠	骨盆神经及其神经丛	骶脊节 2~4	会阴部与肛门区
肝与胆囊	内脏大神经	胸脊节 7~8	右上腹及右肩胛
肾与输尿管	内脏最下神经及肾神经丛	胸脊节 12,腰脊节 1、2	腰部与腹股沟部
膀胱底	上腹下神经丛	胸脊节 11、12,腰脊节 1	耻骨上区及下背部
膀胱颈	骨盆神经及其神经丛	骶脊节 2~4	会阴部及阴茎
子宫底	上腹下神经丛	胸脊节 11、12,腰脊节 1	耻骨上区与下背部
子宫颈	骨盆神经及其神经丛	骶脊节 2~4	会阴部

　　由此可见:胃痛位于中上腹;肝胆疾病疼痛位于右上腹及右肩胛;小肠绞痛位于脐部;结肠绞痛位于下腹部与耻骨上区;乙状结肠及直肠疼痛位于会阴与肛门区;急性盆腔炎疼痛位于耻骨上区或会阴部(表 5-3)。

表 5-3　急性腹痛部位与疾病的关系

腹痛部位	腹内疾病	腹外疾病
右上腹	1. 肝脓肿破裂、肝癌破裂、肝海绵状 2. 急性胆囊炎与胆管炎、胆绞痛、胆囊穿孔 3. 结肠癌梗阻	右膈胸膜炎、右肋间神痛、急性心肌梗死、急性右心衰竭
上中腹及脐部	1. 急性胃肠炎、急性胃十二指肠穿孔、胃癌急性穿孔、急性胃扩张、急性胃扭转 2. 急性胰腺炎 3. 急性出血性坏死性肠炎 4. 腹主动脉瘤、夹层动脉瘤、急性门静脉或肝静脉血栓形成	急性心肌梗死、心包炎

续表

腹痛部位	腹内疾病	腹外疾病
左上腹	1. 脾疾病：梗死、破裂、急性脾扭转 2. 结肠脾曲结肠癌梗阻	左膈胸膜炎、左肋间神经痛
腰部	1. 肾结石、肾梗死、急性肾盂肾炎 2. 输尿管结石绞痛	
右下腹	1. 急性阑尾炎 2. 急性克罗恩病、回肠末端憩室炎、右侧嵌顿性腹股沟疝或股疝 3. 右侧输卵管炎 4. 右侧卵巢囊肿扭转、破裂	
下腹	急性盆腔炎、异位妊娠破裂妊娠子宫扭转、痛经	
左下腹	1. 乙状结肠憩室炎 2. 左侧嵌顿性腹股沟或股疝 3. 左侧输卵管炎，卵巢囊肿扭转、破裂	
弥漫性或部位不定	1. 急性腹膜炎 2. 急性肠穿孔、肠梗阻、缺血性结肠炎 3. 大网膜扭转	急性铅中毒、急性卟啉病、低血糖症、腹型过敏性紫癜、腹型风湿病、结缔组织病、低钙血症、低钠血症、腹型癫痫、神经官能性腹痛、尿毒症、糖尿病酮症酸中毒

四、判定引起急性腹痛的可能病因

通过病史、查体及对腹痛部位的了解，初步判定引起腹痛的可能病因。引起腹痛的病因可分腹内脏器病变和腹外脏器疼痛两大类（参见第4章）。

五、了解腹痛的性质与程度，推断可能的疾病

腹痛的性质常提示病变的性质与病情的严重程度，有隐痛、阵发性绞痛、刺痛、刀割样痛、烧灼样痛、钝痛、胀痛不等。消化性溃疡穿孔常突然发生，呈剧烈刀割样痛或烧灼样持续性中上腹痛，进行性加重，常可伴有出汗、不安、心跳，甚至发生休克。肠绞痛、肾绞痛或胆绞痛逐渐加剧，迅速达高峰，疼痛剧烈，患者辗转不安，呈间歇性。肠绞痛往往持续数分钟，肾绞痛与胆绞痛持续0.5～1小时或以上。胆绞痛向肩部放射，肾绞痛向下腹部放射。持续性广泛性剧烈腹痛多见于急性腹膜炎。在持续疼痛基础上阵发性加剧，多表示炎症同时伴有梗阻，如胆管结石合并感染。

不同类型的肠梗阻有不同性质腹痛。单纯性机械性肠梗阻一般为阵发性剧烈绞痛，系梗阻以上部位强烈蠕动所致。特点：①波浪式，由轻而重，然后又减轻，经过一个平静期而再次发作；②腹痛发作时可感有气体下降，到某一部位突然停止，此时腹痛最为强烈，然后暂时缓解；③腹痛发作时可出现肠型或肠蠕动波；④腹痛时可听到肠鸣音亢进。持续性腹痛伴有阵发性加重多见于绞窄性肠梗阻。持续性腹痛伴腹胀常为麻痹性肠梗阻。持续钝痛伴有阵发性加剧而无缓解者，多提示肠系膜牵拉或肠管高度痉挛，常见于肠套叠、肠粘连、肠扭转造成的闭袢性肠梗阻，呈绞窄性肠梗阻的早期表现。如腹部出现明显压痛，则表明肠梗阻后肠液渗漏腹腔，已形成腹膜炎。

六、了解急性腹痛的伴随症状，为诊断提供更多依据

急性腹痛伴黄疸，多考虑为肝胆疾病所致。研究报道急性病毒性肝炎有右上腹剧痛，常有肝功能异常或病毒阳性标记。胰腺疾病所致腹痛，疼痛多在中上腹，常伴有恶心、呕吐、进食疼痛加重等症状。伴寒战、高热，可见于急性化脓性胆管炎、腹腔脓肿、腹膜炎症、化脓性心包炎等。伴血尿，常提示泌尿系疾病，如急性肾小球肾炎、泌尿系结石等。伴呕吐、腹胀、肛门停止排气，提示为肠梗阻。伴血便，应怀疑肠

套叠、绞窄性肠梗阻、急性出血性坏死性胆管炎、急性坏死性胰腺炎、腹主动脉瘤破裂、消化性溃疡穿孔、腹腔脏器扭转、宫外孕破裂、急性心肌梗死的可能。上述各种疾病有各自的其他临床表现与特征，通过病史结合查体或影像学检查，鉴别诊断并不困难。

七、实验室与器械检查诊断

实验室诊断包括血、尿、便常规，肝功能，肾功能，血糖，血脂，血淀粉酶，肝炎病毒标记，肿瘤标记等。器械诊断包括心电图、X线、核素、B超、内镜、CT、MR等。有些患者的影像学结果具有确诊价值，如肠梗阻 X 线检查，胆系炎症、结石的 B 超检查（参见第 6 章和第 7 章）。

（池肇春）

第 2 节　慢性腹痛的诊断

慢性腹痛是指起病缓慢、病程长，或急性发病后时好时患的腹痛。慢性腹痛是一种常见症状，引起慢性腹痛的原因多种多样，牵涉内、外、妇、儿等多种学科，往往给诊断带来许多困难。因此，有时一个腹痛患者需多学科合作会诊方可做出诊断。此外，正确的诊断依赖于全面、详细地了解病史，了解腹痛的部位和性质、伴随的症状、是否牵涉其他部位等，并应详细了解使疼痛缓解与加重的因素，加上实验室和特殊检查所见，通过以上资料进行综合分析后方可做出诊断。个别患者仍不能做出诊断时，则需剖腹探查以确诊。

一、食管疾病

1. 食管裂孔疝　食管裂孔疝为成人最常见的膈疝，多在饭后或平卧时出现腹上区不适感或灼痛、嗳气、反胃等症状，疼痛可向肩部放射。按形态分为滑动疝、食管旁疝、混合裂孔疝、裂孔疝伴短食管 4 种。疝囊紧急嵌顿时，可出现突然剧烈上腹痛伴呕吐。

2. 食管癌　发病部位以食管中、下段居多，各占食管癌 40% 以上。早期症状是进行性吞咽困难。疼痛一般出现于中晚期，患者咽下食物时觉胸骨后或背部疼痛。下段食管癌或贲门部患者在心窝部有疼痛与不适感，多见于溃疡型食管癌。

3. 反流性食管炎　临床上多见，是指食管胃连接部防反流结构功能障碍而致胃或肠内容物反流入食管，从而引起食管炎症。临床上分为酸性反流所致消化性食管炎和碱性反流所致术后反流性食管炎，前者多见于原发性食管下括约肌功能不全、先天性食管过短、食管裂孔疝等；后者常见于贲门切除术、胃全切除术和其他食管手术后。本病疼痛的特点为剑突下或胸骨后烧灼痛、刺痛或酷似心绞痛，系反流物化学性刺激食管上皮下的痛觉神经末梢所致。常发生于嗳气与餐后或夜间，饮水、牛奶、制酸剂可使疼痛缓解。

二、胃、十二指肠疾病

1. 消化性溃疡（胃、十二指肠溃疡）　消化性溃疡是一种常见的胃肠道慢性疾病。一般十二指肠溃疡多于胃溃疡，人群发病率有人估计 5%～10% 的人一生中曾患此病。上腹痛为本病最突出而较特别的症状，可呈钝痛、灼痛、胀痛或剧痛。少数患者可无腹痛而以上消化道出血等并发症为首发症状。上腹痛有以下特点：①慢性过程呈反复发作，病程可达数年以上。②发作呈周期性，与缓解期相互交替。发作有季节性，多在秋冬或冬春之交发病，可因精神因素或服损伤胃黏膜的药物等诱发。③发作时大多患者呈节律性上腹痛，即上腹痛每天出现的时间相对固定，贲门部或小弯部溃疡多在饭后 0.5～2 小时出现，在下次餐前自行消失，即进食—疼痛—舒适的规律；幽门部或十二指肠溃疡常在食后 2～4 小时发作，持续到进餐才能缓解，故称空腹痛，即进食—舒适—疼痛的规律。此外，患者常并有夜间痛、睡眠中痛醒，故又称夜间痛。这是因为人在午夜的胃酸分泌量常处于 24 小时胃酸分泌周期的高峰，到凌晨时胃酸分泌下降，故早餐前常无腹痛。约 2/3 十二指肠溃疡患者呈此节律性。④进碱性药物、高脂饮食、发生溃疡出血者，疼痛可缓解。⑤若疼痛的节律性消失，疼痛加重而部位固定，放射至背部，不能被制酸剂缓解，常提示有后壁溃疡慢性穿孔；突然发生剧烈腹痛且迅速延及全腹时，应考虑有溃疡急性穿孔。

应当指出，溃疡病样节律性疼痛也可见于部分慢性胃炎、十二指肠球炎和溃疡型胃癌；另外，有些特殊类型的溃疡病可无节律性疼痛，再有少部分溃疡病患者可无疼痛。因此，在诊断时对上述情况均应一并考虑在内，以免误诊或漏诊。

溃疡病活动期通常有上腹部压痛。贲门部或小弯部溃疡压痛点多位于上腹部剑突下或偏左；幽门部溃疡多有脐上正中线或稍偏右处；十二指肠溃疡则多位于脐旁右上方。多数病例在第 10～12 胸椎旁出现压痛，在脊椎右侧提示幽门或十二指肠球部溃疡，在脊椎左侧提示胃小弯部溃疡。

胃镜和 X 线检查可得到确诊，可了解溃疡的部位、数量、病期、有无恶变、并发症，通过活检病理检查可进一步确诊，并了解有无肠化或不典型增生。

2. 慢性胃炎　临床表现常无特异性，多数患者腹痛无节律性和规律性，与进食也无关，多表现为饭后腹上区饱胀不适、烧灼感，多为钝痛，但有少数患者类似溃疡病样疼痛，反酸、嗳气，疼痛有节律性，进食或用碱性药物后疼痛缓解。

3. 胃癌　早期多为隐痛，疼痛无特征性，多数为间歇性，少数呈持续性，呈钝痛或胀痛，腹痛往往在进食后加重，用碱性药物不能缓解。食欲缺乏、体重减轻是诊断胃癌的重要线索。上腹痛伴呕吐常见于幽门癌，溃疡型胃癌则可引起剧痛或出血。胃镜检查可了解病变部位、范围、有无幽门梗阻及出血等。行病变部位活检，可明确诊断。

4. 功能性消化不良　功能性消化不良（functional dyspepsia, FD）为最常见的功能性胃肠疾病（FGID）之一。FD 的功能异常主要表现在：①进餐后胃底松弛障碍；②内脏高敏，表现为对扩张和化学刺激的高敏状态；③胃电节律紊乱，以致胃动力功能减弱；④胃窦无力、扩张和胃窦的排空功能减慢；⑤胃窦幽门十二指肠协调功能失调。

根据其临床表现分为以下 3 型。①动力障碍型消化不良：主要表现为上腹胀、不适、餐后早饱，症状和进餐密切相关；②溃疡样型消化不良：以上腹痛为主要表现，常在空腹时为著；③非特异性消化不良：不符合以上两组的特点。现已将伴有烧心、吐酸等反流型消化不良归于胃食管反流病。

对无报警症状，如吞咽困难、呕血、黑便、贫血、消瘦等，尤其年龄在 40 岁以下时，可以根据症状和进餐的关系，并注意有无进食不当的因素，判断是酸相关或动力障碍相关性消化不良，予以经验治疗。如服药 2 周后无效，建议进一步检查，包括生化检查、腹部 B 超和胃镜检查等。根据检查结果，作相应处理。如有关检查显示阴性结果，或虽有异常发现但不能解释其症状表现时，还应作进一步检查，包括胃电图、胃排空等以了解胃动力功能，行内脏感知检查以了解有无感觉功能异常，必要时进行心理测试等。应注意鉴别溃疡病、肿瘤等器质性消化不良，还应与糖尿病性消化不良、硬皮病胃肠受累引起胃功能失常相鉴别。

5. 十二指肠球炎　临床上常见，单独存在较少，往往与慢性胃窦炎并存，临床表现与十二指肠球部溃疡相似，有上腹痛、反酸、嗳气，进食或用制酸剂后疼痛常可缓解。疼痛的节律性与周期性也与溃疡病相似，且约 1/3 病例有上消化道出血，而呕血较为多见。X 线钡餐检查未见溃疡龛影，而常有十二指肠激惹征、痉挛、蠕动过快、黏膜皱襞粗乱或不规则，胃镜检查可以确诊。

6. 十二指肠憩室与憩室炎　十二指肠憩室在消化道憩室中占大多数。80%～90% 患者无症状。上腹痛为本病的主要症状之一，占有症状者的 80%～85%，常为中度至重度钝痛，局限在脐右上方，持续几分钟至几小时，甚至数日之久。如憩室发生炎症，则出现较明显的右上腹压痛，压痛点比胆囊位置低，疼痛可向背部放射。常伴有饱胀感或不适感，可有恶心、呕吐，甚至呕血。症状往往于饮食后出现或加剧，呕吐后缓解。憩室压迫胆总管时，除出现间歇性腹痛外，还可有间歇性黄疸。

7. 胃黏膜脱垂症　胃黏膜脱垂是由于胃黏膜异常松弛，逆行突入食管或向前通过幽门管脱入十二指肠球部所致，临床上以后者多见。本病的发生主要与胃窦部炎症水肿有关。当胃窦部发生炎症时，黏膜下结缔组织松弛，黏膜皱襞肥大，胃窦蠕动增强时则黏膜皱襞易被送入幽门，形成胃黏膜脱垂。老年人发病与黏膜肌层弹力减弱有关。临床上轻者无症状，重者可有无节律性发作性中上腹隐痛、烧灼痛，甚至绞痛，并向后背放射，进食或右侧卧位时加重，左侧卧位时减轻或缓解，服用制酸剂不能缓解。此外，尚有上消化道出血和腹胀、反酸、嗳气等消化不良的症状。重者可有上腹压痛，当脱垂的黏膜阻塞幽门而发生嵌顿或绞窄时，上腹可扪及柔软而有压痛的肿块，并出现幽门梗阻的症状，胃镜和 X 线钡餐检查可协助诊断。

8. 胃下垂　站立时，胃的下缘达盆腔，胃小弯弧线最低点降到髂嵴连线以下，称为胃下垂。其产生主要与膈肌悬吊力不足，膈胃、肝胃韧带松弛，腹内压下降及腹肌松弛等因素有关。轻度胃下垂多无症状，下垂明显者可有上腹不适、隐痛、腹胀、厌食、恶心、嗳气、便秘等症状。肋下角常小于 90°，站立时因胃下移，患者上腹可触到腹主动脉搏动，上腹部压痛点可因卧位变动而不固定，因胃排空延缓而出现振水音。X 线钡餐检查可确诊。

三、胰腺疾病

1. 慢性胰腺炎　腹痛常是慢性胰腺炎最严重的临床问题。疼痛常位于上腹部为深部痛，呈穿透性，进食后加重，并常发生在夜间。疼痛亦可反射到后背，坐起、向前倾位或采取胸膝位、蹲位可略减轻。在急性炎症复发时，疼痛的性质与以前急性发作时一样，但有慢性胰腺炎的迹象，包括胰管内钙化、胰管扩张和假性囊肿。约 3/4 慢性胰腺炎患者在疼痛的全过程中总有些时间有疼痛。此外，尚有糖尿病和脂肪泻。诊断依靠病史，包括慢性上腹痛急性发作史等，胰腺外分泌功能试验可协助诊断。目前应用于临床上的有：①胰酶泌素 - 胰泌素试验（P-S 试验）：胰腺损坏 30%～50% 时，该试验异常。在晚期患者，85%～90% 有异常结果。② BT-PABA 试验：BT-PABA 是一种人工合成肽，口服后在肠道被胰糜蛋白酶裂解，释出对氨基苯甲酸（PABA）经小肠吸收，在肝内乙酰化后由尿排出。口服此合成肽 500mg 后，收集 6 小时尿液，测其回收率＜45% 为异常。此外，ERCP、CT、腹部 B 超和腹部 X 线片也有重要诊断价值。

2. 胰腺癌　近几年来，胰腺癌的发病率在国内外均有上升趋势。该病多见于 45 岁以上人群，男女之比为 1.3∶1。复旦大学附属中山医院 1987—1999 年收治的胰腺癌病例是 1976—1986 年的 1.5 倍，多见于 40～69 岁（占 80%），男女之比为 2∶1。北京协和医院近年收治的胰腺癌患者比 20 世纪 50 年代增加 5～6 倍。上海地区胰腺癌的发病率由原来占肿瘤的第 20 位上升到第 12 位。

腹痛、黄疸和体重下降是胰腺癌的三大症状。腹痛多为隐痛，进食后症状加重。胰体尾部肿瘤腹痛时背部也痛（腹背痛），夜间比白天严重，起立或前俯位时症状能缓解，这往往提示肿瘤已侵及腹腔神经丛，任何止痛药都难以持久奏效。胰头癌病例中 76.58% 有黄疸，同时伴发腹痛者占 37.38%，黄疸进行性加深。此外，尚有腹部不适、恶心、呕吐、发热、全身乏力、体重减轻等表现。B 超、CT、ERCP、选择性血管造影（SAG）、超声内镜、MRI、经皮经肝胆管造影（PTC）等对胰腺癌的诊断有很高的敏感性和特异性，既实用又可信。细胞学诊断，即经皮穿刺到胰腺肿瘤吸取组织涂片，固定后镜检做出诊断，这种检查敏感度为 90%，特异性为 100%，准确率为 80%，无假阳性，可做出定性诊断。

3. 胰腺囊肿　胰腺囊肿是由多种原因引起的胰腺囊性病变。有真性和假性囊肿之分，真性囊肿临床上较少见；假性胰腺囊肿多继发于急慢性胰腺炎或胰腺外伤后。囊肿小者可无症状，较大囊肿时可有上腹部饱胀不适、疼痛，后者可放射到左肩部及腰背部。多为持续性钝痛、胀痛，也可发生阵发性绞痛，产生疼痛的原因一般认为是由于囊肿压迫胃肠道，腹膜后和腹腔神经丛所致。囊肿压迫周围器官可有上腹部不适，饱胀、餐后加重、恶心、呕吐、食欲缺乏以及腹泻或大便秘结等表现。B 超和 CT 检查可协助确诊。

4. 胰腺囊腺瘤和胰腺囊腺癌　胰腺囊腺瘤和囊腺癌临床上比较少见。本病好发于女性，以中老年发病为主，发生部位以胰腺的体尾部多见，约占 70%。胰腺囊腺瘤分为浆液性和黏液性囊腺瘤两种；而囊腺癌几乎均为黏液性囊腺癌。最早出现的临床症状为腹痛，主要为上腹部隐痛或钝痛，闷胀不适，餐后可加重。部分患者可发现中上腹包块，囊肿较大的可形成对胃肠道的压迫、推移，影响胃肠动力，产生食欲减退、恶心、呕吐、营养不良、体重减轻等症状。囊肿位于头部时可发现黄疸，压迫脾静脉时可出现脾大，部分患者可无任何临床症状。

诊断时应与假性胰腺囊肿鉴别（表 5-4）。

表 5-4 胰腺囊性肿瘤与假性胰腺囊肿鉴别

鉴别要点	胰腺囊性肿瘤	假性胰腺囊肿
胰腺炎或胰外伤史	无	有
发病时间	发病隐匿	发病时间短,与原发病关系密切
性别	女>男	男>女
血淀粉酶	正常	大多增高
囊性淀粉酶	正常	明显增高
B超或CT	以多发囊肿为主,囊内有间隔或囊实相杂性	以单发囊肿为主
ERCP	胰管正常,与囊肿不通	胰管可异常,大多与囊肿相通
血管造影	高血流量	低血流量
囊液细胞学	可有上皮或异样上皮细胞,可有黏囊液	无上皮细胞
肿瘤标记物	常明显增高	正常
囊液相对黏度	可高可低	较低
冰冻活检	可有上皮组织	囊壁无上皮覆盖
囊肿外观	囊壁薄而光滑	明显增厚,与周围脏器粘连紧密
囊内容物	清亮,浆液或黏液	浑浊,含坏死物
囊周胰腺	正常	质硬,慢性胰腺炎表现
引流术后	囊肿不消失或增大	1～3周内囊壁塌陷或囊肿消失

此外,尚应与潴留性囊肿、寄生虫性囊肿、乳头状囊性肿瘤、囊性胰岛细瘤、胆总管囊肿、肠系膜囊肿等相鉴别。

5. 胰腺结石病 胰腺结石病分两型,包括:①胰管内结石:亦称真性结石,指结石生长于胰管内,多发者为主。②胰实质内钙化:亦称假性结石,由磷酸钙和氢氧化钙结合产生。多发生于中年,40～50岁者多见,男性多于女性。腹痛为最常见的症状,位于中上腹或左上腹,多为反复发作,有持续性疼痛,少数为钝痛,可放射至背、肩、左肋缘,有些患者疼痛剧烈,发作频繁。疼痛由于结石阻塞胰管使胰液不能排出,胰管压力增高,或为 Oddi 括约肌水肿痉挛所致。此外,尚有脂肪泻、营养不良、黄疸、糖尿病等表现。腹部 X 线片表现为不透光的阳性结石。B 超能较准确地观察胰腺的形态、结石的光团和扩张的胰管,并对结石大小、数量和位置做出诊断。CT 检查胰腺结石表现为小点状、条状、星状至粗大斑块不等的阴影,可局部或弥漫分布。

四、消化道肿瘤

1. 胃癌 胃癌时表现为上腹胀痛、钝痛、隐痛,开始较轻微,逐渐加重,部分患者可有节律性疼痛,尤其胃窦胃癌更明显,甚至进食或服药可缓解。当胃癌侵及胰腺或横结肠系膜时,疼痛可呈持续性剧痛,向腰部放射。极少数癌性溃疡穿孔的患者也可出现腹部剧痛和腹膜刺激征。

2. 胃平滑肌瘤与平滑肌肉瘤 平滑肌瘤可无症状,瘤体较大者可有上腹痛。多数平滑肌肉瘤有上腹隐痛。瘤体膨大,牵拉压迫,偶可致剧烈腹痛。

3. 胃恶性淋巴瘤与胃反应性淋巴样增生 上腹痛是胃恶性淋巴瘤最常见的症状,常有隐痛,多见节律性,疼痛延续时间变化很大,几天至数年不等。胃及恶性淋巴样增生是指因慢性炎症导致胃黏膜大量淋巴网状细胞增生,并形成淋巴滤泡的一组疾病,是指非恶性的"黏膜相关淋巴样组织(MALT)"增生者,属良性疾病或癌前病变。上腹痛最常见,可为隐痛、饥饿性痛或夜间痛,时轻时重,持续发作数月至数年不等。

4. 小肠良性肿瘤 小肠良性肿瘤占小肠肿瘤的 1/4 左右,包括平滑肌瘤、血管瘤、腺瘤、神经纤维瘤、淋巴管瘤、脂肪瘤等。腹痛常见,主要原因为肠套叠、肠梗阻、肿瘤恶变及肿瘤囊性变并发感染所致。出现轻重不一的腹痛,隐匿而无规律,呈慢性过程但多数患者常为间歇性绞痛,多在食后发生,常可自行终止或减轻。腹痛部位与肿瘤位置有关,多位于中腹部、脐周及下腹部。空肠肿瘤腹痛多位于中上腹及脐周，回肠肿瘤位于下腹部尤其右下腹。随着病情进展，腹痛逐渐加重，出现阵发性痉挛性绞痛。

5. 小肠恶性肿瘤 小肠恶性肿瘤以腺癌、淋巴瘤最多见。主要出现体重下降、不全性肠梗阻、腹痛、消化道出血。此外，小肠癌、平滑肌肉瘤也可有腹痛或消化道出血。

6. 大肠癌 腹痛为大肠癌早期症状之一，疼痛部位多在中下腹部，程度轻重不一，多为隐痛或胀痛。肿瘤发生肠穿孔及并发弥漫性腹膜炎时有腹膜刺激征，可有剧烈腹痛伴肌卫。

五、慢性胃肠道感染

1. 慢性阑尾炎 主要表现为右下腹痛，多呈间歇性轻度疼痛、持续性隐痛或不适感，常局限在右下腹。行走过急过久、剧烈运动、长久站立均可诱发或使症状加重。查体发现麦氏点有压痛。不少患者出现上腹部不适感或疼痛、消化不良症状，易与溃疡病及慢性胆道疾病等相混淆。X线检查可发现阑尾充盈不正常或不显影，最重要的征象是阑尾点压痛，且压痛随阑尾移动而移位。

2. 肠结核 肠结核多见于20～40岁青壮年，可分为溃疡性与增生性两型，而以前者较为多见。溃疡型肠结核的主要临床症状是腹痛、腹泻并伴有发热、盗汗、乏力、消瘦、贫血等全身中毒症状。腹痛多发生于右下腹，脐周次之，也可波及全腹。疼痛多为轻度至中度阵发性绞痛，也可呈持续隐痛，往往在食后出现，这是通过胃 - 结肠、胃 - 回肠反射，引起罹患肠段痉挛所致。

六、肝脏疾病

1. 慢性病毒性肝炎 往往有急性肝炎病史。慢性肝炎时可出现右上腹持续性隐痛，有时也可为相当剧烈的阵发性痛，这是由于肝包膜牵张、肝周围炎或胆道痉挛所致。伴有乏力、食欲缺乏、黄疸、腹胀等症状。或有肝功能改变，B超提示肝脏光点密集，或有脾大。慢性重型肝炎时可有黄疸、蜘蛛痣、转氨酶升高，常伴有肝外表现。

2. 原发性肝癌 多在肝硬化基础上发生，患者常有右上腹痛，引起腹痛的原因主要是肝包膜过度牵张、肝周围炎、肿瘤侵及腹膜或膈所致。肝区痛往往在夜间加剧。

3. 肝（脾）曲综合征 结肠肝（脾）区胀气的临床表现称为肝（脾）区综合征。临床上并不少见。肝曲胀气表现为右上腹痛，脾曲胀气表现为左下胸与左上腹胀痛、不适、便秘等症状，胀气消失时往往疼痛也随之消失。多数属于功能性疾病。

七、慢性胆道疾病

1. 胆囊运动功能障碍 分为原发性和继发性两种。前者原因不明，最常见的症状为疼痛，多在右上腹或上腹，有时向背部放射，多在饭后发生，但不规律，一般比胆绞痛轻；其次为消化不良的症状。继发性胆囊功能障碍见于糖尿病、胃手术后、迷走神经切除术后、肠易激综合征、功能性消化不良等，上述这些情况腹痛症状不突出，主要表现为胆囊排空减慢、胆囊容积减少所引起的消化不良表现。

2. 慢性胆囊炎 患者可能有持续性右上腹钝痛或不适感，尚有烧心、腹胀、嗳气、恶心等症状，有时可出现右肩胛区疼痛。急性发作时与急性胆囊炎症状相同，有持续性右上腹痛、发热、黄疸、胆囊区压痛或有墨菲征阳性。若无急性发作，易误诊为消化性溃疡、慢性胃炎、功能性消化不良等。十二指肠引流、腹部X线片及胆囊造影等有重要诊断价值。

3. 胆囊切除术后综合征 胆囊切除术后约有20%患者再发上腹痛，胆道残余结石、胆总管狭窄、胆囊管遗留过长等为常见的原因。胆道残余结石时可为绞痛，胆囊管残留过长的临床特点是寒战、发热和上腹部阵发性疼痛，但无黄疸。

4. 胆囊管综合征 胆囊管综合征亦称胆囊管运动功能障碍，是由各种原因引起的非结石性、部分性和机械性梗阻所致。常见的原因有缩窄带或炎症相连压迫，胆囊管过长和 / 或邻近器官粘连、扭转，先天性炎症狭窄或纤维化。多见于女性。临床表现主要为右上腹或上腹部疼痛，向背部放射。有的呈胆绞痛样发作，每次发作长达数小时。出现黄疸表示合并 Oddi 括约肌病变，胆囊区有压痛和叩痛。诊断时应与胆结石、慢性胆囊炎、Oddi 括约肌功能障碍相鉴别。

八、泌尿生殖系疾病

1. 慢性膀胱炎 多见于女性，急性发作时常有下腹痛，伴有尿频、尿急、尿痛、腰骶部痛、脓尿与菌尿。常继发于肾盂肾炎、肾结核、前列腺炎、泌尿系结石等疾病。

2. 慢性前列腺炎、精囊炎 前列腺炎绝大多数是由于前列腺长期充血、腺泡淤积、腺管水肿所致，少数由细菌感染引起。常伴有早泄、遗精或射精痛，小便终末有黏液性分泌物，并发急性炎症时分泌物可为血性。

3. 慢性肾盂肾炎 临床常见，常由急性肾盂肾炎迁延而来。患者非急性发作时可无症状，或仅有轻度腰痛或排尿痛。急性发作时有发热、腰痛、腹痛、膀胱刺激征。尿中有脓细胞，尿细菌培养阳性。

4. 慢性盆腔炎 患者大多有分娩、流产或阴道器械检查和感染史。腹痛位于下腹部，为持续性隐痛，每于经前期加剧，常伴有白带增多、月经异常、痛经、不孕等表现，耻区常有轻度压痛。

九、其他引起慢性腹痛的疾病

1. 结肠憩室与憩室炎 憩室往往为多发性，主要侵犯乙状结肠与降结肠。患者大多无症状，也可有左下腹或不适。如为憩室炎可引起左下腹疼痛与压痛、发热、白细胞增多与排便习惯改变，有时可引起大出血。

2. 痉挛性结肠（结肠过敏） 呈慢性经过，常长期反复发作。主要表现为阵发性、痉挛性肠绞痛，位于左下腹与下腹部。情绪激动、劳累可诱发腹痛发作，排气或排便后症状缓解。临床上易与慢性结肠炎相混淆。痉挛性结肠炎大便中仅有黏液和嗜酸性粒细胞，而慢性结肠炎时则有脓血便或黏液脓血便。

3. 结核性腹膜炎 主要症状是发热、腹胀、腹痛、腹泻。腹痛多呈持续性隐痛或钝痛，粘连型有时可出现剧烈的阵发性绞痛。

4. 腹型恶性淋巴瘤 常引起慢性腹痛，多为钝痛或隐痛，如发生不完全性肠梗阻，则引起阵发性肠绞痛。

5. 肠寄生虫病 钩虫、蛔虫、绦虫、姜片虫等肠道寄生虫均可引起慢性不定位腹痛，腹痛性质多为隐痛，蛔虫性肠梗阻时可有绞痛。

6. 腹型肺吸虫病 腹型肺吸虫病以腹痛及压痛为主，有时腹部可触及包块，可伴有腹泻、便血。如有生食石蟹或蝲蛄史，无结核病史，有咳嗽及咳铁锈色痰史，于痰中又发现肺吸虫卵则诊断可以确立。

7. 内分泌疾病 腺垂体功能减退症与慢性肾上腺皮质功能减退症时，如出现低血糖，可表现痉挛性腹痛。甲状旁腺功能亢进症或甲状旁腺功能低下症也可引起不同程度的痉挛性腹痛，甲状旁腺功能亢进症还可伴发高钙血症，引起胃、十二指肠溃疡，出现典型的溃疡病疼痛。

8. 腹膜粘连 胃肠、肝胆或妇科手术后数年常发生肠粘连，外伤后或腹膜炎后也常发生粘连。轻度粘连可无症状或仅有轻微的腹部不适，重度粘连时可引起机械性粘连性肠梗阻，可引起阵发性绞痛，伴呕吐，腹部听诊肠鸣音亢进。

9. 其他 如遗传性血管性水肿、硬化性肠系膜炎。

（池肇春）

第3节 中医腹痛的诊断与鉴别诊断

一、病因病机

腹痛的基本病机为脏腑气机阻滞，气血运行不畅，经脉痹阻所致的"不通则痛"，或脏腑经脉日久失于温养所致的"不荣而痛"。其发病多涉及肝、胆、脾、肾、大小肠、膀胱等脏腑及其相关经脉，多因外感六淫之邪、饮食不节、情志失调及素体阳虚等因素所致。外感风、寒、暑、热、湿等外邪入侵腹中，寒凝气滞，或暑热、湿热壅滞气机不畅、经脉运行受阻所致"不通则痛"。暴饮暴食、过食肥甘厚味辛辣刺激之食，或恣食生冷、寒湿内停等，均可导致脾胃功能受损，脾阳不振，运化无力，腑气不通而痛。情志不遂，肝气疏泄失职，气机瘀滞不通，血行不畅，久则瘀血内生。素体脾阳亏虚，运化无力，日久气血生成不足，失于温养所致"不荣则痛"。此外，跌打损伤或腹部手术等亦可使脉络受损、瘀血阻滞于脉中，最终导致中焦气机升降失调、疏泄失职，阻滞不通而发本病。

二、中医诊断

腹痛的中医诊断主要根据其发病的原因及疼痛的性质来区分。外感六淫之邪、跌扑损伤、饮食不洁等所致腹痛，起病常较急、病势较重、疼痛难忍、伴随症状明显，多为急性腹痛；因情志不遂或素体阳气亏虚等所致，起病缓慢，痛势缠绵，常伴虚证，多为慢性腹痛。此外，临床需根据患者性别、年龄、生活与工作环境、起病经过及其伴随症状等进行进一步的辨证，以明确病理性质。

三、鉴别诊断

胃处腹中，下连于肠，胃痛、腹痛两者常相互影响，临床需注意鉴别。首先，两者疼痛部位不同，腹痛部位是胃脘部以下、耻骨毛际以上整个位置，胃痛部位是以上腹部近心窝处。同时，胃痛常伴恶心、呕吐、嗳气等与胃相关的症状，但腹痛很少出现这些症状。此外，还应结合病史及实验室相关检查来区分。

（李瀚旻　吴　娜）

参 考 文 献

[1] 池肇春，马素真. 胃肠及肝胆胰疾病鉴别诊断学 [M]. 北京：军事医学科学出版社，2003.

[2] TEN BERG M J，GOETTSCH W G，VAN DEN BOOM G，et al. Quality of life of patients with irritable bowel syndrome is low compared to other with chronic disease[J]. Eur J Gastroenterol Hepatol，2006，18（5）：475-481.

[3] JEON W J，HAN J H，SEO J C，et al. Clinical features of patients with choledocholithiasis showing high levels of aminotransferases[J]. Korean J Gastroenterol，2006，47（3）：213-217.

[4] MULDER J，VAN BERLO C L，DE LANGEN Z J. Recurrent abdominal pain caused by left mesocolic hernia[J]. Ned Tijdschr Geneeskd，2006，150（7）：383-386.

[5] CHOI M G. Management of irritable bowel syndrome[J]. Korean J Gastroenterol，2006，47（2）：125-130.

[6] FLASAR M H，GOLDBERG E. Acute abdominal pain[J]. Med Clin North Am，2006，90（3）：481-503.

[7] BRAY B D，NICOL F，PENMAN I D，et al. Symptom interpretation and quanlity of life in patients with irritable bowel syndrome[J]. Br J Gen Pract，2006，56（523）：122-126.

[8] MCNEILL A，DUTHIE F，GALLOWAY D J. Small bowel infarction in a patient with coeliac disease[J]. J Clin Pathol，2006，59（2）：216-218.

[9] KOOP H，KOPRDOVA S，SCHÜRMANN C. Chronic abdominal wall pain[J]. Dtsch Arztebl Int，2016，113（4）：51-57.

[10] MUI J，ALLAIRE C，WILLIAMS C，et al. Abdominal wall pain in women with chronic pelvic pain[J]. J Obstet Gynaecol Can，2016，38（2）：154-159.

[11] YOSEF A，ALLAIRE C，WILLIAMS C，et al. Multifactorial contributors to the severity of chronic pelvic pain in women[J]. Am J Obstet Gynecol，2016，215（6）：760.e1-760.e14.

[12] BHARUCHA A E，CHAKRABORTY S，SLETTN C D. Common functional gastroenterological disorders associated with abdominal pain[J]. Mayo Clin Proc，2016，91（8）：1118-1132.

[13] CHAUDHARY P，KUMAR R，AHIRWAR N，et al. A retrospective cohort study of 756 cases of abdominal tuberculosis：two decades single centre experience[J]. Indian J Tuberc，2016，63（4）：245-250.

[14] HE H，ZHI M，ZHANG M，et al. Sclerosing mesenteritis：multidisciplinary collaboration is essential for diagnosis and treatment[J]. Gastroenterology Res，2017，10（1）：50-55.

[15] BOELENS O B，MAATMAN R C，SCHELTINGA M E，et al. Chronic localized back pain due to posterior cutaneous nerve

entrapment syndrome（POCNES）: Anew diagnosis[J]. Pain Physician, 2017, 20（3）: E455-E458.

[16] VAN ASSEN T, DE JAGER-KIEVIT J W, SCHELTINGA M R, et al. Chronic abdominal wall pain misdiagnosed as functional abdominal pain[J]. J Am Fam Med, 2013, 26（6）: 738-744.

[17] SALAS-LOZANO N G, MEZA-CARDONA J, GONZÁLEZ-FERNÁNDEZ C, et al. Hereditary angioedema: strange cause of abdominal pain[J]. Cir Cir, 2014, 82（5）: 563-566.

[18] GLISSEN BROWN J R, BERNSTEIN G E, FRIEDENBERG F K, et al. Chronic abdominal wall pain: an under-recognized diagnosis leading to unnecessary testing[J]. J Clin Gastroenterol, 2016, 50（10）: 828-835.

[19] VAN NOORD D, KOLKMAN J J. Functional testing in the diagnosis of chronic mesenteric ischemia[J]. Best Pract Res Clin Gastroenterol, 2017, 31（1）: 59-68.

第6章　腹痛影像诊断与鉴别诊断

第1节　X线诊断

一、X线检查方法

（一）常规X线检查

常规X线检查包括透视和X线片两种方法。

透视的优点在于可以动态观察腹部器官的运动情况及X线阳性征象的变化情况，同时可进行图像的存储，以便随访对照。与X线摄影相比，患者接受较高的放射线剂量。

X线片的优点是患者接受较低的放射线剂量，图像的分辨率高，并能永久记录患者的影像资料，其缺点是不能动态观察病情的变化。因此，根据不同的病变特点合理选择以上两种技术并进行联合应用，可以提高诊断的准确率。

常规X线检查的目的在于明确病变部位、大小、范围等。检查时应注意检查的时机：最好在阳性对比剂造影、胃肠减压、放置肛管、灌肠和给予镇痛和解痉类药物之前进行，尽可能减少外来的干扰和假阳性征象的出现。

常用的X线片摄影位置包括：仰卧前后位（为基本摄影位置），侧卧水平正位，站立位、侧位，半卧位等。X线片主要观察腹部有无阳性结石、钙化或异物，有无气液平面、膈下游离气体等，还可判断器官的轮廓的变化等情况。透视可根据病变的位置和病情灵活使用各种正、侧位及斜位等，可以观察膈肌运动、胃肠蠕动、胃肠道活动度、气液平面、膈下游离气体等。

（二）造影检查

造影是利用阳性（如钡剂、碘剂）或阴性对比剂（如空气、二氧化碳）使原来不能显示或显示不清的病变得以显示，从而达到诊断和治疗的目的。主要方法是将对比剂注入人体的生理存在或病理形成的各种管、腔内，通过对比剂的走行过程、充盈和沉积等情况直接显示管、腔的形态，有无充盈缺损，胃肠道黏膜及管壁的动度的变化等，并通过以上结构变化的程度显示病变。X线造影检查对于显示管腔结构内的病变具有独特的优势，但是对于实质性组织、器官及管腔结构以外的病变显示得并不理想。

目前在腹部常用的造影方法包括：

1. 钡餐　主要用于食管病变、先天性幽门梗阻、十二指肠梗阻、上消化道溃疡、上消化道肿瘤的诊断（图6-1）。

2. 钡剂或空气灌肠　主要用于肠套叠、乙状结肠扭转、结肠癌所致梗阻、先天性肠旋转不良、肠结核、肠肿瘤、克罗恩病以及溃疡性结肠炎的诊断和鉴别诊断，这种方法还可以对肠套叠、乙状结肠扭转进行灌肠整复治疗（图6-2）。

3. 静脉肾盂造影、逆行性尿路造影　主要用于肾、输尿管疾病的观察诊断。

4. 子宫输卵管及窦道的造影　主要用于显示子宫腔的形态、输卵管的狭窄和扩张以及窦道的走行情况。

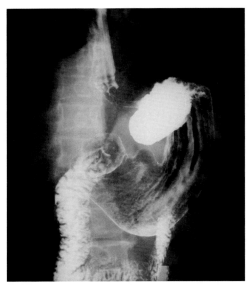

图 6-1 钡餐显示的正常胃的形态

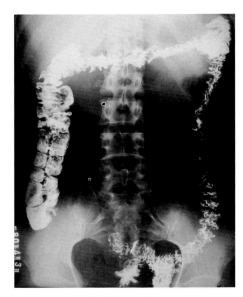

图 6-2 钡灌肠显示的正常结肠

5. 选择性或超选择性血管造影 利用数字减影技术（digital subtraction angiography，DSA）对血管性病变如动脉瘤、主动脉夹层、血管栓塞和动静脉血管畸形等，以及对肿瘤、急性消化道出血等疾病进行诊断和介入治疗。

二、与腹痛有关疾病的 X 线基本表现

（一）常规 X 线检查

1. 腹腔积气（pneumoperitoneum） 主要原因包括胃肠穿孔、盆腹腔术后、感染等。因某种病因导致腹膜腔内积气，且随体位的变化而游动，称为游离气体。当立位透视时，气体位于膈肌与肝或胃之间，表现为透明的新月形气体影（图 6-3）。游离气体可随体位的变化发生位置的改变，当侧卧水平位投照时，气体位于上方的侧腹壁与腹内脏器外壁之间；当仰卧前后位投照时，气体位于腹腔前方，即肝镰状韧带和脏器外壁之间。除此之外，腹腔积气还包括：实质脏器内、血管内、胆管内及胃肠壁内的积气等。

2. 腹水（ascites） 主要原因包括炎症、外伤、肝硬化、低蛋白血症及肿瘤的浸润等。腹水又称腹腔积液（peritoneal fluid collection），一般位于低处，在仰卧位片上，液体主要位于盆腔、肝周间隙、脾周间隙、

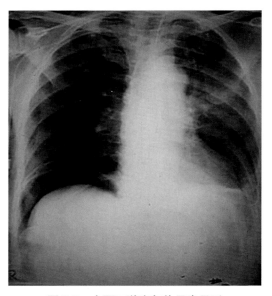

图 6-3 右膈下游离气体呈半月形

肝肾隐窝、小肠间及结肠旁沟之内；大量积液时，含气肠曲浮游于腹中部，肠间隙也相应增宽。当侧卧水平位投照时，因肠间液体流向低处，此处密度增高，肠间隙则变窄。

3. 实质性脏器体积增大 主要原因包括肝炎、肝硬化、肾结核、急性感染及血液和实质性器官的肿瘤等。当肝、脾、肾等实性脏器体积增大时，X线片显示上述脏器的轮廓增大，密度增加，周围含气脏器受压移位。

4. 空腔脏器内积气、积液并管腔扩张 主要原因包括梗阻性病变、炎症、外伤等。当十二指肠降段发生梗阻时，胃及十二指肠球胀气扩大呈"双泡征"；而肠道发生低位梗阻时，可导致小肠和近段结肠充气扩张。另外，还可根据肠黏膜皱襞的形态、位置、排列方式、活动度等判断梗阻平面。正常时，空肠位于左上腹，回肠位于右下腹及盆腔。出现小肠系膜扭转时，上述位置相反，肠曲向心性集中及对称性排列趋势。粘连性肠梗阻可导致肠曲活动度减小以及位置固定等。绞窄性肠梗阻、肠系膜血管血栓形成、肠炎等都可导致肠黏膜皱襞和肠壁增厚。

5. 腹内肿块影 腹内肿块在相邻充气肠曲的对比下表现为均匀软组织块影。畸胎瘤内可见牙、骨及脂肪密度影。但要注意腹内真正肿块与假性肿块（假肿瘤）征的鉴别。假肿瘤征是两端闭锁的绞窄肠段（即闭祥）内充满液体，密度较高，形似肿瘤肿块。在仰卧正位片上呈现肿块影像，但在侧卧水平位片上肿块内可出现短小气液平面。

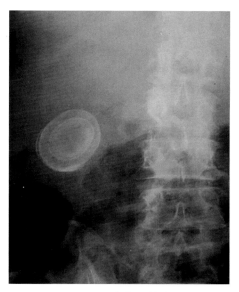

图6-4 胆囊内阳性结石

6. 腹内高密度影腹内高密度影 主要包括：①阳性结石影，如胆系（图6-4）、泌尿系的结石，阑尾粪石等；②钙斑，如胎粪性腹膜炎、扭转的卵巢畸胎瘤、肾结核等；③异物。

7. 盆腹壁异常盆腹壁异常 主要包括：①腹脂线异常：炎症和外伤使局部脂肪组织充血、水肿、坏死、出血，致使腹脂线增宽、透明度下降或消失；②盆腹壁软组织肿胀：炎症与外伤可使腹壁软组织增厚，密度增加并向外突出；③组织间积气：由于腹膜后或腹膜间位空腔脏器向腹膜外破裂所致；④盆腹壁张力异常。

8. 下胸部异常 急腹症时，胸膜、肺底、膈肌和下胸软组织可发生改变，如膈下脓肿，同侧胸腔积液，肺底炎症，膈肌上升、活动度减小，胸壁局部肿胀等。

（二）造影检查的异常表现

1. 轮廓的改变 充盈对比剂的管腔结构轮廓平滑、光整而连续，当管腔壁（特别是黏膜层）发生病变，即可造成轮廓的改变。主要包括：①充盈缺损：指由管腔壁向管腔内突出的局限性隆起使局部对比剂不能充盈，主要见于肿瘤、息肉等病变（图6-5）；②龛影：指管腔壁的局限性病损凹陷，对比剂充填其中，当X线切线位投照时呈现突出于腔外的钡斑影像（图6-6）；③憩室：指管腔壁发育不良、肌壁薄弱及内压增高导致该处管壁膨出于器官轮廓外，钡剂充填其内（图6-7）；④管壁僵硬：指病变管壁失去柔软度，形态固定，蠕动波消失。

2. 黏膜及黏膜皱襞的改变

（1）黏膜破坏：指黏膜皱襞消失，连续性中断，多由恶性肿瘤侵蚀所致（图6-8）。

（2）黏膜皱襞平坦：黏膜皱襞平坦、消失，由水肿和肿瘤所致（图6-9）。

（3）黏膜纠集：指黏膜向病变区集中，呈放射状，多由溃疡和恶性肿瘤浸润所致（图6-10）。

（4）黏膜增宽迂曲：黏膜肥厚、迂曲紊乱，由炎症及肿胀所致。

（5）微黏膜皱襞的改变：指小区和小沟的糜烂和破坏。

3. 管腔的改变 主要包括：①管腔狭窄：指管腔的宽度小于正常范围，炎症时较广泛，有时分节段性，边缘相对光滑；癌性则相对局限，管壁硬、边缘不规则；外压性的偏向一侧，压迹光滑；痉挛性的形态

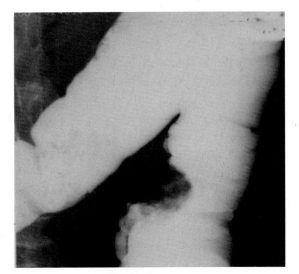

图 6-5 降结肠内侧腔内充盈缺损

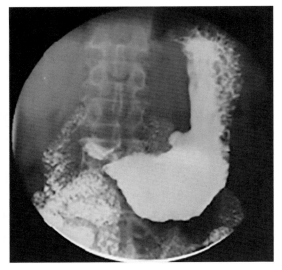

图 6-6 胃小弯龛影

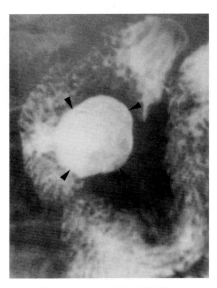

图 6-7 十二指肠降段憩室

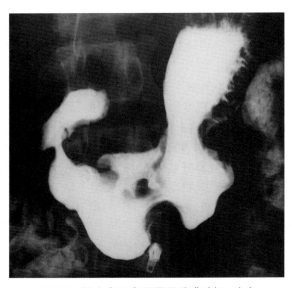

图 6-8 胃小弯处龛影周围黏膜破坏、消失

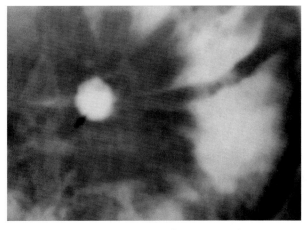

图 6-9 龛影周围黏膜的平坦、消失

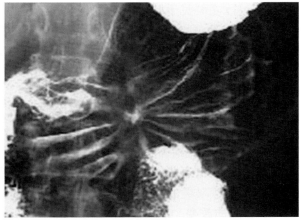

图 6-10 溃疡周围黏膜的纠集

和位置不固定,可消失。②管腔扩张:常由梗阻和麻痹引起,可伴积气、积液、蠕动的异常(图6-11)。

4. 位置和移动度的改变　肿瘤可对管腔结构压迫移位,形成压迹;肠粘连导致肠道位置改变和固定;腹水导致小肠间隙扩大等。

5. 功能性改变　包括张力、蠕动、排空和分泌功能的异常,如麻痹性肠梗阻、胃肠道的痉挛、肠梗阻上方肠道蠕动的加快、过敏性结肠炎等。

三、与腹痛有关疾病的 X 线诊断

(一)胃肠道病变

1. 胃肠穿孔　X 线片及透视(立位或侧卧位)是诊断穿孔的最简单、有效的方法。以腹腔内游离气体为主要征象,一般以膈下游离气体多见,立位表现为两侧膈下条带状或新月状透光影,边界清晰,在气体衬托下有时可见下方脏器的轮廓(见图6-3)。左侧卧位时,在右侧腹壁与肝脏之间出现长带状透光影。气体进入网膜囊时,则见相应位置的位置固定的三角状或圆形气体影。

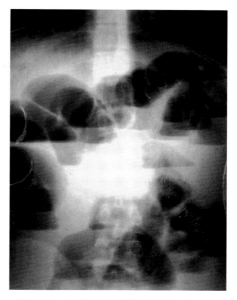

图6-11　小肠充气扩张,多个气液平面

2. 急性肠套叠　钡灌肠用于诊断结肠套叠,水溶性碘对比剂可用于小肠套叠的造影,气钡灌肠可用于结肠套叠的整复。对比剂达到套叠位置时受阻,结肠套叠在对比剂前端出现杯口状或半圆形充盈缺损,由于逆行灌入的对比剂或空气伸入套鞘内,周围呈现套袖状、弹簧状及平行环状的表现。小肠套叠时阻塞端肠腔呈鸟嘴状狭窄,远端肠腔见到弹簧状及平行环状的表现。

3. 肠扭转　X 线片及透视:小肠扭转可见肠曲排列的改变,如出现空回肠异位,肠曲可呈花瓣状或香蕉样的排列,还可见阶梯排列的气液平面。乙状结肠扭转时可见宽大的马蹄状肠曲,常大于 10cm,并见宽大的气液平面。钡剂或空气灌肠可见对比剂受阻处呈削尖样或鸟喙状狭窄甚至完全阻塞,有时见螺旋状的黏膜皱襞(图6-12)。

4. 小肠梗阻　X 线片及透视(立位):单纯性小肠梗阻以上肠腔扩大并积气积液(见图6-11),可见阶梯状液面征,位置不固定,还可见大跨度肠祥;空肠梗阻时扩张肠腔内可见密集排列的线样皱襞,形似鱼肋,称为"鱼肋征"(图6-13)。绞窄性小肠梗阻除积气积液外,还可见假肿瘤征,如气体进入闭祥致其扩

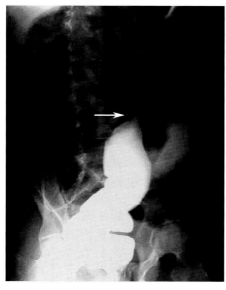

图6-12　钡灌肠见对比剂受阻,呈鸟喙状(箭头)

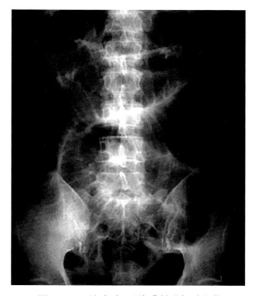

图6-13　扩张空肠黏膜的"鱼肋征"

张靠拢，则形成咖啡豆征，还可见小肠的小跨度卷曲、堆积。麻痹性肠梗阻则为整个胃肠道普遍的扩张，出现大小不等、弥漫的气液平面，液面较低，肠蠕动减慢或消失。

5. 结肠梗阻　主要原因为结肠癌、乙状结肠扭转、炎性病变等。X线片及透视可发现结肠扩张，受累结肠可见结肠袋且位于腹部周围，其内有宽大气液平面。钡灌肠可发现狭窄、充盈缺损或肠扭转。

6. 消化性溃疡　龛影是溃疡的直接征象，突出于管腔的轮廓之外，边界清晰。良性溃疡可见龛影口部位水肿导致的透明线即"项圈征"，还见到溃疡口的狭窄即"狭颈征"，以及黏膜纠集征（图6-14）。十二指肠溃疡见到球部的龛影及球部形态变形（图6-15）。另外，可见一些间接的征象，如痉挛切迹、消化液的增加、胃的变形等。

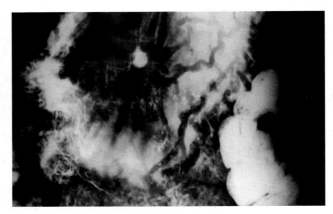

图6-14　良性溃疡及黏膜纠集

7. 胃癌　X线片及透视的意义不大，有时胃癌导致梗阻可见胃液的潴留。钡餐透视可见大的不规则的充盈缺损，或者是较大的边界不规则的溃疡，或者仅仅是胃腔的狭窄和僵硬。恶性溃疡边缘可见"指压迹征""裂隙征""环堤征"或"半月征"（图6-16）。另外，还可见黏膜的破坏、消失、中断，胃壁僵硬，蠕动消失（图6-17）。

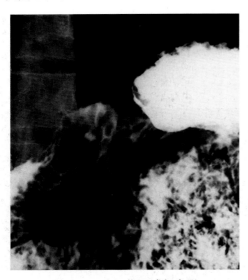

图6-15　十二指肠球部龛影

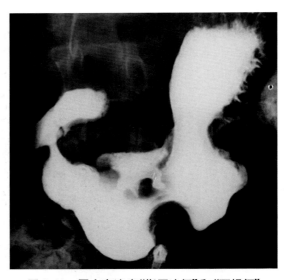

图6-16　胃小弯溃疡"指压迹征"和"环堤征"

8. 肠结核　X线片及透视有时可见钙化斑存在。钡餐造影显示：①溃疡型肠结核：回肠末端、盲肠和升结肠变细，管壁轮廓不规则，为小溃疡形成所致。另外，还出现钡剂在肠道内通过迅速，即激惹征。肠道黏膜也增粗、紊乱。肠腔狭窄中期为肠管痉挛收缩，晚期为瘢痕性狭窄，收缩致回盲部缩短，狭窄以上肠管扩张。②增殖型肠结核：盲肠及升结肠管腔狭窄、缩短和有僵直感，狭窄的回肠近段扩张。肠腔内可见息肉样软组织信号影。

9. 克罗恩病 钡餐造影显示肠壁小的形态不一的口疮样溃疡,息肉样或卵石状充盈缺损为其特异性表现,还可见局限性的环状狭窄。早期可见激惹征,随着病情的进展肠道形态固定、僵硬。有时钡剂能进入形成的脓肿内。

10. 结肠癌 钡剂灌肠显示:增生型可见腔内的充盈缺损,溃疡型出现不规则的龛影,浸润型则为管腔的环形狭窄和僵硬(图6-18)。另外,尚可见到黏膜的破环、蠕动的消失等。

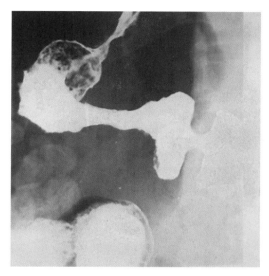

图6-17　浸润型胃癌,胃壁僵硬

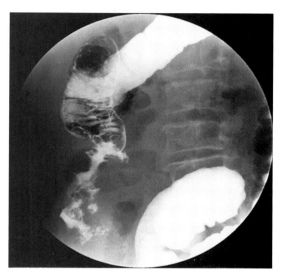

图6-18　结肠癌的环形不规则狭窄

（二）肝、胆、胰、脾疾病

1. 肝脓肿 X线片及透视可见横膈抬高、运动减弱、结肠肝曲积气或出现气液平面,右侧胸腔积液等。

2. 肝细胞癌 X线片及透视:肝癌较大时可引起肝脏形态和轮廓的异常,右膈面抬高,胸腔积液,压迫推移邻近的胃肠道。对小肝癌无诊断价值。血管造影在动脉期可见供血动脉的增粗、增多,还可见粗细不均、分步不均、形态不规则的肿瘤动脉及血管湖,肿瘤血管僵硬、狭窄、闭塞迂曲(图6-19);毛细血管期见肿瘤染色和丰富的侧支供血血管;门静脉期有时可见门静脉内血栓导致的充盈缺损。

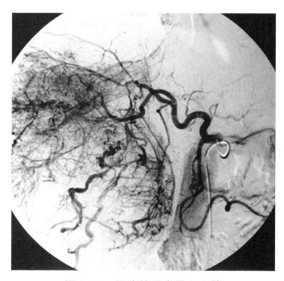

图6-19　肝癌的异常供血血管

3. 肝转移癌 X线片及透视的价值不大,肿瘤较大时的表现时可以见到肝脏轮廓的变化,血管造影时肿瘤染色的时相根据肿瘤肿瘤病理类型的不同而不同,有的肿瘤可以明显染色,但血供少的肿瘤几乎没有肿瘤的染色。

4. 先天性胆总管囊肿 钡餐造影可见压迫胰头壶腹部和十二指肠降部，也推移胃窦前移，大的病变可致使十二指肠圈扩大。口服对比剂造影可见胆总管的囊状扩张，但非病变部位胆管的扩张并不明显。

5. 急、慢性胆囊炎 X线片及透视：急性胆囊炎有时可见胆囊增大对邻近器官形成的压迹，气肿性胆囊炎时可以见到胆囊壁内的积气。慢性胆囊炎可见结石或胆囊壁的钙化，口服对比剂胆囊造影显示胆囊形态变小、内部不规则，甚至有时胆囊不显影。

6. 胆道结石 X线片及透视：在胆囊结石胆囊区可见圆形、桑椹样的结石影（图6-20），可单发或多发。部分阴性结石可以不显影，但口服对比剂胆囊造影时可见胆囊内的充盈缺损。胆管结石由于较小，一般不易显示。

7. 胰腺炎

（1）急性胰腺炎：X线片及透视见胰腺区域密度增高，十二指肠可以胀气并出现内缘的压迹，横结肠充气等间接征象。

（2）慢性胰腺炎：X线片见沿胰腺分布走行的大小不一的斑点状钙化（图6-21）。

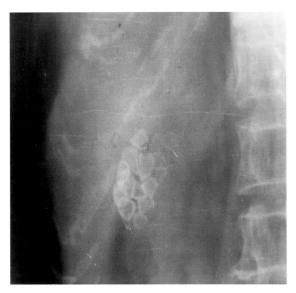

图6-20 胆囊内桑椹样结石

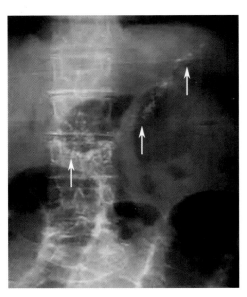

图6-21 沿胰腺分布的多发钙化（箭头）

8. 胰腺癌 低张钡剂造影表现：十二指肠圈受压变大（图6-22），十二指肠内缘的双边征和反"3"字征，以及功能的异常。继发胆囊扩大、胆总管增粗时，可压迫十二指肠，造成相应位置的压迹。

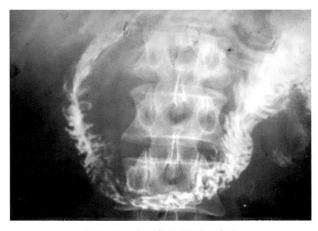

图6-22 十二指肠圈受压变大

（三）泌尿系统

1. 泌尿系结石 X线片及透视：在肾、输尿管和膀胱区出现的致密结石影（图6-23）。静脉肾盂造影表现为肾盂、输尿管和膀胱内的充盈缺损。

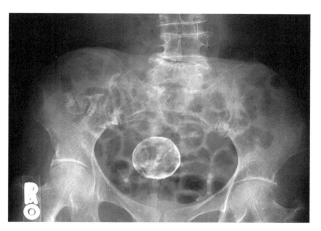

图6-23　膀胱内阳性结石

2. 泌尿系统结核

（1）肾结核：X线片及透视显示，晚期肾结核可出现斑点状、云雾状的钙化。尿路造影显示，早期肾小盏的杯口状形态消失，呈"虫蚀状"改变，随后肾盏破坏、消失，肾实质内可出现囊状结构。晚期肾盂、肾盏狭窄、变形，但边缘光滑。

（2）输尿管与膀胱结核：尿路造影表现为输尿管管腔多发狭窄与扩张，可呈不规则串珠样，输尿管僵硬、缩短，肾盂扩张、积水。膀胱明显变小，呈小圆形或不规则形；膀胱输尿管反流，这是由于病变的膀胱壁增厚、僵硬，使进入膀胱壁内输尿管周围肌纤维的括约肌功能丧失所致。

3. 肾细胞癌 X线片及透视仅能显示较大病变所致的肾脏轮廓的改变。

4. 膀胱癌 X线膀胱造影表现：膀胱之内不规则的菜花状或乳头状充盈缺损，基底较宽，肿块大小不一。邻近的膀胱壁僵硬，若发生广泛浸润，则相应位置普遍僵硬、凹凸不平。肿瘤侵犯输尿管口，可以导致输尿管的扩张和肾积水。合并血块时，可见膀胱内的位置移动的充盈缺损。

（四）循环系统

1. 腹主动脉瘤 X线血管造影：真性动脉瘤表现为主动脉呈局限性梭形或囊状扩张，血栓形成时可见囊腔内的充盈缺损，边缘一般清晰。假性动脉瘤表现为位于主动脉旁的囊腔，内壁光滑，并可见与主动脉腔相连的狭窄的囊腔破口。

2. 主动脉夹层 X线血管造影：病变位置的血管可见明显变粗，内壁光滑，可见管腔内的线样的内膜。

3. 肠系膜血管缺血性疾病 X线片及透视：受累小肠、结肠轻度或中度扩张积气，蠕动减慢，晚期由于肠腔和腹腔内大量积液，腹部普遍密度增加。超选择血管造影是显示肠系膜血管内栓子和阻塞的理想方法，主要可见血管的狭窄、中断及内部的长条状的充盈缺损。

（于德新　李传福　张晓明）

第2节　B超诊断

腹痛是临床上最常见的症状之一，多由腹腔内脏器质性病变或功能紊乱所致，也是腹腔外脏器或全身性疾病的常见表现。腹痛的病因复杂，必须通过对患者的病史、体格检查及辅助检查多方面进行剖析，才能得出正确的诊断。其中，消化系统脏器的病变是引致腹痛最常见的病因，而B超是明确腹痛病因的一种常用的辅助诊断方法。

B超即二维超声，它具有操作简便、价格低廉、安全无痛苦等优点，易为患者所接受。在对消化系统病变的应用中，它可确定有无腹水、囊肿、胆囊结石、胆管和胰管的阻塞与扩张，肝、胆、胰、脾的肿大和结构异常，故在鉴别腹痛病因中具有重要的价值。本章节主要介绍导致腹痛的消化系疾病的B超表现。

一、肝脏疾病与胆道系统疾病

肝脏疾病与胆系疾病往往引起患者右上腹的疼痛。常见引起腹痛的疾病有肝癌、肝脓肿、病毒性肝炎、胆囊炎、胆管癌、胆石症、胆道蛔虫症等。

（一）原发性肝癌

原发性肝癌的超声分型可沿用大体病理学的分型法，分为巨块型、结节型、弥漫型和纤维化板层型。超声检查是肝癌定位诊断中最简便、易行的首选方法。

1. 声像图表现　①随肿块逐渐增大，内部回声由低回声向高回声、混合回声变化，直径＜3cm的肝癌以低回声多见，而较大的肿瘤多呈混合性回声或强回声。肿块周边可有薄的低回声晕。②肿块可大小不一，形态不一，内部回声不一，包膜完整性不一。③弥漫型多发生于肝硬化基础上，其肝实质回声弥漫性增粗、增强，其间混以多个细小低回声结节。④肿瘤肝内转移时出现卫星癌结节，门静脉系统、脾静脉、肝静脉、下腔静脉癌栓以及肝管、胆管内癌栓，相邻脏器受压变形或移位。⑤彩色多普勒检查，大多数肿块内部或周边有肝动脉血供，也有肝动脉和门静脉双重供血者，癌栓所在血管内血流信号消失或绕行，癌栓内部有时可检出滋养动脉的血流信号。⑥纤维板层型肝癌的特点为癌块周围高回声纤维膜（图6-24）。

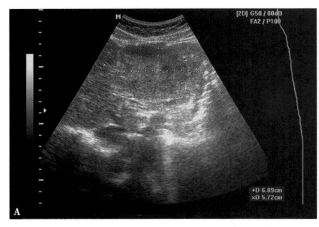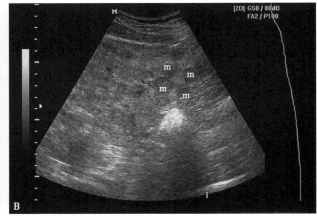

图6-24　原发性肝癌

A. 肝内回声增粗、增强，分布不均，在肝左叶内可见一个肿块图像，形状欠规则。内部强弱不等，分布不均质，边缘清楚，周围有声晕。B. 肝内回声增粗、增强，分布不均，呈结节状改变，弥漫性分布。在肝内可见多个肿块图像，形状呈圆形，内部为无回声暗区，周边清楚，壁薄，后方回声增强。

2. 鉴别诊断　需与肝转移癌、肝血管瘤、肝脓肿相鉴别。

（1）肝转移癌的特点：①85%的转移癌为多发结节，呈单个病灶较少，弥漫型者更少，形态不一，内部回声可低可高；②肿块周围往往伴有弱回声晕带，称为"靶环征"或"牛眼征"；③部分结节内部有钙化或囊性病变；④肿块内部及周围滋养血管的检出率极低，罕有门脉血栓（图6-25）。

（2）肝血管瘤的特点：①多数病灶表现为高回声，与周围肝实质分界清楚；②低回声型少见，表现为内部低回声伴局限高回声边缘；③混合回声型内部高回声和低回声呈不规则混合，边界模糊，可能含有小血管及囊性结构（图6-26）。

（二）肝脓肿

肝脓肿可分为细菌性及阿米巴性两大类。B超检查是诊断肝脓肿最方便、简单而准确的方法，应作为首选检查方法。B超可显示脓肿的范围大小、距体表距离，提供穿刺部位、方向和手术进路。

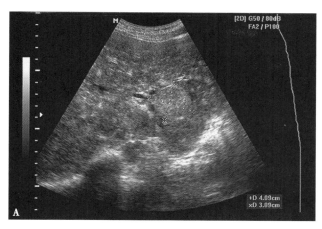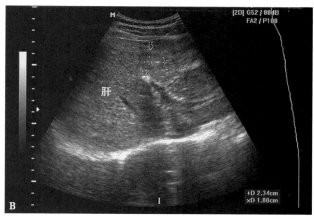

图 6-25　转移性肝癌

A. 肝内可见多个肿块图像,大小不等,形状呈圆形,内部为低回声,分布不均质,边缘清楚,周围有声晕,似"靶环征";
B. 肝内回声不均,实质回声光点粗强,在肝内可见多个肿块图像,大小不等,内部为低回声,分布不均质。

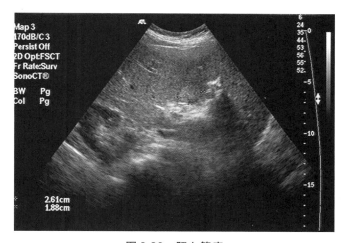

图 6-26　肝血管瘤

肝内回声不均,在肝左叶内可见一个肿块图像,大小约 26mm×19mm,
形态不规则,内部为强回声,分布不均质,周边清楚,后方回声无变化。

1. 细菌性肝脓肿　细菌性肝脓肿是指由化脓性细菌侵入肝脏形成的肝内化脓性感染灶,临床表现主要为寒战、高热、肝区疼痛、肝大和压痛。

声像图表现:①肝实质内出现单发或多发的圆形占位性病变,单发者多位于肝右叶,大小为 0.5~20cm。②早期:病灶为实性低回声肿块,边界不清,形态不规则,内部有点状、斑片状粗大回声,呈靶样改变。③脓肿形成期:脓肿液化成为囊性无回声区,呈圆形或椭圆形。脓肿壁多数较厚,内壁不光滑呈毛刺状强回声突起是脓肿的重要声像图特征。④吸收恢复期:脓肿壁与周围组织分界清晰,边界强回声消失,脓腔逐渐缩小,最后完全消失。⑤慢性脓肿可有高回声壁,边界清晰,内部多呈低回声。⑥当脓腔内含气体时,多表现为强回声后伴声影及彗星尾征。⑦脓肿早期周边有丰富的血流信号,但液化后囊内及囊壁上多无血流信号。

2. 阿米巴性肝脓肿　阿米巴性肝脓肿的超声表现与细菌性肝脓肿的超声表现基本相似,但有以下特点:①脓腔一般较大,多位于肝脏的边缘部,尤多见于肝右叶近膈面;②脓腔内出现细小均匀的低水平回声,而细菌性肝脓肿内部回声从低回声到粗大的块状高回声变化很大;③脓肿后方回声轻度增强;④脓肿壁较不清楚;⑤病变区域肝脏的局部肿大较明显。

3. 鉴别诊断　主要应与肝囊肿、肝癌坏死液化相鉴别。

（1）肝囊肿：囊肿区为无回声的液性暗区，合并感染的囊肿可见囊腔内有微弱的回声，有时可见腔内有漂浮物征象。

（2）肝癌坏死液化：液化区多在肝实质团块中央，囊壁厚而不规则，囊腔内囊实混合，囊后回声稍增强或不增强，瘤内及周边实性区血供丰富，高速动脉血流多见。

以上病变虽然声像图有某些差别和特点，但是由于相混淆的情况不少、特异性不高，因此具体诊断时应结合临床资料。

（三）病毒性肝炎

病毒性肝炎患者常出现肝区不适或肝区疼痛，伴乏力、食欲缺乏、恶心/呕吐、腹胀、黄疸等。

1. 声像图表现　①急性期肝脏可见不同程度肿大，实质回声为均匀密集的点状回声，肝内管状结构显示异常清晰，胆囊腔缩小，胆囊壁毛糙、增厚，出现双边征，体积增大，胆汁透声性减低。②慢性期肝大小正常或右叶稍大，肝实质回声随肝损害程度的加重而增粗、增强，分布不均匀，胆囊壁毛糙、增厚，体积缩小，胆汁透声性减低。③重症肝炎时肝脏体积逐渐缩小，肝实质回声普遍减低，多数胆囊增大，胆囊壁增厚，胆汁透声性差常合并腹水。肝内血管走行不清（图6-27）。

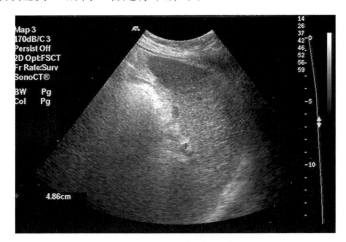

图6-27　病毒性肝炎
肝内回声增粗、增强，分布不均匀，肝内管道结构欠清晰，未见明显肿块图像。

2. 鉴别诊断　应与均匀性脂肪肝相鉴别，其声像特征为：①肝实质回声增强，肝实质回声强度大于肾实质回声强度；②伴有不同程度的深部回声衰减，肝内管状结构特别是静脉显示不清；③肝脏体积轻中度增大。

（四）胆囊炎

B超检查准确率高、安全、快速、方便且相对价廉，是诊断胆囊炎的首选检查方法。

1. 急性胆囊炎　急性胆囊炎发作时典型表现为急性上腹部疼痛，开始时疼痛局限于上腹剑突下，较轻，呈持续性，以后疼痛逐渐加重，转至右上腹部，常发生于脂肪餐或饱食之后，疼痛可向右肩或肩胛下角放射，伴有恶心、呕吐、寒战、发热。

（1）声像图特征：①胆囊体积增大，纵径×横径通常超过9cm×3cm，特别是横径>4cm是成人胆囊肿大的可靠证据；②胆囊壁弥漫性增厚，多≥4mm，部分病例出现双层壁征，囊壁毛糙；③胆囊腔内可出现较密集的雾状光点回声或粗大的强回声光斑；④大多数患者出现超声墨菲征阳性，即扫查胆囊区或用探头压迫肿大的胆囊时患者感到明确的触痛；⑤绝大部分病例合并胆囊结石；⑥如果发生胆囊穿孔，可见到胆囊周围积液或胆囊腔内积气。

（2）鉴别诊断：常需与慢性胆囊炎、胆囊癌、急性胰腺炎相鉴别。

2. 慢性胆囊炎　多为急性胆囊炎反复多次发作的结果，80%以上有胆囊结石存在。多数患者有反复发作的上腹部疼痛，性质为钝痛、隐痛或不适。疼痛多位于右上腹部，可放射至肩部和腰背部。B超检查是诊断慢性胆囊炎的首选检查方法（图6-28，图6-29）。

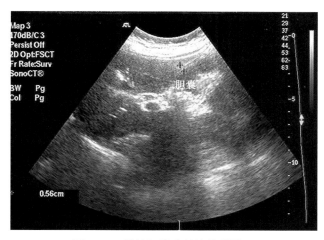

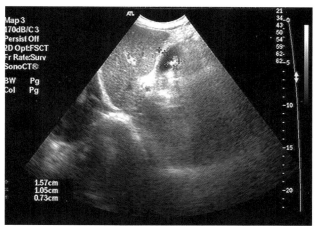

图 6-28　慢性胆囊炎并沙粒样结石

胆囊形态大小正常，囊壁稍厚，为 0.6cm，毛糙，其内可见数枚米粒大小强回声光点，后方可见声影，改变体位可移动，胆囊内尚可见点片状回声。

图 6-29　慢性胆囊炎并胆囊结石

胆囊体积不大，囊壁稍厚，约 0.7cm，毛糙，其内可见几个大小不等的强回声光团，后方有声影，改变体位可移动，胆囊内尚可见点片状回声。

（1）声像图特征：①胆囊体积缩小，轮廓模糊；②胆囊壁增厚，多在 5mm 以上，内壁毛糙，病变显著者出现壁内分层现象，50 岁以上妇女常出现胆囊壁钙化；③胆囊透声性差，有沉积状回声，胆泥形成，多有结石。

（2）鉴别诊断：常需与胆囊癌、慢性胰腺炎（见下述）相鉴别。

（五）胆囊癌

胆囊癌多发生在胆囊底部和颈部，多表现为右上腹部的持续性疼痛，阵发性加剧，向右肩及腰背部放射。大多胆囊癌患者以右上腹疼痛为首发症状。腹部 B 超对胆囊癌的诊断正确率可达 85%～90%，是目前最简便、有效的诊断胆囊癌的检查手段。

1. 声像图特征　①隆起型显示为息肉样突入腔内的有回声肿块，表面不规整，肿瘤基底较宽大；②厚壁型表现为胆囊壁局限性或弥漫性增厚，肿块为低回声或酷似慢性胆囊炎；③混合型胆囊壁增厚呈波浪形，伴有结节样肿块突入腔内；④实块型表现为整个胆囊腔被肿块填满，肿块与胆囊壁融为一体，无胆汁暗区，肿块呈低回声或有回声，合并有结石时可出现强回声光团并伴有声影。

2. 鉴别诊断　常需与慢性胆囊炎、胆囊结石、胆管癌等相鉴别。

胆管癌：黄疸为本病的主要症状，且为半数以上患者的首发症状；而胆囊癌的患者黄疸出现较晚，且多先有右上腹疼痛的症状。其声像学表现为：①肝门部胆管癌可见肝内胆管普遍性扩张，高回声的不规则肿块堵塞于管腔内，回声不均，胆管壁不整。②中、下段胆管癌可见肝内外胆管均扩张，胆囊肿大，扩张的胆总管内可见结节状或乳头状等回声至高回声堵塞管腔，紧贴管壁，表面回声不均，不伴声影。由于胆管扩张发生在黄疸之前，B 超具有诊断早期胆管癌的价值。

（六）胆石症

1. 胆囊结石　70% 以上的结石者始终无症状，仅在接受超声检查时被发现，部分结石者会发生胆绞痛，部位在上腹剑突下或右上腹、季肋部。

声像图特征：①典型的胆囊结石表现为单个或多个大小不等的强回声光点、光团或弧形光带，其后方伴声影，多层属胆固醇性结石；②游离的结石可随体位改变沿重力方向移动；③泥沙样结石在胆囊后壁前可见层状小光点或光斑群，回声强弱不等或一致，直径多小于 5mm，多不伴声影，属胆色素性结石；④当伴有慢性胆囊炎时，胆囊本身显示不清，也可表现为壁 - 回声 - 声影（WES 征）和双弧声影（图 6-30～图 6-32）。

2. 胆管结石

（1）声像图特征：①肝内强回声团块伴后方声影是诊断肝内胆管结石的可靠证据，常多发；②肝外胆

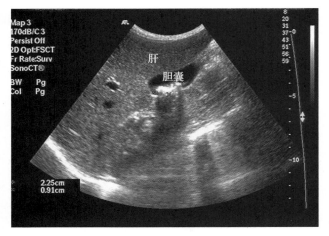

图 6-30　胆囊结石（多发）
胆囊体积不大，囊壁稍厚、毛糙，其内可见多个大小不等的
强回声光团，后方有声影，改变体位可移动，胆囊内尚可见
点片状回声。

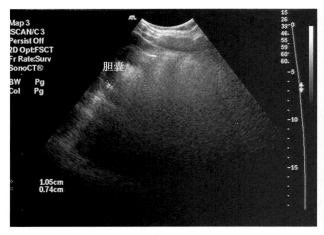

图 6-31　胆囊结石
胆囊囊壁稍厚、毛糙，其内可见强回声光团，后方有声影，改
变体位可移动，胆囊内尚可见点片状回声。

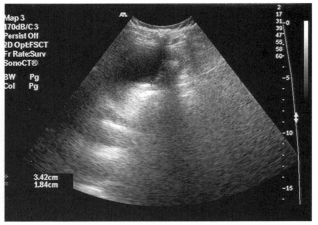

图 6-32　胆囊炎并胆囊结石（泥沙样）
胆囊体积稍大，呈圆形，囊壁稍厚，为 9mm，回声呈三边影，
轮廓模糊，其内见一个强回声区，随体位改变而移动。

管结石典型的表现是胆总管内强回声团伴后方声影，胆总管扩张，扩张的胆总管与后方门静脉构成双管征，肝内胆管也普遍扩张（图 6-33）。

（2）鉴别诊断：胆石症常需与胃十二指肠溃疡穿孔、急性胰腺炎、胆道蛔虫症、肾结石等相鉴别。

胃十二指肠溃疡穿孔：结合溃疡病史和 X 线检查可与胆石症相鉴别。

肾结石患者常出现上腹绞痛，多位于肋腹部，向腹股沟、大腿内侧及外生殖器放射，尿常规可检出红细胞。

（七）胆道蛔虫症

胆道蛔虫症多发生在儿童和青壮年妇女，寄生在肠内的蛔虫进入肝外胆管甚至肝内胆管后，引起突发性上腹剑突下持续性绞痛伴阵发性加剧，但腹部体征常阴性。

1. 声像图特征　①肝外胆管轻至中度扩张，胆系液性暗区内有两条平行的强回声光带（单条蛔虫）或多条平行强回声光带扭曲成团（多条蛔虫），扫查中如见虫体蠕动，有确诊意义；②当蛔虫死后萎缩、解体，呈索条状或短线状回声，并可以此为核心形成结石。

2. 鉴别诊断　常需与急性胰腺炎、胃十二指肠溃疡穿孔、急性肠梗阻、胆石症相鉴别。

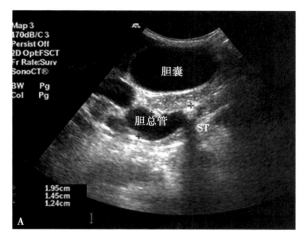

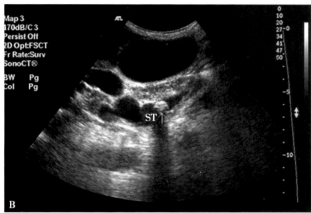
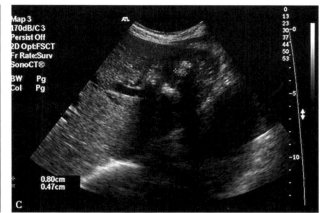

图 6-33　胆总管下段结石

A. 左肝内胆管炎症并结石（多发），ST 为结石（stone）；B. 肝切面形态大小正常，左肝内胆管管壁增厚，回声增强，内可见多个团块状强回声，后方伴声影，肝内胆管明显扩张，呈平行管征；C. 胆总管下段内可见一个圆形强回声，与增厚的管壁分界清楚，后方伴声影，近端胆管扩张。

（八）急性梗阻性化脓性胆管炎

多由胆道机械性梗阻继发细菌感染引起，最常见为结石，其次为胆道狭窄和蛔虫。常引起右上腹疼痛。

1. 声像图特征　①肝内外胆管结石的存在；②胆管扩张，胆管壁增厚；③扩张的胆管内除结石外，尚见脓液和坏死组织引起的模糊不清的实质性回声，其间夹杂斑点状强回声。

2. 鉴别诊断　常需与胆石症、胆囊炎、胆囊癌相鉴别。

二、胰腺疾病

胰腺疾病往往引起左上腹的疼痛。引起腹痛的常见的胰腺疾病有急慢性胰腺炎、胰腺癌。

（一）急性胰腺炎

急性胰腺炎患者多数为突然发病，常在饱餐和饮酒后发生，疼痛常呈持续性伴阵发性加剧，疼痛部位通常在上腹部，可向腰背部放射。

声像图特征：①胰腺弥漫性体积增大，以前后径增加为主。②轻型炎症时，边缘整齐，形态规则；重型时边缘模糊不清，形态不规则，胰腺与周围组织分界不清。③水肿型内部回声为均一的低回声，出血坏死型内部呈高低混合回声，有液化和钙化灶。④胰周脂肪膜破坏与积液、小网膜囊积液、胸腔积液、腹水、胰周蜂窝织炎或脓肿。⑤因反射性肠麻痹致胃肠道严重积气。

（二）慢性胰腺炎

腹痛是慢性胰腺炎最常见的症状，疼痛常甚剧烈，多为钻痛或钝痛，多局限在上腹部，放射至右或季肋下，半数以上病例放射至背部。

1. 声像图特征　①根据纤维化、萎缩和合并急性炎症的程度，胰腺体积可大可小，可局限性或弥漫性体积增大，晚期体积多缩小，边缘毛糙不规整；②胰腺内部回声粗糙，可见钙化灶；③胰管扩张，可有胰管结石；④因乳头狭窄、管周纤维化，可导致肝内外胆管扩张；⑤胰腺内和胰周可发生假性囊肿，囊壁较厚、不规则，边界模糊，囊内可见弱回声。

2. 鉴别诊断　常需与急性胰腺炎、胃十二指肠溃疡穿孔、胆道蛔虫症、胆石症、肠梗阻等相鉴别。

（三）胰腺癌

上腹部不适及隐痛是胰腺癌最常见的首发症状。腹痛部位往往较深，患者常不能手指腹痛的确切部位，一般以上腹部最多见。

1. 声像图特征　①胰腺局限性肿大常见，全胰腺癌者胰腺呈弥漫性增大。②实质内低回声实性肿块，后方回声衰减，偶尔有高回声或等回声的肿块，肿瘤内有出血、坏死时可出现液性暗区，少见钙化。③肿瘤较小时胰腺轮廓改变不明显，较大时胰腺形态异常、轮廓不清，与周围器官境界消失。④可因肿瘤压迫而造成远端胰管扩张；胆总管和肝内胆管扩张；胆囊扩张充满胆泥。⑤胰周淋巴结肿大，内部低回声，腹膜后淋巴结转移、肝转移（图6-34）。

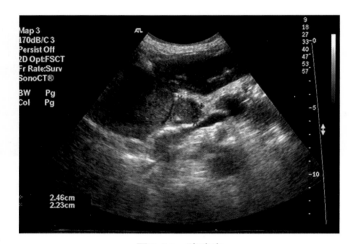

图6-34　胰腺癌
胰腺形态大小失常，回声不均匀，于胰头见一个大小约25mm×22mm
的低回声团块，边界清晰，内回声均质。

2. 鉴别诊断　常需与病毒性肝炎、原发性肝癌、胆囊炎、胆石症、慢性胰腺炎等相鉴别。

三、胃肠疾病

引起腹痛的常见胃肠疾病包括胃癌、肠梗阻、肠套叠、大肠癌。由于内镜技术的发展，胃肠镜已成为诊断胃肠疾病的主要方法，超声学检查仅为辅助诊断手段，故仅对胃肠疾病的声像学表现作简单介绍。

（一）胃恶性肿瘤

1. 胃癌　腹痛是胃癌最常见的症状，初时仅感上腹部不适或隐隐作痛，中晚期胃癌出现上腹痛加重。

（1）声像图特征：①早期胃癌表现为局部胃壁增厚，回声减弱。②进展期胃癌常见胃壁不规则增厚、隆起，表面不平整，胃壁层次消失，肿块型肿瘤呈低回声结节状或不规则伞状向胃腔内突出；溃疡型病变中央部可见凹陷，凹陷底部不平，凹陷周边不规则隆起；弥漫型胃壁大部分或全部呈弥漫性增厚、隆起，黏膜面不规整，可见局限性强回声斑，胃蠕动消失。

（2）鉴别诊断：常需与胃溃疡、胃息肉、胃恶性淋巴瘤等相鉴别。

2. 胃恶性淋巴瘤　胃恶性淋巴瘤与胃癌临床表现类似，但前者伴有发热，声像图表现虽然有胃壁增厚、僵硬、蠕动减弱，但胃腔无缩小，胃蠕动未完全消失，腹腔内常可探及肿大淋巴结。

（二）肠梗阻

肠梗阻是常见的外科急腹症，表现为阵发性绞痛，部位多为中腹部。

1. 声像图特征　①梗阻部位以上的肠管扩张，小肠内径超过 5cm，结肠内径超过 5cm，肠腔内积液积气；②肠黏膜皱襞水肿、增厚，呈较强回声；③机械性肠梗阻伴有肠蠕动增强，麻痹性肠梗阻小肠及结肠均扩张并充盈大量液体，肠蠕动明显减弱或消失。

2. 鉴别诊断　常需与肠套叠等相鉴别。

（三）肠套叠

肠套叠是小儿肠梗阻的常见病因。80% 发生在 2 岁以下的儿童。临床典型症状是腹痛、血便及腹部包块。

1. 声像图特征　①病变横断面表现为"靶环征"或"同心圆征"。纵切面呈杯口状回声。②套叠部位以上肠管扩张、积液，肠蠕动可亢进或减弱。

2. 鉴别诊断　常需与肠梗阻等相鉴别。

（四）大肠恶性肿瘤

1. 大肠癌　大肠癌包括结肠癌和直肠癌。早期临床表现多不明显，中晚期患者常有不同程度的腹痛及消化道激惹症状。

（1）声像图特征：①肠壁局限或环形增厚，出现低回声肿块，表现为"假肾征"或"靶环征"，肿块内部血供异常丰富；②肠腔不规则变窄，可呈线条状或带状改变；③依肿瘤大小及肠腔狭窄程度的不同，可出现不完全性或完全性肠梗阻表现。

（2）鉴别诊断：常需与结肠恶性淋巴瘤、肠套叠、肠炎、克罗恩病等相鉴别。

2. 结肠恶性淋巴瘤　以回盲部最多见。临床表现为肠壁增厚或形成较大的肿块，回声低，中心部可见溃疡形成的线状强回声及气体的多重反射回声。

（五）胃肠穿孔

急性胃肠穿孔的患者常突然出现持续性腹部剧烈疼痛，很快扩散到全腹。查体时有明显的腹膜刺激征。

声像图特征：①穿孔位置附近可见气体强回声，变换体位时可见气体移动现象；②穿孔周围可见少量积液或腹水；③肠蠕动减弱或消失；④部分穿孔被局限者可形成脓肿或炎性肿块声像图。

（六）腹膜转移癌

腹膜转移癌多来源于胃、结肠、胰腺等脏器的恶性肿瘤。临床上常出现腹痛、腹胀。

声像图特征：①壁腹膜不规则增厚；②肠间及脏器周围可见游离的液性暗区；③大网膜增厚、粘连，呈大片状低回声，或在强回声的大网膜及肠系膜中出现散在结节状低回声团。

（王树松　姜大磊）

第3节　CT 和 PET/CT 诊断

一、常用的 CT 检查方法与 ^{18}F-FDG PET/CT 检查

目前 CT 是检测盆腹部疾病最有效、简便、快捷的影像学检查方法。CT 平扫可以提供比 X 线片更大量、更细微、更准确的信息。近年来，螺旋 CT 的广泛应用大大促进了疾病的定性和检出率的提高。PET/CT 是将 PET 的功能代谢影像与 CT 的解剖结构影像同机融合，形成优势互补。

螺旋 CT 的优点：①扫描速度快，大大减少了盆腹部器官及血管搏动的运动伪影，使图像的分辨率得到了极大的提高。②容积数据的采集减少了因为层距所致的容积效应，提高了小病变的检出率。③可进行任意层面的二维图像和多平面重组、三维重组，有助于全面了解病变的位置、大小以及与周围组织结构的关系。CT 血管造影（CTA）可以达到与 DSA 相媲美的程度。CT 仿真内镜技术拓展了 CT 应用的范

围。④ CT 灌注等功能技术的应用不但提供解剖学图像,而且可以显示器官的功能,这也将有助于疾病的诊断和治疗。

PET/CT 在肿瘤方面具有以下优点:肿瘤的临床分期、评价疗效、良恶性鉴别、监测复发及转移、寻找原发灶、指导临床活检、指导放疗计划;一些急性感染病灶也会出现高代谢改变,因此,可用于评价感染病灶。

盆腹部常用的 CT 扫描方法主要是平扫和增强两种,还可在横断面薄层扫描的基础上,通过后处理进行各种层面上的二维和三维重组。CT 扫描范围上起膈肌,下到盆腔,对于空腔和实质性脏器均能良好地显示,尤其用于检测实质性组织器官的病变。CT 可清楚地显示对比剂造影所不能显示的管壁本身的病变、管腔外的异常及周围组织结构的继发性改变,如腹膜、血管、淋巴结、实质脏器和腹水等,在早期诊断、功能评价、临床分期和预后评估方面显示出独特的价值。增强扫描还能了解肠梗阻和肿瘤的血供情况,动态扫描可观察不同时相病变内对比剂的变化情况。PET/CT 能提供患者病灶的代谢信息及全身情况,对患者治疗方式及预后具有重要作用。

二、与腹痛有关疾病的 CT 基本表现

1. 腹腔积气 CT 可精确地显示腹腔内的气体,对少量的气体的诊断也很敏感,如网膜囊内下、肠间的游离气体等(图 6-35)。

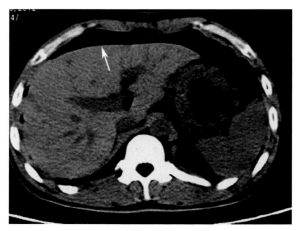

图 6-35 腹腔积气

2. 腹水 CT 可准确地显示腹水性质和所处的位置,特别是对少量的、局部的器官间积液的显示具有独特价值。

3. 实质性组织器官的改变 CT 对于实质性脏器形态的变化,特别是对实质性脏器内部结构的异常方面显示出独特的优势。它不仅能够评价实质性组织器官大小、形态及位置的变化,还可以根据组织器官内不同结构密度的差异判断有无异常的病变,如肿瘤、出血、钙化、结石以及实质器官内管道结构的改变等(图 6-36)。除此之外,它还可以有助于了解病变与周围组织的关系。增强扫描能根据器官及病变内对比剂的变化特点,进一步对病变进行定性诊断,如判断实质脏器的外伤破裂、肿瘤的组织类型、器官内血管的各种异常表现,以及器官内炎症与肿瘤的鉴别诊断等。

4. 空腔脏器的改变 CT 可以显示空腔脏器内的积气、积液、占位及管腔结构的扩张和狭窄等情况,如肠壁增厚(图 6-37)、肠黏膜皱襞的变化、肠壁内积气,还可以显示病变导致的空腔脏器周围组织的改变,如肠壁炎症导致的邻近肠系膜的水肿等。增强扫描可以发现肠道占位性病变及异常肠壁的异常增强情况,肠系膜血管的拉长、增粗、不正常走行和集中、血流灌注的延迟或闭塞,以及门静脉系统内积气和血栓等。

5. 腹腔内肿块 CT 可显示腹腔内肿块的大小、形态、位置,以及有无液化、坏死、钙化或脂肪等结构。

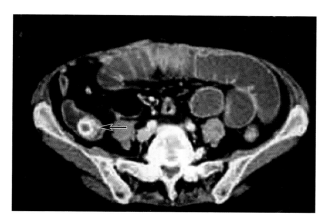

图 6-36 胆囊结石破溃进入肠腔内并引起梗阻（箭头）

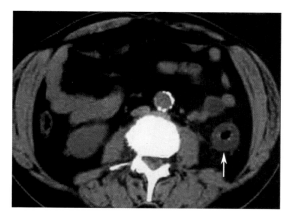

图 6-37 肠壁增厚（箭头）

此外，CT 可显示肠系膜、腹膜、网膜的异常，如浑浊、增厚等，还清楚地显示腹腔内的结石或钙化以及腹壁和下胸部异常等。增强扫描将有助于判断肿块的血供情况以及肿块和周围血管的关系，并可根据以上信息对病变的性质进行评估。当腹膜有炎症及脓肿形成时，可以显示腹膜增厚、密度增高及局部的积液、积气等改变。PET/CT 还能显示病变部位的放射性摄取，提供代谢情况。

6. 腹部大血管病变 腹部大血管增强扫描可显示腹主动脉瘤或夹层破裂导致的动脉管径扩大和真假腔，若主动脉壁有裂隙血液，可溢至大血管周围和腹膜后形成局部肿块，增强扫描有助于鉴别血肿与肿瘤，并能判断血肿对局部脏器的推压情况。

三、与腹痛有关疾病的 CT 诊断

（一）胃肠道病变

1. 胃肠穿孔 CT 对腹腔内游离气体的显示比常规 X 线检查敏感，它可显示腹内较小的、位置更加隐匿的游离气体，如网膜囊内、腹壁周围的小的气体，CT 显示的气体为低密度。此外，它还可以显示穿孔附近组织的变化，如局限性的积液、积气及脂肪组织的浑浊等（图 6-38）。

2. 急性肠套叠 CT 表现为同心圆的软组织密度影，肠壁肿胀、变厚，有时还可发现套叠的病因，如肿瘤以及周围脂肪的密度增高等，增强 CT 可提供更多的信息，如发现嵌入其中的肠系膜血管和增强的肿瘤等（图 6-39），^{18}F-FDG PET/CT 放射性摄取未见异常增高（图 6-40）。

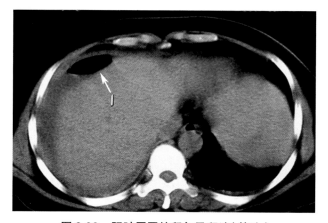

图 6-38 肝脏周围的积气及积液（箭头）

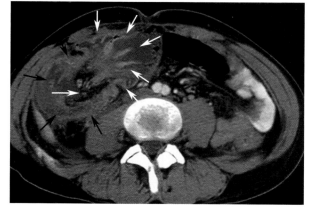

图 6-39 CT 显示套叠的肠管及系膜（箭头）

3. 肠扭转（volvulus） CT 表现为扩张的肠管以及其内的气液平面，肠壁水肿所致的肠壁增厚及周围脂肪组织密度改变等。增强扫描有时可见随肠道扭转的血管等征象。

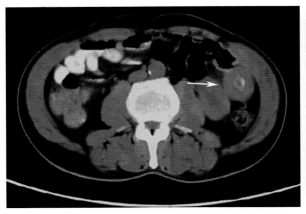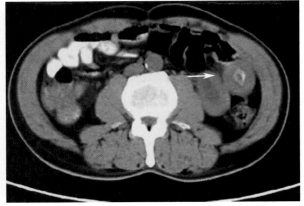

图 6-40　空肠肠套叠(箭头)[18]F-FDG PET/CT 与 CT 图

4. 小肠梗阻　CT 表现为肠腔扩大、积气积液,出现阶梯状液面征、大跨度肠祥以及肠壁的改变,还可发现腹水等(图 6-41)。CT 有助于观察肠壁及肠外病变,并能帮助查找梗阻部位和原因(图 6-42)。

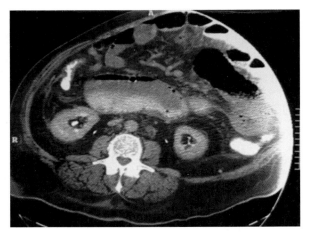

图 6-41　肠腔内大小不等的气液平面

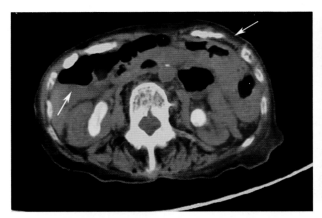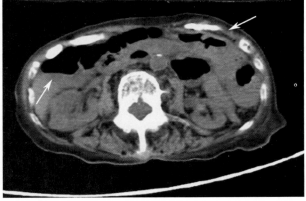

图 6-42　腹腔内大部分肠管扩张、积气,部分见气液平面(箭头),放射性摄取未见明显增高

5. 结肠梗阻　CT 可发现结肠扩张、管壁增厚及宽大的气液平面。有时还能发现管壁狭窄、管腔内的肿块或肠扭转等。另外,它还可显示周围组织器官的变化,如发现肝内的多发转移灶,将提示梗阻的原因可能是恶性肿瘤(图 6-43)。

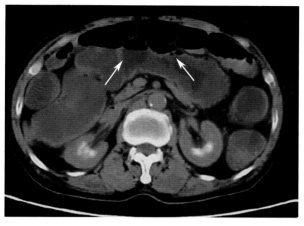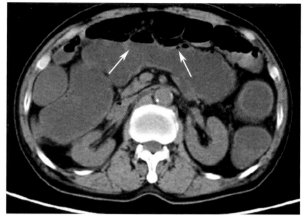

图 6-43　降结肠、横结肠、升结肠见明显扩张及积气,并见多个气液平面(箭头),放射性摄取未见明显增高

6. 消化性溃疡　当胃处于低张状态且口服对比剂充盈良好时,CT 可以发现胃壁的局限性增厚和壁上较大的龛影以及周围黏膜的变化,对于小肠和大肠中较大的溃疡也能显示。但 CT 对于较小的溃疡及黏膜变化情况的显示能力不如常规对比剂造影检查。^{18}F-FDG PET/CT 可见溃疡周围放射性摄取轻度增高。

7. 胃癌　CT 可显示胃壁的不规则局限性增厚或软组织肿块、胃腔的狭窄情况及增强后肿瘤的不均匀轻度强化,溃疡性癌则见胃壁的不规则破坏龛影,浸润型肿瘤见胃壁广泛的不均匀增厚。此外,还可见肿瘤细胞向外浸润而导致周围脂肪密度增加、腹水以及其他脏器和周围淋巴结转移(图 6-44,图 6-45)。^{18}F-FDG PET/CT 主要用于胃癌的临床分期。胃癌及其转移灶对 ^{18}F-FDG 高摄取,显示为高代谢影像,同时 CT 表现为相应部位胃壁增厚(图 6-46)。

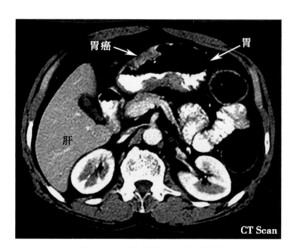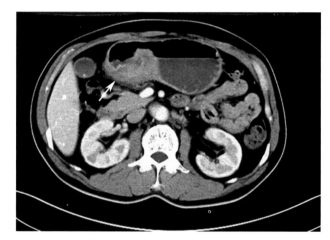

图 6-44　胃壁的局限性增厚　　　　图 6-45　胃底贲门部胃壁不均匀增厚,增强后可见强化(箭头)

8. 克罗恩病　CT 显示肠壁增厚,盆腔和腹腔脓肿的位置与形态,以及肠系膜和肠曲的变化情况。

9. 结肠癌　CT 不仅能够看到肠壁的变化、软组织肿块等征象,还可以判断其浸润程度和淋巴结的转移情况等,对肿瘤分期、选择手术方式、判断预后具有较高价值。充盈水、空气或对比剂后,结肠肿瘤显示得更为清晰,肿瘤形态多样,可表现为肠壁局限性均匀或不均匀增厚,向肠腔内或肠腔外突出的不规则肿块,肠腔狭窄等(图 6-47)。增强扫描肿瘤多呈明显强化,强化程度不均。肿瘤与周围脂肪界限不清,提示肿瘤向腔外侵犯,增强扫描肿瘤显示得更清楚,尤其是对肠壁外浸润的评估。结肠癌原发灶及转移灶 PET/CT 均为高代谢病灶,PET/CT 不仅能早期检出肿瘤原发灶,而且能全面地了解病变全身累及范围(图 6-48)。

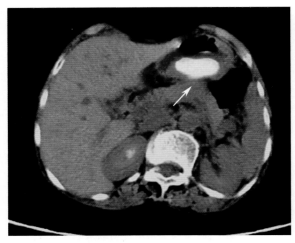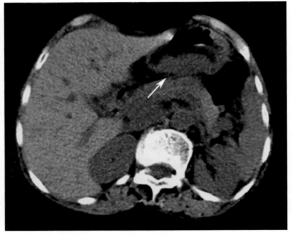

图 6-46　胃体部不规则块状放射性摄取增高影，CT 于上述部位见胃不均匀增厚伴软组织肿块形成（箭头）

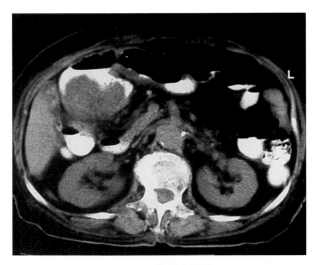

图 6-47　结肠内肿块

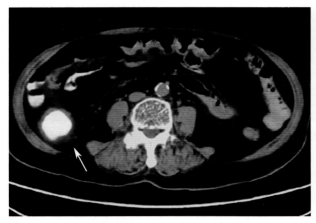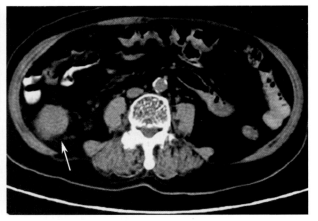

图 6-48　升结肠近回盲部团块状放射性摄取增高影，CT 于上述部位见肠壁黏膜增厚伴软组织肿块影形成（箭头）

10. 肠结核　CT 显示范围较长的肠壁不规则增厚，相应位置管腔狭窄，慢性病变时肠道位置较固定，还能发现病变肠道周围的脂肪密度增加及肠道外的结核灶。^{18}F-FDG PET/CT 可见病症呈弥漫性放射性摄取增高（图 6-49，图 6-50）。

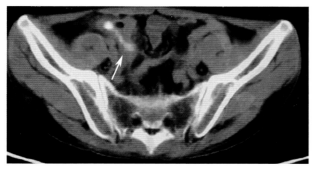
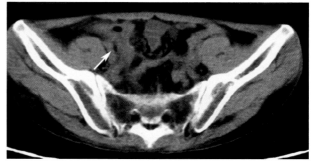

图 6-49　回盲部及回肠末段见条块状放射性摄取异常增高影,CT 于上述部位见局部肠壁稍增厚(箭头)

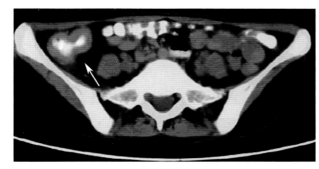
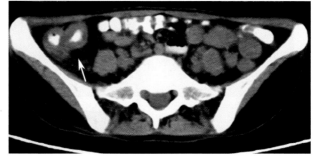

图 6-50　升结肠回盲部见条状放射性摄取异常增高影,CT 于上述部位见肠壁弥漫增厚(箭头)

(二)肝胆胰脾疾病

1. 肝硬化　CT 表现:早期肝硬化时肝脏体积正常或增大。中晚期肝硬化表现为肝缘轮廓呈结节状、凸凹不平;肝脏缩小,肝叶比例失调,通常是肝右叶萎缩,左叶和尾状叶增生、肥大,肝门和肝裂增宽,脾脏增大,侧支血管形成及不同程度的脂肪变性和腹水等(图 6-51)。

2. 肝脓肿　CT 表现:脓肿为单发或多发低密度影,呈圆形或类圆形,部分可见气液平面,形成脓腔时内壁不规则。边界多不清,脓肿壁密度较低。增强扫描时可见脓肿壁呈多层,脓肿内部不强化,有时形成多房脓腔时则为分格样强化(图 6-52,图 6-53),^{18}F-FDG PET/CT 扫描病灶呈轻度放射性摄取增高。

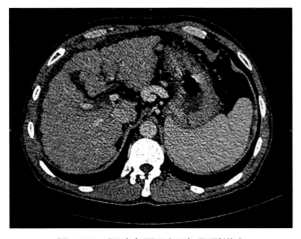
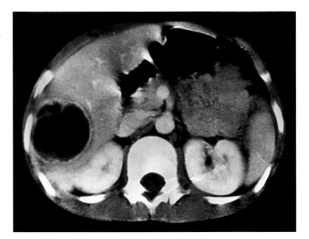

图 6-51　肝脏表面不规则,肝裂增宽　　　　　　图 6-52　肝右叶单房脓肿,边界清晰,壁薄

3. 肝细胞癌　CT 表现:平扫多呈不均匀低密度影,多数边界不清,部分有包膜的可以较清晰地显示,病灶中心常合并出血和坏死。肿瘤可以导致局部膨隆,并推压肝内管道和肝门。可侵入胆管表现为条状及圆形低密度。部分肿瘤可以有淋巴结的转移肿大、腹水等。增强表现为肿瘤实质部分对比剂的

"快进快出"，中间出血坏死区域无强化（图 6-54，图 6-55）。另外，还可见到门静脉的癌栓及肿瘤血管的动静脉瘘形成。肝癌对 ^{18}F-FDG 的摄取程度与肿瘤细胞的类型及分化程度有关，一般胆管细胞癌及分化程度低的肝细胞癌对 ^{18}F-FDG 高摄取，PET/CT 显示为高代谢病灶；分化较好的肝细胞肝癌，PET 显像无放射性浓聚（图 6-56）。

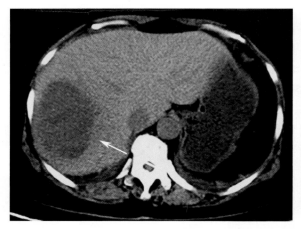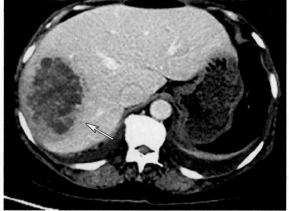

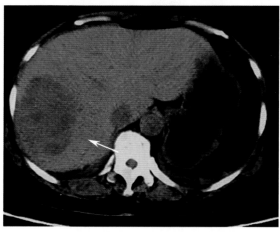

图 6-53　肝右叶见一个类圆形低密度占位影，边界清楚，增强扫描示上述病灶呈"蜂窝样"强化，PET 于上述部位见放射性摄取轻度异常增高（箭头）

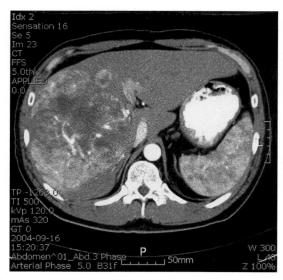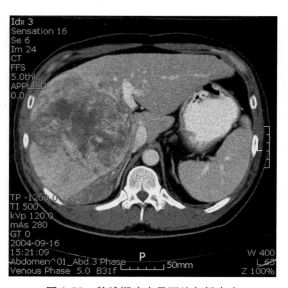

图 6-54　动脉期病变不均匀强化　　　　　　　　　　图 6-55　静脉期病变呈不均匀低密度

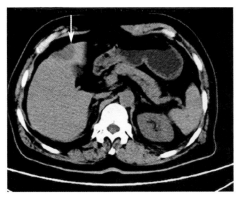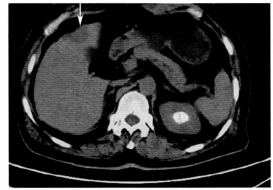

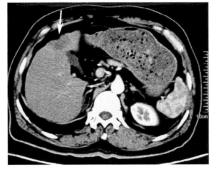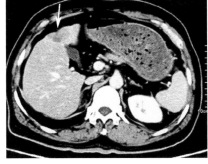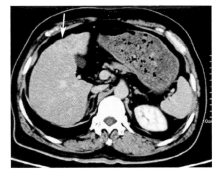

图 6-56 肝细胞肝癌

肝左、右叶交界区不规则团块状放射性摄取略增高影,CT 见团块状稍低密度影,肿块边界稍模糊,增强扫描示动脉期病灶轻度强化,门静脉期进一步强化,延迟期轻度减低(箭头)。

4. 肝转移癌 平扫多为低密度,数目一般较多,大小不等,边缘可光滑或不光滑,可出现囊变、出血和坏死。增强扫描肿瘤边界更加清晰,多出现环状强化,呈"靶环征""牛眼征",其强化程度取决于肿瘤的血供(图 6-57)。CT 在发现转移病变的同时,可有利于原发病灶的发现。绝大多数转移性肝癌对 ^{18}F-FDG 均具有高摄取的特点,PET 显像显示为高代谢病灶。假阴性主要见于病灶过小的患者,延迟显像有利于较小病灶的检出。

5. 先天性胆总管囊肿 CT 表现:①胆总管高度扩张,可达 10cm 甚至更大,管壁增厚;②扩张的胆管可以累及胆总管全程,但肝内胆管正常;③有时可合并结石。^{18}F-FDG PET/CT 示放射性摄取未见异常增高。

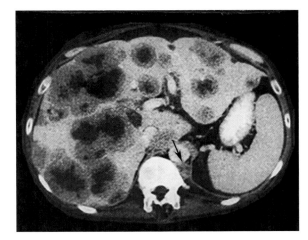

图 6-57 肝内多发圆形转移结节(箭头)

6. 急、慢性胆囊炎 CT 表现:急性胆囊炎体积增大,慢性胆囊炎体积可以增大或缩小,胆囊壁均增厚,慢性胆囊炎不均匀,可见壁的钙化,胆囊内常见圆形或形状不规则的结石影。胆囊窝内有时可见到积液或密度增高。增强扫描见胆囊壁增厚、均匀强化。^{18}F-FDG PET/CT 示胆囊放射性摄取普遍轻度增高(图 6-58)。

7. 胆道结石 CT 表现:胆囊结石表现为胆囊内的高、中密度的结石影(图 6-59)。肝内胆管或胆总管内的中、高密度影(图 6-60),结石较大而阻塞胆管时,可出现梗阻部位以上的胆管扩张。CT 对于阴性结石的显示不佳,因而可能漏诊。

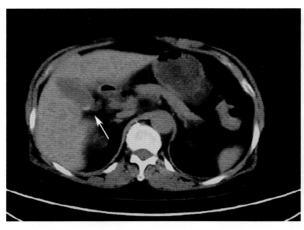 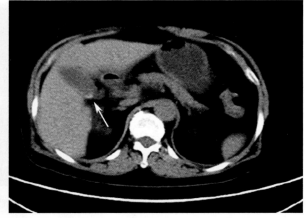

图 6-58　胆囊放射性摄取普遍轻度增高，内见泥沙样高密度结石影（箭头）

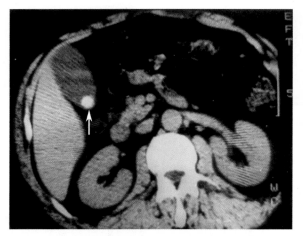 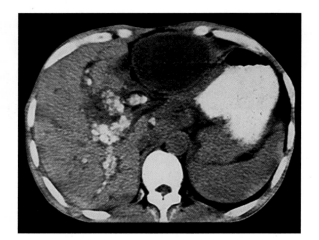

图 6-59　胆囊内高密度结石影（箭头）　　　　图 6-60　肝内胆管多发结石影

8. 胆囊癌　平扫胆囊壁不规则增厚，单发或多发结节突向腔内，肿块大时可充满整个胆囊，肿瘤可穿透胆囊壁侵入肝脏或在胆囊窝周围形成大的软组织肿块，并与周围组织粘连致使其边界不清。另外，还可合并胆道的梗阻和肝门淋巴结的转移。增强扫描显示壁结节或肿块明显强化。PET/CT 呈放射性摄取异常增高影（图 6-61）。

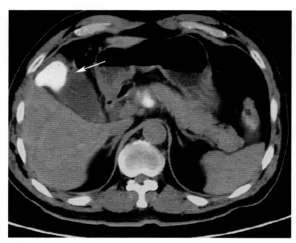 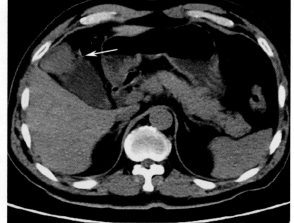

图 6-61　胆囊底部团块状放射性摄取增高影，CT 见不规则团块状软组织密度影（箭头）

9. 胆管癌 胆总管癌是在胆管内出现如组织肿块影，增强后肿块呈轻、中度强化，梗阻部位的胆管呈突然截断征，其上胆总管及肝内胆管明显扩张。肝门区胆管癌则在肝门区出现软组织肿块，其上的肝内胆管明显扩张，软组织的边缘可以表现为蜘蛛足样向扩张的胆管内延伸；增强后肿块呈轻、中度强化，胆囊形态也变小。肝内胆管癌为肝内的低密度肿块，边界不清，增强后轻度强化，并以延迟期强化为主。PET/CT 见放射性摄取轻度增高或未见异常增高（图6-62）。

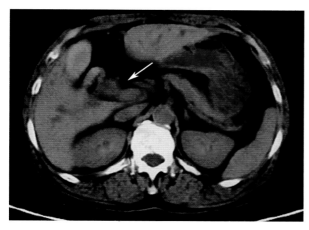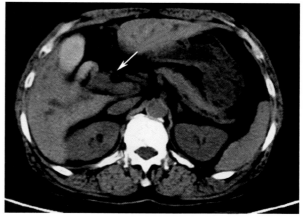

图6-62　肝总管及胆总管上段管壁局限性不规则增厚，PET 见放射性摄取稍增高（箭头）

10. 胰腺炎

（1）急性胰腺炎：胰腺的弥漫或局限性肿大、密度下降、形态不规则、边缘模糊，肾前筋膜及肾周筋膜增厚，有时出现出血、胰周积液和腹水。增强后轻度或不强化，还可见假性囊肿和脓肿形成（图6-63）。

（2）慢性胰腺炎：胰腺形态不一，可见不规则的胰管扩张，实质内的不规则钙化和假性囊肿形成以及胰腺的萎缩（图6-64）。^{18}F-FDG PET/CT 可见胰腺放射性摄取弥漫轻度增高（图6-65）。

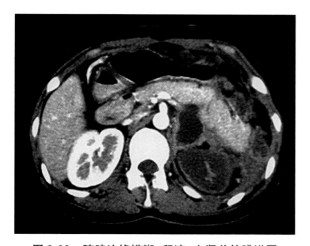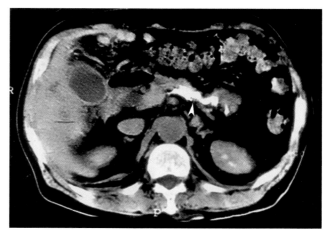

图6-63　胰腺边缘模糊、积液，左肾前筋膜增厚　　　　图6-64　胰腺萎缩、钙化（箭头）

11. 胰腺癌 胰腺轮廓可出现突起或不规则肿大，其内出现低密度灶，胰管、胆总管可出现程度不同的扩张，浸润周围脂肪可以导致脂肪密度的增加。另外，还可出现淋巴结和其他器官的转移。增强时动脉期病变强化不明显，肿块可浸润包绕邻近的血管（图6-66）。^{18}F-FDG PET/CT 胰腺癌病灶部位显示为放射性浓聚影像（图6-67）。经过 PET/CT 显像，可以显示肿瘤的位置、大小、形态，并根据病灶的浓聚程度鉴别良恶性。

12. 脾梗死 脾实质内尖端指向脾门的三角形低密度区，边缘不清，可单发或多发，增强后边界变得清晰，无强化。

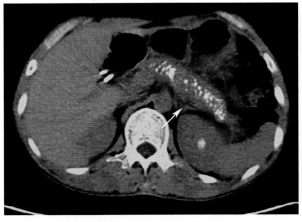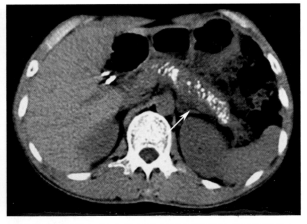

图 6-65　胰腺内散在小结节状高密度钙化影,胰周脂肪间隙稍模糊,胰体部见小片状放射性摄取轻度增高(箭头)

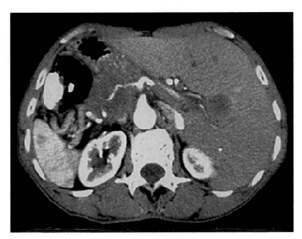

图 6-66　胰头癌包绕血管

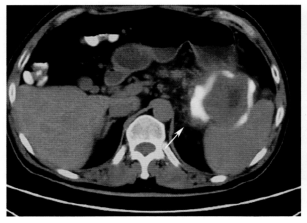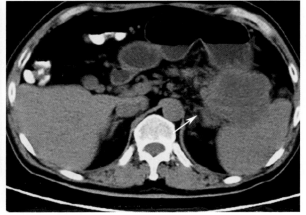

图 6-67　胰尾部体积稍增大,见一个不规则团块状密度不均区,边缘欠清,放射性摄取环状增高(箭头)

13. 脾淋巴瘤　脾可均匀增大,可见大的孤立性的或小的多发的结节状或粟粒状病变,呈低密度,边界不清,增强后可轻度强化,同时还可伴有全身淋巴结肿大等表现。

(三)泌尿系统

1. 泌尿系结石　尿路结石的密度高 100HU,CT 还可发现肾盏内的小结石(图 6-68)。输尿管内的结石可导致其上段输尿管的扩张及肾盂、肾盏积水。输尿管结石还可导致梗阻段输尿管壁的肿胀(图 6-69)。

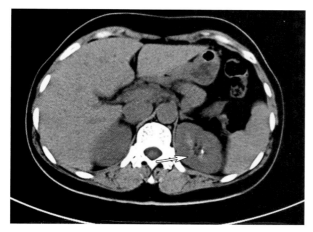

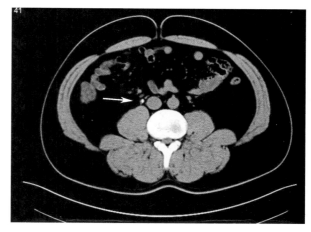

图 6-68　左肾内点状高密度影（箭头）

图 6-69　右侧上段输尿管管腔内见一个结节样高密度影（箭头）

2. 泌尿系统结核

（1）肾结核：进展期肾结核可见肾实质内的低密度灶，增强后无强化，还见肾盂积水和空洞壁的钙化。晚期则见整个肾脏的钙化，增强后无强化。

（2）输尿管与膀胱结核：CTU 表现为输尿管管腔多发狭窄与扩张，可呈不规则串珠样，输尿管僵硬、缩短，肾盂扩张、积水。膀胱腔明显变小，呈小圆形或不规则形；膀胱输尿管反流，这是由于病变的膀胱壁增厚、僵硬，使进入膀胱壁内输尿管周围肌纤维的括约肌功能丧失所致。CT 表现为输尿管壁增厚，管腔多发狭窄与扩张。CT 和 MRI 还可观察病变的输尿管和膀胱与周围组织的关系。PET/CT 检查显示放射性摄取异常增高。

3. 肾细胞癌　肾实质内的类圆形肿块，边界清晰，肿块多为低、中密度，较大时可向外突出，肿瘤内可有出血和坏死。增强后病变呈不均匀的明显强化，但比显著增强的正常肾组织的强化程度要小，肾静脉内经常可见瘤栓形成，肾窦可受压变形、中断和移位，还可侵及周围的筋膜并发生淋巴结的转移。肾癌对 ^{18}F-FDG 的摄取差异较大，有 60%～70% 表现为高代谢病灶，其余表现为等或低摄取（图 6-70）。

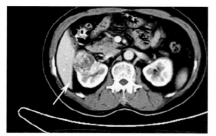
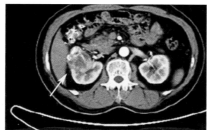
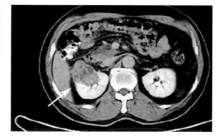

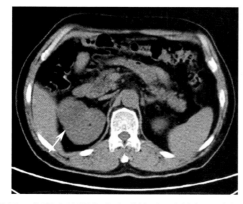
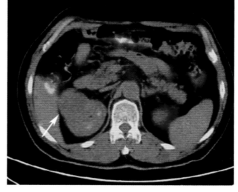

图 6-70　右肾见一个囊实性混杂密度肿块影，实性部分放射性摄取未见明显增高，囊性部分放射性摄取减低。增强扫描示上述病灶实性部分动脉期呈明显不均匀强化，门静脉期强化稍减退，延迟期强化明显减退（箭头）

4. 膀胱癌 肿瘤较局限时,可见局部膀胱壁的增厚或出现菜花样结节。肿瘤继续发展扩大,膀胱的轮廓可变形。肿瘤侵犯输尿管口可以导致输尿管扩张和肾积水,肿瘤向外浸润可以见到不规则的肿块,邻近的脂肪浑浊。^{18}F-FDG 主要由泌尿系排泄,膀胱内蓄积很高的放射性,使膀胱癌检出十分困难,因此采用呋塞米促排,消除尿液的放射性影响,才能显示原发灶。^{18}F-FDG PET/CT 显示膀胱癌表现为高代谢病灶,CT 与相应部位可见膀胱壁增厚(图 6-71)。

5. 肾上腺皮质癌 CT 表现:可见较大的分叶状肿块,密度不均,有时可见钙化。增强后肿块周边有不规则强化环,中心坏死部分的低密度区则无强化。常有肾静脉、下腔静脉瘤栓,腹膜后淋巴结转移,肝、肾侵犯。

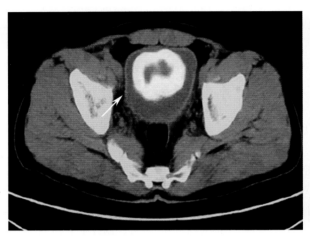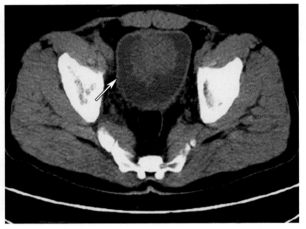

图 6-71 膀胱前顶壁团块状放射性摄取不均匀增高影,边缘呈厚壁环状高摄取,中心呈片状低摄取,CT 见异常软组织肿块影,呈菜花状向膀胱内突起,其内密度尚均匀(箭头)

(四)循环系统

1. 腹主动脉瘤 真性动脉瘤 CT 平扫可见动脉管径明显增粗,增强扫描表现为主动脉呈局限性梭形或囊状扩张,附壁血栓呈中等密度。假性动脉瘤 CT 平扫见动脉区软组织肿块影,增强扫描显示病变位于主动脉旁,多为厚壁、偏心囊状病变,外缘多不规则,内壁光滑。三维重建的 CTA 图像可显示动脉瘤的形态、范围及与主动脉腔相连的囊腔破口,还可显示动脉瘤与周围器官组织的关系(图 6-72)。

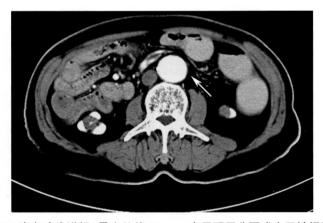

图 6-72 腹主动脉增粗,最宽处约 34mm,未见明显分隔或充盈缺损(箭头)

2. 主动脉夹层 平扫见动脉管径明显增粗,增强扫描及 CTA 可显示真假两腔及两腔之间的线样内膜影。附壁血栓则为管腔内的充盈缺损。CTA 可反映病变的范围,并有助于寻找破口。

3. 肠系膜血管缺血性疾病 CT 平扫可见受累肠管的扩张、积气及腹水等。增强扫描动脉期可见肠系膜动脉内的充盈缺损或显影中断。血栓或栓子较大时，可以在门静脉主干或较大的分支内出现充盈缺损或显影中断，血管内为软组织密度填充。

（五）生殖系统

1. 子宫内膜癌（endometrial carcinoma） CT 表现：子宫增大，外形不规则，宫腔扩张、积液。肿瘤部分密度下降，边界不清，增强后其强化程度小于正常的肌壁，肿瘤向外侵犯形成软组织影，同时可见周围的脂肪浑浊、密度增加。有时可见盆腔淋巴结的肿大和周围组织器官的关系等。子宫内膜癌增殖活跃，对 ^{18}F-FDG 表现为高摄取，在 PET 显像图上表现为异常放射性浓聚影。

2. 子宫颈癌（cervical carcinoma） CT 表现：早期宫颈增大，边缘光滑，肿块为软组织密度。肿瘤向外浸润形成宫旁软组织肿块，周围脂肪间隙可不清，侵及膀胱和直肠时导致受累的壁变厚甚至形成肿块。此外，还可见淋巴结的转移。增强后肿块呈不规则的强化（图 6-73）。

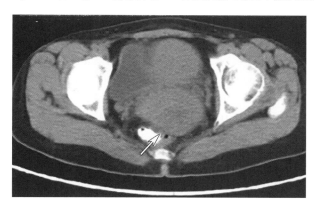
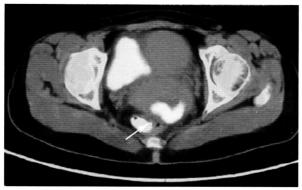
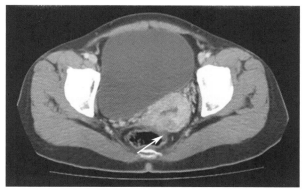

图 6-73　子宫颈后壁见一个不规则条块状放射性摄取异常增高影，CT 于混杂密度肿块影，增强后呈不均匀强化，向周围隆起（箭头）

3. 单纯性卵巢囊肿及卵巢肿瘤的扭转 平扫可见一侧卵巢形态增大，囊肿可见液性的低密度影，一般边界清楚，肿瘤表现为在卵巢区域的软组织肿块，其内密度多不均匀。扭转时除见到以上征象外，还可见周围脂肪的浑浊。

4. 卵巢癌（ovary carcinoma） CT 表现：肿瘤多局限于一侧卵巢，呈不规则的低密度、混杂密度影，少数可见钙化。有囊壁时可见不规则增厚，并有乳头状及菜花状的结节，增强时明显强化。卵巢的肿块与子宫多分界不清。晚期还可见腹水、大网膜和腹腔的转移。大多数卵巢癌原发病灶 ^{18}F-FDG 高摄取，PET/CT 显像表现为高代谢病灶，病灶显示清楚，同时可评价病变对周围的侵犯情况。囊性卵巢癌液体成分表现为摄取不高或低于周围正常组织，而囊壁表现为高摄取。实性卵巢癌表现为高摄取，病灶显示清楚。囊实性混杂的卵巢癌病灶，通常液性成分表现为摄取不高，而实性表现为高摄取。

5. 异位妊娠破裂 子宫形态正常或略大，宫腔内无孕囊。异位妊娠破裂时见输卵管区或其附近的区域的软组织肿块，其内密度不均，边缘不清。急性出血时可见附近或盆腔内的高密度影，陈旧积血则为中等密度影。

（六）其他位置的疾病

CT 是发现和确诊其他位置病变的简便、有效的方法，对于腹膜、网膜及肠系膜的炎症和肿瘤表现出独特的价值，如脂膜炎、间质瘤的检测等。CT 可以发现病变的大小、位置以及与周围组织器官的关系等，为诊断和治疗提供更多的信息。另外，对于一些器官间隙的炎性病变的诊断也具有良好的应用价值，如盆腔直肠周围间隙脓肿的诊断等。

（李林娟　王欣璐）

第4节　磁共振诊断

一、常用的磁共振检查方法

近年来，随着磁共振（magnetic resonance，MR）硬件的发展和序列的优化，MR 扫描速度的不断加快，图像的信噪比也得到了质的提高。磁共振成像（magnetic resonance imaging，MRI）可显示病变的形态学特征，磁共振波谱成像（magnetic resonance spectroscopy，MRS）还可以对疾病的代谢物进行分析。因此，MRI 在腹部疾病的诊断和鉴别诊断等方面得到了越来越广泛的应用，MR 技术也不再是一种辅助 CT 和 X 线检查的诊断方法。

腹部 MRI 主要用于显示实质性组织器官的形态结构特点以及各种管腔的管壁结构、管腔外改变的异常等。与其他影像技术相比，MRI 的优势在于：①多方位成像：可以从任意角度对感兴趣区进行成像，还能够进行图像的三维和容积重建等；②多参数成像：根据不同的组织信号特点分析组织的成分，如 MRI 可以很好地分辨血肿的不同时期；③良好的软组织分辨率：MRI 特别是对于软组织病变具有良好的分辨能力，如平扫 MR 即可清晰显示肝硬化结节；④器官或疾病的代谢物分析：MRS 是目前唯一的对活体组织代谢活动进行分析的无创的技术。MR 检查的缺点是，相对 CT 而言扫描时间偏长，对钙化和结石的显示不够准确。

常用的 MRI 系列包括常规的 T_2WI、T_1WI 以及脂肪抑制 T_2WI、T_1WI 序列，使用 Gd-DTPA 等对比剂的增强扫描，重 T_2 技术如胰胆管和泌尿系统的水成像等。必要时加做冠、矢状面甚至其他任意需要的角度的扫描。

二、与腹痛有关疾病的 MRI 基本表现

（一）管腔器官病变的 MRI 表现

1. 管腔改变　指盆腹部的管腔结构，如胃肠道、胰胆管、胆囊、输尿管、膀胱、输卵管、子宫、阴道和盆腹部的血管等，MRI 可以显示管腔的狭窄与扩张，结合管腔改变处的形态、管壁及管腔外情况，可以做出造成管腔改变的病因诊断；另外，对管腔内容物的改变，如肠套叠、栓塞、结石、异物、占位等，MRI 也能做出准确的判断。

2. 管壁改变

（1）管壁的形态：如管壁的增厚、破坏、规则程度和走行情况等，在获得良好低张的条件下，断面图像上一般胃壁超过 10mm、小肠壁超过 5mm 可诊断为管壁增厚；结肠壁超过 5mm 为可疑增厚，超过 10mm 则可肯定为增厚。缺血性病变、低蛋白水肿性病变等造成的肠壁增厚常较均匀，T_2WI 呈较高信号，肠壁边缘清晰而光整，受累肠段范围较长。炎性病变所致的肠壁增厚常不均匀，与管腔外结构分界不清。肿瘤所致的管壁增厚多为局限性、向心性增厚，甚至形成团块。

（2）管壁肿块：MRI 可以显示管壁肿块的范围和大小，以及它与邻近组织器官的关系。

3. 管腔外改变　炎症可造成相邻肠系膜水肿、充血和结缔组织增生；恶性肿瘤穿透浆膜层可造成周围脂肪层模糊、消失，淋巴结肿大，邻近器官浸润和远处转移等。

（二）实质性器官,病变的 MRI 表现

1. 形态异常 实质性器官形态异常主要表现在外形、轮廓、大小、叶 / 段比例、裂宽度等方面。如肝硬化时,肝脏体积（特别是终末期肝硬化）一般缩小；肝脏表面边缘呈结节样凹凸不平；肝叶和肝段比例失常,常常是肝右叶萎缩,而尾叶和左叶肥大,肝裂增宽。各种占位性病变常造成局部的轮廓改变。

2. 实质异常 实质异常分为局灶性和弥漫性两大类。

（1）局灶性实质异常：主要是指单发、孤立的病变,或虽为多发病变,但病变本身并不造成广泛而显著的形态学和病理学异常。局灶性病变多呈圆形或类圆形,良性肿瘤、肿瘤样病变、脓肿等常常边界光滑、锐利,而恶性肿瘤常边缘不清、模糊。另外,病灶的大小、数目、信号特点及强化特点也不尽一致,如肾结石在 T_1WI 和 T_2WI 图像上均呈低信号,转移性肿瘤常常多发,多数肝细胞癌强化时对比剂呈现"快进快出"的演变特点,而肝海绵状血管瘤则呈现"快进慢出"的向心性强化特点。此外,还要重视病灶周围管道结构的异常,如原发性肝细胞癌常侵蚀、破坏邻近血管并造成门静脉或肝静脉癌栓。

（2）弥漫性实质异常：指各种病因（如炎症、代谢障碍性疾病、遗传性疾病、血液病等）导致的实质性器官弥漫性的信号和形态的变化。

3. 器官内血管的异常 灌注、增强扫描和 MRA/MRV 可以帮助了解器官内正常和病理性血管的解剖和功能细节,从而有助于病变的诊断和鉴别。

4. 器官代谢水平的异常 利用 MRS 可以检测器官或病变的代谢水平的变化,如肝细胞癌磷酸单酯（PME）和磷酸双酯（PED）水平的增加、前列腺癌枸橼酸盐水平的下降等。

5. 器官周围组织的异常 如胰腺及肾脏炎症时出现的周围脂肪信号增高、筋膜增厚和积液等。

（三）盆腹部其他位置病变的 MRI 表现

其他位置的病变是指发生于腹膜、系膜、网膜、筋膜、韧带,以及腹膜腔、腹膜后间隙、组织器官之间的间隙和腹壁上的病变,主要的病因是炎症、结核和肿瘤。MRI 表现为腹膜、肠系膜、网膜等的增厚和信号变化,组织器官间隙的占位等。

三、与腹痛有关疾病的 MR 诊断

（一）胃肠道病变

1. 胃肠穿孔 MRI 对游离气体的显示也比较敏感,气体在 MRI 所有的序列上均为低信号。此外,它还可以显示穿孔附近组织的变化,如局限性的积液、积气及脂肪组织的浑浊等。在 T_2WI 上,微小的积液和脂肪水肿所致的信号增高更加明显,因而可以增加病变的检出率。

2. 急性肠套迭 MRI 表现为同心圆的软组织密度影,主要由肿胀、变厚的套叠肠壁及肠壁之间的含脂肪组织的肠系膜构成,有时还可发现套叠的病因如肿瘤等。另外,MR 还可根据套叠肠管的纵轴成像,更好地显示病变的套叠情况,增强 MRI 有时还可发现嵌入其中的肠系膜血管和异常增强的肿瘤等。

3. 肠扭转（volvulus） MRI 表现为扭转部位以上肠管的扩张、肠壁的增厚以及其内较大的气液平面,MRI 上肠管的纵轴成像能够更好地显示扭转的细节及黏膜的变化情况。增强扫描有时可见扭转的血管影。

4. 小肠梗阻 MRI 表现为肠腔扩大、积气积液,出现阶梯状液面征及大跨度肠袢,T_2WI 对气液平面及腹水的显示更为准确。同 CT 一样,MR 也有助于观察肠壁及肠外病变,并能帮助查找梗阻部位和原因。

5. 结肠梗阻 MRI 表现为结肠扩张,肠壁的水肿、增厚,以及肠内的宽大气液平面。根据不同的位置进行成像,有助于明确梗阻的原因和类型,MR 对于腹水的检出具有特殊的敏感性。

6. 消化性溃疡 当胃处于低张状态且口服对比剂充盈良好时,MRI 表现为胃壁的局限性增厚和壁上较明显的龛影,对于小肠和大肠上较大的溃疡也能显示。但是,MR 对于小的溃疡以及周围黏膜的变化不如 X 线对比剂造影检查。

7. 胃癌 MRI 检查的优势在于不仅能直接观察肿瘤对胃壁的侵犯,同时可以了解胃外浸润及远处淋巴结转移情况,用于肿瘤的分期、手术切除性的评估及术后随访。蕈伞型可见突向胃腔内的菜花状软组织肿块影；浸润型表现为胃壁增厚,其范围依局限型与弥漫型而定；溃疡型表现为肿块表面有不规则的凹陷。病变区胃壁增厚,与正常胃壁分界不清。T_1WI 肿块信号稍低于正常胃壁,T_2WI 肿块信号稍高于正常胃壁，增强扫描呈不均匀中等程度强化。胃周围脂肪层消失提示肿瘤已突破胃壁，向胃外生长。腹膜后间隙及腹腔内可见圆形肿大的淋巴结影，并可见肝脏等器官的远处转移。

8. 肠结核 MRI 可评价肠道壁的狭窄和增厚程度及周围组织的变化，T_2WI 能够对肠道外的结核灶及脓肿、周围脂肪的水肿情况以及病变与周围组织的关系进行较为敏感的显示。

9. 克罗恩病 MRI 检查作为辅助方法，可显示肠壁增厚、盆腔和腹腔脓肿等。MRI 表现为肠腔局限性环状狭窄和管状狭窄，因肠壁的炎性增生和纤维化致肠壁增厚、管腔狭窄，末端回肠最易受累。溃疡易发生穿孔，形成肠曲间瘘道，亦可形成脓肿。粘连可使肠曲形态僵硬、固定。

10. 结肠癌 MRI 能够看到肠壁的变化、软组织肿块等征象，还可以判断其浸润程度和淋巴结的转移情况等，对肿瘤分期、选择手术方式、判断预后具有较高价值。充盈水、空气或对比剂后，结肠肿瘤显示得更为清晰，肿瘤形态多样，可表现为肠壁局限性均匀或不均匀增厚，向肠腔内或肠腔外突出的不规则肿块，肠腔的不规则狭窄等（图 6-74）。增强扫描肿瘤多呈明显强化，强化程度不均。肿瘤与周围脂肪界限不清，提示肿瘤向腔外侵犯，增强扫描肿瘤显示得更清楚，尤其是对肠壁外浸润的评估。MRI 在区分直肠癌术后早期复发及纤维化方面也有明显优势。直肠癌术后复发多表现为局限性肿块，T_2WI 上信号高于瘢痕组织。

（二）肝、胆、胰、脾疾病

1. 肝硬化 肝硬化的 MRI 表现与 CT 所见相同，但 MRI 在肝硬化结节的分辨上要优于 CT，肝硬化再生结节在 T_1WI 上一般呈等信号，T_2WI 上呈低信号，当结节呈等信号或高信号时，提示癌变（图 6-75）。动态增强扫描显示：肝硬化再生结节的强化程度与正常肝实质一致，而肝癌则在动脉期显示明显快速强化，在门静脉期，其强化程度低于正常肝实质。

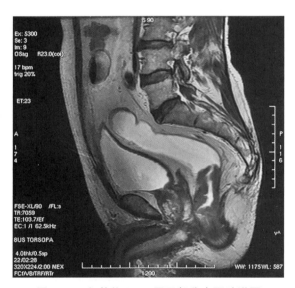

图 6-74 矢状位 T_2WI 显示部分直肠壁增厚

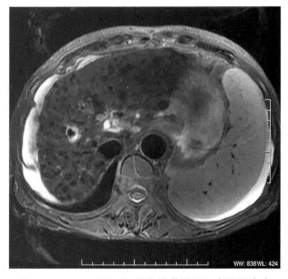

图 6-75 T_2WI 显示肝硬化结节及肝、脾周围腹水

2. 肝脓肿 MRI 表现：脓腔在 T_1WI 上呈稍低信号，T_2WI 上呈高信号。脓肿壁呈低信号同心环状改变，内层为肉芽组织，在 T_1WI 呈稍低或等信号，T_2WI 呈高信号；外层为纤维组织增生，在 T_1WI 和 T_2WI 上均呈低信号，这是脓肿的典型表现（图 6-76）。

3. 肝细胞癌 平扫可见病灶在 T_1WI 上多呈边界不清楚低信号，少数可呈等信号或高信号（图 6-77）。如瘤灶内有脂肪变性、出血、坏死囊变等，可呈不均匀混合信号；在 T_2WI 上信号多高于正常肝组织（图 6-78）。增强扫描显示：①动态增强扫描动脉期病变多明显强化，静脉期呈低信号，即对比剂呈现"快进快出"特征（图 6-79，图 6-80）。②肿瘤压迫浸润血管形成慢流增强效应，在 T_1WI 上呈高信号；累及门静脉和肝静脉则在管腔内出现充盈缺损。此外，MRI 门静脉成像是显示门静脉癌栓的理想方法之一。MRS 还可以观察 PM、PDE 以及 ATP 等物质的代谢异常，常见 PME/PDE 和 ATP 的增加。

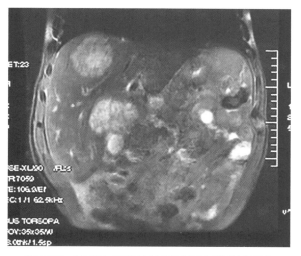

图 6-76　冠状位 T_2WI 显示肝内两个高信号脓肿

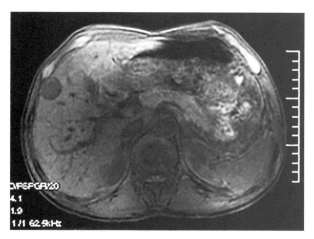

图 6-77　肝右叶病变在 T_1WI 为低信号

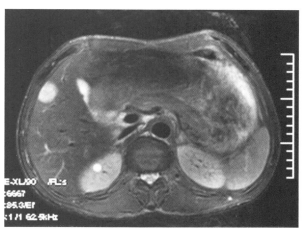

图 6-78　病变在 T_2WI 为高信号

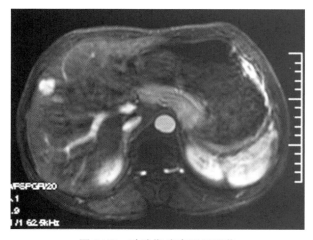

图 6-79　动脉期病变明显强化

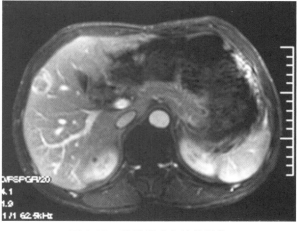

图 6-80　静脉期病变边缘强化

4. 肝转移癌　平扫显示：①肝内单个或多发性大小不等的圆形结节影（图 6-81），在 T_1WI 上多数呈边缘较清楚的低信号区，信号均匀或不均匀，肿瘤伴有新鲜出血或转移性黑色素瘤可呈高信号；T_2WI 多呈高信号。②"靶环征"：有的瘤灶中央可见小圆形长 T_1 低信号和长 T_2 高信号，系中心性坏死或含水量增加。③"晕圈征"：在 T_2WI 上，有的转移瘤边缘可见高信号带，其机制尚不明，一般认为是瘤体周边水肿或血管丰富的反映。增强扫描可提高病灶的检出率，病变多数呈不均匀或环形强化。

5. 先天性胆总管囊肿 MRI 及 MRCP 表现为肝外胆管扩张多为单发性，大小不等，大者可超过 10cm，扩张的胆管多呈球形或梭形高信号，边缘锐利，而肝内胆管不扩张或仅轻度扩张，这种不呈比例的肝内外胆管扩张是鉴别胆管囊肿与阻塞性胆管扩张的要点。

6. 急、慢性胆囊炎 MRI 表现：胆囊增大、胆囊壁弥漫性均匀增厚，超过 3mm。胆囊窝积液以及胆囊周围水肿带呈长 T_1 低信号和长 T_2 高信号，偶尔可见胆囊积气、积液征象。增强扫描胆囊壁明显强化，可见 3 层囊壁结构，即黏膜、浆膜层线状强化和中间不强化的水肿带。

7. 胆道结石 结石的信号与结石中脂质成分有关，一般而言，多数结石呈长 T_1 短 T_2 低信号。因此，在 T_2WI 图像上，胆囊和胆管内的结石都表现为较亮的胆汁信号中的充盈缺损（图 6-82）。胆管结石为沿肝内、外胆管走行区域的低信号，较大结石梗阻端呈杯口状，可伴有胆管扩张、胆管壁增厚等表现。结石在 MRCP 上表现为高信号胆汁内的低信号充盈缺损（图 6-83）。因此，对于较大的结石，MRI 检查可以显示阳性和阴性结石，但对于泥沙样结石，MRI 无特异征象，容易漏诊。

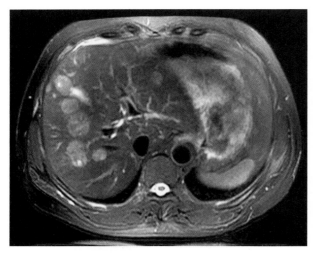

图 6-81 T_2WI 显示肝内多发高信号结节

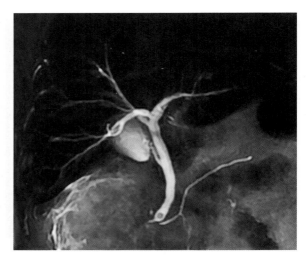

图 6-82 胆囊内低信号结石影（T_2WI）

8. 胆囊癌 胆囊癌的形态特点与 CT 表现一致。病变信号强度无特异性，在 T_1WI 上呈不均匀性稍低信号，在 T_2WI 上为中等高信号。Gd-DTPA 增强后，强化明显且持续时间长。胆囊癌大多并发结石，在胆囊内可发现低信号结石。

9. 胆管癌 肿块在肝内表现为 T_1WI 上信号比肝实质稍低，在 T_2WI 上呈稍高信号，附近可见扩张的小胆管。肿块发生在肝门曲可见肝内胆管明显迂曲、扩张，有时在扩张的胆管内可见不规则的充盈缺损，部分胆管被软组织信号影完全填充。肿块在胆总管内时一般病变较小，其上端胆管扩张，病变为软组织信号，可在扩张胆管内形成充盈缺损甚至导致胆总管的截断征，病变向外侵犯时可形成较大的肿块。动态增强动脉期肿块中度强化，强化持续时间较长。MRCP 示胆管狭窄或完全中断，梗阻端呈锥形或不规则形，肝内胆管中、重度扩张呈"软藤状"。有时可见腹膜后或肝门区的淋巴结肿大。

10. 胰腺炎

（1）急性胰腺炎：MRI 表现为胰腺增大，形状不规则，在 T_1WI 上呈低信号，T_2WI 上呈高信号。如有出血、坏死，在 T_1WI 上则呈高信号或不均匀混杂信号。胰管可扩张，胰腺边缘多数模糊不清，为胰腺周围脂肪组织水肿所致。增强扫描正常存活的胰腺组织强化，而坏死组织不强化。当炎症扩散至腹膜后，使该处脂肪信号减低或消失，肾周筋膜增厚、浑浊。胰腺假性囊肿、小网膜囊积液等在 T_1WI 上呈低信号，T_2WI 上呈高信号（图 6-84），当假性囊肿较大时可压迫周围的组织器官形成较为光滑的压迹。局限性的胰腺炎需注意与胰腺癌相鉴别。

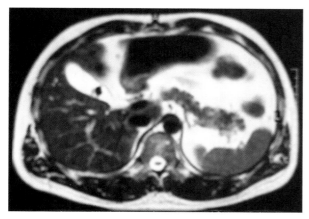

图 6-83　胆总管下端低信号结石影（MRCP）

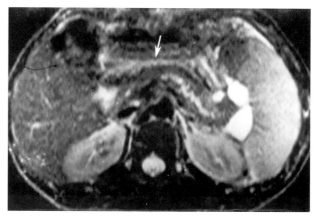

图 6-84　胰管扩张，胰尾周围假性囊肿，胰周带状积液（T₂WI）（箭头）

（2）慢性胰腺炎：MRI 表现为胰腺体积一般缩小或正常。胰腺组织的信号强度正常或局限性降低；1cm 以上的钙化呈低信号，钙化沿胰冠方向分布；大小为 $1\sim2cm$ 的假性囊肿在 T_1WI 上呈圆形低信号，T_2WI 上呈高信号。主胰管扩张，MRCP 可以清楚地显示胰管串珠样扩张，胰管结石表现为充盈缺损。

11. 胰腺癌　MRI 表现为轮廓不规则的肿块，与正常胰腺分界不清。肿块在 T_1WI 脂肪抑制序列上为低信号，而正常胰腺组织为高信号；T_2WI 上可表现为不均匀高信号。由于胰腺癌为少血管肿瘤，动态增强早期肿瘤强化不明显，而正常胰腺组织强化。胰头癌引起的胆管和胰管扩张时可表现"双管征"，也可以继发胰腺炎和假性囊肿，肿瘤可侵犯、包饶周围的血管，有时可见周围淋巴结和肝脏转移。MRCP 示胰头段胆总管成角、狭窄、中断，同时伴有病变段以上胆系扩张和胰管扩张，如胰腺癌发生在胰尾，则不出现胰管和胆总管的变化。

12. 脾梗死　脾实质内尖端指向脾门的三角形低密度区，T_2WI 为较高信号，可单发或多发，增强后边界变得清晰，无强化。

13. 脾淋巴瘤　单个或多个大小不等的圆形、椭圆形肿块，边界不清，在 T_1WI 上呈等或等、低混杂信号，在 T_2WI 上呈混杂稍高信号。增强后病灶轻度强化，与明显强化的正常脾实质相比，呈边界清楚的地图样低信号区。

（三）泌尿系统

1. 泌尿系统结石　结石在 T_1WI 与 T_2WI 上均为低信号。肾盂输尿管结合部或肾大盏体部的结石，可继发结石近侧的肾盂或肾盏积水。积水严重时影响到肾功能，MRI 显示患侧肾皮质萎缩，增强后信号低于对侧。MRU 显示在充盈高信号尿液的肾盏、肾盂、输尿管和膀胱内出现圆形或不规则的无信号影。

2. 泌尿系统结核

（1）肾结核：肾实质内的 T_1WI 低信号影，T_2WI 为中高信号，病变区信号不均匀，边界欠清晰，增强扫描后病灶无强化，延时扫描有时可见对比剂进入，可见气液平面。此外，还可见肾盂、肾盏边缘的虫蚀样破坏，肾实质内小的脓肿形成。肾盂积水，表现为肾盂扩张，其内为水样信号，须注意与空洞进行鉴别。空洞壁钙化呈低信号。有时还可以见到邻近脊柱结核和周围的寒性脓肿形成。

（2）输尿管与膀胱结核：输尿管壁增厚，管腔多发狭窄与扩张。增强后增厚的输尿管强化不明显。MRI 还可观察病变的输尿管和膀胱与周围组织的关系，有时还可发现其他位置的结核病灶。

MRU 表现：输尿管管腔多发狭窄与扩张，可呈不规则串珠样，输尿管僵硬、缩短，肾盂扩张、积水。膀胱腔明显变小，呈小圆形或不规则形；膀胱输尿管反流，这是由于病变的膀胱壁增厚、僵硬，使进入膀胱壁内输尿管周围肌纤维的括约肌功能丧失所致（图 6-85）。

3. 肾细胞癌　大多数肾癌 T_1WI 表现为等信号，T_2WI 表现为高信号类圆形病灶，周围窄的低信号环，代表肿瘤的假包膜。肿瘤内的坏死、液化区在 T_1WI 上呈低信号，T_2WI 上呈不均匀高信号；出血灶在 T_1WI、T_2WI 上均呈斑片状高信号。肾静脉、下腔静脉受累，肾静脉及下腔静脉内的流空消失，代以软组织信号（图 6-86）。

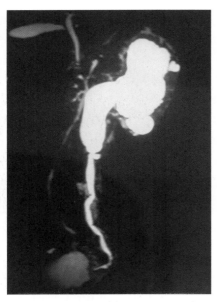

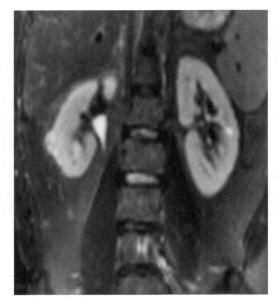

图 6-85 MRU 显示左输尿管扩张、迂曲，肾内积水，肾盏边缘不规则

图 6-86 T₂WI 显示右肾边缘小肾癌，不均匀略高信号

4. 膀胱癌 膀胱壁局限性增厚或有向腔内突出的肿块，在 T₁WI 与正常膀胱壁信号相似，T₂WI 上比正常膀胱壁信号高。累及膀胱周围组织时，在 T₁WI 上膀胱周围脂肪内出现低信号，在 T₂WI 上可见膀胱壁连续性中断。

5. 肾上腺皮质癌 基本表现与 CT 基本相同，肿瘤信号取决于肿块的大小，以及是否有出血、坏死、囊变等。肿瘤越大，信号往往越不均匀。

（四）循环系统

1. 腹主动脉瘤 动脉瘤形态特征表现与 CT 基本一致，即新鲜附壁血栓呈 T₁WI 高信号，陈旧性血栓则呈中等偏低信号。对于广泛病变的显示以 MRA 更佳，MR 电影可见收缩期血流自主动脉喷射入瘤腔。

2. 主动脉夹层 MRI 可见主动脉分为真假两腔，由于血流动力学影响，在多数病例可见假腔大、真腔小。真腔内血流速度快呈低信号，假腔血流慢形成腔内高信号，缓慢的血流呈极高信号。部分病例因破口较大而使真假腔内血流速度差别较小，两者不易区分。MRI 可显示内膜片，T₁WI 上呈真、假腔之间线状中等信号，并可见真、假腔之间经破口相交通。部分主动脉夹层可见附壁血栓形成。MRI 还可清楚显示病变的累及范围、主动脉分支是否受累、是否开口于真腔，对于手术方案的确定至关重要（图 6-87）。MR 电影可有助于破口的定位。

3. 肠系膜血管缺血性疾病 MRI 平扫所见与 CT 基本一致。增强 MRI 上可显示受累动脉的部位及范围、狭窄程度、受累分支数目和侧支循环情况等。增强扫描动脉期可显示肠系膜动脉内的充盈缺损或显影中断。MR 门静脉成像是显示门静脉栓子的理想方法。

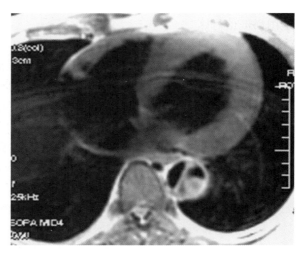

图 6-87 T₂WI 显示胸主动脉分为真、假两腔，假腔大，内见高信号血流；真腔小，血流呈低信号

（五）生殖系统

1. 子宫内膜癌 早期肿瘤见内膜结节状增厚，在 T₂WI 为高信号，但低于正常的内膜信号。肿瘤侵犯肌层时内膜连接带中断，增强时正常的肌层早于肿瘤强化。当平扫时肿瘤内部有高信号，提示为肿瘤

内出血。晚期病变显示子宫不规则增大,宫腔内积液。MRI 可显示子宫肌层受累的程度,帮助判断肿瘤分期,其中对结合带的观察极重要。MRI 也可检出盆腔或腹膜后淋巴结肿大及盆底腹膜种植,以及阴道、附件及膀胱、直肠等宫旁组织的受累情况。

2. 子宫颈癌 子宫颈癌的典型 MRI 表现为宫颈增大,可见不规则肿块,肿瘤在 T_2WI 上呈中、高信号,在较大的肿瘤内可有呈低信号的凝固性坏死,从而使整个肿瘤呈不均匀混杂信号。T_1WI 上肿瘤呈等信号。子宫旁组织受侵犯时,表现为低信号的宫颈间质环中断或不完整,宫颈增大、不对称、外缘不规则,子宫旁两侧不对称,肿瘤突入子宫旁组织,其边缘模糊不清,或环绕子宫旁组织内的血管。动态增强扫描早期(0～60 秒)肿瘤强化而子宫旁组织无明显强化。

3. 单纯性卵巢囊肿及卵巢肿瘤的扭转 卵巢囊肿为水样囊状信号,囊壁光滑、菲薄,外形光整。肿瘤则表现为信号混杂的软组织肿块。扭转时囊肿和肿瘤一般较大且突出于卵巢轮廓之外,囊肿及肿瘤呈长 T_2WI 信号。周围的脂肪浑浊,信号增加。

4. 卵巢癌 MRI 表现为盆腔内不规则分叶状囊性、实性或以实性成分为主的囊实性肿块,内部结构复杂,常与子宫及邻近组织器官粘连,分界不清。壁厚,壁不光整。瘤内见较厚的不规则分隔,囊液由于成分不同而在 T_1WI 和 T_2WI 呈不同信号,实质性成分多呈中等信号强度。增强扫描实性成分呈不均匀强化。

5. 异位妊娠破裂 可见不规则的肿块,其内信号不均,MRI 可以鉴别出血的时间。

(六)其他位置的疾病

同 CT 一样,MR 对于腹膜、网膜及肠系膜的炎症和肿瘤具有独特的诊断和鉴别诊断价值,特别是 MRI 技术由于具有多平面、多参数成像的特征,对于疾病的诊断具有更大的意义。

(于德新 李传福 张晓明)

参 考 文 献

[1] 金征宇. 医学影像学 [M]. 北京:人民卫生出版社,2005.

[2] YOUNG R,ROACH H D,FINCH-JONES M. More than pancreatitis?[J]. Br J Radiol,2006,79(946):858-859.

[3] ZAGORIA R J. Retrospective view of "diagnosis of acute flank pain: value of unenhanced helical CT"[J]. AJR Am J Roentgenol,2006,187(3):603-604.

[4] WILDI S M,GUBLER C,FRIED M,et al. Chronic abdominal pain: not always irritable bowel syndrome[J]. Dig Dis Sci,2006,51(6):1049-1051.

[5] LEE S Y,COUGHLIN B,WOLFE J M,et al. Prospective comparison of helical CT of the abdomen and pelvis without and with oral contrast in assessing acute abdominal pain in adult Emergency Department patients[J]. Emerg Radiol,2006,12(4):150-157.

[6] BRAMIS J,GRINIATSOS J,PAPACONSTANTINOU I,et al. Emergency helical CT scan in acute abdomen: a case of intestinal intussusception[J]. Ulus Travma Acil Cerrahi Derg,2006,12(2):155-158.

[7] JABBOUR Y,REGRAGUI S. Young man with acute pain in the hypogastrium: What isthe diagnostic? [J]. Clin Case Rep,2018,6(9):1896-1897.

[8] BEDNAROVA I,FRELLESEN C,ROMAN A,et al. Case 257: Leiomyosarcoma of the Inferior Vena Cava[J]. Radiology,2018,288(3):901-908.

[9] SITI D,ABUDESIMU A,MA X,et al. Incidence and risk factors of 0recurrent pain in acute aortic dissection and in-hospital mortality[J]. Vasa,2018,47(4):301-310.

[10] RENCIC J,ZHOU M,HSU G,et al. Circling Back for the Diagnosis[J]. N Engl J Med,2017,377(18):1778-1784.

[11] GOLLIFER R M,MENYS A,MAKANYANGA J,et al. Relationship between MRI quantified small bowel motility and abdominal symptoms in Crohn's disease patients-a validation study[J]. Br J Radiol,2018,91(1089):20170914.

[12] SHIN I,CHUNG Y E,AN C,et al. Optimisation of the MR protocol in pregnant women with suspected acute appendicitis[J]. Eur Radiol,2018,28(2):514-521.

[13] 周国雄. 急性胆囊炎, 胆石症 [M]// 李兆申. 消化系统疾病的诊断与鉴别诊断. 天津: 天津科学技术出版社, 2004.

[14] 叶慧义, 赵斗贵. 消化系统各脏器疾病的声像特征 [M]// 王孟薇, 吴本俨, 万军. 消化病鉴别诊断学. 北京: 人民军医出版社, 2004.

[15] 董宝玮, 梁萍. 肝脓肿 [M]// 吕明德, 董宝玮. 临床腹部超声诊断与介入超声学. 广州: 广东科技出版社, 2001.

[16] 张缙熙. 胰腺 [M]// 邹贤华, 张缙熙, 廖有谋. 腹部超声诊断. 北京: 人民卫生出版社, 1989.

[17] ROGOVEANU I, VACARU D. Diagnostic particularities in primitive diffuse form hepatocellular carcinoma associated with portal vein thrombosis[J]. Rom J Morphol Embryol, 2005, 46 (4): 317-321.

[18] 张志宏. 急性胰腺炎 [M]// 张志宏, 徐克成. 临床胰腺病学. 江苏: 江苏科学技术出版社, 1989.

[19] YOON H, SHIN H J, KIM M J, et al. Predicting gastroesophageal varices through spleen magnetic resonance elastography in pediatric liver fibrosis[J]. World J Gastroenterol, 2019, 25 (3): 367-377.

[20] ÜLGER B V, HATIPOĞLU E S, ERTUĞRUL Ö, et al. Variations in the vascular and biliary structures of the liver: a comprehensive anatomical study[J]. Acta Chir Belg, 2018, 118 (6): 354-371.

[21] KITAO A, MATSUI O, YONEDA N, et al. Differentiation Between Hepatocellular Carcinoma Showing Hyperintensity on the Hepatobiliary Phase of Gadoxetic Acid-Enhanced MRI and Focal Nodular Hyperplasia by CT and MRI[J]. AJR Am J Roentgenol, 2018, 211 (2): 347-357.

[22] GOLIA PERNICKA J S, GAGNIERE J, CHAKRABORTY J, et al. Radiomics-based prediction of microsatellite instability in colorectal cancer at initial computed tomography evaluation[J]. Abdom Radiol (NY), 2019, 44 (11): 3755-3763.

[23] HULL N C, SCHOOLER G R, LEE E Y. Hepatobiliary MR Imaging in Children: Up-to-Date Imaging Techniques and Findings[J]. Magn Reson Imaging Clin N Am, 2019, 27 (2): 263-278.

[24] YASAKA K, AKAI H, KUNIMATSU A, et al. Liver Fibrosis: Deep Convolutional Neural Network for Staging by Using Gadoxetic Acid-enhanced Hepatobiliary Phase MR Images[J]. Radiology, 2018, 287 (1): 146-155.

第7章 腹痛内镜与超声内镜诊断与鉴别诊断

腹痛是一种常见的临床症状，其病因复杂，通常由腹腔内脏器器质性病变或功能紊乱所致，其中大多为消化系统疾病，也可由腹腔外或全身性疾病引起。随着消化道内镜的普及应用，该检查已逐渐成为寻找腹痛病因的重要手段，除胃肠内镜外，还有经内镜逆行胰胆管造影、腹腔镜以及超声内镜（EUS）等均对腹痛具有重要的诊断和鉴别诊断意义。

第1节 食 管 疾 病

一、食管裂孔疝

食管裂孔疝是指由于各种原因引起腹腔内脏或组织（主要是胃）通过膈肌食管裂孔或膈食管间隙进入胸腔的病变，分为滑动型食管裂孔疝及旁型食管裂孔疝。多在饭后或平卧时出现腹上区不适感或灼痛、嗳气、反胃等症状，疼痛可向肩部放射。疝囊紧急嵌顿时，可见突然剧烈上腹痛伴呕吐、完全不能吞咽或同时发生大出血。

食管裂孔疝以往常靠特别体位时行 X 线钡餐检查确诊，随着内镜技术的不断普及和提高，镜下可以清晰地直接观察到病变的征象。滑动型食管裂孔疝内镜下主要改变有：①食管腔内有潴留物。②齿状线上移，其距门齿常小于 38cm。③食管裂孔压迹至齿状线的间距加大。在正常情况下，卧位时齿状线就在膈食管裂孔压迹处或其水平之下，当有裂孔疝时，随呼吸运动而开闭的食管裂孔仍在原位，而齿状线位置上移，这两者之间形成一个袋状的疝囊。这一间距不受任何因素的影响，是一个绝对值，间距越长，内镜下疝囊越明显，可以作为诊断裂孔疝的可靠依据。④ His 角变钝或拉直。胃囊的上移，将 His 角牵拉变钝甚至拉直，而使胃底变浅或消失；患者出现恶心症状时腹压增加，可见橘红色的胃底黏膜疝入食管内，此为内镜诊断裂孔疝的确凿证据。⑤贲门口扩大或松弛。胃底 U 形倒镜观察时多见到双环，即下面的裂孔压迹环和上面的贲门环，这是由于食管裂孔增宽，膈食管膜和食管周围韧带松弛，逐渐失去了固定食管下段和贲门的作用。⑥反流性食管炎表现。多为黏膜粗糙，重者可见条形黏膜糜烂，甚至溃疡形成及食管狭窄。因此，内镜诊断食管裂孔疝具有灵敏、准确的优点。

二、胃食管反流病

胃食管反流病是指食管、胃连接部防反流结构功能障碍而致胃、十二指肠内容物反流入食管，从而引起食管组织损伤的疾病。本病常见症状有反酸、烧心和胸骨后疼痛，也可有反食、吞咽疼痛等症状。

内镜能直接显示反流性食管炎的各种表现，并能结合病理活检确定诊断。内镜下可见齿状线模糊，食管下段黏膜充血、水肿，可见纵行红斑，有小糜烂，表面有渗出物，还可见溃疡，多为单发，呈圆形、椭圆形或不规则形，病程较长时可见较深的慢性溃疡，黏膜呈颗粒状，有时见管腔狭窄。为判断病变程度，我国中华医学会消化内镜学分会于 2003 年 10 月制定了《反流性食管炎诊断及治疗指南（2003 年）》，根据内镜下食管黏膜表现分为 4 级（表 7-1）。部分患者伴有食管裂孔疝，表现为齿状线上移，离裂孔水平≥2cm。有时与裂孔水平间可见疝囊，贲门常松弛、开放。

表 7-1　反流性食管炎的内镜分级

分级	食管黏膜内镜下的表现
0 级	正常（可有组织学改变）
Ⅰa 级	点状或条状发红、糜烂＜2 处
Ⅰb 级	点状或条状发红、糜烂≥2 处
Ⅱ 级	有条状发红、糜烂，并有融合，但非全周性，融合＜75%
Ⅲ 级	病变广泛，发红、糜烂融合呈全周性，融合≥75%

注：必须注明各病变部位（食管上、中、下段）和长度；若有狭窄，注明狭窄直径和长度；若为巴雷特食管，应注明其长度、有无食管裂孔疝。

三、食管癌

食管癌系指由食管鳞状上皮或腺上皮的异常增生所形成的恶性病变。早期可以无症状或为轻微的非特异性症状。中晚期则出现进行性吞咽困难，常伴有呕吐、上腹痛、体重减轻等表现。目前，超过 90% 的食管癌患者确诊时已进展至中晚期，总体 5 年生存率不足 20%。而早期食管癌通常经内镜下微创治疗即可根治，取得与外科手术相当的疗效，患者 5 年生存率可超过 95%。因此，迫切需要提高早期病变检出率和诊断率，从而进行内镜下早期治疗。

（一）内镜检查

食管癌首选内镜检查，内镜所见有以下特点：

1. 早期食管癌内镜像　既往在普通白光内镜下分为充血型、糜烂型、斑块型及乳头型四型。在普通白光内镜下食管黏膜病灶有以下几种状态：①红区，即边界清楚的红色灶区，底部平坦；②糜烂灶，多为边界清楚、稍凹陷的红色糜烂状病灶；③斑块，多为类白色、边界清楚、稍隆起的斑块状病灶；④结节，直径在 1cm 以内，隆起的表面黏膜粗糙或糜烂状的结节病灶；⑤黏膜粗糙，指局部黏膜粗糙不规则、无明确边界的状态；⑥局部黏膜上皮增厚的病灶，常遮盖其下的血管纹理，显示黏膜血管网紊乱、缺失或截断等特点。内镜医师在检查时应注意观察黏膜的细微变化，锁定可疑区域是开展后续精查（如色素内镜、电子染色内镜、放大内镜、共聚焦激光显微内镜、自发荧光内镜等）的基础。其中，需重点介绍的是窄带成像技术（narrow band imaging，NBI）联合放大内镜，可清楚显示食管上皮乳头内毛细血管祥（intrapapillary capillary loop，IPCL）的形态变化，最常用的 IPCL 分型为井上晴洋分型：IPCL Ⅰ型，形态规则，代表正常鳞状上皮黏膜；IPCL Ⅱ型，出现扩张和 / 或延长表现，多为炎症性改变和非肿瘤组织；IPCL Ⅲ型，血管形态有轻微改变；IPCL Ⅳ型，出现扩张、迂曲、管径粗细不均或形态不规则改变中的 2 种或 3 种改变；IPCL Ⅴ1 型，同时出现扩张、迂曲、管径粗细不均和形态不规则 4 种改变；IPCL Ⅴ2 型，在 Ⅴ1 型病变的基础上出现血管的延长，原血管祥结构尚完整；IPCL Ⅴ3 型，IPCL 不规则并伴有血管祥结构的部分破坏；IPCL ⅤN 型：出现增粗明显的新生肿瘤血管，原血管祥结构完全破坏。中、重度异型增生多表现为 IPCL Ⅲ型、Ⅳ型；IPCL Ⅴ型则提示癌变；IPCL Ⅴ1 型、Ⅴ2 型病变一般未浸润黏膜肌层，是内镜下切除的良好适应证；IPCL Ⅴ3 型多浸润至 M3 和 SM1，是内镜下切除的相对适应证；而 IPCL ⅤN 型病变不适合内镜下切除，推荐行外科手术治疗。其他分型如表浅型食管病变微细血管分型（microvascular patterns，MVP），除观察微血管形态之外，还考虑乏血管区域（avascular area，AVA）的范围。日本食管协会（Japan Esophagus Society，JES）结合上述两种分型的优点提出了更简洁的新分型，初步验证发现其评估表浅食管鳞癌浸润深度的平均准确度可达 90%（图 7-1）。

2. 中、晚期食管癌内镜像　主要特点为有菜花样肿块突入食管腔，并有糜烂、溃疡和管腔狭窄。分为 5 型：

（1）肿块型：亦称蕈伞型或息肉型。瘤体向食管腔内生长，呈息肉状、结节样、菜花状突起，多数大于 3cm，表面充血、糜烂，边界清楚，肿块周围黏膜正常，可引起管腔不同程度狭窄。

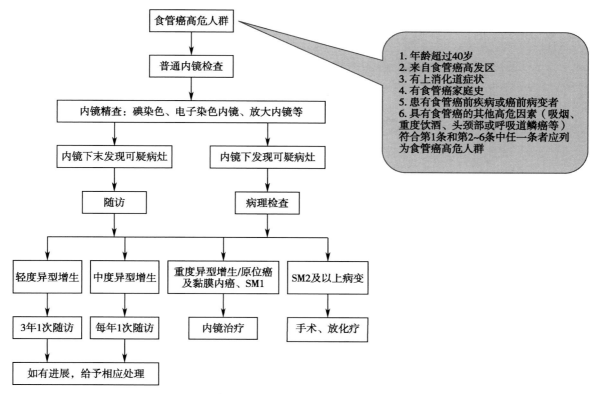

图 7-1 早期食管癌筛查及内镜精查流程图（2014 年，北京）

（2）溃疡型：癌瘤沿管壁生长，约占食管周径一半，溃疡底部不平，边缘呈结节状、围堤状隆起，表面充血、糜烂，在溃疡边缘取活组织检查阳性率较高。

（3）肿块浸润型：除具有肿块型的主要特征外，肿瘤边缘黏膜已受侵犯，表现为边界不清、表面粗糙不平、僵硬、浅表糜烂或浅表溃疡。

（4）溃疡浸润型：溃疡范围较广，累及食管周径一半以上，除具有溃疡型的特征外，周围黏膜已受侵犯，表现为管壁僵硬、蠕动差。

（5）周围狭窄型：肿瘤侵犯食管壁四周，境界不清，表面呈溃疡或结节颗粒样改变，可形成环形狭窄，内镜通过困难。

（二）超声内镜检查

超声内镜能清楚显示出癌组织侵犯食管壁的深度和范围，以及有无周围器官的病变和淋巴结的转移，为食管癌分期、分型和制定治疗方案提供可靠依据。食管癌的 EUS 影像表现为不规则的低回声肿块影，伴局部或全部管壁结构层次的破坏，形成缺损、不规则、中断等现象。

早期表浅癌浸润深度的 EUS 判断标准：①黏膜内癌，黏膜层和 / 或黏膜肌层增厚，黏膜下层清晰、连续、完整且形态规则。②黏膜下癌，黏膜肌层和黏膜下层的层次紊乱、分界消失；黏膜下层增厚、中断；黏膜下层内较小的低回声影。

进展期食管癌 EUS 表现：①食管壁内低回声占位，回声不均匀，边界不清，部分可表现为混合性回声；②食管壁增厚，结构消失、层次紊乱、回声减低。

T2 期 EUS 征象：病变侵及固有肌层，但外膜尚完整。

T3 期 EUS 征象：食管外膜中断。

T4 期 EUS 征象：病变向食管腔外生长，与邻近结构间无明确分界，侵及胸膜、心包或膈肌及其他邻近结构，邻近结构正常解剖结构消失、不规则或呈锯齿状且管壁僵硬。

对恶性淋巴结的判断标准：直径 >10mm、椭圆形、边界清楚、内部结构呈低回声的淋巴结判定为转移的淋巴结（图 7-2）。

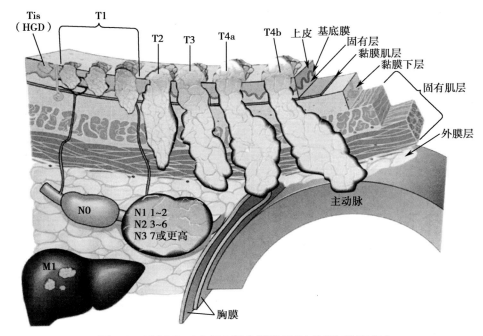

图 7-2 UICC/AJCC 第 8 版食管癌 TNM 分期（2017 年）

（三）鉴别诊断

1. 食管良性肿瘤 内镜表现常为一个隆起肿物，黏膜表面光滑，触及肿物有滑动感。EUS 声像图可见边界明确的均质低回声或弱回声，偶呈无回声病变，少数患者有不均质回声和不规则的边缘。

2. 食管结核 内镜可见浅表溃疡，不规则，基底呈灰白色，边缘黏膜有黄色结核小结节。增殖型见黏膜水肿、增厚、管腔狭窄。粟粒型见黏膜黄色粟粒样结节。EUS 声像图表现为食管壁内和/或壁外低回声占位，相互融合，内部可见高回声影（纤维化及钙化所致），壁外占位多为纵隔肿大的淋巴结。与早期食管癌难鉴别，其鉴别有赖于病理活检。

3. 贲门失弛缓症 内镜可见食管腔内大量潴留液，体部管腔扩张或弯曲变形，可伴憩室样膨出，无张力；有时可见多个轮状的收缩环，LES 区持续管壁，进镜有阻力，黏膜可表现为弥漫性充血、水肿、糜烂，甚至溃疡形成。EUS 见食管肌层增厚，典型食管蠕动性收缩消失，仅见食管腔扩大，但管壁层次结构正常。若为食管肿瘤导致食管腔扩大者，EUS 可显示肿瘤及管壁受侵征象。

4. 食管静脉曲张 内镜可见曲张的静脉，呈直行或蛇行隆起于黏膜面，也可呈串珠状、结节状隆起，部分阻塞管腔。EUS 表现为黏膜或黏膜下层的蜂窝状无回声结构，沿食管走行呈管状分布。

5. 巴雷特食管 内镜可见食管贲门交界的齿状线上移，呈全周型、舌型、岛型，病灶区见充血、水肿及糜烂，还可见较深溃疡，底部有黄白色苔，反复溃疡不愈可引起食管狭窄。EUS 可显示食管壁局灶性增厚，且以黏膜的第二层低回声层比第一层高回声层更厚为诊断标准。

6. 食管良性狭窄 内镜表现为食管腔呈局部或全段的狭窄，内镜通过困难，食管黏膜可正常，但多呈充血或肿胀、糜烂，还可见食管环。EUS 声像图表现为食管腔窄小，黏膜层增厚，而其余各层结构基本正常。

7. 食管外压改变 内镜表现为食管黏膜光滑的隆起肿块，可滑动，充气后其形状改变或消失。EUS 可清晰地显示完整的食管壁层结构及其毗邻的回声变化，有助于鉴别诊断。

8. 食管裂孔疝 内镜下可见齿状线上移，贲门口扩大或松弛，His 角变钝或拉直，食管腔内有胃黏膜的逆行疝入等。

9. 胃 - 食管反流病 内镜检查可见齿状线模糊，黏膜炎症、糜烂，还可出现溃疡，呈纵行分布，可融合，严重者出现食管狭窄，与食管癌鉴别困难，但活检无肿瘤证据。EUS 声像图无特征性改变，有时靠近黏膜层有缺损，或可见黏膜层明显增厚等改变。

第2节 胃与十二指肠疾病

一、急性胃炎

急性胃炎是指各种病因引起的胃黏膜或胃壁的急性炎症。临床上可分为单纯性、腐蚀性、感染性和化脓性胃炎。急性胃炎的确诊有赖于胃镜检查。

1. 急性单纯性胃炎 内镜下胃黏膜明显充血、水肿、糜烂及斑点状出血，黏膜表面覆盖有炎性渗出物质。

2. 急性腐蚀性胃炎 内镜下可见胃黏膜坏死，呈棕黑色，无坏死则呈严重的糜烂、出血、水肿等改变。

3. 急性感染性胃炎 内镜下可见胃黏膜弥漫性糜烂、出血、浅表溃疡以及大量脓性分泌物。若因感染性血管栓塞，可引起黏膜出现黄色斑点，伴周围红晕。

4. 急性化脓性胃炎 内镜检查相对禁忌。

二、慢性胃炎

慢性胃炎是指各种病因引起的胃黏膜慢性炎症疾病。其主要致病因素为幽门螺杆菌（*Helicobacter pylori*, *H. pylori*）感染，少数由胆汁反流、自身免疫反应所致。临床上缺乏特异性的症状，部分患者有消化不良的症状，出现无规律的上腹痛、饱胀不适、嗳气、反酸、呕吐等，且进餐后加重。根据黏膜炎症改变的程度不同，可分为慢性浅表性胃炎和慢性萎缩性胃炎。

内镜检查对慢性胃炎具有重要的诊断价值，其特征有：

1. 慢性非萎缩性胃炎 是最常见的一种胃炎，可发展为萎缩性胃炎。内镜表现有黏膜局限性水肿、充血，呈花斑状红白相间改变，或呈麻疹样改变，还可有局限性或弥漫性糜烂，糜烂深度一般小于 1mm，黏液分泌物增多，为灰白色或黄白色渗出物。皱襞隆起、增宽，注气后不能平展，可根据其宽度分为 3 度，即轻度（≤5mm）、中度（>5～10mm）、重度（>10mm），重度也称粗大皱襞。黏膜粗糙不平，可呈细颗粒状（轻度）、粗颗粒状（中度）或铺路石状（重度）。黏膜或黏膜下出血呈斑点状、条状、斑片状或片状。有时可见向腔内渗血，根据出血点的分布状态分 3 度：散在分布者为轻度，>10 个为中度，大片为重度。

2. 慢性萎缩性胃炎 是一种独立的疾病，也可以是全身性疾病的一种表现，大部分由慢性浅表性胃炎发展而来。内镜除可见慢性浅表性胃炎的表现外，还可见以下特征：病变呈弥漫性或局限性，黏膜变薄，呈颗粒样增生，色泽变暗，呈灰白色、灰黄色或灰红色，黏膜下血管透见如树枝状或网状，可见糜烂或出血，皱襞变细甚至萎缩消失（主要在胃体部）。根据萎缩程度分为 3 度：皱襞变细为轻度，消失为重度，介于两者之间为中度，重度亦称胃萎缩。萎缩性胃炎诊断主要依靠病理检查，病理组织学有腺体萎缩方能确诊。

3. 其他类型的慢性胃炎

（1）疣状胃炎：又称痘疮样胃炎，为一种特征性胃炎，可单独发生或并发于其他胃病。内镜下可见胃黏膜上有脐状隆起病变，中心可有浅表糜烂，为单发或多发。

（2）胃 MALT 淋巴瘤：胃 MALT（mucosa-associated lymphoid tissue）淋巴瘤来源于胃黏膜相关淋巴组织。内镜下可见胃黏膜粗大皱襞，有时呈斑块状隆起。内镜、超声内镜及多点活检十分必要，且需追踪观察。

（3）胃克罗恩病：克罗恩病可发生于口腔至肛门的全部消化道，但发生于胃部则少见。主要发生在胃窦部。内镜下可见胃窦黏膜呈细粒状或匐行性溃疡，活检可见非干酪性肉芽肿。

（4）嗜酸细胞性胃炎：为少见病，病因不清，见于胃窦。内镜下可见胃黏膜呈颗粒状，也有斑块样或糜烂改变。

（5）真菌性胃炎：常见于免疫功能低下的患者，以白念珠菌感染为多见。内镜下表现为斑片状菌斑，有广泛性充血、糜烂、溃疡或坏死。细胞刷涂片、培养有助于确诊。

三、消化性溃疡

消化性溃疡主要是指发生在胃和十二指肠的慢性溃疡，包括胃溃疡（gastric ulcer，GU）和十二指肠溃疡（duodenal ulcer，DU）。临床表现呈慢性病程、周期性发作及与饮食相关的节律性上腹部疼痛，有时以出血、穿孔等并发症为首发症状。

（一）内镜检查

内镜检查是诊断溃疡病最可靠的方法。它可直接观察溃疡形态，进行染色、取活检行细胞学检查，以区别良性和恶性溃疡以及确定溃疡的分期。

1. 溃疡的内镜像　内镜直视下，溃疡常呈圆形、椭圆形和线形，表面覆盖灰白色或灰黄色苔膜，周围黏膜发红、充血、水肿、稍隆起，边缘锐利，基底部光滑、平坦，黏膜皱襞集中。

2. 溃疡的分期　日本学者畸田隆夫将内镜下溃疡的形成、修复的周期分为 3 期，即活动期（active stage，A 期），亦称厚苔期；愈合期（healing stage，H 期），亦称薄苔期；瘢痕期（scarring stage，S 期），亦称无苔期。各期又根据严重程度的不同分为两个阶段，即 A1、A2、H1、H2、S1、S2 期，各期溃疡的形态特征如下：

（1）活动期（厚苔期）：

A1 期：溃疡大而深，苔厚而污秽，周围黏膜肿胀，无黏膜皱襞集中。

A2 期：溃疡苔厚而清洁，溃疡四周出现上皮再生所形成的红晕，周边黏膜肿胀逐渐消失，开始出现黏膜皱襞集中。

（2）愈合期（薄苔期）：

H1 期：溃疡面缩小，苔变薄，四周有上皮再生所形成的红晕及黏膜皱襞集中。

H2 期：溃疡接近完全愈合，但仍有少量薄白苔残留。

（3）瘢痕期（无苔期）：

S1 期：溃疡苔消失，中央充血，瘢痕呈红色，亦称红色瘢痕期。

S2 期：红色完全消失，瘢痕呈白色，亦称白色瘢痕期。

总之，溃疡活动期以厚苔为主要特征，伴周边黏膜肿胀；愈合期以薄苔为主要特征，周边也出现明显的红晕及黏膜皱襞集中；瘢痕期则白苔消失。

3. 特殊类型的消化性溃疡

（1）巨大溃疡：胃的良性溃疡一般直径在 2.5cm 以内，大于 2cm 的溃疡可称为巨大溃疡，以老年患者多见，需与恶性溃疡相鉴别。

（2）幽门管溃疡：内镜下幽门管位于胃的末端，长约 2.0cm，与十二指肠球部连接。其溃疡与一般消化性溃疡相同，溃疡边缘常有明显的充血、水肿，常导致幽门狭窄。

（3）复合性溃疡：胃镜下所见复合性溃疡多分别发生于胃及十二指肠常见的溃疡易发部位，形态同单独的胃或十二指肠溃疡，溃疡可分别处于不同的时期。

（4）吻合口溃疡：是指胃、十二指肠或空肠吻合术后吻合口发生的溃疡。多在吻合口的肠侧。镜下见吻合口局部常呈堤状隆起，表面黏膜发红，吻合口的胃侧常有明显皱襞集中。

（二）超声内镜检查

溃疡底大致由 4 层组织组成，最上层（黏膜面）为炎性渗出物（白苔），其下为坏死组织，再下可见新鲜肉芽组织，最下层为瘢痕组织。其相应的 EUS 声像图为：白苔呈强回声，坏死组织呈回声中断，肉芽组织或瘢痕组织呈强回声，溃疡周围炎症水肿呈低回声。

根据胃壁回声中断的层次可以判断溃疡的深度：

1. Ⅰ型溃疡　第 1、2 层回声中断，提示黏膜层糜烂。

2. Ⅱ型溃疡　第 3 层回声部分缺损、厚度变细，提示溃疡达到黏膜下层。

3. Ⅲ型溃疡　第 3 层及部分第 4 层中断，提示溃疡穿透黏膜下层达到肌层。

4. Ⅳ型溃疡　第 4 层肌层完全断裂，如侵及第 5 层，示溃疡深达浆膜层，此型多为难治性溃疡；若第

5层回声中断,溃疡回声与胃外组织相连接,则表明溃疡已穿透至胃周组织。

超声内镜可根据黏膜以下多层愈合情况来判断溃疡愈合质量,如果仅黏膜层愈合,黏膜下多层未愈合或未完全愈合,则属愈合质量不高,易复发。

(三)鉴别诊断

1. 胃癌 内镜下鉴别见表7-2和表7-3。

表7-2 活动期胃溃疡与进展期胃癌Borrmann Ⅱ型的鉴别

部位	活动期胃溃疡	进展期胃癌Borrmann Ⅱ型
溃疡底	多为圆形	形状不规则
	底低于黏膜面	底隆出于黏膜面
	底部光滑,白苔清洁	底部凹凸不平,有污秽苔覆盖
	无"黏膜岛"形成	常有出血或血凝块附着,常有"黏膜岛"形成
溃疡边缘	边缘清晰,光滑,分界清楚	边缘不清,不光滑,有糜烂
	边缘柔软	边缘有堤状隆起,触之僵硬
周围黏膜	充血、水肿、光滑	明显变色隆起,质硬不平整
	向溃疡中心集中,并自然移行到溃疡边缘	有凹凸不平结节形成,皱襞突然中断、变细至相融合

表7-3 活动期胃溃疡与早期胃癌Ⅲ+Ⅱc型的鉴别

部位	活动期胃溃疡	早期胃癌Ⅲ+Ⅱc型
溃疡底	白苔清洁,均匀覆盖	白苔不均匀,底部凹凸不平呈"黏膜岛"改变
边缘	边缘光滑、光整、界限鲜明	边缘呈不规则和锯齿状,界限不鲜明
皱襞	粗细均匀,连续且平滑	突然中断,急速变细
集中	缓慢地向溃疡集中	融合或呈虫蚀样

此外,超声内镜检查也有助于两者的鉴别。胃溃疡局部可见胃壁增厚,表层缺损,显示强回声溃疡影,局部蠕动波存在。胃癌则见胃壁不均匀弥漫性增厚,各层结构破坏消失,显示低回声团块影,伴有不规则强回声溃疡,病变区胃蠕动消失,并且EUS还可估计肿瘤大小、浸润深度以及相邻脏器和淋巴结的转移。

2. 慢性胃炎 内镜下浅表性胃炎可见点状、片状或条状红斑,黏膜粗糙不平,见出血点,萎缩性胃炎见黏膜色泽灰暗,呈颗粒状,黏膜下血管显露。

3. 功能性消化不良 具有持续或反复发作的上腹痛或不适、胀滞、早饱,嗳气,烧心等消化不良症状。内镜检查正常,故可鉴别。

4. 胃泌素瘤 溃疡发生在胃、十二指肠球部和不典型部位,溃疡为多发性,具有难治性。

四、胃癌

胃癌是指由遗传或环境因素引起的胃黏膜上皮细胞的恶性病变。早期胃癌无症状或仅有轻度非特异性消化不良,进展期癌可表现上腹痛、腹部肿块、上消化道出血、恶病质等症状。

(一)内镜检查

内镜加活检是胃癌诊断最可靠的手段。

1. 早期胃癌 根据内镜下病变的形态学特征,可将早期胃癌分为3型。

(1)Ⅰ型早期胃癌(隆起型):肿瘤明显隆起,其高度相当于胃黏膜厚度的2倍以上,呈息肉样突起,表面凹凸不平,有灰白色覆盖物,颜色发红或苍白,有出血斑,黏膜糜烂,有蒂或广基。

(2)Ⅱ型早期胃癌(浅表型):又分为3个亚型,即Ⅱa型(隆起浅表型)、Ⅱb型(平坦浅表型)、Ⅱc型(凹陷浅表型)。

Ⅱa 型：其隆起高度不超过胃黏膜厚度的 2 倍，表面不规则、凹凸不平，有出血、糜烂或苔附着，色泽可苍白或发红。

Ⅱb 型：肿瘤不超过黏膜平面，与周围黏膜无明显分界，主要改变是黏膜发红或苍白等，区域性黏膜不平整、不规则。

Ⅱc 型：病变黏膜呈浅凹或糜烂，底部有白苔或发红，局部可呈颗粒性改变。

（3）Ⅲ 型（凹陷型）：肿瘤呈明显凹陷或溃疡表面，基底部常有坏死渗出物覆盖，边缘不整齐，有出血、糜烂、结节状改变，周围黏膜不隆起或略隆起，可与Ⅱc 型并存。

早期胃癌小于 1cm 为小胃癌，以Ⅰ型、Ⅱ型占绝大多数，特别是Ⅱc 型多见。小于 0.5cm 为微小胃癌，以Ⅱa 型最多见，其次为Ⅱc 型。Ⅱa 型微小胃癌大多呈轻度广基性隆起，表面光滑，以白色调占多数，Ⅱc 型多呈不规则状，也可呈圆形或椭圆形，底部可见少量苔附着，呈凹凸不平、边缘糜烂，Ⅱb 型诊断仍很困难。

2. 进展期胃癌 一般采用 Borrmann 分型法把进展期胃癌分为以下 4 型。

（1）Borrmann Ⅰ 型（息肉型）：又称隆起型癌，肿瘤呈息肉样突入胃腔，多为广基，直径常大于 2cm，轮廓清楚，表面高低不平，呈菜花状或结节状，少数表面光滑，也可有出血、糜烂、溃疡形成。

（2）Borrmann Ⅱ 型（溃疡型）：局限性溃疡，溃疡较大，直径常大于 2cm，溃疡边缘不整，常有出血，周边呈堤状隆起，分界清楚。周围黏膜无浸润改变，溃疡底部有污秽组织、出血，高低不平。

（3）Borrmann Ⅲ 型（溃疡浸润型）：溃疡边缘的环堤全部或至少有一部分无突然高起的特征而逐渐向外倾斜，与周围正常黏膜分界不清，周围黏膜有浸润改变，表现为结节、出血和颜色改变，皱襞突然中断或变细，或呈杵状或互相融合。

（4）Borrmann Ⅳ 型（弥漫浸润型）：肿瘤广泛浸润胃壁，使胃壁变厚、僵硬，蠕动消失，胃腔狭小，形成"皮革胃"，与周围正常组织分界不清，黏膜表面高低不平或呈结节状，有糜烂、坏死及溃疡。

（二）超声检查

胃癌的 EUS 影像均表现为不规则的低回声肿块影，伴局部或全部管壁结构层次的破坏。根据 EUS 下显示的肿瘤侵犯胃壁层次的不同，可将胃癌分为：①黏膜层癌（M 型早癌，T1 期）：病变累及黏膜肌层，表现为第 1、2 层胃壁结构模糊、增厚、欠规则、变薄或缺损，第 3 层结构完整。②黏膜下层癌（T1 期）：病变累及黏膜下层，表现为第 1~3 层胃壁结构模糊、中断、增厚、变薄或缺损，第 4 层结构完整；其中病灶造成第 3 层改变深度不超过 1mm 归为 M/SM 型，超过 1mm 归为 SM 型。③固有肌层癌（mp 癌）：第 3 层中断，前 4 层结构层次消失，第 5 层光滑。④浆膜层癌（s 癌）：胃壁 5 层结构层次消失，第 5 层不规则、断裂，与周围组织分界不清。其中 m 癌和 sm 癌为早期胃癌，而 mp 癌和 s 癌为进展期胃癌。

Borrmann Ⅳ 型胃癌具有特征性的 EUS 图像，表现为大部分或全胃壁弥漫性破坏、增厚，多在 1cm 以上，以黏膜下层为主，回声减弱，层次结构不清，部分患者黏膜层及黏膜下层已破坏脱落，扫描仅见 3 层结构，最表面的即为黏膜下层。

腔外组织受侵表现为管壁第 4、5 层回声带分辨不清，低回声的肿瘤组织可突破第 5 层高回声带侵入外周组织，与邻近组织分界不清。癌周淋巴结转移可表现为圆形、直径 >1cm、边界清楚的低回声结节。

（三）鉴别诊断

1. 早期胃癌的鉴别诊断

（1）良性息肉：与息肉样癌易混淆，内镜可资鉴别（表 7-4）。

表 7-4　内镜下良性息肉与息肉样癌的鉴别

	良性息肉	息肉样癌
大小	多小于 2cm	多大于 2cm
形态	多规则	多不规则
表面	光滑	不平，有出血、糜烂、覆有白苔
色泽	与周围黏膜相同，略红或略淡	灰白色、污秽
蒂	多有	多无

（2）胃黏膜下肿瘤：内镜下见肿块呈半球形或球形隆起，基底宽，界线不太明显，表面黏膜多正常，但可发生缺血坏死性溃疡，可见到桥形皱襞。

（3）慢性胃炎：Ⅱb型早期胃癌内镜下表现为黏膜发红、苍白、光滑，黏膜表面呈颗粒状、粗糙不平等改变。此型表现疑是胃炎，不易鉴别，可借助色素内镜等区别。

2. 进展期胃癌的鉴别诊断

（1）胃良性溃疡：鉴别要点见表7-2和表7-3。

（2）胃恶性淋巴瘤：内镜表现为粗大及水肿的黏膜皱襞，多有大小不等的息肉样或结节状隆起，伴糜烂及浅表溃疡形成，溃疡多呈不连续性、地图状分布，深浅不一，底较平，边缘增厚，胃壁少有僵硬。EUS示病变处黏膜粗厚，5层结构不消失。

（3）胃巨大黏膜肥厚症：内镜表现为在胃底、胃体大弯侧黏膜皱襞巨大，呈脑回状，有的呈结节状或融合性息肉状隆起，皱襞肿胀、无弹性，其上可有糜烂或溃疡，组织学检查可与胃癌鉴别。

五、胃息肉

胃息肉是指突出于胃黏膜表面的良性隆起性病变，表面较光滑。多无症状，较大的息肉可引起腹部不适、腹胀、上腹痛、上消化道出血等症状。

（一）内镜检查

内镜下见息肉多位于胃窦部，黏膜向腔内局限性隆起，注气后不消失，单个或多个，界限清楚，呈圆形或半圆形，有蒂、亚蒂或无蒂，小息肉无蒂，大息肉则多有蒂，个别呈分叶状、乳头状或蕈状，直径常小于2cm，多在0.5～1.0cm，黏膜表面光滑或糜烂、出血。

（二）鉴别诊断

与胃黏膜下肿瘤易混淆，内镜可资鉴别（表7-5）。

表7-5　内镜及超声内镜下胃黏膜下肿瘤和病变的鉴别诊断要点

病变类型	好发部位	内镜表现	回声强度	内部结构	所在层次	切面形态	边界情况
间质瘤	胃体、底及贲门	球形、半球形或丘状隆起，表面光滑或有溃疡	低回声	均质或不均质，可含有液化坏死区、钙化灶	多位于固有肌层，部分位于黏膜下层或浆膜层	圆形、椭圆形，可呈分叶状	有包膜，边界清楚、规整
平滑肌瘤	胃体、底及贲门	球形、半球形或丘状隆起，表面光滑	低回声（略低于GIST）	均质	固有肌层或黏膜肌层	圆形、椭圆形，可呈分叶状	有包膜，边界清楚、规整
异位胰腺	胃窦	丘状或扁平状隆起，表面可有开口样结构	中高回声	大多不均，实质内含斑点状、条索状高回声，可有管状或不规则状无回声暗区	以黏膜下层为主，常同时累及黏膜层与固有肌层	锥形或不规则形	边界不清，尤其是深部，可与固有肌层分界不清
脂肪瘤	胃窦、胃体	丘状或扁平状隆起，奶黄色外观，触之质软	高回声	均匀，病灶较大时深部可有衰减现象	黏膜下层	椭圆形或梭形	边界清楚、规整
曲张静脉	胃底、胃体	半球形、簇状或条形隆起，典型者紫蓝色，质软	无回声	均匀，注射治疗后或血栓形成时腔内高回声充填	黏膜下层、固有肌层，少数位于浆膜外	圆形、椭圆形、管状，多发者蜂窝状	有管壁，边界清楚、规整
囊肿	不定	半球状、丘状隆起	无回声	均匀，腔内可有漂浮物	黏膜下层	圆形或椭圆形	有囊壁，边界清楚、规整

续表

病变类型	好发部位	内镜表现	回声强度	内部结构	所在层次	切面形态	边界情况
神经内分泌肿瘤	不定	单发或多发的灰黄色结节状隆起	中低回声	欠均匀,内部坏死时含液化区	黏膜层或黏膜下层,可浸润至固有肌层	椭圆形	边界模糊
神经鞘瘤	胃体	半球形或丘状隆起,表面光滑	低回声	均匀	固有肌层	椭圆形	边界清楚、规整
血管球瘤	胃窦	半球形隆起	中高回声	大致均匀	黏膜下层、固有肌层	椭圆形	边界清楚、规整
炎性纤维性息肉	胃窦	臼齿样隆起	中低回声	均匀	黏膜层、黏膜下层	椭圆形	边界不清
血管瘤	胃窦	蓝紫色、质软的浅隆起	中等回声	中等回声区内含点状无回声	黏膜下层	椭圆形	边界清楚、规整
炎性病变	不定	黏膜肿胀、隆起,表面充血、糜烂,活检后可见破溃处脓液流出	中低回声	不均,内部坏死时含液化区,如有异物滞留,可显示为高回声	黏膜层、黏膜下层,可累及固有肌层	不规则形	边界不清、不整

六、胃黏膜脱垂

胃黏膜脱垂是指异常松弛的胃黏膜,逆行突入食管或向前通过幽门管滑入十二指肠球部所致。临床上轻度者可无症状,反复脱垂者可见上腹部不适、疼痛、饱胀、恶心、呕吐等症状,重度者可出现幽门梗阻及上消化道出血。

内镜下可见胃窦部黏膜正常或充血、水肿,有时可见出血点、糜烂或浅表溃疡等。当胃窦部收缩时,胃黏膜随蠕动经幽门进入十二指肠,舒张时,脱垂的胃窦黏膜皱襞形成菊花状翻卷入胃腔,多伴有胃蠕动亢进及肠液胆汁反流。

七、十二指肠炎

十二指肠炎是指各种原因所致的急性或慢性十二指肠黏膜的炎症变化,可单独发生,也可伴随其他疾病而存在。病变多见于球部,降部以下少见。临床表现无特异性,可有上腹痛、反酸、嗳气、消化不良、恶心、呕吐等症状,甚至呕血和黑粪。其诊断以往靠 X 线钡剂造影,现今内镜的广泛应用提高了对本病的认识。

十二指肠炎的内镜表现多样。目前,多倾向于 4 型分类法,其特点是:①浅表型:最多见,黏膜充血、水肿,反光增强,红白相间,以红为主的斑片状充血;②萎缩型:黏膜变薄、苍白,红白相间,以白为主,可见网状血管显露,或散在蓝色凹陷;③增生型:黏膜肥厚、粗糙不平,呈颗粒状隆起,有小结节增生;④出血糜烂型:黏膜脆弱,触之易出血,红肿呈点状或片状出血、渗血或糜烂。因为十二指肠炎患者可同时表现出不同的内镜特征,所以有时内镜表现不典型以致无法精确分类。Joffe 等根据十二指肠炎的严重程度进行分级,即:0 级,正常十二指肠黏膜;1 级,黏膜水肿,皱襞增厚;2 级,黏膜发红(包括接触性出血);3 级,黏膜出现点状出血;4 级,黏膜出现糜烂,常伴点状出血,有描述为"霜斑样"糜烂。

第3节　小 肠 疾 病

一、小肠肿瘤

小肠肿瘤是指发生于十二指肠、空肠和回肠的新生物,可来源于上皮或间叶组织,分为良性肿瘤和恶性肿瘤。临床表现缺乏特异性,部分患者表现有上腹痛、消化道出血、肠梗阻、体重下降等。内镜检查对小肠肿瘤具有较高的确诊率,各型肿瘤的内镜表现如下。

（一）小肠良性肿瘤

1. 间质瘤　最常见,多发于空肠。小肠镜下可见肠黏膜呈光滑半球状隆起,基底宽,表面黏膜正常或有炎性充血、糜烂、溃疡,可有脐样凹陷。

2. 脂肪瘤　多见回肠末端。小肠镜下可见肿块呈分叶状,表面血管少。

3. 腺瘤　多见十二指肠和空肠。可单发或多发,肿块向肠腔内突出,呈结节状,大小不等,黏膜表面颜色与周围黏膜相同,或伴充血、糜烂。

4. 血管瘤　发生率低,多见空肠。呈单个或多发,常为一个孤立、无包膜的肿块,一般小、无蒂,偶呈息肉样外观,与周围黏膜分界清楚。

（二）小肠恶性肿瘤

1. 腺癌　最常见,多见于十二指肠。小肠镜下可见肿块呈环形隆起病变,凹凸不平,表面可有糜烂、溃疡,脆性增强,易出血,肠腔近端可有轻度扩张,远端变僵硬。

2. 恶性淋巴瘤　多见于回肠。小肠镜下可见肿块多呈球形分布,黏膜面上有多个米粒大小的黄色隆起,呈半球状,亦可见有糜烂、溃疡,溃疡底部硬,凹凸不平,皱襞不明显,确诊需依靠活检病理学检查。

3. 平滑肌肉瘤　多见于回肠。小肠镜下可见肿块呈圆形或椭圆形,表面暗红色,有溃疡形成,易出血,需活检确诊。

4. 类癌　较少见。单发或多发,见于回肠。小肠镜下可见病变部位黏膜肿胀,表面凹凸不平,凹陷处覆以白苔,间有出血,活组织病理学检查可助确诊。

二、小肠克罗恩病

小肠病变与结肠克罗恩病相似,肠镜下可见黏膜充血、水肿、弥漫性糜烂及溃疡,溃疡早期浅表,呈白色,大小不等,针尖大小或小圆形,伴有出血,周边有充血、红晕,溃疡间黏膜正常。随病变发展,溃疡变大、变深,呈圆形或卵圆形,周围黏膜有炎症,可见假息肉样结节或卵石状改变,并见裂隙溃疡,深达或超过黏膜下层,可穿透肠壁形成瘘管。晚期病变有肠腔狭窄、环形皱襞消失、肠壁伸展不良、肠腔畸形等改变。镜下活检病理学检查发现非干酪性肉芽肿,是诊断该病的可靠依据。

三、小肠结核

多见于回肠末端或回盲部,偶见于空肠。肠镜表现为溃疡和/或假息肉形成,溃疡呈环形,大小不一,深浅不等,边缘陡峭、不规则,表面附有黄色或白色苔,周围充血、水肿轻或无,随病情发展,形成假息肉,并融合成增生结节,晚期可有瘢痕形成,引起肠管变形、假憩室形成,甚至肠腔狭窄。确诊必须做活检病理学检查。

四、小肠息肉

多见于十二指肠。肠镜检查是确诊息肉的可靠方法,镜下可见多为广基息肉,其次为有蒂息肉及隆起性息肉。形态多样,多呈球形,还可呈半球形、乳头状等,色泽多为暗红色、浅红色或与周围黏膜相同,少数有表面糜烂或渗血。

第4节 大 肠 疾 病

一、结肠克罗恩病

克罗恩病是一种病因不明的胃肠道慢性炎性肉芽肿性疾病。它可广泛累及消化道，以末段回肠和邻近结肠多见。临床上以腹痛、腹泻、体重下降、腹块、瘘管形成和肠梗阻为特点，可伴有发热等全身表现以及关节、皮肤、眼、口腔黏膜等肠外损害。

（一）内镜检查

大肠镜检查是诊断克罗恩病的重要方法。镜下表现为：①病变呈节段性、非对称性分布，病变之间的黏膜外观基本正常；②溃疡与多发炎性息肉：早期溃疡呈鹅口疮样，随病变发展，可出现阿弗他溃疡、纵行溃疡或匍行溃疡，不连续，大小不等，形态不规则；③黏膜隆起：黏膜下层高度充血、水肿，黏膜隆起，呈铺路石样改变；④肠狭窄：肠壁广泛纤维化，呈弥漫性增厚，肠壁僵硬，形成肠腔狭窄，狭窄区长短不一。

目前，多认为克罗恩病的诊断标准是：①肠壁非连续性或节段性病变；②肠黏膜铺路石样征象或纵行溃疡；③肠全层性炎症病变；④非干酪样肉芽肿；⑤裂沟、瘘管；⑥难治性肛门病变。

（二）超声内镜检查

由于克罗恩病病变较深，超声内镜，尤其是超声探头（MUP）检查具有一定的优越性。EUS声像图表现为第1、2层（界面与黏膜层）无明显增厚，界线较为清楚。第3、4层增厚，特别第3层（黏膜下层）增厚明显，第4层（固有肌层）增厚不均匀，病变最后区域与非病变最薄区域之间厚度差异较大。

（三）鉴别诊断

1. 溃疡性结肠炎 结肠克罗恩病肠镜下可见孤立散在的溃疡呈匍行或纵向，有鹅卵石样改变。而溃疡性结肠炎表现为浅溃疡，充血、出血明显，黏膜脆，可有假息肉或黏膜桥形成。

2. 肠结核 肠镜表现主要为横行溃疡及增殖性改变。溃疡边缘隆起，界限不分明，可伴肠管狭窄和假憩室形成。而克罗恩病多为纵行溃疡，与周围黏膜分界明显，并有铺路石样改变。

二、溃疡性结肠炎

溃疡性结肠炎是一种原因不明的直肠和结肠慢性非特异性炎症性疾病，与克罗恩病同属炎症性肠病。多见于直肠、乙状结肠，临床上主要表现为腹痛、腹泻、黏液脓血便和不同程度的全身症状。

（一）内镜检查

大肠镜下病变特点为：①病变呈连续性，往往从直肠开始，向乙状结肠、降结肠逐渐蔓延至右侧结肠、次全结肠、全结肠；②肠黏膜血管纹理模糊、紊乱或消失、充血、水肿，质脆，触之易出血，脓性分泌物附着，并常见黏膜粗糙，呈细颗粒状，粗糙不平，失去光泽；③病变明显处见弥漫性糜烂及多发性浅溃疡，形态各异，大小不等，溃疡表面可有黄白色苔附着，也可带血性黏液；④慢性修复期出现假息肉，形状多样，有蒂或无蒂，有时形成黏膜桥，结肠袋往往变浅、变钝或消失。内镜检查可以取活检以助确诊。

（二）超声内镜检查

EUS可清楚显示炎症浸润各层的程度，对于决定溃疡性结肠炎的治疗方案以及判断疗效具有重要的参考价值。声像图表现为炎症区域呈低回声改变，第2层结构增厚表示炎症局限在黏膜层，低回声到达黏膜下层；第1、2、3层界限不清楚，提示炎症侵及黏膜下层；第4层低回声改变，第1、2、3、4层界限不清楚，说明炎症波及固有肌层。

（三）鉴别诊断

1. 结肠镜下鉴别诊断

（1）结肠克罗恩病：鉴别要点见本章节"结肠克罗恩病"。

（2）慢性细菌性痢疾：肠镜下见病变部位以乙状结肠、直肠最为明显，重者可累及近端结肠。急性期黏膜弥漫性充血、水肿，有多发性浅表糜烂，附有脓性分泌物，糜烂之间为正常色泽的黏膜。

（3）阿米巴痢疾：肠镜下见病变部位多在回盲部、升结肠。溃疡孤立存在，早期呈烧瓶样溃疡，黏膜见散在分布的针尖大小溃疡，后期为深大的火山口样溃疡，黏膜炎症轻或无，溃疡之间及周围黏膜正常。

（4）缺血性肠炎：结肠镜检病变多局限，与正常肠黏膜明显分界，黏膜充血、水肿、出血，血管网消失，见红斑、瘀斑，有溃疡形成，呈纵行或不整形，炎症性息肉较少见，后期可见肠管狭窄。EUS表现为肠壁黏膜及黏膜下层的弥漫性增厚，回声不均。

（5）肠结核：呈轮状溃疡，轮状和带状萎缩，活检取材应在活动期糜烂及小溃疡处进行。

2. 超声内镜鉴别诊断 超声内镜对溃疡性结肠炎和克罗恩病具有一定的鉴别诊断意义（表7-6）。

表7-6 溃疡性结肠炎与克罗恩病超声内镜下鉴别诊断

	溃疡性结肠炎	克罗恩病
溃疡	炎症侵及黏膜层和黏膜下层较浅处；重度炎症时，炎症才侵及黏膜下层	炎症侵及黏膜层和固有肌层
炎症	重度炎症时，黏膜层呈连续垂直方向改变	以黏膜下层为主体改变
肠壁厚度	重度范围不断扩大，暴发性可见肠壁	黏膜下层炎症明显，肌层伴有不规则肥厚

三、肠结核

肠结核是由于结核分枝杆菌侵犯肠道而引起的肠道慢性特异性感染性疾病，好发于回盲部和右侧结肠。该病可分为溃疡型、增生型和混合型。临床表现主要为腹痛、大便习性改变、发热和消瘦等。

（一）内镜检查

大肠镜下主要表现为溃疡及增殖性改变，可伴肠腔狭窄和假憩室形成。特点如下：①病变呈跳跃式，类似于克罗恩病，病变之间黏膜可完全正常；②溃疡最常见，病变沿环绕肠壁分布的淋巴管扩散，呈环状分布，垂直于肠管的长轴，形状不规则、深浅不一、大小不等、分界不清；③增生黏膜表面可见炎性假息肉和增生性结节形成，大小不等，小者如米粒和绿豆状，大者可呈团块状，形成结核瘤，增生组织表面粗糙、色红，质地中等偏脆；④肠管狭窄呈短环形，单发或多发，一般小于3cm，可伴假憩室、回盲瓣变形。

（二）超声内镜检查

肠结核EUS影像示肠壁第1、2层局部结构消失，缺损达黏膜下层，第3层回声明显增厚而回声低，第4层不规则增厚并有中断，提示炎性细胞浸润至固有肌层。

（三）鉴别诊断

1. 结肠克罗恩病 鉴别要点见本章节"结肠克罗恩病"。

2. 溃疡性结肠炎 镜下见增生性结节形成，大小不等，小者如米粒和绿豆状，大者可呈团块状，形成结核瘤，增生黏膜弥漫性充血、水肿、灶性出血以及浅而不规则的溃疡，病变连续，可形成假性息肉，较少形成狭窄，而无肠结核的镜下改变。

3. 结肠癌 镜下见病变范围较局限，溃疡不规则，底不平，质地硬而脆，活检一般可明确诊断。

4. 阿米巴结肠炎 镜检可发现黏膜充血、水肿，见"口小底大"的烧瓶状溃疡，溃疡常呈卵圆形，底部盖有坏死组织，肠分泌物中可查出阿米巴滋养体。

四、大肠息肉（腺瘤）

大肠息肉是指发生在大肠黏膜表面的隆起性病变的统称。息肉多无症状，较大息肉时可引起腹部不适、腹胀、腹痛、腹泻、便秘等消化系统症状。

（一）内镜检查

大肠腺瘤是由腺上皮发生的良性肿瘤，多发于直肠、乙状结肠。腺瘤大小一般为0.5～2.0cm，少数大于2cm。小于0.5cm的称为小腺瘤，有些肉眼难以辨认，在显微镜下才能看清的腺瘤称为微小腺瘤。根据腺瘤的组织学特点,可将其分为管状腺瘤、绒毛状腺瘤、混合性腺瘤。

1. 管状腺瘤　最常见,占腺瘤的85%,常多发,多有蒂,直径一般为1～2cm,呈球形,表面光滑或有分叶,多由正常黏膜覆盖,少数黏膜表面发红。肠镜下活检为由增生的腺体构成,腺体大小、形态不一致。

2. 绒毛状腺瘤　又称乳头状腺瘤,较少见,占腺瘤的10%左右,常为单发,无蒂,一般直径大于2～3cm,常呈绒球状或菜花样,表面有细长的绒毛状或结节状突起,颜色苍白发黄,质脆易出血,常伴糜烂,表面附有大量黏液。肠镜下活检主要为绒毛状结构,占腺瘤80%以上,绒毛长,直达黏膜肌层。

3. 混合性腺瘤　同时具有上述两者的腺瘤,表面部分呈绒毛状或结节状,活检组织学标准是以管状腺瘤为基础,绒毛成分超过25%,或以绒毛状腺瘤为基础,腺管成分超过25%。

4. 腺瘤与癌变　腺瘤恶性变潜能与腺瘤组织学类型、腺瘤的异形度及腺瘤的大小有关。绒毛状腺瘤恶性变率最高,混合性腺瘤恶性变率较高,管状腺瘤恶性变率最低。

内镜下癌变的腺瘤有以下特点:多无蒂或有广基的短蒂,体积较大,形态不规则,顶端溃疡或糜烂,表面明显结节、不平,质脆或硬,易出血,内镜下准确的活检是确诊的关键。

(二)超声内镜检查

EUS声像图可见向腔内突出的轮廓清楚的回声区,炎性息肉内部回声均匀一致;腺瘤性息肉内部回声多不均匀,为高低回声混杂存在,形态可不规则,表面凹凸不平;腺瘤癌变时常于病灶中出现片状不规则的更低回声区,可始于瘤体的顶部、侧边黏膜表面向深部伸展,也可始于基底部直接向深部浸润,黏膜下层及其下层可见浸润断裂征象。

(三)鉴别诊断

1. 大肠早期癌　大肠早期癌中的Ⅰ型(息肉型)和Ⅱ型(浅表型)与息肉的外形相似,内镜下应特别注意鉴别。大肠早期癌的镜下特征为:多无蒂或有广基的短蒂,体积较大,形态不规则,顶端溃疡或糜烂,表面明显结节、不平,质脆或硬,易出血,内镜下准确的活检是确诊的关键。

2. 黏膜下肿物　黏膜下肿物隆起的起始部界限不分明,表面黏膜完整,常可见桥形皱襞,活检时常见黏膜在肿物表面滑动,而肿物不与黏膜一同被提起。

五、大肠癌

大肠癌是指由于遗传或环境等多种致癌因素作用导致大肠黏膜上皮发生的恶性病变。早期大肠癌临床症状轻或无,随肿瘤进展,患者多出现腹痛、腹泻、便秘、黏液血便等症状,可伴发热、贫血和消瘦。

(一)内镜检查

1. 早期癌　指肿瘤浸润仅限于黏膜及黏膜下层,无淋巴结转移者。肠镜下有两种形态,即息肉隆起型(Ⅰ型)和表浅型(Ⅱ型)。息肉隆起型(Ⅰ型)又可分为有蒂(Ⅰp型)、亚蒂(Ⅰps型)和无蒂(Ⅰs型)。表浅型(Ⅱ型)又可分为隆起表浅型(Ⅱa型)、平坦表浅型(Ⅱb型)和凹陷表浅型(Ⅱc型)。Ⅱa型黏膜轻度隆起或呈分币状;Ⅱb型较少见,黏膜轻度发红或褪色,无隆起或凹陷,内镜下不易诊断;Ⅱc型黏膜呈浅表糜烂或溃疡;Ⅱa+Ⅱc型大体如小盘状,边缘隆起,中心凹陷。

2. 进展期癌　肿瘤形态多样,以黏膜隆起性肿物、溃疡、肠壁僵硬、狭窄为基本表现。内镜下多采用Borrmann分型法。

(1)Borrmann Ⅰ型(息肉型):好发于右半结肠,肿瘤主要向肠腔内生长,多呈宽基息肉样,大小不一,常大于3cm,表面凹凸不平,常呈菜花样,黏膜面见散在糜烂和小溃疡,常伴脓性分泌物,质脆,易于出血,严重时可有肠腔狭窄。

(2)Borrmann Ⅱ型(溃疡型):肿瘤表面可见较大溃疡,不规则,基底高低不平,有黄绿苔,周边呈结节状围堤,有糜烂、出血,望之如火山口状。

(3)Borrmann Ⅲ型(溃疡浸润型):此型最常见,发生于结肠各段,因肿瘤向肠壁浸润而致隆起性肿瘤,分界欠清楚,表面形成溃疡。

(4)Borrmann Ⅳ型(弥漫浸润型):肿瘤向肠壁各层弥漫浸润使肠壁增厚,可累及肠管全周,如呈环形浸润,则肠腔呈管状狭窄,故又称硬化型癌。

（二）超声内镜检查

EUS 可判断肿瘤浸润肠壁各层以及肠腔外浸润情况。根据 EUS 的浸润肠壁各层的不同,将大肠癌分为:

1. 黏膜层癌(m 癌) 病变局限在第 1、2 层内,表现为第 1 层不平,第 2 层低回声带中可见点状回声或中位回声肿块,第 3 层以下无异常改变。

2. 黏膜下层癌(sm 癌) 肿瘤浸润达黏膜下层时,可以看到第 3 层强回声带出现不整、薄层化和断裂破坏图像。

3. 固有肌层癌(mp 癌) 第 3 层中断,第 4 层不齐、断裂,而第 5 层看不到变化。

4. 浆膜层癌(s 癌) 指浸润达浆膜或外膜,但还没有浸润到其他脏器的肿瘤。此时肠壁全层被破坏,表现为第 3、4 层中断,第 5 层不整及中断现象,但与邻近脏器的边界呈对比鲜明的图像,当肿瘤浸润毗邻脏器时,边界模糊不清。

（三）鉴别诊断

1. 细菌性痢疾 肠镜检查见肠黏膜充血、水肿、溃疡,黏膜呈颗粒状,可有瘢痕和息肉,取肠壁黏液脓性分泌物作细菌培养,阳性率高。

2. 痔 直肠指检或乙状结肠镜检查可资鉴别。

3. 肠结核 肠镜主要表现为横行溃疡,边缘隆起,界限不分明,有增殖性改变,可伴肠管狭窄和假憩室形成,镜下活检可进一步确诊。

4. 克罗恩病 肠镜下可见黏膜水肿、充血,卵石样隆起,伴有环形或裂隙状溃疡。

5. 溃疡性结肠炎 肠镜下可见病变黏膜呈弥漫性充血、水肿,黏膜表面呈颗粒状,常有糜烂或浅小溃疡,附有黏液和脓性分泌物,重者溃疡较大,后期可见假性息肉,结肠袋消失。

第5节 肝 脏 疾 病

超声内镜声像图特点与腹部实时 B 超的图像相似。一般而言,并非肝脏病变的常规检查,只有当腹部 B 超、CT、MRI 等影像学检查无法明确获得病变,才需要超声内镜协助诊断并进行 EUS-FNA 获取病理学检查结果或辅助治疗,故在此不多赘述。

一、慢性病毒性肝炎

慢性病毒性肝炎主要由急性病毒性肝炎演变而来。临床上可出现右上腹持续性疼痛,有时可为相当剧烈的阵发性疼痛,伴有乏力、食欲缺乏、黄疸、腹胀等症状。

腹腔镜对肝脏病变具有较高的诊断价值。慢性病毒性肝炎的镜下表现为:肝脏大小正常或肿大,质软或稍硬,边缘多锐利或圆钝。色泽可因病程长短、轻重程度、纤维素沉着的多少而异。轻度者暗红或紫红、光滑、少许条状纤维素沉着,有时可见小血管扩张,无结节及颗粒形成。较重或病程长者色泽较淡,呈棕黄、棕红或白褐色,多有黄白色纤维条状物,包膜增厚,肝表面粗糙不平,可见细小颗粒样隆起或局限性结节形成,亦可见肝脏周围炎症和粘连。

二、原发性肝癌

原发性肝癌是指发生于肝细胞或胆管细胞的恶性肿瘤。早期肝癌多无症状,中晚期患者常出现上腹肿块、腹痛、食欲减退、消瘦、乏力、发热、黄疸、腹水及上消化道出血等症状。

腹腔镜检查对肝占位病变的定性起关键作用,但不作为首选。镜下形态有 3 种,分别为:①结节型:最多见,肿瘤结节大小不等,呈白色、黄色或淡黄色,周围有较多增生的血管,称血管翳,穿刺肿瘤结节容易出血;②巨块型:肿瘤常局限,周围有小的肿瘤卫星灶,有时肿物被大网膜所覆盖,以致肿物和肝的全貌不能窥见;③弥漫型:很少见,整个肝脏满布微小的白色癌结节,如细网状,肉眼往往不能辨认。

三、肝脓肿

肝脓肿不一定要做腹腔镜检查，但该检查对肝脓肿与肝癌液化的鉴别诊断有一定价值。镜下可见肝大，表面粗糙、隆起，局部充血，有白色渗出物及粘连形成，肝包膜可增厚。

第6节 胆 道 疾 病

一、慢性胆囊炎

慢性胆囊炎是指胆囊的慢性炎症病变，病情呈慢性迁延性经过。表现为持续性右上腹痛并向右肩背部放射，常伴有发热、寒战、恶心、呕吐等症状。

腹腔镜下见胆囊壁纤维化或增厚，颜色发白且不透明，血管走行不规则。胆囊常与腹壁、大网膜或肝下面粘连，炎症严重者可被网膜所包裹，形成块状隆起，腹腔镜不能观察全貌，故此时不要勉强分离粘连带，以防出血。EUS 示囊壁增厚，回声增强，边缘粗糙，急性发作时可呈双重影；胆囊外形初期无明显异常，炎症严重时可增大，长期反复发作者显著缩小。根据胃镜表现，与反流性食管炎、慢性胃炎及消化性溃疡相鉴别；根据十二指肠逆行胰胆管造影表现，可与慢性胰腺炎相鉴别。

二、胆石症

胆石症是指胆囊、肝内胆管或胆总管等部位发生结石的疾病。表现为右上腹痛并向右肩背部放射，重者伴有呕吐、腹胀等症状，如果结石阻塞胆管并继发胆管炎，可出现腹痛、寒战高热、黄疸三联征（Charcot 征）。

（一）腹腔镜检查

1. 胆囊结石 常合并慢性胆囊炎，有时镜下可见胆囊外形不规则，有的呈椭圆形，可见胆石外压使胆囊局限性外凸。

2. 胆总管结石 因胆总管位置较深，一般不用腹腔镜检查，但如果胆总管有结石，腹腔镜可见胆囊显著增大且有炎症，胆囊张力明显增加，除见到胆囊底、体部外，甚至还可见胆囊颈部，胆囊由于淤胆呈深蓝色，光滑透亮，胆囊壁血管分布清楚，肝脏肿大呈棕黄色，淤胆时间长者呈暗绿色，部分病例可见到毛细胆管扩张。

（二）十二指肠镜逆行胰胆管造影术（ERCP）

1. 胆囊结石 ERCP 示胆囊壁平滑或萎缩，胆囊扩大或萎缩，有时在胆囊内可见有结石所致的透亮区。胆囊管如被结石阻塞，常致胆囊不显影，胆囊不显影也可因胆管癌侵及胆囊管或造影剂的量不够所致，因此要全面考虑。

2. 胆总管结石 ERCP 示在胆管内可见一个或多个圆形或不规则形的透亮区，胆石引起的胆管阻塞不完全，因而在结石远端的胆管常能显影，多伴有胆管的扩张及肝内胆管炎。

（三）超声内镜检查

1. 胆囊结石 典型的 EUS 表现特征为：①胆囊或胆囊区内见强回声；②强回声的后方伴典型的声影；③强回声可随体位变动而移动，泥沙样结石可随重力而沉积成板状。

2. 胆总管结石 典型的 EUS 表现有 3 大特征：①胆管腔内存在伴有声影的恒定强回声团，个别呈中等或低回声团，2MHz 时声影更难展示；②病变近端胆管有不同程度扩张，部分有管壁增厚，回声增强；③回声团块与管壁之间有明显分界，能见到胆汁的细管无回声带。

三、胆囊癌

胆囊癌是指胆囊黏膜上皮发生的恶性病变。患者多出现右上腹持续性疼痛，可有阵发性加剧，向右肩及腰背部放射，并有黄疸、畏寒、发热、恶心、呕吐等症状。

（一）腹腔镜检查

镜下见胆囊肿大、变形,触之质硬,外观呈灰白色,表面有血管扩张,分布不清,胆囊壁凹凸不平,表面有大小不等的肿瘤结节。

（二）十二指肠镜逆行胰胆管造影术（ERCP）

ERCP 常表现为 4 种类型:①胆囊内不规则充盈缺损于切位线,观察可见胆囊壁僵硬;②如胆囊癌侵及三管汇合部,呈现胆总管上端不规则狭窄,中段类似胆总管癌的造影表现;③如肿瘤压迫胆总管上端或肝总管,则受压侧可向对侧弯曲,胆管腔狭窄;④胆囊癌可与胆囊结石并存而有相应改变。

（三）超声内镜检查

对体表 B 超鉴别较困难而临床高度疑有胆囊恶变或疑有胆囊壁病变者进行超声内镜检查,有助于胆囊癌的早期发现和早期治疗。

1. 早期胆囊癌　肿瘤较小,仅显示为弱回声或回声不均匀的实性肿块,因无明显浸润破坏征象,故很难与胆囊良性肿瘤鉴别。

2. 中、晚期胆囊癌　胆囊壁呈局限性或弥漫性不均匀增厚,回声杂乱,强弱不等,胆囊壁三层结构连续线受到浸润破坏而呈不规则中断,胆囊腔呈不规则扩张或狭窄,透声差,内见絮状回声或杂乱回声,肿瘤形态不规则,有的呈乳头状、结节状、菜花状或相互融合呈团块状,致使胆囊腔不规则缩小或被回声不均的实质性团块所填充而消失,其中有的可见结石强回声区后方有或无声影。

3. 肿瘤浸润　肿瘤向周围组织浸润生长使胆囊与肝组织的正常界面中断,胆囊轮廓模糊不清,甚至肝内出现转移灶,胆管梗阻或扩张,门静脉内见絮状回声的肿瘤组织,周围出现相对低回声的类圆形的肿大淋巴结,腹腔内可见液性无回声区。

第7节　胰 腺 疾 病

一、慢性胰腺炎

慢性胰腺炎是指胰腺实质的反复或持续性炎症、坏死、纤维化,常伴有癌化、假性囊肿、腺泡萎缩或胰导管内结石形成,以及不同程度的胰腺外、内分泌功能障碍。临床表现为反复发作或持续性的上腹疼痛,常放射至后背,伴有明显消瘦、脂肪泻、糖尿病、发热等症状。

（一）十二指肠镜逆行胰胆管造影术（ERCP）

慢性胰腺炎的 ERCP 主要表现为主胰管和二级胰管扩张,根据程度不同分为轻度、中度和重度。

1. 轻度　特征为主胰管的分支和细支呈现僵硬,胰管不均匀增粗,无主胰管变化。

2. 中度　除主胰管的分支和细支出现僵硬和囊性扩张外,主胰管扭曲不均,有狭窄及管壁僵硬。

3. 重度　主胰管显示狭窄,不规则呈串珠状扩张、阻塞以及有结石影,有时可见假性囊肿。

（二）超声内镜检查

超声内镜检查能够更加直接了解胰腺的结构,能够发现 ERCP 正常但实质已有改变的早期病变。慢性胰腺炎的 EUS 声像图为胰实质回声增强、胰管扩张、胰腺结石和假性囊肿。

1. 胰腺实质的改变　腺体增大,胰腺边缘不整齐,实质结构不规则,回声增高呈均匀（Ⅰ型）、轻度不均匀（Ⅱ型）、高度不均匀（Ⅲ型）和蜂窝状（Ⅳ型）4 种表现。

2. 胰管的改变　主胰管不规则扩张,少数为单纯性扩张。

3. 胰腺结石　可见胰管内或胰实质内孤立性或弥漫性胰石,大小不一,多数较小。大者呈粗大的圆形、椭圆性或弧形致密强回声,伴"彗星尾"征,这种典型胰腺结石的超声征象对慢性胰腺炎具有确诊的价值。

4. 胰腺假性囊肿　典型的假性囊肿呈无回声的圆形或不规则形结构,其后方伴增强效应,壁薄,内壁光滑。

（三）鉴别诊断

1. 胰腺癌　慢性胰腺炎与胰腺癌在 ERCP、X 线片表现上有许多共同征象，如主胰管狭窄、梗阻、管腔僵硬、扩张、胰管分支囊状扩张改变等。不同的是，胰腺癌时，主胰管改变呈局限性、节段性，非病变段胰管多正常；而慢性胰腺炎时，病变较广泛。此外，胰腺癌时，胰腺实质内可出现片状造影剂充盈腔；而慢性胰腺炎时，一般不能见到此种改变。当然，我们还可以采用 EUS-FNA、对比剂增强的 EUS、EUS 引导下的弹性成像等方法来进行鉴别。

2. 消化性溃疡　胃镜检查发现溃疡。

3. 胃癌　胃镜检查发现肿块。

二、胰腺癌

胰腺癌是一种最常见的胰腺肿瘤。腹痛、黄疸和体重下降是胰腺癌的三大症状，腹痛多为隐痛，进食后症状加重。此外，还有腹部不适、恶心、呕吐、发热、全身乏力和体重减轻等表现。

（一）十二指肠镜逆行胰胆管造影术（ERCP）

ERCP 可见主胰管狭窄、梗阻、双管征、侧支破坏、稀疏、移位等。梗阻端形态各异，有锥形、圆形、杯口形、充盈缺损等，如有偏心性改变则为胰腺癌的特征，梗阻时狭窄近端胰管多正常。狭窄者表现为主胰管呈单发局限性狭窄，管壁僵硬不规则，可伴狭窄端周围及远端不规则斑点状影，说明主胰管及分支有侵袭破坏，如有癌性囊肿形成，可见不规则囊状造影剂充盈区。此外，胆管可以受胰头肿瘤的影响而移位，或因肿瘤侵犯引起狭窄、梗阻等表现，一般把胰管及同时显示的胰段胆管的狭窄称为"双管征"，该征对胰腺癌具有特异性诊断价值。

（二）超声内镜检查

1. 直接征象　胰腺呈局限性肿大，边缘隆起，胰实质内多有低回声的肿块，呈圆形或不规则形，边缘不规则，呈毛刺或分叶状，边界较清楚，内部回声不均匀，以低回声型多见，部分呈高回声型和混合回声型。

2. 间接征象　多伴有胆管和胆囊扩张，系因胰头癌压迫或浸润胆总管所致。部分胰腺癌 EUS 可显示胰前方被膜浸润，胰后方组织浸润、淋巴结转移、门脉浸润等征象，胰腺癌侵犯大血管时表现为血管边缘粗糙及肿瘤压迫等征象。

（三）鉴别诊断

1. 慢性胰腺炎　鉴别要点见本章节"慢性胰腺炎"。

2. 胃癌　胃镜检查可发现胃内肿块。

3. 壶腹癌和胆总管癌　ERCP 可见插管不成功，或胆总管梗阻和腔内充盈缺损的征象。

4. 胆石症　超声检查可见结石征。

5. 原发性肝癌　ERCP 可见肝内胆管分支的节段性狭窄受压、变形或阻塞。

第8节　腹膜疾病

一、结核性腹膜炎

结核性腹膜炎是由结核分枝杆菌感染引起的慢性弥漫性腹膜炎症。临床上出现腹痛、腹胀、腹泻、腹水等症状，并伴有午后发热、盗汗、消瘦等结核中毒症状。

对诊断困难的腹水型病例，在确认无广泛腹膜粘连时可做腹腔镜检查。镜下主要特征为：

1. 腹膜颜色的变化　腹膜较红，有充血、水肿、渗出性改变，当病程长时腹膜反而苍白，局部腹膜粗糙，血管分布不均匀。

2. 粟粒样结节　在腹膜、网膜及脏器表面均可见灰白色的粟粒样颗粒或结节，有的结节周围黏膜可见充血的红晕,结节大小均匀,直径小于5mm,如粟粒大小,散在弥漫分布,新鲜的结节如露珠样,少数可融合成块,有些表现为块状干酪样坏死,并可伴有出血。

3. 多量或局限性的纤维粘连 由结核纤维素渗出物形成粘连带附于腹膜的壁层和脏层之间,或与肠管网膜粘连成块。粘连带呈多种表现,有粗大的无蒂状或条索状粘连,也有菲薄的半透明粘连带,众多的粘连将腹腔分成多房,使腹腔镜视野局限,在粗大的粘连带上可见血管。生殖系结核可出现盆腔内大片粘连,掩盖盆腔,称为"冰冻盆腔"。严重的粘连使腹腔闭锁,不能形成气腹,以致无法进行检查,有些肠管和腹壁紧密粘连,甚至可使气腹针或腹腔镜直接插入肠管。

4. 腹水 多为渗出液,大多为草黄色,其次有血性浆液性、血性、胆固醇性等。

5. 腹膜增厚 长期炎症改变使腹膜明显增厚,可达1cm,网膜日渐萎缩,呈草莓样或块状改变。

镜下表现可多种形式同时出现,增殖型以粘连为主,渗出型以腹水和粟粒结节为多,无论哪型均可见粟粒结节。镜下取活检做病理检查,如发现结核性肉芽肿即能确诊。

二、腹膜肿瘤

腹腔镜是诊断腹膜肿瘤最有用的方法,可取活检做病理诊断,即使原发部位不清,亦可做出肯定的结论。

1. 原发性腹膜间皮瘤 临床少见,起病隐匿。主要症状是腹痛、腹水、消瘦,腹壁有压痛和反跳痛,腹水顽固而持续,常呈浆液纤维素性或血性,腹水中可找到恶性细胞。腹腔镜下见壁腹膜上有结节,呈孤立状或串珠状,可有蒂或无蒂,呈黄白色或灰白色,大小不均匀,小者直径为1~2mm,大者直径可达数厘米,后期腹膜明显增厚,伴黄色胶状或血性腹水。诊断还有赖于病理活检,显微镜下可见恶性间皮细胞。

2. 转移性腹膜肿瘤 多直接来自腹腔脏器的肿瘤,最多见为胃癌、结肠癌和卵巢癌。腹腔镜下表现多样,见息肉样或斑块状隆起于腹膜,呈灰白色,稍硬,大小不一,小至粟米样,大至结节团块,散布在腹膜上,或附于壁、脏腹膜之间形成粘连,明显充血,使腹腔镜视野局限,有些转移癌呈小结节,稀疏散布在腹壁,很难与结核鉴别,但肿瘤的结节颜色比结核结节更红。

3. 腹膜假性黏液瘤 少见。在腹腔镜下见到苍白、半透明、胶冻样的结节附于腹膜或游离于腹腔,似葡萄状,常可掩盖整个腹腔。活检可见结节状、大小不等的腺腔及黏液湖,上皮呈高柱状,胞质充满黏液样分泌物。

(李国庆 陈 汶)

参 考 文 献

[1] 池肇春,马素真. 胃肠及肝胆胰疾病鉴别诊断学 [M]. 北京:军事医学科学出版社,2003.

[2] 李益农,陆星华. 消化内镜学 [M]. 北京:科学出版社,2004.

[3] 许国铭,李兆申. 上消化道内镜学 [M]. 上海:科学技术出版社,2003.

[4] 徐福星. 下消化道内镜学 [M]. 上海:科学技术出版社,2003.

[5] 金震东,李兆申. 消化超声内镜学 [M]. 北京:科学出版社,2017.

[6] 中华医学会消化内镜学分会,中国抗癌协会肿瘤内镜专业委员会. 中国早期食管癌筛查及内镜诊治专家共识意见 [J]. 中国实用内科杂志,2015,35(4):320-337.

[7] 中华医学会消化病学分会,中国慢性胃炎共识意见(2017年,上海)[J]. 中华消化杂志,2017,37(11):721-738.

[8] 中华医学会消化内镜学分会,中国抗癌协会肿瘤内镜专业委员会. 中国早期胃癌筛查及内镜诊治共识意见(2014年,长沙)[J]. 中华消化杂志,2014,34(7):433-448.

[9] 中华医学会消化病学分会炎症性肠病学组,炎症性肠病诊断与治疗的共识意见(2012年,广州)[J]. 中华内科杂志,2012,51:818-831.

[10] WAN J J, FEI S J, LV S X, et al. Role of gastroscopic biopsy of gastric ulcer margins and healed sites in the diagnosis of early gastric cancer: A clinical controlled study of 513 cases[J]. Oncol Lett,2018,16(4):4211-4218.

[11] BUSYGINA M S, VAKHRUSHEV Y M. Characteristics of the course of gastric and duodenal ulcer disease concurrent with duodenal insufficiency[J]. Ter Arkh, 2017, 89(12): 76-80.

[12] STASYSHYN A. Diagnosis and treatment of gastroesophageal reflux disease complicated by Barrett's esophagus[J]. Pol Przegl Chir, 2017, 89(4): 29-32.

[13] CHA R R, CHO J K, KIM W S, et al. Primary gastric small cell carcinoma(presenting as linitis plastica) diagnosed using endoscopic ultrasound-guided biopsy: a case report[J]. Clin Endosc, 2019, 52(3): 278-282.

[14] YAMADA R, HORIGUCHI S I, ONISHI T, et al. Early gastric cancer with purely enteroblastic differentiation and no conventional adenocarcinoma component[J]. Case Rep Pathol, 2018, 2018: 3620293.

[15] SASTRE LOZANO V M, VICENTE LÓPEZ J J, MORÁN SÁNCHEZ S. Minute adenocarcinoma on Barrett's esophagus: the importance of directed biopsy sampling[J]. Rev Esp Enferm Dig, 2019, 111(2): 164.

[16] ISHIHARA R, GODA K, OYAMA T. Endoscopic diagnosis and treatment of esophageal adenocarcinoma: introduction of Japan Esophageal Society classification of Barrett's esophagus[J]. J Gastroenterol, 2019, 54(1): 1-9.

[17] LAGERGREN J, SMYTH E, CUNNINGHAM D, et al. Oesophageal cancer[J]. Lancet, 2017, 390(10110): 2383-2396.

第8章 腹痛实验室诊断

第1节 粪便常规检查

正常粪便主要由消化后未被吸收的食物残渣、消化道分泌物、大量细菌和无机盐及水等组成。粪便检查的主要目的是：①了解消化道有无炎症、出血、寄生虫感染、恶性肿瘤等情况；②根据粪便的性状及组成，间接地判断胃肠、胰腺、肝胆系统的功能状况；③了解肠道菌群分布是否合理，检查粪便中有无致病菌以协助诊断肠道传染病。

一、一般性状检查

（一）粪量

正常人大多每天排便一次，量为100～300g，随进食量、食物种类及消化器官功能状态而异。摄食细粮及以肉食为主者，粪便细腻而量少；进食粗粮及多食蔬菜者，因纤维素多，使粪便量增加。胃、肠、胰腺有炎症或功能紊乱时，因炎症渗出、分泌增多、肠蠕动亢进及消化吸收不良，使粪便量增加。

（二）颜色与性状

正常成人的粪便排出时为黄褐色圆柱形软便，婴儿粪便呈黄色或金黄色糊状便。久置后由于粪便中胆色素原被氧化可致颜色加深，疾病情况下可见如下改变：

1. **稀糊状或水样便** 常因肠蠕动亢进或肠黏膜分泌过多所致。见于各种感染性和非感染性腹泻，尤其是急性肠炎、服导泻药及甲状腺功能亢进症等。小儿肠炎时由于肠蠕动加快，粪便呈绿色稀糊状。伪膜性肠炎时呈大量黄绿色稀汁样便（3 000ml 或更多），并粪中可含有膜状物。艾滋病患者伴发肠道隐孢子虫感染时，可排出大量稀水样粪便。副溶血性弧菌食物中毒时，排出洗肉水样便。出血坏死性肠炎者排出红豆汤样便。

2. **黏液便** 正常粪便中的少量黏液因与粪便均匀混合而不易察觉。若有肉眼可见黏液，说明其量增多。小肠炎症时，增多的黏液均匀地混于粪便之中；大肠病变时，因粪便已逐渐形成，黏液不易与粪便混合；来自直肠的黏液附着于粪便的表面。单纯黏液便的黏液无色、透明，稍黏稠，脓性黏液便则呈黄白色、不透明，见于各类肠炎、细菌性痢疾、阿米巴痢疾等。

3. **脓性及脓血便** 当肠道下段有病变，如痢疾、溃疡性结肠炎、局限性肠炎、结肠或直肠癌常表现为脓性及脓血便，粪便中含脓或血的多少取决于炎症类型及其程度，如阿米巴痢疾以血为主，血中带脓，呈暗红色稀果酱样，细菌性痢疾则以黏液及脓为主，脓中带血。

4. **冻状便** 肠易激综合征（irritable bowel syndrome，IBS）患者常在腹部绞痛后排出黏冻状、膜状或纽带状物便，某些慢性菌痢患者也可排出冻状便。

5. **鲜血便** 直肠息肉、直肠癌、肛裂及痔疮等均可见鲜血便。痔疮时常在排便之后有鲜血滴下，且鲜血常附着于粪便表面。

6. **黑便及柏油样便** 成形的黑色便称黑便，稀薄、黏稠、漆黑、发亮的粪便，形似柏油，称柏油样便。

见于消化道出血、红细胞被胃肠液消化破坏后变为正铁血红素、卟啉及硫化铁，后者刺激小肠分泌过多黏液。若上消化道出血 50～75ml 可出现黑便，隐血试验呈强阳性反应；如为柏油样便且持续 2～3 天，说明出血量至少为 500ml。服用活性炭、铋剂等之后也可排出黑便，但无光泽且隐血试验阴性，若食用较多动物血、肝或口服铁剂等也可使粪便呈黑色，隐血试验亦可阳性，诊断时应注意鉴别。

7. 白陶土样便 见于各种原因引起的胆管阻塞，使进入肠道的胆红素减少或缺如，以致粪胆素相应减少或缺如。行钡餐胃肠造影术后，可因排出硫酸钡使粪便呈白色或黄白色。

8. 米泔样便 粪便呈白色淘米水样，内含有黏液片块，量大、稀水样，见于重症霍乱、副霍乱患者。

9. 细条状便 排出细条状或扁片状粪便，提示直肠狭窄，多见于直肠癌。

10. 羊粪样便 粪便干结坚硬呈圆球状或羊粪状，有时粪球积成硬条状便。常因习惯性便秘、粪便在结肠内停留过久，水分被过度吸收所致。多见于老年人及经产妇排便无力者。

11. 乳凝块便 乳儿粪便中见有黄白色乳凝块，亦可见蛋花汤样便，提示脂肪或酪蛋白消化不全，常见于婴儿消化不良、婴儿腹泻。

（三）气味

正常粪便因含蛋白质分解产物，如吲哚、粪臭素、硫醇、硫化氢等而有臭味，肉食者味重，素食者味轻。患慢性肠炎、胰腺疾病、结肠或直肠癌溃烂时有恶臭。阿米巴肠炎粪便呈血腥臭味。脂肪及糖类消化或吸收不良时粪便呈酸臭味。

二、显微镜检查

一般用生理盐水直接涂片，查阿米巴包囊时可加做碘液法，涂片后覆以盖玻片镜检，仔细寻找细胞、寄生虫卵、细菌、原虫，并观察各种食物残渣以了解消化与吸收功能。

（一）细胞

1. 白细胞 常见为中性粒细胞，正常粪便中不见或偶见。肠道炎症时增多，小肠炎症时白细胞数量一般 <15 个 /HP，细胞因部分被消化不易辨认。结肠炎症时如细菌性痢疾，可见大量白细胞，甚至满视野。部分白细胞结构破坏，核不清楚，成堆分布，称为脓细胞。有的胞体膨大，吞有异物残渣，称为小吞噬细胞。过敏性肠炎、肠道寄生虫病（如钩虫病）时，粪便中可见较多嗜酸性粒细胞。

2. 红细胞 正常粪便中无红细胞，肠道下段炎症或出血时可出现，如痢疾、溃疡性结肠炎、结肠直肠癌、直肠息肉等。细菌性痢疾时红细胞少于白细胞，散在分布，形态正常。阿米巴痢疾时红细胞多于白细胞，多成堆存在并有残碎现象。

3. 大吞噬细胞 为一种吞噬较大异物的单核细胞，胞体较中性粒细胞为大，圆形、卵圆形或不规则形，核仁多不规则，核仁 1～2 个，大小不等，胞质常有伪足样突起，含有吞噬颗粒及细胞碎屑。见于细菌性痢疾和直肠炎症时。

4. 肠黏膜上皮细胞 多为柱状上皮细胞，呈卵圆形或短柱状，两端圆钝。生理情况下少量脱落的柱状上皮细胞多已破坏，故正常粪便中见不到。结肠炎症时，上皮细胞增多，常夹杂于白细胞之间，伪膜性肠炎时粪便的黏膜小块中多见，黏冻性分泌物中可大量存在。

5. 肿瘤细胞 取乙状结肠癌、直肠癌患者的血性粪便及时涂片染色，可能发现成堆的肿瘤细胞。

（二）食物残渣

常在镜下观察到淀粉颗粒、脂肪滴、肌纤维、结缔组织和弹力纤维、植物细胞和植物纤维等。

（三）结晶

正常粪便中可见多种结晶，均无病理意义。而夏科 - 莱登结晶常与阿米巴痢疾、钩虫病等肠寄生虫感染及过敏性肠炎有关，同时可见嗜酸性粒细胞。如为棕色晶体，提示胃肠道出血。

（四）寄生虫和寄生虫卵

肠道寄生虫病的诊断主要靠镜检找虫卵、原虫滋养体及其包囊。随着人们卫生水平提高和粪便无害化处理，粪中寄生虫卵已很少见到。为提高虫卵的检出率，需进行各种集卵法，如水洗粪便沉淀法或离心沉淀法、饱和盐水浮举法。此外，检查血吸虫毛蚴还可应用毛蚴孵化法。粪便中有意义的原虫类主要是阿米巴滋养体及其包囊。

三、细菌及真菌

粪便中细菌极多,占干重1/3,多属正常菌群。大肠埃希菌、厌氧菌和肠球菌是成人粪便中主要菌群,产气荚膜梭菌、变形杆菌、铜绿假单胞菌多为过路菌,此外还有少量芽孢菌和酵母菌。上述细菌出现均无临床意义。肠道致病菌检查主要通过粪便直接涂片镜检和细菌培养。怀疑为伪膜性肠炎时,粪便涂片革兰氏染色镜检可见革兰氏阳性杆菌减少或消失,而葡萄球菌、念珠菌或厌氧性艰难梭菌增多,即菌群失调。疑为霍乱、副霍乱,取粪便生理盐水悬滴检查,可见鱼群穿梭样运动活泼的弧菌。某些腹泻患者稀汁样粪便涂片可见人体酵母菌,酷似白细胞或原虫包囊,可用蒸馏水代替生理盐水作粪便涂片,此时人体酵母菌迅速破坏、消失,而白细胞或原虫包囊则不被破坏。疑为肠结核或小儿肺结核不能自行咳痰者,可行粪便耐酸染色涂片查找结核分枝杆菌。若能进行粪便培养(普通培养、厌氧培养或结核培养),则更有助于确诊及菌种鉴定。真菌检出长期使用广谱抗生素、免疫抑制剂、激素和化疗后患者,以白念珠菌最为常见。

四、化学分析

粪便的化学分析包括酸碱度反应、隐血试验、粪胆素、粪胆原、脂肪等,其中隐血试验最具有临床意义。

(一)隐血试验(occult blood test,OBT)

隐血指消化道出血少、肉眼和显微镜均不能证明的出血,主要应用于消化道出血的筛查和鉴别。健康人大便OB为阴性,阳性见于各种原因引起的消化道出血,如药物致胃黏膜损伤、溃疡性结肠炎、钩虫病、胃溃疡、消化道恶性肿瘤等。

隐血试验传统上主要采用化学法,如邻联甲苯胺法、联苯胺法、氨基比林法、无色孔雀绿法、愈创木酯法等。邻联甲苯胺法灵敏度高,可检出消化道1~5ml的出血;联苯胺法、氨基比林法、无色孔雀绿法中度灵敏,可检出5~10ml的出血;愈创木酯法灵敏度差,出血达20ml方出现阳性。目前发展最快的隐血试验是免疫学方法,如免疫单扩法、对流免疫电泳、酶联免疫吸附试验、免疫斑点法、胶乳免疫化学凝聚法、放射免疫扩散法、反向间接血凝法、胶体金标记夹心免疫检验法等。免疫学方法具有很好的灵敏度,主要用于检测下消化道,目前被认为是对大肠癌普查最适用的试验。

(二)消化吸收功能试验

消化吸收功能试验是一组用于检验消化道功能状态的试验,包括脂肪消化吸收试验、蛋白质消化吸收试验和糖类消化吸收试验。脂肪定量测定可以了解肝脏、胰腺和肠道的功能。粪便中脂肪增加见于肠道梗阻、吸收不良综合征、慢性胰腺炎、胰腺癌、胰腺囊性纤维化、Whipple病、肝胆疾病等,婴儿粪便中排出的脂肪>6g/d即脂肪泻。

(三)胆汁成分检验

1. 胆红素 正常人粪便中不含胆红素,溃疡引起的腹泻、慢性肠炎、大剂量抗生素使用后可见胆红素阳性。

2. 粪胆原 溶血性黄疸时,大量胆红素排入肠道被细菌还原导致粪胆原明显增加;胆汁淤积性黄疸时,由于排向肠道的胆汁减少而导致粪胆原明显减少,肝细胞性黄疸时粪胆原可增加也可不增加,视肝内梗阻的情况而定。粪胆原定性或定量对于黄疸类型的鉴别有一定价值。

3. 粪胆素 粪胆原在肠道停留后进一步被氧化成粪胆素,当结石、肿瘤而导致胆总管阻塞时,粪便中因无胆色素而呈白陶土色。

第2节 肝功能试验

肝功能试验主要包括蛋白质代谢、脂类代谢、胆红素代谢、胆汁酸代谢、摄取及排泄功能、肝细胞损伤和肝纤维化诊断等,通过各种生化试验方法,检测与肝脏代谢功能相关指标,以反映肝脏功能状态。其目的在于探测肝脏有无疾病、肝脏损害程度，以及查明肝病原因、判断预后和鉴别发生黄疸的病因等。

临床评价肝功能是否正常，需要从多方面去分析，肝脏储备能力很大，肝脏具有很强的再生和代偿能力。轻度肝损伤不一定显示肝功能异常，若肝功能检查结果正常，并不等于肝细胞没有受损。反之，当检查结果异常时，则反映肝组织病变。目前尚无一种试验能反映肝功能的全貌，在某些肝功能受损害时，对其敏感的某个检查首先出现异常，而其他试验可能正常。应当特别提出的是，某些肝功能试验并非肝脏所特有的，如 AST 或 ALT、LDH 在心脏和骨骼肌病变时亦可出现异常，因此在判定检查结果时，应注意排除肝外疾病或因素引起的肝功能异常改变。

一、肝细胞损害的酶学指标——转氨酶

人体内转氨酶有 20 多种，但临床上用于诊断肝病的转氨酶只有丙氨酸转氨酶（ALT）和天冬氨基转氨酶（AST）。在肝内 ALT 主要分布于细胞质内，ALT 则分布于细胞质和线粒体中。血清酶学检查是反映肝细胞受损的重要指标，当肝细胞受损时，细胞膜的通透性增加，甚或引起肝细胞坏死，此时细胞内的酶释放入血液循环，致使血液中酶的水平升高，因此检测血清酶浓度可评估肝细胞受损的严重程度。正常肝细胞 ALT、AST 浓度远高于血清，前者为 3 000 : 1，后者为 7 000 : 1，且 AST 通常仅 20% 存在于细胞质（ASTs），80% 存在于线粒体（ASTm）；其中 ALT 是最常用的敏感指标。一旦肝细胞发生损伤，即可引起血清 ALT、AST 水平升高。

1. 血清转氨酶总活性的变化　血清转氨酶增高常见于：①急性和慢性病毒性肝炎感染；②胆囊炎或胆道疾病（如炎症、结石、息肉、癌症等）；③饮酒引起的肝脏损伤；④药物引起的肝脏损伤；⑤其他引起 ALT 异常因素（脂肪肝、肝癌等）；⑥病毒性肝炎（乙肝、丙肝、甲肝等）；⑦ AST 主要分布于心肌，其次是肝脏、骨骼肌和肾脏等组织中，AST 增高 >60U/L，如心肌梗死急性期、急性肝炎、药物中毒性肝细胞坏死、慢性肝炎活动期、肝硬化活动期、肝癌、心肌炎、肾炎、肌炎。由于大约 80% AST 存在线粒体内，对肝细胞损伤敏感度不如 ALT，升高幅度也不如 ALT 大，如 ASTm 大幅度升高，意味着肝细胞损伤严重。

2. 血清 AST/ALT 比值的变化　轻、中度肝细胞损害时，仅从肝细胞质释出可溶性酶，如果肝细胞损害严重乃至坏死时，则线粒体中的酶也释放。因此，测定血清 AST/ALT 比值有助于诊断肝损伤程度和肝病类型。正常人 AST/ALT 比值平均为 1.15。急性肝炎早期或轻度肝炎时，AST/ALT 比值下降小于 1；当肝细胞坏死严重时，线粒体内的 ASTm 也释放入血，致使 AST/ALT 比值高于正常；阻塞性黄疸时，AST/ALT 比值常小于 1；肝硬化时，AST/ALT 比值则上升至 1.44；慢性活动性肝炎时，AST/ALT 比值也常高于正常；肝癌、酒精性肝病时，AST/ALT 比值常明显增高。如 AST 持续升高，数值超过 ALT 即 AST/ALT>1，临床上提示肝实质损害严重，是肝病严重或慢性化程度加重的诊断和病情监测指标。出现胆红素持续升高，而 ALT 活性不高，即临床上的"胆酶分离"现象，提示肝病严重，预后不良。

二、反映胆汁淤积的指标

胆汁淤积的指标主要包括总胆红素（TBil）、直接胆红素、间接胆红素、尿胆红素、尿胆原、胆汁酸（TBA）、高分子 γ-GT 和 ALP、甘胆酸（CG）和异常脂蛋白 -X（LP-X）等。

1. 胆红素检查　肝细胞受到损伤时，如肝炎时，直接和间接胆红素会明显升高；胆道疾病，尤其是胆囊结石、胆道息肉、胆囊炎等，血中直接胆红素显著升高；溶血性疾病使血液胆红素来源增加，通过肝脏处理，造成间接胆红素明显增加。肝细胞变性、坏死，胆红素代谢障碍或者肝内胆汁淤积时，上述指标可升高。溶血性黄疸时，可出现间接胆红素升高。

2. 吲哚菁绿（indocyanine green, ICG）排泄异常　当肝细胞受损或胆汁淤积时，血 ICG 含量明显增高，反映肝细胞损害比 ALT 等更敏感，能早期发现轻度肝损害，有助于区别慢性肝炎病情的严重程度。各种肝胆疾病的早期均可出现 ICG 潴留率增加，消除率降低。急性病毒性肝炎暴发型患者的 Vmax 可随肝脏病理学的改善而上升。慢性肝炎和非活动性肝硬化患者即使经过良好治疗，其 Vmax 也无大的变化。

3. 总胆汁酸（TBA）异常 TBA是肝排泄的主要有机阴离子，正常血清总胆汁酸（酶循环法）[（4.9±2.38）μmol/L]。其代谢情况主要受肝脏控制，当肝功能损害时，其升高往往比胆红素早而明显，因此能更敏感地反映肝损害。该检查可发现轻微肝实质损害。

4. 脂蛋白-X（LP-X）异常 LP-X是阻塞性黄疸时血清中出现的一种异常脂蛋白，主要由游离胆固醇（占22%）和磷脂（占68%）组成，含TG很少。其结构中的主要蛋白质为白蛋白，其次为ApoC。胆汁淤积是以胆汁物质，特别是胆盐的滞留，并伴以胆红素的滞留为特征。在胆汁淤滞时，血浆脂蛋白亦有明显改变。在梗阻性黄疸患者中出现非酯化胆固醇及磷脂增高，血浆脂蛋白的变化以高密度脂蛋白浓度降低及低密度脂蛋白浓度增加为特征。LP-X是一种异常的低密度脂蛋白，对胆汁淤滞的诊断有较高的特异性。

5. 高分子γ-GT和ALP 血清高分子量的γ-GT和ALP阳性是胆汁淤积极有价值的监测指标，在肝癌、阻塞性黄疸、胆汁性肝硬化、胆管炎、胆囊息肉、胆结石、胰腺炎、胰头癌、胆道癌等明显升高。另外，血清总γ-GT活性增高也可见于：①肝炎，γ-GT轻度和中度增高；②长期或大量的饮酒会导致该酶的升高；③长期接受某些药物如苯巴比妥、苯妥英钠、安替比林者；④口服避孕药等也会使γ-GT升高。

三、反映肝脏合成功能的指标

肝脏是机体蛋白质代谢的重要脏器。从食物中摄取的蛋白质在肠道内分解为氨基酸，经门静脉到达，由肝细胞摄取并利用。肝脏可将来自肠道的这些氨基酸合成为体内蛋白质。此外，肝脏还能将糖和脂肪转变为蛋白质。血浆中的主要蛋白质（如白蛋白、凝血酶原、纤维蛋白原等）都由肝脏合成。肝脏还能储存蛋白质，维持肝脏本身蛋白质与血浆蛋白之间的动态平衡。肝细胞可合成多种蛋白如白蛋白（A）、前白蛋白（PA）、铁蛋白（SF）、转铁蛋白（TF）、胆碱酯酶及凝血酶原等。若长期的白蛋白、胆碱酯酶降低，凝血酶原活动度下降，补充维生素K不能纠正时，提示肝细胞逐渐减少，肝细胞合成蛋白、凝血因子的功能降低，肝脏储备功能减退，提示预后不良。

研究指出，白蛋白浓度高低与肝细胞数量呈正相关，它的半衰期为19～21天，急性肝炎时白蛋白无明显变化，慢性肝病患者血清白蛋白低于25g/L，可产生腹水；给予白蛋白治疗后白蛋白回升，提示患者病情好转，若白蛋白逐渐下降或持续降低，提示临床预后不良。

SF在肝内合成并储存，肝细胞炎症反应可使SF合成增加，肝细胞变性、坏死可使SF释入血中，SF上升程度与肝细胞受损轻重呈平行关系，但在严重低蛋白血症、缺铁性贫血可明显降低。

PA对早期发现重症肝炎及慢性肝损害有一定意义。疾病愈重，PA水平愈低。

TF是肝脏合成的一种糖蛋白，主要功能是运转铁。急性肝炎时TF升高，慢性肝炎、肝硬化则可低。其他多种感染时TF降低，而缺铁性贫血和妊娠末期TF升高。外周血蛋白浓度可反映肝脏储备功能，蛋白水平降低，表示肝脏合成功能受损害，是病情比较严重的表现，如慢性活动性肝炎、肝硬化、肝功能衰竭等。

四、肝脏纤维化的指标

慢性肝损害、细胞因子网络失调和ECM代谢异常等均可导致肝纤维化形成，肝活检病理学检查仍是诊断肝纤维化的"金标准"，是明确诊断、衡量炎症活动度、纤维化程度以及判定药物疗效的重要依据。然而，以非创伤性检查替代肝穿刺活检成为当务之急。常用的生化标志较多，如单胺氧化酶（MAO）>3U/L、Ⅲ型前胶原（PⅢP）>163μg/L、Ⅳ型胶原（CⅣ）>8μg/ml、脯氨酰羟化酶（PH）>65μg/L、透明质酸（HA）>180ng/ml、层粘连蛋白（LN）>80μg/L和基质金属蛋白酶（MMP）等，这些指标可以协助诊断肝纤维化和早期肝硬化，特别是HA和PⅢP对早期肝纤维化的价值最高，同时也受肝脏炎症程度的影响。但有学者认为慢性丙肝患者HA水平与纤维化分级呈正相关，与肝脏炎症活动关系不大。

普遍认为，血清Ⅲ型前胶原（PCⅢ）、Ⅳ型胶原（ⅣC）、层粘连蛋白（LN）和透明质酸（HA）水平与肝纤维化程度相关，可作为评估肝纤维化严重程度和预后的指标。PCⅢ在肝纤维化早期合成活跃，但晚期合成减慢，因此它只能作为活动性肝纤维化的指标。有研究认为，在肝纤维化早期，血清中PCⅢ即增高，故可作为反映早期肝纤维化的指标。De Ledinghen 等报道用生化指标 AST 与血小板比值指数（APRI）来作肝纤维化诊断。目前应用较多的生化指标诊断主要是一些组合，如 PGA 指数、Fibro Test（FT）、Acti Test（AT）、Forns 记分、APRI 等。这些联合测定对 0～1 期和 4 期纤维化诊断价值良好。FT 通过检测血中载脂蛋白 A1、α2 巨球蛋白、触珠蛋白和总胆红素，能简便、快速、准确地定量评价肝纤维化程度（FT 值为 0～1），而 AT 系统通过检测 ALT 和 GGT，能定量评价肝脏的炎症坏死程度（AT 值为 0～100）。

五、肝脏凝血功能的检测指标

大部分凝血因子由肝脏合成，在维持正常凝血功能中起重要作用。肝病患者的凝血因子合成均减少，临床可出现牙龈、鼻黏膜出血，皮肤瘀斑，严重者可出现消化道出血。一般最早出现、减少最多的是凝血因子Ⅶ，其次是凝血因子Ⅱ和Ⅹ，最后出现、减少最少的是凝血因子Ⅴ。

1. 凝血酶原时间（PT） 正常值为 11～15 秒，较正常对照延长 3 秒以上有意义。急性肝炎及轻型慢性肝炎 PT 正常，严重肝细胞坏死及肝硬化患者 PT 明显延长。PT 是反映肝细胞损害程度及判断预后较敏感的指标。

2. 凝血酶原活动度（PTA） 正常值为 80%～100%。

3. 肝促凝血酶原激酶试验（HPT） HPT 能敏感而可靠地反映肝损害所造成的凝血因子Ⅱ、Ⅶ、Ⅹ合成障碍。肝病时上述三种因子的变化出现较早，也最明显。本试验能敏感地反映肝病时最易受影响的凝血因子Ⅶ的变化，故 HPT 对肝病病情的判断和预后的估计比 PT 更优。另外，HPT 亦可作为一项肝储备功能试验。临床上急性肝炎、慢性活动型肝炎、肝硬化和亚急性重型肝炎，在病程各个阶段 HPT 降低；病情越重，HPT 越低。当肝病发展到肝细胞功能衰竭时，其 HPT 均显著下降。若 HPT 逐渐依次恢复，则预后良好。急性期肝炎早期，有时血清 ALT 很高而 HPT 正常，这说明虽有肝细胞坏死，但残存的肝细胞功能足以代偿。慢性肝炎患者 HPT 多数正常。肝硬化患者常表现 HPT 持续低值。

第3节 体外标记免疫分析诊断

一、概述

标记免疫分析技术（immunolabelling technique）是将已知抗体或抗原标记上易显示的物质，进行的抗原 - 抗体特异性反应，从而对被检测成分达到定性或定量甚至定位的一种技术。这种技术提高了抗原和抗体检测的敏感性，具有快速、特异、灵敏的特点，可以通过检测标记物，了解抗原 - 抗体反应情况，从而间接测出微量的抗原或抗体。它是目前应用最广泛的免疫学检测技术。常用的标记物有酶、荧光素、放射性同位素、胶体金及电子致密物质等，可作为示踪剂。标记免疫分析技术可分为免疫组织化学技术和免疫测定，前者用于组织切片或其他标本中抗原的定位，后者用于液体标本中抗原或抗体的测定。体外标记免疫分析诊断以标记免疫测定技术为主。

标记免疫分析技术是当前临床超微量检测的重要技术。标记免疫分析技术按研究进展，可分为放射免疫分析、酶免疫分析、时间分辨免疫荧光技术、胶体金免疫层析技术、化学发光免疫分析和基因工程等。以往检测方法多采用放射免疫分析或免疫放射分析技术，由于放射性核素存在污染环境、半衰期短等缺点难以实现自动化，限制了进一步发展。近年来，国际上多已发展为化学发光、酶放大发光、电化学发光或时间分辨荧光等非放射性标记免疫分析技术。许多常规测定项目逐渐发展为全自动仪器分析，临床检验分析技术得到突破性发展。

体外标记免疫技术目前包括以下几种：

（一）放射免疫分析

体外放射免疫分析（radioimmunoassay，RIA）采用放射性核素标记物为示踪剂，以特异性结合反应为基础，采用放射性测量为定量手段，在体外进行机体内物质种类和含量的检测。主要用来测定患者血清或体液中的激素、生物活性物质和药物浓度等。该法将具有极高灵敏度和高度特异性,灵敏度可达纳克(ng)至皮克(pg)水平。放射免疫分析是以放射性同位素标记抗原,标记抗原和未标记抗原同时与限量的特异性抗体进行可逆性的竞争结合反应,最终形成的放射性复合物与被测物的含量呈负相关。放射免疫分析根据检测方法,分为竞争性体外放射分析和非竞争性体外放射分析。非竞争性体外放射分析也称为免疫放射分析(immunoradionmetricassay,IRMA)。按反应体系,可分为液相放射免疫分析和固相放射免疫分析。

1. 液相放射免疫分析　液相放射免疫分析是将待检标本(含抗原)与定量的放射性核素标记的已知抗原和定量的特异抗体混合,经一定时间的作用后,分别测定免疫复合物和游离部分的放射性。根据用非标记抗原做成的标准曲线,可确定待检样品中相应抗原的含量。液相放射免疫测定的另一种类型是IRMA,试验时受检抗原与过量的标记抗体反应,然后加入固相的抗原免疫吸附剂,以结合游离的标记抗体,经离心后测定上清液中放射性强度,从而推算出标本中抗原的含量。

2. 固相放射免疫分析　固相放射免疫测定是将吸附到固相载体表面的抗原与待检标本(含抗体)作用,然后加标记抗体。测定结合于固相载体的放射性,判定结果。该法既可用已知的标记抗原测抗体,也可用已知的标记抗体测抗原。当前 RIA 发展的方向是以试管固相作为取代常规液相法的换代技术。试管固相法在抗原、抗体免疫反应完成后不必加分离剂和低温离心程序,只需测量管的放射性便可得出待测物浓度,操作简便、快速,适合大量临床样品的检测。尤其以洗涤代替分离和离心,降低了非特异性结合,提高了方法精密度和准确性。固相放射免疫测定方法也可分为竞争性固相法和非竞争性固相法,并可演变成多种测试方法。

(二)酶免疫分析

酶免疫分析(enzyme immunassay,EIA)是以酶标记的抗体、抗原作为主要试剂,将抗原 - 抗体反应的特异性和酶催化底物反应的高效性和专一性结合起来的一种免疫检测技术。最早应用的酶免疫分析是免疫酶组织化学染色。目前,应用最广泛的是酶联免疫吸附试验(enzyme linked immunosorbent assay,ELISA),属非均相免疫测定。此外,检测方法还有均相免疫测定和抗原竞争法。酶免疫测定无需昂贵的仪器设备,操作简便,无放射性污染,应用较广泛,特别是常用于对感染性疾病的诊断。

(三)免疫荧光技术

免疫荧光技术(immunofluorescence techniques,FIA)是用荧光素标记的抗体(或抗原)分子检测相对应的抗原(或抗体)分子的技术。该法是以荧光素,如异硫氰酸荧光素(FITC)、罗丹明等标记抗体或抗原,以检测标本中抗原或抗体的方法。免疫荧光技术也包括两种基本类型,即荧光抗体染色和荧光免疫测定。

荧光抗体染色是用荧光抗体浸染可能含有抗原的细胞或组织切片,若有相应抗原存在,则抗原与荧光抗体结合而使荧光素不被洗脱,在荧光显微镜下可见发光的物体,从而达到定位检测目的。

荧光免疫测定在基础与临床医学的研究及疾病的诊断等方面有着广泛用途。其按反应体系可分均相法和非均相法。均相法常利用荧光的某些特性,如荧光的激发、吸收、猝灭等设计试验,无需作结合的与游离的标记物分离。双标记法即为均相荧光免疫测定的一种类型,检测试剂为 FITC 标记的抗原和罗丹明标记的抗体。当两种标记物标记的抗原和抗体特异性结合后,使两种荧光素靠近,由于 FITC 的发射光谱能被罗丹明吸收,从而使 FITC 的荧光明显减弱。非均相法限于实验室条件、试剂和容器或载体的非特异性荧光干扰等,应用不及 ELISA 广泛。

(四)化学发光免疫分析

化学发光免疫分析(chemiluminescence immunoassay,CLIA)是用化学发光剂直接标记抗原或抗体,通过测量发光强度检测待测物质的一种技术。常温下一些特定的化学反应产生的能量使其产物或反应中间态分子激发,形成电子激发态分子。当其衰退至基态时,所释放出的化学能量以可见光的形式发射,这种现象称为化学发光。能产生化学发光反应的物质称为化学发光剂或化学发光底物。常用的发光剂为鲁米诺、异鲁米诺和丫啶酯类化合物。由于最后测定的是光子的量,无放射性污染,并有较高的敏感度和精密度,试剂稳定,可进行全自动分析。化学发光免疫分析包含两个部分,即免疫反应系统和化学发光分析系统。化学发光分析系统是利用化学发光物质经催化剂的催化和氧化剂的氧化,形成一个激发态的中间体,当这种激发态中间体回到稳定的基态时,同时发射出光子,利用发光信号测量仪器测量光量子产额。

1996年发展的电化学发光免疫分析(electrochemiluminescence immunoassay, ECLIA)在发光反应中加入了电化学反应,并结合各种免疫测定的先进技术,是目前较先进的化学发光免疫测定系统。目前CLIA包括直接化学发光免疫分析、化学发光酶免疫分析和电化学发光免疫分析3种。

二、临床应用

(一)胃泌素测定及其临床意义

1. 正常参考值 国内报道正常人空腹血清胃泌素为20~160ng/L;餐后增高2~3倍。

2. 临床意义

(1)胃泌素血症:高胃酸性高胃泌素血症见于胃泌素瘤、胃窦黏膜过度形成、残留旷置胃窦、慢性肾衰竭。肾功能恢复后,胃泌素水平大多恢复正常,如果不能恢复,常提示有萎缩性胃炎的可能。胃泌素反应性增强见于贲门失弛缓症、十二指肠溃疡病。无胃酸或低胃酸引起的继发性高胃泌素血症见于胃溃疡、萎缩性胃炎、迷走神经切断术后,甲状腺功能亢进和应用奥美拉唑后胃酸缺乏等。

(2)胃泌素瘤:本病患者胃泌素常>500pg/ml,甚者高达1 000pg/ml。如浓度很高,常提示已有转移。当空腹血清胃泌素>1 000pg/ml,伴有相应的临床症状者,可确立本病诊断。测定值高于200pg/ml而低于500pg/ml者,提示为本病,应作激发试验如胰泌素及钙离子试验。

(3)恶性贫血:患者的空腹血清胃泌素显著增高,平均值为1 000pg/ml,甚至高达10 000pg/ml。

(4)慢性肾功能衰竭:慢性肾功能衰竭时,由于肾功能破坏导致胃泌素排泄的减少,血清中胃泌素浓度增加。

(5)甲状旁腺功能亢进:甲状旁腺功能亢进患者血钙过高,刺激胃黏膜分泌胃泌素,血清中胃泌素浓度明显升高。

(二)抑胃肽测定及其临床意义

抑胃肽(gastric inhibitory polypeptide, GIP)的主要生理功能包括抑制胃酸和胃蛋白酶分泌、刺激胰岛素释放、抑制胃的蠕动和排空、刺激小肠液和胰高血糖素的分泌。

1. 正常参考值 正常人空腹抑胃肽浓度为75~500pg/ml;活性型抑胃肽(1-42)浓度为1.6~100.0pg/ml。

2. 临床意义

(1)糖尿病:糖尿病患者、肥胖者,在耐胰岛素状态时,过量营养可使GIP细胞增生,血中GIP水平明显升高,同时有高胰岛素血症。

(2)十二指肠溃疡:空腹GIP与正常人无差异,而进餐后明显高于正常人,且上升快、幅度大、持续时间长,故GIP应在进餐后测定。

(3)尿毒症:患者血中GIP水平明显高于正常人,为(1 006±145)pg/ml。由于尿中GIP浓度甚微,所以推测GIP主要在肾内代谢而不经尿排泄。

(4)乳糜泻:患者肠黏膜有不同程度的绒毛萎缩,GIP细胞数目减少,GIP释放减少。部分高胃酸型十二指肠溃疡患者由于GIP分泌不足,抑酸作用减弱,致高胃酸的环境而造成溃疡形成。

(三)胰泌素测定及其临床意义

胰泌素具有如下生理作用:①强烈刺激胰腺腺泡细胞外分泌腺分泌水和碳酸氢钠。②增强胆囊收缩素收缩胆囊的作用,促进胆汁排出。促胰酶分泌有加强作用。③抑制餐后胃泌素释放和胃酸分泌,降低胃酸;刺激胃蛋白酶的分泌,抑制五肽胃泌素刺激人胃酸的分泌;抑制生长抑素的局部释放和刺激胰岛素分泌。④抑制胃肠道平滑肌收缩,降低食管下端括约肌的张力;增加幽门括约肌的张力,抑制胃排空,抑制胃肠蠕动,延缓胃液和固体食物的排空。

1. 正常参考值 正常人空腹胰泌素浓度为5~10pg/ml。

2. 临床意义

（1）高胰泌素血症：胃酸分泌增多的十二指肠溃疡、卓 - 艾综合征以及晚期肾功能衰竭这三种情况下胰泌素水平明显增高。卓 - 艾综合征患者空腹血浆胰泌素水平可高于15pg/ml。

（2）十二指肠溃疡：部分十二指肠溃疡患者，胰泌素分泌量少于正常。胰泌素分泌不足可使胰液强碱性不足，不能中和进入十二指肠的胃酸，形成溃疡。

（3）肠炎：乳糜泻和"小肠黏膜结肠化"肠炎患者，空肠指状绒毛消失，表面黏膜萎缩，肠黏膜中内分泌细胞功能减退，血中胰泌素水平降低，不能刺激胰腺分泌大量的碳酸氢盐，不能中和进入十二指肠的胃酸，故常伴空肠溃疡。

（4）饮酒：一般量的饮酒可导致免疫活性的胰泌素的释放增加。

（四）胆囊收缩素测定及其临床意义

胆囊收缩素（cholecystokinin，CCK）具多种生物作用：具有刺激胆囊收缩和兴奋胰酶分泌的作用。对肝胆汁分泌和小肠腺分泌有一定刺激作用。胆囊收缩素在调节协调胃肠活动方面起多种作用，是进食量控制的重要介质。主要为促进胰腺腺泡分泌胰酶各种消化酶，增强胰碳酸氢盐分泌和胃排空，刺激胆囊收缩与Oddi括约肌松弛，排出胆汁，调节小肠、结肠运动。CCK是一种神经递质，作用于迷走神经传入纤维，通过迷走 - 迷走反射刺激胰酶分泌。与胰泌素具有协同作用。进食后，蛋白质水解产物可刺激小肠黏膜释放一种胆囊收缩素释放肽，刺激小肠黏膜I细胞分泌CCK。CCK可作为饱感因素，调节摄食。

1. 正常参考值 30～300pg/ml（1.0～3.1pmol/L）。

2. 临床意义

（1）脑脊液或血浆CCK增高：见于慢性胰腺炎导致的胰酶缺乏，胃泌素瘤导致的胃酸增高而刺激CCK分泌，以及肾功能衰竭患者。

（2）血浆CCK减低：见于乳糜泻等小肠疾病、服用H_2受体阻断剂的患者。乳糜泻病变部位多在小肠上部，由于CCK主要由小肠上部释放，因此乳糜泻者血浆中CCK浓度降低。

（五）胰高血糖素测定及其临床意义

胰高血糖素的生理作用：胰高血糖素是一种促进分解代谢的激素，具有很强的促进糖原分解和糖异生作用，起到增加血糖的作用。胰高血糖素是与胰岛素生理功能相反的一类激素。胰高血糖素主要作用于肝脏，促进肝糖原分解，抑制肝糖原合成，促进葡萄糖异生及分解，使血糖明显增高；促进脂肪的分解，使血中游离的脂肪酸增多；还可使氨基酸加速进入肝细胞，脱去氨基，经糖异生途径转化成糖。胰高血糖素可使心肌细胞内cAMP含量增加，具有增强心肌收缩力等多种生物反应。胰高血糖素还可以促进胰岛素和胰岛生长抑素的分泌。

1. 正常参考值 正常人空腹胰高血糖素血浆浓度为50～100ng/L。

2. 临床意义

（1）增高：见于糖尿病、饥饿状态、急性胰腺炎、高渗透压状态、AMI、低血糖反应、外科手术、应激状态、肝硬化、肾功能不全。

（2）降低：见于胰腺摘除、重症慢性胰腺炎、垂体功能减低症、不稳定型糖尿病、胰高血糖素缺乏症。

（3）胰高血糖素瘤：胰高血糖素瘤是一种罕见的胰岛A细胞肿瘤，多见于女性发病。常伴有消瘦、低蛋白血症、贫血、皮疹、胃炎等。

（4）糖尿病：长期应用胰岛素治疗的糖尿病患者，停止给药后，血浆胰高血糖素迅速升高；恢复胰岛素治疗时，胰高血糖素水平可恢复至正常。

（六）血管活性肠肽测定及其临床意义

血管活性肠肽（vasoactive intestinal peptide，VIP）又名舒血管肠肽，是由28个氨基酸残基组成的直链肽，是神经递质的一种。存在于中枢神经系统和周围神经系统，心、脑、肺、胃、肠、肺等器官都有VIP存在，它是一种既非肾上腺素能又非胆碱能的抑制性神经递质。

VIP能舒张血管，增加心脏输出，促进糖原分解，抑制胃液分泌，刺激肠分泌和脂解作用。VIP可以松弛消化道平滑肌，参与调节胃肠运动；可以扩张血管，降低血压；还可以促进泌乳素（PRL）的分泌和血管加压素（VP）的释放。此外，尚有较强的血管舒张作用、支气管扩张和平滑肌松弛作用，具有很多免疫系统细胞的活性，是一个促分裂剂。VIP 能舒张血管、增加心脏输出，有降低血压的作用。从肝动脉开始，对内脏血管作用较强，但对股动脉无作用；促进肠液分泌的作用很强，对胰腺的促分泌作用弱；可抑制胃液的分泌，对消化道平滑肌的收缩产生抑制作用。食管下括约肌的舒张则是由迷走神经纤维末梢释放的 VIP 介导的，VIP 又通过促进靶细胞合成 NO 而使平滑肌舒张。VIP 与一些疾病的发生有一定的关系，如消化系统、呼吸系统等发生疾病时会引起 VIP 含量的变化。近年来研究表明，VIP 也是一种生长因子，它对多种恶性肿瘤的发生、发展、增殖和分化起重要的促进作用。

1. 正常参考值 正常人空腹血浆为 5pmol/L 左右。脑脊液中 VIP 约为血浆中 10 倍。

2. 临床意义

（1）增高：见于嗜铬细胞瘤、成纤维细胞瘤、类癌综合征、甲状腺髓样癌、肝硬化。

（2）VIP 瘤：常增高，如超过 1 000ng/L 具有诊断价值。

（3）髓样白血病：因含有 VIP 的不成熟白细胞由骨髓进入血循环，测定外周血中白细胞的 VIP 含量可作为有无不成熟白细胞的判定标志。

（七）弹性蛋白酶测定及其临床意义

弹性蛋白酶具有明显的 β 脂蛋白酶作用，能活化磷脂酶 A，降低血清胆固醇，改善血清脂质，降低血浆胆固醇及低密度脂蛋白、三酰甘油，升高高密度脂蛋白，阻止脂质向动脉壁沉积和增大动脉的弹性，具有抗动脉粥样硬化及抗脂肪肝作用。

1. 正常参考值 正常人血中弹性蛋白酶水平为 55～370ng/dl。

2. 临床意义

（1）急性胰腺炎：急性胰腺炎时，血清弹性蛋白酶迅速升高，直到炎症治愈。出血坏死性胰腺炎患者弹性蛋白酶升高更明显，其升高水平提示病变的严重程度。

（2）胰腺癌：胰腺癌诊断中检测弹性蛋白酶优于淀粉酶，病变侵犯部位不同，血清弹性蛋白酶水平也有所不同。胰头癌患者弹性蛋白酶明显升高。胰体、尾部癌患者则糖抗原 19-9（CA19-9）阳性率高，如两者联合测定，可进一步提高胰腺癌的诊断率。

（3）男性生殖道感染：炎症过程主要变化之一为多形核白细胞分泌大量蛋白水解酶，如弹性蛋白酶等。检测精液中性粒细胞弹性蛋白酶（PMNE）有助于诊断男性生殖道感染造成的不育症。

（八）胰蛋白酶测定及其临床意义

胰蛋白酶（trypsin）是胰腺外分泌的一种蛋白酶，胰液中主要有胰淀粉酶、胰脂肪酶、胰蛋白酶原和糜蛋白酶原。胰蛋白酶作为消化酶而起作用，能消化、溶解变性蛋白质。它能在小肠选择性地水解蛋白质中赖氨酸或精氨酸的羧基端肽键，进而分解为氨基酸。胰蛋白酶能对未变性的蛋白质无作用。胰蛋白酶还能限制分解糜蛋白酶原、羧肽酶原、磷脂酶原等其他酶的前体，起活化作用。糜蛋白酶原则由胰蛋白酶激活为糜蛋白酶。胰蛋白酶和糜蛋白酶都能分解蛋白质，两者共同作用时，可使蛋白质分解为小分子的多肽和氨基酸。胰蛋白酶对活细胞的蛋白质以及有活性的消化酶不起作用。在正常情况下，胰腺细胞内的胰蛋白酶原无活性，但在病变的情况下胰腺组织受胰蛋白酶的自身消化作用。胰腺炎时，因某些因素会激活胰蛋白酶，后者又激活了其他酶反应，对胰腺发生自身消化作用，促进了其坏死溶解。

1. 正常参考值 正常人血清免疫活性胰蛋白酶浓度为（285±125）ng/ml。

2. 临床意义

（1）升高：见于胰腺炎、胰腺癌、胰腺囊肿性纤维化、糖尿病等。大多数急性胰腺炎患者及慢性肾功能衰竭患者的胰蛋白酶明显增高，半数以上的胰腺癌及慢性胰腺炎患者的胰蛋白酶也增高。但也有 20% 非胰性腹痛患者，特别是胆囊炎及十二指肠溃疡穿孔患者，胰蛋白酶也会增高。急性胰腺炎时，血清胰蛋白酶和淀粉酶平行升高，其峰值可达参考值上限的 2～400 倍，两种胰蛋白酶的分布和急性胰腺炎的类型及严重程度有关。轻型者 80%～99% 为游离胰蛋白酶原 1 及极少的结合型的胰蛋白酶 1；而重型者游离胰蛋白酶原 1 可低到胰蛋白酶总量的 30%，大部分以结合形式存在，它可以和 α1 抗胰蛋白酶或 α2 巨球蛋白结合。

（2）降低：见于慢性胰腺炎后期、胆道疾病、慢性胆囊炎等。

（3）尿胰蛋白酶：由于胰蛋白酶原的分子量比较小（25kD），所以很容易由肾小球滤出，但是肾小管对两者的回吸收却不同，对胰蛋白酶原2的回吸收低于胰蛋白酶原1。因此，尿中前者的浓度较大。在急性胰腺炎时，尿中胰蛋白酶原2的浓度明显升高。

（九）胰岛素测定及其临床意义

胰岛素是机体内唯一降低血糖的激素，能促进全身组织细胞对葡萄糖的摄取和利用，增强糖原的合成，抑制糖原的分解和糖原异生，有降低血糖的作用；胰岛素能促进脂肪酸的合成，增强脂肪酸的酯化作用，促进脂肪细胞将脂肪酸酯合成为脂肪，促进细胞从血液中摄入脂分子，并将其转化为三酰甘油，同时抑制脂肪的分解、氧化，使血中游离脂肪酸减少；胰岛素能促进细胞对氨基酸的摄取和蛋白质的合成，抑制蛋白质的分解，有利于生长与发育；胰岛素可以促进动脉壁肌肉放松，增加血液流速；促进钾离子和镁离子穿过细胞膜进入细胞内；可促进脱氧核糖核酸（DNA）、核糖核酸（RNA）及三磷酸腺苷（ATP）的合成。

1. 正常参考值 正常人血清胰岛素为 2.6～24.9mU/L 或 17.8～173pmol/L。

2. 临床意义

（1）糖尿病：游离的、具有生理活性的胰岛素含量过低，可导致糖尿病。

（2）低血糖：见于严重的肝、肾功能衰竭，胰岛细胞瘤或癌。糖原异生被抑制，不规则和自发的胰岛素分泌是低血糖的常见原因。检测胰岛素有助于了解葡萄糖/胰岛素比值和有关胰岛素分泌情况，如甲苯磺丁脲试验、胰高血糖素试验、口腹葡萄糖耐量试验及饥饿激发试验等。若怀孕期间糖耐量降低，需要及时治疗。

虽然胰岛B细胞合成胰岛素的量经常是通过测定C肽来判断，但仍有必要测定胰岛素。例如，治疗剂量的非人源性胰岛素可导致产生胰岛素抗体。在这些病例中，检测血清胰岛素的浓度反映了游离的、具有生理活性的胰岛素含量，而C肽测定反映的是内源性胰岛素分泌的总量。

（十）C肽测定及其临床意义

C肽（C-peptide）是一条含有31个氨基酸（AA 33～63）的单链多肽，C肽是一种生物活性肽。有证据表明，C肽替代剂和胰岛素一起服用，可以阻止1型糖尿病进一步发展或减缓其长期并发症发生。尽管常规糖尿病监测时不要求测定C肽，但它是决定个体化治疗的有效手段，个体化治疗在理想长期新陈代谢控制方面非常必要。

1. 正常参考值 正常人空腹C肽血清浓度为 0.78～1.89ng/ml 或 0.25～0.6nmol/L；尿C肽浓度为（74±26）ng/ml 或（81±36）μg/24h。

2. 临床意义

（1）低血糖：C肽、胰岛素和葡萄糖测定被用于辅助鉴别诊断低血糖症（假性低血糖症和高胰岛素血症引起的低血糖症），C肽测定是基础，包括禁食后、刺激后和抑制后试验。怀疑患有胰岛素瘤的患者发生低血糖时，测定血糖与胰岛素比值有助于诊断。用外源性胰岛素治疗的患者发生低血糖，测定C肽可鉴别其低血糖发生的原因。对于经常发生低血糖的患者，测定C肽如超过正常范围，可认为是胰岛素分泌过多导致，如低于正常，则为其他原因所致。

（2）糖尿病：C肽水平测定可应用于糖尿病分型及了解糖尿病患者胰岛B细胞的功能。因为内源性胰岛素抗体较多，在用胰岛素治疗糖尿病时，与胰岛素本身浓度相比，通过C肽浓度反映内源性胰腺胰岛素分泌情况更可靠。因此，C肽测定可以辅助评估1型糖尿病早期残留胰岛B细胞的功能，以及鉴别诊断潜在的成人自身免疫糖尿病（LADA）和2型糖尿病。无论1型或2型糖尿病患者，初病时都应通过检测C肽或胰岛素水平以判断胰岛B细胞功能。胰岛素是与C肽以相等分子分泌进入血液的。临床上使用胰岛素治疗的患者，血清中存在胰岛素抗体，影响放射免疫方法测定血胰岛素水平，在这种情况下可通过测定血浆C肽水平，来了解内源性胰岛素分泌状态。由于外周血中C肽被肝细胞摄取少，更能反映胰岛B细胞分泌时的浓度，加之其基础清除率稳定，不受多种因素影响，故C肽释放试验曲线下面积优于胰岛素释放试验，更能代表胰岛B细胞功能。另外，对于应用外源性胰岛素的测定，由于C肽与胰岛素抗体无交叉反应，不受胰岛素抗体干扰，外源性胰岛素又不含C肽，故C肽测定显得更为重要，从而了解胰岛 B 细胞功能情况,对于指导治疗有积极作用。对于接受胰岛素治疗的患者测定 C 肽,可判断胰腺分泌胰岛素的真实水平。

(3)胰岛移植和胰腺切除术:接受胰岛移植的患者,测定 C 肽以评价移植后胰岛 B 细胞的分泌功能。胰腺切除术后检测 C 肽,持续判断胰岛 B 细胞功能。

(4)胰岛素瘤:测定 C 肽有助于胰岛素瘤的诊断及手术的效果评定,若术后血中 C 肽水平仍很高,说明胰岛素瘤组织有残留。若在随访中 C 肽水平不断上升,提示肿瘤复发或转移的可能性大。

(5)肝肾疾病:患肝炎或肝硬化时,肝脏对胰岛素摄取减少,血中胰岛素水平有升高趋势,而 C 肽受其影响小,血中 C 肽与胰岛素比值降低。肾功能不全时 C 肽降解减慢,血中 C 肽水平升高,C 肽与胰岛素比值明显高于正常。

(6)C 肽浓度降低:常见于下列情况,包括饥饿、假性低血糖症、低胰岛素血症(NIDDM、IDDM)、肾上腺皮质功能不全(Addison 病)和胰腺切除根治术后。

(7)尿 C 肽测定:尿中 C 肽排泄量将用于评估妊娠期糖尿病和 1 型糖尿病血糖控制不稳定患者的胰腺功能。生理状态下每日尿中排出 C 肽占 4%,因尿 C 肽可反映受检者一段时间内血中 C 肽的平均值,两者相关性好,且尿 C 肽具有不受胰岛素原的影响、留取标本方便等优点,近年来尿 C 肽测定被国内外所采用。

(池肇春 李 燕)

参 考 文 献

[1] DENG S X, AN W, GAO J, et al. Factors influencing diagnosis of colorectal cancer: A hospital-based survey in China[J]. J Dig Dis, 2012, 13(10): 517-524.

[2] PARENTE F, MARINO B, ILARDO A, et al. A combination of faecal tests for the detection of colon cancer: a new strategy for an appropriate selection of referrals to colonoscopy? A prospective multicentre Italian study[J]. Eur J Gastroenterol Hepatol, 2012, 24(10): 1145-1152.

[3] KISIEL J B, YAB T C, TAYLOR W R, et al. Stool DNA testing for the detection of pancreatic cancer: assessment of methylation marker candidates[J]. Cancer, 2012, 118(10): 2623-2631.

[4] LUO D, CAMBON A C, WU D. Evaluating the long-term effect of FOBT in colorectal cancer screening[J]. Cancer Epidemiol, 2012, 36(1): e54-e60.

[5] MEI Y, CHEN L, PENG C J, et al. Diagnostic value of elevated serum carbohydrate antigen 199 level in acute cholangitis secondary to choledocholithiasis[J]. World J Clin Cases, 2018, 6(11): 441-446.

[6] STAHL F R, JUNG R, JAZBUTYTE V, et al. Laboratory diagnostics of murine blood for detection of mouse cytomegalovirus (MCMV)-induced hepatitis[J]. Sci Rep, 2018, 8(1): 14823.

[7] KELLY C, PERICLEOUS M. Pregnancy-associated liver disease: a curriculum-based review[J]. Frontline Gastroenterol, 2018, 9(3): 170-174.

[8] OH I S, SINN D H, KANG T W, et al. Liver Function assessment using albumin-bilirubin grade for patients with very early-stage hepatocellular carcinoma treated with radiofrequency ablation[J]. Dig Dis Sci, 2017, 62(11): 3235-3242.

[9] BRENNAN I M, LUSCOMBE-MARSH N D, SEIMON R V, et al. Effects of fat, protein, and carbohydrate and protein load on appetite, plasma cholecystokinin, peptide YY, and ghrelin, and energy intake in lean and obese men[J]. Am J Physiol Gastrointest Liver Physiol, 2012, 303(1): G129-G140.

[10] VACAS E, FERNÁNDEZ-MARTÍNEZ A B, BAJO A M, et al. Vasoactive intestinal peptide(VIP)inhibits human renal cell carcinoma proliferation[J]. Biochim Biophys Acta, 2012, 1823(10): 1676-1685.

[11] WAHREN J, KALLAS A, SIMA A A. The clinical potential of C-peptide replacement in type 1 diabetes[J]. Diabetes, 2012, 61(4): 761-772.

[12] SANKE T. Serum and urine C-peptide and proinsulin to insulin ratio as an index for insulin secretion[J]. Nihon Rinsho, 2012, 70 Suppl 3: 465-470.

[13] BARTA P，JANOUSEK J，ZILKOVA K，et al. In vitro evaluation of concentration，labeling effectiveness and stability for ^{131}I-labeled radioimmunoassay ligand using real-time detection technology[J]. J Labelled Comp Radiopharm，2017，60（1）：80-86.

[14] KI K K，FLOWER R L，FADDY H M. Incorporation of fluorescein conjugated function-spacer-lipid constructs into the red blood cell membrane facilitates detection of labeled cells for the duration of ex-vivo storage[J]. J Immunol Methods，2016，429：66-70.

第9章　腹腔穿刺诊断与鉴别诊断

腹腔穿刺是常用的诊疗技术之一,它对于腹部疾病的诊断与鉴别诊断具有重要的临床实用价值。尽管诊断技术近年有很大进展与提高,但腹腔穿刺术简易、实用,仍不失为一种常用的诊疗技术。因此,有必要进行一次全面复习,以使读者掌握这一有力的诊疗武器。

临床上腹腔穿刺常用于:①腹水的诊断与鉴别诊断:腹水时,通过腹水的化验以了解腹水的性质,即漏出液或渗出液,以及确定炎性与非炎性疾病、寻找腹痛病因等,对疾病的诊断与鉴别诊断具有极其重要价值。根据腹水的消长,评估疾病严重程度,以了解疾病是进展或好转。②穿刺性诊断:腹壁有肌卫或反跳痛,疑有空腔脏器穿孔,进行穿刺诊断。③包块诊断与鉴别诊断:物理检查或影像学检查发现腹部包块而诊断不明者,进行包块穿刺以了解包块性质或通过活检针快速穿刺进行病理组织学检查以明确诊断。④用于治疗:作为治疗的一个手段。

一、腹膜与腹膜腔临床解剖学

腹膜是一层很薄的浆膜,分为互相连续的壁层和脏层两部分。壁层贴附于腹壁的里面(壁腹膜),脏层覆盖在脏器的表面(脏腹膜)并形成韧带、系膜和网膜,后者悬挂于胃大弯一个大而呈围裙样含有脂肪的系膜皱襞,称为大网膜,它覆盖小肠和大肠的大部分。在系膜皱襞中间含有一个潜在腔隙,称为小腹膜腔或称网膜囊,腹膜腔与网膜囊仅有位于十二指肠第一部上方的网膜孔(Winslow)相通。腹膜腔(通称腹腔)是壁层和脏腹膜之间的潜在间隙,从膈肌延伸至盆底,以真骨盆或小骨盆的上口为界。男性腹腔是密闭的,女性由于输卵管腹腔口开口于腹腔,因而可经输卵管、子宫和阴道腔而与外界相通,腹腔由间皮及其下面的组织构成,浆膜的细胞仅由一层间皮细胞构成,腹膜覆盖于腹、盆腔壁的内面和脏器的外表,薄而透明,光滑且有光泽。腹膜从壁层向脏层移行,或从一器官移行与另一器官,构成双层的腹膜结构,两层腹膜间有血管、神经和淋巴管走行,根据其本身结构特点和特定脏器联属而分别命名为韧带、网膜和系膜,且腹膜在一些特定部位形成小而浅的隐窝或大而深的陷凹。此处可作为解剖的一个标志。

盆腹膜腔是腹膜腔向盆内延伸的部分。腹腔自腹前壁向下在内盆入口处转向后,在男性,覆盖腹腔上壁、侧壁和膀胱底的上部以及输精管壶腹和精囊腺后上部,继而反折向后上至直肠,其间形成直肠膀胱陷凹。在女性,腹膜覆盖膀胱上壁、侧壁和底的上部,然后反折到子宫体前面,并覆盖子宫底、体面的后面,直达阴道后壁上部,继而反折到直肠,在子宫的前、后分别形成膀胱子宫陷凹和直肠子宫陷凹。覆盖子宫前、后壁的腹膜在子宫两侧会合形成双层腹膜结构,附着于骨盆壁,称为子宫阔韧带。

二、腹腔穿刺术适应证

1.腹水患者明确是否存在腹水。检查腹水,可以确定腹水的病因是门静脉高压、癌症、感染或其他原因所致。

2.腹痛患者疑有穿孔、出血或炎症,通过腹腔穿刺可明确诊断。

3.腹水患者行腹水鉴别诊断,以了解是渗出液或是漏出液、良性腹水或是恶性腹水。

4.肝硬化是导致腹水的最常见病因,腹水检查可明确是单纯肝硬化腹水,有无并发自发性腹膜炎(SBP)。

5. 用于治疗，包括腹腔灌洗、腹腔引流、排放腹水、腹水回输术、腹腔内化疗等。

三、腹腔穿刺术禁忌证

1. 腹腔内炎症伴有广泛粘连患者。
2. 严重水、电解质紊乱尚未纠正的患者。
3. 穿刺部位不应通过皮肤感染部位；肉眼可见的充血皮肤血管、手术瘢痕或腹壁血肿处。
4. 有出凝血机制严重障碍者或弥散性血管内凝血患者。

四、操作步骤

1. 术前注意事项　应向患者解释，让患者签署知情同意书，告知患者穿刺目的，可能发生出血、感染、腹膜穿刺损伤和术后低血压等危险。

2. 确定穿刺部位　患者取平卧位、半卧位或侧卧位，亦可让患者坐于背椅上。进针的部位可选取：①中线脐下 2～4cm 处，优点为此处腹白线无血管，不会引起出血。②左下腹或右下腹髂前上棘内上方 2～4cm 处。必须在腹侧肌鞘外侧进针，以免刺伤腹壁下动脉，肥胖者可选左下腹进针，因为此处腹壁较薄，且腹水比中线深。③一般取脐与左髂前上棘连线的中外 1/3 交界处为穿刺点；也可取脐与耻骨联合连线中点的两旁，距中线 1～2cm 处为穿刺点；或在移动性浊音最明显处穿刺。如有特殊情况，避免损伤肠道或其他内脏器官，也可在 B 超引导下进行穿刺，这样可更为安全、可靠。

3. 穿刺步骤

（1）术者戴无菌手套。

（2）常规皮肤消毒后，铺洞巾，用 1% 利多卡因 2～5ml，自皮肤至腹膜壁层进行浸润麻醉。

（3）腹腔穿刺针穿过皮肤、皮下组织和腹膜壁层的方法有两种：①针刺法，将针以 45° 穿入皮肤、皮下组织并进入腹腔；②Z 道法，将皮肤组织向下拉 2cm，然后进针。这两种方法可防止皮肤开口与腹膜开口直接重叠，以减少术后腹水渗漏的危险。术者用左手固定穿刺部位皮肤，右手持带有穿刺针的空针经麻醉处皮肤刺入腹壁，当突感阻力消失时，提示针头已穿过腹膜壁层进入腹腔（图 9-1）。

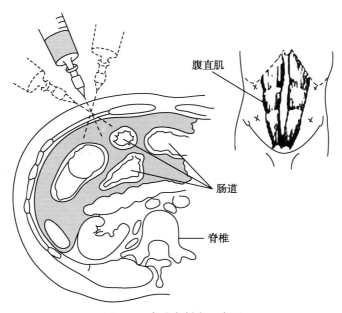

图 9-1　腹腔穿刺术示意图

（4）抽吸出腹水，如见腹水，抽出 10～30ml 腹水作诊断之用，如需要大量放腹水时，可选用 9 号或 12 号穿刺针，并在针座上配接事先准备好的无菌皮条和输液夹子，将腹水引入容器。

4. 腹水或组织送检　抽出的腹水除肉眼观察其性质外，一般送常规、生化、细菌培养，如临床上疑为肿瘤，应将抽出液送病理科作瘤细胞检查。应在床旁接种需氧菌和厌氧菌培养瓶。如为活检组织，用甲醛溶液固定后送病理检查。

5. 术后处理　拔出穿刺针，覆盖无菌纱布，局部用手压迫3～5分钟，再用胶布固定。嘱患者穿刺对侧卧位，以防腹水渗出。如行排放腹水治疗，大量放腹水后则需用多头带包扎腹部，以免由于腹压下降，腹内血管扩张，引起循环障碍，甚至引起休克发生。

6. 腹腔内注射药物治疗　抽完腹腔穿刺腹水后换接盛有药液的注射针，如利尿剂、抗生素或化疗药物，边注入腹腔药物，边回抽腹水以便使药物浓度稀释并充分混合，以减少药物引起的局部刺激和毒性反应或全身不良反应发生。注入完毕后拔针，让患者向两侧转滚或由术者给患者揉搓腹部，尽可能使药物弥散，以发挥最大的疗效。

五、注意事项

1. 严格皮肤消毒和无菌操作，术者必须戴口罩、帽子。

2. 术中应随时询问患者有无腹痛、头晕、心悸、面色苍白，观察患者呼吸、脉搏、血压变化。如有上述情况，应立即停止操作，并作适当处理。

3. 如为排放腹水速度过快、过多，每次排放腹水以不超过3 000ml为宜。如为血性腹水，也不宜大量排放。放腹水时若流出不畅，可将穿刺针稍移动或稍变换体位。

4. 对腹水量较多者，为防止漏出，在穿刺时即应注意使自皮到壁腹膜的针眼位于一条直线上，方法是当针头通过皮肤到达皮下后，即在另一手协助下，稍向周围移动一下穿刺针头，而后再向腹腔刺入。如仍有漏出，可用蝶形胶布或火棉胶粘贴。

5. 排液前后应测量腹围、体重及腹部体征，以保证操作完全，观察疗效。

6. 一般腹腔穿刺术是安全的，感染、出血、内脏损伤偶有发生，但如能严格消毒和谨慎操作，一般均可避免。

7. 妊娠、器官肿大、肠梗阻、腹腔内粘连或尿潴留引起膀胱充盈的患者，施行腹腔穿刺应小心。可在超声引导下施行，以减少医源性损伤的危险性。对于肠梗阻患者应在术前插鼻胃管先减压，对尿潴留患者应先插导尿管排尿后施行。

六、腹水分析

（一）渗出液与漏出液

漏出液和渗出液的实验室鉴别如表9-1。

表9-1　漏出液和渗出液的实验室鉴别

鉴别项目	漏出液	渗出液
外观	清亮、透明或微浑浊，淡黄色	多浑浊、深黄或血样、脓样、乳糜样
相对密度	<1.015	>1.018
凝固性	不易凝固	常有凝固
黏蛋白试验	阴性	阳性
总蛋白量/$(g \cdot L^{-1})$	<25	>30
积液与血清蛋白比值	<0.5	>0.5
LDH/$(U \cdot L^{-1})$	<200	>200
积液与血清LDH比值	<0.6	>0.6
细胞总数/$(个 \cdot L^{-1})$	<100×10^6	>500×10^6
有核细胞分类	以淋巴细胞为主，间有间皮细胞，细单个核细胞>50%	一般炎性急性期以中性粒细胞为主；慢性期以淋巴细胞为主；恶性积液以淋巴细胞为主，伴大量间皮细胞
肿瘤细胞	无	可有
腹水细菌培养	阴性	常阳性

1. 白细胞计数及分类 白细胞 $>300\times10^6$ 个 /L 时考虑细菌感染，$>500\times10^6$ 个 /L 时可以确诊。中性多核粒细胞 $>25\%$ 时可疑细菌感染，$>50\%$ 时有诊断意义，结核病则以淋巴细胞为主。但新近 Link 等报道腹水有核细胞 $<1.0g/L$，SBP 漏诊的概率很低，提出以腹水为首要表现的患者应接受腹水细胞学检查，以排除其他原因所致的腹水。

2. 黏蛋白定性 大量漏出液可把炎性腹水稀释而使黏蛋白定性变为阴性。一般阳性提示炎症，但阳性也并非均是感染，并且少数非炎性腹水也可阳性，此可能与腹水对腹膜长期物理性刺激引起炎性反应有关。

3. 腹水培养 腹水浓缩涂片革兰氏染色或抗酸染色发现致病菌，可确诊为炎性腹水，但检出率不高。腹水培养有菌生长亦可明确诊断。自发性细菌性腹膜炎（SBP）时主要为需氧大肠埃希菌，少数为肺炎球菌、链球菌或其他菌，多种菌混合感染者不常见。厌氧菌感染也占一定比例，普通培养基阴性者也可作厌氧菌培养。感染性腹水常规培养阳性率 $<40\%$，如能在床边将腹水直接接种于血培养基，阳性率可提高到 90%。细菌培养发现有菌生长，而腹水本身无炎性腹水特征，亦可无腹膜炎的临床表现，称为菌腹水。

4. 腹水 pH 非炎性腹水 pH >7.4，炎性腹水 pH 一般偏低，但两者重叠较多。一般 pH <7.3 或血清腹水 pH 梯度 >0.1，提示感染。有报道腹水 pH <7.2 或血性腹水 pH 的差值超过 0.1，对自发性细菌性腹膜炎诊断的敏感性和特异性为 90%。腹水 pH 测定应立即进行，不宜存量过久，因腹水存量后 CO_2 增多，使 pH 下降，将影响检查结果。

5. 乳酸 感染性腹水时，由于大肠埃希菌和粪链球菌均可产生乳酸，故腹水中乳酸含量增高，这是由于细菌感染时糖酵解作用增强所致。此时血 pH 也降低，有助于鉴别炎性与非炎性腹水。但癌性腹水时乳酸亦可增高，因此应结合临床加以鉴别。一般炎性腹水多 $>3.67mmol/L$，非炎性腹水 $<3.58mmol/L$。

6. 腹水溶菌酶 溶菌酶存在于单核细胞、巨噬细胞及中性粒细胞的溶酶体中，感染时腹水中因这些细胞增多并释出溶菌酶，致使腹水中溶菌酶浓度增高。结核性腹膜炎腹水中溶菌酶明显高于自发性细菌性腹膜炎，而非感染性腹水时仅有少量淋巴细胞和内皮细胞，不含溶酶体，故溶菌酶不增高。正常血清溶菌酶为 $4\sim20mg/L$，当 $>23mg/L$ 时提示感染，炎性腹水 $>67.25mg/L$。如以腹水和血清溶酶体比值表示，比值 >1.0 多考虑炎症，<1.0 则 100% 为恶性腹水。如同时测定 LDH，炎性腹水时两者均增高，而非炎性腹水时两者均降低，而恶性腹水时溶酶体降低但 LDH 增高。

7. 腹水鲎试验 鲎血中含有一种变形细胞，其溶解产物中的凝固酶原可被内毒素激活，作用于凝固原，形成凝固素，凝固素再经聚合形成凝胶，这种凝胶化试验称为鲎试验。革兰氏阳性菌感染时，细菌胞壁上的肽多糖含内毒素，故革兰氏阳性菌感染时或内毒素血症患者鲎试验阳性，非炎性腹水时则鲎试验阴性。

8. 腹水的其他生化试验

（1）腹水腺苷脱氨酶（ADA）：ADA 为核酸分解酶，它以同工酶形式广泛存在于肝、肾、肺、心、肌肉等组织和淋巴母细胞、纤维母细胞及红细胞中，其中以淋巴细胞中的活性最高，且在 T 细胞内高于 B 细胞内。目前采用 Martinek 微量测定法和 DE_2 小柱层析法测定其同工酶 ADA_1 和 ADA_2。已证明，感染性腹水时 ADA 活性明显增高，恶性腹水也可增高。一般 $>6Kat/L$ 表示感染腹水。结核性腹膜炎时 ADA 增高特别显著，比其他原因所致腹水中高数十倍至百倍，此可能与结核性腹膜炎时 T 细胞的应答或腹腔内局部 T 细胞数量增高有关。ADA 对结核性腹膜炎诊断的敏感性为 $93\%\sim95\%$，特异性为 96%。

（2）腹水葡萄糖：非感染性腹水葡萄糖定量与空腹血糖相近，在炎性腹水时，由于细菌或细胞的溶解作用，糖含量降低，腹水内葡萄糖含量比空腹血糖含量减少一半。当腹水葡萄糖定量 $<3.34mmol/L$ 或腹水葡萄糖 / 血清葡萄糖比值 <1.0 时，为感染性腹水或恶性腹水。结核性腹膜炎腹水中葡萄糖与血清葡萄糖比值为 $0.25\sim0.93$，肝硬化不并发感染或肝癌时腹水葡萄糖与血清葡萄糖比值为 $1.00\sim3.68$，腹水葡萄糖≤$2.7mmol/L$ 提示为继发性腹膜炎而不是 SBP。依此可作为对上述疾病进行鉴别的参考。

（3）腹水免疫球蛋白：腹水免疫球蛋白通常不作常规检查，但腹水血清免疫球蛋白则有益于鉴别炎性或非炎性腹水。炎性腹水时免疫球蛋白含量增高，腹水 IgA/ 血清 IgA 及腹水 IgG/ 血清 IgG 比值 >0.5 者为炎性腹水，<0.5 者为非炎性腹水。此外，炎性腹水 IgG 也常高于非炎性腹水 IgG。

（4）腹水淀粉酶：一般腹水中淀粉酶含量很低，低于血中水平，如腹水中高于血中或一般腹水水平，即 >4 000SU/L，提示胰性炎性腹水。

（5）血清 - 腹水白蛋白差：炎性腹水的差值一般为（2.27±3.00）g/L，非炎性腹水多为（18.5±4.5）g/L。关于差值梯度（SAA），炎性腹水≤11g/L；非炎性腹水≥11g/L，常提示为门静脉高压，准确率为 97%，此外尚有酒精性肝炎、心源性肝硬化、门静脉血栓形成、Budd-Chiari 综合征、肝转移病变；梯度≤11g/L 见于腹膜转移癌、胰源性腹水、胆汁性腹水、肾病综合征、浆膜炎等。

（6）腹水一氧化氮（NO）和内皮素（ET）：NO 引起外周血管扩张、血流量增加、低血压、外周血管阻力下降，导致高动力循环。继而激活肾素 - 血管紧张素 - 醛固酮系统，最终导致水肿、腹水。肝硬化外周血管床大量扩张，有效循环血量减少，通过压力感受器传递，使垂体后叶贮存的 ET 释放增加，肝硬化并发自发性细菌性腹膜炎时血清和腹水中 NO、ET 水平明显高于漏出液，且腹水中的 NO 和 ET 水平又明显高于血清水平。刘建生等报道，肝硬化并发 SBP 患者血清及腹水 NO 分别为（40.3±5.7）mmol/L 和（25.8±1.7）mmol/L，血清及腹水 ET 分别为（55.8±8.6）pg/ml 和（78.6±10.1）pg/ml；而肝硬化单纯腹水患者血清和腹水中的 NO 与 ET 几乎相等，血清及腹水的 NO 分别为（15.1±1.3）μmol/L 和（15.5±1.5）μmol/L，血清及腹水 ET 分别为（30.2±3.4）pg/ml 和（32.5±3.6）pg/ml。因此，测定腹水中 NO 与 ET 对鉴别腹水的性质有一定价值。

（二）良性腹水与恶性腹水鉴别

良性腹水与恶性腹水的治疗与预后有显著差异，故对两者的鉴别有十分重要的意义。尽管两者从实验室有许多鉴别方法，但很难从一项进行鉴别，目前多主张采用多项指标联合测定，以提高诊断的准确率。

1. 常规检查 恶性腹水可为漏出性、血性，也可为大于渗出性漏出性之间，但仍以渗出性最多见。

（1）外观：良性腹水多为淡黄色、清亮、透明，恶性腹水可为浑浊、乳糜样或血性。若肉眼观察明显血性或腹水细胞数≤1 000×10⁶ 个 /L，多考虑为良性腹水，如结核或自发性细菌性腹膜炎。当红细胞 >1 000×10⁶ 个 /L、红细胞：白细胞 >10：1 时，多考虑腹膜转移或其他肿瘤所致恶性腹水。

（2）相对密度：良性腹水相对密度一般 <1.015，恶性腹水大多 >1.018，但仍有 40% 恶性红细胞腹水相对密度 <1.018。

（3）蛋白定量：良性腹水 <25g/L，恶性腹水则相反，常 >30g/L，但炎性腹水蛋白含量也高，应加以仔细鉴别，且极少数肝硬化腹水的蛋白含量也 >30g/L，因此腹水蛋白含量对两者的鉴别价值不大。血清 / 腹水白蛋白梯度（SAAG）有一定价值，良性腹水常 >11g/L，恶性腹水 SAAG<11g/L，其特异性和敏感性均高达 90% 以上。

（4）细胞计数与分类：良性腹水白细胞数一般 <300×10⁶ 个 /L，其中中性粒细胞 <25%，新近报道 SAAG 联合端粒酶测定，如两者阳性，则诊断恶性腹水的可能性大，与单独检测 SAAG 或端粒酶相比，诊断恶性腹水的敏感性和特异性均显著提高。恶性腹水白细胞计数在（10～4 600）×10⁶ 个 /L，中性多核白细胞为（390～470）×10⁶ 个 /L。良性腹水时一般无红细胞。恶性腹水时可有红细胞，原发性肝癌时常增多（表9-2）。

表 9-2 良性腹水与恶性腹水实验室检查鉴别

	白细胞数 /（×10⁶ 个·L⁻¹）	红细胞数	SAAG/（g·L⁻¹）	其他
良性腹水				
肝硬化	中性粒细胞 <250×10⁶	无或少	>11	蛋白质 <25g/L，并发腹膜炎时相对密度增加，蛋白含量增加，白细胞数增多
自发性腹膜炎	中性粒细胞 >250×10⁶	无或少	>11	白蛋白 <10g/L
心源性腹水	中性粒细胞 <250×10⁶	无或少	>11	蛋白常 >25g/L
恶性腹水				
腹腔肿瘤	多数 >500×10⁶	无或少	<11	100% 找到瘤细胞，蛋白 >25g/L
肝转移性肿瘤	常 <500×10⁶	无或少	>11	ALP≥350IU/L
恶性乳糜腹水	常 >300×10⁶	无或少	<11	三酰甘油 >2.26mmol/L
肝癌性腹水	常 >500×10⁶	常增高	>11	血清 FP 增高

（5）腹水 pH：炎症腹水 pH 大多 >7.3，恶性腹水 pH 常 >7.4。

2. 特殊化验

（1）铁蛋白（ferritin protein）：恶性肿瘤患者由于肿瘤细胞合成铁蛋白或异铁蛋白直接释放入腹腔，使腹水中铁蛋白含量增高。肝癌引起肝细胞损伤、破坏，贮存于胞质中铁蛋白被释放，同时亦影响肝脏对铁蛋白的转移，使腹水中铁蛋白升高，有利于癌性和结核性腹水诊断。铁蛋白 >100μg/L 多为渗出液，>700μg/L 或腹水铁蛋白比值 >1.0 则提示为恶性肿瘤，>600μg/L 为结核性。

（2）乳酸脱氢酶（lactate dehydrogenase，LDH）：在恶性肿瘤和感染性腹水，腹水中 LDH 含量升高。究其原因，可能是恶性肿瘤细胞分泌大量 LDH；同时肿瘤细胞坏死、代谢旺盛、糖酵解速度增加引起其活性增强，有报道恶性腹水 LDH 活性比肝硬化腹水高 7 倍左右，这是由于肿瘤侵犯腹膜致血管通透性增加，血中 LDH 渗入腹腔所致。腹水中 LDH>3.3μmol/（L•S），腹水 / 血清 LDH 比值 >0.6，腹水血清蛋白比值 >0.5，提示为渗出液，见于肿瘤或感染；腹水 / 血清 LDH 比值 >1.0，在排除血性腹水情况下，则高度提示为恶性腹水，恶性腹水中 LDH 同工酶以 $LDH_{3\sim5}$ 升高为主，肝硬化腹水中以 LDH 同工酶 LDH_2 升高为主。

（3）纤维连接蛋白（fibronectin protein，FN）：纤维连接蛋白为高分子糖蛋白，主要由纤维细胞、血管内皮细胞、巨噬细胞及肝细胞合成与分泌。恶性肿瘤时，由于肿瘤细胞的分泌、合成，FN 明显增高，常 >75mg/L。Scholmerich 报道，以 57mg/L 为界。肝硬化单纯腹水，由于肝细胞损害合成 FN 减少，且因其分子大而不易漏出，故腹水中 FN 不升高。肝硬化失代偿并发肝癌时腹水中 FN 不增高，并发自发性细菌性腹膜炎时，可能 FN 因调理作用被消耗使之不增高，但结核性腹膜炎时可增高，应结合临床加以鉴别。

（4）溶菌酶（lysozyme，LZM）：肿瘤细胞不含溶酶体，无溶菌酶产生，因此在渗出性腹水或炎性腹水时若溶菌酶不增高（<23mg/L），首先考虑恶性腹水可能。

（5）腹水谷氨酰转肽酶（gamma glutamyltransferase，γ-GT）：谷氨酰转肽酶是一种膜结合酶，广泛分布于肾、胰、肝、肺、脑等组织，在胆管的上皮细胞内活性很高。肿瘤所致胆道梗阻时主要是高分子 γ-GT（HM γ-GT）增高，然而无论是总 γ-GT 活性还是 HH-γ-GT，均不能肯定鉴别良、恶性胆道梗阻。当腹水中 γ–GT 增高时，特别是无梗阻性黄疸的患者，有利于肝癌腹膜转移的判定。

（6）碱性磷酸酶：数值 >240U/L，提示空腔脏器穿孔。

（7）腹水肿瘤标记物：对怀疑癌性腹水的患者，对其腹水进行有关肿瘤标记物检查，有一定诊断价值。研究发现，腹膜转移癌其腹水癌胚抗原（CEA）含量较血浆高，而肝内转移则相反，因此认为腹水与血浆 CEA 浓度梯度对推测肿瘤转移位置有参考价值。此外，CEA 不受血性腹水影响，具有诊断特异性。CEA>0.5μg/L 时，提示空腔脏器穿孔。CA19-9、CA50 是从结肠癌细胞中分离出的糖抗原，在恶性腹水时 CA19-9 低浓度升高；而恶性肿瘤时尤其是胰腺和胆道恶性肿瘤时腹水中 CA19-9 显著升高，其增高程度与肿瘤病理类型有关。如结直肠癌的 CA19-9 浓度在腺癌、黏液样腺癌和印戒细胞癌较多，而在乳头状腺癌较低，甚至正常。CA50 以胰腺癌和胆囊癌阳性率最高，其次为肝癌、卵巢和子宫癌，恶性腹水中 CA50 含量超过正常人血清值高限，而良性腹水中低于正常人血清值高限。腹水中 AFP 增高，提示原发性肝癌转移。

（8）腹水细胞学检查：腹水中找到肿瘤细胞具有确诊价值，恶性腹水中 40%～75% 可找到肿瘤细胞。近年来利用流式细胞计数仪和细胞成像分析系统，通过分析腹水中沉淀细胞含量，检出非整倍和二倍体高峰，提高肿瘤细胞的检出率。

（9）单核免疫细胞化学染色：单克隆抗体检测的开发，针对不同器官单克隆抗体的不断发现，单克隆细胞化学染色不但可鉴别良恶性腹水，并可辨别肿瘤细胞器官来源，是较为敏感和特异的检查方法。

Bala 等报道，用 HMR 分光学鉴别良性与恶性腹水，并与常规方法的结果进行比较。共研究 70 份腹水标本（15 份恶性细胞阳性，8 份恶性细胞阴性，47 份为肝硬化腹水），定量估计 14 种代谢物，代谢物的平均浓度与 Mann-Whitney 试验作比较。结果表明，恶性腹水的 β- 羟丁酸脱氢酶、乳酸、丙酮、乙酰乙酸比肝硬化腹水有显著增高，而恶性腹水的谷氨酰胺、柠檬酸、葡萄糖、酪氨酸和苯丙氨酸则低于肝硬化腹水（P<0.001）。8 份可疑恶性腹水也得到诊断，最后指出，其可作为鉴别良性与恶性腹水的方法之一。

（乔月琴）

参 考 文 献

[1] 池肇春. 腹水的鉴别诊断与治疗 [M]. 北京：中国医药科技出版社，2007.

[2] 刘建生，田怡，付极，等. 肝硬化自发性细菌性腹膜炎时血和腹水一氧化氮、内皮素变化及丹参治疗作用研究 [J]. 医师进修杂志，2005，28（9）：29-33.

[3] 叶曼玲，李昌平，邹义君，等. 联合检测血清 - 腹水白蛋白梯度和腹水端粒酶对恶性腹水的诊断意义 [J]. 临床肝胆病杂志，2005，21：220-221.

[4] 倪伟虹，陈隆典. 血清腹水蛋白梯度在腹水定性中的临床价值 [J]. 医师进修杂志，2005，28：27-28.

[5] GURUBACHARYA D L, MATHURA K C, KARKI D B. Correlation between serum-ascites albumin concentration gradient and endoscopic parameters of portal hypertension[J]. Kathmandu Univ Med J, 2005, 3（4）：1327-1333.

[6] SHAH R, RAMAKRISHNAN M, AHMED B, et al. Perforated bladder as a cause of abdominal ascites in a patient presenting with acute onset abdominal pain[J]. Cureus, 2017, 9（5）：e1241.

[7] ÇEKIÇ B, TOSLAK I E, ŞAHINTÜRK Y, et al. Differentiating transudative from exudative ascites using quantitative B-mode Gray-Scale ultrasound histogram[J]. AJR Am J Roentgenol, 2017, 209（2）：313-319.

[8] TURNER M P, ARNDTZ S, MACFAUL G. Acute colonic pseudo-obstruction associated with abdominal paracentesis[J]. BMJ Case Rep, 2017, 2017：bcr2016216077.

[9] BALMOR G R, AMITAI M M, SCHIBY G, et al. Clinical pathological conference：abdominal masses and purulent ascites[J]. Harefuah, 2014, 153（5）：295-298, 303.

[10] BOSSHARD S, MÜLLHAUPT B. Puncture of ascites abdominal paracentesis[J]. Praxis（Bem 1994），2012, 101（12）：757-764.

第10章 腹痛治疗

第1节　镇痛剂治疗现状与进展

镇痛剂/药是一类作用于中枢神经系统或外周神经系统,选择性减轻或消除疼痛以及疼痛引起的精神紧张、烦躁不安等情绪,不影响意识及其他感觉的药物。按其作用机制不同,可分为中枢性镇痛药、外周性镇痛药、非甾体抗炎药。腹痛是消化系统疾病最主要的症状之一,腹部脏器炎症、胃肠穿孔、腹腔脏器阻塞或扭转、腹腔脏器破裂、急性中毒、食管、胃肠、胰腺、妇科疾病及腹外系统疾病等均可引起急慢性腹痛,因此要根据不同病因和疾病进行诊治。对消化疾病而言,解痉止痛是最重要的,也就是说,外周性镇痛药的应用最为重要和广泛。

一、解痉药

（一）阿托品（atropine）

1. 药理作用　本药为阻断 M 胆碱受体的抗胆碱药,能解除平滑肌痉挛,改善微循环,抑制腺体分泌,抑制迷走神经,使心跳加快,改善窦房及房室传导,散大瞳孔,使眼压升高,兴奋呼吸中枢等。

2. 临床应用

（1）有机磷中毒:硫酸阿托品能对抗乙酰胆碱,对解除毒蕈碱样作用有明显效果,可提高机体对乙酰胆碱的耐受性。同时也能解除一部分中枢神经过敏系统的中毒症状,可兴奋呼吸中枢,使昏迷患者清醒。阿托品不能破坏磷酸酯类物质,也不能使被抑制的胆碱酯酶恢复活力,不能分解乙酰胆碱。阿托品对胆碱样作用无效,故不能制止肌肉颤动及抽搐,且对呼吸肌麻痹也无效。阿托品的用量和间隔时间应依病情而定,即根据中毒轻重程度不同,使用不同的剂量和间隔时间(表 10-1)。原则上要求早期、足量使用,并要求 4～6 小时达到阿托品化。目前在有机磷中毒的抢救治疗中,阿托品用量过大的现象时有发生,表现为阿托品总量或一次用量过大、阿托品化维持时间过长。因此,主张阿托品一次用量不宜＞20mg,阿托品化轻度中毒维持 24 小时,重度中毒维持 48 小时即可。大剂量阿托品可致 M 胆碱受体上调,出现阿托品依赖现象,使停药困难,且增加反跳的可能性;阿托品用量过大可致阿托品中毒(表 10-2),直接导致死亡,阿托品用量越大,病死率越高。

表 10-1　不同病情的阿托品用量

	轻度	中度	重度
开始	1～2mg 肌注,1～2 小时 1 次	2～5mg 静注,每 30 分钟 1 次	5～10mg 静注,每 10～30 分钟 1 次,连用 3～5 次
以后	0.5～1.0mg 肌注,4～6 小时 1 次至症状消失	1～2mg 静注,每 2～6 小时 1 次	2～5mg 静注,每 30 分钟 1 次
阿托品化后	不要求阿托品化	酌情减量	酌情减量

表 10-2 急性阿托品中毒与有机磷中毒的鉴别要点

	急性阿托品中毒	有机磷中毒
瞳孔	散大	缩小
出汗	无	多
面色	潮红	苍白
皮肤	干燥	潮湿
体温	高热	不热或低热
抽搐	阵发性,强直性	肉跳
心率	快	快(用阿托品后)
尿潴留	多见	少见
腹胀	多见	少见
胆碱酯酶	多正常	降低

（2）消化道及胆道功能紊乱有关痉挛性疼痛的对症治疗：如胃肠平滑肌痉挛、消化性溃疡、胆囊炎、胆石症、急性胰腺炎等。口服阿托品 0.3～0.6mg，3 次 /d 口服。静注阿托品每次 0.5mg，有效后改为口服。

（3）感染性休克：常见的致病菌为革兰氏阴性菌，如大肠埃希菌、克雷伯菌属、铜绿假单胞杆菌、变形杆菌、脑膜炎双球菌、类杆菌等。革兰氏阳性菌，如金黄色葡萄球菌、肺炎球菌和其他链球菌、梭状芽孢杆菌等也可引起休克。国内应用抗胆碱能药如阿托品、山莨菪碱、东莨菪碱等药物治疗感染性休克，通过直接和阻断 α 受体作用解除血管痉挛，阻断 M 受体，维持细胞内 cAMP/cGMP 的比例，兴奋呼吸中枢、解除支气管痉挛，保持通气良好，调节迷走神经，提高窦性心律，降低心脏前、后负荷，改善肺循环，稳定溶酶体膜，抑制血小板和多形核细胞的聚集作用。常用剂量阿托品每次 0.03～0.05mg/kg，重症可用 0.1mg/kg 静脉注射，每 10～30 分钟注射 1 次，有效者面色变红、四肢转暖，血压回升时可减量或延长给药间隔，一般用药 10 小时，如连续用药 10 次无效，可换用或改用其他药物，如多巴胺、间羟胺或苄胺唑啉等。

3. 不良反应 有口干、无汗、散瞳、心动过速、便秘、支气管分泌稠厚、尿潴留，老年人出现精神症状或兴奋。阿托品的治疗量与致死量（最低致死量为 80～130mg），故安全范围大，一般不易发生过量中毒。解救阿托品中毒时可使用拟胆碱药，如毛果芸香碱、加兰他敏等。

4. 注意事项

（1）出现下列情况应慎用：肝肾功能不全者、冠状动脉功能不全、心律失常、甲状腺功能亢进症、慢性支气管炎、麻痹性肠梗阻、肠道麻痹、中毒性巨结肠、出血性直肠结肠炎、幽门狭窄、胃食管反流。

（2）妊娠呕吐应慎用：阿托品可分泌入乳汁，并降低乳汁分泌，故哺乳期妇女禁用。

5. 其他 充血性心力衰竭有窦速者慎用。

（二）山莨菪碱（654-2）

1. 药理作用 本药为阻断 M 胆碱受体的抗胆碱药，作用与阿托品相似或稍弱，可使平滑肌明显松弛，大剂量时可解除血管痉挛，改善微循环，但其抑制血液分泌、散瞳和中枢兴奋作用强度仅为阿托品的 1/20～1/10。

2. 临床应用 主要用于解除平滑肌痉挛，如胃、十二指肠溃疡、胆道痉挛等，也用于感染性休克的治疗。为解除平滑肌痉挛一般用 5～10mg，2～3 次 /d，治疗感染性休克每次 0.01～0.03mg/kg，静脉注射，每 10～30 分钟注射 1 次。病情好转后，逐渐延长给药间隔。

3. 不良反应 与阿托品相似。

（三）丁溴东莨菪碱（scopolamine butylbromide）

1. 药理作用 本药又名解痉灵，为外周抗胆碱药，除对平滑肌有解痉作用外，尚有阻断神经节及神经肌肉接头作用，但对中枢神经的作用较弱。对肠道平滑肌解痉作用较阿托品、山莨菪碱为强，因此可缓解平滑肌痉挛和抑制其蠕动，而对心脏、瞳孔以及唾液腺的影响较小。

2. 临床应用 适用于胃-十二指肠、结肠镜检查前的术前用药，一些其他消化道检查用药，还适用各种原因所致的胃肠痉挛，胆绞痛、肾绞痛或胃肠蠕动亢进。常用量成人每次 20～40mg 肌注或稀释后静注。

3. 不良反应 类似阿托品过量不良反应。出现过敏时应停药，青光眼、前列腺肥大致排尿困难、严重心脏病、器质性幽门狭窄和麻痹性肠梗阻患者禁用。

（四）罂粟碱（papaverine）

本药具有扩血管作用，适用于下肢慢性阻塞性血管病变、老年人眩晕感、肠系膜动脉栓塞等。对颅内高压、心脏传导阻滞、已用或未用左旋多巴治疗的帕金森综合征患者禁用。常用量口服 100～200mg，2～3 次/d。静脉滴注 60mg/h。

（五）匹维溴铵（pinaverium bromide）

1. 药理作用 本药又名得舒特（dicetel），为亲肌性解痉剂，是选择性胃肠钙离子拮抗剂，可通过抑制钙离子流入肠道平滑肌而发挥作用。本药直接作用于肠平滑肌细胞的通常途径，通过阻断钙通道可以抑制由神经冲动、激素/神经递质等诱发的内脏高动力和高敏感状态，有效抑制内脏敏感相关递质引起的平滑肌收缩，降低肠道敏感性。减少由于交感神经活性过度增加而引起的运动过强，减少因激素和介质（胆囊收缩素、P 物质）引起的肠道过敏，可缓解肠道痉挛，恢复正常的肠道运动功能。降低炎症引起的直肠敏感性，缓解直肠膨胀诱发的腹痛。匹维溴铵没有抗胆碱能作用，无对心血管系统的不良反应，也无药物相互作用。

2. 药代动力学 低于 10% 的口服剂量经胃肠道吸收，1 小时内达血浆峰浓度，清除半衰期为 1.5 小时，该药几乎全部在肝脏代谢并清除。动物研究显示，该药聚集于胃肠道中，97% 与血浆蛋白结合。

3. 适应证 对症治疗与肠道功能紊乱有关的疼痛、排便异常和胃肠不适，适用于肠易激综合征、肠功能紊乱有关的疼痛及不适、肠蠕动异常、结肠痉挛。直接纠正 IBS 患者的高动力和高敏感状态，从而达到全面解除 IBS 患者的腹痛、腹泻、腹胀和便秘四大症状。另外，也可为钡剂灌肠做准备。此外，对症治疗与胆道功能紊乱有关的疾病，用于胆囊炎、胆道痉挛、胆囊切除后综合征等。

4. 用法和用量 通常每次 50mg（1 片），3 次/d，口服，进餐时用水吞服，必要时可增至 6 片/d。胃肠检查前 2 片，3 次/d，检查当日早晨服 2 片。孕妇及哺乳期妇女慎用。

（六）盐酸屈他维林（drotaverine hydrochloride）

1. 药理作用 本药又名定痉灵、NO-SPA，为异喹啉类衍生物，是直接作用于平滑肌细胞质的亲肌性解痉剂。屈他维林显著抑制磷酸二酯酶，导致 cAMP 浓度升高，高浓度的 cAMP 可激活肌球蛋白轻链激酶（MLCK）使肌肉松弛。cAMP 通过刺激钙离子向细胞外和肌浆网的转运而影响细胞质中钙离子浓度。本药作用于平滑肌而不影响自主神经系统，因此可用于抗胆碱类解痉药禁忌的青光眼和前列腺肥大的患者。

2. 药代动力学 盐酸屈他维林片口服吸收迅速，与人体血浆蛋白高度结合（95%～98%）。药物吸收后分布迅速，主要分布于中枢神经系统、肾上腺和肺。注射液放射活性的血浆峰浓度为 45～60 分钟。吸收半衰期为 12 分钟。屈他维林有很强的首过效应，在人类仅有 65% 原形进入体循环。主要排泄途径为尿与粪便，54%～73% 通过尿液消除，仅限 0～32% 的通过粪便消除。

3. 适应证 临床上通常用片剂治疗胃肠道痉挛、肠易激综合征；胆绞痛和胆道痉挛、胆囊炎、胆道炎；肾绞痛和泌尿道痉挛，如肾结石、输尿管结石、肾盂肾炎、膀胱炎；痛经、先兆流产、子宫强直。通常用注射液治疗胆石症、胆囊炎、胆管炎、乳头炎引起的平滑肌痉挛；肾结石、输尿管结石、肾盂肾炎、膀胱炎等引起的泌尿道平滑肌痉挛；也用于胃肠道平滑肌痉挛。在产科，用于生理卫生分娩时宫颈扩张期，从而缩短分娩时间。

4. 用法和用量 片剂成人 1～2 片，3 次/d，6 岁以上儿童 1 片，每日 2～5 片，每片 40mg。注射液成人 1～2 支/次，每支 40mg，1～3 次/d，皮下或肌内注射，对于痉挛持续状态，可用 1～2 支加入 5% 葡萄糖液体中缓慢静脉滴注。

严重肝肾功能不良与心力衰竭患者禁用。不良反应偶见头痛、头晕、恶心、心悸和低血压。

（七）奥替溴铵（otilonium bromide）

1. 药理作用 本药又名斯巴敏（spasmomen），为罂粟碱的人工合成衍生物，可直接作用于平滑肌。其作用机制为影响离子通道的电位敏感度与磷酸肌醇代谢途径。对平滑肌的解痉作用为罂粟碱的 3 倍，抑制由组胺引发的平滑肌收缩反应为阿托品的 5 倍。但对乙酰胆碱反应的抑制仅为阿托品的 1/1 万。主要作用在胃肠道、泌尿生殖器官的平滑肌，因此可适用于不宜使用抗胆碱药物的患者，如前列腺肥大。

2. 临床应用 临床上用于肠易激综合征、肠痉挛、腹痛、憩室炎引起的疼痛及胆道痉挛，痛经、子宫痉挛、泌尿道感染引起的尿频、膀胱痉挛及痉挛性疼痛。

常用剂量：每粒胶囊含 60mg，成人 1～2 粒，3 次 /d，6～12 岁儿童 1 粒，3 次 /d。用水吞服，勿咀嚼，用药过量出现兴奋和低血压，可按阿托品中毒进行处理。孕妇慎用。

3. 不良反应 一般治疗剂量下无不良反应，用药过量出现兴奋和低血压，对后者可行支持疗法。

4. 注意事项 青光眼、前列腺增生、幽门狭窄患者慎用。一般不用于孕妇和哺乳期妇女。

（八）间苯三酚（phloroglucinol）

1. 药理作用 本药又名斯帕丰（spasfon），能直接作用于胃肠道和泌尿生殖道的平滑肌，是亲肌性、非阿托品、非罂粟碱类平滑肌解痉剂。与其他平滑肌解痉药相比，其特点是不具有抗胆碱作用，不会产生抗胆碱样不良反应，如低血压、心率加快、心律失常等症状。对心血管功能也无影响。它只用于痉挛平滑肌，对正常平滑肌影响很小。各种毒性试验结果证明，该药物的注射液在使用上非常安全。

静脉注射本药后，血液浓度半衰期约为 15 分钟，给药 15 分钟后，在肝、肾和小肠组织分布浓度最高。

2. 临床应用 临床上用于治疗消化系统和胆道功能障碍引起的急性痉挛性疼痛；急性痉挛性尿道、膀胱、肾绞痛；妇科痉挛性疼痛。过敏者禁用，妊娠及哺乳期妇女慎用。

肌内或静脉注射 40～80mg/ 次，40～120mg/d。静脉滴注 200mg/d 加于 5% 或 10% 葡萄糖液中静脉滴注。

3. 药物相互作用 由于物理化学反应，本药不能与安乃近在同一注射针筒混合使用，因可能引有血栓性静脉炎。避免与吗啡及其衍生物类药物同用，因这类药有致痉作用。

4. 不良反应 一般无不良反应，极少有过敏反应，如皮疹、荨麻疹。

（九）复方枸橼酸阿尔维林软胶囊（meteospasmyl）

1. 药理作用 本药又名乐健素，为复合制剂，每粒含枸橼酸阿尔维林 60mg，西甲硅油 300mg。阿尔维林调节钙离子内流，缓解肠道平滑肌痉挛，同时阻断 5-HT$_{1A}$ 受体，降低内脏高敏感性，使腹痛缓解；西甲硅油在肠腔降低气泡表面张力，促进气泡的迁移或消失，缓解腹胀。

2. 适应证 主要用于胃肠道胀气和腹痛，可有效降低 IBS 患者腹痛 / 腹部不适。

3. 用法用量 每次 1 粒，3 次 /d，饭前服用。本药只供成年人使用。

4. 不良反应 可能发生荨麻疹、水肿，甚至发生休克；有时发生肝损害，表现为转氨酶升高和药物性肝炎，停药后很快恢复。

二、中枢性阿片类镇痛药

中枢性镇痛药通过作用于中枢神经系统，缓解或消除疼痛，并改变疼痛情绪反应，其典型代表是阿片类药物。阿片类药物通过与体内不同部位的特异性阿片受体结合而产生多种药理效应：与位于脊髓背角神经元上的阿片受体结合，抑制 P 物质释放，阻止疼痛上传至脑；也可作用于大脑和脑干的疼痛中枢，发挥下行疼痛抑制作用。

（一）阿片受体

阿片受体分为 μ、κ、δ 3 种类型，并可进一步分为 μ_1、μ_2、κ_1、κ_2、κ_3、δ_1、δ_2 等亚型。μ_1 受体主要参与脊髓以上水平镇痛，μ_2 受体与呼吸抑制、心率减慢、欣快感等效应有关，脊髓及脊髓以上部位的 κ_1、κ_3 受体介导镇痛、镇静、缩瞳等效应，δ 受体与呼吸兴奋、烦躁不安、幻觉、焦虑等情绪活动有关。

（二）阿片类药物的分类

按作用于受体的效应分类，可以分为阿片受体激动剂、阿片受体激动 - 拮抗剂和阿片受体拮抗剂

（表 10-3）。阿片受体激动剂可以激活 μ、κ、δ 受体，如吗啡、芬太尼、羟考酮、哌替啶等。阿片受体激动 - 拮抗剂可以选择性激活某种类型阿片受体，而对其他类型有拮抗作用。如喷他佐辛主要激动 κ、δ 受体，而对 μ 受体有拮抗作用。在临床应用中，已使用阿片受体激动剂治疗的患者可以安全地换用其他的阿片受体激动剂，但不能换用阿片受体激动 - 拮抗剂，否则可能导致戒断反应。阿片受体拮抗剂如纳洛酮可以逆转强阿片类药物的药理作用，用于吗啡过量的抢救。

表 10-3　阿片类药物的分类

分类	药物代表
阿片受体激动剂	吗啡、哌替啶、苯哌利定、芬太尼
阿片受体激动 - 拮抗剂	
以激动为主的药物	喷他佐辛、丁丙诺啡、布托啡诺、纳布啡
以拮抗为主的药物	烯丙吗啡
阿片受体拮抗剂	纳洛酮、纳曲酮、纳美芬

（三）阿片类药物的不良反应

1. 恶心、呕吐　阿片类药物可以兴奋延髓催吐化学感受器，引起恶心、呕吐，对于曾使用阿片类药物出现恶心、呕吐的患者，推荐预防性应用止吐药物。

2. 呼吸抑制　阿片类药物可以抑制脑干呼吸中枢，抑制呼吸中枢对血液二氧化碳分压升高的反应，使呼吸频率降低，呼吸代偿性加深，如剂量过大，则呼吸代偿能力减弱，出现潮式呼吸、发绀等症状，可以谨慎使用纳洛酮拮抗阿片类药物的呼吸抑制作用。

3. 躯体依赖和精神依赖　对于接受规律给药的患者，如突然减量或停药则导致戒断症状，表现为焦虑、易激惹、出汗、发热、恶心 / 呕吐等。

4. 肌张力增加　对于长期大剂量治疗的患者，可能出现胸腹壁肌肉僵直甚至肌阵挛。

5. 缩瞳　阿片类药物通过激活 μ、κ 受体兴奋动眼神经副交感核导致瞳孔缩小。

6. 便秘、体温下降、免疫功能抑制等　患者可以预防性应用大便软化剂，维持足够液体和膳食纤维的摄入，预防便秘的发生。

（四）阿片类药物的合理应用

1. 按阶梯用药　WHO 癌症疼痛治疗指导原则根据镇痛药物的作用强度和性质划分为 3 个阶梯，临床应用时根据患者疼痛的强度合理选择镇痛药物，在保证镇痛效果的同时，减轻不良反应，提高患者对镇痛药物的依从性。一阶梯药物包括非甾体抗炎药，主要用于轻、中度疼痛的镇痛；二阶梯药物包括可待因、双氢可待因等弱阿片类药物，主要用于中度疼痛的治疗，如使用最高限制剂量仍不能控制疼痛，则应选择三阶梯药物，目前临床上有淡化二阶梯用药的倾向；三阶梯药物包括吗啡、芬太尼透皮贴剂、盐酸羟考酮等强阿片类药物，用于重度疼痛的镇痛。辅助药物包括抗抑郁药、抗惊厥药、皮质类固醇等，可以增强阿片类药物的镇痛效果，可用于任何阶梯中。

2. 确定合适的药物剂量　合适剂量为临床达到充分镇痛，同时可以耐受阿片类药物不良反应的剂量。

3. 给药途径　以无创给药为首选，吞咽困难者可选择经皮肤或经直肠给药，无创用药后疼痛无明显改善者，可选择肌内注射或静脉用药，全身用药产生难以耐受的不良反应时，可以选择经椎管内给药或局部神经阻滞镇痛。

4. 按时给药而非按需给药　根据药物的药代动力学特点，确定合适的给药时间。

5. 根据患者的疼痛情况调整用药剂量　对于疼痛反复发作的患者，可以根据患者耐受情况增加药物剂量，增加的幅度一般为原剂量的 25%～50%，并注意防范各种不良反应的发生，如长期应用阿片类药物的患者经综合治疗后疼痛明显减轻，则需逐渐下调镇痛药物剂量，一般减少的幅度为原剂量的 25%～50%，在保证镇痛效果的同时，注意避免戒断反应。

（五）阿片受体激动剂

1. 吗啡

（1）药理作用：①中枢神经系统，有镇痛、镇静作用和欣快效应。②平滑肌作用，吗啡具有止泻和致便秘的作用，吗啡增加胃肠道平滑肌张力，使胃肠蠕动减慢，排空延迟；抑制消化道腺体分泌；提高回盲瓣和肛门括约肌张力，使排出受阻；直接抑制中枢，抑制排便反射。吗啡可以使 Oddi 括约肌痉挛性收缩，升高胆囊内压，诱发胆绞痛。

（2）适应证：①镇痛作用，吗啡可以用于多种疼痛的镇痛，如严重烧伤、创伤所造成的疼痛；术后疼痛；癌性疼痛；心肌梗死引起的心绞痛，如血压正常也可以使用吗啡镇痛。但对于诊断未明的患者，则慎用吗啡镇痛。②镇静作用，可以作为术前用药调整患者情绪。③急性肺水肿的治疗。

（3）禁忌证：吗啡过敏者禁用。禁用于合并呼吸抑制、呼吸道阻塞性疾病及急性肝炎的患者。不建议用于慢性非癌性疼痛的长期治疗。

（4）临床应用：①确定吗啡的初始剂量：根据患者既往镇痛用药史，疼痛的病因、强度和性质，以及患者一般情况、是否有心肺、肝肾等并发症，确定吗啡的初始剂量。对于曾服用过弱阿片类药物的患者，初始剂量可以为普通吗啡即释片 5～10mg，吗啡缓释片 10～30mg，对于一般情况比较差、伴有其他并发症、高龄的患者注意减少用药剂量，延长给药间隔时间。普通吗啡即释片可以间隔 4～6 小时给药。②治疗过程中药量的调整：患者的病情发生变化，服用吗啡后出现耐药现象以及初始剂量偏小等情况，均需要调整用药剂量，剂量增加的幅度根据初始剂量的大小而不同。

2. 羟考酮　羟考酮是从生物碱蒂巴因提取合成的半合成阿片类药，羟考酮口服生物利用度达 60%～87%，消除半衰期约为 4.5 小时，代谢产物主要经肾脏排泄。羟考酮属于阿片受体激动剂，其镇痛强度约为吗啡的 2 倍，药效作用个体差异小，镇痛作用无封顶效应，适用于中重度疼痛的治疗。羟考酮主要作用于中枢神经系统和平滑肌，还具有抗焦虑作用。

（1）适应证及临床应用：临床上用于重度癌痛的镇痛治疗，初始剂量根据患者疼痛的程度和既往阿片类镇痛药物服药史确定，未使用过强阿片类药物的患者初始剂量为 10mg/12h。

（2）禁忌证：羟考酮过敏者禁用。存在呼吸抑制、严重支气管哮喘或高碳酸血症患者禁用。麻痹性肠梗阻患者禁用。急性酒精中毒、肾上腺皮质功能不全、昏迷、脊柱后侧凸、甲状腺功能低下、前列腺肥大或尿道狭窄、一般情况差或合并严重肝肾功能疾病患者慎用或禁用。

3. 美沙酮　美沙酮是一种人工合成的阿片类药物，药效与吗啡相似。美沙酮是碱性脂溶性药物，口服、舌下含化、经直肠给药等给药途径均吸收良好。口服给药起效时间为 30～60 分钟，3 小时达血药浓度峰值，半衰期个体差异性大，为 13～48 小时（平均 25 小时）。美沙酮在体内分布广泛，仅有 1% 的药物在血液中，重复给药可以造成组织蓄积。美沙酮主要在肝脏代谢，其代谢产物无药理活性，经肠道和肾脏排出体外，约 10% 的药物未经代谢以原形直接排出体外。美沙酮药效与吗啡相似，具有镇痛、镇静、呼吸抑制、缩瞳等作用，与吗啡相比，美沙酮具有作用时间长、不易产生耐受性、药物依赖性低的特点。

（1）适应证及临床应用：美沙酮在临床上作为强阿片类药物，用于重度癌痛的镇痛治疗。由于口服给药后起效时间为 30～60 分钟，因此不适用于急性暴发性疼痛。美沙酮可以阻断 NMDA 受体，降低患者的超敏反应，可以用于肿瘤引起的神经源性疼痛。对于出现吗啡耐受的患者，可以改用美沙酮治疗。转换过程中注意应从小剂量开始给药，根据患者疼痛的情况调整剂量。美沙酮在体内分布容积广，长期用药应注意药物蓄积中毒，长期应用美沙酮的患者可 8～12 小时服药一次。美沙酮也可以用于阿片类药物依赖的脱毒治疗。

（2）禁忌证：高龄或伴精神症状、神经昏迷状态、颅内高压、呼吸功能不全、肝肾衰竭、分娩镇痛的患者及婴幼儿禁用。

4. 哌替啶　哌替啶是一种人工合成阿片类药物，其镇痛作用是吗啡的 1/10，作用时间较吗啡短，无镇咳作用。所有给药途径均可吸收，但口服用药的可靠性差。哌替啶在体内的代谢产物为去甲哌替啶，其镇痛效能为哌替啶的 1/2，神经毒性是哌替啶的 2 倍，半衰期为哌替啶的 10 倍。因此，大剂量反复应用哌替啶可以造成去甲哌替啶的蓄积，出现震颤、抽搐、肌阵挛和癫痫发作等神经中毒症状。

（1）适应证及临床应用：哌替啶只适用于短时的急性疼痛，不适用于需要长期用药的慢性疼痛和癌痛的治疗，可用于术后镇痛、麻醉前用药和急性创伤性疼痛的治疗等。哌替啶治疗急性疼痛一般为 50～150mg 肌内注射，或 50～100mg 静脉注射（或成人 0.3mg/kg），每 2～4 小时 1 次，极量为 600mg/d。应注意哌替啶具有刺激性，一般不能皮下注射，反复肌内注射可在局部形成硬结，妨碍药物吸收。

（2）禁忌证：不推荐用于癌性疼痛的治疗。因其可导致兴奋、谵妄、惊厥、呼吸抑制等，禁忌与单胺氧化酶抑制剂合用。颅脑损伤、慢性阻塞性肺疾病、支气管哮喘、严重肝功能不全患者禁用。

5. 可待因　可待因是阿片中的天然成分，是弱阿片类药物的典型代表，其镇痛作用约为吗啡的 1/12，主要用于轻、中度疼痛的镇痛。可待因口服吸收良好，临床主要使用可待因口服片剂，口服后 30～45 分钟起效，1 小时达血药浓度峰值，作用维持时间约 4 小时。可待因主要在肝脏代谢为吗啡和去甲可待因，经肾脏排泄，少部分以原形排出。可待因可以通过血脑屏障和胎盘屏障，少量分泌入乳汁中。

适应证及临床应用：用于轻、中度癌性疼痛及短期内非癌性疼痛的镇痛治疗，临床上常联合应用可待因和阿司匹林，常用剂量为 30～90mg，每隔 4～6 小时服药一次。可待因属于弱阿片类药物，药量增加后，不良反应增加但疗效不增加，因此对于重度疼痛，不宜盲目加大可待因剂量，而应改用吗啡等强阿片类药物镇痛。

（六）阿片受体激动 - 拮抗剂

1. 喷他佐辛　喷他佐辛是人工合成的阿片类药苯丙吗啡烷的衍生物，属于阿片受体激动 - 拮抗剂。喷他佐辛主要激动阿片 κ 受体，较大剂量时可激动 δ 受体，对 μ 受体有较弱的拮抗作用，镇痛强度为吗啡的 1/4～1/3。肌内注射 15 分钟、静脉注射 2～3 分钟后达血浆浓度峰值，半衰期约为 2 小时。喷他佐辛主要经肝脏代谢，经肾脏排泄。大剂量应用可以引起血压升高、心率加快，这可能与喷他佐辛可以升高血浆中儿茶酚胺的浓度有关。

（1）适应证及临床应用：喷他佐辛可以用于各种中重度疼痛的治疗，如癌性疼痛、创伤性疼痛、术后疼痛等，也可以用于麻醉前给药、麻醉中辅助镇痛等。

（2）禁忌证：呼吸道梗阻性疾病、呼吸功能不全、心律失常、惊厥、颅内高压、甲状腺功能低下的患者慎用或禁用。

（3）不良反应：①恶心、呕吐是喷他佐辛常见的不良反应，偶可出现呼吸抑制、烦躁不安、焦虑甚至惊厥等中枢神经系统毒性反应，组胺释放诱发荨麻疹、支气管痉挛、喉痉挛等；②喷他佐辛增加胆道括约肌张力，不推荐在胆道内镜检查或胆道疾病患者中应用；③长期反复注射喷他佐辛，可使皮下组织或肌肉内产生无菌性脓肿、溃疡和瘢痕。

2. 地佐辛　地佐辛是人工合成的强效阿片类镇痛药，其镇痛强度、作用时间和维持时间与吗啡相当。地佐辛主要激动阿片 κ 受体，对 μ 受体有部分激动 - 拮抗作用。肌内注射地佐辛起效时间为 15～30 分钟，半衰期平均为 2.4 小时。地佐辛主要经肝脏代谢，经肾脏排泄。

（1）适应证及临床应用：地佐辛可以用于各种中重度疼痛的治疗。成人单次肌内注射剂量为 5～20mg，应根据患者体重、年龄、疼痛程度、一般情况以及合并用药情况调整剂量，必要时每隔 3～6 小时重复用药一次，最高不超过 120mg/d。

（2）禁忌证：对阿片类药物过敏者禁用。合并呼吸抑制、颅脑损伤、颅内高压、肝肾功能不全患者慎用。妊娠妇女、哺乳期妇女、儿童慎用。

（3）注意事项：地佐辛常见不良反应为恶心、呕吐、头晕，偶可见出汗、寒战、高血压、低血压、心律不齐等，地佐辛不易出现生理成瘾性。

3. 丁丙诺啡　丁丙诺啡是天然阿片生物碱蒂巴因的衍生物，属于强阿片类镇痛药，镇痛作用约为吗啡的 30 倍，但使用剂量有封顶效应。丁丙诺啡与 μ 受体的结合力强，约为吗啡的 50 倍，可置换与 μ 受体结合的麻醉性镇痛药，从而产生拮抗作用，不适合与吗啡等阿片受体激动剂同时应用。丁丙诺啡一旦与受体结合则不易解离，从而维持较长时间的药理作用。丁丙诺啡的药效学特征不是由药代动力学决定的，与受体结合的特性相关，即血药浓度与镇痛作用间的相关性差。丁丙诺啡口服首关效应明显，生物利用度低，舌下含服吸收好，约 30 分钟起效，1～2 小时达到作用峰值，持续时间为 6～8 小时，因此长期用药的患者可选择舌下含服的给药途径。丁丙诺啡静脉注射 15 分钟起效,30～40 分钟达作用峰值,维持 4～6 小时。

(1)适应证及临床应用:丁丙诺啡属于中长效强效镇痛药,可用于中重度癌性疼痛及非恶性疼痛的镇痛以及术后镇痛等。

(2)禁忌证:丁丙诺啡可以通过胎盘和血脑屏障,抑制新生儿呼吸,因此禁用于分娩镇痛。妊娠妇女、老年患者禁用。对吗啡过敏的患者,以及合并呼吸抑制、呼吸道阻塞性疾病或急性肝炎、瘫痪、胃排空延迟的患者禁用。

(七)阿片受体拮抗剂——纳洛酮

纳洛酮是羟氢吗啡酮的衍生物,与 μ 受体亲和力强,与 κ 受体、δ 受体也有一定亲和力,结合后可以置换与受体结合的阿片激动剂。纳洛酮既可以拮抗阿片受体激动剂,也可以拮抗阿片受体激动 - 拮抗剂,但对丁丙诺啡的拮抗作用较弱。纳洛酮静脉注射后 2～3 分钟达血药浓度峰值,维持 30～45 分钟,肌内注射 10 分钟达峰效应,维持 2.5～3 小时。纳洛酮主要在肝脏代谢,经肾脏排泄,半衰期为 30～80 分钟。

(1)适应证及临床应用:拮抗麻醉性镇痛药急性中毒的呼吸抑制。拮抗全麻术后麻醉性镇痛药的残余作用。拮抗新生儿因受母体中麻醉性镇痛药影响而致的呼吸抑制。诱发戒断症状,对疑为麻醉性镇痛药成瘾者有诊断价值。

(2)注意事项:①纳洛酮起效快、作用时间短,拮抗长效阿片类药物时,应注意防范呼吸恢复后再抑制的情况;②应用纳洛酮拮抗后,可因患者痛觉突然恢复、剧烈疼痛,表现为交感神经兴奋的症状,如血压升高、心率增快、心律失常甚至出现肺水肿或心室颤动;③纳洛酮也可以用于拮抗椎管内使用阿片类药物引起的呼吸抑制、皮肤瘙痒、恶心 / 呕吐、尿潴留等并发症。

(八)其他中枢性镇痛药

1. 曲马多 曲马多是一种人工合成的中枢性镇痛药,对中枢神经系统内的阿片受体亲和力弱,通过抑制中枢内单胺能神经递质的重摄取、激活脊髓内胆碱能系统发挥镇痛作用。曲马多还可以抑制神经元对去甲肾上腺素的再摄取,增加神经元外 5- 羟色胺的浓度产生镇痛效应。曲马多口服 20～30 分钟起效,2 小时达血药浓度峰值,维持时间约 6 小时。肌内注射 1～2 小时达血药浓度峰值,维持 5～6 小时。

(1)适应证及临床应用:曲马多用于中度癌性疼痛以及中度急、慢性非恶性疼痛和术后疼痛的治疗。使用剂量为 50～100mg,每隔 4～6 小时服药一次,每日总量不宜超过 400mg。

(2)禁忌证:禁忌与单胺氧化酶抑制剂合用。与酒精、镇静药、镇痛药或中枢神经系统药物联合应用容易出现药物中毒。阿片类药物过敏者慎用。妊娠妇女和哺乳期妇女慎用。

2. 氯胺酮 氯胺酮为环乙哌啶衍生物,是目前唯一具有确切镇痛作用的非巴比妥类静脉麻醉药。氯胺酮是 NMDA 受体拮抗剂,小剂量氯胺酮可以作用在非特异性丘脑 - 新皮质系统,阻断脊髓网状束与痛觉有关的传入信号,发挥镇痛作用。

(1)适应证及临床应用:可用于神经病理性疼痛以及癌性疼痛等慢性顽固性疼痛的治疗。临床上常联合应用氯胺酮和吗啡,采用 PCA 的方法静脉用药,患者可以根据疼痛程度自己追加药物。

(2)禁忌证:高血压、严重心血管病变、急慢性酒精中毒、颅内高压、眼内压升高、甲状腺危象、甲状腺功能亢进、精神异常患者禁用。

3. 布桂嗪 布桂嗪为中等强度镇痛药,镇痛作用为吗啡的 1/3,起效迅速,口服 10～30 分钟起效,维持 3～6 小时。口服成人一次 30～60mg,90～180mg/d,儿童一次 1mg/kg。肌内注射剂量为 100mg,4～6 小时一次。布桂嗪经肝脏代谢,经尿和粪便排出。

(1)适应证及临床应用:布桂嗪可以明显抑制皮肤、黏膜、运动器官(关节、肌肉、肌腱)的疼痛,但对内脏器官疼痛的镇痛效果较差。主要用于治疗偏头痛,三叉神经痛,牙痛,炎症性疼痛,关节、神经疼痛,外伤性疼痛,术后疼痛以及癌性疼痛等。

(2)禁忌证:妊娠及哺乳期妇女慎用。

(3)注意事项:布桂嗪不良反应偶可见恶心、眩晕、黄视、全身发麻等,停药即可消失。布桂嗪生理成瘾性较吗啡轻,但连续应用可产生耐受和成瘾,应防止滥用。

(艾登斌)

第2节　急性腹痛处理流程

急性腹痛往往是一个急症,一定要抓准时机,及早做出诊断,争取时间以便患者及时得到治疗或抢救。

一、及早明确腹痛的病因

包括详细询问病史与体格检查,了解腹痛起病情况,确定腹痛部位、腹痛的性质与程度,了解急性腹痛的伴随症状,按时用实验室与器械检查协助诊断(参考本书第5章)。当腹痛原因不明时,尽可能不用镇痛剂,因用镇痛剂后使腹痛减轻常影响病情观察和诊断,甚至导致误诊或漏诊。

二、针对病因进行治疗

如为感染所致,应用抗生素;胃肠穿孔时,及早手术治疗;急性胰腺炎时,用胰酶抑制剂,如奥曲肽(善得定)或生长抑素;胆道感染及胆绞痛时,应用抗感染、利胆、解痉联合用药;动脉瘤破裂或内脏破裂时,应急症手术;肠梗阻时,应禁食、胃肠减压并及时手术。总之,应根据不同病因,采取积极、有效的治疗措施。解除平滑肌痉挛可应用解痉剂治疗(参见本章第1节)。

三、及时纠正水、电解质和酸碱平衡失调

水、电解质的丢失是肠梗阻的主要病理生理改变之一。因此,应首先补充液体和电解质,纠正酸碱平衡失调,使机体恢复和维持内环境的稳定,以争取时机在最有利的情况下接受手术治疗。肠梗阻造成的失水多为混合性,以细胞外液为主,基本上属等渗性缺水。治疗上应迅速纠正细胞外液的不足,同时输入胶体液以扩容,可获得较稳定的血容量,维持血压。输入晶体液后,约1/4保留在血管内,其余3/4液体通过微循环渗到组织液中,使组织液迅速得到补充。由此,细胞代谢才可得以正常进行,组织中的酸性代谢产物才能顺利运送,体内的酸碱失衡方可得以纠正。输液原则应“先盐后糖”“先晶体后胶体”。首先用生理盐水纠正细胞外液的丢失,补充血容量,必要时给予适量的碱剂纠正酸中毒。当尿量>40ml/h,应适量补钾。最常用的胶体为低分子右旋糖酐500～1 000ml/d,可达到迅速扩容、疏通微循环、恢复与补充动力学平衡的目的。

消化道炎症包括克罗恩病、溃疡性结肠炎、急性出血性肠炎、感染性肠炎、缺血性肠炎、放射性肠炎、自身免疫性肠炎、胶原性结肠炎、假膜性肠炎、嗜酸性肠炎、阿米巴肠炎、肠结核、肠伤寒等均有共同的腹痛症状,也共同有程度不等的水、电解质丢失,引起脱水、低钠血症、低氯血症、低钾血症、低镁血症,也常伴有代谢性酸中毒发生。

治疗应及时补充液体,输液原则是先快后慢、先盐后糖、纠酸给碱和见尿补钾。根据脱水的轻、中、重,所用液体量为50～100ml/kg,计算出每日丢失的总量,在6～8小时内补完。见尿后可补充钾盐,补钾可用10%氯化钾,0.15～0.2g/(kg·d),总量可分2次滴注,并适当放慢输液速度。纠正脱水、酸中毒后,可适当补充钙与镁,用10%葡萄糖酸钙10ml,可重复使用。25%硫酸镁5～10ml,1次即可。

严重呕吐,如见于幽门梗阻、急性胃肠炎、急性胃肠穿孔、肠梗阻、炎症性肠病、急慢性胆囊炎、胆石症、肝炎、肝硬化、肝破裂、急性腹膜炎等。胃液为酸性,当丢失大量胃液时,引起低钾、低钠、低氯和代谢性碱中毒,故治疗原则是纠正缺盐性脱水、低血氯性碱中毒和低钾血症。

急性感染性分泌性腹泻、急性出血性坏死性肠炎、肠内瘘或外瘘时大量肠液丢失,引起钠降低、低氯、低钾和代谢性酸中毒。故治疗原则除抗菌和一般治疗外,关键在于早期充分补充液体与电解质。必要时用碱性药物治疗,纠正酸中毒。

急性胰腺炎时,机体处于应激状态,由于各种血管活性物质、细胞因子等的参与,可导致机体严重的生理紊乱,机体多有轻重不等的脱水,重症急性胰腺炎常有明显脱水。电解质失衡有低钠血症、高钠血症、低钾血症、低钙血症、低镁血症、低磷血症和低氯血症。应根据上述不同情况,给予相应的治疗。急性胰腺炎多有代谢性碱中毒,出血坏死者可出现代谢性酸中毒,也可出现复合型代谢性酸碱失衡。代谢

性碱中毒因其发生与电解质紊乱有关，且多为低钾低氯性碱中毒，只要纠正电解质紊乱，即可纠正碱中毒；需注意的是，在补充氯化钠的同时，要适当补充氯化钾和镁盐、磷酸盐；对于代谢性酸中毒，因其与组织血液灌注不足、分解代谢旺盛有关，因此需要迅速增加补液量，以改善血液循环，并尽早纠正原发病和诱因，对酸中毒十分严重的患者，可适当给予碱性药物治疗。

四、急性腹痛处理流程（图 10-1～图 10-3）

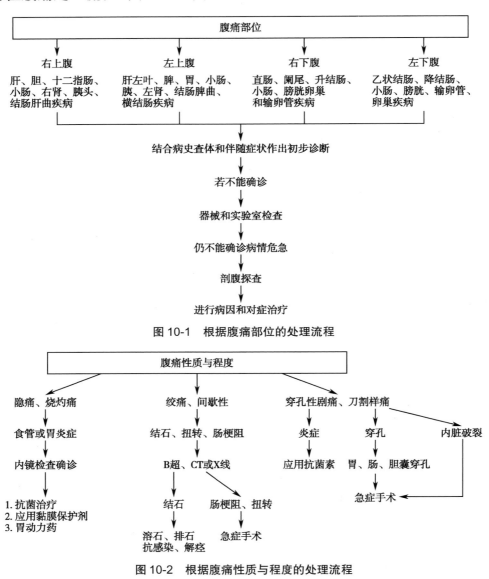

图 10-1 根据腹痛部位的处理流程

图 10-2 根据腹痛性质与程度的处理流程

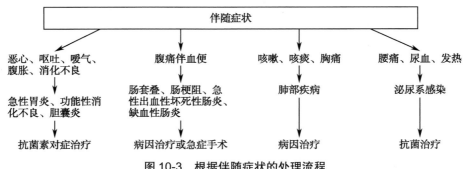

图 10-3 根据伴随症状的处理流程

（池肇春）

第3节　慢性腹痛处理流程

一、寻找引起慢性腹痛的可能病因

　　能引起慢性腹痛的病因很多,首先应从常见病和多发病入手,兼顾少见病,这样才不容易误诊或漏诊。食管疾病以反流性食管炎最多见,胃和十二指肠疾病多见于功能性消化不良、慢性胃炎、消化性溃疡,尤其是十二指肠球部溃疡,小肠疾病以炎症性肠病、肠易激综合征、小肠息肉与憩室、消化吸收不良为多见。大肠以大肠癌、慢性阑尾炎、大肠息肉、慢性结肠炎多见;肝胆疾病以慢性肝炎、各种原因引起的脂肪肝、胆囊炎、胆石症多见;泌尿生殖系统疾病以前列腺炎、膀胱炎、慢性输卵管炎、慢性肾盂肾炎和肾盂肾炎多见,但泌尿系结石不多见。上述这些疾病,病因和发病机制不同,受累器官不同,因此有各自的临床特征,如能认真了解病史,进行全面体格检查和必要的辅助检查,一般找出腹痛病因并不十分困难。

二、掌握慢性腹痛疾病的临床特征

　　参见第5章。

三、合理应用实验室和特殊器械检查作为辅助诊断

　　一些实验室检查如血、尿、粪常规,细菌学、寄生虫检查、肝功能、肾功能测定,肿瘤标记物检查等,对于慢性腹痛疾病的诊断具有重要价值。如能进一步配合B超、CT、MRI、血管造影、内镜等,则常可获得确诊。当然首先要从常用的实验室检查开始,从简单到复杂,如诊断仍有困难时,再考虑用高精仪器检查。上消化道或结肠疾病时,首选内镜检查。肝、胆、胰疾病时,首选B超、CT、MR检查。考虑腹膜疾病时,应首选腹腔镜检查。新近几年超声内镜检查的开展,对黏膜下或消化道全层病变均可发现病变,可为诊断提供可靠的依据,并进行内镜治疗。

四、慢性腹痛的处理原则

　　1. 早期诊断,早期治疗　慢性腹痛病因复杂,病程又长,可数月或数年不等,病情进展也常缓慢,腹痛也常有间歇性发作的特征,因此往往不容易早期做出诊断。故诊断时应当深入了解病史,了解疾病的全过程,包括院外检查治疗情况,结合全面体检和有关实验室和器械检查所见,一般可做出初步诊断,若诊断仍不能肯定,可根据主诉和伴随症状提出几种可能性,并采用最有效的机械检查手段或采取多学科会诊模式,包括远程会诊,力求尽早做出明确的诊断。一般而论,黄疸、肝大、发热、腹痛时多考虑肝胆疾病;腹痛、腹泻、体重减轻时多考虑消化道肿瘤、消化不良或慢性肠道感染;有节律性、周期性上腹痛,反酸,嗳气时多想到消化性溃疡的可能;胸痛、胸骨后烧灼感时多考虑食管反流病;腹痛、腹泻、心理障碍、消化不良和自主神经功能失调时多考虑胃肠动力障碍性疾病,如功能性消化不良、肠易激综合征、假性肠梗阻等。

　　2. 针对病因进行治疗　慢性腹痛可因炎症、溃疡、动力障碍、肿瘤、粘连等多种原因引起,因此可根据不同原因进行治疗。例如,动力障碍所致者用促动力药,消化性溃疡所致者需清除幽门螺杆菌和应用制酸剂,慢性肠道感染所致者用抗生素等。

　　3. 重视一般治疗及营养治疗　慢性腹痛患者,因发热、消化不良、腹泻、炎症或肿瘤等引起,由于病程长,患者可有贫血、衰弱、食欲缺乏、继发营养不良、低蛋白血症及维生素缺乏等。故应重视一般治疗和营养治疗。给予足量的蛋白、糖、维生素及微量元素。根据不同病情给予半流质,少渣,无渣或高维生素饮食。必要时给要素膳。要素膳适用于短肠综合征、胃肠道瘘、胃肠道炎症、吸收不良综合征、慢性腹泻、蛋白质能量营养不良、肝或肾功能衰竭等。低蛋白血症时可输注白蛋白,贫血时用成分输血。对于

不能进食或禁食患者,可考虑部分肠外营养(PPN)或完全肠外营养(TPN)。

肠外营养是通过周围静脉或中心静脉输液能量基质及其他营养的营养支持方式。PPN 时提供的代谢基质不足,仅能作为补充经口摄取或管饲的不足,或作为 3～5 天蛋白节省疗法。TNP 提供的营养素可满足处理系统与代谢的需要,维持或恢复正常体重及达到正氮平衡,可数月至数年长期使用。

适应证:①不能经口补充营养者,如胃肠道机械梗阻(贲门癌、幽门梗阻、高位肠梗阻)、放射性或术后梗阻、急性炎症性肠道疾病、吸收不良综合征、短肠综合征、先天性消化道畸形等;②术后至少 4～5 天不能经口服或经鼻胃管进食;③急性胰腺炎、消化道瘘、反复发作的慢性胰腺炎;④消化道出血;⑤严重蛋白质能量营养不良;⑥严重感染、某些恶性肿瘤或创伤等;⑦围术期营养支持。

近年来提倡全合一系统经中心静脉、外周静脉或外周 - 中心静脉输注的规范化肠外营养。普通患者可选用即用肠外营养袋,将所有肠外营养素混合在一个容器中,使全天需要的营养、水、电解质、微量元素及维生素经一个袋子进行输注。

4. 对症处理 如胃肠道痉挛所致腹痛,可用解痉剂(参见本章第 2 节);不完全肠梗阻,行胃肠减压。肝胆疾病伴黄疸时给予降黄治疗,如甘草酸二铵(天晴甘平)、丁二磺酸腺苷蛋氨酸(思美泰)、熊去氧胆酸(优思弗)等。低蛋白血症时补充白蛋白,腹水时应用利尿剂等。

(池肇春)

第 4 节 腹痛的中医治疗

腹痛是指胃脘以下、耻骨毛际以上部位发生疼痛为主症的病证。腹部分为大腹、小腹和少腹,分别涉及脾胃、肾、大小肠、膀胱、胞宫及肝胆等多种病变。

中医治疗腹痛多以"通"字立法,常用"温通""泻通""理气化瘀"之剂,同时根据辨证的虚实寒热,以气血来确立处方用药。腹痛暴作,疼痛拘急,遇寒加重,得温痛减,此为寒痛。寒性凝滞收引,阻滞经络,导致气血运行受阻,经脉拘急,腹皮挛急筋缩,寒气攻冲作痛,故以药温之。痛在脐周,灼热疼痛,得凉痛减,常有身热烦渴、大便秘结、小便短黄、舌红苔黄、脉数等,此为热痛,当以凉之泻之。腹痛胀闷,时轻时重,痛无定处,攻窜作痛,常随情志变化而改变,此为气滞所致,当以理气。少腹刺痛,痛处固定不移,疼痛拒按,常于夜间加重,伴有肌肤甲错、面色晦暗,此由血瘀所致,应活血化瘀。

一、口服汤剂的运用

(一)寒邪内阻证

寒凝气滞,寒为阴邪,易伤阳气,中阳被阻,脉络痹阻。

1. 证候主症 腹痛拘急,遇寒痛甚,得温痛减,口淡不渴,形寒肢冷,小便清长,大便清稀或秘结,舌质淡,苔白腻,脉沉紧。

2. 治则治法 温中散寒,理气止痛。

3. 代表方药 良附丸合正气天香散加减(高良姜、香附、乌药、陈皮、苏叶、干姜)。

4. 随症加减 若寒重,疼痛剧烈,手足逆冷,脉沉细者,可加附子、肉桂等辛热之品,以温通经脉,散寒止痛。若脐中痛不可忍,喜温喜按,手足厥逆,此为肾阳不足,寒邪内侵,可加干姜、附子等回阳救逆之品。若少腹拘急冷痛,畏寒喜暖,苔白,脉沉紧,此为肝经寒凝气滞所致,可加枸杞子、小茴香、肉桂、乌药等暖肝散寒,理气止痛。若腹中冷痛,全身亦痛,手足逆冷,此为表里俱寒,可加乌头、桂枝、芍药等以解内外之寒。若腹中雷鸣切痛,胸胁逆满,呕吐,此为寒邪上逆,可加附子、半夏、粳米等祛寒止呕,温中降逆。

(二)湿热壅滞证

湿热内蕴,脾胃运化失调,气机壅滞,腑气不通。

1. 证候主症 腹痛拒按，烦渴引饮，大便秘结或溏滞不爽，潮热汗出，小便短黄，舌质红，苔黄腻，脉滑数。

2. 治则治法 通腑泄热，行气导滞。

3. 代表方药 大承气汤加减（大黄、枳实、厚朴、芒硝）。

4. 随症加减 若右下腹肿痛拒按，按之痛如淋，小便自调，时时发热，苔黄腻，此为湿热蕴结肠道，热毒互结，热腐于肠，可加桃仁、丹皮、蒲公英、败酱草、红藤等活血化瘀、祛腐排脓之品。若小腹胀痛，尿频、尿急、尿痛，此为湿热久积下焦，与水互结下注膀胱，阻滞膀胱气化引起腹痛，可加车前子、瞿麦、扁蓄、滑石等清热祛湿、利尿通淋之品。若腹痛剧烈，寒热往来，恶心呕吐，大便秘结，此为少阳阳明合病，改用大柴胡汤。若夏日感受湿邪，伴有恶心呕吐，胸闷纳呆，头身困重者，可加用苍术、藿香、厚朴等祛暑化湿之品。

（三）饮食积滞证

饮食内停于肠胃，纳运无力，运化失调，胃肠不和，腑气通降不利。

1. 证候主症 脘腹胀满，疼痛拒按，嗳腐吞酸，恶心欲吐，痛而欲泻，泻后痛减，泻下臭如败卵，或大便秘结，舌苔厚腻，脉滑。

2. 治则治法 消食导滞，理气止痛。

3. 代表方药 枳实导滞丸加减（枳实、大黄、黄连、黄芩、六神曲、白术、茯苓、泽泻）。

4. 随症加减 若食滞不重，腹痛较轻，可改用保和丸。若腹痛胀满痛甚者，可加厚朴、木香以行气消胀。若脘腹胀满疼痛喜按，食少便溏，此为脾虚所致，可加党参、山楂、麦芽等健脾消食之品。

（四）肝郁气滞证

肝失疏泄，气机郁滞失调。

1. 证候主症 腹痛胀闷，痛无定处，痛引少腹，或两胁兼有攻窜作痛，时作时止，每遇情志不舒时加重，得嗳气或矢气则舒，舌质红，苔薄白，脉弦。

2. 治则治法 疏肝解郁，理气止痛。

3. 代表方药 柴胡疏肝散加减（陈皮、柴胡、川芎、香附、枳壳、芍药、甘草）。

4. 随症加减 若气滞较重者，可加川楝子、郁金等疏肝解郁。若肠鸣腹痛，大便泄泻，泻必腹痛，泻后痛缓，可改用痛泻要方。若妇人经后腹痛，拘急胀痛，时痛时止喜按，此为肝脾失调，脾虚湿盛，导致气血郁滞湿阻所致，可加当归、茯苓、泽泻等活血祛湿之药。若少腹引控睾丸而痛，偏坠肿胀，此为肝经寒凝气滞证，可用天台乌药散。若肝郁日久化热者，可加丹皮、山栀子、川楝子以清肝泄热。

（五）瘀血内停证

瘀血内停，气机阻滞，脉络不通。

1. 证候主症 腹痛较剧，痛如针刺，部位固定，夜间较甚，肌肤甲错，舌质紫暗，脉细涩。

2. 治则治法 活血化瘀，理气止痛。

3. 代表方药 少腹逐瘀汤加减（小茴香、干姜、延胡索、没药、当归、川芎、官桂、赤芍、蒲黄、五灵脂）。

4. 随症加减 若妇人产后腹痛者，此为产后血虚瘀阻胞宫所致，可加大黄、桃仁等活血逐瘀之品。若妇人产后烦满不得卧之腹痛，此为血虚气滞，血郁日久不通化热所致，可加枳实、桃仁、麦芽等活血行气散瘀之药。若少腹急结，小便自利，神志如狂，甚则烦躁谵语，至夜发热，则为下焦蓄血证，可用桃核承气汤。

（六）中焦虚寒证

中阳不振，气血不足，失于温养。

1. 证候主症 腹痛绵绵，时作时止，喜温喜按，形寒肢冷，神疲乏力，气短懒言，胃纳不佳，面色无华，大便溏薄，舌质淡，苔薄白，脉沉细。

2. 治则治法 温中补虚，缓急止痛。

3. 代表方药 小建中汤加减（饴糖、桂枝、芍药、炙甘草、大枣、生姜）。

4. 随症加减 若脘腹剧痛，呕不能食，手足厥冷，此为中阳衰弱、阴寒内盛之证，可用大建中汤。若久病不愈，黎明前脐腹作痛，肠鸣即泻，便中夹杂有黏液，泻后则安，形寒肢冷，面色㿠白，腰膝酸软，此为脾肾阳虚所致，可用附子理中汤。若腹痛便秘，脐下绞结，绕脐不止，手足不温，苔白不渴，此为中阳虚寒、冷积内阻所致，可用温脾汤。

二、中成药的运用

临床可辨证选用参苓白术丸（颗粒）、补脾益肠丸、人参健脾丸、四磨汤口服液、麻仁丸、少腹逐瘀丸、柴胡疏肝丸、保和丸等。

（李瀚旻 吴 娜）

参 考 文 献

[1] 池肇春，马素真. 胃肠及肝胆胰疾病鉴别诊断学 [M]. 北京：军事医学科学出版社，2003.

[2] FLASAR M H，GOLDBERG E. Acute abdominal pain[J]. Med Clin North Am，2006，90（3）：481-503.

[3] IRVING P M，ALSTEAD E M，GREAVES R R，et al. Acute mesenteric infarction: an important cause of abdominal pain in ulcerative colitis[J]. Eur J Gastroenterol Hepatol，2005，17（12）：1429-1432.

[4] SAROSIEK I，BASHASHATI M，MCCALTUM R W. Safety of treatment for gastroparesis[J]. Expert Opin Drug Saf，2016，15（7）：937-945.

[5] PERROT L，FOHLEN A，ALVES A，et al. Management of the colonic volvulus in 2016[J]. J Visc Surg，2016，153（3）：183-192.

[6] ERIEDRICHSDOR S J，GIORDANO J，DESAL DAKOJI K，et al. Chronic pain in children and adolescents: diagnosis and treatment of primary pain disorders in head，abdomen，muscles and joints[J]. Children（Basel），2016，10，3（4）：42.

[7] TÖRNBLOM H，DROSSMAN D A. Centrally targeted pharmacotherapy for chronic abdominal pain: understanding and mansgement[J]. Handb Exp Pharmacol，2017，239：417-440.

[8] QŚWIĘCIMSKA J，SZYMLAK A，ROCZNIAK W，et al. New insights into the pathogenesis and treatment of irritable bowel syndrome[J]. Adv Med Sci，2017，62（1）：17-30.

[9] BOELENS O B，MAATMAN R C，SCHELTINGA M E，et al. Chronic localized back pain due to posterior cutaneous nerve entrapment syndrome（POCNES）: a new diagnosis[J]. Pain Physician，2017，20（3）：E455-E458.

[10] NIRAL G，CHAUDHRI S. Prospective audit of a pathway for in-patient pain management of chronic abdominal pain: a novel and cost-effective strategy[J]. Pain Med，2018，19（3）：589-597.

[11] CHAPPLE C R，CRUZ F，DEFFIEUX X，et al. Consensus statement of the European Urology Association and the European Urogynaecological Association on the use of implanted materials for treating pelvic organ prolapse and stress urinary incontinence[J]. Eur Urol，2017，72（3）：424-431.

[12] VAN NOORD D，KOLKMAN J J. Functional testing in the diagnosis of chronic mesenteric ischemia[J]. Best Pract Res Clin Gastroenterol，2017，31（1）：59-68.

[13] 池肇春，毛伟征，孙方利，等. 消化系统疾病鉴别诊断与治疗学 [M]. 2版. 济南：山东科学技术出版社，2017.

[14] NAVANECTHAN U，SHEN B. Pros and cons of medical management of ulcerative colitis[J]. Clin Colon Rectal Surg，2010，23（4）：227-238.

[15] FORD A C，KHAN K J，SANDBORN W J，et al. Once-daily dosing vs. conventional dosing schedule of mesalamine and relapse of quiescent ulcerative colitis: systematic review and meta-analysis[J]. Am J Gastroenterol，2011，106（12）：2070-2077.

[16] FORD A C，ACHKAR J P，KHAN K J，et al. Efficacy of 5-aminosalicylates in ulcerative colitis: systematic review and meta-analysis[J]. Am J Gastroenterol，2011，106（4）：601-616.

[17] HAGIWARA T，MUKAISHO K，NAKAYAMA T，et al. Proton pump inhibitors and Helicobacter pylori-associated pathogenesis[J]. Asian Pac J Cancer Prev，2015，16（4）：1315-1319.

[18] 周仲瑛. 中医内科学 [M]. 北京：中国中医药出版社，2008.

[19] 陈灏珠，钟南山，陆再英. 内科学 [M]. 北京：人民卫生出版社，2014.

[20] 李永红. 腹痛病证的古今文献研究与学术源流探讨 [D]. 北京：北京中医药大学，2009.

[21] 唐承薇，张澍田. 内科学·消化内科分册 [M]. 北京：人民卫生出版社，2016.

[22] 李瀚旻. 中医药调控肝再生基础与临床 [M]. 武汉：华中科技大学出版社，2016.

慢性腹壁痛尽管在腹痛的鉴别诊断上是一个重要的要素，但因对其认识不足，因此易误诊或漏诊，甚至进行一系列不必要的检查，造成医疗费用上的巨大浪费。因此，介绍和深入认识腹壁痛，对于提高腹痛疾病的诊治水平具有十分重要的现实意义。

2%~3% 慢性腹痛患者由腹壁痛引起，已往患者诊断慢性腹痛，但未证实病理学异常，这样的病例可高达 30%，而有效的临床诊断试验不多，为了临床诊断提供依据可用 Carnett 试验，它是鉴别腹内或是腹壁疾病引起腹痛的有力方法，至今临床医师广为应用。一旦确诊，治疗比较简单。研究报道，局部注射麻醉剂联合类固醇注入触痛部位，4 周时 95% 患者腹痛减轻，单用利多卡因注射有 81%~91% 患者腹痛减轻，20%~30% 患者长期腹痛减轻；重复注射 40%~50% 患者长期获得疼痛缓解。利多卡因和类固醇联合注射，80% 患者长期腹痛减轻。对少数持续或顽固腹壁痛患者，需要手术治疗。

慢性腹壁痛常被忽视它是疼痛的原因，腹痛由腹内疾病还是腹壁疾病引起，一般通过病史、查体则可进行可靠的鉴别，有困难时可用内镜、造影、实验室检查进一步得到明确诊断。

一、流行病学

据国外前瞻性研究报道，慢性腹壁痛的流行率为 3%~30%（表 11-1）。我国目前尚无慢性腹壁痛的流行病学资料。新近一个随机研究报道，慢性腹痛患者中腹壁痛流行率为 3%。另外，在先前诊断性评价（通常为腹部疾病）的患者中，没有得出病理异常发现者高达 30%，而这些患者往往是顽固性腹痛的一个重要原因。上述这些数字因受到选择偏倚的影响，故可靠性较差，因为腹部疾病的患者在许多科室，如腹部外科、疼痛科、消化科、妇产科、儿科、肿瘤科等见到。一个荷兰小组使用了基于人口的研究，估计总的慢性腹壁痛流行率为 1/1 800，由此可见，慢性腹壁痛的人群流行仍是低的。

表 11-1　慢性腹壁痛的流行率

作者	发表年份 / 年	病例数 / 例	流行率 /%
Thomson 等	1977	120	23（19.8）
Hall 等	1988	160	24（15）
Gray 等	1988	67	19（28）
Johlin 等	1996	226	68（30）
Adibi 等	2012	998	30（0.3）
总计		1 571	164（10.4）

二、病因

慢性腹壁痛的原因多种多样，其中以前皮神经卡压、腹壁肌筋膜痛、滑脱性肋骨综合征、胸神经根痛及带状疱疹等为多见。此外，盆神经痛引起腹壁痛，腹壁疝或腹部术后也较常见（表 11-2）。

表 11-2　慢性腹壁痛的病因

病因	说明	诊断方法
腹壁疝	当患者仰卧时腹壁突起减小	腹壁 CT 扫描、B 超、疝囊造影
腹皮神经卡压	压迫腹直肌外侧缘疼痛加剧	局部麻醉剂注射
胸外侧皮神经卡压	术后或妊娠期间自发发生	病史及体格检查
髂腹股沟和髂腹下神经卡压	腹股沟疝修补术后发生下腹痛	病史及体格检查
子宫内膜异位症	周期性腹痛	腹腔镜检查
糖尿病神经根病	急性严重的躯干痛涉及 T_6、T_{12} 神经根	椎旁肌电图
腹壁撕裂	主要发生在运动员	病史及体格检查
腹壁血肿	腹部腹腔镜手术并发症	腹部 CT 扫描、腹部 B 超
自发性腹直肌鞘血肿	表现为肿块柔软，通常单侧肿块不超过中线	腹部 CT 扫描、腹部 B 超
纤维瘤	发育不良结缔组织肿瘤，多见年轻患者（女＞男）	手术切除，病理组织确诊
带状疱疹	感觉过敏，疼痛沿神经传导	病史及体格检查
脊神经刺激	胸椎疾病引起	胸椎 CT、MRI
滑动肋综合征	第 8～10 肋骨脱位引起上腹剧烈刺痛	复位后疼痛减轻或消失
特发性肌筋膜疼痛	可能与免疫异常有关，有明显压痛点	病史及体格检查、CT、肌电图、MRI

腹壁痛可认为是肌筋膜痛。在这种情况下，其疼痛发生机制可能是肌肉或筋膜伸拉损伤后痛觉过敏所致。在妇女，由于慢性盆腔痛常引起下腹壁痛。Mui 等报道，女性盆腔疾病引起腹壁痛的发生率为 67%（127/190），发生率之高，应引起足够重视。

三、诊断与鉴别诊断

由于引起腹壁痛的病因不同，因此临床表现各异，就腹痛本身而言，就疼痛性质、部位、持续时间、疼痛放射部位等也各有特点，因此诊断时应特别注意对病史的了解和全面的体格检查。

诊断腹痛时，首要的问题是应把腹壁痛与腹内痛区别开。腹内痛的特点：①恶心、呕吐、体重减轻；②腹泻、便秘或排便习惯改变；③通过进食或排便后，腹痛不会好转或恶化；④出现黄疸或肝功能异常；⑤出血或贫血；⑥实验室检查可有白细胞计数增高、血沉加快、C 反应蛋白水平增高；⑦ Carnett 试验阴性。

腹壁痛的特点：①疼痛常常是持续的或波动的，其发生率比腹内痛少见；②疼痛强度与姿势有关（如躺着、坐着、站着）；③疼痛与进食、肠道功能无关；④ Carnett 试验阳性；⑤压痛范围小，一般在几厘米范围内；⑥触痛点常发生在腹直肌外侧缘、肌肉或筋膜的附着处；⑦刺激触痛点引起疼痛或可使疼痛范围扩大。

Carnett 试验是鉴别腹内痛或腹壁痛的一种实用、可行的试验。一旦腹痛局限在一个特定部位，患者要求绷紧腹壁，或抬高下肢，或不借助手臂抬起上身，致使腹壁松弛，这样可使腹壁痛减轻，或检查者用手指按压腹壁最痛点，使前腹壁肌收缩，通常疼痛逐渐加剧，即 Carnett 试验阳性。反之，腹痛始于腹部内脏，当患者腹壁肌紧张时疼痛明显减弱，即 Carnett 试验阴性。为了明确诊断，在不同深度腹壁内注射 1% 利多卡因 5ml，局部麻醉后疼痛完全缓解，Carnett 试验阴性，触发腹壁不再疼痛，则腹壁痛的诊断可以成立。

慢性腹壁痛是一种常见但常不被认识的临床症状，常被误诊或漏诊。腹壁痛的临床特点是疼痛局限，通常范围在数厘米以内。通过 Carnett 试验可做出诊断。在诊断过程中详细地询问病史，全面地进行体格检查，对诊断与鉴别诊断具有重要价值，若诊断有困难时，可通过影像学和实验室检查、腹腔镜等作进一步诊断。下面总结可疑慢性腹壁痛的诊治流程（图 11-1）。

不同原因引起的瘢痕导致的疼痛性质相同。疼痛也可由神经损伤直接引起，这种疼痛对局部麻醉注射有反应。需要进一步鉴别的疾病有：①腹壁疝，如 Spiegalian 疝，为一种腹壁肌肉之间的无张力疝，因

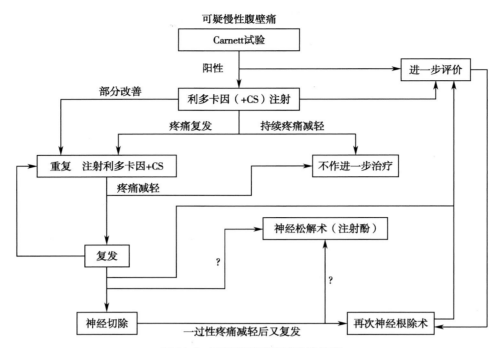

图 11-1　可疑慢性腹壁痛诊治流程
CS 表示糖皮质激素；？表示这种治疗方法的疗效尚不确定。

此不突出，生长在脂肪层下，由于症状不明显，常被漏诊。其发生可能与腹壁抵抗力削弱、外伤或长期身体受压有关。②神经源性疾病，如多发性神经病，通常由糖尿病引起，也常遇到。③其他脊柱疾病，如脊椎转移瘤、子宫内膜移异位症，特别是曾做过剖宫产的患者。

慢性腹壁痛与功能性腹痛和躯体化障碍难以鉴别。纤维肌病和肌筋膜疾病通常表现为多部位疼痛，疼痛范围广，疾病多发生在胸部，它不受身体姿势或身体活动的影响。值得注意的是，许多慢性腹壁痛患者常被误诊为功能性腹痛。

在患有慢性腹痛的儿童中，腹壁是经常被忽视的疼痛来源。瘢疮（皮神经卡压综合征）而导致腹壁痛，其特点为剧烈刺痛，疼痛随着腹部肌肉收缩而增加（Carnett 征），疼痛多发生在右下腹，由于诊断不明，经过多次住院和不必要的检查，往往通过腹壁注射麻醉剂而得到诊断与治疗。

前皮神经卡压综合征（anterior cutaneous nerve entrapment syndrome，ACNES）每年发生率为 22/10 万。腹痛患者实验室检查或影像学检查正常时，急诊科医师就应想到 ACNES 的可能。当胸腹壁或腰背部的局部炎症、水肿、纤维化粘连等将 $T_{7\sim12}$ 感觉神经的前皮分支卡住引起腹壁痛，其特点是腹痛随体位变化诱发和加重，有明显压痛点，当压中痛点时痛得发出尖叫或跳起来。腹壁筋膜综合征（myofascial pain syndrome）由腹壁肌筋膜炎症等引起病变，也很常见，检查时局部有明显压痛点。肋骨滑脱综合征（slipping rib syndrome）是下胸部及上腹部疼痛的少见原因，又名卡搭响肋、肋间综合征、创伤性肋间神经炎等，其发生与第 8、9、10 前肋软骨间关节异常活动致使某一肋骨滑脱有关。典型表现是在身体转动时出现上腹部针刺样疼痛和"卡搭响"，手弯成钩形向前牵拉肋骨而发生疼痛。胸神经根痛（thoracic nerve radiculopathy）因背部或脊椎疾病、糖尿病、疱疹病毒感染等引起，当 $T_{7\sim12}$ 神经根受累时即可出现腹壁痛。

四、治疗

患者教育是治疗的重要组成部分。正确的诊断与治疗给患者带来持久的安慰，减轻了精神压力，显著减少了医疗资源的开支。

1. 局部麻醉剂注射　临床研究提出，主要的诊断试验是 Carnett 试验。用局部麻醉剂（加用或不加类固醇）进入触痛点是唯一有效的治疗方法。局部注射麻醉剂治疗用 Carnett 试验评价疗效，Constanzat 等报道症状立即缓解率为 83%～91%，一次注射可使 20%～30% 患者获得长期缓解。在疼痛复发的患者可行第 2 次注射，但只有少数患者获得缓解，总的持久缓解率为 40%～50%。

Kanakarajan 等报道，在超声引导下接受局部麻醉和激素注射，有 33% 患者获得疼痛缓解，提出超声引导下注射用于腹部皮肤神经浸润，这将提高治疗的安全性。对前皮神经卡压综合征治疗效果不佳者，有待进一步研究难治的神经机制。有报道 139 例痉疮患者，注射治疗后仅约 33%（n = 44）有持久疼痛消失，但有较高的失败率。多数报道联合注射比单纯麻醉剂注射治疗完全缓解率高，疼痛缓解时间也长。

2. 化学神经松解术 早在 20 世纪 70 年代至 20 世纪 90 年代就应用苯酚注射液行神经松解术治疗慢性腹壁痛。从理论上讲，这是一个长期有效的治疗方法，但实际疗效并不令人满意，永久疼痛和总的疼痛缓解率仅 54%，并没有明显优于其他治疗方法。与局部麻醉注射治疗相比，目前也尚无疗效比较的报道。

3. 外科治疗 对于药物难治的病例，手术减压和神经切断术是治疗的最后选择。手术治疗适用于暂时缓解或局部注射无反应的患者。在最疼痛部位暴露神经束，结扎并切除 5cm 长，伴随的血管也结扎或行电凝，由于手术适应证的不同，疗效不等，在 2%～50%。在一项研究中，手术治疗长期成功率为 70%。如果第一次神经切除术不能缓解疼痛，可以考虑重复手术，成功率达 60%～70%。第二次手术治疗复发性疼痛更有可能成功，如果患者在初次手术后立即无疼痛，对复发病例的第二次手术改善率高达 93%，仅 50% 患者在第一次手术中得不到疗效。必须强调，在考虑行任何一种手术之前，对保守治疗做出反应的患者应首先对患者的诊断重新进行评估，应想到是否原先诊断存在问题。

Stirlert 等倡导一种新技术，即腹腔镜下在腹膜内置钢筋网加固腹壁，治疗前皮神经卡压综合征 30 例，短期和长期成功率分别为 90% 和 71%，对顽固性皮神经卡压综合征是一种有前途的治疗方法。在腹壁水平的肋间神经末梢神经切断是治疗痉疮的一种有效手术方法，22 例神经切断组中 16 例成功，疗效高于非手术患者。

脉冲射频治疗是一种较新的治疗慢性疼痛综合征的方法。Maatman 等用脉冲射频或前皮神经切断术治疗前皮神经卡压综合征的研究正在进行中。如果射频治疗有效，脉冲消融治疗可作为前皮神经卡压综合征的治疗方法之一，从而可最大限度地减少需要手术的患者数量。

慢性盆腔痛是妇女常见的主诉，引起的原因多种多样，妇科病因包括子宫内膜异位症、盆腔炎、粘连性疾病、盆腔淤血综合征、卵巢潴留综合征、卵巢残余综合征、子宫腺肌病和子宫肌瘤，一些非妇科原因，如间质性膀胱炎 / 疼痛性膀胱综合征、肠易激综合征、盆底肌肌病、腹部肌筋膜疼痛综合征。上述疾病均可引起腹壁痛，诊断明确后应针对病因进行保守或手术治疗。Shin 等报道 317 例进行腹腔镜妇科手术妇女，其中 173 例无腹壁切口并发症发生，无 1 例发生腹壁皮神经损伤，144 例涉及筋膜闭合术，其中 7 例（4.9%）发生神经损伤导致疼痛需要治疗，疼痛可能是由于感觉神经纤维被缝合而造成的，因为它通常是通过拆除缝线来解决疼痛。由此可见，妇科做腹腔镜手术时应尽量避免神经损伤。

Maatman 等报道外侧皮神经卡压综合（LACNES）引起腰痛，30 例患者一次注射局部麻醉药后成功率为 83%，重复注射治疗成功 16 例（无疼痛 7 例，疼痛缓解 9 例），反应差的 14 例中行微创手术 5 例，余 9 例经药物治疗、手术治疗或脉冲射频治疗，治疗总有效率达 79%。

4. 儿童患者治疗 慢性腹壁痛的儿童患者也不少见，尤其是前皮神经卡压综合征（痉疮）。它是一种原因不明的严重腹部神经病。治疗与成人相同，包括麻醉剂局部神经阻滞，无反应则可考虑神经切除术。注射治疗的疗效与成人相仿，单次注射在一些患儿中带来持久缓解。但有些患儿需要多次注射。外科治疗在儿童特别有效，术后疼痛缓解率几乎达 100%。因此，对儿童患者手术可能是比成人更有吸引力的治疗选择。Siawash 等报道 60 例 ACNES，75% 腹壁痛位于右下腹，第一次局部麻醉注射成功率为 78%。保守治疗失败后行前皮神经切除术，对大多数患儿是成功和安全的。

五、总结

慢性腹壁痛约占腹痛的 30%，临床上较常见。该病可发生在各年龄组，包括儿童。女性多于男性，病因多种多样，涉及临床许多科室，包括消化内科、腹部外科、肾内科、妇科、儿科、麻醉科等。诊断强调详细询问病史，认真做好体检，包括 Carnett 试验，绝大多数患者可获正确的诊断，如诊断有困难时，可加用影像、内镜（腹腔镜）、实验室检查协助诊断。治疗主要采用局部注射麻醉剂，加或不加类固醇，约 80% 患者可获腹痛减轻，对治疗无反应的患者则可考虑神经切除术治疗，成功率也在 90% 以上。射频消融治疗尚需大规模病例治疗的验证。尽管慢性腹壁痛预后良好，但由于疼痛带来精神上的困扰和生活质量下降，因此仍需对它给予重视。面对国内情况，应开展腹壁痛的流行病学调查，多学科合作，提高慢性腹壁痛的评估与加强临床研究，具有重要的现实临床意义。

（池肇春）

参 考 文 献

[1] 池肇春. 慢性腹壁痛诊治进展与现状 [J]. 临床普外科电子杂志，2017，5：1-8.

[2] SRINIVASAN R，GREENBAUM D S. Chronic abdominal wall pain: a frequently overlooked problem. Practical approach to diagnosis and management[J]. Am J Gastroenterol，2002，97（4）：824-830.

[3] KOOP H，KOPRDOVA S，SCHÜRMANN C. Chronic abdominal wall pain: a poorly recognized clinical problem[J]. Dtsch Arztebl Int，2016，113（4）：51-57.

[4] THOMSON H，FRANCIS D M. Abdominal-wall tenderness: a useful sign in the acute abdomen[J]. Lancet，1977，2（8047）：1053-1054.

[5] HALL P N，LEE A P. Rectus nerve entrapment causing abdominal pain[J]. Br J Surg，1988，75（9）：917.

[6] GRAY D W，DIXON J M，SEABROOK G，et al. Is abdominal wall tenderness a useful sign in the diagnosis of non-specific abdominal pain? [J]. Ann R Coll Surg Engl，1988，70（4）：233-234.

[7] ADIBI P，TOGHIANI A. Chronic abdominal wall pain: prevalence in out-patient[J]. J Pak Med Assoc，2012，62（3 Suppl 2）：S17-S20.

[8] VAN ASSEN T，BROUNS J A G M，SCHELTINGA M R，et al. Incidence of abdominal pain due to the anterior cutaneous nerve entrapment syndrome in an emergency department[J]. Scand J Trauma Resusc Emerg Med，2015，23：19.

[9] SULEIMAN S，JOHNSTON D E. The abdominal wall: an overlooked source of pain[J]. Am Fam Physician，2001，64（3）：431-438.

[10] SIMONS D G，TRAVELL J G，SIMONS L S. Travell & Simons' Myofascial pain and dysfunction: the trigger point manual. Volume 1: Upper half of body[M]. 2nd ed. Baltimore: Williams & Wilkins，1998.

[11] MUI J，ALLAIRE C，WILLAMS C，et al. Abdominal wall pain in women with chronic pelvic pain[J]. J Obstet Gynaecol Can，2016，38（2）：154-159.

[12] THOMSON W H，DAWES R F，CARTER S S. Abdominal wall tenderness: a useful sign in chronic abdominal pain[J]. Br J Surg，1991，78（2）：223-225.

[13] GREENBAUM D S，GREENBAUM R B，JOSEPH J G，et al. Chronic abdominal wall pain. Diagnostic validity and costs[J]. Dig Dis Sci，1994，39（9）：1935-1941.

[14] FREI P. Differential diagnosis of abdominal paint[J]. Praxis（Bern 1994），2015，104（18）：959-965.

[15] VAN ASSEN T，DE JAGER-KIEVIT W A J，SCHELTINGA M R，et al. Chronic abdominal wall pain misdiagnosed as functional abdominal pain[J]. J Am Board Fam Med，2013，26（6）：738-744.

[16] TANIZAK R，TAKEMURA Y. Anterior cutaneous nerve entrapment syndrome with pain present only during Carnett's sign testing: a case report[J]. BMC Res Notes，2017，10（1）：503.

[17] LONGSTRETH G F. Diatebetic thoracic polyradiculopathy[J]. Best Pract Res Clin Gastroenterol，2005，19（2）：275-281.

[18] TAKADA T，IKUSATA M，OHIRA Y，et al. Diagnostic usefulness of Carnett's test in psychogenic abdominal pain[J]. Intern Med，2011，50（3）：213-217.

[19] RUSSO M，VOLSCHENK W，NAZHA A，et al. Chronic Abdominal Wall Pain[J]. J Clin Gastroenterol，2019，53（3）：e129-e130.

[20] AKHNIKH S，DE KORTE N，DE WINTER P. Anterior cutaneous nerve entrapment syndrome（ACNES）: the forgotten diagnosis[J]. Eur J Pediatr，2014，173（4）：445-449.

[21] SIAWASH M，MOL F，TJON-A-TEN W，et al. Anterior rectus sheath blocks in children with abdominal wall pain due to anterior cutaneous nerve entrapment syndrome：a prospective case series of 85 children[J]. Paediatr Anaesth，2017，27（5）：545-550.

[22] CONSTANZA C D，LONGSTREHT G F，RIU A L. Chronic abdominal wall pain：clinical features，health care costs，and long-term outcome[J]. Clin Gastroenterol Hepatol，2004，2（5）：395-399.

[23] BOELENS O B，SCHELTINGA M R，HOUTERMAN S，et al. Management of anterior cutaneous nerve entrapment syndrome in a cohort of 139 patients[J]. Ann Surg，2011，254（6）：1054-1058.

[24] SHUTE W B. Abdominal wall pain--the primary diagnosis[J]. Zentralbl Gynakol，1984，106（5）：309-313.

[25] GALLEGOS N C，HOBSLEY M. Recognition and treatment of abdominal wall pain[J]. J R Soc Med，1989，82（6）：343-344.

[26] HERSHFIELD N B. The abdominal wall. A frequently overlooked source of abdominal pain[J]. J Clin Gastroenterol，1992，14（3）：199-202.

[27] OOR J E，ÜNLÜ Ç，HAZEBROEK E J. A systematic review of the treatment for abdominal cutaneous nerve entrapment syndrome[J]. Am J Surg，2016，212（1）：165-174.

[28] KANAKARAJAN S，HIGH K，NAGARAJA R. Chronic abdominal wall pain and ultrasound-guided abdominal cutaneous nerve infiltration：a case series[J]. Pain Mod，2011，12（3）：382-386.

[29] VAN RIJCKEVORSEL D C，BOELENS O B，ROUMEN R M，et al. Treatment response and central pain in anterior cutaneous nerve entrapment syndrome：an explorative study[J]. Scand J Pain，2017，14：53-59.

[30] MEHTA M，RANGAR I. Persistent abdominal pain[J]. Anesthesia，1971，26（3）：330-333.

[31] MCGRADY E M，MARKS R L. Treatment of abdominal nerve entrapment syndrome using a nerve stimulator[J]. Ann Royal Coll Surg Engl，1988，70（3）：120-122.

[32] HONG M J，KIM Y D，SEO D H. Successful treatment of abdominal nerve entrapment syndrome using ultrasound guided injection[J]. Korean J Pain，2013，26（3）：291-294.

[33] VAN ASSEN T，BOELENS O B，VAN EERTEN P V，et al. Long-term success rate after an anterior neurectomy in patients with abdominal nerve entrapment syndrome[J]. Surgery，2015，157（1）：137-143.

[34] VAN ASSEN T，BOELENS O B，VAN EERTEN P V，et al. Surgical options after a failed neurectomy in anterior cutaneous nerve entrapment syndrome[J]. World J Surg，2014，38（12）：3105-3111.

[35] STIRLER V M，RAYMAKERS J T，RAKIC S. Intraperitoneal onlay mesh reinforcement of the abdominal wall：a new surgical option for treatment of anterior cutaneous nerve entrapment syndrome-aretropective cohort analysis of 30 consecutive patients[J]. Surg Endosc，2016，30（7）：2711-2715.

[36] BOELENS O B，VAN ASSEN T，HOUTERMAN S，et al. A double-blind，randomized，controlled trial on surgery for chronic abdominal pain due to anterior cutaneous nerve entrapment syndrome[J]. Ann Surg，2013，257（5）：845-849.

[37] MAATMAN R C，STEEGERS M A H，BOELENS O B A，et al. Pulsed radiofrequency or anterior neurectomy for anterior cutaneous nerve entrapment syndrome（ACNES）（the PULSE trial）：study protocol of a randomized controlled trial[J]. Trials，2017，18（1）：362.

[38] BENJAMIN-PRATT A R，HOWARD F M. Management of chronic pelvic pain[J]. Minerve Ginecol，2010，62（5）：447-465.

[39] SHIN J，HOWARD F M. Abdominal wall nerve injury during laparoscopic gynecologic surgery：incidence，risk factors，and treatment outcomes[J]. J Minim Invasive Gynecol，2012，19（4）：448-453.

[40] MAATMAN R C，PAPEN-BOTTERHUIS N E，SCHELTINGA M R M，et al. Lateral cutaneous nerve entrapment syndrome（LACNES）：a previously unrecognized cause of intractable flank pain[J]. Scand J Pain，2017，17：211-217.

[41] SCHELTINGA M R，BOELENS O B，TJON A TEN W E，et al. Surgery of refractory anterior cutaneous nerve entrapment syndrome（ACNES）in children[J]. J Pediatr Surg，2011，46（4）：699-703.

[42] BAIRDAIN S，DINAKAR P，MOONEY D P. Anterior nerve entrapment syndrome in children[J]. J Pediatr Surg，2015，50（7）：1177-1179.

[43] NIZAMUDDIN S L，KOURY K M，LAU M E，et al. Use of targeted transversus abdominis plane blocks in pediatric patients with anterior nerve entrapment syndrome[J]. Pain Physician，2014，17（5）：E623-E627.

[44] SIAWASH M，MAATMAN R，TJON A TEN W，et al. Anterior neurectomy in children with a recalcitrant anterior cutaneous nerve entrapment syndrome is safe and successful[J]. J Pediatr Surg，2017，52（3）：478-480.

下篇

各　论

第 1 节　念珠菌性食管炎

一、概述

念珠菌性食管炎是一种感染性食管炎。通常是由于念珠菌侵袭食管黏膜而导致的溃疡性伪膜性食管炎。念珠菌属于假丝酵母菌属，最常见的为白念珠菌，其次为热带念珠菌。研究发现，35%～50% 的正常人和 70% 的住院患者口腔中均可培养出白念珠菌，通常情况下不会导致疾病发生。但是，当患者出现任何情况（如疾病、长期使用免疫抑制剂等药物或食管局部抵抗力下降）所导致的机体免疫力低下时，可能引起念珠菌性食管炎。

二、引起腹痛的临床特点与诊断

念珠菌性食管炎患者的临床表现多种多样，常与食管黏膜损害程度相关，所导致的疼痛症状常为吞咽疼痛，患者进固体食物或热饮时疼痛明显，若有穿孔发生，吞咽疼痛进一步加重，另外还可表现为胸部隐痛或灼烧感。

对于任何原因导致免疫力低下的患者出现吞咽疼痛、胸痛或胸部灼烧感时，均可考虑该病。然而，念珠菌性食管炎的确诊有赖于内镜检查，其敏感性和特异性均较高。内镜下的典型表现为食管黏膜弥漫性充血、水肿，表面有白色或黄色伪膜附着，不易剥脱，伪膜下黏膜质脆、糜烂，易出血。严重者黏膜可见广泛豆渣样污秽物附着并出血、糜烂，部分有溃疡形成或息肉样增生。若在伪膜附着处进行细胞学刷检涂片或活检组织定性，光镜下找到念珠菌的菌丝体即可确诊。

三、鉴别诊断

1. 食管癌　多发于老年人，主要临床表现为进行性吞咽困难、消瘦等，偶有胸骨后不适，通过内镜检查及病理活检可确诊。

2. 其他类型食管炎　包括化脓性食管炎、反流性食管炎、疱疹性食管炎、食管结核等，均可表现为不同程度的吞咽困难或胸骨后疼痛，同样通过内镜检查及病理活检可鉴别。

四、治疗

1. 去除易感因素　如长期、大量使用抗生素，非甾体抗炎药，糖皮质激素或免疫抑制剂等药物。

2. 提高机体抵抗力　对于存在引起免疫力低下的疾病，如艾滋病、糖尿病、晚期肿瘤等，积极治疗原发病，并给予支持治疗。

3. 给予抗真菌药物　目前临床上最常使用的抗真菌药物有氟康唑、酮康唑、制霉菌素、两性霉素 B、伊曲康唑等，通常治疗后症状可迅速改善，若经过常规治疗，口服药物持续 10 天症状未完全消失者可延长治疗。对于具有黏膜损害的患者，可口服 H_2 受体拮抗剂或 PPI 等抑酸药物。

（窦维佳　秦　明　王景杰）

第 2 节　化脓性食管炎

一、概述

化脓性食管炎是指在食管黏膜损伤，如异物或机械损伤、剧烈呕吐、误服腐蚀剂、胃镜下细胞刷检及进食过烫食物等物理化学因素基础上的细菌感染性炎症。在合并全身或局部抵抗力低下的食管黏膜中较易发生，其感染的病原体多为咽部的革兰氏阳性球菌和革兰氏阴性杆菌。化脓性食管炎可以是局限性病变，形成一个或多个黏膜下脓肿，感染也可以扩散而引起食管蜂窝织炎，累及食管周围组织和纵隔或毗邻胸腔。

二、引起腹痛的临床特点与诊断

患者腹痛相关的临床表现主要取决于感染的范围和患者的反应性。感染较为局限时，脓肿仅限于食管腔内并形成内引流自愈，患者无明显症状或仅有颈部疼痛或咽痛。病变范围较大时，患者除了颈部疼痛或吞咽痛外，还可出现胸骨后疼痛。

存在食管异物或机械性损伤史的患者出现颈部疼痛、咽痛或胸骨后疼痛可考虑该病，若实验室检查发现白细胞总数及中性粒细胞数升高，内镜检查发现食管脓肿，食管黏膜充血、水肿、溃疡、假膜及局部脆性增加，病理活检在黏膜下层找到细菌即可确诊。

三、鉴别诊断

1. 食管癌　患者多无食管异物或机械性损伤病史，最常见的临床表现为进行性吞咽困难，偶有胸骨后不适，通过内镜检查及病理活检可确诊。

2. 其他类型食管炎　包括真菌性食管炎、反流性食管炎、疱疹性食管炎、食管结核等，通过内镜检查及病理活检可鉴别。

四、治疗

在治疗措施中，首先除去异物，同时合理选用抗生素控制感染。一般根据病因常选择青霉素类、头孢菌素类抗生素，有条件时可根据药敏试验选用有效抗生素，以静脉给药为主。对黏膜损害严重、疼痛明显的患者，还可给予 H_2 受体拮抗剂或 PPI 类抑酸药物。有脓肿形成的患者可通过胃镜行脓肿引流，若病变累及周围组织，与纵隔和毗邻脏器形成瘘管等并发症且经内科保守治疗等无效者，可作外科瘘管修补或作食管切除术。

（窦维佳　秦　明　王景杰）

第 3 节　食　管　结　核

一、概述

食管结核是由于结核分枝杆菌感染所致的食管壁肉芽肿性病变，食管结核发病率较低，仅占 0.04%～0.20%。临床上，原发性食管结核极为少见，多数患者是在原有疾病基础上感染结核分枝杆菌，结核分枝杆菌可直接侵入食管黏膜而形成结核病灶，也可以是食管周围及纵隔淋巴结结核直接或间接侵入食管壁而引起。

二、引起腹痛的临床特点与诊断

食管结核患者通常不出现低热、盗汗、乏力等典型的结核中毒症状，而多表现为吞咽困难、吞咽痛或胸骨后疼痛等症状。

由于食管结核发病率较低，且缺乏典型的结核中毒症状，因此临床医师往往不将其作为主要考虑诊断，从而造成误诊或漏诊。诊断时应结合病史、临床表现、X线以及内镜检查等，对于同时患有肺结核、脊椎结核、咽喉结核或纵隔淋巴结结核等活动性结核病患者，出现吞咽困难或进食时胸骨后疼痛，可怀疑有本病的可能。实验室检查，尤其是细菌学检查是食管结核诊断的核心，对食管内镜检查取得的活检标本进行培养，如能找到结核分枝杆菌，即可诊断食管结核。另外，结核菌素试验也可帮助诊断。影像学检查中钡剂造影、CT等均有诊断价值。

三、鉴别诊断

1. 食管癌 发病年龄多在50岁以上，以进行性吞咽困难为典型临床表现，偶有胸骨后疼痛或不适，患者短期内体重明显减轻，内镜检查及病理活检可确诊。

2. 食管间质瘤 食管间质瘤属于良性病变，较小者无明显临床症状，较大者偶有吞咽困难及胸骨后不适表现，内镜检查有助于鉴别诊断。

四、治疗

食管结核确诊后应首选正规抗结核药物治疗，其治疗效果良好。对于有严重的食管腔瘢痕性狭窄的病例，在抗结核化疗的条件下，可进行食管扩张治疗。对于下列患者可行手术治疗：①纤维化致食管腔瘢痕性狭窄，且扩张效果不佳；②已形成纵隔食管瘘或气管食管瘘，经正规抗结核化疗无效。

（窦维佳　秦　明　王景杰）

第4节　食管克罗恩病

一、概述

克罗恩病（Crohn's disease，CD）是消化道的慢性、非特异性肉芽肿性透壁性炎症，虽可累及从食管到肛门的任何部位，但好发于回肠末段及右半结肠，仅累及食管者较为罕见。克罗恩病的病因及发病机制目前尚不十分清楚，目前认为是环境、免疫及遗传等多因素综合作用的结果。

二、引起腹痛的临床特点与诊断

少数食管克罗恩病患者无症状，往往经内镜或X线检查才被发现和确诊。部分患者可因食管炎症、溃疡或狭窄引起吞咽疼痛或胸骨后疼痛。

对于疑似食管克罗恩病，一般均应进行常规的食管X线检查、内镜检查及病理活检，以排除恶性肿瘤的可能，若能追查到食管外克罗恩病累及的其他部位，尤其是小肠、回肠末段、口腔、肛门病变时，对诊断具有一定的帮助。实验室检查，血常规常呈轻、中度贫血；白细胞计数一般正常，活动期白细胞增高，血沉加快。内镜下表现常呈多发性、境界清晰的隆起性小红斑，其周围黏膜正常。随着病情进展，可表现口疮样溃疡，单个或多个，大小不一，邻近黏膜外观可完全正常。如病情进一步发展，溃疡可逐渐增大成线形，边缘呈挖掘状，黏膜层高低不平。于口疮样溃疡边缘活检，若发现肉芽肿可做出CD诊断，因其阳性率较低，如未发现，不能排除CD。

三、鉴别诊断

食管克罗恩病需与食管结核、食管真菌病及食管结节病等鉴别。食管结核、食管真菌病主要通过涂片染色，细菌或真菌培养鉴定抗酸杆菌或真菌予以鉴别。结节病是一种多系统器官的肉芽肿性疾病，多侵犯肺和肺门淋巴结，偶尔累及食管，亦可出现食管全壁层非干酪性肉芽肿样病变，有时与食管克罗恩病难以鉴别。可通过内镜活检及病理活检，结合临床资料及有关检查综合分析与判断，可能有助于诊断。

四、治疗

主要包括皮质类固醇、对氨基水杨酸、免疫抑制药等药物的应用和营养支持治疗。皮质类固醇为中、重度患者活动期首选药，常用泼尼松或泼尼松龙 $0.25\sim0.75mg/(kg \cdot d)$，疗程 6～8 周。免疫抑制药包括硫唑嘌呤、6- 巯基嘌呤和甲氨蝶呤，一般用药 3～6 个月。对氨基水杨酸类制剂包括柳氮磺吡啶、美沙拉嗪等。抗酸制剂，如质子泵抑制剂或 H_2 受体拮抗剂可减轻食管炎症症状、促进溃疡愈合，对于胸骨后疼痛症状有缓解作用。多数食管克罗恩病患者均有不同程度的营养不良，因此营养支持治疗十分重要，应及时补充少渣的要素饮食，对于进食困难、有食管瘘管形成、不能保证热量需求者，应予胃肠道外全面营养。

（窦维佳　秦　明　王景杰）

第 5 节　放射性食管炎

一、概述

放射性食管炎是因放射线所引起的食管损伤。由于食管的鳞状上皮对放射性物质比较敏感，对胸腔、纵隔恶性肿瘤进行放射治疗时，放射线的电离作用造成细胞破坏和损伤，引起黏膜损伤，导致放射性食管炎。放射线食管炎的发生与放射剂量及时间有明显相关性。

二、引起腹痛的临床特点与诊断

典型的症状为咽下疼痛或胸骨后疼痛。常于放疗后 1 周或数周内出现，一般症状较轻。严重者可出现胸部剧痛。

放射性食管炎诊断依靠患者病史、临床症状，并排除其他食管疾病方可诊断。实验室检查，血常规检查可见血白细胞计数降低。早期有症状者，食管吞钡检查可见全蠕动波减弱、食管溃疡等，晚期则可见食管狭窄。内镜检查可见不同程度食管炎表现。最新的放射性食管炎分级标准根据临床症状轻重分为 5 级：0 级为无食管炎症状；1 级为轻度吞咽困难，但可进普食；2 级为吞咽困难，主要进软食、半流食或流食；3 级为吞咽困难，需鼻饲管，静脉补液或静脉高营养；4 级为完全阻塞，溃疡伴微创伤或擦伤。

三、鉴别诊断

1. 化脓性食管炎　以异物所致机械损伤最为常见，细菌在食管壁繁殖，引起局部炎性渗出、不同程度的组织坏死及脓液形成，也可呈较为广泛的蜂窝织炎。

2. 食管结核　患者通常有其他器官结核的先驱症状，常伴有持续性咽喉部及胸骨后疼痛，吞咽时加重。内镜检查及病理活检见结核分枝杆菌即可确诊。

3. 真菌性食管炎　临床症状多不典型，部分患者可以无任何临床症状。常见症状是吞咽疼痛、吞咽困难、上腹不适、胸骨后疼痛和烧灼感等。内镜检查及活组织检查见真菌菌丝可确诊。

4. 病毒性食管炎　食管的 HSV 感染常同时有鼻唇部疱疹。主要症状为吞咽疼痛。疼痛常于咽下食物时加剧，轻微感染者可无症状。

四、治疗

可用质子泵抑制剂或 H_2 受体拮抗剂或 PPI 抑制胃酸，防止酸反流入食管，硫糖铝 0.5g，3～4 次 /d，保护食管黏膜，可缓解胸骨后疼痛的症状，同时给予止吐、止血、镇静，预防感染，并同时予以高热量、高蛋白质、高维生素、易消化的饮食。对疑似有穿孔的患者，需禁食、输液、抗感染。另外，根据病情，必要时暂停照射或延长疗程间歇期。

（窦维佳　秦　明　王景杰）

第 6 节　腐蚀性食管炎

一、概述

腐蚀性食管系因吞服了强酸、强碱等化学腐蚀剂而造成食管严重损伤所引起的炎症。食管炎的轻重与腐蚀剂的种类、浓度和数量密切相关。强碱通常引起黏膜肿胀、坏死和溃疡，导致食管壁深层的损害。强酸引起食管黏膜的凝固性坏死，很少损害食管壁的深层。

二、引起腹痛的临床特点与诊断

腐蚀性食管炎患者的疼痛多在早期，常表现为吞咽疼痛和困难，胸骨后和剑突下疼痛，约 2 周后上述症状渐消失，约 1 个月后再度出现吞咽困难，并可逐渐加重，出现食管梗阻。

具有吞咽疼痛、吞咽困难、胸骨后或剑突下不适的患者，结合吞服强酸或强碱的病史，应高度怀疑腐蚀性食管炎。实验室检查，合并食管穿孔出血和呼吸道感染时可见血白细胞计数升高，血红蛋白降低。X 线检查在急性炎症消退后方可进行，如疑有食管瘘或穿孔，应采用碘油造影。除休克或穿孔者外，应尽早施行内镜检查，以判断病变范围，防止因狭窄而形成梗阻，并进行定期复查。

三、鉴别诊断

该病可与其他引起吞咽疼痛、胸骨后疼痛或不适的食管病变相鉴别，但依据患者病史，一般不会误诊或漏诊。

四、治疗

立即终止接触毒物，消除胃肠道尚未吸收的毒物，并促进已吸收的毒物排出。强酸中毒时，可采用弱碱或镁乳、肥皂水、氢氧化铝凝胶等中和。强碱中毒时，可用稀醋、果汁等弱酸中和。除以上治疗外，在疾病早期阶段以激素和抗生素为主要的治疗药物。泼尼松一次剂量为 20mg，每 8 小时 1 次，1 个疗程为 4～5 天，以后逐渐减量，延至几周，方可停药。根据有无感染、感染程度和细菌种类酌情使用广谱抗生素。对于存在食管狭窄的患者可进行扩张，若扩张无效，可进行手术治疗。

（窦维佳　秦　明　王景杰）

第 7 节　急性胃黏膜病变

一、概述

急性胃黏膜病变是以胃黏膜发生不同程度糜烂、浅溃疡和出血为特征的病变，以急性黏膜糜烂病变为主者称急性糜烂性胃炎；以黏膜出血改变为主可称为急性出血性胃炎；发生于应激状态，以多发性溃疡为主者可称为应激性溃疡。本病是上消化道出血的常见病因之一，占 20%～30%。引起急性胃黏膜病变的主要病因有：①药物：非甾体抗炎药，如阿司匹林、吲哚美辛（消炎痛）、保泰松等以及肾上腺皮质激素类等药物，可引起胃黏膜屏障的损伤，导致黏膜通透性增加，胃液的氢离子侵入胃黏膜，造成黏膜糜烂、出血；②酒精：也是本病常见的原因，大量酗酒后引起急性胃黏膜糜烂、出血；③机体在严重感染、创伤、烧伤、大手术、休克及精神高度紧张等应激状态时，由于交感神经的兴奋，可使胃黏膜血管痉挛收缩，血流量减少，黏膜缺血、缺氧，导致胃黏膜上皮损害，发生糜烂和出血。

二、引起腹痛的临床特点与诊断

由于本病急性起病，溃疡不侵及肌层，因此在临床上也很少引起疼痛。偶有患者会出现上腹部疼痛或不适、灼烧感、反酸等，其特点是：有服用有关药物、酗酒或可导致应激状态的疾病史；起病骤然，可出现在应激性病变之后数小时或数日。

依据病史和临床表现多可做出初步诊断，确诊需依赖急诊内镜检查。急诊内镜检查（48 小时内进行）可见胃黏膜局限性或广泛性糜烂和浅表性溃疡，常有簇状出血病灶，可遍布全胃或仅累及其一部分，最常见于胃底。病变常在 48 小时以后很快消失，不留瘢痕。X 线钡餐检查常阴性，一般不宜做此检查。腹部 X 线片、B 超和 CT 检查有助于与其他疾病进行鉴别诊断。

三、鉴别诊断

1. 急性单纯性胃炎 多由进食生冷食物或食物被细菌或毒素污染引起。腹痛为隐痛，伴饱胀感、食欲减退、嗳气、恶心、呕吐等症状；严重者可出现发热、腹泻、脱水、休克等症状。内镜检查可见胃黏膜通常表现为充血、水肿、渗出。一些严重病例亦可出现出血或糜烂，此时不易与急性胃黏膜病变鉴别。

2. 胃溃疡 疼痛部位在中上腹或剑突下，呈钝痛或烧灼痛，持续性剧痛提示溃疡穿孔。疼痛常在餐后 1 小时内发生，经 1～2 小时后缓解。多伴有嗳气、反酸、恶心、呕吐等症状。结合病史和疼痛特点容易与急性胃黏膜病变鉴别，内镜检查可明确诊断。

3. 十二指肠溃疡 疼痛部位在中上腹或肚脐上方偏右处，呈钝痛、烧灼痛或饥饿痛，有节律性。疼痛常在两餐之间发生，进食后缓解，呈周期性发作。多伴有嗳气、反酸、恶心、呕吐等症状。内镜检查可明确诊断。

4. 急性肠系膜上动脉栓塞 由于栓子进入肠系膜上动脉引起血管栓塞，造成小肠和部分结肠缺血。临床表现有剧烈急腹痛，伴恶心、呕吐、腹泻等症状。彩色 B 超多普勒检查或选择性肠系膜上动脉造影有助于鉴别。

5. 急性阑尾炎 腹痛发作多始于上腹，逐渐移向脐周，数小时（6～8 小时）后转移并局限在右下腹。转移性腹痛是急性阑尾炎的典型特点。呈持续性隐痛，进行性加重。在发病早期出现恶心、呕吐症状，但程度较轻。多伴有发热。体征检查可在麦氏点有压痛和肌紧张。结合外周血白细胞数增多及腹膜刺激征，可与急性胃黏膜病变鉴别。

四、治疗

本病的预防很关键，应积极治疗原发病，去除可能的致病因素。对于黏膜损害严重、存在明显腹痛的患者，可给予抑制胃酸分泌、保护胃黏膜治疗，如西咪替丁（甲氰咪胍）200mg、每日 4 次或每日 800～1 200mg 分次静脉滴注，雷尼替丁（呋喃硝胺）150mg、每日 2 次静脉滴注。质子泵抑制剂如奥美拉唑 40mg、每日 1 次静脉滴注，可使胃内 pH 维持在 4 以上，有利于胃黏膜的愈合。

（窦维佳　秦　明　王景杰）

第8节 急性化脓性胃炎

一、概述

急性化脓性胃炎又称急性蜂窝织炎性胃炎,是一种罕见的重症胃炎。由于胃壁受到细菌感染引起胃黏膜下层的严重化脓性病症,可发展至胃壁坏死、穿孔,病死率高。最常见的致病菌为 α 溶血性链球菌,其次为葡萄球菌和产气荚膜梭菌及大肠埃希菌。多发生于免疫力低下且有身体其他部位感染灶者(如呼吸道感染),致病菌通过血循环或淋巴播散到胃。另外,胃溃疡、内镜下胃息肉摘除以及胃手术可以是急性化脓性胃炎发病的诱因。

二、引起腹痛的临床特点与诊断

急性化脓性胃炎引起的腹痛多为急性腹膜炎的临床表现。由于起病急骤,上腹部急性剧烈疼痛,伴恶心、呕吐,呕吐物为脓性,偶有坏死的胃黏膜组织。查体有上腹部肌紧张和显著压痛体征。此外,可并发腹膜炎、胃穿孔、血栓性门静脉炎及肝脓肿。

对于起病急骤、上腹部急性剧烈疼痛的患者,结合病史可考虑本病,B超、CT检查可见胃壁增厚,由产气荚膜梭菌引起者的胃壁内可见由气泡形成的低密度影,腹部 X 线片见胃腔内大量积气,伴穿孔者膈下可有游离气体;化验外周血发现白细胞数增多。

三、鉴别诊断

1. 消化性溃疡合并急性穿孔 疼痛部位在中上腹或肚脐上方偏右处,呈钝痛、烧灼痛或饥饿痛,疼痛有节律性,常与饮食有关。合并急性穿孔者也可有上腹部急性剧烈疼痛,伴恶心、呕吐,查体有上腹部肌紧张和显著压痛体征。往往不易与急性化脓性胃炎鉴别,通过内镜检查可明确诊断。

2. 急性胆囊炎 疼痛位于右上腹,可向右肩背部放射,呈持续性伴阵发性加重,发作多与进食油腻食物有关。另外,也可有寒战、高热、恶心、呕吐等伴随症状。查体墨菲征阳性。B超检查可见胆囊壁水肿、增厚这一特征性征象。

3. 急性胰腺炎 常有胆结石、胆总管结石、酗酒或暴饮暴食的病史。腹痛位于上腹中部,可向腰背部呈带状放射,呈持续性钝痛、刀割痛或绞痛,疼痛剧烈。B超检查可见胰腺弥漫增大,其轮廓及与周围边界模糊不清,有低回声的坏死区。化验血淀粉酶升高。

4. 胃癌 病史较长,起病隐匿。腹痛位于上腹部,多为隐痛,呈间歇性发作。服用止酸药常不能缓解。有食欲减退、消瘦、乏力、呕血、黑便等伴随症状。通过内镜检查可明确诊断。

四、治疗

应及早治疗,包括应用大量抗菌药以控制感染,纠正休克、水与电解质紊乱等。如病变已局限成为脓肿,患者全身情况许可,可进行胃部分切除术。

(窦维佳 秦 明 王景杰)

第9节 急性单纯性胃炎

一、概述

由于化学因素(如烈酒、药物等)、物理因素(如摄入过于粗糙的食物、进食过多等)及生物因素(细菌或细菌毒素等）引起的急性胃黏膜充血、水肿、轻度糜烂、出血变化，伴有上腹痛、恶心、呕吐、食欲减退、发热等症状为急性单纯性胃炎。其主要病因有：①感染因素：进食被细菌或其毒素污染的食物。常见的致病细菌有葡萄球菌（潜伏期 1～8 小时）、肉毒杆菌及沙门菌（潜伏期 4～24 小时）、嗜盐杆菌（潜伏期 9～12 小时）。除细菌以外，某些流感病毒和肠道病毒等也可造成急性单纯性胃炎。毒素中，以金黄色葡萄球菌毒素为最常见。②理化因素：物理因素，如进食过热、过冷、粗糙的食物，X 线照射等。化学因素，如烈酒、咖啡、浓茶、香料及某些药品均可损伤胃黏膜，引起炎症性改变。③其他：暴饮暴食、过度疲劳、受凉等使机体抵抗力下降或胃黏膜屏障遭受破坏，易于受以上因素侵袭而发病。

二、引起腹痛的临床特点与诊断

起病急，常于进食污染食物后数小时至 24 小时发病。其腹痛症状主要为上腹部不适、疼痛，伴恶心、呕吐，呕吐物为酸臭的食物或胆汁。如同时合并肠炎，可出现脐周绞痛、腹泻，大便呈糊状或黄色水样便，不带脓血，一日数次至十数次。体征可有上腹或脐周轻压痛，肠鸣音亢进。一般患者病程短，3～5 天即可治愈。

对于起病急，有上腹痛、恶心、呕吐，且常伴发肠炎性腹泻等临床表现，若有暴饮暴食、酗酒、特殊药物或进食被细菌污染的食物史，可考虑本病。大便或呕吐物培养可有致病菌。多数患者化验白细胞在正常范围内或轻度增高。胃镜下胃黏膜可表现为局限性或弥散性充血、水肿、糜烂，表面附有黏液和炎性渗出物。以出血为主要表现者，常可见黏膜弥散性出血点、片状糜烂，黏膜表面有新鲜出血或黑色血痂，同时可见黏膜下出血表现，胃液为鲜红色或咖啡色。如果病史明确，又不存在需要鉴别诊断的情况，可不作胃镜检查。

三、鉴别诊断

急性单纯性胃炎腹痛常较剧烈，应与多种急腹症鉴别，包括消化性溃疡合并急性穿孔、急性胆囊炎、急性阑尾炎和不典型心肌梗死。

1. 消化性溃疡合并急性穿孔 好发于中青年，疼痛部位在中上腹或肚脐上方偏右处，呈钝痛、烧灼痛或饥饿痛，疼痛有节律性，常与饮食有关。通过内镜检查可明确诊断。合并急性穿孔者也可有上腹部急性剧烈疼痛，伴恶心、呕吐，查体有上腹部肌紧张和显著压痛体征。腹部 X 线片示膈下有游离气体，可与急性单纯性胃炎鉴别。

2. 急性胆囊炎 疼痛位于右上腹，可向右肩背部放射，呈持续性伴阵发性加重，发作多与进食油腻食物有关。另外，也可有寒战、高热、恶心、呕吐等伴随症状。查体墨菲征阳性。B 超检查可见胆囊壁水肿、增厚这一特征性征象。

3. 急性阑尾炎 腹痛发作多始于上腹，逐渐移向脐周，数小时后转移并局限在右下腹。转移性腹痛是急性阑尾炎的典型特点。在发病早期出现恶心、呕吐症状，但程度较轻，多有发热。结合外周血白细胞数增多及腹膜刺激征，可与急性胃黏膜病变鉴别。

4. 不典型心肌梗死 多见于老年人，有心绞痛病史。疼痛一般位于左前胸部或上腹部，呈压榨性或窒息性。心电图检查有特征性和动态性的变化，血清心肌酶测定和肌钙蛋白测定有升高。

四、治疗

1. 一般治疗 去除病因，卧床休息，给予清淡、易消化的流食，多饮水，必要时酌情禁食。注意观察呕吐物及大便的次数、性状，尤其是否伴有血液，有无发热、脱水等全身表现。

2. 纠正水、电解质紊乱 口服葡萄糖盐水或补液盐，一般服 1 000ml，呕吐严重或脱水者应给予静脉补液，用生理盐水或平衡盐与 5% 葡萄糖液按 2：1 或 3：1 的比例配合静脉滴注。同时注意补钾，酸中毒者静脉推注 5% 碳酸氢钠，休克者经补液、制酸效果不佳时可用升压药。

3. 抗感染治疗 一般不用抗生素，但由细菌引起，特别是伴有腹泻者，可口服土霉素 0.5g、4 次 /d 或小檗碱（黄连素）0.3g、3 次 /d；伴腹泻者可用吡哌酸或庆大霉素。严重细菌感染者需静脉注射抗生素。

4. 对症治疗 腹痛明显者可用局部热敷,解痉剂颠茄片 8mg、3 次 /d,普鲁苯辛(probanthine)15mg、3 次 /d 或阿托品(atropine)0.3~0.6mg 肌内注射;呕吐频繁者可肌内注射甲氧氯普胺(胃复安),或口服甲氧氯普胺、多潘立酮(吗丁啉)等;亦可针刺足三里和内关,有镇痛、止吐的效果。有时可给予 PPI,减少胃酸分泌,以减轻黏膜炎症,也可用制酸剂;如果胃糜烂出现上消化道出血者,可有针对性地给予冰水洗胃、输血止血、静脉滴注 PPI 以及输液扩容纠正休克等处理。

(窦维佳 秦 明 王景杰)

第 10 节 急性幽门螺杆菌胃炎

一、概述

急性幽门螺杆菌胃炎是由幽门螺杆菌感染所引起的急性胃炎。幽门螺杆菌(*Helicobacter pylori*,*H. pylori*)是一种革兰氏阴性螺旋杆菌,生长在微需氧环境,氧化酶和过氧化酶阳性,菌体表面光滑,有 4~6 条带鞘的鞭毛。研究结果表明,我国人群幽门螺杆菌的感染率高达 60%。幽门螺杆菌仅寄居于人类,人是幽门螺杆菌的传染源。主要的传播方式有口 - 口传播、粪 - 口传播、医源性传播和密切接触传播等。幽门螺杆菌的感染不局限于成人,儿童也会感染,且感染率随年龄增长而增高。预防幽门螺杆菌的关键是重视饮食卫生。

二、引起腹痛的临床特点与诊断

幽门螺杆菌进入胃内后,会出现短期内的急性胃炎症状,表现为上腹疼痛、恶心、呕吐和腹胀、食欲减退。查体发现多数患者仅有上腹或脐周压痛,一般无腹膜刺激征。

一般根据诱因、症状常可做出诊断,靠幽门螺杆菌检查确诊,包括:①有创性:有胃镜下取胃活检组织后,采用细菌培养、组织学检查、快速尿素酶试验等方法诊断幽门螺杆菌。但检查给患者带来痛苦,易产生医源性交叉感染。②无创性:不需要在胃镜下取胃活组织即可对患者进行幽门螺杆菌诊断,以呼气检测使用最为普遍。胃镜下胃黏膜呈现明显的炎症现象,表现为胃黏膜的充血、水肿和糜烂。但并不是所有的急性胃炎都出现症状,约 1/3 的患者仅在胃镜下胃黏膜呈现急性胃炎的表现,但没有明显的自觉症状。

三、鉴别诊断

以上腹痛、恶心、呕吐为主要表现者,要注意与急性阑尾炎、急性胆囊炎、急性胰腺炎相鉴别。

1. 急性阑尾炎 腹痛发作多始于上腹,逐渐移向脐周,数小时(6~8 小时)后转移并局限在右下腹。转移性腹痛是急性阑尾炎的典型特点。在发病早期出现恶心、呕吐症状,但程度较轻。多有发热。结合外周血白细胞数增多及腹膜刺激征,可与急性幽门螺杆菌胃炎鉴别。

2. 急性胆囊炎 疼痛位于右上腹,可向右肩背部放射,呈持续性伴阵发性加重。发作多与进食油腻食物有关,也可有寒战、高热、恶心、呕吐等伴随症状。查体墨菲征阳性。B 超检查可见胆囊壁水肿、增厚这一特征性征象。

3. 急性胰腺炎 常有胆结石、胆总管结石、酗酒或暴饮暴食的病史。腹痛位于上腹中部,可向腰背部呈带状放射,呈持续性钝痛、刀割痛或绞痛,疼痛剧烈。上腹痛在平卧位时加重,坐位或髋关节屈曲时则缓解或减轻。B 超检查可见胰腺弥漫增大,其轮廓及与周围边界模糊不清,有低回声的坏死区。化验示血淀粉酶升高。

四、治疗

幽门螺杆菌感染的治疗首先需确定根除治疗的适应证,实施根除治疗时,应选择根除率高的治疗方案，以免引起全国范围 *H. pylori* 及其他细菌对抗生素的普遍耐药性。如果治疗不及时，没有杀灭幽门螺杆菌，幽门螺杆菌引起的感染性急性胃炎可呈慢性化。

在医师的指导下使用三联或四联疗法即可根除幽门螺杆菌。彻底根除后，成人 *H. pylori* 再感染不常见。第九届世界胃肠病学术大会专题工作组推荐一个 2 周的三联治疗方案：胶态次枸橼酸铋 120mg，每日 4 次；甲硝唑 400mg，每日 3 次；阿莫西林（羟氨苄青霉素）500mg 或四环素 500mg，每日 4 次。具体治疗方案应依地区、国情、习惯、经济条件等，加以选择三联或四联治疗。阿莫西林耐药率低，为首选；克拉霉素、左氧氟沙星、甲硝唑耐药率高，依情选用。

（窦维佳　秦　明　王景杰）

第 11 节　急性胆囊炎

一、概述

急性胆囊炎是临床上常见的疾病，包括急性结石性胆囊炎和急性非结石性胆囊炎，占因为胆囊及胆道疾病而手术患者的 5.3%～20.8%。其病因主要为：①胆囊颈或胆囊管阻塞及胆囊血管病变：由于结石阻塞胆囊管，造成胆囊内胆汁滞留，继发细菌感染而引起急性炎症。如仅在胆囊黏膜层产生炎症、充血和水肿，称为急性单纯性胆囊炎。如炎症波及胆囊全层，胆囊内充满脓液，浆膜面亦有脓性纤维素性渗出，则称为急性化脓性胆囊炎。胆囊因积脓，极度膨胀，引起胆囊壁缺血和坏疽，即为急性坏疽性胆囊炎。坏死的胆囊壁可发生穿孔，导致胆汁性腹膜炎。胆囊血管病变多见于多动脉炎及肝动脉栓塞治疗累及胆囊动脉者。②感染：多继发于胆囊收缩功能降低、胆汁滞留和胆囊黏膜抵抗力下降之后。致病菌多数为大肠埃希菌、梭状芽孢杆菌、克雷伯菌、粪链球菌和葡萄球菌等。亦有厌氧菌，占 10%～15%，但有时可高达 45%。机体在全身性感染，如伤寒、败血症时，也可出现急性胆囊炎。③创伤：一般认为，手术及创伤后的脱水、禁食、麻醉止痛剂的应用，以及严重的应激反应所致的神经内分泌等因素的影响，导致胆囊收缩功能降低、胆汁排空减慢和胆囊黏膜抵抗力下降，在此基础上继发细菌感染，最后造成胆囊的急性炎症。④胰液反流：反流胰液中的胰酶可被胆汁激活，使胆囊壁出现病变。

二、引起腹痛的临床特点与诊断

约 85% 的急性胆囊炎患者在发病初期有疼痛。开始时疼痛局限在上腹部剑突下，较轻，呈持续性；以后逐渐加重，转至右上腹部，呈持续性伴阵发性加剧；并有右肩胛下区放射痛。常伴恶心和呕吐。发热一般在 38～39℃，无寒战。10%～15% 患者可有轻度黄疸。体格检查见右上腹有压痛和肌紧张。墨菲征阳性。如病变发展为胆囊坏疽、穿孔，并导致胆汁性腹膜炎时，腹痛症状可加重，且全身感染症状可明显加重，并可出现寒战、高热、脉搏增快和白细胞计数明显增加。此时，局部体征有右上腹压痛和肌紧张的范围扩大，程度加重。在约 40% 患者的中、右上腹可摸及肿大和触痛的胆囊。非结石性胆囊炎的临床表现和结石性胆囊炎相似，但常不典型。

有剑突下或右上腹疼痛不适的患者应高度怀疑本病，通过 B 超检查即可得到确诊。B 超检查能显示胆囊体积增大，胆囊壁增厚，厚度常超过 3mm，在 85%～90% 的患者中能显示结石影。在诊断有疑问时，可应用同位素 $^{99}Tc^m$-IDA 作胆系扫描和照相，在造影片上常显示胆管，胆囊因胆囊管阻塞而不显示，从而确定急性胆囊炎的诊断。此法正确率可达 95% 以上。急性非结石性胆囊炎的诊断比较困难。诊断的关键在于创伤或腹部手术后出现上述急性胆囊炎的临床表现时，要想到该病的可能性，对少数由产气荚膜梭菌引起的急性气肿性胆囊炎中，摄胆囊区 X 线片，可发现胆囊壁和腔内均有气体存在。实验室检查见白细胞计数常有轻度增高，一般在 10 000～15 000/mm³。一般的急性胆囊炎较少影响肝功能，或仅有轻度肝功能损害的表现，如血清胆红素和谷丙转氨酶值略有升高等。

三、鉴别诊断

以上腹痛、恶心、呕吐为主要表现者，要注意与急性阑尾炎、急性化脓性胆囊炎、急性胰腺炎、冠状动脉疾病相鉴别。

1. 急性阑尾炎 腹痛发作多始于上腹，逐渐移向脐周，数小时（6~8 小时）后转移并局限在右下腹。转移性腹痛是急性阑尾炎的典型特点。在发病早期出现恶心、呕吐症状，但程度较轻。多有发热。结合外周血白细胞数增多及腹膜刺激征，可与急性幽门螺杆菌胃炎鉴别。

2. 急性化脓性胆管炎 见本章第 12 节。

3. 急性胰腺炎 常有胆结石、胆总管结石、酗酒或暴饮暴食的病史。腹痛位于上腹中部或左上腹部，可向腰背部呈带状放射，呈持续性钝痛、刀割痛或绞痛，疼痛剧烈。上腹痛在平卧位时加重，坐位或髋关节屈曲时则缓解或减轻。B 超检查可见胰腺弥漫增大，其轮廓及与周围边界模糊不清，有低回声的坏死区。化验示血淀粉酶升高。

4. 冠状动脉疾病 多见于老年人，有心绞痛病史，疼痛一般位于左前胸部，心电图检查有典型的心电图变化。

四、治疗

对症状较轻微的急性单纯性胆囊炎，可考虑先用非手术疗法控制炎症，待进一步查明病情后进行择期手术。对较重的急性化脓性或坏疽性胆囊炎或胆囊穿孔，应及时进行手术治疗，但必须作好术前准备，包括纠正水、电解质和酸碱平衡的失调以及应用抗生素等。

（一）非手术疗法

非手术疗法对大多数（85%~85%）早期急性胆囊炎的患者有效。此法包括解痉，镇痛，抗生素的应用，纠正水、电解质和酸碱平衡失调以及全身的支持疗法。一般应用于广谱抗生素，如庆大霉素、氯霉素、先锋霉素或氨苄西林（氨苄青霉素）等，并常联合应用。

在非手术疗法治疗期间，必须密切观察病情变化，如症状和体征有发展，应及时改为手术治疗。特别是老年人和糖尿病患者病情变化较快，更应注意。据统计，约 1/4 的急性胆囊炎患者将发展成胆囊坏疽或穿孔。对于急性非结石性胆囊炎患者，由于病情发展较快，一般不采用非手术疗法，宜在做好术前准备后及时进行手术治疗。

（二）手术治疗

目前对于手术时机的选择还存在着争论，一般认为应采用早期手术。早期手术不等于急诊手术，而是患者在入院后经过一段时期的非手术治疗和术前准备，并同时应用 B 超和同位素检查进一步确定诊断后，在发病时间不超过 72 小时的前提下进行手术。早期手术并不增加手术的病死率和并发症发生率。对非手术治疗有效的患者可采用延期手术（或称晚期手术），一般在 6 个星期之后进行。

手术方法有两种：

1. 胆囊切除术 在急性期，胆囊周围组织水肿，解剖关系常不清楚，操作必须细心，此免误伤胆管和邻近重要组织。有条件时，应用术中胆管造影以发现胆管结石和可能存在的胆管畸形。

2. 胆囊造口术 主要应用于一些老年患者，一般情况较差或伴有严重的心、肺疾病，估计不能耐受胆囊切除手术者，有时在急性期胆囊周围解剖不清而致手术操作困难者，也可先作胆囊造口术。胆囊造口术可在局部麻醉下进行，其目的是采用简单的方法引流胆囊炎症，使患者度过危险期，待其情况稳定后，一般于胆囊造口术后 3 个月，再作胆囊切除以根治病灶。

对胆囊炎并发急性胆管炎者，除作胆囊切除术外，还须同时作胆总管切开探查和 T 管引流。

老年人急性胆囊炎病死率高达 10%~30%。所以，当老年人出现右上腹疼痛等胆囊炎现象时，必须尽快到医院作 B 超等检查以便确诊。确诊后要给予抗感染治疗，对胆囊积脓、坏死、穿孔者，要抓紧时间手术治疗。

（窦维佳 秦 明 王景杰）

第12节　急性化脓性胆管炎

一、概述

本病起病急剧、凶险，是我国胆石症患者死亡的主要原因之一。急性化脓性胆管炎是胆道梗阻（胆石、肿瘤、寄生虫、胆管狭窄等）使胆汁淤滞、胆管内压力迅速增高所致的胆道急性化脓性感染。感染的菌种主要是革兰氏阴性杆菌，其中大肠埃希菌最多见，其次有克雷伯菌、粪链球菌和某些厌氧菌。

二、引起腹痛的临床特点与诊断

起病常急骤，腹痛常最先出现，突然发生剑突下或右上腹剧烈疼痛，一般呈持续性。继而发生寒战和弛张型高热，体温可超过40℃。常伴恶心和呕吐。黄疸最后出现，为梗阻性黄疸。多数患者有黄疸，但黄疸的深浅与病情的严重性可不一致。近半数患者出现烦躁不安、意识障碍、昏睡乃至昏迷等中枢神经系统抑制表现，同时常有血压下降现象，往往提示患者已发生败血症和感染性休克，是病情危重的一种表现。查体发现皮肤、巩膜黄染，上腹或右上腹压痛、肌紧张、墨菲征阳性，部分患者可在右上腹触及肿大的胆囊，如合并有肝脓肿时，可触及肿大的肝脏并有压痛。

根据临床表现中有典型的腹痛、寒战高热和黄疸的三联症，即 Charcot 征，以及病情发展中又出现中枢神经系统抑制和低血压等临床表现，可做出急性化脓性胆管炎的诊断，在病史询问中应注意患者有无反复发作病史或曾诊断过胆石。实验室检查，血白细胞计数明显升高，尿三胆异常，血胆红素升高，肝功能异常（如 ALT、AST、γ-GT、ALP 等均有不同程度的升高），血培养常有细菌生长。B 超、CT 检查可见胆囊肿大，胆管有否扩张及结石，ERCP、PTC 检查可更清楚地显示肝内、外胆管内的病变。

三、鉴别诊断

1. 消化性溃疡合并急性穿孔　疼痛部位在中上腹或肚脐上方偏右处，呈钝痛、烧灼痛或饥饿痛，疼痛有节律性，常与饮食有关。合并急性穿孔者也可有上腹部急性剧烈疼痛，伴恶心、呕吐，查体有上腹部肌紧张和显著压痛体征。往往不易与急性化脓性胆管炎鉴别，通过内镜检查可明确诊断。

2. 急性胆囊炎　疼痛位于右上腹，可向右肩背部放射，呈持续性伴阵发性加重，发作多与进食油腻食物有关。另外，也可有寒战、高热、恶心、呕吐等伴随症状。查体墨菲征阳性。B 超检查可见胆囊壁水肿、增厚这一特征性征象。

3. 急性胰腺炎　常有胆结石、胆总管结石、酗酒或暴饮暴食的病史。腹痛位于上腹中部，可向腰背部呈带状放射，呈持续性钝痛、刀割痛或绞痛，疼痛剧烈。B 超检查可见胰腺弥漫增大，其轮廓及与周围边界模糊不清，有低回声的坏死区。化验示血淀粉酶升高。

四、治疗

（一）治疗原则

手术解除胆管梗阻，减压胆管和引流胆道。但在疾病早期，尤其急性单纯性胆管炎病情不太严重时，可先采用非手术方法。约有75%的患者可获得病情稳定和控制感染。而另25%的患者对非手术治疗无效，并由单纯性胆管炎发展成急性梗阻性化脓性胆管炎，应及时改用手术治疗。

（二）非手术治疗

包括解痉镇痛和利胆药物的应用，其中50%硫酸镁溶液常有较好的效果，用量为30～50ml，一次服用或10ml，每日3次；胃肠减压也常应用；大剂量广谱抗生素的联合应用很重要，虽在胆管梗阻时胆汁中的抗生素浓度不能达到治疗所需浓度，但它能有效治疗菌血症和败血症，常用的抗生素有庆大霉素、氯霉素、先锋霉素和氨苄西林等。最终还须根据血或胆汁细菌培养以及药物敏感试验，再调整合适的抗生素。如有休克存在,应积极抗休克治疗。

(三)手术治疗

如非手术治疗后 12~24 小时病情无明显改善,应即进行手术。即使休克不易纠正,也应争取手术引流。对病情一开始就较严重,特别是黄疸较深的病例,应及时手术。手术病死率仍高达 25%~30%。手术方法应力求简单、有效,主要是胆管切开探查和引流术。应注意的是,引流管必须放在胆管梗阻的近侧,在梗阻远侧的引流是无效的,病情不能得到缓解。如病情条件允许,还可切除炎症的胆囊,待患者度过危险期后,再彻底解决胆管内的病变。

(四)内镜下微创治疗

急性梗阻性化脓性胆管炎常伴发复杂的肝胆病理改变,传统的急诊手术由于巨大的手术创伤,从而有相当高的手术危险,有时不能一期解决所有的问题,急诊手术只能是做一胆道的引流来挽救患者的生命,而微创手术显然要比传统手术的创伤要小得多,从而使其成为一种较有优势的方法,采取积极、有效的微创手术引流,渡过难关,以后再经过对胆道系统及肝、胰全面周详的检查与评估,制订出合理的二期手术方案。近年来,随着介入放射学和内镜技术的进展,大部分患者可以不必行剖腹手术就能达到引流胆总管的目的。

内镜下微创治疗的治疗指征:①胆管炎病因不明者;②非手术治疗 24~36 小时无效或病情加重者;③年龄较大,伴发病较多或重,手术麻醉风险较大者;④有多次胆道手术史者。

在急性胆管炎行急诊内镜 EST 和取石的指征为:①结石嵌顿或胆总管远端结石,不取出无法有效放置鼻胆管引流减压;②患者一般情况尚可,无血流动力学及凝血机制变异;③结石较少、较小,1~3 枚,直径小于 1.0cm,估计易取出。

对重症胆管炎,其肝功能受损明显,凝血机制较差,且乳头充血、水肿明显,原则上不做 EST 和碎石取石,避免局部创伤,使感染扩散,也可避免 EST 及取石本身产生的并发症而加重病情。

内镜下微创治疗常用的方法有:①经内镜十二指肠乳头切开及鼻胆管引流术:通过十二指肠乳头切开,再插入鼻胆引流管(应使用 5~6F 有侧孔的聚乙烯导管),能获得较为满意的胆道引流效果。梗阻的胆道一旦获得减压,患者的脓毒症即能迅速解除。所以不少学者认为,内镜鼻胆管引流手术可使患者无需接受外科手术而度过急性期,因而是较为合理的治疗方法。在急性期度过以后,可利用鼻胆管引流导管注射造影剂作胆道造影。②经内镜逆行胆管内引流术(ERBD):通过内镜将一根 9~12F 带有侧孔的内支撑管经十二指肠乳头插入胆总管,并超过梗阻部位,支撑管的另一端留在十二指肠腔内。胆汁可以通过该支撑管通畅地流入十二指肠,从而有效地解除胆道梗阻。③经内镜十二指肠乳头切开及经内镜碎石、取石术:该方法对于肝外胆管结石引起的急性梗阻性化脓性胆管炎效果最好,不但有效地施行了胆道减压,使胆管炎症状迅速缓解,而且通过内镜将结石取出,避免了手术带来的痛苦及危险性。该方法是先经内镜将十二指肠乳头切开,然后经切开的胆总管下端,用气囊导管或 Dormia 取石篮将结石取出。如胆管内的结石太大,不能从括约肌切开处取出时,可用特制的碎石篮先将结石夹碎,然后再取出。④经皮肝穿刺置管引流术(PTCD):本法适用于肝内胆管扩张者,特别适用于肝内阻塞型。操作简单,成功率高。但因所用导管口径小,胆汁引流有一定阻力,感染病灶的胆汁黏液较多或脓汁较稠,并有胆砂,易于堵塞导管,所以实际效果难于满意。

(窦维佳　秦　明　王景杰)

第 13 节　消化性溃疡急性发作

一、概述

消化性溃疡是由于胃酸、胃蛋白酶的消化作用而造成的溃疡。可发生于食管下端、胃、十二指肠,也可发生在胃 - 空肠吻合口附近。胃和十二指肠球部溃疡同时存在时称为复合性溃疡。导致消化性溃疡的病因有：①幽门螺杆菌感染是消化性溃疡的主要病因：幽门螺杆菌感染改变了黏膜侵袭因素与防御因素之间的平衡。*H. pylori* 凭借其毒力因子的作用，在胃型黏膜（胃黏膜和有胃窦化生的十二指肠黏膜）定居、繁殖，诱发局部炎症和免疫反应，损害局部黏膜的防御 / 修复机制，导致溃疡发生。*H. pylori* 感染促使胃蛋白酶和胃酸分泌增加，增强侵袭因素，使溃疡发生率大大增加。②胃酸和胃蛋白酶分泌增加：消化性溃疡的最终形成是由于胃酸 - 胃蛋白酶自身消化所致，胃蛋白酶能降解蛋白质分子，对黏膜的侵袭作用。胃蛋白酶活性取决于胃液 pH，过度胃酸分泌可破坏胃黏膜屏障，加强胃蛋白酶的消化作用，如胃泌素瘤，可在球后甚至空肠上段发生多发性顽固溃疡。③非甾体抗炎药（nonsteroidal anti-inflammatory agents，NSAIDs）：NSAIDs 损伤胃、十二指肠黏膜的原因，主要通过抑制环氧化酶抑制前列腺素合成，削弱后者对胃、十二指肠黏膜的保护作用。④遗传因素：遗传因素对消化性溃疡的致病作用在 GU 较 DU 明显。例如，单卵双胎同胞发生溃疡的一致性都高于双卵双胎。⑤胃、十二指肠运动异常：DU 患者胃排空加快，使十二指肠球部酸负荷增大，GU 患者存在胃排空延缓和十二指肠 - 胃反流，使胃黏膜受损。⑥应激和心理因素：急性应激可引起急性消化性溃疡。心理波动可影响胃的生理功能，主要通过迷走神经机制影响胃、十二指肠分泌。运动和黏膜血流的调控与溃疡发病关系密切，如原有消化性溃疡患者、焦虑和忧伤时，症状可复发和加剧。⑦其他危险因素：如吸烟、饮食不规律及病毒感染等。

二、引起腹痛的临床特点与诊断

上腹部疼痛是消化性溃疡最主要的症状，其特点为：慢性疼痛病史，呈周期性和节律性发作，每次发作可持续数天或数周，发作常与精神刺激、饮食失调、过度疲劳、季节变化和刺激性药物等有关。

1. 疼痛性质　以饥饿样不适和烧灼痛为多见，亦可为钝痛、刺痛、胀痛或隐痛。

2. 疼痛部位　常位于上腹部剑突下，稍偏左和偏右。后壁穿透性溃疡的疼痛可放射至背部第 7～12 胸椎区或可同时伴有前胸骨旁疼痛。

3. 疼痛的节律　溃疡病引起的上腹痛具有规律性，与饮食有关。胃溃疡疼痛多发生在饭后半小时至 1 小时；十二指肠溃疡疼痛则在饭后 3～4 小时，有时还出现半夜疼痛，进食能暂时缓解。溃疡病时好时坏，呈周期性发作。每次发作短则数天，长则数月，经治疗后好转或自行缓解，过了一段时间又复发。另外，有 10% 的消化性溃疡患者可无痛病史，而以上消化道出血或急性穿孔为首发症状就诊。此外，消化性溃疡患者除见上述典型的上腹部疼痛外，还可表现为一系列的非特异性消化不良症状，如上腹饱胀、厌食、嗳气、反酸、恶心、呕吐和食欲减退。查体发现上腹部剑突下可有局限性压痛，缓解时无明显体征。上消化道出血、穿孔、幽门梗阻和癌变是消化性溃疡 4 大主要并发症。

存在上腹部疼痛或不适的患者均应考虑本病，胃镜是确诊消化性溃疡首选的方法。胃镜下可直视溃疡的形态和对溃疡边缘采取黏膜作病理组织学检查以鉴别良恶性溃疡。在胃镜观察下，慢性消化性溃疡自急性期到痊愈，可分为活动期（A 期）、愈合期（H 期）和瘢痕期（S 期）。利用气钡双重对比造影并辅以低张、加压和变动体位和角度，可以观察胃和十二指肠各部的形状、轮廓、位置、张力、蠕动以及黏膜像。消化性溃疡的 X 线表现分为直接征象和间接征象。直接征象代表溃疡本身的形态，即龛影。间接征象代表溃疡造成的功能性改变和瘢痕性改变。目前认为，幽门螺杆菌（Helicobacter pylori，*H. pylori*）是慢性胃炎、消化性溃疡、胃癌和胃黏膜相关淋巴样组织（MALT）淋巴瘤的主要致病因素，临床常用的检测幽门螺杆菌的方法有细菌培养、涂片或切片染色、幽门螺杆菌 -DNA PCR 和快速尿素酶试验，其中细菌培养是诊断 *H. pylori* 感染最可靠的方法。通过 ELISA 法，可测定血清中抗幽门螺杆菌抗体。

三、鉴别诊断

应该与胃癌、胃泌素瘤、功能性消化不良、急性胰腺炎、慢性胆囊炎、胆石症等相鉴别。

1. 功能性消化不良　即非溃疡性消化不良。多见于青年妇女，检查可完全正常或只有轻度胃炎，与消化性溃疡的鉴别有赖于 X 线和胃镜检查。

2. 慢性胆囊炎和胆石症　疼痛与进食油腻食物有关，疼痛位于右上腹，为持续性隐痛，阵发性加剧；并放射至背部，常伴有黄疸及转氨酶升高。墨菲征阳性，B 超检查可见胆囊壁水肿、增厚或结石等征象。

3. 胃癌　上腹痛无规律，开始为上腹不适，膨胀、沉重感。按胃炎治疗，患者症状也可暂时缓解，并常有食欲缺乏、贫血、消瘦、乏力等症状。X线示龛影多大于2.5cm，位于胃腔之内，边缘不整，周围胃壁强直，结节状，有融合中断现象；内镜下恶性溃疡形状不规则，底凹凸不平，污秽苔边缘呈结节状隆起。

4. 急性胰腺炎　常有胆结石、胆总管结石、酗酒或暴饮暴食的病史。腹痛位于上腹中部，可向腰背部呈带状放射，呈持续性钝痛、刀割痛或绞痛，疼痛剧烈。上腹痛在平卧位时加重，坐位或髋关节屈曲时则缓解或减轻。B超检查可见胰腺弥漫增大，其轮廓及与周围边界模糊不清，有低回声的坏死区。化验示血淀粉酶升高。

5. 胃泌素瘤　溃疡发生于不典型部位，具有难治性的特点，有过高胃酸分泌及空腹血清胃泌素 >200pg/ml（常>500pg/ml）。

四、治疗

（一）饮食

有规律定时进餐，少食多餐，细嚼慢咽，忌烟酒、浓茶、咖啡，避免坚硬、粗糙、油煎类、刺激性食物。

（二）碱性抗酸药物

碱性抗酸药种类繁多，临床常用的有碳酸氢钠、碳酸钙、氢氧化铝、氢氧化镁、氧化镁及其混合制剂，其主要药理作用是中和胃酸和减弱胃蛋白酶的活性。抗酸剂的服用方法以每次餐后1小时为宜，可于睡前加服一次。

1. 胃舒宁2～3片，3次/d。

2. 铝碳酸镁（达喜，Talcid）1～2片，3次/d，睡前或胃不适时加服。

3. 鼠李铋镁（乐得胃，Roter）2片，3次/d。

（三）抗胆碱能药物

抗胆碱能药物包括阿托品、颠茄、溴丙胺太林（普鲁本辛）、格隆溴铵（胃长宁，glycoprrolate）、波尔定（poldine）、哌仑西平（pirenzepine）和多塞平（doxepin）等。其主要药理作用为阻断毒蕈碱 M1 和 M2 受体，从而抑制胃壁细胞分泌胃酸，但这些药物抑制胃酸分泌的作用并不很强，且不良反应多，现临床较少用来治疗消化性溃疡。常用盐酸哌仑西平25～50mg，每日2次，于早、晚餐前服用。

（四）H_2 受体拮抗剂

H_2 受体拮抗剂有较强的抑制胃壁细胞分泌盐酸作用，对消化性溃疡具有较好的疗效。虽然各种 H_2 受体拮抗剂抑酸强度有不同，但其疗效并无明显差别。

1. 西咪替丁（泰胃美）0.4g，2次/d，口服。雷尼替丁0.15g，2次/d，口服。

2. 法莫替丁20mg，2次/d，口服。

（五）质子泵阻滞剂

质子泵阻滞剂对基础胃酸和刺激后的胃酸分泌均有强烈抑制作用，是当前抑酸作用最强的药物。目前临床用此类药品有奥美拉唑和兰索拉唑。用法：奥美拉唑20mg，2次/d，口服；兰索拉唑30mg，2次/d，口服。治疗无并发症的消化性溃疡，疗程一般为4～8周。另有注射用艾司奥美拉唑钠（耐信），用法为40mg，1次/d，静脉注射。

（六）黏膜保护药

目前常用的黏膜保护药有硫糖铝（sucralfate）、枸橼酸铋钾（colloid bismuth subcitrate，CBS）和前列腺素（prostaglandin）等。

1. 硫糖铝1.0g，4次/d，餐前和睡前服。可用作维持治疗，1～3g/d，口服，维持6个月。

2. 枸橼酸铋钾120mg，4次/d；或240mg，2次/d，服药前后半小时内禁食，8周为一个疗程。

3. 米索前列醇（misoprostol）具有抑制胃酸分泌和保护胃、十二指肠黏膜的作用。用法：200μg，4次/d，口服，4周为一个疗程。

（七）幽门螺杆菌感染的治疗

对有 *H. pylori* 感染的患者应采用根治幽门螺杆菌方案治疗。根治是指停药1个月以上进行复查，

H. pylori 为阴性。虽然根治幽门螺杆菌的方案很多，但三联疗法是目前疗效较好的方法。目前国内外推荐口服以铋剂或 PPI 为中心，加两种抗生素的"标准"方案。

出现下面情况时需要手术治疗：①大量出血经内科紧急处理无效时；②急性穿孔；③瘢痕性幽门梗阻，绝对手术适应证；④经内科治疗无效的顽固性溃疡；⑤胃溃疡疑有癌变。

（窦维佳　秦　明　王景杰）

第 14 节　急性阑尾炎

一、概述

急性阑尾炎是腹部外科中最为常见的疾病之一，大多数患者能及时就医，获得良好的治疗效果。但是有时诊断相当困难，若处理不当时，可发生一些严重的并发症。急性阑尾炎的病因主要为：①阑尾管腔的阻塞：阑尾的管腔狭小而细长，远端又封闭呈一个盲端，管腔发生阻塞是诱发急性阑尾炎的基础；②细菌感染：阑尾腔内存在大量细菌，包括需氧菌及厌氧菌两大类，菌种与结肠内细菌一致，主要为大肠埃希菌、肠球菌及脆弱类杆菌等；③神经反射：各种原因的胃和肠道功能紊乱，均可反射性引起阑尾环形肌和阑尾动脉的痉挛性收缩。

二、引起腹痛的临床特点与诊断

迫使急性阑尾炎患者及早就医的主要原因就是腹痛，除极少数合并有横贯性脊髓炎的患者外，都有腹痛存在。

1. 腹痛的部位　典型的急性阑尾炎患者，腹痛开始的部位多在上腹痛、剑突下或脐周围，经 6～8 小时或 10 多个小时后，腹痛部位逐渐下移，最后固定于右下腹部。腹痛固定后，原来初发部位的疼痛可明显减轻，甚至完全消失。这种腹痛部位的变化，临床上称为转移性右下腹痛，它是急性阑尾炎所独有的特征，也是与其他急腹症鉴别的主要依据之一，大约 80% 的患者具有这一特点。

2. 腹痛的特点　急性阑尾炎的患者腹痛多数以突发性和持续性开始，少数可能以阵发性腹痛开始，而后逐渐加重。除此之外，患者还可出现恶心、呕吐等胃肠道反应，以及寒战、发热等全身反应。急性阑尾炎腹部检查时常出现的体征有腹部压痛、腹肌紧张和反跳痛等，这些直接的炎症的体征是诊断阑尾炎的主要依据。

对于腹痛的患者应考虑到本病。综合考虑其典型临床表现、体征及辅助检查可确诊，包括：①转移性右下腹痛。②右下腹有固定的压痛区和不同程度的腹膜刺激征，特别是急性阑尾炎早期，自觉腹痛尚未固定时，右下腹就有压痛存在。而阑尾穿孔合并弥漫性腹膜炎时，尽管腹部压痛范围广泛，但仍以右下腹最为明显。③辅助检查：血、尿、便常规化验，急性阑尾炎病的白细胞总数和中性粒细胞有不同程度的升高；尿中可出现少量红细胞和白细胞；大便中也可发现血细胞。X 线检查，胸腹 X 线透视列为常规，立位腹部 X 线片是必要的。腹部 B 超检查，对阑尾脓肿切开引流时，B 超可提供脓肿的具体部位、深度及大小，便于选择切口。

三、鉴别诊断

急性阑尾炎临床误诊率仍然相当高，国内统计为 4%～5%，国外报道高达 30%。需要与阑尾炎鉴别的疾病很多，其中最主要的有下列 10 余种疾病。

（一）需要与内科急腹症鉴别的疾病

1. 右下肺炎和胸膜炎　右下肺和胸腔的炎性病变可反射性引起右下腹痛，可误诊为急性阑尾炎。但肺炎及胸膜炎常常有咳嗽、咳痰及胸痛等明显的呼吸道症状，而且胸部体征如呼吸音改变及湿啰音等也常存在。腹部体征不明显，右下腹压痛多不存在。胸部 X 线检查可明确诊断。

2. 急性肠系膜淋巴结炎　多见于儿童,常继发于上呼吸道感染之后。由于小肠系膜淋巴结广泛肿大,回肠末端尤为明显,临床上可表现为右下腹痛及压痛,类似急性阑尾炎。但本病伴有高热,腹痛及压痛较为广泛,有时尚可触到肿大的淋巴结。

3. 局限性回肠炎　病变主要发生在回肠末端,为一种非特异性炎症,20～30岁的青年人较多见。本病急性期时,病变处的肠管充血、水肿并有渗出,刺激右下腹壁腹膜,出现腹痛及压痛,类似急性阑尾炎。位置局限于回肠,无转移性腹痛的特点,腹部体征也较广泛,有时可触到肿大的肠管。另外,患者可伴有腹泻,大便检查有明显的异常成分。

（二）需要与妇产科急腹症鉴别的疾病

1. 右侧输卵管妊娠　右侧宫外孕破裂后,腹腔内出血刺激右下腹壁腹膜,可出现急性阑尾炎的临床特点。但宫外孕常有停经及早孕史,而且发病前可有阴道流血。患者继腹痛后有会阴和肛门部肿胀感,同时有内出血及出血性休克现象。妇科检查可见阴道内有血液,子宫稍大伴触痛,右侧附件肿大和后穹窿穿刺有血等阳性体征。

2. 卵巢囊肿蒂扭转　右侧卵巢囊肿蒂扭转后,囊肿循环障碍、坏死、血性渗出,引起右腹部的炎症,与阑尾炎临床相似。但本病常有盆腔包块史且发病突然,为阵发性绞痛,可伴轻度休克症状。妇科检查时能触到囊性包块,并有触痛,腹部B超证实右下腹有囊性包块存在。

3. 卵巢滤泡破裂　多发生于未婚女青年,常在月经后2周发病,因腹腔内出血,引起右下腹痛。本病右下腹局部体征较轻,诊断性腹腔穿刺可抽出血性渗出。

4. 急性附件炎　右侧输卵管急性炎症可引起与急性阑尾炎相似的症状和体征。但输卵管炎多发生于已婚妇女,有白带过多史,发病多在月经来潮之前。虽有右下腹痛,但无典型的转移性,而且腹部压痛部位较低,几乎靠近耻骨处。妇科检查可见阴道有脓性分泌物,子宫两侧触痛明显,右侧附件有触痛性肿物。

（三）需要与外科急腹症鉴别的疾病

1. 溃疡病急性穿孔　溃疡病发生穿孔后,部分胃内容物沿右结肠旁沟流入右髂窝,引起右下腹急性炎症,可误为急性阑尾炎。但本病多有慢性溃疡病史,发病前多有暴饮暴食的诱因,发病突然且腹痛剧烈。查体时见腹壁呈木板状,腹膜刺激征以剑突下最明显。腹部透视膈下可见游离气体,诊断性腹腔穿刺可抽出上消化道液体。

2. 急性胆囊炎、胆石症　急性胆囊炎有时需与高位阑尾炎鉴别,前者常有胆绞痛发作史,伴右肩和背部放散痛;而后者为转移性腹痛的特点。检查时急性胆囊炎可出现墨菲征阳性,甚至可触到肿大的胆囊,急诊腹部B超检查可显示胆囊肿大和结石声影。

3. 急性梅克尔憩室炎　梅克尔憩室为一种先天性畸形,主要位于回肠的末端,其部位与阑尾很接近。憩室发生急性炎症时,临床症状极似急性阑尾炎,术前很难鉴别。因此,当临床诊断阑尾炎而手术中的阑尾外观基本正常时,应仔细检查末段回肠至1m,以免遗漏发炎的憩室。

4. 右侧输尿管结石　输尿管结石向下移动时可引起右下腹部痛,有时可与阑尾炎混淆。但输尿管结石发作时呈剧烈的绞痛,难以忍受,疼痛沿输尿管向外阴部、大腿内侧放散。腹部检查,右下腹压痛和肌紧张均不太明显,腹部X线片有时可发现泌尿系有阳性结石,而尿常规有大量红细胞。

四、治疗

（一）手术治疗

主要适用于各类急性阑尾炎、反复发作的慢性阑尾炎、阑尾脓肿保守3～6个月后仍有症状者,以及非手术治疗无效者。

手术方法:局部麻醉下经右下腹斜切口完成手术最为适宜,少数患者也可选择硬膜外麻醉和全身麻醉经右下腹探查切口完成。主要方式为阑尾切除术(有常规法和逆行法)。粘连严重者也可行浆膜下切除阑尾。少数阑尾脓肿保守无效时可行切开引流,腹腔渗出多时放置引流物。

（二）非手术治疗

主要适用于急性单纯性阑尾炎、阑尾脓肿、妊娠早期和后期急性阑尾炎、高龄合并有主要脏器病变的阑尾炎。

1. 基础治疗　包括卧床休息、控制饮食、适当补液和对症处理等。

2. 抗菌治疗　选用广谱抗生素（如氨苄西林）和抗厌氧菌的药物[如甲硝唑（灭滴灵）]。

3. 中医治疗　针刺可取足三里、阑尾穴，强刺激，留针30分钟，2次/d，连续3天。

（窦维佳　秦　明　王景杰）

第15节　急性出血性坏死性肠炎

一、概述

急性出血性坏死性肠炎是与C型产气夹膜梭菌感染有关的一种急性炎症性肠炎。多发于夏季，有发病急、病程短、病情重等特点，病变主要在小肠、空肠，其次在回肠。病理改变以肠壁出血、坏死为特征。本病的病因尚未完全阐明。现认为本病的发病与感染产生B毒素的Welchii杆菌（C型产气荚膜梭菌）有关，B毒素可致肠道组织坏死，产生坏疽性肠炎。发病前多有不洁饮食史，受凉、劳累、肠道蛔虫感染及营养不良多为诱发因素。

二、引起腹痛的临床特点与诊断

起病急骤，突然出现腹痛，也常可为最先症状，多在脐周。病初常表现为逐渐加剧的脐周或中上腹阵发性绞痛，其后逐渐转为全腹持续性痛并有阵发性加剧。另外，患者还可出现腹泻、便血症状，常在腹痛之后发生，粪便初为糊状而带粪质，其后渐为黄水样，继之即呈白水状或呈赤豆汤和果酱样，甚至可呈鲜血状或暗红色血块，粪便少且恶臭。无里急后重。出血量多少不定，轻者可仅有腹泻，或仅为粪便隐血阳性而无便血；严重者一天出血量可达数百毫升。腹泻和便血时间短者仅1～2天，长者可达1个月余，且可呈间歇发作，或反复多次发作。腹泻严重者可出现脱水和代谢性酸中毒等恶心、呕吐症状，常与腹痛、腹泻同时发生。呕吐物可为黄水样、咖啡样或血水样，亦可呕吐胆汁。患者起病后即可出现全身不适、软弱和发热等全身症状。发热一般在38～39℃，少数可达41～42℃，但发热多于4～7天渐退，而持续2周以上者少见。腹部体征相对较少，有时可有腹部饱胀、见到肠型；脐周和上腹部可有明显压痛；早期肠鸣音可亢进，而后可减弱或消失。

急性出血性坏死性肠炎的诊断主要依据有腹痛、腹泻、便血、发热等临床表现。化验血常规显示周围血白细胞增多，以中性粒细胞增多为主，常有核左移。红细胞及血红蛋白常降低。粪便检查外观呈暗红或鲜红色，或隐血试验强阳性，镜下见大量红细胞，偶见脱落的肠系膜。可有少量或中等量脓细胞。腹部X线检查显示肠麻痹或轻、中度肠扩张。钡剂灌肠检查可见肠壁增厚，显著水肿，结肠袋消失。在部分病例尚可见到肠壁间有气体，此征象为部分肠壁坏死，结肠细菌侵入所引起；或可见到溃疡或息肉样病变和僵直。部分病例尚可出现肠痉挛、狭窄和肠壁囊样积气。

三、鉴别诊断

由于该病的临床表现与其他胃肠道疾病相似，因此极易发生误诊。

1. 急性腹膜炎　起病急，病情重，是一种常见的外科急腹症。腹痛多突然发生，持续存在，迅速扩展，伴恶心、呕吐、寒战、高热等症状，查体患者全腹腹肌紧张，压痛、反跳痛阳性，白细胞计数常增多，以中性粒细胞增高为主。腹腔渗液为脓性，培养常可得致病病原菌。

2. 急性阑尾炎　腹痛发作多始于上腹，逐渐移向脐周，数小时（6～8小时）后转移并局限在右下腹。转移性腹痛是急性阑尾炎的典型特点。在发病早期出现恶心、呕吐症状，但程度较轻。多有发热。结合外周血白细胞数增多及腹膜刺激征，可与急性胃黏膜病变鉴别。

3. 十二指肠溃疡　疼痛部位在中上腹或肚脐上方偏右处，呈钝痛、烧灼痛或饥饿痛，有节律性。疼痛常在两餐之间发生,进食后缓解。呈周期性发作。多伴有嗳气、反酸、恶心、呕吐等症状。内镜检查可明确诊断。

4. 肠梗阻 肠梗阻的主要临床表现是腹痛、呕吐、腹胀,无大便和无肛门排气。这些症状的出现和梗阻发生的急缓、部位的高低、肠腔堵塞的程度有密切关系。不同类型肠梗阻的腹痛有不同的特点:单纯性机械性肠梗阻一般为阵发性剧烈绞痛,由于梗阻以上部位的肠管强烈蠕动所致。这类疼痛可有以下特点:①波浪式的由轻而重,然后又减轻,经过一平静期而再次发作;②腹痛发作时可感有气体下降,到某一部位时突然停止,此时腹痛最为剧烈,然后有暂时缓解;③腹痛发作时可出现肠型或肠蠕动,患者自觉似有包块移动;④腹痛时可听到肠鸣音亢进,有时患者自己可以听到。

绞窄性肠梗阻由于有肠管缺血和肠系膜的嵌闭,腹痛往往为持续性腹痛伴有阵发性加重,疼痛也较剧烈。有时肠系膜发生严重绞窄,可引起持续性剧烈腹痛,除腹痛外,其他体征都不明显,可以造成诊断上的困难。

麻痹性肠梗阻腹痛往往不明显,阵发性绞痛尤为少见。结肠梗阻除非有绞窄,腹痛不如小肠梗阻时明显,一般为胀痛。

四、治疗

急性出血性坏死性肠炎治疗一般采用内科治疗,治疗原则是减轻消化道负担、纠正水和电解质紊乱、改善中毒症状、抢救休克、控制感染和对症治疗。

(一)一般治疗

起病后就应禁食,完全卧床休息,这样有利于胃肠道休息。待呕吐停止,肉眼血便消失,腹痛减轻时方可进流质、半流质、少渣食,逐渐恢复到正常饮食。恢复饮食宜谨慎,过早摄食可能影响营养状态,延迟康复。腹胀和呕吐严重者可作胃肠减压。禁食期间应静脉输入高营养液,如10%～15%葡萄糖液、复方氨基酸液和水解蛋白等。

(二)纠正水及电解质紊乱

根据病情决定输液量和种类。儿童每日补液量80～100ml/kg,成人2 000～3 000ml/d,其中5%～10%葡萄糖液占2/3～3/4,生理盐水占1/3～1/4,补充能量合剂、必要的电解质和氨基酸。

(三)抗休克

本病易导致休克,是引起患者死亡的主要原因,早期发现休克并及时处理休克是治疗本病的重要环节,并应迅速补充血容量,改善微循环。除补充晶体溶液外,应适当输血浆、新鲜全血或人体血清白蛋白等胶体液。血压不升者,可酌情选用山莨菪碱为主的血管活性药物。为减轻中毒症状、抑制过敏反应、协助纠正休克,成人可静脉滴注3～5天的氢化可的松200～300mg/d,或地塞米松5～10mg/d;儿童用氢化可的松4～8mg/(kg·d),或地塞米松1～2.5mg/d,但肾上腺皮质激素有加重肠出血和诱发肠穿孔的危险,应用时要谨慎。

(四)抗生素

控制肠道内感染可减轻临床症状,常用的抗生素有氨苄西林(4～8g/d)、氯霉素(2g/d)、庆大霉素(16万～24万U/d)、卡那霉素(1g/d)、舒他西林(6.0g/d)、头孢他啶(复达欣,4g/d)、多黏菌素、头孢菌素等,一般选两种联合应用。

(五)对症疗法

严重腹痛者可予哌替啶;高热、烦躁者给予吸氧、解热药、镇静药或物理降温。

(六)外科手术治疗

下列情况可考虑手术治疗:①肠穿孔;②严重肠坏死,腹腔内有脓性或血性渗液;③反复大量肠出血,并发出血性休克;④肠梗阻、肠麻痹;⑤不能排除其他急需手术治疗的急腹症。

手术方法有:对于肠管内无坏死或穿孔者,可予普鲁卡因肠系膜封闭,以改善病变段的血循环;对于病变严重而局限者,可作肠段切除并吻合;对于肠坏死或肠穿孔者,可作肠段切除、穿孔修补或肠外置术。

(窦维佳 秦 明 王景杰)

第 16 节　急性化脓性腹膜炎

一、概述

急性化脓性腹膜炎可由多种疾病所致，起病急，病情重，是一种常见的外科急腹症。在急性炎症时，腹膜分泌出大量渗出液以稀释毒素和刺激。当发生急性化脓性腹膜炎时，如抢救治疗不及时，易引起感染性休克，甚至死亡。

导致急性化脓性腹膜炎的主要病因包括：

1. 急性继发性腹膜炎　继发于腹腔内脏器穿孔损伤、破裂、炎症的腹膜急性炎症称继发性腹膜炎。病原菌主要为肠道内常驻菌群，如大肠埃希菌最多见，其次是链球菌、变形杆菌、厌氧菌，且多为混合感染。

2. 急性原发性腹膜炎　腹腔内无原发病症或病因不明的腹膜炎称原发性腹膜炎。病原菌进入腹腔途径有血行播散（如肺炎泌尿系感染通过血行播散）、上行感染（如女性通过泌尿生殖系感染）、直接扩散（如泌尿系感染可通过腹膜直接进腹）、透壁性感染（肠腔内细菌在抗体抵抗力下降时直接穿透肠壁进入腹膜腔）。病原菌种类视原发病而异，多为溶血性链球菌、肺炎球菌、大肠埃希菌。

二、引起腹痛的临床特点与诊断

根据病因不同，腹膜炎症状出现可急可缓。

腹痛为最主要的临床表现。多突然发生，持续存在，迅速扩展。疼痛的部位、性质、程度视原发病而异。恶心、呕吐亦为早期出现的临床症状，较常见，还可出现发热、休克等感染中毒症状。

诊断时结合病史、症状、体征和辅助检查等，可考虑本病。查体体征可发现患者精神较差，皮肤干燥。多被迫采取仰卧位，下肢屈曲，呼吸表浅频数。腹部有腹膨隆，腹式呼吸减弱或消失。触诊有典型的腹膜炎三联征，即腹部压痛、反跳痛和肌紧张。腹部压痛可为局限性，亦可为全腹；腹肌紧张，按压腹部时腹部肌肉强直。叩诊发现鼓音增强，肝浊音界缩小（消失），若有渗液，可叩出移动性浊音。听诊发现肠鸣音减弱或消失。实验室检查示血常规中白细胞计数常增高，以中性粒细胞增高为主。血生化检查发现酸中毒和电解质紊乱。腹腔渗液为脓性，培养常可得致病病原菌。

辅助检查：①腹部 X 线片，肠腔可有气液平面，膈下可有游离气体；② B 超、CT，依据不同的病因，腹部检查可有不同的结果，如腹腔积液、胆囊结石等；③诊断性腹腔穿刺或直肠、阴道后穹窿穿刺，对疾病的诊断有很大的意义。

三、鉴别诊断

1. 胸膜炎、肺炎　也可有发热和上腹痛。但患者疼痛部位一般在上腹部，可与呼吸、咳嗽有关。查体上腹部无显著压痛，更无腹膜炎三联征体征。通过胸部 X 线检查可明确诊断。

2. 急性胆囊炎　疼痛位于右上腹，可向右肩背部放射，呈持续性伴阵发性加重，发作多与进食油腻食物有关。另外，也可有寒战、高热、恶心、呕吐等伴随症状。查体示墨菲征阳性。B 超检查可见胆囊壁水肿、增厚这一特征性征象。

3. 急性胰腺炎　常有胆结石、胆总管结石、酗酒或暴饮暴食的病史。腹痛位于上腹中部，可向腰背部呈带状放射，呈持续性钝痛、刀割痛或绞痛，疼痛剧烈。B 超检查可见胰腺弥漫增大，其轮廓及与周围边界模糊不清，有低回声的坏死区。化验示血淀粉酶升高。

4. 急性心肌梗死　也可出现上腹剧痛，并出现恶心、呕吐症状。但患者多有心绞痛病史。疼痛一般呈压榨性或窒息性。查体无腹膜炎三联征。心电图检查有特征性和动态性的变化，血清心肌酶测定和肌钙蛋白测定有升高。

四、治疗

化脓性腹膜炎治疗多采用手术处理腹腔原发病灶,清除坏死组织,并引流脓液及术后抗感染等综合治疗。对有些病情较轻或原发性腹膜炎等患者,也可首先采用非手术治疗。

(一)非手术治疗

1. 适应证

(1)病情较轻或病程超过1天且腹部症状、体征有所缓解。

(2)原发性腹膜炎,且一般情况尚可,腹部体征轻。

(3)亦可为术前做准备。

2. 方法

(1)体位:一般取半卧位,使脓液积聚于下腹部及盆腔,减少中毒反应和利于引流。若休克严重,则取平卧位。

(2)禁食和胃肠减压。

(3)纠正水和电解质紊乱:应该给予足够的液体,确保每日尿量在1 500ml左右,并纠正电解质和酸碱代谢紊乱。

(4)注意补充热量和能量:给予静脉高营养治疗,以改善患者的全身情况及增加免疫力。

(5)用抗生素:原发性腹膜炎多为肠道革兰氏阴性杆菌感染,第三代头孢菌素已成为原发性腹膜炎经验性治疗的首选药物。继发性腹膜炎常是厌氧菌和需氧菌混合感染。对化脓性腹膜炎难以判断是原发性或继发性时,主张联合用药,以第三代头孢菌素联合甲硝唑加用氨基糖苷类、氟喹诺酮类或青霉素类效果最好。

(二)手术治疗

1. 适应证

(1)绝大多数继发性腹膜炎。

(2)经非手术治疗,症状、体征继续加重者。

(3)原因不明(原发性腹膜炎)者,但症状、体征无明显局限趋势者。

(4)腹腔炎症较重,有大量积液,中毒症状严重。

2. 方法 手术原则包括积极处理原发病、清理腹腔、放置必要的腹腔引流等。

(窦维佳 秦 明 王景杰)

第17节 病毒性胃肠炎

一、概述

病毒性胃肠炎又称病毒性腹泻,是一组由多种病毒引起的急性肠道传染病。病毒性胃肠炎可影响各个年龄的人群,由多种不同的病毒引起,急性起病,病程急骤。成人病毒性胃肠炎多见于老年人及免疫功能低下人群,以诺如病毒及B组轮状病毒感染为多见,腺病毒、星状病毒等也可引起胃肠炎,与儿童有所不同。本病发病以秋冬季多见。多为自限性疾病,病程一般小于2周。具有传染性,可经粪-口途径传播或飞沫传播,若处理不当,可能造成暴发流行。

二、引起腹痛的临床特点与诊断

各种病毒所致胃肠炎的临床表现基本类似,临床特点为起病急、腹痛、腹泻,排水样便或稀便,可伴有发热、腹痛、恶心、呕吐等不适。严重者可出现脱水、电解质及酸碱失衡,甚至危及生命。

三、鉴别诊断

1. 细菌性痢疾 本病是由痢疾杆菌引起的常见急性肠道传染病,有腹痛、腹泻、里急后重、排脓血便、全身中毒症状等临床表现。大便涂片镜检和细菌培养有助于诊断的确立。

2. 寄生虫性肠炎 如蛔虫性肠炎,临床表现为不定时腹痛,腹痛一般位于脐周或上腹部,轻泻,便中或有虫,也可有食欲改变、磨牙、流口水等症状。大便中可查到有虫卵。

四、治疗

本病无特异治疗,一般不需要抗病毒治疗,同时也不宜应用抗生素,以免出现菌群失调、细菌耐药等不良反应。治疗主要是饮食疗法,纠正水、电解质紊乱及酸碱平衡,对症治疗。

(窦维佳　秦　明　王景杰)

第 18 节　肛管直肠周围脓肿

一、概述

肛管直肠周围脓肿是直肠肛管周围软组织内或其周围间隙内发生急性化脓性感染,并形成脓肿,是常见的肛管直肠疾病,也是肛管、直肠炎症病理过程的急性期。肛管直肠周围脓肿发病患者通常为 20～30 岁的青壮年男性,该病起病急骤、疼痛剧烈,脓肿自行破溃后或在手术切开引流后常形成肛瘘。导致脓肿的致病菌常有大肠埃希菌、金黄色葡萄球菌、链球菌和铜绿假单胞菌,偶有厌氧菌和结核分枝杆菌,一般为多种病菌混合感染。肛门周围皮下脓肿最常见,多由肛腺感染经外括约肌皮下部向外或直接向外扩散而成。

二、引起腹痛的临床特点与诊断

疼痛通常位于肛周,常见症状为患者通常先感到肛周出现一个小硬块或肿块,继而出现疼痛加剧、红肿发热、坠胀不适、大便秘结、里急后重等直肠刺激症状。一般 1 周左右可形成脓肿,肛门指诊可在直肠内摸到柔软、压痛、有波动的肿物,穿刺可抽出脓汁。若自行溃破或切开引流后疼痛缓解或消失,体温下降,全身情况好转。伤口却不易愈合或暂时愈合后又复发流脓,反复发生经久不愈,就成为肛瘘。

根据肛周表现及全身症状结合直肠指诊,一般即可诊断。肛周穿刺抽出脓液可以确诊。必要时可做直肠超声或 MRI 检查协助诊断。肛管直肠周围脓肿在诊断上应明确两点:①脓肿与括约肌的关系;②有无感染内口及内口至脓肿的通道。

三、鉴别诊断

1. 痔疮 分为内痔、外痔和混合痔,部分患者可无临床症状,亦可出现肛周剧痛,且行走不便,坐立不安,且出现一个肿块,数日后疼痛减轻,肿块变软,逐渐消散。早期在肛缘皮肤表面可见一个暗紫色圆形硬结,界限清楚、较硬、压痛明显。血块可溃破自行排出,伤口自愈或形成脓肿和肛瘘。肛镜检查可发现痔核。

2. 肛管癌 早期症状不明显,进展期可出现肛门疼痛,初仅为不适,疼痛逐渐加重,伴肛门瘙痒、大便习惯和频次改变,甚至出现里急后重或排便不尽感等类似直肠癌的临床表现。直肠指诊或肛镜检查可发现肛管不规则肿物或溃疡,病理活检可确诊。

四、治疗

肛管直肠周围脓肿治疗分为非手术治疗和手术治疗。

（一）非手术治疗

1. 应用抗生素治疗，一般联合选用2～3种对革兰氏阴性杆菌有效的抗生素。

2. 温水或中药坐浴。

3. 局部可应用理疗。

4. 口服缓泻剂或液状石蜡等，以减轻排便疼痛。

（二）手术治疗

1. 脓肿切开引流，通常为治疗直肠肛周脓肿的主要方法，一旦诊断明确，即应早期切开引流，而不应拘于有无波动感。

2. 脓肿切开并挂线手术，在波动处切开脓肿，探查脓腔后，寻找内口，在内口与切开脓肿之间的括约肌上挂线，既可达到引流的目的，又可预防医源性肛瘘的发生。

（窦维佳　秦　明　王景杰）

第19节　急性胰腺炎

一、概述

急性胰腺炎是消化科较为常见的疾病之一。引起急性胰腺炎的病因很多，包括胆道系统疾病、酒精或药物、感染、高脂血症及高钙血症、手术创伤，以及其他如血管因素、妊娠后期、十二指肠穿透性溃疡等。

二、引起腹痛的临床特点与诊断

急性胰腺炎时腹痛多为突然发病，表现为剧烈的上腹痛，并多向肩背部放射，腹痛的位置与病变的部位有关，疼痛强度与病变程度多相一致。若为水肿性胰腺炎，腹痛多为持续性伴有阵发加重；若为出血性胰腺炎，则腹痛十分剧烈，常伴有休克。另还可出现恶心、呕吐等症状及发热、黄疸等全身症状，其中，发热程度与病变严重程度多一致。水肿性胰腺炎可不发热或仅有轻度发热；出血性坏死性胰腺炎则可出现高热，若发热不退，则可能有并发症出现，如胰腺脓肿等。黄疸提示并发胆道疾病或为肿大的胰头压迫胆总管所致。

急性胰腺炎的诊断标准：①急性发作的上腹痛伴有上腹部压痛或腹膜刺激征；②血、尿和／或腹水、胸腔积液中淀粉酶升高；③影像学（B超、CT等）或手术发现胰腺炎症、坏死等间接或直接改变。具有上述第1项在内的2项以上标准，并排除其他急腹症后可诊断。

三、鉴别诊断

1. 急性胆囊炎、胆石症　急性胆囊炎的腹痛较急性胰腺炎轻，其疼痛部位为右上腹部胆囊区，并向右胸及右肩部放射，血、尿淀粉酶正常或稍高；如伴有胆道结石，其腹痛程度较为剧烈，且往往伴有寒战、高热及黄疸。

2. 胃及十二指肠溃疡急性穿孔　溃疡病穿孔为突然发生的上腹部剧烈疼痛，很快扩散至全腹部，腹壁呈板状强直，肠鸣音消失，肝浊音缩小或消失，腹部X线片可见气腹存在。

3. 肾结石、肾绞痛　肾绞痛为阵发性绞痛，间歇期可有胀痛，以腰部为重，并向腹股沟部与睾丸部放射，如有血尿、尿频、尿急，则更有助于鉴别。

4. 冠心病或心肌梗死　冠心病患者可有冠心病病史，胸前区有压迫感，腹部体征不明显等，须仔细鉴别。

四、治疗

急性胰腺炎的非手术疗法包括：防治休克，改善微循环、解痉、止痛，抑制胰酶分泌，抗感染，营养支持，预防并发症的发生，加强重症监护的一些措施等。

1. 抑制胰液分泌 ①禁食水及胃肠减压，可减少胰液分泌；②H_2 受体拮抗剂或 PPI，抑制胃酸，以保护胃黏膜及减少胰腺分泌；③生长抑素及类似物。

2. 抑制胰酶活性，减少胰酶合成 可给予抑酞酶、乌司他丁等。

3. 镇痛 对于重症胰腺炎患者疼痛明确，甚至可因疼痛而引起休克，因此镇痛十分重要。

4. 抗生素应用 一般不主张预防性应用抗生素，胆源性急性胰腺炎可选用氨基糖苷类、喹诺酮类、头孢菌素类及抗厌氧菌药物。

5. 营养支持 ①对于轻度胰腺炎且无并发症者，不需要营养支持；②中、重度急性胰腺炎患者应早期开始营养支持；③初期营养支持，应通过肠道外途径，要有足够的热量且早期恢复肠内营养。

6. 内镜治疗 对疑似有胆源性胰腺炎的患者应早期实行 ERCP，一般为发病后 24～72 小时，首选是内镜下 Oddi 括约肌切开或防止鼻胆引流管，条件允许时行胆管结石清除，可改善重症胰腺炎患者病情。

（窦维佳　秦　明　王景杰）

第 20 节　肠系膜淋巴结炎

一、概述

肠系膜淋巴结炎即 Brenneman 综合征，又名咽喉病毒感染伴肠系膜及腹膜后淋巴结炎。肠系膜淋巴结炎是由于上呼吸道感染引起的回肠及结直肠区急性肠系膜淋巴结炎，多发生于 15 岁以下儿童，主要由 Coxsackie B 病毒或其他病毒所引起，远端回肠淋巴引流十分丰富，回肠及结直肠淋巴结多，上呼吸道感染后，病毒及其毒素沿血循环到达该区域淋巴结，引起肠系膜或腹膜后淋巴结炎。

二、引起腹痛的临床特点与诊断

通常在上呼吸道感染后有咽痛、乏力，继之腹痛、恶心、呕吐、发热，腹痛以脐周及右下腹多见，呈阵发性发作，有压痛和反跳痛，痛点不固定。实验室检查可见血白细胞计数可增加，偶见淋巴细胞，单核细胞比例增加。根据病史、临床症状、体征、实验室检查，可做出诊断。

三、鉴别诊断

诊断时应与急性阑尾炎、肠结核相鉴别。

1. 急性阑尾炎 典型症状为转移性右下腹腹痛，即腹痛发作多始于上腹，逐渐移向脐周，6～8 小时后转移并局限在右下腹。在发病早期出现恶心、呕吐症状，但程度较轻。多有发热。结合外周血白细胞数增多、腹膜刺激征及影像学检测可确诊。

2. 肠结核 腹痛多位于右下腹，性质一般为隐痛或钝痛，并发肠梗阻时，有腹部绞痛，查体有时可在右下腹触及腹部肿块。另外，患者存在低热、盗汗、消瘦等结核中毒症状，部分患者前期有活动性结核病史，实验室检查 T-spot（结核感染特异性 T 细胞检测）、PPD 试验阳性，内镜检查及病理活检可确诊。

四、治疗

确诊者可行保守治疗，应用广谱抗生素及支持疗法。由于该病可能并发肠套叠，应注意密切观察，一般可自然恢复，若不能与急性阑尾炎鉴别时，应手术探查。

（窦维佳　秦　明　王景杰）

第21节　胆汁性腹膜炎

一、概述

胆汁性腹膜炎是胆汁从胆道系统漏入腹腔从而引起腹膜炎。任何原因致胆汁漏入腹腔,包括梗阻性黄疸患者经皮穿刺肝总管造影,胆道系统外伤性破裂,胆道系统手术缝合不严密,肝胆手术后胆管引流不畅,肝脓肿破裂,胆道系统肿瘤,胆囊扭转,急性胆囊炎囊壁破坏,胆石嵌顿致局部缺血、坏死而发生破裂等,均可导致腹膜炎的发生。胆汁刺激可导致化学性腹膜炎,并继发细菌感染引起化脓性腹膜炎。

二、引起腹痛的临床特点与诊断

胆汁性腹膜炎的临床症状和体征取决于外渗胆汁是局限还是扩散于腹膜腔内,且是否继发细菌感染。轻者仅表现为轻度腹痛,严重者可表现为剧烈腹痛、肠梗阻、腹部包块、发热、少尿和休克等症状。

三、鉴别诊断

胆汁性腹膜炎临床表现虽为非特异性,但结合病史,可高度怀疑有胆汁性腹膜炎的可能。实验室检查常有白细胞计数升高,血胆红素和碱性磷酸酶水平升高。腹腔穿刺术对胆汁性腹膜炎有诊断意义。腹腔穿刺可发现腹腔内有深黄色液体。其胆红素水平常$\geq 102.6\mu mol/L$。腹水胆红素 / 血清胆红素 > 1.0。胆汁性腹膜炎需与急性胰腺炎、消化性溃疡穿孔、急性心肌梗死等疾病相鉴别。

四、治疗

胆汁性腹膜炎的治疗取决于胆漏的部位和速度及腹水是否有继发感染。

1. 一般综合治疗　积极采取静脉高营养疗法,补充热量、液体、电解质等,以维持患者生命体征。采用广谱抗生素以预防和治疗继发性感染,应选择对肠道主要细菌有效,在胆汁中浓度高、毒性低的抗生素。目前认为,首选头孢类抗生素最为适宜。

2. 外科治疗　胆汁性腹膜炎通常需及时手术治疗,若患者的临床症状迅速恶化,则应立即考虑手术治疗。

(窦维佳　秦　明　王景杰)

第22节　肠系膜炎性疾病

一、概述

肠系膜疾病在临床上并不多见,可分为以下几种:急性非特异性肠系膜淋巴结炎、肠系膜脂膜炎等。肠系膜由双层腹膜构成,其内含有丰富的血管、淋巴网、神经丛、脂肪、纤维组织及间皮巨噬细胞,还可能含有某些胚胎组织结构残余。由于小肠系膜长度约占整个消化道的75%,小肠(特别是回肠远端)系膜内淋巴组织尤为丰富,受细菌及毒素的侵袭,可发生炎性病变。

二、引起腹痛的临床特点与诊断

本病是儿童及青少年腹痛的常见原因。其中,急性非特异性肠系膜淋巴结炎多发生于回盲部的肠系膜淋巴结,可伴有低热、乏力、食欲缺乏等不适,亦可出现恶心、呕吐等不适。肠系膜脂膜炎较为罕见,临床无特异表现,可有反复发作的腹痛,常在腹右侧,伴低热、乏力或恶心、呕吐,可出现腹内肿块。

三、鉴别诊断

根据患者病史、临床症状、体征，排除引起腹痛的疾病后可考虑该诊断。实验室检查可见白细胞计数明显增高、血液浓缩和代谢性酸中毒表现。腹部 X 线片见大、小肠均有扩大、胀气，晚期由于肠腔和腹腔内大量积液，腹部普遍密度增高。本病需与胃肠穿孔、急性胰腺炎、急性阑尾炎、肠扭转、肠套叠和卵巢囊肿蒂扭转等疾病相鉴别。

四、治疗

本病治疗一般以非手术治疗为主，禁食、输液及应用广谱抗生素有一定疗效，症状多可缓解。若经上述治疗，患者症状未见好转并呈逐渐加重趋势，并出现急性腹膜炎体征，应立即进行剖腹探查，以免误诊、漏诊。

（窦维佳　秦　明　王景杰）

第23节　中医中药与抗感染治疗

腹部脏器急性炎症引起的腹痛炎症的反应，中医认为是邪正相争的表现。起初多呈热证、实证，在发展过程中可出现虚实相兼或寒热错杂诸症；有的初起也可呈寒证、虚证，或寒热、虚实兼夹证。腹痛的病因病机，不外寒、热、虚、实、气滞、血瘀等 6 个方面，但其间常相互联系、相互影响、相因为病或相兼为病，病变复杂。如寒邪客久，郁而化热，可致热邪内结腹痛；气滞日久，可成血瘀腹痛等。腹痛的部位在腹部，脏腑病位或在脾，或在肠，或在气在血，或在经脉，需视具体病情而定，所在不一。

腹部脏器急性炎症引起的腹痛包括急性胃黏膜病变、急性化脓性胃炎、急性单纯性胃炎、急性幽门螺杆菌胃炎、急性化脓性胆管炎、急性胆囊炎、急性阑尾炎、急性出血性坏死性肠炎、消化性溃疡急性发作、急性化脓性腹膜炎。目前西医治疗因疗效或不良反应而使药效受限，且价格偏高，中医药治疗突显出较好的发展优势。近年来，中医药抗感染治疗腹部脏器急性炎症引起的腹痛方面做了大量工作。

一、中医药改善急性胃黏膜病变引起的急性腹痛

急性胃黏膜病变是以胃黏膜发生不同程度糜烂、浅溃疡和出血为特征的病变。临床主要表现为消化道出血，严重者可出现呕血或便血。本病属中医"痞满""胃脘痛"等范畴，病机特点常以脾胃虚弱为本，以湿滞、热郁、血瘀为标，治宜调和脾胃，清利湿热，活血化瘀。常用中药包括：①大黄：味苦、性寒，具有清热止血、凉血解毒、逐瘀通经的功效，可以保护胃肠黏膜，并有止血效果；同时能改善微循环，降低血液黏度。②白芨：具有收敛止血和消肿生肌的作用，且有强烈的黏着力、吸附力，能在胃黏膜壁上形成芨胶状膜，类似于硫糖铝凝胶，有保护黏膜的作用，又可抑制胃酸分泌、改善血液循环，从而增强胃黏膜的屏障作用。③三七：止血祛瘀，生肌止痛，有显著的抗凝作用，能抑制血小板聚集，促进纤溶并使全血液黏度下降，增加局部血流量，增强吞噬功能，有抗感染、镇痛与镇静作用。研究表明，三七、白芨和大黄粉联合用药，可以使因消化道溃疡所致的上消化道出血患者镜下黏膜损伤面的水肿炎症消除，大黄、白芨粉联用能够显著促进胃黏膜的修复作用。

二、中医药改善急性化脓性胃炎引起的腹痛

急性化脓性胃炎又称急性蜂窝织炎性胃炎，是一种罕见的重症胃炎。本病属中医学"胃痈"范畴，"夫呕家有痈脓，不可治呕，脓尽自愈"，前贤多谓此"痈脓"为胃中有痈脓。凡伴见呕吐者，多为痈脓毒气内熏脏腑而致胃气上逆之象，颇似现代医学的脓毒败血症。病情较重，古代医家亦将其列为"七恶"之一。故临床应积极治疗痈脓，痈脓愈，则呕吐自止，即所谓"脓尽自愈"。《经方合方辨治疑难杂病》认为，排脓散是清热排脓、行气散瘀的代表方，主治胃痈热证。排脓散出自《金匮要略》，由枳实、芍药、桔梗 3 味药

物杵散。研究发现,排脓散及其拆方均具有抗感染作用,而芍药苷、柚皮苷、新陈皮苷、桔梗皂苷是排脓散中主要的抗感染活性成分基础。

三、中医药改善急性单纯性胃炎引起的急性腹痛

由于化学因素(如烈酒、药物等)、物理因素(如摄入过于粗糙食物、进食过多等)及生物因素(细菌或细菌毒素等)引起的急性胃黏膜充血、水肿、轻度糜烂、出血变化,伴有上腹痛、恶心、呕吐、食欲减退、发热等症状为急性单纯性胃炎,属中医"胃脘痛"和"胃痞"等范畴,中医学认为其病因主要在于诸邪滞于胃部,导致胃络失调、情志不舒、肝气郁结,从而引起胃痛。中医治疗在于消胀安胃、健脾行气,以消除肠胃积滞,改善胃肠功能,可采用胃炎散、小檗碱等中药治疗。胃炎散中白术可健脾益气,广藿香可和中止呕,枳实可破气消积,具有平调寒热、行气止痛的功效;小檗碱是一种生物碱,能够对抗病原微生物,抑菌作用强,不良反应小。

四、中医药改善急性幽门螺杆菌胃炎引起的急性腹痛

由幽门螺杆菌(*Helicobacter pylori, H. pylori*)感染所引起的急性胃炎,中医认为属于"湿热毒邪"。半夏泻心汤源于《伤寒论》,具有清热解毒、健脾利湿、制酸和胃、缓急止痛的功效,可用于治疗幽门螺杆菌相关性胃肠道疾病。现代药理学研究证实,其具有保护胃黏膜、抗肿瘤、抗感染、胃肠双向调节、抗氧化、止泻、抗幽门螺杆菌感染、调节中枢递质、抗缺氧等作用。清热化湿益气活血方(党参、黄芩、藿香、丹参、蒲公英、薏苡仁、仙鹤草等)对小鼠幽门螺杆菌感染有较好的清除作用,对胃黏膜炎症亦有明显改善作用。

五、中医药改善急性化脓性胆管炎引起的急性腹痛

急性化脓性胆管炎是胆道梗阻(胆石、肿瘤、寄生虫、胆管狭窄等)使胆汁淤积、胆管内压力迅速增高所致胆道急性化脓性感染。根据急性胆源性感染的临床表现,中医学可将其归属于"胁痛""黄疸""胆胀"等范畴,"湿热蕴结,胆腑不通"是本病的基本病机。在急性胆道感染的早、中期,采用清热通下之法荡涤实结,清泄郁热,使邪外出,是控制该病转归的关键,符合中医"六腑以通为用"的原则。"六腑以通为用",保持大便的通畅,不仅可以使停留于肠胃的宿食、燥屎等从下窍排出,保证正常的新陈代谢,还能有效阻止肠道细菌和毒素的蓄积、吸收及移位。

在急性胆道感染时,细菌及其产生的毒素和病损的自身组织激活巨噬细胞等炎症细胞,使其释放细胞因子,表现出以炎症反应增强为代表的过度炎症反应。现代药理研究表明,大黄含有蒽醌类化合物,通过对肠黏膜屏障的保护和对肠道内毒素的清除作用,达到"泻下"作用。单味中药大黄有改善肠道血液循环、防治胃肠黏膜病变、抗菌等药理作用。研究表明,具有清热通下作用的中药在治疗急性胆道感染中具有调节机体炎症反应的作用。清热通下法的功效可大致表现在促进细菌及毒素的排出、保护肠黏膜屏障、调节炎症反应、调节免疫功能4个方面。

六、中医药改善急性胆囊炎引起的急性腹痛

急性胆囊炎属中医"胁痛"范畴,由于感受外邪或情志内伤,饮食劳倦等原因造成病邪阻滞胆道所致,急性胆囊炎发病急,多为实邪。临床上常用清胆汤治疗此类疾病,清胆汤中柴胡为君药,引诸药入肝、胆经,有疏泄肝胆功效;黄芩苦寒,归肺、胃、胆、大肠经,有清泄少阳胆经郁热之功,与柴胡相配可祛除胆经郁热;金钱草清热利胆,为治疗胆结石常用之品;茵陈蒿清热利湿退黄,正如《医学衷中参西录》所说"善清肝胆之热,兼理肝胆之郁,热消郁开,胆汁入小肠之路毫无阻隔也";金钱草与茵陈蒿相配,清热利胆,使胆汁排泄通畅,既可缓解疼痛,又有利于胆囊中炎症消退;疼痛多因气滞血瘀,故用木香行气止痛,疏肝利胆;郁金活血止痛,利胆退黄,为治疗胆囊炎常用之品;木香与郁金相配,既行气又活血,气血调和自无疼痛之苦;败酱既能清热解毒,又能活血止痛,以上均为臣药、白芍止痛抗感染,保肝护肝,甘草调和诸药,白芍与甘草相配为芍药甘草汤,取其酸甘化阴,既能缓急止痛,又可防诸苦寒药伤阴,为佐使药。六腑以通为用,不通则痛。治疗急性胆囊炎务必要保持大便通畅,大便通一分,痛可减一分。

七、中医药改善急性阑尾炎引起的腹痛

急性阑尾炎是腹部外科中最为常见的疾病之一，属于中医学"肠痈"范畴，多由饮食不节、寒热失适或急于奔走，导致肠的传导失利，运化失常，水湿内停，饮食停滞，酝酿湿热，气血不畅，湿热瘀滞互结，而成痈为患。治当清热解毒，行气导滞，活血化瘀，消痈散结。临床上有大黄牡丹汤、清肠饮、清瘀消痈汤等方。《金匮要略》言："肠痈者，少腹肿痞，按之即痛，如淋、小便自调，时时发热，自汗出，复恶寒，其脉迟紧者脓未成，可下之，当有血；脉洪数者，脓已成，不可下也，大黄牡丹皮汤主之"。大黄牡丹汤，由大黄、牡丹皮、桃仁、冬瓜仁、芒硝组成，功能为泻热破瘀、散结消肿。其中，大黄、芒硝泻热通便；桃仁、冬瓜仁活血化瘀、散结消肿，兼能润肠通便；牡丹皮清热凉血，兼能活血化瘀。全方泻热通便，能减低肠管内压；活血凉血，能改善肠管血运和微循环；散结消肿，能消除炎症。

清肠饮以金银花为主药，清热泻火、解毒；以当归活血化瘀散结，地榆、黄芩凉血泻火；麦冬、元参滋阴清火，薏仁利湿；使以甘草，调和诸药，缓急止痛。综观全方，具有清热解毒、活血凉血散结、泻火利湿、滋阴清火之功效。使腑气得通、瘀血得散、痈肿得消，则无邪为患耳。清瘀消痈汤药用金银花、连翘、蒲公英清热解毒；丹皮、赤芍清热凉血，活血化瘀；红藤、败酱草、何首乌、地榆解毒消痈止痛；薏苡仁利胃肠，去湿热；白芍、延胡索行气缓急止痛；大黄泻下积热，通腑导滞，去瘀生新；甘草清热解毒，调和诸药。现代药理研究表明，金银花具有抑菌、抗感染、抗内毒素及解热作用；连翘具有抗感染、解热作用；蒲公英具有抑菌、抗感染、解热作用；丹皮具有抑菌、抗感染、解热、镇痛作用；薏苡仁具有抗感染、镇痛作用。上述提示，中药具有增强抗生素药效及改善临床症状的作用。研究表明，术后使用活血化瘀中药，可改善肠道血循环，促进炎症的消散，有利于腹腔渗液的吸收。现代医学认为，清热解毒、通里攻下、益气化湿排脓、活血化瘀，有排毒、抑菌、增加肠蠕动及抗感染的作用。选择具有活血、清热、解毒、散结、消痈、破瘀、排脓的外用药物进行外敷，可以使药物通过离子导入，更直接作用在出现病变的部位。

八、中医药改善急性出血性坏死性肠炎引起的腹痛

急性出血性坏死性肠炎是与 C 型产气夹膜梭菌感染有关的一种急性炎症性肠炎。病理改变以肠壁出血、坏死为特征。属于中医蓄血证范畴，核桃承气汤可以治疗肠道淤热，促进胃肠道蠕动，改善血液循环，还可以降低毛细血管的通透性，改善肠道缺血症状。同时，核桃承气汤可以抑制细菌引起的炎性反应、排除毒素，并具有清热泻火的作用，可以抵抗病原菌的侵袭，抑制机体免疫反应，减轻组织损伤。

葛根芩连汤由葛根、黄芩、黄连、甘草组成。葛根具有免疫功能，可使吞噬碳粒的肝、脾脏的碳粒摄取功能增强。对于免疫亢进动物的免疫功能作用，葛根可使细胞性免疫功能反应性恢复。黄连具有广谱抗菌作用，对大肠埃希菌、志贺菌特别是痢疾杆菌、铜绿假单胞菌等肠道感染引起的菌痢、化脓性中耳炎和眼结膜炎等有较强疗效。同时，黄连还具有抗感染与免疫调节作用，其机制是作用于某些炎性细胞和炎性介质，可增强非特异性免疫功能，抑制特异性免疫作用。黄芩具有抗感染作用，甘草具有抗菌与抗病毒活性，并对多种革兰氏阴性菌、革兰氏阳性菌均表现出一定的抑制作用，同时甘草还具有抗感染活性，其抗感染成分为甘草酸、甘草次酸等。

泻心汤治疗本病是方与证合：丹皮凉血养阴；槐花、地榆清肠湿热，凉血止血；当归、甘草养血和络；木香、枳实行气止痛。急性出血性坏死性肠炎，其病机虽然为湿热内蕴，邪毒内结，气血瘀滞，肠络受损，但其临床表现变化多端，根据其临床表现，以泻心汤灵活加减，方能做到方与证合，而达到治疗的目的。如兼见肠道瘀滞，加桃仁、红花、川芎等行气化瘀、和络止血之药；兼见脾气下陷，加黄芪、党参、柴胡等补益中气、升阳举陷之品；兼见气阴亏虚药证相符，加西洋参、麦冬等养阴生津之品；因虫积者，加乌梅、使君子等杀虫消积之类。

九、中医药改善消化性溃疡急性发作引起的腹痛

消化性溃疡是由于胃酸、胃蛋白酶的消化作用而造成的溃疡。本病属于中医胃痛、吞酸等范畴，饮食不节、劳倦、七情内伤、寒热不调等均可致本病。脾胃虚弱、气滞、瘀血、郁热等是溃疡发病与复发的重

要因素。*H. pylori* 的持续感染引起胃黏膜局部炎症反应是导致消化性溃疡容易复发的主要原因。研究表明，白芨性黏而涩，有收敛消肿生肌之功；乌贼骨抑制胃酸。诸药配合使肝气疏、脾气旺、胃气降，胃肠功能恢复正常。白芨在溃口之间形成薄膜，覆盖在溃疡面而起保护作用，并刺激损伤部位肉芽组织增生修复，促进溃疡愈合。白芨、乌贼骨能够对溃疡形成保护膜，减轻黏膜炎症，改善微循环，加速黏膜修复，促进溃疡愈合，具有敛溃疡、护黏膜、制胃酸、生新肌的作用。中医药能够有效促进 *H. pylori* 阳性 PU 的愈合，并能显著减轻 *H. pylori* 阳性 PU 患者胃黏膜炎症。

十、中医药改善急性化脓性腹膜炎引起的腹痛

急性化脓性腹膜炎可由多种疾病所致，起病急，病情重，是一种常见外科急腹症。在急性炎症时，腹膜分泌出大量渗出液以稀释毒素和刺激。中医理论认为，急性化脓性腹膜炎为"邪毒里热内聚"所致。大承气颗粒出自《伤寒论》，是通里攻下法的代表方剂。主治以满、痞、实、燥为主症的阳明腑实证，方中芒硝、大黄泻下通便，枳实、厚朴行气散结，四药相配可泻下行气并重，全方共奏峻下热结之功效。现代医学研究表明，大承气颗粒对于腹内感染、严重创伤、内科危急重症所致的全身炎症有明显的抑制作用，可有效降低内毒素水平，控制炎症反应，保护相关靶器官及肠屏障，进而提高临床治疗效果。

（季　光）

参 考 文 献

[1] 郑丰平，林显艺，郭云蔚，等. 念珠菌性食管炎 98 例诊治分析 [J]. 胃肠病学和肝病学杂志，2012，21（2）：147-149.

[2] NASSAR Y，ELJABBOUR T，LEE H，et al. Possible risk factors for candida esophagitis in immunocompetent individuals[J]. Gastroenterology Res，2018，11（3）：195-199.

[3] MARTIN I W，ATKINSON A E，LIU X，et al. Mucosal inflammation in Candida esophagitis has distinctive features that may be helpful diagnostically[J]. Mod Pathol，2018，31（11）：1653-1660.

[4] 徐云莹. 化脓性食管炎 5 例诊治体会 [J]. 内蒙古中医药，2012，31（15）：55.

[5] 杨莹莹，兰春慧，陈东风. 食管结核的诊断进展及现况分析 [J]. 检验医学与临床，2017，14：3702-3704.

[6] ELOSUA GONZÁLEZ A，MACÍAS MENDIZÁBAL E，SALDAÑA DUEÑAS C，et al. Esophageal tuberculosis: a cause of dysphagia we should be aware of[J]. Gastrointest Endosc，2018，88（6）：964-965.

[7] LAUBE R，LIU K，SCHIFTER M，et al. Oral and upper gastrointestinal Crohn's disease[J]. J Gastroenterol Hepatol，2018，33（2）：355-364.

[8] NANDY N，GAVIN M，MARTIN D，et al. Crohn's disease: hard to swallow! [J] Dig Dis Sci，2017，62（10）：2690-2693.

[9] 王冰，曲明江，刘士新. 放射性食管炎的研究进展 [J]. 中华放射肿瘤学杂志，2014，23：552-554.

[10] KOBUS C，VAN DEN BROEK J J，RICHIR M C. Acute gastric necrosis caused by a β-hemolytic streptococcus infection: a case report and review of the literature[J]. Acta Chir Belg，2020，120（1）：53-56.

[11] LIU Y J，SIRACUSE J J，GAGE T，et al. Phlegmonous gastritis presenting as portal venous pneumatosis[J]. Surg Infect（Larchmt），2013，14（2）：221-224.

[12] TALEBI BEZMIN ABADI A，KUSTERS J G. Future of Helicobacter pylori and its feasibility[J]. Expert Rev Anti Infect Ther，2018，16（10）：733-735.

[13] CHANG W L，YEH Y C，SHEU B S. The impacts of H. pylori virulence factors on the development of gastroduodenal diseases[J]. J Biomed Sci，2018，25（1）：68.

[14] 刘晓波. 急性出血坏死性肠炎 2 例报道 [J]. 创伤与急危重病医学，2014，2：255-256.

[15] BÁNYAI K，ESTES M K，MARTELLA V，et al. Viral gastroenteritis[J]. Lancet，2018，392（10142）：175-186.

[16] 王伟伟，韩恩崑. 肛管直肠周围脓肿诊治现状 [J]. 中国肛肠病杂志，2015，10：63-65.

[17] 李华君. 180 例儿童急性肠系膜淋巴结炎的临床回顾分析 [J]. 中国高等医学教育，2013，4：143-144.

[18] DALDOUL S，MOUSSI A，ZAOUCHE A. T-tube drainage of the common bile duct choleperitoneum: etiology and management[J]. J Visc Surg，2012，149（3）：e172-178.

[19] 高德明，何显力. 肠系膜炎性疾病的诊治 [J]. 中国实用外科杂志，2006，26：460-462.

[20] KGOMO M，ELNAGAR A，MASHOSHOE K. Mesenteric panniculitis[J]. BMJ Case Rep，2017，2017：bcr2017220910.

[21] 田蕾，夏冰. 大黄白芨粉联合奥美拉唑治疗急性脑血管意外并发应激性溃疡的临床分析 [J]. 临床和实验医学杂志，2014，13：104-106.

[22] 刘淑丽. 三七、白芨和大黄粉联合治疗上消化道出血的临床疗效分析 [J]. 中医中药，2013，11：254-255.

[23] 杨帆，刘浩，时昭红. 微米大黄炭白芨胶对模型大鼠急性胃粘膜病变修复研究 [J]. 湖北中医杂志，2014，36：21-22.

[24] 毛飞. 中西医结合治疗急性胃炎的临床疗效观察 [J]. 中西医结合与祖国医学，2016，20：1517-1518.

[25] 杨贵珍，郑月娟，姜昕，等. 半夏泻心汤调控巨噬细胞分泌 HSP70 抗 Hp 性胃炎作用机制研究 [J]. 中国中西医结合消化杂志，2016，24：1-5.

[26] 赵梁，谭达全，尹抗抗，等. 半夏泻心汤对幽门螺杆菌毒力因子影响的实验研究 [J]. 湖南中医杂志，2014，30：114-116.

[27] 姜成，刘芬，鄢春锦，等. 半夏泻心汤对幽门螺杆菌诱导 GES-1 细胞凋亡及 Bax 表达的影响 [J]. 中华中医药杂志，2014，29：2631-2634.

[28] 张北华，唐旭东，王凤云，等. 中药抗幽门螺杆菌作用机制研究进展 [J]. 中华中医药学刊，2015，33：555-557.

[29] 蒋吉芳，李连军. 自拟清瘀消痈汤联合抗生素治疗急性阑尾炎 50 例疗效观察 [J]. 中国中医药科技，2015，22：469-470.

[30] 喻媛媛，董卫国，邓育. 核桃承气汤配合西药治疗急性出血坏死性肠炎的疗效观察 [J]. 临床研究，2015，12：814-815.

[31] 杨兴祥，陈有明. 泻心汤治愈儿童急性出血性坏死性肠炎 2 例报告 [J]. 实用中医内科杂志，2015，29：169-170.

第1节　胃及十二指肠溃疡急性穿孔

一、概述

胃及十二指肠溃疡急性穿孔是溃疡病的严重并发症之一，占溃疡病10%～15%，表现为严重急腹症，有致命危险，需紧急处理。临床统计，十二指肠溃疡穿孔与胃溃疡穿孔之比为15∶1，男性与女性之比大约也是15∶1。十二指肠溃疡穿孔以球部前壁偏小弯侧多见，胃溃疡穿孔多发生于胃小弯近胃角处。

溃疡发生穿孔后，食物、胃酸、十二指肠液、胆汁、胰液等具有化学性刺激的胃肠内容物流入腹腔引起化学性腹膜炎，疼痛剧烈可导致神经性休克，随后渗出增多，刺激减轻，腹痛症状可略有缓解，但随后细菌增殖，腹腔内感染加重，腹膜炎由化学性向化脓性方向发展。

二、引起腹痛的临床特点与诊断

（一）临床表现

胃及十二指肠溃疡急性穿孔是在溃疡病的基础上发生的，约70%有长期溃疡病史，并在急性穿孔前多有溃疡症状的复发或加重。

1. 症状　胃及十二指肠溃疡发生急性穿孔时，表现为上腹部突发剧烈腹痛或腹痛性质改变，由隐痛转变为强烈的刀割样、烧灼样疼痛，疼痛为持续性，可伴有阵发加重，伴恶心、呕吐，转动体位及深呼吸均可使疼痛加重，胃肠内容物流出较多者腹痛可扩散至全腹，部分患者消化液刺激膈肌，引起肩背部放射痛。由于腹痛发作突然而猛烈，常可出现早期休克症状，如面色苍白、出汗、皮肤湿冷、心慌、气短、脉搏细速、血压低。随着渗出增多，漏出物稀释，腹痛及休克症状略有缓解。发病8～12小时后腹腔细菌繁殖增多，毒素吸收，化脓性腹膜炎形成，患者体温逐渐升高，休克表现再次加重。

2. 体征　患者多采取屈曲体位，不敢改变体位，表情痛苦，面色苍白，不敢大声说话及深呼吸。全腹有弥漫性压痛、反跳痛、肌卫，一般以上腹部为重，部分患者胃肠内容物顺右结肠旁沟流至右下腹，右下腹疼痛及压痛亦较明显；叩诊肝浊音界缩小或消失，腹腔内渗出较多时移动性浊音阳性，肠鸣音消失。

部分患者穿孔小或空腹穿孔，漏出较少，症状及体征皆局限于上腹部；老年及虚弱患者对不良刺激反应性减弱，穿孔发生后腹痛不甚严重，腹膜刺激表现亦不明显，仅表现为上腹不适或轻微疼痛伴恶心、呕吐；胃及十二指肠后壁穿孔，漏出物局限于小网膜囊导致周围粘连包裹，称慢性穿透性溃疡，可表现为反复发作的腰背痛。

（二）诊断

胃及十二指肠溃疡急性穿孔是急腹症的重要病因之一，患者中大部分有胃、十二指肠溃疡病史，近期溃疡活动加重，发病前常有过度劳累、精神压力过大等诱因。部分患者发病前有使用非甾体抗炎药或皮质激素史；穿孔发病突然，腹痛剧烈难忍，腹痛范围从上腹部可扩散至全腹；胃肠漏出物随腹腔渗出增多而稀释，刺激性疼痛减轻，随着细菌增殖，化脓性腹膜炎形成，各种症状再次加重，查体有明显腹膜刺激征，移动性浊音阳性，肝浊音界缩小或消失，肠鸣音减弱或消失。80% 的穿孔病例可在传统的腹部立位 X 线片中发现膈下游离气体，而最近的指南推荐行胸部 X 线检查，可大大提高诊断的准确率，98% 穿孔者的胸部 X 线片发现膈下游离气体。当高度怀疑消化道穿孔而 X 线片未见游离气体时，还可行 CT 检查，有助于游离气体的发现；试验性腹腔穿刺可抽出浑浊、带有胆汁的渗出液，若渗出较少或渗出液不在穿刺区，还可行腹腔灌洗，取灌洗液观察及检查，阳性率达 90% 以上。除明确穿孔的诊断外，还需进一步考虑穿孔的具体情况，以利于随后治疗计划的制定。

1. 鉴别空腹穿孔与饱食穿孔 一般认为，进食 4 小时后发生的穿孔按空腹穿孔处理。因为空腹穿孔时，腹腔渗出较少，炎症易于局限。若饱食后穿孔或穿孔后又有进食，应询问病后呕吐情况，是否把胃内容物全部吐出。进食种类若为流质，易通过穿孔流入腹腔；若为干硬食物，则流入腹腔机会较少。

2. 鉴别单纯穿孔与复杂穿孔 单纯穿孔是指穿孔是溃疡病的唯一并发症，复杂穿孔是指合并幽门梗阻、消化道出血或疑有恶变者，需详细询问病史，如近期有无幽门梗阻症状，有无呕血、黑便，中年患者还需关注近期体重有无明显减轻。

3. 腹腔渗液量 如为小穿孔，空腹穿孔及腹部症状局限，无移动性浊音，腹腔穿刺阴性者为渗液少；而穿孔大，饱食后穿孔腹痛弥散，有移动性浊音，腹腔穿刺阳性者为渗液多。

三、鉴别诊断

1. 急性胰腺炎 重症急性胰腺炎有剧烈上腹痛伴腹膜炎及休克表现，发病时体温亦不高，应与消化性溃疡穿孔相鉴别，急性胰腺炎多无溃疡病史，在上腹痛的同时伴有剧烈的腰背部痛和腰背部皮肤感觉过敏，发病早期即有明显腹胀感，可有血性腹水，重者两侧胁腹部皮肤出现蓝棕色斑（Grey-Turner 征），如发生在脐周皮肤称 Cullen 征。淀粉酶升高对胰腺炎的诊断有重要意义，血淀粉酶在发病后 6～12 小时后开始升高，48 小时开始下降，可达正常值 3～5 倍，尿淀粉酶在发病 12～24 小时后开始升高，可持续 1～2 周。而消化性溃疡穿孔者，腹水淀粉酶可明显升高，而血尿淀粉酶无明显变化。CT 对胰腺炎有诊断价值，既可明确病变范围、程度及局部并发症，亦可排除胃及十二指肠溃疡急性穿孔。

2. 胆石症、急性胆囊炎 胃及十二指肠溃疡急性穿孔部位与胆囊、胆管位置接近，疼痛部位接近，部分穿孔者胃肠漏出物刺激膈肌亦可致右肩及后背放射痛，容易误诊。但胆石症、急性胆囊炎疼痛初始较轻，后逐渐加重或初次即为胆绞痛，伴发热、畏寒、恶心、呕吐，部分患者可有轻度黄疸，查体压痛、反跳痛、肌紧张以右上腹为重，肝区叩痛阳性，部分患者墨菲征阳性，如并发胆囊穿孔可引起胆汁性腹膜炎，但无气腹征，B 超可见胆囊大、壁厚，大部分患者胆囊内可见结石。但无腹腔游离气体。

3. 急性阑尾炎 溃疡穿孔后胃肠内容物可顺右结肠旁沟流至右下腹，引起腹膜炎症状和体征，易被误诊为急性阑尾炎，但阑尾炎转移性右下腹痛起始轻微，逐渐加重，疼痛部位逐渐转移至少需要 2 小时以上，而穿孔腹痛的发生及位置转移通常为突发剧烈上腹痛，并较快地播散至右下腹，且穿孔时症状及体征仍然以上腹为重，而阑尾炎腹痛虽呈转移性，但查体时压痛等体征一直位于右下腹，且阑尾炎自发病起即有白细胞计数升高，而穿孔早期则没有，且当阑尾炎发生穿孔时一般无气腹征。

4. 胃癌穿孔 胃癌急性穿孔所引起的腹内病理变化与溃疡穿孔相同，因而症状和体征也相似，术前难以鉴别。老年患者，特别是无溃疡病史而近期内有胃部不适或消化不良或消瘦、体力差等症状者，当出现溃疡急性穿孔的症状和体征时，应考虑到胃癌穿孔的可能。

5. 克罗恩病穿孔 本病发生穿孔者多见于小肠病变，表现为弥漫性腹膜炎者应与消化性溃疡穿孔鉴别。但本病穿孔前大多呈慢性、反复发作的右下腹疼痛或脐周疼痛，腹泻与便秘交替出现，有的尚可触及腹部包块或肛周病变。全身症状有不规则发热、贫血、消瘦、低蛋白血症等表现。病变呈节段性分布，结合病理检查可以鉴别。

6. 缺血性肠炎 最常见的为急性肠系膜上动脉栓塞和血栓形成。栓子主要来自心脏，如心脏瓣膜病、细菌性心内膜炎，伴有心房纤颤时栓子脱落，较少见的是主动脉粥样病变碎片脱落。非梗阻性肠系膜血管缺血性肠坏死较少见，见于心搏出量减少，长时间的内脏血管代偿性收缩造成小肠缺血、坏死。本病多见于60岁以上,有动脉粥样硬化或冠心病病史的老年男性。突出表现呈剧烈腹痛,伴有呕吐、腹泻,早期表现的特点是症状、体征不相称,虽腹痛剧烈,但腹部柔软,仅有轻度压痛。发生肠坏死后出现腹肌紧张、压痛、腹胀等腹膜炎的表现,可呕吐血性液体或出现黑便,腹腔穿刺液也为血性。早期白细胞计数即明显升高。腹部X线检查可见肠胀气,但膈下无游离气体。选择性动脉造影有助于诊断。

7. 绞窄性肠梗阻 突发性腹部绞痛,呈持续性。伴有明显的腹胀、恶心、呕吐,严重的可出现呕血、便血。可早期发生休克,有明显的腹膜刺激征,肠鸣音由亢进转为消失。腹部X线片见有气液平面及膨胀突出的孤立肠袢或小肠移位。

8. 腹主动脉瘤破裂 突发性中腹、后背撕裂样疼痛,多伴有昏厥,早期出现低血压及休克,病情发展疾速,预后差。

9. 大叶性肺炎 大体病理形态为整个肺叶或肺段发生炎症。多发于青年,发病前多有过度劳累、醉酒、淋雨、上呼吸道感染史。起病多急骤,表现为高热、寒战,体温可在数小时内升至39～40℃,高峰在下午或傍晚。患者感全身肌肉酸痛,患侧胸部疼痛可放射到肩部或腹部,咳嗽或深呼吸时加剧,痰少,可带血或铁锈色,偶有恶心、呕吐、腹痛,可被误诊为胃及十二指肠溃疡急性穿孔。鉴别上除了注意病史外,体检应注意肺炎的体征及特征性的X线表现。

对某些病例难以鉴别时,必要时可做纤维胃镜检查,可直接观察穿孔部位、大小及性质。但急症患者做此项检查时有一定痛苦和危险,应当慎重决策。

四、治疗

胃及十二指肠溃疡急性穿孔为溃疡病主要并发症之一,其本身即为手术治疗的适应证,首选手术治疗。但亦有部分患者经保守治疗好转,具体选择需根据临床实际情况。

(一)非手术治疗

非手术治疗并非首选治疗方式,但在某些情况下也可以考虑,其具体适应证为:①一般情况良好,症状、体征轻且局限的空腹小穿孔;②穿孔发生>24小时,腹膜炎已局限者;③经造影示穿孔已封闭者;④全身情况差,合并严重心、肺疾病,难以耐受手术;⑤患者因手术风险拒绝手术。

1. 禁食及胃肠减压和抑酸 穿孔初期,必须绝对禁食,同时一般均需行胃肠减压,良好的胃肠减压即可避免胃内气体、液体继续溢入腹腔,达到减轻腹膜炎的作用程度,同时又可松弛胃壁,有利于穿孔的闭合和周围组织的粘连。对饱食后穿孔者,可选用较粗胃管进行吸引,必要时可用温盐水冲洗。胃酸为胃壁溃疡穿孔最主要、最直接的破坏性因素,应用抑酸药物可减少胃酸干扰,加速胃壁的修复。

2. 纠正水、电解质及酸碱平衡失调 在禁食期间需每日补液,补充正常需要量及额外丢失量,补充热量及电解质,有低蛋白血症时可补充蛋白、血浆或全血,以利于穿孔修复。

3. 抗生素应用 溃疡穿孔后胃肠内容物流入腹腔,腹腔感染必然存在,且以大肠埃希菌最为常见,产气荚膜梭菌、变形杆菌、铜绿假单胞菌和肠球菌次之,在85%以上患者可以分离到厌氧菌,因此,必须选择具备广谱和兼具抗厌氧菌作用的抗菌药物。

4. 采用半卧位 在无休克时,患者应取半卧位,有利于腹腔内渗出液集聚在盆腔,盆腔脓肿中毒症状轻,也便于引流处理,且半卧位可使腹肌松弛,肠肌避免受压迫,减轻腹痛,又可改善呼吸和循环。

5. 其他 腹部X线片可见结肠内有较多粪便者,可行肥皂水灌肠,有利于肠道功能恢复。对腹腔内渗出液较多的患者,采用腹腔穿刺抽液或留置套管针引流,必要时还可用抗生素行腹腔冲洗,加速腹腔炎症吸收。

非手术治疗过程中应严密观察患者状态,这对医护人员的水平及精力有更高的要求,若观察6～8小时后,患者状态无好转,应同时积极准备手术;非手术治疗成功后患者还需接受规范的内科治疗,待病情稳定后6周应行胃镜检查,明确溃疡恢复情况,以利于内科治疗方案的确定。

(二)手术治疗

胃及十二指肠溃疡急性穿孔的首选治疗方式为手术,其具体操作方式主要有穿孔修补术、胃大部切除术,且在技术及条件成熟地区还可采用腹腔镜下手术的方式治疗。

1. 穿孔修补术 单纯的穿孔缝合修补所需时间短，安全性高，操作简单，对医师技术要求不高，同时该术式不改变正常的生理解剖结构，术后并发症远少于其他术式。但单纯修补穿孔时对溃疡本身并无治疗效果，患者术后需接受正规内科治疗；对部分病程短、症状轻者，术后可愈合，症状消失；对于复查胃镜示溃疡依然存在、内科治疗效果不满意者，穿孔修补术能为其争取到足够的缓冲时间，使患者安全地进行择期根治性手术。手术的适应证从手术的安全性和可操作性两个方面考虑，主要适应证包括：①患者状态差、年龄大，合并其他重要脏器疾病；②穿孔时间长，腹腔有明显脓性渗出，感染重；③穿孔较小且穿孔部位无明显水肿、硬结；④未合并瘢痕性梗阻、活动性出血或恶变可能；⑤医院技术条件不能进行胃大部切除术。单纯的穿孔修补术即可确切地闭合穿孔，中止胃肠内容物外流。对缝合不确切者，还可外加大网膜敷贴固定。术后彻底冲洗腹腔，对控制感染的发展有明显效果。

2. 胃大部切除术 胃大部切除术是胃及十二指肠溃疡急性穿孔的根治性手术，其切除范围大，既切除了溃疡穿孔本身及其好发部位，同时也切除了 G 细胞及壁细胞聚集的胃壁组织，使泌酸量大大下降，尤其适用于合并出血、梗阻、恶变等情况的复杂穿孔，其远期疗效优于单纯穿孔修补术，但该术式操作过程相对复杂，手术时间更长、创伤更大，对术者及患者自身条件有更高的要求，是否选择该术式，需从手术的安全性及必要性两个方面考虑。

从安全性考虑，需满足的条件是：①患者一般状态较好，未合并重要脏器的严重病变；②本次穿孔时间短、腹腔渗出少，感染轻。

从必要性考虑，存在以下情况可选择该术式：①病史长、溃疡反复发作，内科治疗效果差或既往有穿孔、出血病史；②本次穿孔合并活动性出血或瘢痕性狭窄或行单穿修补术易导致狭窄者；③疑有恶变者。

当安全性不能满足时，应有"损伤控制"的观念，不应强求一期根治性切除，单纯的穿孔缝合或加胃肠吻合后冲洗腹腔，尽快稳定患者病情，以期为安全地进行根治性手术争取时间。

3. 经腹腔镜治疗溃疡穿孔 随着现代微创外科的发展，腹腔镜在腹部外科的应用越来越广泛，其技术日渐成熟，使用限制逐渐缩小，只要患者心、肺功能良好，能够耐受气腹即可行腹腔镜探查以明确患者具体病变情况，对符合单纯缝合条件者，即可行腹腔镜下穿孔修补，缝合方式与开腹相同。对于情况复杂者，技术条件允许的情况下亦可行腹腔镜下胃大部切除术，术中注意气腹压力尽量维持于较低水平，以减少对呼吸、循环的影响，还可减少细菌毒素的吸收，否则应中转开腹。相较于开腹手术，腹腔镜手术的视野放大，观察效果更彻底、仔细，探查范围更大，减少漏诊、误诊的发生，且对患者创伤更小，术后恢复快。

第2节 胃癌穿孔

胃癌为我国排名第 2 位高发的恶性肿瘤。每年新发病例约 67.9 万例，死亡病例为 49.8 万例。胃癌穿孔是胃癌的严重并发症，发病人数占胃癌患者的 0.56%～3.9%，10%～16% 的胃癌穿孔由胃癌引起，其发病率占急腹症的 1%。但随着各种检查技术的普及和提高，人们发现早期胃癌亦可合并穿孔，在对胃癌穿孔的诊断和治疗方面有了更新的认识。

一、概述

胃癌穿孔的原因可分为 3 个主要方面：①胃恶性肿瘤细胞可分泌多种对胃壁组织有破坏作用的酶及毒素。同时，肿瘤病灶生长旺盛，血供相对不足，肿瘤组织内部血供差，这都导致肿瘤组织易发生坏死、脱落，促成穿孔形成。②医源性检查及治疗，如胃镜检查、应用激素、化疗药物、放射性治疗都对胃壁及肿瘤组织有破坏作用，促使穿孔发生。③胃恶性肿瘤组织分化程度低，缺乏正常胃壁组织对胃酸的各种防御机制。此外，部分胃癌的发生部位在原本良性溃疡处，尽管此时穿孔的形成原因属于良性病变过程，但在诊断和治疗方面应按恶性肿瘤处理。

胃癌穿孔主要发生在胃癌的 III、IV 期，但有学者总结数百例胃癌穿孔病例后报道，有相当比例的穿孔发生在 I、II 期；胃癌穿孔主要发生在胃窦部，但也有相当比例的胃癌穿孔发生在胃底、贲门及胃体部，其穿孔发生部位较良性穿孔分布更为分散，位置更高；在大体形态上主要发生于 Borrmann II 型或 Borrmann III 型，在穿孔本身的形态上亦与良性穿孔不同，其穿孔直径大，边缘不规则，周围常伴浸润性肿块；在组织病理形态上，主要发生于低分化腺癌或未分化癌。

二、引起腹痛的临床特点与诊断

（一）病史

胃癌穿孔患者的年龄一般比良性溃疡穿孔的平均年龄要大。穿孔发病近期主要表现为上腹痛、食欲减退、消瘦、贫血、便血，部分患者既往有胃溃疡病史，在穿孔前短期内有症状加重或腹痛的规律、性质发生改变，并且内科治疗的效果常不佳。

（二）临床表现

急性胃癌穿孔和急性溃疡穿孔的症状、体征基本相似，均表现为上腹突发剧烈疼痛并迅速波及全腹，随之出现弥漫性腹膜炎。根据腹腔污染的程度不等而呈现程度不等的发热、休克等症状。

腹部检查可发现腹肌呈板样强直，称为板状腹。全腹有压痛、反跳痛。叩诊时肝浊音界可消失，移动性浊音阳性，肠鸣音减弱或消失。在病程后期或麻醉状态下腹肌松弛可扪及上腹包块，部分患者可扪及锁骨上淋巴结肿大。合并胃恶性肿瘤者往往年龄较大且消耗严重，其临床表现常不典型，腹痛常不严重，腹膜刺激征也可极其轻微，应全面考虑，以免漏诊。

（三）诊断

结合病史、症状、体征以及腹部 X 线片发现腹腔游离气体等，做出消化道穿孔的诊断通常不难，但胃癌穿孔的病因诊断常较困难，有学者统计胃癌穿孔的术前确诊率仅有 30%，对于已经确诊胃癌者，在明确穿孔诊断后多能想到胃癌穿孔，而对术前未确诊胃癌者则需仔细辨别，由于恶性肿瘤的存在，其穿孔的治疗和预后与良性穿孔皆不同，因此诊断方式也大为不同，在诊断上可分为术前、术中、术后诊断三个部分。

在术前有以下表现者，应考虑胃癌穿孔的可能：①年龄 >45 岁，特别是 >55 岁时；②胃溃疡疼痛的性质、节律及程度近期发生改变，内科治疗效果差；③近期不明原因出现贫血、消瘦，特别是出现恶病质者；④近期有呕血、黑便或粪隐血持续阳性等上消化道出血表现者；⑤上腹可触及包块或 Virchow 淋巴结者；⑥胃肠减压或腹穿抽出咖啡色或血性液体者；⑦CT 检查发现胃壁异常僵硬、增厚及周围淋巴结增大者。

对于术前诊断溃疡性质不清者，术中有以下表现则提示胃癌穿孔：①发现肿瘤浸润及腹内转移灶；②穿孔直径较大，边缘不规则，周围肿块亦较大，呈结节样，质地硬，呈浸润性生长；③腹腔积液量较多，且多为血性；④穿孔位于胃底、胃体贲门部位；⑤术中取样行快速冰冻病理检查提示恶性者。由于胃癌起源于胃壁内侧的黏膜面，术中取样时可能难以取到黏膜或取到阴性部位，甚至因胃壁形态变化不明显而未取样，致使部分胃癌漏诊，因此建议对穿孔患者于术后 3~6 周复查胃镜并取病理活检，这样既可复查穿孔，又利于病情恢复，亦可避免部分胃癌穿孔诊断的遗漏。

三、鉴别诊断

胃癌穿孔应与上腹部其他的急腹症相鉴别，特别是胃及十二指肠溃疡急性穿孔、急性胰腺炎、急性胆囊炎等。

1. 胃及十二指肠溃疡急性穿孔　是在溃疡病的基础上发生的，约 70% 有病史，并且在穿孔前多有溃疡症状的复发或加重现象。两者症状和体征相似，术前难以鉴别。老年患者，特别是无溃疡病既往史而近期内有胃部不适或消化不良或消瘦、体力差等症状者，当出现溃疡急性穿孔的症状和体征时，应考虑到胃癌穿孔的可能。

2. 急性胰腺炎　参见本章第 1 节。

3. 急性胆囊炎　本病多见于中年、肥胖的女性患者，部分患者合并胆囊结石，有反复发作右上腹疼痛的病史。白细胞计数增高及中性粒细胞增高。如并发胆囊穿孔，可引起弥漫性胆汁性腹膜炎，穿刺可抽出胆汁性液体，无气腹征。B超检查可见胆囊肿大、壁厚、并存的结石及胆囊区压痛，也可借助腹部X线检查相鉴别。

四、治疗

胃癌穿孔时孔径往往较大，几乎不能自行愈合，因此必须行急诊手术治疗，手术方式有以下2种。

1. 胃癌根治性切除术 目前主流的观点认为，胃癌穿孔虽然多发生于中晚期患者，但仍应尽力争取根治性切除，相较于单纯穿孔修补和姑息性切除，穿孔患者在进行根治性切除后中位生存时间要明显延长，部分患者可达到根治性效果。当具备以下条件时，可选择行根治性切除：①肿瘤局限，无远处转移，分期为Ⅰ～Ⅲ期；②一般状况良好，可耐受手术；③局部条件允许，即腹腔污染较轻，脏器水肿轻；④当地医疗条件允许。对于难以一期行根治切除的患者，有学者提出"二期根治"的概念，即对行姑息切除及穿孔修补的患者，术后积极行新辅助化疗，定期评估，争取在数周后使肿瘤缩小，行二期根治性手术。研究显示，无论是一期还是二期，只要达到根治性切除的目的，都可使患者获益。

2. 胃癌姑息性切除术 该术式能减少机体的肿瘤负荷，提高术后化疗、生物治疗的效果，也能减少再穿孔、出血等并发症的发生，延长患者生存期，改善生活质量。该术式主要适用于：①无胃癌根治条件（如已有远处转移），但原发病灶尚能切除者；②全身和局部情况较好，允许行胃部分切除者。

如不具备上述条件，可行胃癌穿孔修补，以挽救患者生命。但胃癌穿孔修补的远期疗效差，又易发生再穿孔或出血。因此，在以下情况才考虑采用该术式：①肿瘤广泛远处转移、局部浸润、原发病灶切除极为困难时；②患者全身情况差，难以耐受较大手术时；③腹腔污染严重，胃肠高度水肿。术后应积极行辅助化疗，争取行二期根治性切除，因此国内外学者推荐穿孔修补应尽可能使用腹腔镜手术进行，因其对腹腔内状况探查更仔细、彻底且损伤小，术后恢复快，术后腹腔粘连较轻，这些优势有利于术后恢复，使患者可尽早进行辅助化疗，同时较少的粘连也有利于二期根治性手术的开展。

胃癌穿孔后，大量肿瘤细胞脱落进入腹腔，无论进行何种术式，腹腔冲洗都是必要的。使用大量温热蒸馏水在术中及手术结束时的多个时段反复多次冲洗，可大大减少肿瘤细胞残留。由于腹腔内脱落的肿瘤细胞及微小转移灶内肿瘤细胞多处于快速增殖期，其对细胞周期性化疗药物敏感，手术结束及术后早期行腹腔化疗效果较好，可减少腹腔内种植播散，可选用穿透力强、不良反应较轻的顺铂、丝裂霉素、氟尿嘧啶等。

第3节 急性小肠穿孔

急性小肠穿孔在外科临床中并不少见，由于小肠穿孔后大量肠内容物外漏，腹膜炎症状较重，给临床诊断造成较大困难，是临床较易误诊误治的疾病。

一、伤寒性肠穿孔

（一）引起腹痛的临床特点与诊断

1. 临床表现 伤寒是由伤寒沙门菌引起的急性肠道传染性疾病，夏、秋季好发，多见于青少年。以持续发热、表情淡漠、相对缓脉、玫瑰疹、肝脾肿大、白细胞减少，伴有消化道症状如便秘或腹痛、腹泻等为主要临床特征。肠穿孔为伤寒最严重的并发症之一，伤寒性肠穿孔发生率为3%，多发于病程的第2～3周，由于伤寒沙门菌主要累及回肠末段的集合淋巴滤泡，造成肠壁溃疡，穿孔发生于溃疡部位，因此80%的穿孔发生于距回盲瓣50cm以内，多为单发穿孔。另外，有10%～20%为多发。

伤寒穿孔并发于肠壁溃疡基础上，在腹压增高的情况下穿孔发生。由于伤寒极少引起腹腔粘连反应，穿孔后立即形成弥漫性腹膜炎，临床表现为在腹胀、便秘或腹泻过程中突发右下腹剧痛伴恶心、呕吐。查体可发现患者体温骤降，脉搏加快，血压下降，全腹压痛、反跳痛、肌卫，以右下腹为重，肝浊音界可消失。

2. 诊断 结合突发剧烈腹痛，腹部压痛、反跳痛、肌紧张及X线片显示腹腔游离气体，消化道穿孔的诊断不难确认,对已经确诊伤寒的患者,结合患者症状、体征、白细胞计数升高、X线片显示腹腔游离气体等证据应当迅速考虑伤寒并发肠穿孔的诊断。而对未确诊伤寒的患者,详细的病史及诊疗经过询问十分重要。通过持续2~3周的高热、缓脉、肝脾肿大、玫瑰疹、白细胞计数下降、嗜酸性粒细胞减少或消失等表现应考虑到伤寒的可能。对少部分逍遥型伤寒患者,穿孔前症状不明显,手术时发现穿孔位于回盲末段,应警惕伤寒穿孔的可能。由于伤寒患者本身白细胞下降,穿孔后患者白细胞升高,既可高于正常值,亦可位于正常值范围内。伤寒穿孔多发生于病程2~3周,此时肥达反应阳性率较低,同时行血培养、便培养及骨髓培养有助于疾病的最终确诊。

(二)鉴别诊断

1. 急性阑尾炎 穿孔前有阑尾炎症状,出现转移性右下腹痛,体温升高,白细胞升高,穿孔后出现腹膜炎体征,全腹压痛、反跳痛、肌紧张和肠鸣音减弱或消失,腹部X线片有膈下游离气体。伤寒性肠穿孔有类似急性阑尾炎穿孔的症状,但是因为伤寒对造血机制抑制,白细胞总数减少。而穿孔时腹腔感染,多数患者白细胞可在正常值之内。部分患者可略高于正常值,与一般腹腔感染高热等全身症状不符合。嗜酸性粒细胞减少或消失是诊断伤寒性肠穿孔的重要依据。

2. 胃及十二指肠溃疡急性穿孔 胃及十二指肠溃疡急性穿孔患者多有溃疡病史,穿孔的患者多采取屈曲体位,不敢改变体位,表情痛苦,面色苍白,不敢大声说话及做深呼吸。全腹有弥漫性压痛、反跳痛及腹肌紧张并呈所谓板状强直,一般以上腹部或右上腹部为重,个别病例右下腹较上腹部明显。腹腔内有游离气体时,叩诊可发现肝浊音界缩小或消失,腹腔内渗液多时腹部移动性浊音阳性。肠鸣音消失。伤寒性肠穿孔会先有发热或全身不适数日,后腹胀及下腹疼痛,穿孔时突然加剧。体检时腹部丰满,全腹触痛,以右后下腹压痛为甚,肌紧张,反跳痛,肝、脾叩诊常不满意,肝浊音界缩小,肠鸣音减弱,白细胞总数减少,嗜酸性粒细胞减少或消失,表情淡漠,对周围事物反应迟钝,骨髓、血、尿、大便培养常可查出伤寒沙门菌,骨髓培养较为敏感,阳性率可达90%。肥达反应有助于明确诊断,但阳性率不高。

3. 宫外孕破裂 本病有停经史和早孕反应,腹痛为突然剧烈撕裂样疼痛,自一侧开始向全腹扩散,一般不伴恶心、呕吐;有阴道不规则流血史,呈暗红色,腹腔内出血多时出现休克症状,休克程度与外出血不成正比,体温多正常,合并感染时体温可升高;腹部检查,下腹一侧或全腹有压痛、反跳痛、肌紧张不明显,移动性浊音阳性,可触到包块;妇科检查可见宫颈有紫蓝着色及举痛,后穹隆饱满、有触痛;宫旁或直肠陷凹可有包块。妊娠试验可呈弱阳性,后穹隆穿刺可抽出暗红色不凝血液。

(三)治疗

由于长时间的细菌感染、持续高热、严重的腹膜炎,伤寒穿孔患者一般十分虚弱,治疗应当本着迅速、简单、安全的原则。伤寒穿孔一经诊断,应立即准备急诊手术,手术方式以穿孔缝合为主。肠切除吻合损伤较大,患者可能难以耐受且术后愈合不良风险大,应慎重考虑。手术时将腹腔渗出液吸净,沿回盲部向近端探查小肠,可快速发现穿孔,行肠壁全层缝合,对于穿孔部位病变严重、术后愈合不良可能性大者,可于穿孔处或穿孔近端置胶皮管造瘘。部分肠壁溃疡较深、肠壁菲薄但尚未穿孔者,也应作浆肌层缝合,预防新穿孔的发生。手术结束时彻底清洗腹腔,放置引流,术后继续给予积极抗感染治疗,并给予患者肠外营养支持。对于伤寒穿孔患者,手术是唯一有效的治疗方法。果断、迅速的施行手术及积极的抗感染、抗休克是降低病死率的关键。

二、克罗恩病肠穿孔

(一)引起腹痛的临床特点与诊断

克罗恩病(Crohn's disease,CD)是一种胃肠道的慢性非特异性炎症性疾病,目前病因不明。多数患者起病于青年时期,起病缓慢,亦有约10%为急性起病。以腹泻、痉挛性腹痛、腹部肿块、体重下降、便血、发热等为主要症状,约有30%患者还伴有胃肠道外病变表现,如游走性关节炎、皮肤结节性红斑、口疮性口炎、眼虹膜炎、结合膜炎等。活动期与缓解期交替,且随时间推移,肠管病变加重,发作逐渐频繁,症状加重,肠梗阻、出血、穿孔、肠瘘等并发症发生率上升。克罗恩病主要累及回肠末段,右半结肠亦较常受累,但消化道全程皆有受损可能。其病理特点是形成裂隙样溃疡,累及肠壁全层,溃疡间肠黏膜形态正常,形似铺路石样改变;长期慢性炎症致肠壁纤维组织增生,肠壁增厚、僵硬,肠腔狭窄,且病变常呈跳跃性分布,两段病变肠管间可夹有形态完全正常肠管。1%～2% 的患者可发生穿孔,90% 发生于回肠末段,10% 发生于空肠。穿孔多发生于急性活动期,穿孔后发生典型腹膜炎体征,表现为突发剧烈腹痛,以右下腹痛多见,全腹肌紧张、压痛、反跳痛,以右下腹为甚,肝浊音界消失,X 线检查出现膈下游离气体。穿孔诊断较容易,多不会延误治疗时机,病因诊断相对困难,部分患者术前已确诊,否则需根据患者长期反复发作的腹痛、腹泻及肠外病变等病史,结合术中肠管大体形态、术中病理等做出综合判断。

(二)鉴别诊断

1. 急性阑尾炎穿孔　急性阑尾炎发作时可出现转移性右下腹痛、体温升高、白细胞计数升高,穿孔后出现腹膜炎体征,全腹压痛、反跳痛、肌紧张,肠鸣音减弱或消失,腹部 X 线片可见膈下游离气体。而克罗恩病穿孔前通常有较长的腹痛、腹泻病史,穿孔前以右下腹痛为主,但无转移性疼痛。

2. 胃及十二指肠溃疡急性穿孔　患者穿孔前常有多年胃及十二指肠溃疡病史,近期劳累或心理压力增加,或激素类及非甾体抗炎药使用史。穿孔前以上腹隐痛、反酸等上消化道症状为主要表现,穿孔后腹痛首发于上腹部,腹膜刺激征亦以上腹为重。而克罗恩病穿孔前多数以下消化道症状为主,表现为右下腹痉挛性疼痛、腹泻等,穿孔后腹痛也以右下腹为重。

3. 宫外孕破裂　参见本节"伤寒性肠穿孔"的鉴别诊断。

4. 伤寒性肠穿孔　伤寒性肠穿孔常先有持续 2～3 周发热病史,伴腹痛、腹胀等,穿孔时腹痛加剧,腹膜刺激征明显,白细胞计数可正常或偏高,嗜酸性粒细胞减少或消失,术中可见腹内粘连轻微,这与克罗恩病患者肠管增厚、狭窄、粘连表现大为不同。

5. 肠结核穿孔　肠结核与克罗恩病症状及术中所见多有相似,患者亦存在慢性腹痛、腹泻、发热表现,症状活动、缓解交替,且多累及回盲部,术中亦可见肠管增厚、狭窄、粘连等,但肠结核多继发于肺结核,患者多有肺结核病史,胸部 X 线或 CT 检查可做鉴别。同时,克罗恩病病变呈局灶性和跳跃性,病变肠管间可见正常节段。术中冰冻病理亦可见结核性肉芽肿,中心呈干酪样变,而克罗恩病肉芽肿无干酪样变,这一点与结核明显不同。

(三)治疗

克罗恩病一般采用内科治疗,仅当发生出血、穿孔等并发症时采取手术方式治疗。克罗恩病穿孔为预后不良因素,多数患者在穿孔发生时,营养状态较差,体质虚弱,部分患者穿孔前长期服用激素类药物控制病情,抵抗力及恢复愈合能力差。手术前需给予快速积极的液体复苏及抗感染治疗,手术可采用分期手术的方式,先行病变肠段切除,切除范围需包括病变肠管边缘近、远端各 10cm,并行造瘘术,待患者状态好转后再行择期还纳。术前使用激素需停药。但仍可使用硫唑嘌呤维持治疗,术后加强护理,给予营养支持治疗,并继续克罗恩病的内科治疗。需要指出的是,肠切除吻合手术对克罗恩病无根治效果,患者术后仍存在再次穿孔的可能。

(毛伟征　林建宇)

参 考 文 献

[1] 吴孟超,吴在德,吴肇汉,等. 外科学 [M]. 8 版. 北京:人民卫生出版社,2013.

[2] 葛均波,徐永健. 内科学 [M]. 8 版. 北京:人民卫生出版社,2013.

[3] 谢幸,苟文丽. 妇产科学 [M]. 8 版. 北京:人民卫生出版社,2013.

[4] 张延龄,吴肇汉. 实用外科学 [M]. 北京:人民卫生出版社,2012.

[5] MAYUMI T,YOSHIDA M,TAZUMA S,et al. The practice guidelines for primary care of acute abdomen 2015[J]. Jpn J Radiol,2016,34(1):80-115.

[6] 池肇春,陈明. 腹痛的鉴别诊断与治疗 [M]. 北京:中国医药科技出版社,2009.

[7] 陆君阳,林国乐. 克罗恩病并发症的手术治疗 [J]. 中国现代手术学杂志,2014,18:9-11.

[8] DI SAVERIO S,BASSI M,SMERIERI N,et al. Diagnosis and treatment of perforated or bleeding peptic ulcers: 2013 WSES position paper[J]. World J Emerg Surg,2014,9:45.

[9] BEMELMAN W A，WARUSAVITARNE J，SAMPIETRO G M，et al. ECCO-ESCP consensus on surgery for Crohn's disease[J]. J Crohns Colitis，2018，12（1）：1-16.

[10] IGNJATOVIC N，STOJANOV D，DJORDJEVIC M，et al. Perforation of gastric cancer-What should the surgeon do?[J]. Bosn J Basic Med Sci，2016，16（3）：222-226.

[11] PINTO A，MIELE V，LAURA S M，et al. Spectrum of signs of pneumoperitoneum[J]. Semin Ultrasound CT MR，2016，37（1）：3-9.

[12] HATA T，SAKATA N，KUDOH K，et al. The best surgical approach for perforated gastric cancer: one-stage vs. two-stage gastrectomy[J]. Gastric Cancer，2014，17（3）：578-587.

[13] LEHNERT T，BUHL K，DUECK M，et al. Two-stage radical gastrectomy for perforated gastric cancer[J]. Eur J Surg Oncol，2000，26（8）：780-784.

第1节 胃 扭 转

一、概述

胃正常位置的固定机制障碍或胃邻近器官病变使胃移动，导致胃本身沿不同轴向发生部分或全部的异常旋转称为胃扭转。既往认为胃扭转为临床少见疾病，但随着胃镜等检查的普及，其发病率逐渐提高。

导致胃扭转的病因主要有解剖和病理两个方面：①解剖因素：胃的固定韧带松弛、过长，十二指肠降段腹膜过度松弛，膈膨出，食管裂孔疝等；②病理因素：胃及周围组织器官炎症、手术等引起粘连，瘢痕等挛缩牵拉，胃及胃外肿瘤推压，急性胃扩张，剧烈呕吐、活动等引起腹内压力剧变。

胃扭转按其扭转方式不同，可分为3类：①器官扭转型（纵轴型，图14-1A）：胃沿器官长轴，即贲门至幽门连线扭转，胃大弯从左下方扭向右上方，位于胃小弯之上，胃后壁扭向前面，横结肠也随之上移。②系膜轴扭转型（横轴型，图14-1B）：此型相对少见，胃以大、小弯中点的连线为轴发生扭转，活动度较大的幽门自右下移至左上方，幽门靠向贲门，多数为向前扭转，胃前壁对折，造成多处扭转，胃腔梗阻，幽门部位扭转梗阻，部分患者横结肠亦受胃结肠韧带牵拉发生扭转梗阻。③混合型扭转：即同时存在横轴和纵轴两个方向上的扭转，此型少见，按扭转程度分为完全性扭转、部分扭转，按发病速度又可分为急性和慢性扭转。急性完全性胃扭转病情危重，可导致胃壁绞窄、坏死、穿孔及低血容量性休克、网膜撕脱等而危及生命；慢性胃扭转症状不典型且常伴有胃炎、胃溃疡等情况，加之有些临床医师对此类患者认识不足，极易发生漏诊甚至误诊。

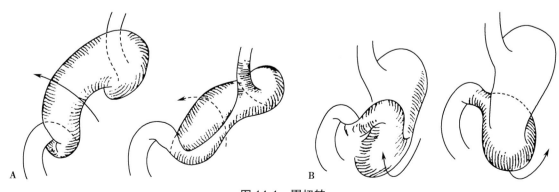

图14-1 胃扭转
A. 器官扭转型（纵轴型）；B. 系膜轴扭转型（横轴型）。

二、引起腹痛的临床特点与诊断

（一）临床表现

胃扭转的临床表现取决于扭转的程度及速度。急性胃扭转多表现为突发上腹痛，疼痛剧烈并持续加重，常伴有下胸部及背部牵涉痛，伴有频繁呕吐，当扭转角度大、梗阻完全时，呕吐物不含胆汁；若胃近端因扭转而完全梗阻时，则表现为干呕，此时置胃管多失败。上腹胀痛、反复干呕、胃管插入困难称Borchardt三联征，是胃扭转的典型表现，但仅约50%的急性患者有此典型表现。查体：上腹膨胀而下腹平坦，上腹压痛，严重者胃壁坏死、穿孔，还可有明显的腹膜刺激征，慢性胃扭转可无明显症状或仅有慢性反复发作的腹痛、呃逆、消化不良等表现，症状极不典型。

（二）诊断

胃扭转在临床相对少见，当出现Borchardt三联征时较易确诊，否则需借助造影、胃镜等手段辅助，消化道造影是胃扭转的重要手段，器官轴型胃扭转的造影表现为胃食管远端梗阻，或食管腹腔段延长，胃大小弯位置倒转，胃黏膜走向改变，重者与食管黏膜走向交叉呈十字交叉。系膜扭转型则表现为幽门转向脊柱左侧靠向贲门，造影剂难以进入十二指肠，除扭转外，还可发现如胃溃疡、食管裂孔疝等发病诱因。胃镜也是胃扭转的重要诊断方法，并可对部分胃扭转复位治疗，胃扭转发生后内镜探入受阻，胃黏膜皱襞螺旋扭曲，在胃壁折叠处两侧可形成两个黏液湖，镜下观胃内解剖结构及位置失常。部分急性胃扭转发病急、症状重，术前难以明确诊断，需术中探查才能确诊，当明确胃扭转诊断后，还需进一步联系患者的病史、既往史及术中所见，明确是否存在促使胃扭转的解剖或病理原因。

三、鉴别诊断

1. 急性胃扩张　急性胃扩张可发生于暴食或腹部大手术后早期，诱因与胃扭转相似，表现为上腹胀痛，呕吐无力且逐渐频繁，与胃扭转相似，但急性胃扭转患者存在机械性消化道梗阻，当腹痛持续加重并伴呕吐时，扭转多较为完全，呕吐物多不含胆汁或仅为干呕，急性胃扩张者置胃管后可引出大量胃内容物，甚至可达3～4L，远较胃扭转时引流量多。

2. 慢性胃炎　本病可表现为上腹痛并伴恶心、呕吐，但其疼痛表现为隐痛、钝痛，该病为临床常见病，包括胃扭转在内的许多疾病易误诊为此病。急性胃扭转疼痛剧烈，胃管插入困难，呕吐物不含胆汁，而胃炎置管后引流通畅，胃炎在给予抑酸、保护胃黏膜等治疗后大多有明显改善，而慢性胃扭转者则效果不理想，行上消化道造影可有胃扭转的特征性异常，而慢性胃炎则缺如。

3. 胃黏膜脱垂　本病表现为上腹部胀痛，疼痛无明确规律性。由于脱垂的黏膜阻塞幽门，可出现幽门梗阻的症状，如恶心、呕吐、嗳气，呕吐物也不含胆汁，进食和运动可诱发发作，本病在诱因和症状上与慢性胃扭转有很大重叠且不典型，主要依靠消化道造影和胃镜进行鉴别。有时脱垂的黏膜可缩回胃内，而慢性胃扭转亦有复位的情况，造影难以鉴别，行胃镜，可见胃黏膜脱垂者黏膜皱襞异常粗大，呈条索状、杵状，充气时也不消失。

4. 高位小肠梗阻　胃扭转与高位小肠梗阻同属消化道梗阻，两者在病因上接近，临床表现都存在腹痛、腹胀、频繁呕吐等症状，且高位小肠梗阻的梗阻位置较高，腹胀以中上腹为主，停止排气排便较晚，而剧烈腹痛及梗阻诱发的呕吐出现早，两者需行鉴别，但高位小肠梗阻者仍有肠鸣音活跃乃至亢进，行CT或X线检查即可观察到明显扩张的肠管，而胃扭转者无此表现，可资鉴别。

四、治疗

许多胃扭转是在查体时偶然发现的，如无明显症状可继续观察。对于诊断明确且症状较轻、年龄较大或手术风险大者，可先试行手法复位。嘱患者先口服造影剂并取前倾位站立，医师站于患者侧后方反复拍打腹部或可使扭转自行复位，操作前可肌内注射山莨菪碱（6-542），既可缓解疼痛，又可松弛胃平滑肌，提高复位成功率，随后需行造影检查明确复位情况。若在胃镜检查过程中发现胃扭转，还可行内镜下复位，通过反复胃内充气辅以腹部按摩使胃复位，还可以胃镜镜管为支架，旋转镜身带动胃体旋转复位。大多数胃扭转可通过以上非手术方法复位，虽存在少数复发病例，但仍不失为重要的治疗方法。无法复位或反复复发者可考虑手术治疗。也有医师在手法复位后行内镜下胃造瘘，使胃壁与前腹壁粘连以固定胃体，防止复发。对于急性胃扭转者，患者症状严重，应同时进行诊断和治疗，应首先放置胃管，若胃管放置成功，胃内容物引出后，症状得到缓解，可行进一步检查以求确诊，对插管失败者应及早手术。严重膨胀移位的胃占据腹腔，推挤其他脏器，使术中解剖结构辨认困难，且严重的扭转及胃的极度膨胀严重影响胃壁的血运。应先行穿刺或切开胃壁减压，术中进一步确定胃扭转的诊断，然后再对腹腔进行探查，寻找引起胃扭转的病因。对腹内粘连严重者行粘连松解，对食管裂孔疝进行修补等，无法找到明确诱因者可行胃固定术，将胃大弯侧胃结肠韧带及胃脾韧带缝至前腹壁。

（毛伟征　林建宇）

第 2 节　急性肠梗阻

一、概述

肠内容物不能顺利通过肠道称为肠梗阻，肠梗阻是临床常见急腹症。引起肠梗阻的病因多种多样，其病程、治疗及预后差异明显，部分肠梗阻发展快、病情重，诊断困难，危及患者生命。某种意义上，它并非单独的一种疾病，而是一类有着共同特点的疾病群。

肠梗阻有多种分类方法，并且都在临床上广泛使用，详尽的分类为后续的诊断和治疗提供便利。

1. 按发病原因分类

（1）机械性肠梗阻：由于肠腔变狭窄，使肠内容通过障碍。临床最为常见，主要可概括为 3 类。

1）肠壁病变：如先天性肠闭锁、肿瘤、肠管套叠、炎症等。

2）肠管受压：如粘连、肿瘤压迫、嵌顿疝、肠管扭转等。

3）肠腔堵塞：如粪块、异物、蛔虫团、胆石、异物等。

（2）动力性肠梗阻：是由于神经抑制或毒素刺激导致肠壁肌肉运动紊乱，致使肠内容物不能正常运行，分为麻痹性和痉挛性两类。

1）麻痹性肠梗阻：多发生于腹腔创伤、手术、弥漫性腹膜炎时。

2）痉挛性肠梗阻：多发生于急性肠炎、慢性铅中毒等情况。

（3）血运行肠梗阻：因血运供养障碍，使肠失去蠕动能力，可归入动力性肠梗阻。

（4）假性肠梗阻：病因尚不明确，发作时小肠蠕动异常，无明确具体病变部位，有肠梗阻的症状和影像表现。禁食、给予肠外营养对这类患者效果较好，一般不采用手术方法治疗。

2. 按肠壁血运状况分类

（1）单纯性肠梗阻：无血运障碍。

（2）绞窄性肠梗阻：因肠系膜或血管受压或阻塞，使相应肠段急性缺血，如肠管腹外疝、腹内嵌顿疝、肠扭转、肠套叠等情况，缺血使肠壁失去营养供应，组织坏死、穿孔，细菌及毒素大量外渗，同时绞窄性肠梗阻的肠管淤积大量血液，造成休克，病死率高，需尽快手术解决。

3. 按梗阻部位分类

（1）高位小肠梗阻：梗阻位于小肠上段，大量气体及体液分泌进入小肠，在小肠上半段尚难以大量吸收，导致严重的脱水及电解质紊乱。

（2）低位小肠梗阻：梗阻位于小肠下段，梗阻肠管较长，占据大量腹内空间，腹胀明显，可对呼吸及血液循环造成明显影响。

（3）结肠梗阻：由于回盲瓣的作用，肠内容物只能由小肠进入结肠而不能反流，肠腔内压力极大，称为"闭袢性肠梗阻"，事实上只要肠袢两端完全阻塞，即属闭袢性肠梗阻，如肠扭转。

4. 按梗阻程度分类　可分为完全性肠梗阻和不完全性肠梗阻，按病程又分为急性肠梗阻和慢性肠梗阻。

二、引起腹痛的临床特点与诊断

（一）临床表现

肠梗阻的主要临床表现可总结为"痛、吐、胀、闭"，不同分类和病程时期的肠梗阻其表现各有不同，并不一定四症俱全，下面进行逐一阐述。

1. 腹痛 单纯机械性肠梗阻腹痛表现为阵发性绞痛，多在腹中部或偏梗阻部位，疼痛源自肠管强烈的蠕动，发作时多伴肠鸣音亢进、肠型、蠕动波等表现，强烈蠕动后伴疲劳性舒张，腹痛缓解。由于近端肠管蠕动频率更高，由此梗阻位置越高，疼痛发作越频繁，当梗阻变为麻痹性时，腹痛转为相对较轻的持续性胀痛，而若转为绞窄性肠梗阻，则腹痛变得持续而强烈，可伴阵发性加剧而无缓解期，亦可没有明显肠鸣音，结肠梗阻为闭袢性，肠腔内压力极高，表现为明显的胀痛。

2. 呕吐 机械性肠梗阻者，初始由于剧烈腹痛引起反射性呕吐，呕吐物多为食物、胃液，随后进入禁止期，高位梗阻时来自上消化道及小肠的液体量较多，加之吸收少，肠内容物迅速积聚，很快出现频繁呕吐，腹痛发作时呕吐尤为剧烈，呕吐物以胃液、肠液、胆汁等为主，因此常伴有明显脱水、低钠、低钾等表现。而低位肠梗阻者，梗阻位置低，梗阻近端的肠管容积大且吸收量更大，液体积聚慢，多于 1～2 天的禁止期后才会再次出现呕吐，呕吐物初为胃液等，后转为带臭味的粪汁样物。麻痹性肠梗阻者胃肠蠕动弱，多无呕吐或呕吐轻微。绞窄性肠梗阻者呕吐物可呈棕褐色或血性。结肠梗阻者难以反流入小肠，一般呕吐轻微或无呕吐。

3. 腹胀 对于机械性肠梗阻，高位梗阻者呕吐频繁，多无明显腹胀。低位梗阻者腹胀以腹中下部明显，瘦弱者还可见到肠型及蠕动波。麻痹性肠梗阻往往波及全部小肠，腹胀呈全腹性。闭袢性肠梗阻者，梗阻部位及其近端皆有肠管扩张，但仍以梗阻段为重，腹胀以梗阻部位为重，而低位结肠梗阻者因结肠呈 M 型，腹胀亦呈全腹型，但压痛以腹部外周为重。

4. 停止排气排便 停止排气排便是肠梗阻最特征性表现，但不是必须表现，其发生条件与呕吐相反，对机械性肠梗阻、高位肠梗阻者，梗阻部位以下尚存多量食糜及粪便且肠管尚能蠕动，出现停止排气排便较晚。而低位梗阻者，停止排气排便较早。绞窄性肠梗阻者，由于渗出量多，可形成血性或果酱样便。

5. 腹部体征 单纯性肠梗阻者，因肠管膨胀，可有不同程度压痛。而绞窄性肠梗阻者，压痛部位固定而强烈，当渗出增多时还可出现腹膜刺激征；叩诊时鼓音以梗阻部位或其近端明显，绞窄性肠梗阻者渗液多时移动性浊音阳性。机械性肠梗阻时肠鸣音亢进，有气过水声或金属音，而转为麻痹性肠梗阻后肠鸣音减弱或消失。

肠梗阻既有腹部局部的病理改变，也引起全身病理生理变化，其改变主要围绕肠管扩张、水及电解质失衡、感染、休克 4 个方面发展，形成各种症状、体征，如发热、乏力、脱水貌、神志淡漠、休克等。单纯性肠梗阻以肠管扩张、水及电解质失衡表现为主，高位梗阻者水及电解质失衡明显，低位梗阻者则因肠管广泛扩张，腹腔压力大，对呼吸及血液循环也有较大影响。而绞窄性肠梗阻者则以感染和休克的危害尤为明显。

（二）诊断

对肠梗阻的诊断流程首先要明确是否存在肠梗阻，是何种类型的肠梗阻，梗阻发生的原因。此外，应当意识到肠梗阻的病情是在不断地变化之中，应不断进行重新评估，以免耽误治疗时机。

1. 对于肠梗阻本身的诊断 通过腹痛、呕吐、腹胀、梗阻的临床症状及体征，诊断多不难确立，但绞窄性肠梗阻及高位肠梗阻等病情变化较快，需在发病初期与其他急腹症乃至内科疾病进行鉴别。

2. 梗阻类型的诊断 各种类型、部位、程度的肠梗阻虽症状相似，但症状、体征、发生时间、速度、程度不同。此外，还可借助影像学检查辅助诊断。通常肠梗阻发生 4～5 小时后，肠内混合均匀的气液混合物即可发生明显分离，形成气液平面。腹部 X 线检查是常用方法，常需在立、卧位 X 线检查结合使用，立位 X 线检查可清晰显示气液平面，有利于肠梗阻诊断的确立，卧位时肠管铺开，更易观察扩张肠管的形态及分布，便于分辨梗阻部位及程度。造影检查时口服造影剂有加重梗阻风险，钡餐灌肠造影对明确结肠梗阻部位及肠套叠的诊断较有意义。CT 检查能提供更多的信息，通过逐层扫描图像追踪肠管走行，可以更准确地判断梗阻部位,对于血运性肠梗阻,通过增强 CT 判断肠系膜血运情况尤为重要。

绞窄性肠梗阻发病急、病情重、病死率高,需急诊手术治疗,在此特单独列出,有以下表现者应考虑绞窄性肠梗阻:①腹痛发作急骤、剧烈、持续,可有阵发性加剧;②腹胀呈非对称性,部位固定;③呕吐早而频繁,呕吐物、排泄物呈血性,腹腔穿刺抽出血性液;④出现腹膜炎及全身感染表现;⑤腹部 X 线检查见孤立、扩大、固定肠袢;⑥病情进展快,早期即出现休克且难以纠正;⑦非手术治疗效果差。

三、鉴别诊断

1. 胆石症　胆石症伴有剧烈绞痛及恶心、呕吐,易误诊为高位肠梗阻,但本病腹痛多位于右上腹,常伴右肩放射痛,而腹胀表现多不明显,超声检查可明确诊断。

2. 胃扭转　本病与高位肠梗阻病因、表现皆极为相似,但胃扭转者呕吐量相对较少乃至干呕,胃管插入困难,腹部 X 线检查发现与急性肠梗阻区别明显。

3. 大网膜扭转　本病造成大网膜绞窄缺血呈现剧烈腹痛、恶心、呕吐乃至腹膜刺激征等表现,但本病感染征象轻微,且无腹胀表现,本病术前多难以确诊,多需术中再行确诊。

4. 急性胰腺炎　本病表现为剧烈腹痛或持续上腹隐痛,由于胰腺周围严重的渗出,影响肠蠕动相关支配神经,可呈现肠梗阻表现,这与绞窄性及麻痹性肠梗阻皆有相似之处,但胰腺炎淀粉酶升高明显且 CT 检查可见明确的胰腺饱满、周围渗出等表现。

5. 急性出血性肠炎　又称急性出血性坏死性肠炎、急性节段性肠炎等,其病因不明,发病急,表现为阵发性或持续性绞痛、恶心、呕吐、排血性或果酱样便,部分患者还可出现腹胀,与缺血性肠梗阻表现相似,但是其无明确的肠系膜血管闭塞,又无肠扭转者固定、孤立肠袢表现且多发生于儿童及青少年,发病前常有不洁饮食史或上呼吸道感染史。

6. 肾与输尿管结石　与急性肠梗阻较易鉴别,主要表现为突发腰部疼痛,呈阵发性并向下腹部、会阴、阴囊、腹内侧放射,可伴有恶心、呕吐、面色苍白、大汗淋漓,呈虚脱状。肉眼或镜下可见血尿,X 线片和尿路造影可发现结石影。

7. 卵巢囊肿扭转　带蒂而较小的卵巢囊肿扭转较为常见,表现为突发持续性剧烈腹痛。若扭转严重,致囊肿坏死,可出现腹膜刺激征,易与绞窄性肠梗阻混淆。本病既往多有卵巢囊肿病史,腹痛位于下腹部,并可于下腹部触及触痛肿块。患者无腹胀,肠鸣音正常。

8. 卵巢肿瘤破裂　患者以往可能有卵巢肿瘤病史。肿瘤破裂后内容物流出,刺激腹膜,引起腹膜刺激征,表现为剧烈持续性疼痛、恶心、呕吐。体检有压痛、反跳痛,腹部膨隆甚至休克等表现,易误诊为绞窄性肠梗阻。本病腹痛开始于下腹,腹部体征也以下腹为重。妇科检查于盆腔可触及肿块。

9. 过敏性紫癜　本病多见于儿童和青少年,发病前可有呼吸道感染史,首发症状以皮肤紫癜最多见,少数患者在皮肤紫癜之前出现腹部症状,表现为剧烈的阵发性腹部绞痛,常在脐周、下腹或全腹,可伴有恶心、呕吐,有时腹泻、便血。如皮肤出现丘疹、红斑或出血点,以及出现血尿,血中嗜酸性粒细胞增多,则可与急性肠梗阻相鉴别。

10. 糖尿病酮症酸中毒　多见于青少年糖尿病患者,主要表现为阵发性剧烈腹痛,伴有恶心、呕吐及腹胀,可有发热及白细胞增多。腹部有触痛及肌紧张。X 线片有时可见肠腔有气液平面。但患者有糖尿病病史,发病前多有感染、手术、麻醉及创伤等诱因,呕吐常发生于腹痛之前,实验室检查示血糖升高,尿糖强阳性并出现酮体。

四、治疗

根据肠梗阻引起全身和局部的病理改变,其处理原则是:去除病因,解除梗阻;降低肠内张力;纠正水、电解质、酸碱紊乱;防治感染。其治疗方法多种多样,具体治疗方案需依据临床实际情况而定。

(一)基础治疗

1. 禁饮食、胃肠减压　通过该法减少肠道气体、液体积聚,降低腹内压,改善肠壁及全身血液循环,有利于肠壁水肿消退,使梗阻得到一定程度的缓解,减少细菌、毒素积存,减轻感染,同时对手术者来说也使得肠管回缩,有利于术中辨认,通常采用留置胃管的方式,注意要经常观察、冲洗、转管以防管腔堵塞。对低位梗阻者还可采用肠梗阻导管,由于导管较长,且肠内大量气液混合,仅靠虹吸效应引流效果差,可配备持续负压吸引。

2. 纠正水、电解质、酸碱平衡紊乱 由于梗阻的存在,消化道正常的分泌、吸收循环被打断,大量液体丢失或积聚于肠道,因此补液应作为常规治疗,可先补充平衡盐溶液,待各项化验结果回报后,再结合实际情况决定具体补液方案,通常高位梗阻者呕吐频繁,补液对其尤为重要,而对于绞窄性肠梗阻者,还会有大量血浆及血细胞丢失,胶体渗透压下降时应适当输血或血浆。

3. 营养支持治疗 肠梗阻患者无论手术与否,都有相当一段时间不能进食。对于急性肠梗阻者,一般状态尚可,若1周以上不能经消化道吸收营养,需给予全肠外营养,对于慢性反复发作的肠梗阻患者,其营养状况通常较差,应加强营养支持。对于需手术治疗者还可补充人血白蛋白,增强患者对手术创伤的耐受能力,还有利于术后恢复。若梗阻解除、肠道功能恢复,应尽早恢复口服进食,以防小肠黏膜萎缩。

4. 抗感染治疗 肠道内充满各种细菌。肠梗阻情况下,肠道排空,吸收功能受损,且肠壁血运差,肠黏膜屏障破坏,易发生细菌移位。肠管扩张,腹腔压力升高,呼吸受抑制,肺内的分泌物排出受阻,也容易发生感染,因此需使用广谱抗生素防治感染,对于单纯不完全性肠梗阻,无明显感染风险者也可不使用抗生素。

5. 其他治疗 对肠管痉挛性蠕动引起剧痛可给予解痉治疗,如山莨菪碱,肠管内积聚气体主要为弥散能力较差的氮气,因此有人主张采用高浓度氧或高压氧治疗置换氮气以减轻肠胀气,但高浓度氧易造成肺等器官氧化损伤,应慎重。

(二)解除梗阻

1. 非手术治疗

(1)灌肠:对于部分患者,由于长期便秘、大便干结,形成肠梗阻,可给予灌肠治疗,以冲刷肠道、软化粪便,刺激肠蠕动,有利于梗阻的解除。

(2)润滑肠道、刺激肠道:对于不完全性肠梗阻,可通过口服豆油、泛影葡胺等润滑肠道,刺激肠道分泌、蠕动,有利于粪石阻塞的解除,还可通过排便中是否带油花及造影剂的显示情况,判断梗阻是否缓解。

(3)手法复位:对于部分早期症状较轻的肠扭转患者可行手法复位,患者取膝胸位,以一定频率、幅度协助患者摆动髋部,可使部分肠扭转自行复位,避免急症手术。若复位失败,应尽早手术治疗。

(4)内镜及介入治疗:对于肠扭转、肠套叠等还可在肠镜直视下缓慢充气,通过气压使扭转自行复位,亦可以肠镜镜身为支架,支撑肠管,通过扭转镜身带动肠管扭转复位。对于恶性肿瘤引起的结肠梗阻,若无法手术,或者因急诊一期手术范围大而患者状态差,手术风险高,可选择先行植入结肠支架,解除梗阻。

(5)中医中药治疗:对于单纯性或麻痹性肠梗阻,可依据患者体质及辨证施治。对于较为强壮的青壮年患者可使用复方大承气汤,反之,体质较弱的不完全梗阻患者可使用复方五仁汤。针灸也对肠梗阻有一定疗效。常用穴位有足三里、中脘、天枢、内庭、合谷。伴呕吐者可加上脘、中脘、下脘。上腹痛者可取穴内关、章门。小腹痛者可取穴气海、关元。

对于所有患者来说,基础治疗都应常规进行,在此期间应试行各种非手术方式解除梗阻,若12~48小时病情无改善或继续加重,应考虑手术治疗,对于疑有绞窄性肠梗阻者,则应尽快手术。

2. 手术治疗 手术治疗的首要目标是解除梗阻,挽救生命。若条件允许,则行一期手术解决梗阻病因,否则需择期再行二期手术。

(1)小肠梗阻:①单纯性小肠梗阻可依据病因手术,存在肠粘连者可行肠粘连松解术,必要时可行肠排列术,防止术后粘连梗阻复发;对存在腹壁疝形成肠管嵌顿卡压者,若无感染或肠管坏死,可一期复位,修补疝。若肠管坏死,腹腔渗出多、感染重,可先行肠切除,肠吻合,二期行疝修补;对于肿瘤造成梗阻者,则予以切除。②对梗阻部位难以切除或解除者,可行短路手术,旷置梗阻部位,肠吻合口应尽量靠近梗阻近端,以防盲袢综合征的发生。③对于状态差、难以耐受手术者,可行肠造瘘术,其手术创伤最小,但对高位梗阻者造瘘可造成大量体液及电解质丢失,应尽量避免。

（2）结肠梗阻：常形成闭袢性肠梗阻，肠腔压力大，肠壁血运受影响，加之结肠本身血运不如小肠丰富，故切除梗阻肠段后需在其近端造瘘，二期还纳；盲肠为结肠强度最低部位，闭袢性梗阻时常并发穿孔，术中需仔细探查，避免遗漏。

对于绞窄性肠梗阻，应争取在肠坏死前解除梗阻，恢复肠管血液循环，正确判断肠管生机十分重要。解除梗阻后有以下表现者，说明肠管已无生机：①肠壁已呈暗黑色或紫黑色；②肠壁已失去张力和蠕动能力，肠管麻痹、扩大，对刺激无收缩反应；③相应肠系膜终末小动脉无搏动，如有可疑，可用温生理盐水纱布热敷，或用 0.5% 普鲁卡因作肠系膜根部封闭，观察 10～30 分钟仍无好转，说明肠管已坏死，应做肠切除。对于小段肠管，若生机判断不明应以切除安全，但若肠管广泛缺血，且患者状态允许，则可适当延长观察时间或者将肠管放回腹腔，暂时关腹，待数小时至 1 天后再次开腹探查，此时常有许多肠管恢复生机，而坏死肠管此时界限较为分明，易于切除。

（毛伟征　林建宇）

第 3 节　胆　石　症

一、胆囊结石

胆囊结石（cholecystolithiasis）主要为胆固醇结石或以胆固醇为主的混合性结石和黑色素结石。主要见于成年人，发病率在 40 岁后随年龄增长，女性多于男性。

胆囊结石的成因非常复杂，与多种因素有关。任何影响胆固醇与胆汁酸和磷脂浓度比例和造成胆汁淤滞的因素都能导致结石形成，如某些地区和种族的居民、女性激素、肥胖、妊娠、高脂肪饮食、长期肠外营养、糖尿病、高脂血症、胃切除或胃肠吻合手术后、回肠末段疾病和回肠切除术后、肝硬化、溶血性贫血等。在我国经济发达城市及西北地区的胆囊结石发病率相对较高，可能与饮食习惯有关。

（一）引起腹痛的临床特点与诊断

1. 临床表现　大多数患者临床可无症状，称为无症状胆囊结石。随着健康检查的普及，无症状胆囊结石的发现明显增多。胆囊结石的典型症状为胆绞痛，只有少数患者出现，其他常表现为急性或慢性胆囊炎。主要临床表现包括：

（1）胆绞痛：典型的发作是在饱餐、进食油腻食物后或睡眠中体位改变时，由于胆囊收缩或结石移位加上迷走神经兴奋，结石嵌顿在胆囊壶腹部或颈部，胆囊排空受阻，胆囊内压力升高，胆囊强力收缩而发生绞痛。疼痛位于右上腹或上腹部，呈阵发性，或者持续疼痛阵发性加剧，可向右肩胛部和背部放射，部分患者因剧痛而不能准确说出疼痛部位，可伴有恶心、呕吐。首次胆绞痛出现后，约 70% 的患者 1 年内会再发作，随后发作频度会增加。

（2）上腹隐痛：多数患者仅在进食过多、吃肥腻食物、工作紧张或休息不好时感到上腹部或右上腹隐痛，或者有饱胀不适、嗳气、呃逆等，常被误诊为“胃病”。

（3）胆囊积液：胆囊结石长期嵌顿或阻塞胆囊管但未合并感染时，胆囊黏膜吸收胆汁中的胆色素，并分泌黏液性物质，导致胆囊积液。积液呈透明、无色，称为白胆汁。

（4）其他：①极少引起黄疸，即使有黄疸，也较轻；②小结石可通过胆囊管进入并停留于胆总管内成为胆总管结石；③进入胆总管的结石通过 Oddi 括约肌可引起损伤或嵌顿于壶腹部导致胰腺炎，称为胆源性胰腺炎；④因结石压迫引起胆囊炎症慢性穿孔，可造成胆囊十二指肠瘘或胆囊结肠瘘，大的结石通过瘘管进入肠道，偶尔可引起肠梗阻，称为胆石性肠梗阻；⑤结石及炎症的长期刺激，可诱发胆囊癌。

（5）Mirzzi 综合征：是特殊类型的胆囊结石，形成的解剖因素是胆囊管与肝总管伴行过长或者胆囊管与肝总管汇合位置过低，持续嵌顿于胆囊颈部和较大的胆囊管结石压迫肝总管，引起肝总管狭窄；反复的炎症发作导致胆囊肝总管瘘管，胆囊管消失、结石部分或全部堵塞肝总管。临床特点是反复发作的胆囊炎及胆管炎，明显的梗阻性黄疸。胆道影像学检查可见胆囊增大，肝总管扩张，胆总管正常。

2. 诊断 典型的绞痛病史是临床诊断的重要依据,影像学检查可帮助确诊。首选超声检查,其诊断胆囊结石的准确率接近100%。超声检查发现胆囊内有强回声团,随体位改变而移动,其后有声影,即可确诊为胆囊结石。有10%~15%的患者结石含钙量超过10%,这时腹部X线检查也可看到,有助确诊,侧位片可与右肾结石区别。CT、MRI也可显示胆囊结石,不作为常规检查。

(二)鉴别诊断

1. 右肾绞痛 始发于右腰或胁腹部,可向右股内侧或外生殖器放射,伴肉眼或镜下血尿,无发热,腹软,无腹膜刺激征,右肾区叩击痛或脐旁输尿管行程压痛。腹部X线片多可显示肾、输尿管区结石。

2. 肠绞痛 以脐周为主。如为机械性肠梗阻,则伴有恶心、呕吐、腹胀,无肛门排气、排便。腹部可见肠型,肠鸣音亢进,可有高调肠鸣音,或可闻气过水声;可有不同程度和范围的压痛和/或腹膜刺激征。腹部X线片显示有肠胀气和气液平面。

(三)治疗

对于有症状和/或并发症的胆囊结石,首选腹腔镜胆囊切除(laparoscopic cholecys-tectomy,LC)治疗,与开腹胆囊切除相比同样有效,且具有恢复快、损伤小、疼痛轻、瘢痕不易发现等优点。病情复杂或没有腹腔镜条件下,也可作开腹胆囊切除。目前,美国每年实行胆囊切除术的患者有近70万人。无症状的胆囊结石患者一般不需预防性手术治疗,可观察和随诊。但长期观察表明,30%以上的患者会因出现症状及合并症而需要手术治疗。故下列情况应考虑行手术治疗:①结石数量多及结石直径>2~3cm;②胆囊壁钙化或瓷性胆囊(porcelain gallbladder);③伴有胆囊息肉>1cm;④胆囊壁增厚(>3mm),即伴有慢性胆囊炎;⑤对于儿童胆囊结石、无症状者,原则上不手术。

行胆囊切除时,有下列情况应同时行胆总管探查术:①术前病史、临床表现或影像检查提示胆总管有梗阻,包括有梗阻性黄疸,胆总管结石(choledocholithiasis),反复发作的胆绞痛、胆管炎、胰腺炎。②术中证实胆总管有病变,如术中胆道造影证实或扪及胆总管内有结石、蛔虫、肿块。③胆总管扩张,直径超过1cm,胆管壁明显增厚,发现胰腺炎或胰头肿物,胆管穿刺抽出脓性、血性胆汁或泥沙样胆色素颗粒。④胆囊结石小,有可能通过胆囊管进入胆总管。术中应争取行胆道造影或胆道镜检查,避免使用金属胆道探子盲目地探查胆道而造成不必要的并发症。胆总管探查后,一般需置T管引流。

二、肝外胆管结石

肝外胆管结石分为原发性结石和继发性结石。原发性结石多为棕色胆色素类结石。其形成的诱因有胆道感染,胆道梗阻,胆管节段性扩张,胆道异物如蛔虫残体、虫卵、华支睾吸虫、缝线线结等。继发性结石主要是胆囊结石排进胆管并停留在胆管内,故多为胆固醇类结石或黑色素结石。少数可能来源于肝内胆管结石。结石停留于胆管内主要导致:①急性和慢性胆管炎:结石引起胆汁淤滞,容易引起感染,感染造成胆管壁黏膜充血、水肿,加重胆管梗阻。反复的胆管炎症使管壁纤维化并增厚、狭窄,近端胆管扩张。②全身感染:胆管梗阻后,胆道内压增加,感染胆汁可逆向经毛细胆管进入血液循环,引发毒血症,甚至脓毒症。③肝损害:梗阻并感染可引起肝细胞损害,甚至可发生肝细胞坏死及形成胆源性肝脓肿;反复感染和肝损害可致胆汁性肝硬化。④胆源性胰腺炎:结石嵌顿于壶腹时可引起胰腺的急性和/或慢性炎症。

(一)引起腹痛的临床特点与诊断

1. 临床表现 平时一般无症状或仅有上腹不适,当结石造成胆管梗阻时可出现腹痛或黄疸,如继发胆管炎时,可有较典型的Charcot三联征——腹痛、寒战高热、黄疸。

(1)腹痛:发生在剑突下或右上腹,多为绞痛,呈阵发性发作,或为持续性疼痛阵发性加剧,可向右肩或背部放射,常伴恶心、呕吐。这是结石下移嵌顿于胆总管下端或壶腹部,胆总管平滑肌或Oddi括约肌痉挛所致。若由于胆管扩张或平滑肌松弛而导致结石上浮,嵌顿解除,腹痛等症状缓解。

(2)寒战高热:胆管梗阻继发感染导致胆管炎,胆管黏膜炎症水肿,加重梗阻致胆管内压升高,细菌及毒素逆行经毛细胆管入肝窦至肝静脉,再进入体循环,引起全身性感染。约2/3的患者可在病程中出现寒战高热,一般表现为弛张热,体温可高达39~40℃。

（3）黄疸：胆管梗阻后可出现黄疸，其轻重程度、发生和持续时间取决于胆管梗阻的程度、部位和有无并发感染。如为部分梗阻，黄疸程度较轻，完全性梗阻时黄疸较深；如结石嵌顿在 Oddi 括约肌部位，则梗阻完全，黄疸进行性加深；合并胆管炎时，胆管黏膜与结石的间隙由于黏膜水肿而缩小甚至消失，黄疸逐渐明显，随着炎症的发作及控制，黄疸呈现间歇性和波动性。出现黄疸时常伴有尿色变深，粪色变浅，完全梗阻时呈陶土样大便；随着黄疸加深，不少患者可出现皮肤瘙痒。

体格检查：平日无发作时可无阳性体征，或仅有剑突下和右上腹深压痛。如合并胆管炎时，可有不同程度的腹膜炎征象，主要在右上腹，严重时也可出现弥漫性腹膜刺激征，并有肝区叩击痛。胆囊或可触及，有触痛。

实验室检查：当合并胆管炎时，实验室检查改变明显，如白细胞计数及中性粒细胞升高，血清总胆红素及结合胆红素增高，血清转氨酶和碱性磷酸酶升高，尿中胆红素升高，尿胆原降低或消失，粪中尿胆原减少。

影像学检查：除含钙的结石外，X 线片难以观察到结石。超声检查能发现结石，并明确大小和部位，可作为首选的检查方法。如合并梗阻，可见肝内、外胆管扩张，胆总管远端结石可因肥胖或肠气干扰而观察不清，但应用内镜超声（EUS）检查可不受影响，对胆总管远端结石的诊断有重要价值。PTC 及 ERCP 为有创性检查，能清楚地显示结石及部位，但可诱发胆管炎及急性胰腺炎和导致出血、胆漏等并发症，有时 ERCP 需作 Oddi 括约肌切开，使括约肌功能受损。CT 扫描可发现胆管扩张和结石的部位，但由于 CT 图像中胆道为负影，影响不含钙结石的观察。MRCP 是无损伤的检查方法，尽管观察结石不一定满意，但可以发现胆管梗阻的部位，有助于诊断。

2. 诊断　胆绞痛的患者除了胆囊结石以外，需要考虑肝外胆管结石的可能，主要依靠影像学诊断。合并胆管炎者有典型的 Charcot 三联征，则诊断不难。

（二）鉴别诊断

1. 右肾绞痛　始发于右腰或胁腹部，可向右股内侧或外生殖器放射，伴肉眼或镜下血尿，无发热，腹软，无腹膜刺激征，右肾区叩击痛或脐旁输尿管行程压痛。腹部 X 线片多可显示肾、输尿管区结石。

2. 肠绞痛　以脐周为主。如为机械性肠梗阻，则伴有恶心、呕吐，腹胀，无肛门排气、排便。腹部可见肠型，肠鸣音亢进，可有高调肠鸣音，或可闻气过水声；可有不同程度和范围的压痛和 / 或腹膜刺激征。腹部 X 线片显示有肠胀气和气液平面。

3. 壶腹癌或胰头癌　有黄疸者需作鉴别。该病起病缓慢，黄疸呈进行性且较深；可无腹痛或腹痛较轻或仅有上腹不适，一般不伴寒战及高热，体检时腹软，无腹膜刺激征，肝大，常可触及肿大胆囊；晚期有腹水或恶病质表现。ERCP 或 MRCP 和 CT 检查有助于诊断。EUS 检查对鉴别诊断有较大帮助。

（三）治疗

肝外胆管结石仍以手术治疗为主。术中应尽量取尽结石，解除胆道梗阻，术后保持胆汁引流通畅。近年对单发或少发（2～3 枚）且直径小于 20mm 的肝外胆管结石可采用经十二指肠内镜取石，获得良好的治疗效果，但需要严格掌握治疗的适应证，对取石过程中行 Oddi 括约肌切开（EST）的利弊仍有争议。

1. 非手术治疗　也可作为手术前的准备。治疗措施包括：①应用抗生素，应根据敏感细菌选择用药，经验治疗可选用胆汁浓度高的、主要针对革兰氏阴性菌的抗生素；②解痉；③利胆，包括一些中药和中成药；④纠正水、电解质及酸碱平衡紊乱；⑤加强营养支持和补充维生素，禁食患者应使用肠外营养；⑥护肝及纠正凝血功能异常。争取在胆道感染控制后才行择期手术治疗。

2. 手术治疗

（1）胆总管切开取石、T 管引流术：可采用开腹或腹腔镜手术。适用于单纯胆总管结石，胆管上、下端通畅，无狭窄或其他病变者。若伴有胆囊结石和胆囊炎，可同时行胆囊切除术。为防止和减少结石遗留，术中可采用胆道造影、超声或纤维胆道镜检查。术中应尽量取尽结石。如条件不允许，也可以在胆总管内留置橡胶 T 管（不提倡应用硅胶管），术后行造影或胆道镜检查、取石。术中应细致缝合胆总管壁和妥善固定 T 管，防止 T 管扭曲、松脱、受压。放置 T 管后应注意：①观察胆汁引流的量和性状，术后 T 管引流胆汁 200～300ml/d，较澄清。如 T 管无胆汁引出，应检查 T 管有无脱出或扭曲；如胆汁过多，应检查胆管下端有无梗阻；如胆汁浑浊，应注意结石遗留或胆管炎症未控制。②术后10～14天可行T管造影，造影后应继续引流24小时以上。③如造影发现有结石遗留，应在手术6周后待纤维窦道形成后，行纤维胆道镜检查和取石。④如胆道通畅，无结石和其他病变，应夹闭T管24～48小时，无腹痛、黄疸、发热等症状可予拔管。

（2）胆肠吻合术：亦称胆汁内引流术。近年已认识到内引流术废弃了Oddi括约肌的功能，因此使用逐渐减少。目前仅适用于：①胆总管远端炎症狭窄造成的梗阻无法解除，胆总管扩张；②胆胰汇合部异常，胰液直接流入胆管；③胆管因病变而部分切除，无法再吻合。常用的吻合方式为胆管空肠Roux-en-Y吻合，为防止胆道逆行感染，Y形吻合的引流袢应超过40cm，并可采用如人工乳头、人工瓣膜等各种抗反流措施，但效果仍不确定。胆管十二指肠吻合虽手术较简单，但食物容易进入胆管，吻合口远端胆管可形成"盲袋综合征"，现已废用。胆肠吻合术后，胆囊的功能已消失，故应同时切除胆囊。对于嵌顿在胆总管开口的结石不能取出时，可以应用内镜下或手术行Oddi括约肌切开，这也是一种低位的胆总管十二指肠吻合术，应严格掌握手术的适应证，禁忌用于有出血倾向或凝血功能障碍、乳头开口于十二指肠憩室、合并肝内胆管结石者。

三、肝内胆管结石

肝内胆管结石又称肝胆管结石（hepatolithiasis），是我国常见而难治的胆道疾病。其病因复杂，主要与胆道感染、胆道寄生虫（蛔虫、华支睾吸虫）、胆汁停滞、胆管解剖变异、营养不良等有关。结石绝大多数为含有细菌的棕色胆色素结石，常呈肝段、肝叶分布，但也有多肝段肝叶结石者，多见于肝左外叶及右后叶，与此两肝叶的肝管与肝总管汇合的解剖关系致胆汁引流不畅有关。肝内胆管结石易进入胆总管，并发肝外胆管结石。其病理改变有：①肝胆管梗阻：可由结石的阻塞或反复胆管感染引起的炎性狭窄造成，阻塞近段的胆管扩张、充满结石，长时间的梗阻导致梗阻以上的肝段或肝叶纤维化和萎缩，如大面积的胆管梗阻最终引起胆汁性肝硬化及门静脉高压。②肝内胆管炎：结石导致胆汁引流不畅，容易引起胆管内感染，反复感染加重胆管的炎症狭窄；急性感染可发生化脓性胆管炎、肝脓肿、全身脓毒症、胆道出血。③肝胆管癌：肝胆管长期受结石、炎症及胆汁中致癌物质的刺激，可发生癌变。

（一）引起腹痛的临床特点与诊断

1. 临床表现　可多年无症状或仅有上腹和胸背部胀痛不适。多数患者因体检或其他疾病做超声等影像学检查而偶然被发现。此病常见的临床表现是急性胆管炎引起的寒战、高热和腹痛，除合并肝外胆管结石或双侧肝胆管结石外，局限于某肝段、肝叶的可无黄疸。严重者出现急性梗阻性化脓性胆管炎、全身脓毒症或感染性休克。反复胆管炎可导致多发的肝脓肿，如形成较大的脓肿，可穿破膈肌和肺，形成胆管支气管瘘，咳出胆砂或胆汁样痰；长期梗阻甚至导致肝硬化，表现为黄疸、腹水、门静脉高压和上消化道出血、肝衰竭。如腹痛为持续性，进行性消瘦，感染难以控制，腹部出现肿物或腹壁瘘管流出黏液样液，应考虑肝胆管癌的可能。体格检查可能仅可触及肿大或不对称的肝，肝区有压痛和叩击痛。有其他并发症，则出现相应的体征。

2. 诊断　急性胆管炎时白细胞数量升高，分类中性粒细胞增多并左移，肝功能学检查异常。糖链抗原（CA19-9）或CEA明显升高，应高度怀疑癌变。

对反复腹痛、寒战、高热者应进行影像学检查。超声检查可显示肝内胆管结石及部位，根据肝胆管扩张部位可判断狭窄的位置，但需要与肝内钙化灶鉴别，后者常无相应的胆管扩张。PTC、ERCP、MRCP均能直接观察胆管树，可观察到胆管内结石负影、胆管狭窄及近端胆管扩张，或胆管树显示不全、某部分胆管不显影、左右胆管影呈不对称等。CT或MR对肝硬化和癌变者有重要诊断价值。

（二）鉴别诊断

1. 肠绞痛　疼痛以脐周为主。如为机械性肠梗阻，则伴有恶心、呕吐，腹胀，无肛门排气、排便。腹部可见肠型，肠鸣音亢进，可有高调肠鸣音，或可闻气过水声；可有不同程度和范围的压痛和/或腹膜刺激征。腹部X线片显示有肠胀气和气液平面。

2. 壶腹癌或胰头癌　黄疸者需作鉴别，该病起病缓慢，黄疸呈进行性且较深；可无腹痛、腹痛较轻或仅有上腹不适，一般不伴寒战、高热，体检时腹软，无腹膜刺激征，肝大，常可触及肿大胆囊；晚期有腹水或恶病质表现。ERCP 或 MRCP 和 CT 检查有助于诊断。EUS 检查对鉴别诊断有较大帮助。

（三）治疗

无症状的肝胆管结石可不治疗，仅定期观察、随访即可。临床症状反复发作者应手术治疗，原则为尽可能取净结石，解除胆道狭窄及梗阻，去除结石部位和感染病灶，恢复和建立通畅的胆汁引流，防止结石的复发。手术方法包括：

1. 胆管切开取石　是最基本的方法，应争取切开狭窄的部位，沿胆总管向上切开，甚至可达 2 级胆管，直视下或通过术中胆道镜取出结石，直至取净。难以取净的局限结石需行肝切除，高位胆管切开后，常需同时行胆肠吻合手术。

2. 胆肠吻合术　不能作为替代对胆管狭窄、结石病灶的处理方法。当 Oddi 括约肌仍有功能时，应尽量避免行胆肠吻合手术。治疗肝内胆管结石一般不宜应用胆管十二指肠吻合，而多采用肝管空肠 Roux-en-Y 吻合。适应证：①胆管狭窄充分切开后整形、肝内胆管扩张并肝内胆管结石不能取净者；② Oddi 括约肌功能丧失，肝内胆管结石伴扩张、无狭窄者；③囊性扩张并结石的胆总管或肝总管切除后；④为建立皮下空肠盲襻，术后再反复治疗胆管结石及其他胆道病变者；⑤胆总管十二指肠吻合后，因肠液或食物反流反复发作胆管炎者。对胆肠吻合后可能出现吻合口狭窄者，应在吻合口置放支架管支撑引流，支架管可采用经肠腔或肝面引出，或采用 U 管，两端分别经肠腔和肝面引出，为防止拔管后再狭窄，支撑时间应维持 1 年。

3. 肝切除术　肝内胆管结石反复并发感染，可引起局部肝的萎缩、纤维化和功能丧失。切除病变部分的肝，包括结石和感染的病灶、不能切开的狭窄胆管，去除了结石的再发源地，并可防止病变肝段、肝叶的癌变，是治疗肝内胆管结石的积极的方法。适应证：①肝区域性的结石合并纤维化萎缩、脓肿、胆瘘者；②难以取净的肝叶、肝段结石并胆管扩张者；③不易手术的高位胆管狭窄伴有近端胆管结石者；④局限于一侧的肝内胆管囊性扩张者；⑤局限性的结石合并胆管出血者；⑥结石合并癌变者。

4. 术中的辅助措施　为取净结石，术中可应用胆道造影、超声等检查以确定结石的数量和部位，胆道镜还可行术中取石，也可用碎石器械行术中碎石治疗。

5. 残留结石的处理　肝内胆管结石手术后结石残留较常见，有 20%～40%。因此，后续治疗对减少结石残留有重要的作用。治疗措施包括术后经引流管窦道胆道镜取石；激光、超声、微爆破碎石；经引流管溶石，体外震波碎石，以及中西医结合治疗等。

（陈增银）

第 4 节　肾与输尿管结石

一、概述

影响结石形成的因素很多，如年龄、性别、种族、遗传、环境因素、饮食习惯和职业对结石的形成影响很大。身体的代谢异常、尿路的梗阻、感染、异物和药物的使用是结石形成的常见病因。重视和解决这些问题，能够减少结石的形成和复发。

二、引起腹痛的临床特点与诊断

（一）临床表现

肾和输尿管结石（renal and ureteral calculi）为上尿路结石，主要症状是疼痛和血尿。其程度与结石部位、大小、活动与否及有无损伤、感染、梗阻等有关。

1. 疼痛　肾结石可引起肾区疼痛伴肋脊角叩击痛。肾盂内大结石及肾盏结石可无明显临床症状，或活动后出现上腹或腰部钝痛。输尿管结石可引起肾绞痛（renal colic）或输尿管绞痛，典型的表现为疼痛剧烈难忍,阵发性发作,位于腰部或上腹部,并沿输尿管行径放射至同侧腹股沟,还可放射到同侧睾丸或阴唇。结石处于输尿管膀胱壁段,可伴有膀胱刺激症状及尿道和阴茎头部放射痛。肾绞痛常见于结石活动并引起输尿管梗阻的情况。

2. 血尿 通常为镜下血尿,少数患者可见肉眼血尿。有时活动后出现镜下血尿是上尿路结石的唯一临床表现。血尿的多少与结石对尿路黏膜损伤的程度有关。如果结石引起尿路完全性梗阻或固定不动(如肾盏小结石),则可能不发生血尿。

3. 恶心、呕吐 输尿管结石引起尿路梗阻时,使输尿管管腔内压力增高,管壁局部扩张、痉挛和缺血。由于输尿管与肠有共同的神经支配而导致恶心、呕吐,常与肾绞痛伴发。

4. 膀胱刺激症状 结石伴感染或输尿管膀胱壁段结石时,可有尿频、尿急、尿痛。

(二)诊断

1. 病史和体检 与活动有关的疼痛和血尿,有助于此病的诊断,尤其是典型的肾绞痛。询问病史中,要问清楚第一次发作的情况,确认疼痛发作及其放射的部位,以往有无结石史或家族史,既往病史包括泌尿生殖系统疾病或解剖异常,或结石形成的影响因素等。疼痛发作时常有肾区叩击痛。体检主要是排除其他可引起腹部疼痛的疾病,如急性阑尾炎、异位妊娠、卵巢囊肿扭转、急性胆囊炎、胆石症、肾盂肾炎等。

2. 实验室检查

(1)血液分析:应检测血钙、尿酸、肌酐。

(2)尿液分析:常能见到肉眼或镜下血尿;伴感染时有脓尿,感染性尿路结石患者应行尿液细菌及真菌培养;尿液分析还可测定尿液 pH、钙、磷、尿酸、草酸等;发现晶体尿及行尿胱氨酸检查等。

(3)结石成分分析:是确定结石性质的方法,也是制定结石预防措施和选用溶石疗法的重要依据。结石分析方法包括物理方法和化学方法两种。物理分析法比化学分析法更精确,常用的物理分析法是红外光谱法等。

3. 影像学检查

(1)超声:属于无创检查,应作为首选影像学检查,能显示结石的高回声及其后方的声影,亦能显示结石梗阻引起的肾积水及肾实质萎缩等,可发现尿路 X 线片不能显示的小结石和 X 线阴性结石。超声适合于所有患者,包括孕妇、儿童、肾功能不全和对造影剂过敏者。

(2)X 线检查

1)尿路 X 线片:能发现 90% 以上的 X 线阳性结石。正侧位摄片可以除外腹内其他钙化阴影,如胆囊结石、肠系膜淋巴结钙化、静脉石等。侧位片显示上尿路结石位于椎体前缘之后,腹腔内钙化阴影位于椎体之前。若结石过小或钙化程度不高,纯尿酸结石及胱氨酸结石,则不显示。

2)静脉尿路造影:可以评价结石所致的肾结构和功能改变,有无引起结石的尿路异常,如先天性畸形等。若有充盈缺损,则提示有 X 线阴性结石或合并息肉、肾盂癌等可能。若查明肾盂、肾盂输尿管连接处和输尿管的解剖结构异常,有助于确定治疗方案。

3)逆行或经皮肾穿刺造影:属于有创检查,一般不作为初始诊断手段,往往在其他方法不能确定结石的部位或结石以下尿路系统病情不明需要鉴别诊断时采用。

(3)平扫 CT:能发现以上检查不能显示的或较小的输尿管中、下段结石。有助于鉴别不透光的结石、肿瘤、血凝块等,以及了解有无肾畸形。增强 CT 能够显示肾脏积水的程度和肾实质的厚度,从而反映了肾功能的改变情况。另外,疑有甲状旁腺功能亢进时,应作骨摄片。

(4)磁共振水成像(MRU):MR 不能显示尿路结石,因而一般不用于结石的检查。但是,MRU 能够了解结石梗阻后肾、输尿管积水的情况,而且不需要造影剂即可获得与静脉尿路造影相似的影像,不受肾功能改变的影响。因此,对于不适合做静脉尿路造影的患者(如造影剂过敏、严重肾功能损害、儿童和孕妇等)可考虑采用。

(5)放射性核素肾显像:放射性核素检查不能直接显示泌尿系结石,主要用于确定分侧肾功能,评价治疗前肾功能情况和治疗后肾功能恢复状况。

（6）内镜检查：包括经皮肾镜，输尿管硬、软镜和膀胱镜检查。通常在尿路 X 线片未显示结石，静脉尿路造影有充盈缺损而不能确诊时，借助内镜可以明确诊断和进行治疗。

三、鉴别诊断

右侧肾与输尿管上段结石：与胆囊炎、胆石症、胃和十二指肠溃疡病相鉴别。

右侧输尿管中下段结石：与阑尾炎相鉴别。

肾及输尿管结石：与肾结核钙化灶、腹腔淋巴结钙化、盆腔静脉石相鉴别。

四、治疗

由于尿路结石复杂多变，结石的性质、形态、大小、部位不同，患者个体差异等因素，治疗方法的选择及疗效也大不相同，有的仅多饮水就自行排出结石，有的却采用多种方法也未必能取尽结石。因此，对尿路结石的治疗必须实施患者个体化治疗，有时需要综合各种治疗方法。

1. 病因治疗　少数患者能找到形成结石的病因，如甲状旁腺功能亢进（主要是甲状旁腺瘤），只有切除腺瘤，才能防止尿路结石复发；尿路梗阻者，只有解除梗阻，才能避免结石复发。

2. 药物治疗　结石 <0.6cm、表面光滑、结石以下尿路无梗阻时，可采用药物排石治疗。纯尿酸结石及胱氨酸结石时，可采用药物溶石治疗，如尿酸结石用枸橼酸氢钾钠碳酸氢钠碱化尿液，口服别嘌醇及饮食调节等方法治疗，效果较好；胱氨酸结石治疗需碱化尿液，使 pH>7.8，摄入大量液体。α- 巯丙酰甘氨酸（α-MPG）和乙酰半胱氨酸有溶石作用。卡托普利（captopril）有预防胱氨酸结石形成的作用。感染性结石需控制感染，口服氯化铵酸化尿液，应用尿酶抑制剂，有控制结石长大作用；限制食物中磷酸的摄入，应用氢氧化铝凝胶限制肠道对磷酸的吸收，有预防作用。在药物治疗过程中，还需增加液体摄入量，包括大量饮水，以增加尿量。中药和针灸对结石排出有促进作用，常用单味中药有金钱草或车前子等；常用针刺穴位是肾俞、膀胱俞、三阴交、阿是穴等。肾绞痛是泌尿外科的常见急症，需紧急处理，应用药物前注意与其他急腹症鉴别。肾绞痛的治疗以解痉止痛为主，常用的止痛药物包括非甾体抗炎药如双氯芬酸钠、吲哚美辛，阿片类镇痛药如哌替啶、曲马多等，以及解痉药如 M 型胆碱受体阻断剂、钙通道阻滞剂、黄体酮等。

3. 体外冲击波碎石（extracorporeal shock wave lithotripsy，ESWL）　通过 X 线或超声对结石进行定位，利用高能冲击波聚焦后作用于结石，使结石裂解，直至粉碎成细砂，随尿液排出体外。20 世纪 80 年代初应用于临床，实践证明，它是一种安全、有效的非侵入性治疗，且大多数的上尿路结石可采用此方法治疗。

适应证：适用于直径≤2cm 的肾结石及输尿管上段结石。输尿管中下段结石治疗的成功率比输尿管镜取石低。

禁忌证：结石远端尿路梗阻、妊娠、出血性疾病、严重心脑血管病、主动脉或肾动脉瘤、尚未控制的泌尿系感染等。过于肥胖、肾位置过高、骨关节严重畸形、结石定位不清等，由于技术性原因而不适宜采用此法。

碎石效果：与结石部位、大小、性质、是否嵌顿等因素有关。结石体积较大且无肾积水的肾结石，由于碎石没有扩散空间，效果较差，常需多次碎石。胱氨酸、草酸钙结石质硬，不易粉碎。输尿管结石如停留时间长，合并息肉或发生结石嵌顿时，也难以粉碎。

并发症：碎石后多数患者出现一过性肉眼血尿，一般无须特殊处理。肾周围血肿形成较为少见，可保守治疗。感染性结石或结石合并感染者，由于结石内细菌播散、碎石梗阻引起肾盂内高压，冲击波引起的肾组织损伤等因素，可发生尿源性败血症，往往病程进展很快，可继发感染性休克，甚至死亡，需高度重视，积极治疗。在碎石排出过程中，由于结石碎片或颗粒排出，可引起肾绞痛。若碎石过多地聚于输尿管内，可引起"石街"，患者腰痛或不适，有时可合并继发感染等。为了减少并发症，应采用低能量治疗、限制每次冲击次数。若需再次治疗，间隔时间为 10～14 天或以上为宜，推荐 ESWL 治疗次数不超过 3～5 次。

4. 经皮肾穿刺取石术(percutaneous nephrolithotomy, PCNL)　在超声或X线定位下经腰背部细针穿刺直达肾盏或肾盂,扩张并建立皮肤至肾内的通道,在肾镜下取石或碎石。较小的结石通过肾镜用抓石钳取出,较大的结石将结石粉碎后用水冲出。碎石选用超声、激光或气压弹道等方法。取石后放置双J管和肾造瘘管较为安全。PCNL适用于所有需手术干预的肾结石,包括完全性和不完全性鹿角结石、≥2cm的肾结石、有症状的肾盏或憩室内结石、体外冲击波难以粉碎及治疗失败的结石,以及部分L_4以上较大的输尿管上段结石。凝血机制障碍,过于肥胖穿刺针不能达到肾,或脊柱畸形者不宜采用此法。PCNL并发症有肾实质撕裂或穿破、出血、漏尿、感染、动静脉瘘、损伤周围脏器等。对于复杂性肾结石,单一采用PCNL或ESWL都有困难,可以联合应用,互为补充。术中及术后出血是PCNL最常见及最危险的并发症,术中如出血明显,应中止手术,置入肾造瘘管压迫止血。术后出血常发生在拔出肾造瘘管后,如出血凶猛,应立即行经血管介入止血。确实无法止血时,应切除患肾以保存患者生命。

5. 输尿管镜碎石取石术(ureteroscope lithotripsy, URL)　经尿道置入输尿管镜,在膀胱内找到输尿管口,在安全导丝引导下进入输尿管,用套石篮、取石钳将结石取出。若结石较大,可采用超声、激光或气压弹道等方法碎石。适用于中、下段输尿管结石,ESWL失败的输尿管上段结石,X线阴性的输尿管结石,停留时间长的嵌顿性结石,亦用于FSWL治疗所致的"石街"。输尿管严重狭窄或扭曲、合并全身出血性疾病、未控制的尿路感染等不宜采用此法。结石过大或嵌顿紧密,亦使手术困难。并发症有感染、黏膜下损伤、假道、穿孔、撕裂等。输尿管撕脱或断裂是最严重并发症,与术中采用高压灌注、进镜出镜时操作不当有关,应注意防范。如发生该并发症,应马上中转开放手术。远期并发症主要是输尿管狭窄或闭塞等。输尿管软镜主要用于肾结石(<2cm)的治疗。采用逆行途径,向输尿管置入安全导丝后,在安全导丝引导下放置软镜镜鞘,直视下置入输尿管软镜,随导丝进入肾盂或肾盏并找到结石。使用200μm光纤导入钬激光,将结石粉碎成易排出的细小碎石,较大结石可用套石篮取出。

6. 腹腔镜输尿管切开取石(laparoscopic ureterolithotomy, LUL)　适用于>2cm输尿管结石或经ESWL、输尿管镜手术治疗失败者。一般不作为首选方案。手术入路有经腹腔和经腹膜后两种,后者只适用于输尿管上段结石。

7. 开放手术治疗　由于ESWL及内镜技术的普遍开展,现在上尿路结石大多数已不再用开放手术。开放手术的术式主要有以下几种:①肾盂切开取石术:主要适用于肾盂输尿管处梗阻合并肾盂结石,可在取石的同时解除梗阻;②肾实质切开取石术:根据结石所在部位,沿肾前后段段间线切开或于肾后侧做放射状切口取石,目前应用较少;③肾部分切除术:适用于结石在肾一极或结石所在肾盏有明显扩张、实质萎缩和有明显复发因素者;④肾切除术:因结石导致肾结构严重破坏,功能丧失,或合并肾积脓,而对侧肾功能良好,可将患肾切除;⑤输尿管切开取石术:适用于嵌顿较久或用其他的方法治疗失败的结石。

手术径路需根据结石部位选定。双侧上尿路同时存在结石约占患者15%。其手术治疗原则:①双侧输尿管结石,应尽可能同时解除梗阻,可采用双侧输尿管镜碎石取石术,如不能成功,可行输尿管逆行插管或行经皮肾穿刺造瘘术,如条件许可,也可行经皮肾镜碎石取石术。②一侧肾结石,另一侧输尿管结石时,先处理输尿管结石。③双侧肾结石时,在尽可能保留肾的前提下,先处理容易取出且安全的一侧。若肾功能极差,梗阻严重,全身情况不良,宜先行经皮肾造瘘。待患者情况改善后,再处理结石。④孤立肾上尿路结石或双侧上尿路结石引起急性完全性梗阻无尿时,一旦诊断明确,只要患者全身情况许可,应及时施行手术。若病情严重,不能耐受手术,亦应试行输尿管插管,通过结石后留置导管引流;不能通过结石时,则改行经皮肾造瘘。所有这些措施目的是引流尿液,改善肾功能。待病情好转后,再选择适当的治疗方法。

(陈增银)

第 5 节　大网膜扭转

一、概述

大网膜扭转是一种罕见的外科急腹症。发病率低，国内外仅有一些零星病例报道。大网膜扭转约 80% 发生于成年人，男女比例约 2∶1。该病可分为原发性和继发性两种，继发性大网膜扭转常见于腹膜炎后、腹腔手术后、肠粘连、疝囊粘连、大网膜肿瘤或囊肿等，术中一般可找到病灶。可能的原因：①腹膜炎或手术后形成条索性粘连，在运动时造成扭转；②腹股沟疝内容物为大网膜，其与疝囊粘连时，在疝自行回纳过程中形成扭转；③大网膜上的囊肿或肿瘤，使网膜的游离缘不对称，易发生扭转。原发性大网膜扭转是指大网膜本身无任何疾病存在所发生的扭转，原因尚不明确，可能与大网膜解剖异常有关，剧烈活动、突然改变体位、暴食后引起的胃肠蠕动，腹内压改变等也是引起扭转的诱因。

二、引起腹痛的临床特点与诊断

（一）临床表现

由于右侧大网膜较长，易发生扭转，发病早期大网膜根部受牵拉，血管绞窄，自主神经受到刺激，无论原发性或继发性扭转，主要的症状均为突发腹部绞痛，呈持续性，并且逐渐加剧。部位往往先在脐周或全腹部，以后则局限，此是由于扭转远端大网膜淤血、坏死，刺激大网膜所在局部腹壁引起疼痛，形成典型的转移性右下腹痛。故原发性大网膜扭转临床症状以大范围腹痛为主，较多时表现为转移性右下腹痛，疼痛呈持续性，逐渐加重，可出现恶心、呕吐等消化道症状，体温多正常或低热，腹部体征为腹部压痛，伴有反跳痛及肌紧张，以右中下腹显著居多，少数患者腹部可叩及包块，肠鸣音正常或减弱。

（二）诊断

本病少见，仅靠临床表现常难以确诊。实验室检查方面可能仅仅表现为血白细胞正常或轻度升高，B 超一般无明显异常表现，偶尔可见腹腔内积液。腹部 CT 和 MR 对确诊大网膜扭转有一定帮助。腹部 CT 可见沿同心圆排列的脂肪纹理，还可见扭转部位由内向外延伸的血管蒂，沿前腹壁走行至胃体下缘，垂直于横结肠处，分散为许多小血管影表现，MR 表现为大块的脂肪结构围绕着一种类似静脉的低密度管状卷曲结构的中心。

若在腹股沟触及有压痛的肿物，无其他肠道疾病的症状时，应疑此病，并及时剖腹探查。术中如发现网膜静脉怒张及腹腔内有少量血性腹水，并排除其他脏器病变，应考虑此病。如见到扭转的大网膜伴充血、水肿或坏死，则可确诊。

三、鉴别诊断

大网膜扭转临床少见，极易误诊，应注意与急性阑尾炎、绞窄性肠梗阻、消化性溃疡穿孔、急性胆囊炎和卵巢囊肿蒂扭转等相鉴别。实际上，临床上绝大多数误诊为急性阑尾炎。

四、治疗

原发性大网膜扭转发病率低，临床表现无特异性，亦又无特异性医技检查方法和影像学特征，实验室检查、腹部 X 线及 B 超检查对确诊并无帮助，术前诊断极为困难，极易误诊，常需手术探查明确诊断。有文献报道，大网膜扭转的术前诊断率仅 10%。原发性大网膜扭转一经诊断或高度怀疑，原则上应行手术治疗。大网膜扭转可造成大网膜动、静脉栓塞，手术切除范围应较实际坏死范围大，在扭转部位以上 2～3cm 处切除，以免发生切缘迟发性坏死。若将坏死的大网膜复位，大量毒素可经大网膜静脉回流入血，加重术后高热等中毒症状，因此切除前不宜将坏死的大网膜复位。术前未能明确诊断或疑为本病，手术时应剖腹探查切口，便于全面探查腹腔。近年来，随着微创技术的发展，腹腔镜已广泛应用于急腹症，术中可广泛探查，明确诊断及治疗，具有极大优势。国内外已有报道，采用腹腔镜探查，治愈了大网膜扭转患者。术中可用电凝钩离断大网膜，必要时加用可吸收夹或缝线，甚至应用超声刀或直线切割闭合器。与传统剖腹探查相比，腹腔镜手术创伤小、恢复快，通过腹腔镜可广泛探查，明确诊断及治疗。腹腔镜不仅能作为治疗手段，而且可以作为一种有效的诊断方法，对大网膜扭转这类罕见病的诊治具有极大优势，值得推广。

（陈增银）

参 考 文 献

[1] 闫志安. 泌尿系结石的药物治疗 [J]. 中国临床医生，2008，36（5）：17-22.

[2] 陈庞洲，徐勋，张湛英，等. 泌尿系统结石外科治疗进展 [J]. 中国现代药物应用，2010，4（21）：231-232.

[3] 彭文标，朱碧琳，赖国修，等. 体外冲击波碎石在泌尿科的应用进展 [J]. 中国现代医生，2010，48（24）：14-15.

[4] 高茂，吴希庆. 泌尿系结石的治疗进展 [J]. 包头医学院学报，2011，27（1）：129-132.

[5] 徐彦，张犁，张平，等. 电子输尿管软镜钬激光碎石治疗复杂肾结石 45 例分析 [J]. 现代泌尿外科杂志，2013，18（1）：40-42.

[6] 桂志明，钟文，曾国华. 肾结石外科治疗新进展 [J]. 中国微创外科杂志，2009，3（3）：230-233.

[7] 吴孟超，吴在德，吴肇汉，等. 外科学 [M]. 8 版. 北京：人民卫生出版社，2013.

[8] 葛均波，徐永健. 内科学 [M]. 8 版. 北京：人民卫生出版社，2013.

[9] 池肇春，陈明. 腹痛的鉴别诊断与治疗 [M]. 北京：中国医药科技出版社，2009.

[10] MAYUMI T，YOSHIDA M，TAZUMA S，et al. The practice guidelines for primary care of acute abdomen 2015[J]. J Hepatobiliary Pancreat Sci，2016，23（1）：3-36.

[11] ZBAR A P. Simultaneous caecal volvulus through a congenital mesenteric defect and proximal intussusception[J]. Tech Coloproctol，2011，15（4）：481-482.

[12] REPICI A，DE CARO G，LUIGIANO C，et al. WallFlex colonic stent placement for management of malignant colonic obstruction：a prospective study at two centers[J]. Gastrointest Endosc，2008，67（1）：77-84.

[13] REPICI A，ADLER D G，GIBBS C M，et al. Stenting of the proximal colon in patients with malignant large bowel obstruction：techniques and outcomes[J]. Gastrointest Endosc，2007，66（5）：940-944.

[14] KNAB L M，BOLLER A M，MANVI D M. Cholecystitis[J]. Surg Clin North Am，2014，94（2）：455-470.

[15] 李喆，韦军民. 胆石症非手术治疗的现状与研究进展 [J]. 中国实用外科杂志，2009，29：614-616.

[16] 张小文，王炳煌. 大网膜扭转 [J]. 中国医师进修杂志，2008，31：8-9.

[17] 刘迪，秦鸣放. 大网膜扭转的腹腔镜诊断与治疗 4 例 [J]. 世界华人消化杂志，2010，18：1728-1730.

第15章 腹腔脏器破裂出血引起急性腹痛的诊断、鉴别诊断与治疗

第1节 肝 破 裂

一、肝外伤性破裂

肝脏是人体最大的实质性脏器,大部位于右季肋区,虽受肋骨保护,但由于当今交通事故等致伤因素存在,使得肝破裂较为常见,占腹部脏器损伤的15%～20%。右肝破裂较左肝为多。肝破裂可引起大出血、休克、胆瘘、感染等严重并发症。据国内文献报道,肝破裂总病死率为10%～15%。

(一)引起腹痛的临床特点与诊断

1. 病因 ①开放性损伤:锐性外力,如利刃、枪弹或弹片等。②闭合性损伤:多因钝性暴力,如打击、挤压、车祸、爆震或高处跌伤。另外,产伤引起新生儿肝破裂,妊娠可导致孕妇肝破裂,两者较为少见。

2. 引起腹痛的机制与临床特征 取决于肝破裂的病理类型及范围。真性破裂主要表现为腹腔内出血、腹膜炎。在肝破裂患者中,肝浅表裂伤者占80%～90%,这些患者大多可自行止血或轻微出血。临床上一般仅有上腹部疼痛,疼痛范围可逐渐缩小。随着肝破裂程度加重、范围增大,腹腔内出血与胆汁外渗较多,临床上可有不同程度的休克,出现面色苍白,脉速,进行性贫血或短期内出现休克,常出现剧烈腹痛,腹肌紧张,压痛明显,并随时间推移而加重。肝包膜下血肿和中心型破裂,无腹肌紧张,有时可触及右上腹局限性压痛的包块,肝大、变形,可伴有或不伴有胆道出血。

绝大多数肝破裂者有腹痛、腹胀,腹部压痛、反跳痛、肌紧张,肠鸣音消失等腹膜炎症状、体征。但没有像胃肠道破裂、消化液溢出而刺激腹膜引起的腹部压痛、肌紧张强烈;受积血及胆汁刺激膈肌,可呈现右上腹、右下胸痛及右肩痛及呃逆;大量出血,可引起明显腹胀、移动性浊音和直肠刺激症状。

3. 诊断

(1)临床表现:开放性肝破裂中,凡外伤到通过乳头与肩胛下角连线平面至肋缘与第12肋骨平面之间范围者,都应怀疑有肝脏和膈肌的损伤。在闭合性肝破裂中,当右下胸或右上腹遭受钝性伤,特别右下胸部肋骨有骨折时,均有肝破裂的可能。程度较轻的包膜下出血时,与腹壁挫伤较难鉴别。特别是当闭合性肝破裂合并有胸、腹部严重复合伤时,由于伤势重、病情复杂,往往不易确定有否肝破裂的存在。因此,应结合受伤的情况、临床表现和各种必要的诊断辅助方法迅速做出判断,以便制定紧急治疗方案,避免延误病情。

患者有右侧胸腹部外伤史,主诉右上腹部疼痛,有时向右肩部放射,口渴、恶心或呕吐。腹部触诊时有明显的压痛、反跳痛、腹肌紧张及叩痛等。如果患者同时有内出血,表现为面色苍白、血压下降、脉搏增快、腹部有移动性浊音,则应高度怀疑肝破裂的可能。

(2)腹腔穿刺:是临床上最常采用的一种安全、有效和操作简易的诊断方法,诊断阳性率可达90%左右。如能抽出不凝固的血液,即为阳性。如为闭合性损伤,肝包膜下出血或腹腔内出血量少时,腹腔穿刺诊断可能有困难。腹腔穿刺阴性时应严密观察病情变化,必要时重复穿刺。选择恰当的穿刺点非常重

要,以右腋前线肋缘下3~5cm,即升结肠旁沟附近进针,易获得阳性结果。

（3）腹腔灌洗术:对少量出血者在诊断上有帮助。在排空膀胱后,于脐至耻骨联合间连线上1/3处,用套管针穿刺,置入细导管,注入无菌生理盐水1 000ml（10~20ml/kg）。然后用虹吸作用使腹内冲洗液流回输液瓶中。取瓶中液体进行肉眼或显微镜下检查,必要时涂片、培养或测定淀粉酶含量。检查结果符合以下任何一项,即属阳性:①灌洗液含有肉眼可见的血液、胆汁、胃肠内容物;②显微镜下红细胞计数超过$100×10^9$/L或白细胞计数超过$0.5×10^9$/L;③淀粉酶超过100 Somogyi单位;④灌洗液中发现细菌。

腹腔灌洗术目前因操作费时、繁琐,非特异性并存在假阴性,现已极少应用。

（4）影像学诊断

1）B超诊断:因其无创伤、价格低廉、操作方便,常列为腹部闭合性损伤的首选检查,敏感性为81.5%。

B超表现:①肝包膜的连续性消失,断裂处回声增强;②肝包膜下或肝实质内有回声区或低回声区;③腹腔内无回声区提示腹腔积血。对于肝包膜下血肿、中央型挫伤和腹腔内积血积液的诊断有较确定的价值。

2）CT检查:CT检查可以正确地显示肝破裂损伤的部位和范围,有无血液外渗聚集于肝内、包膜下或在腹腔内。

①肝包膜下血肿CT表现:在CT横断面图像上,一般呈新月形或双凸透镜形,边界清楚,其相对密度与血肿形成的时间有关。在血肿早期,因血红蛋白含量高,CT平扫呈高密度。随着时间延长,由于血红蛋白的溶解和吸收,血肿密度逐渐减低,转变为等密度和低密度。

②肝破裂伴肝包膜撕裂（真性肝破裂）CT表现:a.肝实质挫裂伤,包括单纯性肝裂伤、多发性肝裂伤和星形肝裂伤等,CT平扫表现为条状、分支状和放射状低密度影,其边界于伤后第1周常清晰、锐利,以后逐渐变得模糊不清。b.肝实质断离伤:CT可显示肝实质有部分或不同程度的断离,断离处显示为低密度。往往与肝实质内血肿和肝包膜下血肿并存。c.肝中央破裂:发生出血、胆汁渗出,继而形成血肿或胆源性假性囊肿。CT平扫与陈旧性血肿、脓肿或胰外假性囊肿等相似,呈水样低密度。需要注意的是,有时复合伤患者因休克前期表现为烦躁易动,CT检查时身体不能保持安静状态,导致CT图像出现伪影,此时应仔细辨别,否则容易误诊或漏诊。

3）X线检查:胸腹部X线片见到肝区阴影扩大,右膈肌升高;右下胸肋骨骨折、胸腔积液或气胸,均提示肝破裂的可能。

4）MRI检查:MRI检查能更精确地显示肝损伤程度,对血流动力学稳定者,其他诊断方法不能确诊时,MRI是诊断肝脏创伤的可靠方法。

5）其他诊断手段:包括选择性肝动脉造影、放射性核素肝扫描等,对休克不明显、全身状况较好或损伤后有并发症者有一定的诊断帮助。

6）实验室检查:定时检查红细胞计数、血红蛋白和红细胞比容等。在肝破裂早期,红细胞计数、血红蛋白和红细胞比容可能接近正常,但随着病情的发展,腹腔内出血量增多会逐渐下降。白细胞早期即可升高,损伤后10小时内可升高150%~300%。血清ALT、AST值在损伤后几小时即可升高,因ALT选择性地在肝内浓缩,损伤后大量释放出来,所以ALT较AST更具有特殊诊断意义。

7）腹腔镜诊断:对诊断有疑问,以及是否手术探查难以决定时,借助腹腔镜不仅可以明确诊断,还可对轻度肝破裂加以处理。由于二氧化碳气腹可引起高碳酸血症和因抬高膈肌而影响呼吸,现有应用无气腹腔镜检查的方法。

（二）鉴别诊断

应与肝内血肿、膈下感染、肝组织缺血坏死、胆道出血、肝脓肿等鉴别,常需要通过病史、临床表现及影像检查所见进行鉴别。注意当患者外伤较重,存在较多复合伤时,容易造成误诊或漏诊,应引起足够重视。在必要时应当适当增加辅助检查次数,尤其血常规和床旁彩超,对早期发现病损有较大帮助。

（三）治疗

1. 非手术治疗 近年来,借助于先进的医疗设施,通过B超、CT等对伤情定量和动态观察,使非手术治疗逐年上升。近年资料统计，闭合性肝破裂采用非手术治疗比例已达全部病例的 25%～70%，成功率达到 70%～98%。

腹部钝性损伤所致者多为Ⅰ～Ⅱ级肝破裂，经非手术疗法效果良好。具备以下条件的才能采用非手术治疗：①血流动力学稳定；②无腹膜刺激征象；③B超或CT显示单纯的肝实质裂伤或肝内血肿，无活动性出血，腹腔内积血少；④无需剖腹探查的腹内其他脏器损伤。近来有人提议，非手术治疗严重肝破裂的地位应进行重新评估。应以血流动力学稳定情况等临床征象作为是否立即剖腹探查的主要依据，而不能拘泥于肝破裂的性质。

非手术治疗的具体方法：①绝对卧床休息；②禁食并胃肠减压；③预防性应用广谱抗生素，以减少肝脏脓肿和腹腔脓肿的形成；④定期监测血常规、GPT、GOT、血清胆红素；⑤定期腹部CT检查，当显示血肿逐渐缩小，可室内活动，至少休息 6～8 周才能恢复正常活动，继续观察及CT随诊，直至血肿完全消失。

肝破裂后，对生命威胁最大的是出血引起的失血性休克。其次是胆汁性腹膜炎。此外，肝破裂在多数情况下都合并有腹部其他脏器损伤，如合并胃肠损伤的污染，加之坏死脱落的肝组织等，都是促使感染发生、加重休克的重要因素。对肝破裂的救治措施，必须在救治休克的同时，充分注意胆汁性腹膜炎的预防。

肝破裂急救处理，首要的任务是补充血容量，恢复和维持有效血循环。迅速建立输液通道，同时监测中心静脉压。在快速输入足量的晶体、胶体液后，及时输入新鲜全血。

实验研究认为，静脉内注入少量的胆汁，并未见有严重的反应，故越来越多的人应用自身输血。

2. 手术治疗 应根据损伤情况、有无合并伤和休克程度等决定手术时间。当无休克或仅有轻度休克时，适当给予静脉补液后，即可手术；中度或重度休克时，经补充血容量后生命体征仍不稳定或需大量输血才能维持血压者，说明有继续活动性出血，则需迅速施行手术。肝火器伤和累及空腔脏器的非火器伤都应手术治疗，应尽早剖腹手术。肝破裂手术治疗的基本要求是彻底清创、确切止血、消除胆汁溢漏和建立通畅的引流。其中，止血是手术治疗的关键。

（1）开腹后暂时控制出血：用纱布垫压迫创面，用手捏住或用橡皮管阻断肝十二指肠韧带。常温下阻断肝门的时间不宜超过 15～20 分钟。肝硬化等病理情况时，肝血流阻断时间每次不宜超过 15 分钟。若需要更长时间，应分次进行。阻断肝门未能止血，应怀疑有肝静脉或肝后下腔静脉破裂，此种情况占全部肝损伤的 0.5%～1.0%，但病死率高达 75%。切不可盲目翻转游离肝脏。应迅速经第 7 肋或第 8 肋间开胸，目前提倡向上劈开胸骨入胸，进一步探查、止血。

（2）肝单纯缝合术：适合于Ⅰ～Ⅱ级浅表性肝损伤，裂口不深、出血不多、创缘比较整齐的病例，在清创后可将裂口直接予以缝合，活动性出血者经"8"字或横褥式缝合，缝合时应注意避免留有无效腔。

（3）局部清创加大网膜填塞及缝合修补术：方法是清除出血点和断裂的胆管逐一结扎，缝合前填塞大网膜，吸收性明胶海绵，再加裂口对合缝合。

（4）肝动脉结扎术：尽量结扎肝左或肝右动脉，效果肯定。尽量少分离、破坏肝门区的侧支循环。不易控制的动脉性出血，肝总动脉最安全，但止血效果有时不满意。

（5）肝切除术：对大块肝组织破损、粉碎性肝破裂、组织挫伤严重者做清创式肝切除术。断面仔细缝合、止血，用手指离断失活的肝组织。

（6）纱布块填塞法：此法虽然有继发感染、再出血等并发症，但对于肝广泛出血、止血不满意而需转院治疗者，广泛肝被膜下血肿有继续扩大者，病情危重不能耐受者，可选用肝周填塞。材料用大网膜、吸收性明胶海绵、氧化纤维或止血粉填入，或用长而宽的纱布条按顺序填入裂口。

（7）肝破裂累及肝静脉主干或肝后段下腔静脉破裂的处理：选择胸腹联合切口，用粗针线将肝破裂伤缝合、靠拢，必要时行全肝血流阻断。

（8）筛网肝修补术：适用于严重肝裂伤，特别是星芒状肝裂伤。用人工合成可吸收的筛网包裹、压迫裂伤的肝脏，达到止血的目的。

二、肝癌自发性破裂出血

肝癌自发性破裂临床上多发生于男性，占肝癌患者的 12%～14%，多见于伴有肝硬化，肿瘤位于肝表面，或肿瘤突向腹腔而表面无正常肝组织者，巨块型肝癌发生破裂的机会较结节型多见。因肿瘤过度生长，导致肿瘤表面正常肝组织破裂出血；肿瘤发生缺血、坏死、钙化而自发破裂出血；也可因轻微外力、患者剧烈咳嗽、用力排便等增加腹内压，发生癌结节破裂。腹腔内出血或瘤内出血成了患者的首发症状。

（一）引起腹痛的临床特点与诊断

腹痛的发生机制为肝血管、肝包膜撕裂刺激神经，或血和胆汁进入腹腔引起腹膜炎所致。小的破裂出血量少，往往被大网膜包裹自然止血，患者仅感右上腹有轻微局限性腹痛。出血量大时，患者突然右上腹痛、腹胀、恶心、呕吐，出现面色苍白、出冷汗、脉快等失血症状，严重者出现休克。右上腹部有明显的压痛、反跳痛、腹肌紧张等腹膜刺激征。

患者曾被诊断为肝炎、肝硬化或肝癌。对中年以上的患者，既往无肝外伤史，突然出现右上腹部痛，腹穿抽出血性腹水，应考虑肝癌破裂出血的可能。因此，详细询问病史也是不可忽视的诊断方法之一。

临床上常为缓慢的乃至急剧的内出血表现。小破口少量出血时，轻度局限性腹痛。大量出血时，患者除有失血性休克外，尚有典型的弥漫性腹膜炎体征，如腹胀、移动性浊音、肠鸣音减弱或消失等，预示着出血量很多。肝被膜下破裂时，可无腹膜炎的表现。

腹腔诊断性穿刺在腹部的右下腹及右上腹部，若抽得不凝固血液，即可确定腹腔内出血的诊断。

（二）治疗

肝癌出血多属肝癌晚期，治疗方法应考虑患者的肝功状态和承受能力。

1. 一般治疗 适用于肝癌破裂口小、出血少、发病缓慢、周身情况良好的患者。在严密观察下，需要卧床休息，对症治疗，止血药物有巴曲酶（立止血）、维生素 K、6- 氨基己酸、酚磺乙胺（止血敏）等。同时保肝治疗，应适当补充新鲜血液、白蛋白、氨基酸、维生素 C、葡萄糖等。无需手术治疗。

2. 经皮穿刺肝动脉栓塞或栓塞化疗 此法通过减少肿瘤的血供以控制止血，亦可以将化疗药物与栓塞剂混合，达到治疗肿瘤的目的。

3. 手术治疗 肝癌破裂出血可自行止血，并且肝癌晚期肝功能差、手术危险性大，要首先以各种方法控制出血，充分做好术前准备，待病情稍稳定或血压恢复后急诊手术治疗，包括肝切除术、吸收性明胶海绵大网膜填塞止血、纱布垫压迫止血。此外，也可行肝动脉结扎止血，要严格掌握结扎手术适应证。当有下列情况者应视为禁忌：①在休克状态下；②中度肝硬化肝功能有明显损害者；③门静脉有阻塞，门静脉压升高者。肝癌破裂出血，一般结扎肝左动脉或肝右动脉分支，止血效果较好。

此外，微波治疗有较好的止血作用，适用于肝硬化严重的患者。经皮无水乙醇注射治疗肝癌破裂出血，无水乙醇具有脱水、凝固蛋白的作用，可达到止血的目的。

第2节 脾 破 裂

脾脏组织甚为脆弱，血运丰富，稍受外力就可引起破裂，是腹内最易受伤破裂的脏器。在腹部钝性损伤中，有 20%～40% 的患者发生脾脏破裂，医源性和自发性破裂不足 15%。

一、致伤原因

1. 外伤性脾破裂

（1）开放性脾破裂：原因有刺伤、枪弹伤、弹片伤、爆炸伤等。多有左胸或左上腹伤口，亦可在背部或腹部的其他部位。

（2）闭合性脾破裂：多发生于交通事故、坠落伤、挤压伤、冲击伤等。暴力多作用于左季肋部或左上腹部，合并左下胸部肋骨骨折。外力作用于左上腹部以外的撞击或腹内压骤然升高时，脾脏的移动受到限制,使脾脏被撕裂。

2. 自发性脾破裂 占同期脾破裂的3.6%,发生于病理性脾大患者,无外伤史,罕见。肝硬化、门静脉高压、晚期血吸虫病、疟疾、伤寒、急性白血病及淋巴瘤等疾病并发病理性脾大是自发性破裂的内因。轻微的外伤或由于咳嗽、打喷嚏、呕吐、用力排便、性交、孕妇、分娩及跳跃等日常活动均可引起脾自发性破裂。

3. 医源性脾破裂 由于在术中或侵入性诊疗中由医师手操作或医疗器械使用不当所造成。以上腹部手术多见,常见的原因多为施行胃、左半结肠手术,经脾行左侧肾上腺手术;术中行剖腹探查脾脏,在使用较大创钩牵拉左侧肋弓时;脾穿刺活检、脾动脉栓塞等侵入性诊疗。

4. 脾破裂延迟出血 脾破裂延迟出血包括延迟性脾破裂、隐匿性或慢性脾破裂。延迟性脾破裂指脾损伤后48小时以上发生的出血症状。大部分见于外伤或病理性脾脏的自发性破裂。

二、引起腹痛的临床特点与诊断

(一)临床表现

腹痛的发生与脾脏组织撕裂累及神经或发生腹膜炎有关。脾包膜下破裂患者,主要有左上腹胀痛感,呼吸时加剧,有时左上腹可触及有压痛包块。患者经一段缓解期,2周内突然出现腹部剧痛,应考虑迟发性脾破裂。

真性脾破裂时可致腹腔内出血,有进行性失血表现。受伤后即出现左上腹剧烈腹痛,疼痛多持续而剧烈,亦可为隐痛、胀痛、割裂痛、绞痛等,并可放射至左肩或左腰部,深呼吸加重。左膈下积血可刺激膈肌,部分患者左肩部可出现带状疼痛区(Kehr征)。短期内即出现烦躁、口渴、心悸、出冷汗、面色苍白等急性失血症状,发生休克。

如出血量大,常有血压下降、脉搏快、神志淡漠、面色苍白等出血性休克表现。早期仅有左上腹压痛,局部腹肌紧张。随着腹内血量增多,全腹有明显压痛和腹肌紧张,以左上腹明显,亦可出现腹胀、移动性浊音。

开放性脾破裂多有左胸或左上腹的伤口,合并有肋骨骨折,胸膜、肺、膈肌、胃肠道或肾损伤,还可有血气胸等。

(二)诊断

根据外伤史和左上腹部及左季肋部的疼痛、压痛和腹腔内出血的临床表现,体格检查时如果发现左第9、10、11肋骨骨折,更应怀疑合并存在脾损伤。

外伤后疼痛缓解或减轻,又突然出现剧烈腹痛、腹胀,病情迅速恶化。出现左上腹进行性增大的包块和伤后持续低热等症状时,应怀疑延迟性脾破裂。

1. 腹腔穿刺 腹腔穿刺是简便、快速、经济、安全的诊断方法,准确率可达90%以上。一般应在左下腹腹直肌外缘外侧作穿刺,方向朝向左髂窝。若吸出不凝固的血液,结合外伤史和临床表现,即可诊断脾破裂。阴性结果则不能完全排除脾损伤,常需选择不同的部位,间隔一定时间,改变体位,反复穿刺,才能提高阳性率。严重腹内胀气、大月份妊娠、腹腔内有广泛粘连以及患者烦躁不安,难以合作时,不宜勉强行腹腔穿刺。

2. 诊断性腹腔灌洗 患者排空膀胱,在脐下3~4cm中线处作小切口或直接用套管针进行穿刺,将一个多孔塑料管或腹膜透析管插入腹腔20~30cm,10分钟内注入生理盐水500~1 000ml或10~20ml/kg。利用虹吸作用使腹内冲洗液流出,收集后用肉眼和显微镜观察。一般25ml血即可染红1 000ml灌洗液,肉眼能作出判断;或显微镜下红细胞计数超过$100×10^9$/L,即属阳性结果。目前已较少应用。

3. 影像学诊断

(1)X线检查:患者立位X线透视侧卧位片上可见脾区阴影扩大,脾轮廓模糊,可见左膈抬高,运动受限。脾内血肿使54%胃泡移位征象。63%因脾胃韧带积血,胃大弯可呈锯齿状。胸部X线片有时能显示左下部肋骨骨折,对诊断脾破裂有较大参考意义。

(2)B超检查:有助于脾破裂的诊断,确定腹腔内有无积液。可作动态观察,有下列情况者可确诊脾包膜下出血：①脾前出现液性暗区；②脾包膜不连续，脾实质出现不规则的裂隙暗带；③有双道轮廓征。

（3）CT诊断：CT能证实腹腔内积血、脾周围血块、脾撕裂和脾被膜下血肿等。CT能敏感地鉴别脾周围血块和腹腔积血，是一项诊断脾损伤的可靠方法。但也需注意伪影的存在，防止漏诊和误诊出现。

（4）血管造影及电子计算机数字减影血管造影（DSA）：具有高度的特异性和准确性，能直接观察脾动脉及其分支有无出血，还可经导管注射血管栓塞剂治疗脾破裂及腹膜后出血。

（5）腹腔镜检查：可用小腹腔镜，因镜身细、操作简单易行，对小出血点可电灼止血。

三、鉴别诊断

外伤性脾破裂主要应与肝、左侧肋骨骨折、左肾、胰体尾部损伤、肠系膜血管破裂等相鉴别，也应与某些内科疾病如急性胃肠炎、心肌梗死等相鉴别。

四、治疗

目前认为，脾脏拥有抗感染、抗肿瘤的免疫功能，对维持人的生命与健康有着重要价值，因而在脾外伤破裂时，应尽量加以保留。随着对脾脏外科解剖学及微循环的进一步了解，应用精确的诊断技术，发现微纤维胶原等有效止血剂，使非手术疗法有了可靠的依据和保证。

（一）非手术治疗

脾脏在人体免疫功能中具有重要作用。况且脾脏有特殊的血管分布，钝性伤所致脾破裂，多为横行损伤，少有跨节段损伤；以往术中所见80%脾破裂口已血凝，无活动性出血；脾脏有极好的自愈能力。单纯性闭合性脾外伤中包膜和实质的表浅裂伤，腹腔内无合并其他脏器破裂，患者属儿童和青少年，在密切观察病情变化、保证患者生命安全的前提下，首先应采用非手术疗法。

脾脏不应随便切除。在"抢救生命第一"的原则下保留脾脏，医源性脾损伤则重在预防，这两点已达成共识。小儿脾损伤的选择性非手术治疗成为常见。成人也可行选择性非手术治疗。

非手术治疗的患者应加强监护，应密切观察脉搏、血压、血红蛋白，并作B超、CT，动态观察。如经过大量、快速输液及输血后，休克仍未明显好转以及诊断性腹腔穿刺和灌洗发现仍有活动性出血，则应及早手术。非手术疗法虽然可治愈脾损伤，但需严格选择病例，要准备充足的血源，必要时随时中转手术。既不要无视脾脏损伤的程度，一律采用全脾切除术，又切忌不顾患者的生命而强行保脾治疗。

保守治疗的适应证主要有：①非开放性钝挫伤，局限性浅表性脾裂伤；②腹痛不剧烈，腹膜炎体征不明显，无腹胀，临床症状逐渐好转；③血流动力学稳定，出血征象不明显；④不合并腹内其他脏器损伤；⑤多适用于儿童及年轻患者，年龄小于55岁。

注意事项：较重患者应置于监护病房（ICU）中，绝对安静、卧床、禁食、止血、输血补液。严密监测患者的临床表现、血流动力学变化。注意腹部症状及体征变化，排除空腔脏器损伤或胰腺损伤等。定期行B超、CT检查，必要时反复行腹腔穿刺。住院治疗1~2周，病情稳定后可出院，但仍应限制活动3个月。总的来说，非手术治疗脾外伤应保持审慎态度。

（二）手术治疗

处理破裂脾脏时，在抢救患者生命的原则下，应尽量选用原位的保脾方法，无法保留时，可选用全脾切除加自体脾异位移植。

保脾手术的主要适应证：①未损伤脾蒂的大血管，脾脏无广泛的挫裂伤，有相当部分的脾脏血运良好，并保持完整；②脾脏本身无病理改变；③无严重的腹腔内脏器损伤及明显的腹腔污染；④生命体征稳定；⑤尤其是婴幼儿和青壮年。

常用的保脾方法有：

1. 局部止血法 方法很多，即电烧、凝血，应用吸收性明胶海绵、纤维凝胶、冷冻止血等。热敷压迫创面的渗血后，覆盖大网膜片。适用于周围区的浅表裂伤。

2. 脾动脉栓塞和结扎术 经皮股动脉脾动脉栓塞术（SAE）大大减少脾灌注量，但胃短动脉以及胃左动脉和胃网膜左动脉分支的侧支循环仍保留了脾脏的血供，其网状内皮功能未完全受损。SAE患者虽然有可能发生并发症(脾梗死、脾破裂、脓肿形成、囊肿形成、动脉剥离或动脉瘤),但仍有保存脾脏的潜在力。脾动脉结扎不致完全阻断脾脏的血运。适用于缝合修补术后仍有出血者,当脾脏广泛游离,侧支血管已被破坏时,不宜选用脾动脉结扎来保留脾脏。

3. 脾缝合或修补术 用于Ⅰ、Ⅱ级脾被膜小的撕裂和脾实质较浅的裂伤,损伤仅达脾实质周围区,无腹腔严重感染及危及生命的合并伤需紧急处理者。行褥式或间断缝合,不可遗留残腔。若脾裂口过宽、过深,可以带蒂大网膜填塞后再予缝合。

4. 脾部分切除或节段性切除术 用于Ⅲ级脾破裂,有深而大的横行撕裂伤、脾脏横断、部分碎裂或缺损,脾动、静分支损伤而致相应的脾组织缺血性失活者。节段性脾切除术后,用脾包膜上、下两唇重叠覆盖脾截面。包括半脾切、次全脾切除、脾叶切除、脾段切除等。

5. 自体脾片组织大网膜内移植术 全脾切除时,为了避免脾切除术后脾功能的丧失,当患者存在如下情况:①没有严重的脑部、胸部等处的联合外伤;②腹腔内无污染;③患者凝血机制正常;④非病理脾;⑤可将脾片移植到网膜囊、脾床或者腹膜褶;⑥非高龄。移植脾片不仅易于存活,而且有正常组织结构和滤过功能。另有报道,移植后6个月脾片的血供、结构、免疫功能已接近正常。自体脾片移植亦有一定的并发症。

当然,如果脾脏损伤严重,为抢救患者生命,在此情形下应果断行全脾切除术。全脾切除术仍是主要的,常用的手术方式主要适用于:①Ⅳ级脾破裂伤,全脾破裂或广泛性脾实质破裂,脾动、静脉损伤,脾脏完全失去活力不能保留;②合并严重的联合伤,如胸腹联合伤或腹内、外多脏器合并伤,脑外伤,或有严重出血、休克等对生命有严重威胁的情况,应尽快结束手术;③病情重,血压不稳定;④合并腹内脏器损伤伴腹腔内明显污染;⑤保脾手术后不能有效控制出血时。

切口的选择可将切口从其下端向左横行延长,成为"L""┣"形。对于有广泛紧密的血管性粘连,应采用长弯血管钳逐一钳夹切断粘连,并予结扎或缝扎,切忌勉强行事,不要误伤胃壁。为了避免损伤胰尾,应先将胰尾与脾蒂分离,靠近脾门处钳夹脾蒂,切除脾脏。术后常规放置脾窝处引流。

近年来,随着腹腔镜技术的发展,腹腔镜手术处理脾破裂已被证实安全、有效。与传统开腹手术脾切除术相比,腹腔镜治疗外伤性脾破裂具有明显优势,可使患者的创伤、术中出血量、术后镇痛使用率、术后排气时间、住院时间及术后并发症等明显减少,具有显著临床治疗效果,损伤小,恢复快,并发症少,值得临床中广泛使用。

第3节 胃 破 裂

腹部闭合损伤中,胃破裂小于1%;开放性损伤中则为19%。

一、致伤原因

1. 外伤性暴力

(1)钝性损伤:常见的有拳打脚踢、挤压等。可造成胃壁的挫伤、黏膜裂伤、胃全层破裂,甚至横断。饱食后更易造成胃破裂。

(2)锐性损伤:刀刃、枪弹伤等。

2. 化学性损伤 因吞入酸、碱等腐蚀性物所致。

3. 医源性损伤 在胃内有炎症、溃疡或肿瘤等病灶时做胃镜检查,治疗;洗胃时液体量、压力过大,胃过度膨胀;手术中因解剖困难、操作失误所致。

4. 胃内异物 吞食异物的物体过大,两端尖锐。

5. 自发性破裂 极为罕见。多见于新生儿、早产儿,因胃先天性发育不良及胃内压增高因素所致。幽门的痉挛梗阻,在胃原已膨胀的情况下发生剧烈呕吐,用力过猛或负重等均可使胃壁因过度紧张而造成破裂。

二、引起腹痛的临床特点与诊断

（一）临床表现

腹痛的发生与损伤的程度有关。全层胃破裂累及神经、浆膜和腹膜可引起剧烈腹痛，无全层破裂的胃损伤上腹部疼痛较轻。

胃破裂性损伤的主要表现为急性腹痛、腹胀和弥漫性腹膜刺激征，以上腹部为显著，呕吐不多见。破损口接近贲门、食管区时，造成纵隔气肿、液气胸。从腹部伤口涌出未消化的食物、胆汁和气体，可呈不同程度的腹壁皮下气肿。肝浊音界缩小或消失。肠鸣音减弱或消失。亦可出现休克和出血。

新生儿自发性胃破裂均有呕吐、腹胀、呼吸困难及休克症状，出现肠鸣音减弱。

（二）诊断

开放性腹部损伤患者能从腹部伤口见到胃内容物或查到裂口的胃，诊断即可确立。

闭合性腹部损伤患者诊断胃破裂需要进一步检查，包括：①留置胃管：胃管中吸到血性物或血液者，则应高度怀疑为胃损伤。吸出的胃内容物无血液者并不能完全排除胃损伤的可能。② X 线检查：严重腹部损伤的患者都应摄直立位胸部 X 线片；直立位（或左侧卧位）腹部摄片。明确有无骨折、气胸、血胸、肺部挫伤、膈下游离气体等。膈下游离气体对诊断空腔脏器破裂具有特异意义，但无膈下游离气体也不能否定胃破裂的存在。在诊断有疑问时，口服水溶性造影剂有帮助。新生儿自发性破裂 X 线表现：腹腔有大量的游离气体，可见贯穿整个腹腔的巨大的液气平面，膈肌明显升高，往往小肠无梗阻平面。③腹腔穿刺和灌洗：若能抽出不凝固血液、胆汁、脓液或空气可认为阳性。诊断正确率为 90% 左右。可行腹腔灌洗术。腹腔灌洗术的诊断正确率为 97% 左右。④ B 超检查：在排除腹腔实质性脏器损伤的情况下，B 超发现腹腔内有积液，腹腔游离气体存在于膈下或肝前间隙与腹壁之间，表现为明亮区，反射呈等距离横纹状的强回声，可随体位的变化，面积相应改变。而胃肠道内气体反射多呈弥散、浑浊，后方有超声衰减，与游离气体回声明显不同，同时，胃肠道气体不能延伸到肝前间隙及腹壁之间。⑤ CT 检查：CT 检查也可发现腹内游离气体，尤其在胃破裂口较小，腹腔内游离气体不多，X 线检查难以发现时，CT 检查有较为重要的辅助诊断价值。另外，CT 还可发现腹内积液，一般位于肝周、破口周围。

三、治疗

胃破裂一旦确诊或高度怀疑时，应尽早进行剖腹探查。腹部损伤中，凡有休克、弥漫性腹膜刺激征、消化道出血、腹腔内游离气体、伤口溢出胃内容物、气体、胃腔直接显露以及并发其他脏器损伤者，均应立即进行手术治疗。

术前抗休克治疗极为重要，措施包括输血或血液制品，静脉输入平衡盐溶液。输入大剂量广谱抗生素以防治感染。腹部贯通伤的通道有时可有严重污染，除特殊情况下，一般不应包括在切口内。

胃前壁刀刺伤时，必须探查胃后壁，检查后壁必须打开小网膜囊，对分辨不清的小渗漏可在钳夹幽门或十二指肠后，再由胃管注入生理盐水使胃膨胀，而有利于液体从小孔溢出。

处理胃破裂时应注意以下几点：①失去活力的组织都需彻底清除；②彻底止血；③做两层缝合。胃的多发伤可选择胃大部切除术。缝合近贲门或幽门部损伤时必须小心，勿使管腔变窄，造成梗阻。缝合腹膜前宜用大量生理盐水和甲硝唑溶液冲洗腹腔，放置引流管。

摄入化学性毒物而致胃严重坏死时，可能需做全胃切除术，最好暂时作十二指肠或空肠道瘘，以减压远侧消化道。

（陈增银）

参 考 文 献

[1] 陈刚红，江克翔，朱铁明. 丙氨酸氨基转移酶联合急诊床旁 B 超诊断闭合性肝破裂的临床意义 [J]. 中华全科医学，2017，15：2074-2076.

[2] 周健，黄绪广，毕建威，等. 严重外伤性肝破裂手术治疗 25 例分析 [J]. 中华肝脏外科手术学电子杂志，2016，5：29-31.

[3]　刘雷，徐周纬，张剑林. 创伤性肝破裂 42 例临床诊治体会 [J]. 肝胆外科杂志，2016，24：178-180.

[4]　朱深义，方全喜，张付华，等. 外伤性脾破裂 96 例治疗方法的选择 [J]. 中华肝胆外科杂志，2004，10：347-349.

[5]　陈佳. 腹腔镜治疗急性创伤性脾破裂临床研究 [J]. 肝胆外科杂志，2017，25：461-462，466.

[6]　李晓华，吴晓琴，骆国妹. 外伤性胃肠破裂 199 例诊疗体会 [J]. 临床急诊杂志，2007，8：167-169.

第1节　肝海绵状血管瘤破裂

一、概述

肝血管瘤是最常见的肝脏良性肿瘤，发病率为 0.4%～20.0%，好发于 30～50 岁女性，男女比例约 1∶5。根据其纤维组织的含量，可分为硬化性血管瘤、血管内皮细胞瘤、毛细血管瘤和海绵状血管瘤。其中，以海绵状血管瘤最多见，前三者罕见，故临床所称肝血管瘤系指肝海绵状血管瘤。根据瘤体直径大小，一般可分为三级，即小海绵状血管瘤（<5cm）、大海绵状血管瘤（5～10cm）和巨大海绵状血管瘤（>10cm）。本病确切发病原因尚不明确，可能与先天性血管发育异常及后天性内分泌影响有关。大多数病例瘤体生长缓慢，无恶变倾向，对机体影响小，多无症状或症状轻微，一般预后良好。但由于某种原因，如妊娠或剧烈运动等可促使肿瘤增大和破裂，重者可威胁生命。肝海绵状血管瘤破裂时，可出现上腹剧烈疼痛，并很快蔓延至全腹，有不同程度的腹肌紧张、压痛和反跳痛，并伴有心悸、脉搏细弱、面色苍白、血压下降等休克症状和体征。如腹腔内积血较多，可有移动性浊音，肠鸣音减弱或消失。如腹肌不太紧张，部分患者可在上腹部触及与肝脏相连的表面光滑、质地柔软、有囊性感、可压缩的包块，有助于诊断。

二、诊断

有肝海绵状血管瘤病史者突然出现剧烈腹痛、出血、休克等症状，不难诊断。但对无肝海绵状血管瘤病史的患者，需结合 CT、MRI 和血管造影检查，必要时可做剖腹探查。

1. 腹腔穿刺术　腹腔穿刺结合盐水灌洗，常能提高阳性率。如果获得不凝血或抽出液镜检发现红细胞，则可确定内出血的诊断，再结合病史考虑是否为肝海绵状血管瘤破裂。

2. 超声或 CT 检查　B 超或 CT 检查可发现肝脏是否存在血管瘤，同时可区别肝脏有无恶性肿瘤，并可帮助了解是否存在腹腔内积液。超声可作为首选的检查方法，敏感性很高，可检出 1cm 以下的小血管瘤，但特异性不高。CT 检查不论小血管瘤或大血管瘤，均有重要诊断价值，可作为常规的检查方法。增强扫描时"快进慢出"的特征性表现是诊断血管瘤的可靠依据，而肝癌表现为"快进快出"的特有 CT 征象，有助于鉴别。

3. MRI 检查　诊断准确率高、特异性强，一般不会遗漏和误诊。T_1WI 上一般呈边界清楚的类圆形均匀低信号，偶见等信号；T_2WI 上一般呈均匀明亮高信号，并随回波时间的延长，病灶信号强度随之增高，即"灯泡征"。

4. 选择性肝动脉造影　通过造影剂在肝脏内异常的分布和出血时造影剂的外溢，对诊断有帮助，并可提供与肝癌之间的鉴别。血管造影时，瘤体显影早而消失慢，即所谓早出晚归征，是本病特有征象。

5. 肝核素显像　肝核素显像是诊断本病的最佳方法，有高度的特异性和敏感性。采用 $^{99}Tc^m$ 标记红细胞作血池扫描,典型表现为早期动态显像活性降低,延迟血池显像活性度增加,即出现过度填充现象,为肝血管瘤的特异指征。

三、鉴别诊断

1. 肝癌破裂　多有慢性肝炎、肝硬化病史。表现为突然的右上腹或上腹剧痛,可迅速波及全腹,常可触及肿大的肝脏,腹腔穿刺发现血腹,AFP 大多增高,超声、CT 扫描、血管造影等有鉴别价值,必要时可行肝穿刺活检。

2. 肝转移瘤　多见于中老年人,常有原发病史,增强早期边缘或整个病灶出现明显强化,门静脉期对比剂基本排出,可有"牛眼"征,延迟扫描病灶呈低密度,很少出现等密度充填,可鉴别肝海绵状血管瘤。

3. 肝腺瘤　多见于女性,可有口服避孕药史,常无肝病史。常位于肝实质内,有完整的包膜,质地较硬,易破裂出血,右上腹剧痛。而肝血管瘤呈蜂窝状充满血液,瘤体有假包膜,常有血栓形成和钙化现象。在 B 超或 CT 引导下对肿瘤穿刺活检可明确诊断。

4. 肝动脉瘤　通常无任何症状,少数迅速增大者可有压迫邻近组织所致的症状,若破裂入腹腔可引起剧烈腹痛、血性腹水和休克。较大的肿瘤可在肝区扪及搏动性肿块伴震颤或闻及收缩期血管。B 超和 CT、血管造影有鉴别意义。

5. 绞窄性肠梗阻　腹痛突然且腹穿液也为血性液体,但有肠道梗阻的明显症状,常有腹部手术等病史;腹部 X 线片、B 超可帮助鉴别。

6. 胃及十二指肠溃疡急性穿孔　有长期反酸、腹痛等溃疡病史。突然上腹刀割样疼痛并迅遍及全腹,可伴有恶心、呕吐,可有不同程度的休克症状,腹肌呈板样强直,肝浊音界缩小或消失。X 线检查可见膈下游离气体,腹穿液为含胆汁的消化液。

7. 急性出血性坏死性胰腺炎　发作虽然也较突然,但疼痛部位趋向于上腹部偏左及背部,血、尿及腹腔渗液的淀粉酶明显升高,且常有暴饮暴食、饮酒或胆道疾病史。

四、治疗

肝海绵状血管瘤破裂者,应立即给予止血、止痛、抗休克、对症支持治疗,并行外科手术或肝动脉栓塞治疗。

手术是治疗肝海绵状血管瘤破裂最有效的方法。主要目的是彻底止血,其次是在病情许可的情况下切除肿瘤。在进行手术前应积极纠正休克,待休克稳定后手术。如果经积极治疗不见好转,则应在抢救休克的同时剖腹止血。

常用的手术方法有:肝动脉结扎术、肝动脉结扎和瘤体缝合止血、压迫止血、血管瘤切除术和肝叶切除术。具体采用何种方法,取决于血管瘤的大小、部位、肝脏本身病理变化情况、患者对手术的耐受情况和所处的医疗技术条件等。

一方面,由于急诊切除破裂肿瘤的病死率高达 50%;另一方面,由于介入技术的发展和成熟,现多数学者主张先行经导管肝动脉栓塞术(TAE)以控制出血。只要没有门静脉闭塞、动静脉瘘、黄疸、肝功能衰竭,均可进行 TAE 治疗。因 TAE 无法完全栓塞血管,治疗效果不彻底,复发率高,同时还会引起严重并发症,单纯的 TAE 难以成为主要的治疗方法,但仍可作为肝血管瘤破裂出血时的紧急过渡治疗,迅速控制出血为手术治疗提供条件。

如下情况可考虑急诊行肿瘤切除术:①经 TAE 治疗失败或复发出血者;②患者全身情况好,血流动力学稳定。

第2节 急性肠系膜上动脉病

一、概述

急性肠系膜上动脉病是肠系膜上动脉栓塞、血栓形成或痉挛等所致的急性缺血性肠病，以栓塞多见。一般发病急骤、剧烈而没有相应体征的上腹部或脐周疼痛，器质性和并发房颤的心脏病，胃肠过度排空症状为本病重要特征，称其为 Bergan 三联征。本病常见于中老年人，发病率随年龄增大而升高，多见于男性。血管本身的病变和血流灌注不足是引起本病的两个主要因素，其次是细菌感染。在原有广泛动脉硬化基础上，亦可发生在夹层动脉瘤、系统性红斑狼疮、长期口服避孕药或血液高凝状态基础上，造成急性肠系膜上动脉缺血、血栓形成或栓塞。

本病症状缺乏特异性，在发病早期和进展期又存在隐匿性。

1. 早期 以突发脐周或上腹部痉挛性疼痛起病，同时可伴有剧烈的胃肠道排空症状，如恶心、呕吐、腹泻等，但腹部查体仅有轻度压痛，肠鸣音正常或稍亢进。

2. 进展期 随着肠壁黏膜下神经丛的缺血受损，腹痛反而会减轻，出现 3~6 小时间歇性无痛阶段。

3. 晚期 最终肠管进展至全层坏死；患者腹痛转为持续，部位弥漫，胃肠道有血性分泌物；出现腹膜炎、脓毒症休克、多器官功能障碍等。肠管可耐受 12 小时内的 75% 的血流量减少，但血管完全闭塞 6 小时即导致不可逆的肠黏膜损伤。

二、诊断

1. 临床表现 由于本病早期症状不典型，缺乏特异性，如何提高早期诊断率，在发生肠坏死之前确诊本病是提高疗效、改善预后、降低病死率的关键。50 岁以上有心脏病及动脉硬化病史者，突然发生剧烈急性腹痛，伴有呕吐、腹泻或血便时，尤其早期体征与症状不符合者，应高度怀疑本病，尽早做有关检查，力争早诊、早治。

2. 实验室诊断 可出现代谢性酸中毒、血清酶升高、白细胞增多、血液浓缩等，但缺乏特异性。肠型脂肪酸结合蛋白升高，提示肠道损伤。

3. 腹部 X 线诊断 腹部 X 线片可见早期无明显异常，有时由于肠痉挛，小肠内无气体即可出现"休克腹"特征性改变，数小时后出现气液平面。后期肠麻痹时可见肠袢积气，肠壁水肿、增厚。肠坏死时肠腔内气体漏入肠壁浆膜下层引起肠壁中积气，有时门静脉也有气体阴影。

4. 超声诊断 对本病的敏感性和特异性达 85%~90%，主要用于筛查和术后随访。可以明确肠系膜上动脉根部及近端的情况，能够发现有栓子、血栓，并且能够动态观察肠系膜上动脉血流。但超声易受肠气干扰且难以评估远端和分支血管。

5. 选择性肠系膜上动脉造影诊断 选择性肠系膜上动脉造影诊断是诊断本病的"金标准"。可观察肠系膜动脉的血流、血管痉挛和侧支循环情况，并可鉴别动脉栓塞、血栓形成或血管痉挛，还能经导管注药治疗。动脉栓塞多在结肠中动脉开口处，造影剂在肠系膜上动脉开口以下 3~8cm 处突然中断。栓子表现为动脉内锐利的圆形或半月形充盈缺损，伴远端血流完全或不完全闭塞。血栓形成则往往在肠系膜上动脉开口距主动脉 3cm 以内出现血管影突然中断，伴反应性血管收缩、管腔缩小。血管痉挛显示为有缩窄但无中断，可有动脉分支收缩和扩张交替，动脉弓痉挛。虽然动脉造影有诊断价值，但在急症情况下不易施行。

6. CT 和 MRI 诊断 CT 增强扫描，尤其是 CTA 检查可显示肠系膜上动脉主干及分支情况，同时能显示肠管缺血情况，因扫描速度快、空间分辨率高，诊断的准确率达 95%~100%，已成为本病的首选检查方法，目前已基本替代了诊断性的 DSA。直接征象包括：肠系膜上动脉无增强显影，腔内充盈缺损。间接征象包括：肠壁增厚、肠腔扩张积液、肠系膜水肿，如肠管坏死，可见肠壁和门静脉积气等。MRA 也有着较高的敏感性和特异性，在评估腹腔干、肠系膜上动脉主干上十分有用，但不能充分显示非闭塞性的低血流状态以及末梢血管的栓塞情况，空间分辨率不及 CT，容易高估病变血管的狭窄程度，检查时间较长等降低了它的使用率。

7. 剖腹探查诊断 可疑急性肠系膜上动脉病，但难以确诊的患者，应尽早剖腹探查明确诊断，尽早手术治疗以减少肠坏死范围，预防灾难性后果。

三、鉴别诊断

1. 急性肠系膜上静脉血栓形成 急性肠系膜上静脉血栓形成其临床表现与急性肠系膜上动脉病相似，但进展较缓慢，早期表现为腹部不适、食欲缺乏和排便规律改变，可持续数日或数周，接着出现突发的严重腹痛、呕吐和循环状态不稳。血性腹泻较急性肠系膜上动脉病多见。选择性肠系膜上动脉造影可进行鉴别。

2. 急性胰腺炎 急性胰腺炎常有暴饮暴食或饮酒史，胆道疾病史或先前有胰腺炎史；腹肌紧张、全腹触痛及反跳痛出现快且较明显；血、尿淀粉酶升高较急性肠系膜上动脉病明显；腹腔穿刺液为血性，淀粉酶升高较明显；超声检查可发现胰腺肿大、腹腔积液等征象；行选择性腹腔动脉造影可资鉴别。

3. 消化性溃疡穿孔 既往多有溃疡病史，表现为上腹部剧痛并迅速遍及全腹，伴腹肌板样强直，全腹有压痛及反跳痛，肝浊音界缩小或消失，X 线检查显示膈下、腹腔内游离气体。如仍不能确诊，插胃管抽出胃内容物后透视下注入气体或含碘造影剂，绝大多数可以见到空气或造影剂溢入腹膜腔。

4. 绞窄性肠梗阻 绞窄性肠梗阻常有腹部疝、手术、肠蛔虫、先天性畸形、肿瘤和结核等病史；有持续性剧烈腹痛，呕吐频繁，停止排便排气；腹部体征可见腹膜刺激征，肠鸣音减弱或消失，腹胀不对称，可触及有明显触痛的肿块，腹部穿刺可抽出血性液体；X 线检查可见肠腔积气、多发性气液平面等肠梗阻征象；早期出现休克等全身变化，虽经抗休克等治疗仍无好转，且有逐渐加重的趋势。必要时可进行血管造影加以鉴别。

5. 腹腔脏器扭转

（1）小肠扭转：表现为频繁的呕吐、阵发性脐周围绞痛、腹胀，有时可见肠型。早期肠鸣音亢进，晚期肠鸣音减弱或消失。X 线检查呈闭袢性肠梗阻的特点，小肠呈倒"U"字形排列。

（2）卵巢囊肿扭转：患者多有腹部一侧肿块史，多发生于猛烈改变体位或用力过度后，突发急剧疼痛开始于下腹部患侧，并迅速扩散至全腹部，不向肩背部放射。腹部检查可见有或触及疼痛而紧张的圆形肿块。

6. 其他 本病还需要与急性胃肠炎、急性阑尾炎、急性胆囊炎、肠套叠、输卵管妊娠破裂等疾病鉴别。

四、治疗

本病起病急骤，进展迅速，病死率高，一经确诊，必须迅速进行治疗，包括内科保守治疗、腔内介入治疗、外科手术治疗。融合了手术与介入治疗的杂交手术被认为是治疗的新发展方向。

（一）内科保守治疗

主要适用于血管阻塞范围小、无肠管坏死、腹膜炎表现以及手术前后的准备和康复。

1. 一般治疗 包括禁食、胃肠减压、静脉补液、维持水及电解质和酸碱平衡。应加强监护，密切监测患者每小时尿量，反复测血压、脉搏，必要时测量中心静脉压。针对原发病应及时纠正心力衰竭，抗心律失常，停用利尿剂、缩血管药物。由于呕吐、体液外渗和肠坏死出血等丢失大量液体，再加上疼痛反射均可以引起休克。应予及时补充血容量及输血，纠正和预防休克。腹腔内渗出液以及肠坏死均能导致腹腔及全身感染，且多为混合性感染，应尽早静脉给予大剂量广谱抗生素，避免致命性脓毒血症的发生。

2. 血管扩张治疗 血管扩张剂可迅速、有效地缓解动脉痉挛，改善肠管的缺血状态和避免肠坏死的发生。早期确诊者可经动脉造影导管灌注罂粟碱 30～60mg/h，如有效，继续给药；若无效或出现腹膜刺激征，需要外科治疗。此外，也可应用胰高血糖素、前列腺素等。在使用血管扩张剂时，血容量必须已补充充分，因为血液潴留在内脏血管床会恶化已有的低血容量状态。

3. 抗凝与溶血治疗 局部溶血治疗也有一定效果，一般经造影导管直接注入，尽量与血栓直接接触，可达到溶血目的。溶血治疗后应抗凝治疗，以改善血流状态，预防血栓再发，可选用肝素、华法林、肠溶阿司匹林等。扩血管、溶血与抗凝治疗适用于早期，但当怀疑有肠坏死或明显的消化道出血时禁用。此外，在肠管血运恢复后，应给予抗氧自由基的药物，以防治肠管再灌注损伤。

（二）腔内介入治疗

作为一项安全、有效的微创技术，可有效避免肠坏死的发生，已成为可替代外科手术的首选治疗方式。常在选择性肠系膜上动脉造影的同时对病变处给予处理，如球囊扩张、支架植入、置管溶栓、罂粟碱局部灌注等。首选腔内抽栓治疗，并结合局部溶栓治疗，可以有效开通栓塞的肠系膜上动脉，对于由动脉粥样硬化导致的局部狭窄的患者，可以植入支架治疗。有学者报道，腔内血管治疗较传统手术治疗能够明显降低急性肾衰竭、肺部并发症的发生率和病死率，显示出良好的临床疗效。

（三）外科手术治疗

对于药物及介入治疗无效者，症状进一步加重，出现腹膜刺激征、消化道出血或早期休克等征象，应及早手术。

手术治疗的目的是及时去除动脉内栓子，恢复肠壁血供，切除坏死肠管。一般来说，肠管可耐受缺血 12 小时，若缺血 8 小时内手术则效果较好。一般先手术摘除血管内栓塞物，然后再切除坏死的肠段，术后应行抗凝治疗，以防止血栓复发。

1. 血栓动脉内膜剥脱术　目的在于清除血栓，可直接切开肠系膜上动脉根部，清除掉血栓并作血管内膜剥脱术。该术治疗彻底，但难度大，且术后继发出血多见，故应用受到限制。

2. 血栓切除术　用于动脉血栓形成。于血栓形成处纵行切开动脉壁，切除血栓。远侧小动脉内血栓可借助 Fogarty 导管取出。血栓切除术和旁路移植术已取代效果不佳的血栓内膜切除术。

3. 栓子切除术　动脉栓塞早期，肠管尚未坏死且经造影导管注入溶栓药物无效时，应行栓子切除术。施行栓子切除术时应注意肠系膜上动脉远侧分支内有无栓塞，如有，可从动脉切口插入 Fogarty 导管，并取出栓子。有作者用经皮动脉鞘吸栓术治疗，也取得较好的疗效。

4. 旁路移植术　通常用于动脉血栓形成。先行血栓切除术，然后行旁路移植术重建血流。移植物可选用自体大隐静脉或人造血管。动脉血栓形成通常发生于动脉狭窄基础上，如狭窄范围较局限，可施行经皮腔内血管成形术。

5. 肠切除术　如肠管已坏死，切除坏死肠管是唯一有效的治疗方法。肠切除有两个难题需要解决：一是正确判断肠管活力，确定合理的肠切除范围；二是要防止术后复发。

肠管活力的判断可依据肠管色泽、蠕动和动脉搏动情况，术中可用热盐水纱布湿敷，动脉注入扩血管药、肝素或神经阻滞等方法。近来有人用多普勒血流仪和荧光染色技术来判断肠管活力，尤以荧光法准确性高，无不良反应，误切率低。如应用上述方法仍难以判定肠管活力时，为防止切除过多的肠管，可暂时肠管放回腹腔，于术后 24～48 小时再次剖腹探查，当可确定肠管是否存活。目前，腹腔镜是值得推荐的作为术后再探查的手段。

小肠切除时如坏死范围小，在不影响肠功能时，可适当放宽切除范围。如大范围坏死，为了不影响术后肠功能，可缩小肠切除范围，作肠切除时应考虑到术后生存的需要或术后复发的可能性。肠切除后，如果血运差，基于安全方面的考虑，可行肠外置术。为了防止术后血管痉挛和复发，术后可给罂粟碱 30mg，每 4 小时 1 次，共 1～2 天；肝素 50mg，每 6 小时 1 次，维持 1 周。另外，也有作者不赞成用肝素以防肠管出血而应用低分子右旋糖酐。

第 3 节　急性肠系膜上静脉血栓形成

一、概述

急性肠系膜上静脉血栓形成是一种少见的肠系膜血管阻塞所引起的内脏淤血性疾病，其发病率较低、误诊率和病死率较高，可见于任何年龄，以 30～70 岁多见，男性居多。本病常与血管内膜损伤、血流缓慢和血液高凝状态有关，可分为原发性与继发性两种，后者较多见，约占 80%。原发性者无明确诱因，可能与先天性凝血功能障碍，如缺乏 C 蛋白、S 蛋白、抗凝血酶原Ⅲ因子及肝素辅助因子Ⅱ等有关，可有自发性凝血表现，如患游走性静脉炎等。继发性者与获得性凝血功能障碍有关，有门静脉高压、腹腔内感染、腹部损伤或手术、肿瘤侵犯或压迫静脉、血液高凝状态、口服避孕药等诱因。

本病临床表现与急性肠系膜上动脉病相似，但起病较后者缓慢，常为渐进性，当疾病进展到缺血坏死时症状比后者严重。主要症状为腹痛，出现最早，可反复发作，频率和程度逐渐加重。腹痛可为阵发性或持续性，止痛剂不能缓解。随着病情的发展，可伴有恶心、呕吐、腹胀、低热、血容量不足等表现，但除非出现肠梗死，一般不出现休克。腹部体征取决于肠损伤的严重性和病期。早期临床症状与腹部体征不相符。患者有明显腹痛时，腹部往往缺乏相应的腹膜刺激征，大多数患者有脐周不固定的压痛，肌紧张、反跳痛却相对较轻，早期肠鸣音存在。出现明显的肠坏死时才出现一定程度的腹膜刺激症状，肠鸣音减弱或消失。早期腹穿多呈阴性，而腹穿抽出血性腹水或暗黑色血性液时，多已有肠坏死。

二、诊断

1. 临床表现 本病起病隐匿，缺乏特异性表现，早期诊断较为困难。若起病较缓慢，有早期症状重、体征轻的特点，并有门静脉血流瘀滞、高凝或血管损伤的诱因时，应高度怀疑本病，尽早做 CT 等有关检查，力争早诊早治。

2. 实验室诊断 对诊断帮助不大，常有白细胞增多和红细胞比容增高，大便潜血可阳性，可见到血清磷酸盐、D- 二聚体及肌酸激酶的升高和代谢性酸中毒，有时出现抗凝血酶原Ⅲ因子、C 蛋白、S 蛋白缺乏。

3. X 线诊断 早期常无明显异常表现，随着病情的进展，部分患者出现小肠积气积液，肠管扩张，甚至出现实变影，肠壁水肿可导致肠壁增厚，但缺乏特异性。

4. 超声诊断 除可显示肠管扩张、肠壁增厚、腹腔内游离积液外，可发现门静脉及肠系膜静脉血栓影像或肠系膜静脉内血流中断，确诊率可达 80%，可作为初级筛查手段，但易受肥胖、腹腔气体的干扰，对检查者的技术及经验要求较高。

5. 选择性肠系膜上动脉造影诊断 对本病不如肠系膜上动脉病敏感，但仍有较高的诊断价值，还可留置导管进行局部溶栓。可显示肠系膜静脉及门静脉显影延迟、不规则显影甚至不显影，肠系膜动脉及其分支痉挛，弓型动脉排空障碍，造影剂向腹腔动脉反流。由于创伤性检查且操作繁杂，很少用，目前已基本被多排螺旋 CT 血管造影替代。

6. CT 和 MRI 诊断 CT 尤其是增强 CT 检查具有敏感、无创、快速的优点，在显示血管病变的同时能很好地显示肠管情况，诊断正确率在 90% 以上，成为诊断本病的首选方式，并有助于外科术前指导和内科疗效评价。增强 CT 可见肠系膜上静脉血栓或门静脉内低密度影，肠壁水肿增厚、肠管积气，表现为轨道征或靶样征。MRI 的敏感性及特异性接近 100%，其诊断价值与 CT 相似，但普及范围及速度不及 CT，耗时较长，不作为常规检查方法。

7. 腹腔镜诊断 对疑诊患者既是可靠的早期诊断方法，又是及时的治疗手段，可减少不必要的剖腹探查。可以清楚地显示肠管色泽、病变肠段范围，具有直观的诊断价值，但气腹操作可以减少肠系膜血流量，有加重病情的风险。

8. 剖腹探查 对经上述检查不能明确的可疑病例，应及时手术探查明确诊断，及时处理。

三、鉴别诊断

本病缺乏特异性临床表现，鉴别诊断困难，应排除急性肠系膜上动脉病、急性胰腺炎、消化性溃疡穿孔、急性肠梗阻等（参见本章第 2 节）。

四、治疗

对于可疑病例，首先借助影像学的检查尽早做出诊断，当尚未发生肠管坏死时，溶栓及后继抗凝治疗是首选治疗方法；当出现肠坏死，则需要手术切除坏死肠管，并且给予术后抗凝治疗。

（一）非手术治疗

1. 一般处理 应做到早期诊断与治疗，防止血栓蔓延，防止从缺血进展到梗死，且应设法缩小梗死范围。若检查证实无肠梗死，可行药物治疗，应密切观察血压、脉搏及心律变化，积极适宜补充血容量，纠正水、电解质及酸碱平衡失调，充分营养支持，保护心、肺、肾等重要脏器功能。因肠缺血促进细菌繁殖，需早期用广谱抗生素治疗。不宜应用缩血管药，如加压素、洋地黄，以免加剧肠缺血。

2. 血管扩张治疗 血管扩张剂可迅速、有效地改善肠管的缺血状态和避免肠坏死的发生。血管扩张剂必须在疾病早期、血流动力学稳定、没有出现腹膜炎体征的情况下使用。常用药物有罂粟碱，可经留置导管以 30～60mg/h 剂量向肠系膜上动脉内灌注。若腹痛不缓解，腹膜炎体征出现，应及时手术治疗。

3. 溶栓治疗 溶栓治疗可作为替代外科手术的一种最佳选择，溶栓药物可使未被清除的血栓部分溶解，但需预防出血性并发症。经选择性肠系膜上动脉造影确诊后，立即经导管注入尿激酶 30 万单位溶栓，之后将导管留置于肠系膜上动脉内并 24 小时持续给予尿激酶溶栓，用量为每天 30 万～40 万单位，同时经外周给予抗感染、抗凝及对症治疗，并密切观察患者腹痛及腹部体征变化。若在 6～8 小时内症状及体征无缓解反而加重，不能排除肠管出现坏死时，则立即剖腹探查，发现并切除坏死肠管。

4. 抗凝治疗 本病一旦确诊且无抗凝禁忌证时，即应在严密监视下尽早给予抗凝治疗。早期抗凝治疗增加血管再通率达到 80%，可降低复发率和病死率。可应用普通肝素抗凝 7～10 天，症状稳定、好转后改服华法林维持 3～6 个月。如治疗过程中病情并未缓解，需立即行剖腹探查术。术后继续抗凝治疗，以防血栓复发。有高凝状态者，则终生抗凝。近年来，不少患者用低分子肝素代替普通肝素，该药使用方便，既能起到和普通肝素相同的抗凝血效果，又减少了出血等不良反应。值得注意的是，肾功能不全患者不宜使用低分子肝素。

（二）手术治疗

1. 肠系膜上静脉血栓切除术 少数早期发现肠系膜动脉仍有搏动，肠管虽有缺血，但无明显坏死者，可考虑作血栓切除术。行血栓切除术可迅速改善或恢复肠管的静脉血流，防止肠管出血、坏死。

2. 肠切除术 由于多数病例手术时已发现肠坏死，故肠切除仍属治疗本病的基本方法。手术目的是将已坏死的肠管迅速切除，以减少毒素的吸收；原则是充分切除有明确坏死的肠管，尽量保留有生机的肠管，预防短肠综合征的发生。切除范围一般要距坏死部位 15～20cm 以上，应包括病变及邻近部分外观正常的肠袢及系膜，不能残留血栓，以防术后继续发展而造成小肠继续坏死或发生吻合口瘘。当肠坏死范围较小时，可将受累肠管及其系膜全部切除，不保留生机可疑的肠段；而当受累小肠广泛时，则要谨慎对待，准确地判断肠管生机，尽量保留可能存活的肠管，以免术后出现短肠综合征。传统判断肠管生机的方法是观察肠壁色泽、蠕动，温盐水湿敷，肠系膜根部普鲁卡因封闭等。目前采用多普勒检查、同位素扫描、荧光素显影及台盼蓝（Typan blue）染色等方法，对判断肠管生机更优。

为了最大限度地保留有潜在活力的肠管，可将生机可疑的肠管暂且留置，术后 24～72 小时内再次开腹，决定是否切除留置肠管，这种方法的缺点是不能避免阴性探查。最近有报道，手术后在腹壁上保留 1 个套管作为窗口，在术后 72 小时内随时插入腹腔镜观察留置肠管的血供情况，这样既便于及时发现缺血肠段加以切除，又可避免不必要的开腹手术。术后血栓复发是导致治疗失败的主要原因。因此，术后继续抗凝治疗是预防血栓复发、提高疗效的重要措施。

第4节 门静脉血栓形成

一、概述

门静脉血栓形成是指发生在门静脉及其分支和 / 或属支内的血栓，是一种少见的深部血管阻塞性疾病，可造成门静脉阻塞，引起门静脉压力增高，肠管淤血，是导致肝前性门静脉高压的一个重要原因。引起本病的病因较多，通常是多重因素共同作用的结果，其中局部因素占 70%，全身因素占 30%，后者包括遗传性和获得性因素。局部因素有肝硬化、腹部肿瘤、腹腔内感染或炎症、腹部手术或创伤、门静脉血管内皮损伤等。遗传性因素包括蛋白 C、蛋白 S 和抗凝血酶的缺乏以及凝血因子 V、凝血因子 II 等的基因突变。获得性因素有骨髓增生性疾病、抗磷脂综合征、口服避孕药、妊娠或产后、高半胱氨酸血症、恶性肿瘤等。在儿童中感染因素多见，成人中肝硬化以及肝胆恶性肿瘤是其常见原因。门静脉两端均为毛细血管，其主干无瓣膜、压力差小、血流速度缓慢，是血栓的好发部位。门静脉血栓形成机制可能为：①门静脉血流状态的变化（缓慢、淤滞或反流及漩涡形成）；②门静脉本身有病变或损伤；③门静脉分支内血栓蔓延；④血液内凝血成分改变呈高凝状态。

根据发病急缓及病程，本病分为急性和慢性两类。急性型较少见，起病急骤，主要为胃肠道静脉淤血表现，如发热、腹痛、腹泻、消化不良，尚可有腹胀、腹水、进行性脾大，严重者可有肠坏死，出现血性腹水。急性血栓无侧支血管和门静脉海绵样变，并且无门静脉高压症状。慢性型较多见，起病缓慢，多为门静脉高压表现，有些患者可产生门脉性胆管病，尚可见原发病征象。

二、诊断

本病多起病隐匿，临床表现多样且缺乏特异性，有些甚至无临床症状，临床上很容易误诊或漏诊，确诊主要依赖影像学检查。

1. 实验室诊断　大部分患者无明显异常，部分有轻中度贫血，脾功能亢进时，有白细胞和血小板减少。门静脉向肝血流减少或缺如，累及肝功能致转氨酶升高、白蛋白下降、白蛋白/球蛋白比例降低等。对原有肝脏疾病患者的影响更甚。D-二聚体、P-选择素可作为预测血栓形成的重要指标。

2. 腹部 X 线诊断　50%～70% 患者有异常发现，包括肠管扩张、含液增多及串珠或对称指压痕状，后者提示肠黏膜水肿；肠壁积气、门静脉积气和腹腔内游离气体是肠坏死较可靠的征象，但发生率仅约 5%。

3. 超声诊断　超声诊断简便、易行而无创伤性，属首选检查和筛查方法，可显示门静脉及其主要分支腔内实质性回声、阻塞段静脉无血流或血流减少，还可发现脾肿大、腹水、侧支循环开放等门静脉高压表现。门静脉海绵样变时表现为许多匐行的血管出现在门静脉周围，正常门静脉结构消失。

4. 血管造影诊断　血管造影诊断是诊断本病的"金标准"，因其创伤性较少，作为单纯检查手段应用，当无创伤性检查不能对门静脉血栓的部位和范围做出诊断时，可选择进行血管造影。

5. CT 诊断　CT 诊断可同时观察门静脉和肝脏的病变，如配合增强或动态检查，其诊断率更高，不受肠气影响。CT 显示门静脉内低密度区，增强扫描时门静脉血流与血栓之间反差增大，呈充盈缺损。当门静脉完全阻塞时，在增强 CT 上表现为"双轨征"。螺旋 CT 血管造影是门静脉成像新的替代技术，与 MRA 相比，有费时少、空间辨别率更高的优点。

6. MRI 和 MRA 诊断　MRI 和 MRA 诊断可显示清楚的门静脉及其分支的形态，如加用血管造影术还可观测血流方向及血流速率，并不受肠气的干扰。MRI 检查时 T_1 加权影像为门静脉内与肝实质等同的信号，而 T_2 加权则为较高的信号影像。MRA 逐步成为另一种非创伤性的门静脉系统评价检查手段，是目前唯一能鉴别门静脉内流动血液与血栓的方法，MRA 显示的门静脉完整、清晰，病变诊断准确、可靠，曲张静脉显影清楚，对指导手术帮助较大。增强 MR 血管造影对于门静脉系统的评价不仅十分准确，并且可以比超声、CT 提供更多有关侧支循环的信息，有助于鉴别血栓与瘤栓，在大多数患者可以替代间接门静脉造影，作为术前评价门静脉系统的影像手段。

7. 内镜诊断　对消化道出血及有关患者为特异性检查，并可以明确曲张静脉的分布，判定出血的部位，还能对急性和非急性大出血者进行硬化治疗，消除曲张静脉，防止再出血，此检查简便、易行，已广泛应用于临床。

8. 肝脏组织活检　有助于区别肝硬化和非肝硬化门静脉血栓形成，门静脉血栓形成的肝组织门静脉终末支周围可见纤维沉着，类似于非肝硬化门静脉纤维化。

三、鉴别诊断

1. 肝硬化　与门静脉血栓形成的发病有密切关系，但单纯的肝硬化在超声、CT、MRI 及血管造影等检查中没有门静脉血栓形成的特征性图像，即可除外。

2. 门脉高压症 在临床症状上与门静脉血栓形成有很多相似之处，但没有门静脉血栓形成的特异性检查证据，经超声等检查后也可排除。

3. 上消化道出血 门静脉血栓形成伴出血者应与其他原因所致的上消化道出血鉴别。根据病史、典型的临床表现、影像学检查及内镜检查可明确诊断。

4. 巴德 - 基亚里（Budd-Chiari）综合征 门静脉血栓形成和 Budd-Chiari 综合征都可有门静脉高压的表现，若不注意，往往易混淆。根据病史、典型的临床表现及影像学检查，两者可予以鉴别。

5. 门静脉瘤栓 门静脉血栓与门静脉瘤栓的主要鉴别特征有 3 点：①T_1WI 的信号不同（血栓多呈高信号；瘤栓呈低信号）。②血供不同（血栓无动脉和门静脉血供，因此无增强，仅血栓周边可出现增强；瘤栓存在动脉和 / 或门静脉血供，因此有明确的增强）。③血栓患者的肝实质内无异常肿块或结节，而瘤栓患者的肝实质内绝大多数存在异常的肿块或结节。此外，肝炎病史和 AFP 的异常也有利于瘤栓的诊断。

6. 其他 门静脉血栓形成伴肠梗阻并腹膜炎者，应与其他原因所致的肠梗阻并腹膜炎鉴别，后者临床表现及影像学检查无门静脉血栓形成的特征性表现。

四、治疗

首先是消除病因，即在治疗原发病的基础上，再根据疾病缓急，采取相应措施。急性型病例以祛聚、抗凝、溶栓治疗为主，早期治疗可防止血栓进一步向肠系膜静脉延伸；慢性型病例因血栓已机化，抗凝治疗疗效甚微，对无症状者可进行观察，对出现上消化道出血、腹水等病例可视病情选择不同的治疗方案。

（一）非手术治疗

对新近发生的门静脉血栓和肝内门静脉二级以上分支的门静脉血栓，一旦确诊且无明确肠坏死、肠穿孔及腹膜炎表现，应尽早采用祛聚、抗凝、溶栓治疗，尤其外伤、手术及栓塞治疗后迅速出现症状者。抗凝治疗被认为是实现门静脉再通最好的治疗方法。早期抗凝治疗可使 80% 以上患者实现完全或部分再通。抗凝治疗至少维持 3 个月，根据情况可延长到 6 个月，对患有易栓症患者可终身抗凝。溶栓因有高的出血并发症，应严格掌握适应证，谨慎用药，严密观察。对慢性型患者，主要是治疗和预防门脉高压产生的并发症。

（二）介入治疗

对于单纯药物治疗效果不佳或全身状况差不适宜手术，且无肠坏死、肠穿孔及腹膜炎证据的患者，宜采用微创的介入治疗。用经皮、经肝或经颈静脉肝内门体分流途径局部注射溶栓药物，被认为是一种有效的治疗措施。首先在栓塞部位注射尿激酶进行局部溶栓，随后行球囊扩张和安放血管内支架，从而成功地降低门静脉压力，使患者状况明显改善。经颈静脉途径介入治疗，通过经颈静脉肝内门体分流术（TIPS）局部碎栓加溶栓球囊扩张，操作相对复杂，费用高，但成功率较高，能同时降低门静脉压力。经肝门静脉介入治疗方法可行，并且能长期保持门静脉的通畅，但大量腹水及凝血功能障碍者禁忌。对于急性血栓形成的患者，一般情况许可，经肠系膜上动脉插管用尿激酶灌注溶栓治疗是一种较好的治疗方法。经 TIPS 治疗效果要优于经皮、经肝、经肠系膜上动脉途径治疗。对于机化的、难治性的、引起门静脉狭窄的血栓，经导管尽可能吸出血栓后，可以选择球囊成形术和支架植入。

（三）手术治疗

传统开腹手术现较少采用，应作为门静脉血栓形成患者的最后选择。位于门静脉主干或肠系膜上静脉主干的孤立血栓，可采用静脉切开取栓治疗。采用自体颈静脉连接肠系膜上静脉左支远段的旁路转流术可有效降低门静脉压力，与传统分流术相比更有效恢复向门静脉血流。对反复并发食管胃底静脉曲张破裂患者，各种门 - 体分流术有一定疗效。但目前尚无一种普遍应用、行之有效的方法。因为血栓形成后血管壁增厚变形、手术不易成功，风险较大，有时断流术也许是一种唯一的选择。在肝移植时遇到门静脉血栓，除了介入溶栓以外，国内外学者都是认为血栓内膜剥脱术甚至再移植都是可选择的治疗方法。对单纯脾静脉血栓患者，脾切除是有效的根治性方法。怀疑肠系膜静脉血栓形成时，应尽可能早期手术治疗，切除已受累出血性梗死肠段。而单纯血栓摘除术仅适用于发病早期和高危患者。此外，术前、术后均应使用抗凝疗法，以预防肠系膜上静脉血栓再发。

第 5 节　巴德 - 基亚里（Budd-Chiari）综合征

一、概述

　　巴德 - 基亚里（Budd-Chiari）综合征是指各种原因引起的肝静脉和 / 或肝段下腔静脉部分或完全阻塞，使血液回流受阻，导致肝脏淤血、肝后性门静脉高压和 / 或下腔静脉高压为特点的临床综合征。1845 年和 1899 年 Budd 和 Chiari 分别描述了本病，故称其为 Budd-Chiari 综合征。本病可发生于任何年龄，以 20～40 岁男性多见，先天性发育异常者发病较早，而后天原因所致者发病较晚。本病病因并不十分明确，大致归纳为 3 类：①先天性血管发育异常（隔膜形成、狭窄、闭锁等）；②血液凝固异常或血栓形成（如长期口服避孕药、骨髓增生性疾病、抗凝血酶Ⅲ缺乏症等）；③静脉外病变（如肿瘤、炎症、创伤等）侵犯或压迫静脉。根据狭窄的部位，可分为肝静脉阻塞型、下腔静脉阻塞型和混合型。我国以混合型最多见，肝静脉阻塞型次之，单纯下腔静脉阻塞型较少见。血管病变均以膜性阻塞多见，短节段闭塞次之，长节段闭塞少见，均可合并血栓形成。本病的基本病变为肝静脉和下腔静脉狭窄或阻塞，因梗阻发生的时间、程度及侧支循环代偿不同而很大差异，症状可以轻微隐匿，可出现急性暴发性肝衰竭，也可呈慢性进展过程。根据阻塞类型不同，其临床表现可归纳为两个方面。

　　1. 肝静脉阻塞症候群　主要表现为肝脏瘀血肿大和窦后型门静脉高压症。临床表现为腹胀、腹痛、黄疸、肝脾肿大、腹水、腹壁浅静脉曲张、脾功能亢进、消化道出血等症状和体征。

　　2. 下腔静脉阻塞症候群　主要表现为双下肢肿胀、静脉曲张、色素沉着、皮肤溃烂；胸腹壁及腰背部静脉曲张，且血流向上。

二、诊断

　　青、中年人若有腹痛，顽固性腹水，进行性肝大，伴有胸腹壁特别是腰背部及双侧下肢静脉曲张，轻微的肝功能异常，在排除其他原因时应考虑本病的可能，进一步检查可明确诊断。

　　1. 实验室诊断　急性型有血清转氨酶及胆红素增高，血清白蛋白降低，凝血酶原时间延长；亚急性型肝功能仅轻度异常或基本正常。慢性型肝功能变化与肝硬化相似。

　　2. 超声诊断　超声诊断是诊断和随访本病的首选方法，诊断准确率达 90% 以上，可提示病变部位，下腔静脉及肝静脉等受累状况，彩色多普勒不仅能显示血管闭塞、狭窄或迂曲扩张，还可显示血流的状态和方向，有无侧支循环、血液逆流等异常血流状况。

　　3. 下腔静脉和肝静脉造影诊断　下腔静脉和肝静脉造影诊断是最直接、准确显示病变的方法，可清楚地显示阻塞部位、程度、类型、范围和侧支循环情况，是诊断本病的"金标准"和选择治疗方式的依据，但因其创伤性不宜常规应用。CT 或 MRI 血管成像目前已基本取代血管造影术，成为本病术前确诊、分型和选择手术方法的重要手段。

　　4. CT 诊断　CT 诊断对本病有重要的诊断价值。平扫结合增强扫描，有利于显示肝脏的形态、肝内外的血管变化、下腔静脉狭窄和钙化、下腔静脉腔内充盈缺损和肝内外侧支血管等表现，还可以通过 CT 值判断血栓的性质。

　　5. MRI 诊断　可显示肝实质的低强度信号，提示肝脏淤血，组织内自由水增加，可清晰显示肝静脉和下腔静脉开放状态，甚至可区分血管内的新鲜血栓与机化血栓或瘤栓，同样可显示肝内和肝外的侧支循环，下腔静脉内的隔膜也可被显示。综合分析各种直接征象（即静脉阻塞的部位和范围）及间接征象（如肝内外的侧支血管、肝脏尾状叶增大、肝脏淤血水肿、再生结节等），可做出准确诊断，进而指导临床选择合理的治疗方案。

6. 腹腔镜检查诊断 具有重要的诊断价值。镜下肝脏明显淤血、肿大，呈紫蓝色，边缘钝圆，表面光滑，包膜下淋巴管显著扩张，血管迂曲，肝淋巴液外溢。晚期患者的肝脏表面不平，结节状，体积仍饱满，色泽暗红或棕红。此外，还可直视下行肝活检，可明确诊断。

7. 肝穿刺活检诊断 通过腹腔镜或肝穿刺活组织检查可发现肝组织有肝窦淤血扩张、红细胞外溢、肝细胞坏死等特征性改变，在排除心源性因素后即可确诊。肝穿刺活检是最可靠的诊断方法，有评估病变范围与鉴别诊断价值，但有严重出血倾向和大量腹水时肝穿刺有一定危险性，故不宜作为手术前常规检查项目。

三、鉴别诊断

1. 肝小叶静脉闭塞病 本病主要见于经过大剂量化疗和/或放疗患者，尤其接受骨髓移植者，其次是长期摄入含有毒性生物碱的草药所引起的中央静脉、小叶下静脉等肝内细小静脉阻塞。其主要特征为：①有上述病史；②无躯干浅静脉曲张、下肢水肿等下腔静脉阻塞的表现；③肝静脉、下腔静脉造影无异常发现；④肝活检显示肝小静脉狭窄或阻塞，小叶中心性坏死、肝窦纤维化。

2. 门静脉血栓形成 门静脉血栓形成可使门静脉阻塞血流受阻，形成窦前性门静脉高压。本病具有以下特点：①无特异性症状；②肝功能多正常；③肝脏及肝内门静脉、肝静脉结构正常；④门静脉内可见血栓或癌栓，其远侧的静脉扩张。

3. 急性重型肝炎 暴发性 Budd-Chiari 综合征是暴发性肝衰竭的原因之一，其特点：①肝不缩小或缩小不明显，并伴脾脏迅速增大和颈静脉明显充盈；②转氨酶和血清胆红素均明显升高，但无胆酶分离现象；③肝炎病毒标志物大多阴性；④肝活检为大片出血性坏死，累及肝腺泡各带，各级肝静脉多见附壁血栓；⑤及时血管造影可明确诊断。

4. 急性肝炎 急性 Budd-Chiari 综合征需与急性肝炎相鉴别。其要点是：①急性 Budd-Chiari 综合征时腹痛较剧烈，肝脏肿大且有明显压痛，颈静脉充盈，肝颈静脉回流征阴性。②腹水增长迅速，伴下肢水肿，但肝功能损害较轻。③无病毒性肝炎史，亦无毒物和损肝药物接触史；肝炎病毒标志物大多阴性。④肝活检不是气球样变、嗜酸性变和点状坏死，而是小叶中央带的出血性坏死伴肝窦明显扩张，各级肝静脉血栓形成。⑤肝静脉、下腔静脉造影可明确诊断。

5. 肝硬化 慢性型 Budd-Chiari 综合征可形成肝硬化，但与其他原因导致的肝硬化比较有其特点：①一般无病毒性肝炎、长期嗜酒等病史，肝炎病毒标志物大多阴性，肝功能基本正常；②体检时可见胸腹和腰背部静脉曲张，下肢水肿、色素沉着或静脉曲张等下腔静脉阻塞的表现；③检查出现肝内侧支，显示肝尾状叶静脉扩张（内径≥3mm）等有助于鉴别；④必要时行肝静脉和/或下腔静脉造影和肝活检可明确诊断。

6. 肝癌 原发性肝癌多有乙型或丙型病毒性肝炎、肝硬化病史，病程短，病情发展快，有进行性肝大、肝区疼痛、乏力、消瘦等症状，可出现伴癌综合征；腹部肿块质硬、压痛、无压缩性，晚期可出现腹水，多为血性，有时腹水中可找到癌细胞；AFP 90% 以上阳性，ALP 可增高；超声、CT 扫描、血管造影等有鉴别价值，必要时可行肝穿刺活检。转移性肝癌有原发病灶（如结肠癌、直肠癌、胃癌、胰腺癌等）。

7. 其他 本病还需与缩窄性心包炎、右心功能不全、胰源性区域性门静脉高压、下肢静脉回流障碍性疾病和下肢静脉倒流性疾病等相鉴别。

四、治疗

本病的治疗原则是解除肝静脉和下腔静脉的阻塞，降低门静脉高压和下腔静脉高压，消除或改善腹水和胃底食管静脉曲张，防治曲张静脉破裂出血和后期肝肾功能衰竭等并发症。治疗方法包括内科治疗、单纯的介入治疗、手术治疗和介入联合手术治疗。具体治疗方法的选择取决于肝脏损害程度和血管阻塞的解剖学特征。

（一）内科治疗

单纯内科治疗仅能在短期内改善临床症状，并不能阻止病情的进一步发展，主要用于对症治疗和手术或介入的围术期辅助治疗。内科治疗包括病因治疗、对症支持治疗、早期溶栓和抗凝疗法。血栓形成 72 小时内运用溶栓药可能使少数新鲜血栓溶解，但疗效并不确切。可经导管局部给药，也可全身用药，血管造影证实血栓溶解后方可停药，注意监测凝血酶原时间。对于起病 1 周内单纯血栓形成的急性期患者，可以用抗凝剂治疗，防止梗阻范围扩大，在介入治疗前后及肝移植后运用抗凝剂可预防血栓形成。如果患者高凝状态依然存在，应给予长期乃至终身口服抗凝治疗，如果血栓形成复发，再次溶栓仍然有效。抗凝治疗不能消除已形成的血栓，对隔膜样及纤维性阻塞无效。

（二）介入治疗

内科治疗往往不能阻止病情发展，外科手术创伤大、并发症多、风险较大，而介入治疗作为一项安全、有效的微创技术，已成为治疗本病的首选方法，其近期疗效肯定，远期疗效较满意。膜性、短段狭窄或闭塞性病变，应积极行球囊扩张（PTA），必要时行支架植入；节段性狭窄的治疗方式是 PTA 后植入支架。单纯介入治疗后不能完全解除病变者需附加手术治疗。

1. 腔静脉成形术　系指采用球囊导管扩张技术使已经狭窄或闭塞的血管再通。对于下腔静脉膜性和 / 或短节段阻塞患者，一般采用球囊扩张，不建议行血管内支架植入。如扩张后病变仍有明显狭窄者或多次扩张后复发且有症状者，才可考虑植入血管内支架，但要注意避免阻塞肝静脉开口。目前存在的问题是术后再梗阻。本法无绝对禁忌证。病变远侧合并血栓者，在行下腔静脉开通前先行溶栓治疗，以免发生血栓脱落导致肺栓塞。近年来，有报道运用可回收型腔静脉滤器支架可以有效捕获扩张时脱落血栓，预防肺栓塞发生。

我国混合型 Budd-Chiari 综合征多伴有 1 或 2 支通畅的肝静脉和 / 或副肝静脉，因此只需要开通阻塞的下腔静脉。少数患者肝静脉全部闭塞而副肝静脉代偿不佳，应同时开通肝静脉或副肝静脉。

2. 肝静脉成形术　适用于肝静脉完全阻塞且无副肝静脉存在者。若有 1 支肝静脉通畅或副肝静脉存在、通畅时，对阻塞的肝静脉可不必处理，因为肝静脉之间存在着丰富的交通支。对肝静脉口部的膜性或节段性阻塞实施肝静脉成形术治疗，与下腔静脉成形术一样，具有损伤性小、并发症少、疗效显著持久等特点。然而在实际应用中，肝静脉成形术的技术难度和风险均较下腔静脉成形术大得多。

3. 副肝静脉成形术　是一种安全、有效、易行的治疗方法，有与肝静脉成形术相等的治疗价值，近期疗效满意，影响远期疗效的关键仍然是术后再狭窄和支架内血栓形成的问题。其适应证为：①肝静脉和副肝静脉同时闭塞，伴有肝静脉为节段性闭塞，行肝静脉成形术在技术上难度较大，甚至难以成功，且具有较大的危险性时；②当肝内侧支循环丰富，而副肝静脉明显代偿性扩张，其管径大于 8cm 时，开通副肝静脉可起到代偿肝静脉引流的作用。

4. 经颈静脉肝内门腔支架分流术（TIPS）　TIPS 是经颈静脉途径，在肝内肝静脉与门静脉主支间植入支架，建立通道行门体分流术，从而降低门静脉压力，治疗食管胃底静脉曲张出血，并控制腹水的产生。TIPS 只能降低门静脉的压力，不能恢复肝脏的有效血流。肝静脉广泛阻塞型患者和肝静脉开通失败者才考虑采用 TIPS 治疗，TIPS 还可作为肝移植术的准备。

（三）手术治疗

适于不宜行介入治疗、介入治疗失败或术后多次复发者。手术最重要目的是消除或减轻肝内淤血和由此引起的门静脉高压，手术方法主要包括直接手术（直接解除梗阻）、间接手术（减压术）和肝移植。根据患者的一般情况、肝功能状态、病变性质、梗阻部位、范围及程度，综合考虑后选择适宜的手术方法。

1. 直接手术　适用于下腔静脉膜性阻塞，而肝静脉通畅者。包括经右心房手指破膜术、经皮气囊导管破膜术、直视下根治性手术。无论何种破膜术，都会存在不同的问题或难以获得良好效果，现已弃用。根治性手术是目前最理想、最符合解剖生理功能的根治性疗法，可同时缓解门静脉和下腔静脉高压，适用于各型 Budd-Chiari 综合征。因其要求条件高，手术操作复杂，创伤大，并发症多，广泛开展受到限制。

2. 间接手术　单纯肝静脉阻塞而下腔静脉通畅，不适合做破膜术或破膜不能成功者，可作门体分流术或转流术、脾 - 肺固定术，降低门静脉压力和下腔静脉压力，防止发生各种并发症。因其远期疗效差，有条件行根治术者应予以摒弃。现在临床上较常用的术式是腔房、肠房、肠腔房人工血管转流术。

3. 原位肝移植　原位肝移植可同时解决原发肝病、下腔静脉和肝静脉阻塞等问题。适用于已有暴发性肝功能衰竭、已发展为肝硬化终末期、TIPS 治疗失败或在作分流术等其他外科手术后病情迅速恶化的 Budd-Chiari 综合征患者。肝移植术还能治愈因蛋白 C、蛋白 S 或抗凝血酶Ⅲ缺乏所致的 Budd-Chiari 综合征。随着临床对 Budd-Chiari 综合征认识的提高及检查、治疗技术的发展，愈来愈多的患者得以早期诊断及有效治疗，肝脏病变发展至肝移植阶段的愈来愈少。

第6节 肝动脉阻塞

一、概述

肝动脉阻塞是由于各种原因引起急性或慢性肝动脉狭窄、闭塞，肝血流受阻，导致肝脏不同程度缺血、肝功能受损，甚至肝梗死的一种严重的肝血管疾病。原因可为栓塞、血栓形成、外来压迫、血管壁增厚和医源性因素等。本病多继发于结节性多动脉炎、动脉粥样硬化、感染性心内膜炎或风湿性心脏病时栓子脱落、高凝状态时肝动脉血栓形成（如口服避孕药、抗磷脂抗体综合征、真性红细胞增多症等）、腹腔内恶性肿瘤压迫或侵犯肝动脉、治疗性肝动脉化学栓塞、腹部手术时误扎或误伤肝动脉、原位肝移植等。临床症状视侧支循环建立情况、梗死范围大小、有无合并症及原发病病情而异。轻者仅表现为右上腹隐痛，常被忽略。大多发病骤起，突然出现右上腹剧痛，可向右肩部放射，伴有血压下降，甚至休克。继之有进行性黄疸、发热、肝功能损害，重者可发展为肝功能衰竭。体格检查右上腹、肝区有叩击痛或压痛，伴有麻痹性肠梗阻表现。预后与能否建立有效的侧支循环有密切相关。如阻塞位于胃、十二指肠及胃右动脉起源的近段，可形成足够的侧支循环，而不发生肝梗死，患者能继续生存。若阻塞起于肝固有动脉及其以远，可发生肝梗死。如同时发生门静脉闭塞则多死亡。

二、诊断

1. 临床表现 原有动脉硬化、动脉炎、心脏病、腹腔内恶性肿瘤、腹部手术史患者，突然出现右上腹剧痛、血压下降及休克，继之出现发热、黄疸、肝功能损害等表现，其他疾病不能解释时应想到本病。再结合影像学检查可确诊。

2. 实验室诊断 外周血白细胞增高，谷草转氨酶、谷丙转氨酶及胆红素升高，凝血酶原时间明显延长。血中可培养出各种肠道细菌。

3. 多普勒超声检查 其对肝动脉狭窄诊断的灵敏度及特异性分别为 81% 和 60%。常表现为肝动脉阻力指数小于 0.5，收缩期加速时间大于 0.08 秒，峰速大于 2m/s 或者肝动脉内未探及血流。检查中发现上述一项或几项改变，均可诊断为肝动脉栓塞或肝动脉狭窄。

4. CT 和 MRI 检查 CT 可见肝实质内有集中或分散的密度减低区。MRI 典型表现为楔形 T_1 信号减弱，T_2 信号增强，但无特异性。

5. 肝动脉造影诊断 肝动脉造影不仅可确诊，还可以确定其范围与程度，但因属于有创检查，对危重患者应慎用。在动脉期可见肝动脉主干或属支在梗阻部位呈截断状，梗阻近端动脉扩张，远端分支不显影；腔内血栓形成充盈缺损；梗阻远端可见侧支循环。毛细血管期可见肝密度不均匀，肝梗死区缺乏造影剂。静脉期可见非梗死静脉逐渐显影，梗死静脉不显影。

三、鉴别诊断

1. 急性坏死型胰腺炎 常有暴饮暴食、饮酒或胆道疾病史，腹痛由左上腹迅速扩及全腹，伴有高热、感染性休克，腹膜刺激症状明显，且血清及腹腔渗液的淀粉酶明显升高，超声检查可发现胰腺肿大、腹腔积液等征象。

2. 急性化脓性胆囊炎 突发性右上腹剧疼痛，可向右肩背部放射，伴发冷、发热、恶心、呕吐，脂餐、过劳、受凉等后加重，有时可触及肿大的胆囊，右上腹有明显压痛、反跳痛、肌紧张，墨菲征阳性，血白细胞增多，B 超、CT 检查等有助于鉴别。

3. 急性肠系膜血管阻塞　常有心脏瓣膜病、动脉粥样硬化等病史，突发剧烈腹痛，伴有呕吐、便血，早期症状重、体征轻，晚期可因腹膜炎而出现高热、中毒性休克。腹腔穿刺可抽出血性液体，腹部 X 线片可有肠梗阻征象，急性肠系膜血管造影可明确诊断。

4. 肝脓肿　起病较急，全身中毒症状重，主要表现为高热、寒战、肝区疼痛，肝脏肿大，叩痛明显，血白细胞明显增多，B 超及肝穿刺可明确诊断。

四、治疗

（一）内科治疗

确诊后应立即持续吸氧，提高血氧饱和度，增加肝脏供氧，减轻肝脏受损。及时补充有效循环血容量，纠正休克，防止水、电解质平衡紊乱。及早联合、足量应用抗生素以预防或控制感染。及时处理肝功能不全、麻痹性肠梗阻、氮质血症等并发症。同时对不同病因积极治疗原发病。

（二）放射介入治疗

早发现者可迅速采取经导管给予溶栓药治疗，可以给重组组织型纤溶酶原激活物（recombinant tissue-type plasminogen activator, rt-PA），其他溶栓药有尿激酶、链激酶、葡激酶等。如溶栓再通后又再堵塞者或再通后仍有较严重狭窄者，可行血管内支架植入术。

（三）外科手术治疗

肝移植术后应早期常规采用多普勒超声进行监测，出现肝功能衰竭或移植肝无功能者，有效的治疗方法是再次肝移植，少数病情较轻者可试行肝动脉取栓和重新吻合术、移植血管或动脉内溶栓术。

第 7 节　腹腔脏器梗死

一、脾梗死

（一）概述

脾梗死是指脾动脉或其分支阻塞，造成脾局部组织缺血、缺氧而发生坏死。脾动脉分支是没有相互交通的终末动脉，易发生栓塞。本病临床少见，病因较复杂，多在脾血管病变、血液性疾病、心脏大血管疾病、消化系统疾病以及外伤、手术、恶性肿瘤放化疗等基础上发生，涉及科室众多，又缺乏特异性表现，常发生漏诊、误诊。主要临床表现是突发性左上腹痛，或全腹痛向左肩背部放射，弯腰或深呼吸时加重，伴发热、恶心、呕吐、左上腹压痛、脾大或呼吸困难。继发脾周围炎时，脾区可听到摩擦音。数周后可因大范围的萎缩和纤维化致脾脏缩小。腹腔穿刺可获得暗红色稀薄血性液体。本病如能早期诊断，进行及时、有效的治疗，大都预后良好。如延误诊断，并发症较多时，预后较差。

（二）诊断

在某些血液病、心脏病、脾动脉硬化、急性胰腺炎等原发疾病的基础上突然出现左上腹剧痛伴脾肿大或呼吸困难或发热时应想到本病，应尽快行 CT 等检查以明确诊断。

1. X 线诊断　X 线片上梗死的钙化多呈三角形，较小的多发性脾梗死钙化可以类似多发性静脉石。

2. 超声诊断　超声特征性表现为基底位于脾包膜面，尖端指向脾门的楔形低回声区。彩色多普勒显示梗死区血流信号缺失。梗死区若发生坏死液化时，形成不规则无声区，可发展为假性囊肿。若局部钙化时，则出现伴有声影的强回声斑。

3. CT 诊断　CT 尤其是增强 CT 检查已成为诊断本病的首选方法，确诊率高达 100%。梗死早期 CT 表现为三角形或楔形，尖端指向脾门，基底位于脾被膜的低密度区，少数为圆形或不规则低密度影，增强后病灶无强化，但轮廓较平扫时清楚。陈旧性梗死灶由于纤维瘢痕组织的收缩，脾脏可缩小，外观呈分叶状。当病灶内伴出血时，可见高密度不规则影。少数病例伴有包膜下积液，表现为脾周新月形低密度影。

4. MRI 诊断　MRI 对脾梗死的诊断较敏感。由于梗死灶内组织水分增加，T_1 和 T_2 的弛豫时间延长，故在 T_1 加权像上表现为低信号，而在 T_2 加权像上表现为高信号。

5. 脾动脉造影诊断　典型表现为血管中断，呈"残根征"，并可见一个三角形无血管区，其角顶在中断的血管处。在毛细血管期，梗死区为一个透光区。

（三）鉴别诊断

1. 脾破裂　多有外伤史，临床有突然左上腹痛，伴明显内出血和休克征象。真性破裂者腹穿可抽出大量血液。中央型破裂或包膜下破裂者，CT 表现为脾脏轮廓不规则，可见透亮裂隙，同时常有包膜下出血和积液。

2. 脾脓肿　有引起感染的原发病，临床表现为畏寒、高热，左上腹痛伴脾肿大，B 超检查可见脾脏增大，内有囊性液性暗区，CT 表现为圆形或椭圆形低密度影，增强后脓肿壁有强化，而且可见水肿圈，典型者病灶内可有气体和气液平面，脾动脉造影可见脾肿增大，动脉期脾内有一个无血管区的膨胀性肿块，脾血管移位、变直或分开，在毛细血管期，脓肿呈现边缘不规则而模糊的造影充盈缺损。

（四）治疗

大部分脾梗死可以自愈或纤维化，病灶不需要特别处理，但是应处理原发疾病。

1. 内科治疗　包括治疗原发病、吸氧、止痛、抗感染、抗休克等一般治疗和解除脾血管痉挛的扩管治疗以及溶栓、抗凝治疗。扩血管药常用罂粟碱静脉滴注。起病 6 小时以内者，可给予尿激酶 100 万～150 万单位静脉滴注，以溶解血栓。然后给予肝素或华法林抗凝治疗，配合口服阿司匹林抗血小板凝集，总疗程为 2～3 个月。

2. 外科治疗　包括穿刺引流及脾切除术，主要以穿刺引流为主。对于梗死面积较大，并发脾内大血肿、脾破裂、失血性休克、脾脓肿者，应尽早行脾切除术。

二、肾梗死

（一）概述

肾梗死是指肾动脉及其分支的阻塞，造成肾实质缺血、缺氧而发生坏死。常见病因有心脏血管源性栓子（少数为心脏外的脂肪栓子及肿瘤栓子）栓塞、局部血栓形成、创伤、经导管栓塞、肾动脉夹层、手术误扎等。本病临床少见，缺乏特异性表现，易与其他急腹症混淆。临床症状取决于肾动脉阻塞的程度、部位及范围，少部分病例并无任何症状和体征。主要临床表现是突发持续性剧烈腰痛、腹痛或背痛，可伴有发热、恶心、呕吐、血尿（多为镜下血尿）、高血压、患侧肾区叩痛、腹膜刺激征等，极少数患者可出现少尿、无尿等急性肾功能衰竭表现。部分患者因肾梗死区出血，造成被膜下血肿，表现为上腹部或侧腹部囊性肿物。

（二）诊断

在心脏瓣膜病伴房颤、感染性心内膜炎等基础上突然发生腰腹部疼痛时应考虑本病的可能性。如同时有血尿及其他脏器栓塞现象，则诊断大致可确立。

1. 实验室诊断

（1）尿液检查：尿量减少，半数以上患者有蛋白尿及红细胞增加，尿乳酸脱氢酶（LDH）、溶菌酶、丙氨酸氨基肽酶（AAP）、N-乙酰-β 氨基葡萄糖苷酶（NAG）增高。

（2）血液检查：血白细胞计数升高，血清 GOT、LDH、碱性磷酸酶增高。

（3）肾功能检查：极少数患者可发生急性肾功能衰竭，血清尿素氮、肌酐不同程度升高，内生肌酐清除率降低。

2. X 线诊断

（1）尿路 X 线片：发病 3～4 周后，可见肾梗死区钙盐沉积阴影及肾脏缩小。

（2）静脉尿路造影：患肾不显影或显影迟缓和影像浅淡。

（3）逆行肾盂造影：显示肾盂、肾盏形态正常。如继发肾被膜下血肿，可显示肾盂、肾盏及输尿管上段受压变形或移位。

3. 肾动脉造影诊断 是最直接而可靠的诊断方法，显示肾动脉或其分支突然中断，也可表现充盈缺损。由于有创肾动脉造影本身有引起医源性梗死的危险，一般仅用于考虑手术的患者。

4. CT 诊断 典型表现为楔形或三角形低密度区，楔形的底朝肾被膜，尖端指向肾门；可发现肾被膜下血肿，显示肾盂、肾盏及输尿管上段受压变形或移位。螺旋 CT 血管造影可清楚显示肾动脉主干及一、二级分支，完全或部分性中断，也可表现充盈缺损。增强 CT 和 CT 血管造影是首选的检查方法，目前有替代肾动脉造影的趋势。

5. 放射性核素肾扫描诊断 敏感性较低，可显示肾梗死区域的部位及范围。

（三）鉴别诊断

1. 急性阑尾炎 右侧肾梗死出现右侧腰、腹部疼痛时需与高位阑尾炎鉴别，后者以转移性右下腹疼痛和局限性右下腹压痛、反跳痛及肌紧张为特征，不伴有血尿、肾区疼痛，血、尿中碱性磷酸酶及乳酸脱氢酶均无升高。

2. 输尿管结石 疼痛为阵发性剧烈绞痛，可向大腿内侧或外阴部放射，伴有血尿、恶心、呕吐。腹部常无明显压痛和肌紧张，肾区常有叩击痛。腹部 X 线片可显示结石阴影，B 超可见肾积水、结石，必要时可做静脉肾盂造影。

（四）治疗

治疗的关键是尽快恢复肾血流，方法主要包括手术、溶栓及抗凝等治疗。

1. 手术取栓 适用于急性双侧肾动脉栓塞或孤立肾肾动脉栓塞患者，应在 12 小时内进行，越早越好，否则肾功能难以恢复。

2. 溶栓治疗 肾动脉插管局部灌注或通过静脉滴入溶栓药物如 rt-PA、尿激酶或链激酶等，溶解血栓，使血管再通。

3. 抗凝治疗 用肝素静脉滴注，然后口服华法林长期抗凝治疗。可改善患者体内高凝状态，降低血液黏滞度，预防血栓复发。

4. 对症支持治疗 有高血压者应采用血管紧张素转化酶抑制剂治疗，常用药物有卡托普利、贝那普利等。肾动脉栓塞后严重高血压经药物治疗无效时，手术切除患肾，可控制高血压。对少尿、无尿的急性肾衰竭患者，应积极透析治疗。此外，纠正水、电解质、酸碱平衡紊乱，抗感染亦不能忽视。

（权　政　崔春吉）

参 考 文 献

[1] 姜泊. 实用肝病学 [M]. 北京：人民卫生出版社，2015.

[2] 池肇春. 实用临床肝病学 [M]. 北京：人民军医出版社，2015.

[3] 白雪莉，陈伟，梁廷波. 肝血管瘤规范化治疗及其值得注意的问题 [J]. 中国实用外科杂志，2013，33：755-758.

[4] 吴升强. 肝血管瘤的临床影像学表现价值. 医学理论与实践，2014，27：101-103.

[5] 池肇春，邹全明，高峰玉，等. 实用临床胃肠病学 [M]. 2 版. 北京：军事医学科学出版社，2015.

[6] TILSED J V，CASAMASSIMA A，KURIHARA H，et al. ESTES guidelines：acute mesenteric ischaemia[J]. Eur J Trauma Emerg Surg，2016，42（2）：253-270.

[7] 李耀辉，李云龙，贺奋飞，等. 急性肠系膜上动脉闭塞的诊治进展 [J]. 临床外科杂志，2017，25：395-398.

[8] 王深明，李梓伦. 应重视急性肠系膜缺血疾病早期诊断 [J]. 中国实用外科杂志，2013，33：995-997.

[9] 王凯，顾晓诚，贾中芝. 急性肠系膜上动脉栓塞疾病的影像诊断与治疗进展 [J]. 实用医学杂志，2016，32：3979-3981.

[10] 王阳，陈建立，陈俊卵，等. 肠系膜上静脉血栓形成临床特点及预后相关因素分析 [J]. 医学研究杂志，2017，46（8）：103-105.

[11] 周军，罗自通，陈海亮，等. 腹腔镜在急性肠系膜上静脉血栓性疾病早期诊治中的应用评价 [J]. 岭南急诊医学杂志，2016，21：366-368.

[12] 杨玲飞，许俊，刘小孙，等. 急性肠系膜上静脉血栓形成的治疗及预后因素分析 [J]. 中华普通外科杂志，2016，31：100-103.

[13] 匡大鹏，杨文卓. 肝硬化合并门静脉血栓形成的研究进展 [J]. 肝脏，2013，18：119-121.

[14] 马婧嶔，颜志平. 门静脉系统血栓：从病因到治疗的研究进展 [J]. 介入放射学杂志，2015，24：362-368.

[15] 施建设，张诚华. 门静脉血栓形成的诊断与治疗进展 [J]. 临床军医杂志，2013，42：868-870.

[16] 张强，乔海泉. 急性门静脉血栓形成的诊疗进展 [J]. 医学综述，2014，20：3905-3907.

[17] 李震. 布加综合征手术治疗策略进展 [J]. 国际外科学杂志，2014，41（12）：805-807.

[18] 张小明. 布加综合征治疗方式的选择 [J]. 中国普外基础与临床杂志，2014，21：1479-1481.

[19] 王敏，左胜梅. 布加综合征病因和治疗的研究进展 [J]. 铜陵职业技术学院学报，2013，12：21-23.

[20] 汪忠镐，李震. 布加综合征诊治历史、现状和发展趋势 [J]. 中国实用外科杂志，2015，35：1261-1263.

[21] 夏绍友，李荣，李晨，等. 脾梗死的基础解剖与临床研究 [J]. 中华肝胆外科杂志，2013，19：738-741.

[22] 吴王宁，杨玻. 急性肾梗塞诊治体会 [J]. 中华内分泌外科杂志，2014，8：257-259.

[23] MAHAMID M，FRANCIS A，ABID A，et al. Embolic renal infarction mimicking renal colic[J]. Int J Nephrol Renovasc Dis，2014，7：157-159.

第17章 心肺疾病引起急性腹痛的诊断、鉴别诊断与治疗

第1节 肋间神经痛

一、概述

肋间神经痛为一组症状，是指由多种原因引起的胸脊神经受损，表现以受损脊神经分布区域疼痛为主的病变。肋间神经由胸脊髓向两侧发出，经肋间到胸前壁，支配胸椎旁背部和胸壁的肌肉的分支及沿肋间走行的感觉分支。因此，肋间神经痛是从胸背部沿肋间向斜向前下至胸腹前壁中线带状区疼痛。

肋间神经痛原发性病变少见。多见为继发性，常见原因包括细菌或病毒性感染或非感染性炎症和外伤，如上呼吸道细菌、病毒激发，胸椎损伤、肋骨骨折等继发性原因以及肾炎、糖尿病、中毒性末梢神经炎、风湿等代谢性疾病或者胸椎退性变，肋间软组织炎症、肿瘤、脓肿及转移性癌等刺激胸肌神经所致。

二、引起腹痛的临床特点与诊断

（一）临床表现

肋间神经痛表现为一个或多个肋间神经支配区发生阵发性或持续性的疼痛，呈刺痛或灼痛，典型疼痛症状为自后背部胸椎开始沿被侵及的肋间神经行至前胸腹部，可放射至同侧肩部，呈半环形局限性放射性疼痛。腹壁感觉由肋间神经前支的前外侧皮支支配，若病变发生于该区域肋间神经，则可出现剧烈腹痛，类似腹部脏器炎症导致的急性腹痛。深呼吸、咳嗽、喷嚏或躯体活动时，可使疼痛加重，查体可有胸椎棘突、棘突间或椎旁压痛和叩痛，或肋软骨处或沿神经行径处有压痛。

（二）诊断

肋间神经痛为一组症状，首先应明确病因。要点如下：①肋间部位的疼痛，可呈发作性加剧，在咳嗽、打喷嚏或深吸气时疼痛加剧；②疼痛剧烈时可放射到同侧的肩部和背部，典型的半环形局限性放射性疼痛特征，患者可感觉束带状；③相应皮肤区域感觉过敏或减退，相应肋骨边缘、肋间组织、胸椎棘突、棘突旁压痛；④肋间神经痛一般根据症状即可诊断，普通X线片有助于鉴别诊断，继发性肋间神经痛有必要进行X线、CT、磁共振（MRI）、腰穿等检查，排除胸部及脊椎其他病变，以及B超、心电图检查排除肝胆及心血管疾病。

三、鉴别诊断

1. **胸膜炎** 临床表现主要有发热、咳嗽、胸痛，症状突然出现，呼吸和咳嗽时加重，或仅仅为隐痛。严重者可出现呼吸困难、明显中毒症状，病情轻者可无症状。查体可有胸膜摩擦音、呼吸音减低、叩诊浊音等表现。部分胸部X线检查有阴影，肋膈角或变钝或消失或无明显变化。

2. **心绞痛** 表现为心前区或胸骨后绞痛，多呈压榨性或紧缩性痛，但也可有烧灼感，偶伴濒死的恐惧感觉。持续时间短暂，为3～5分钟，小于15分钟，很少超过半小时，可向背部、左肩、左上肢内侧、颈

部和牙齿、上腹部等处放射,停止原来诱发症状的活动或含服硝酸甘油有效。发作常由体力劳动或情绪激动诱发,饱食、寒冷、吸烟、心动过速、休克等因素亦可诱发。对于不明原因的急性上腹痛应注意与心绞痛、急性心肌梗死鉴别,尤其是年龄超过 30 岁的患者,其原因主要与心脏迷走神经感受器、冠状动脉粥样硬化钙化斑块有关。结合心电图改变(新发或一过性 ST 段压低≥0.1mV,或 T 波倒置≥0.2mV)以及心肌损伤标志物(cTnT、cTnI 或者 CK-MB),对于不能明确诊断且病情稳定的患者,可行负荷心电图或负荷超声心动图、核素心肌灌注成像、冠状动脉造影检查可辅助诊断。

3. 肋软骨炎 非特异性肋软骨炎为肋软骨与胸骨交界处不明原因的非化脓性肋软骨炎性病变,有自限性,表现为局限性疼痛伴肿胀,病变部位多在胸骨旁第 2～4 肋软骨处,亦可见于肋弓。表现为胸闷不适,胸前钝痛、隐痛,疼痛点固定,咳嗽、深呼吸、扩展胸壁可引起疼痛加剧。部分患者反复发作,病程迁延数年。查体发现受累的肋软骨肿大隆起,质硬,表面光滑,边界不清,压痛明显,胸廓挤压时疼痛加剧。磁共振具有高度敏感性有助于鉴别。

4. 胆囊炎 急性胆囊炎表现为右上腹阵发性绞痛,常在饱餐、进食油腻食物后或夜间发作,疼痛可放射至右肩及右肩胛下。腹痛发作时常伴恶心、呕吐、厌食等消化道症状,不同程度胆囊炎症,患者可出现不同程度的体温升高和脉搏加速。病情发展可为持续性、阵发性加剧。当胆囊发生坏疽、穿孔,则出现弥漫性腹膜炎的表现,全身感染加重。查体右上腹可出现不同程度及不同范围的压痛、反跳痛和肌紧张,墨菲征阳性等,部分患者可因胆总管结石导致黄疸。白细胞计数常升高,部分老年人可不升高,脉率增快。血清丙氨酸转移酶、碱性磷酸酶常升高。超声检查可见胆囊增大、囊壁增厚,明显水肿时见"双轨征",囊内结石显示强回声,后有声影。CT、MR 检查均能协助诊断。

四、治疗

肋间神经痛诊断要根据疼痛的特征分布找出造成肋间神经痛的病因,要考虑到结核、肿瘤、老年人压缩性骨折、初期带状疱疹等容易忽视的疾病。肋间神经痛治疗方法多样,包括:

1. 根据引起肋间神经痛的病因,确定治疗方案,采取有针对性治疗,如手术切除肿瘤,带状疱疹抗病毒、营养神经治疗。

2. 对症治疗,镇痛、镇静。

3. 心理疏导治疗。

4. 中医治疗,如局部理疗、针灸推拿等。

5. 中药治疗。

6. 物理治疗,如激光、红外线、超声波。

7. 微创治疗,如射频热凝靶点术、肋间神经阻滞。

(刘学东)

第2节 膈 胸 膜 炎

一、概述

胸膜炎是指各种原因引起的胸膜脏层与壁层的炎症,可分为感染性、浆液性、化脓性胸膜炎,多数继发于肺部和胸部的病变,当细菌、结核分枝杆菌感染发生肺炎,肺结核,膈下脓肿,肝脓肿等邻近脏器组织感染,创伤,手术,肿瘤等以及全身性疾病时可以出现胸膜炎,临床上胸膜炎有多种类型,以结核性胸膜炎最为常见。

胸膜由脏层与壁层胸膜构成。脏层胸膜炎症无痛感,壁层胸膜炎症可导致疼痛,肋间神经和膈神经支配壁胸膜,属躯体感觉神经。胸膜炎等疾病刺激神经引起的疼痛不仅可沿肋间神经向胸、腹壁放射,也可沿膈神经向颈部和肩部放射。炎症刺激膈神经及相应的脊神经时,由神经传导到腹壁引起相应部位,例如右上腹甚至左上腹、脐周等部位,反映在 $C_{3\sim5}$ 进入脊髓节段脊神经分布区域,即胸膜和腹膜部,产生胸腹痛。胸膜炎常见病因包括:肺炎,肺栓塞所致的肺梗死,癌症,结核病,类风湿关节炎,系统性红斑狼疮,寄生虫感染如阿米巴病,胰腺炎,损伤如肋骨骨折,由气道或其他部位到达胸膜的刺激物如石棉,药物过敏反应如肼屈嗪、普鲁卡因胺、异烟肼、氯丙嗪等。

二、引起腹痛的临床特点与诊断

肺炎导致的胸膜炎主要表现为发热、咳嗽、胸痛,气急。胸痛常突然发作,性质呈刺痛,呼吸或咳嗽时加重,程度可有差异,病情轻者可无症状,也可仅仅为隐痛或深呼吸、咳嗽时出现。病情严重者可出现呼吸困难、明显中毒症状。胸膜炎由于深呼吸时出现疼痛,故常引起呼吸浅快,患侧肌肉运动较对侧弱。如果发生大量胸腔液体积聚,可致两层胸膜相互分离,则胸痛可消失。大量胸腔积液可致呼吸时单侧或双侧肺扩张受限,发生呼吸困难。若胸膜腔积液量少或夜间胸膜积液时,可无明显阳性体征或胸膜摩擦音;若存在中等量及以上积液时,查体可有呼吸音减低、语音震颤改变、叩诊浊音等表现。

三、鉴别诊断

1. 胃、十二指肠溃疡 患者有慢性、节律性和周期性发作的上腹痛病史。性质可为钝痛、灼痛、胀痛、剧痛、饥饿样不适,腹痛可被抑酸或抗酸剂缓解。发作时剑突下可有局限性压痛,缓解后无明显体征。消化性溃疡的主要并发症为上消化道出血、穿孔、幽门梗阻和癌变。溃疡向深处进展造成穿孔,若溃破入腹腔引起弥漫性腹膜炎,突发剧烈腹痛,疼痛剧烈,先于上腹,后延及全腹痛,查体出现板状腹、压痛、反跳痛,肝浊音界缩小或消失。腹部立位 X 线检查可发现膈下游离气体。胃镜检查可作为消化性溃疡的首选方法,若无法行胃镜检查者,X 线钡餐检查发现龛影则可以诊断。

2. 急性胰腺炎 常由胆石症或胆道感染,暴饮暴食、饮酒后突然出现,表现为突发急性腹痛,多为中上腹持续钝痛、钻痛或绞痛,部分向背部及右肩放射,伴恶心、呕吐、发热。重症胰腺炎可出现腹痛、腹胀加剧,查体发现右上腹压痛、反跳痛和肌紧张明显,墨菲征阳性。移动性浊音阳性,肠鸣音少而弱,胆道梗阻时可出现黄疸。白细胞和中性粒细胞明显增高,血淀粉酶、脂肪酶异常升高。B 超、CT 检查辅助诊断。

3. 肺栓塞 多有静脉血栓的危险因素,如创伤、手术、肿瘤、心肺疾病等病史,常见症状有呼吸困难、气促、胸痛、晕厥、烦躁不安、咯血、咳嗽、心悸、发热等症状,典型症状为同时出现的"三联征"(呼吸困难、胸痛、咯血),临床少见。胸部 X 线片示区域性肺血管纹理减少,动脉血气分析常见低氧血症及低碳酸血症,D-二聚体因其高度敏感性和良好的阴性预测,可作为肺栓塞的首先筛选试验,低于 $500\mu g/L$ 则有重要的排除诊断价值,CT 肺动脉造影检查可作为肺栓塞的"金标准",放射性核素肺通气/灌注扫描和 MRI、床旁超声心动图及肢体静脉超声可帮助鉴别。

4. 肺炎 常见症状为咳嗽、咳痰,伴或不伴脓性痰或血痰,胸痛、呼吸困难、咯血,或原有呼吸道症状加重,多数伴发热,查体发现肺实变体征或闻及湿性啰音。临床症状可轻可重,病变范围大可出现呼吸困难,重症者呼吸频率增快、发绀等。血常规,尤其是胸部影像学检查最为重要,可显示新出现的斑片状浸润影、叶或段实变影、磨玻璃影或间质性改变,伴或不伴胸腔积液等改变。

四、治疗

胸膜炎治疗原则:
1. 卧床休息,加强护理。
2. 对症,镇静、止痛。
3. 西医治疗:①抗生素治疗:对结核性胸膜炎者,抗结核药物治疗;对非结核性胸膜炎者,针对原发病(感染、肿瘤等)选择相应的药物治疗;对化脓性胸膜炎或结核性脓胸伴感染者,青霉素 C 肌内注射,并可于胸腔内加注。②缓解疼痛。③胸腔穿刺抽液:适用于渗出性胸膜炎胸腔大量积液,有明显呼吸困难或积液久治不吸收者。④激素治疗:适用于结核性胸膜炎,与抗结核药物联合使用。⑤手术治疗:包裹性胸膜炎内科治疗胸腔积液长期不吸收或转为脓胸，结核性脓胸经内科治疗经久不愈或合并支气管胸膜瘘，考虑外科手术治疗。

4. 中医治疗。

（刘学东）

第3节　急性心肌梗死

一、概述

急性心肌梗死是心肌缺血性坏死；冠状动脉血供急剧减少或中断，使得心肌严重而持久的缺血导致心肌坏死。而以胃肠道症状为主的不典型患者很容易被误诊为急腹症或胃肠炎而延误抢救时机。

急性心肌梗死通常是在冠状动脉狭窄病变的基础上，由于冠状动脉痉挛造成血管腔完全闭塞，或由于斑块脱落栓塞远端血管，导致该血管供血区域出现心肌的急性缺血和坏死。90% 以上的急性心肌梗死、急性血栓病与斑块破裂、供应受损区的动脉闭塞有关。

胃肠型急性心肌梗死多指发生于心脏下壁的心肌梗死。由于心脏下壁贴近膈肌，发生急性心肌梗死时膈神经受刺激和肠系膜动脉供血不足而出现胃肠道症状。

其发生机制为：①由于心脏纤维与腹部的感觉纤维在脊髓中汇合为同一脊髓传导束，经同一传导途径上传至大脑皮质，故发作时患者会产生上腹痛的错觉。②发作时，该处的自主神经亦通过内脏神经反向到腹腔内脏，从而引起腹痛。迷走神经传入神经纤维大多位于心脏后下壁，发作时后下壁缺血缺氧刺激该神经可引起腹痛、恶心、呕吐，甚至个别患者因刺激膈肌痉挛而导致不同程度的腹肌紧张。因此，当冠心病心肌缺血、缺氧的病变仅限于心脏后下壁，而其他区域较轻或未有病变时，此时患者仅表现为腹部症状，胸骨后痛可不出现。

二、引起腹痛的临床特点与诊断

典型的心肌梗死有突发的胸骨后、心前区剧烈绞痛，伴有呼吸困难、咳嗽。肠胃型心肌梗死可突发上腹剧烈闷痛与胀痛，同时有恶心、呕吐和腹胀，主要原因是反射性迷走神经对胃肠道的刺激作用。诊断依据有以下几个方面：

1. 病史　凡 40 岁以上，以腹痛为首发或突出表现者，应注意有无高血压、高血脂、冠心病病史。

2. 症状

（1）胸痛：一般持续在 20 分钟以上，可以先发生于胸部中央或左侧胸部，然后向上臂、颌部、背部、肩部放射。伴有呼吸困难、出汗、恶心、呕吐或眩晕。

（2）上腹部痛：胃肠型心肌梗死疼痛可以发生在上腹部，伴有恶心、呕吐。

（3）严重发作时，患者忧虑不安，可有濒死感。此外，亦可出现急性左心衰、休克或严重心律失常的症状。

3. 体征　患者皮肤苍白、湿冷，脉搏细弱，血压多变。心音减弱，第四心音存在，心尖区可闻及柔和的吹风样收缩期杂音。左心界增大，部分患者可出现奔马律和心律失常。上腹部可有轻度压痛，但无反跳痛和肌紧张。

4. 器械和实验室检查

（1）心电图改变：典型改变是 ST 段呈弓背样抬高，然后逐渐下移；4～6 小时后出现病理性 Q 波；T 波出现倒置和加深。

（2）心肌酶谱：谷草转氨酶（AST）、乳酸脱氢酶（LDH）、α- 羟丁酸脱氢酶（HBDH）、肌酸激酶（CK）和肌酸激酶同工酶（CK-MB）明显增高。其中，CK-MB 为心肌特异酶，可作为诊断急性心肌梗死的特异性指标。

（3）肌钙蛋白T（Tn-T）和肌钙蛋白I（Tn-I）也明显升高。

（4）血液检查：心肌梗死后12小时血沉加快，白细胞中度升高，核左移。

（5）其他：心肌显像、超声心动图、右心导管检查对心肌梗死的诊断有一定辅助作用。

三、鉴别诊断

胃肠型急性心肌梗死应与如下疾病鉴别：

1. 胃及十二指肠溃疡　此病好发于中青年，腹痛以中上腹为主，有周期性和节律性疼痛特征，多于进食后或饥饿时发作。制酸剂可以缓解腹痛。查体可有中上腹压痛，无肌紧张。胃肠钡餐检查或者胃镜检查可以确诊。

2. 急性胆囊炎、胆石症　此病可发于中老年妇女，常在进食脂肪餐后发作，为右上腹持续性剧痛，向右肩部放射，常伴有恶心、呕吐和发热。查体右上腹部有明显的压痛和肌紧张，墨菲征阳性。若胆道梗阻，可出现黄疸。白细胞和中性粒细胞明显增高。B超和CT检查可以确诊。

3. 急性胰腺炎　本病常在暴饮暴食或饮酒后突然发作，表现为中上腹持续性钝痛、钻痛和绞痛，常阵发性加剧，向左腰背部放射。伴恶心、呕吐和发热。查体上腹部有深压痛。血、尿淀粉酶明显升高。重症胰腺炎时，腹痛可扩散至全腹，并出现休克。全腹压痛、反跳痛、肌紧张，并出现脐周、腹外侧皮肤斑。CT可明确诊断。

4. 急性肠梗阻　腹痛急性发作，多位于脐周和下腹部，呈阵发性、波浪式绞痛。绞痛时肠蠕动增加，伴呕吐、腹胀和停止排气排便。腹部检查可见肠型，腹部压痛明显，肠鸣音亢进，肠胀气时肠蠕动音呈高调金属音。腹部X线检查可见多个肠腔内气液平面。

5. 消化不良　表现为上腹部疼痛不适、饱胀、烧心、嗳气等，进食、运动或平躺后剑突下有烧灼感或反酸，并延伸至咽部；食欲缺乏、恶心，有时有轻度腹泻；夜里不能安睡，睡后常有噩梦。除胃镜下能见到轻型胃炎外，其他检查如B超、胃肠钡餐及血液生化检查等都无异常。

分析老年AMI患者腹痛及急诊就诊于外科的主要原因：①心肌缺血、坏死刺激心脏自主神经的传入神经末梢，而心脏与腹部的感觉纤维共同聚合于同一脊髓纤维束，经同一传导途径上传，至丘脑和大脑皮质后，产生腹痛的错觉。②迷走神经传入纤维感受器几乎都位于心脏下后壁表面，下后壁心肌梗死时迷走神经兴奋，引起胃肠反射，可表现为腹痛、恶心、呕吐、厌食及饱胀感等消化道症状，甚至可因膈肌痉挛而导致不同程度的腹肌紧张。胃肠道缺血及迷走神经反射，诱发或加重其原有的腹部疾病。③老年冠心病患者常多器官疾病并存，伴随症状及体征也较多，并常有脑动脉硬化、痛觉迟钝、神经传导功能减退，且常伴自主神经功能紊乱，机体对疾病的反应各异，导致常缺乏典型症状和体征。④老年，尤其是高龄患者常因受自身智能及性格改变影响，致主诉模糊，对疼痛表达不清，并常伴失语、失聪，有时家属也无法提供准确的病史，且有查体不配合情况。高血压、糖尿病、高脂血症、吸烟等均为冠心病的危险因素，对于有危险因素史的老年腹痛患者应警惕AMI可能，尤其是对有多个危险因素的患者更应警惕。

6. 误诊主要原因　据分析主要有：①临床医师只注意患者的腹部表现，而忽视其胸闷、胸痛及血压下降等伴随症状；②对不典型急性心肌梗死的表现缺乏警惕及认识；③被既往腹部疾病史所迷惑；④对发病早期心电图不典型者未及时进行动态的观察。

四、治疗

治疗原则为尽快恢复心肌的血液灌注，挽救濒死的心肌，防止梗死扩大，保护和维持心脏功能，及时处理严重心律失常、泵衰竭和各种并发症。

（一）监护和一般治疗

在急性心肌梗死发作24～48小时内要密切观察生命体征和一般情况，休息、吸氧、护理、保持静脉通畅，并进行心电监护，必要时监护肺毛细血管楔压和中心静脉压。

1. 休息　卧床休息2周，保持安静，减少探视，防止不良刺激，减除患者思想负担。

2. 吸氧　用面罩和鼻导管吸入40%的氧气，开始数小时4～6L/min。

3. 加强生活护理　少量多餐,不宜过饱,以清淡易消化,低盐、低脂饮食为主。维持正常肠道功能,应用缓泻剂,以避免便秘发生。

（二）药物治疗

1. 解除疼痛　一般可肌内注射哌替啶或吗啡,4～6 小时可重复一次。有呼吸抑制者禁用吗啡。也可以用硝酸甘油 0.3mg 舌下含服或硝酸异山梨酯（消心痛）,或静脉应用硝酸酯制剂,注意心率增加和血压下降。也可应用 β 受体阻滞剂。心肌再灌注疗法可有效地解除疼痛。

2. 抗血小板治疗

（1）阿司匹林:若无禁忌证,治疗开始时应予以 160～325mg 阿司匹林,以后可以每日服用。首剂嚼碎吸收更快。研究显示,抗血小板作用降低了近期和远期病死率。

（2）ADP 受体拮抗剂:氯吡格雷或替格瑞洛或普拉格雷。

（3）GPⅡb/Ⅲa 受体拮抗剂:替罗非班、依替巴肽。

3. 抗凝疗法　广泛的心肌梗死和梗死范围进一步扩大时可考虑使用。抗凝治疗包括:①肝素;②低分子肝素;③磺达肝癸钠;④比伐芦定。新的直接抗血栓药物水蛭素的作用有待于进一步临床研究。

4. β 受体阻滞剂　普萘洛尔（心得安）或美托洛尔（美多心安）可减轻心脏负荷,改善心肌缺血灌注,与溶栓治疗同时进行,可减少再灌注损伤。

5. ACEI 和 ARB 类药物　可改善心肌重构,减少病死率和心衰发生。

6. 调脂治疗　他汀类药物降低 LDL、TC、TG,升高 HDL,稳定粥样斑块。

7. 极化液　有改善心肌缺血和营养功效。

8. 激素　早期使用激素可能有保护心肌的作用。可选用氢化可的松、地塞米松和甲泼尼龙。

9. 其他治疗　维生素 C 3～4g,辅酶 A 50～100U,细胞色素 C 30mg,维生素 B_6 50～100mg 加入 5%～10% 葡萄糖液 500ml 缓慢静脉滴注,1 次/d,2 周为一个疗程。

（三）心肌梗死的再灌注治疗

再灌注疗法是积极的治疗措施,3～6 小时内疗效最佳。原则:尽早恢复梗死相关冠脉的血流量,挽救受损心肌,减少梗死面积和保护心功能。方法有:①溶栓治疗（thrombolysis therapy）;②介入治疗（percutaneous coronary intervention,PCI）;③紧急冠状动脉搭桥术（urgent CABG）。

1. 溶栓治疗　对 STEMI 的患者,只要无溶栓禁忌证,应尽早接受溶栓治疗,并同时进行抗栓治疗和抗心肌缺血治疗。

溶栓时间越早,冠脉再通率越高。溶栓治疗时间窗口:起病时间 <12 小时,最佳时间 <6 小时。

（1）溶栓适应证:①病后 12 小时内,含化或静脉滴注硝酸甘油胸痛持续不能缓解,心电图至少相邻两个导联 ST 段抬高≥0.1mV 或新出现的左束支传导阻滞;②发病已达 12～24 小时,但胸痛持续不缓解,ST 段仍持续抬高者;③若 >75 岁,慎重权衡利弊,一般情况好且无溶栓禁忌证者。

（2）溶栓绝对禁忌证:①活动性内出血和出血倾向;②怀疑主动脉夹层;③近期脑外伤、长时间或创伤性心肺复苏;④既往出血性脑卒中,6 个月内缺血性脑卒中或脑血管事件;⑤中枢神经系统受损、颅内肿瘤或畸形;⑥活动性消化性溃疡;⑦未控制的高血压（>180/110mmHg）;⑧糖尿病出血性视网膜病或其他出血性眼疾病;⑨近期外科大手术,曾在不能压迫的部位大血管行穿刺术。

（3）常用药物及用法:①尿激酶:静脉给药,100 万～150 万 U,30 分钟至 1 小时滴注完;②链激酶:150 万 U 30～60 分钟内输入,可引起过敏反应;③重组组织型纤溶酶原激活物（rt-PA）:静脉给药,先推注 10mg,继而 50mg 1 小时滴完,再 40mg 2 小时滴完。

（4）冠状动脉再通指标:

1）间接判断:①胸痛 2 小时内迅速缓解或消失;②2 小时内抬高的 ST 段迅速回降 >50%;③血清心肌酶 CK-MB 峰值提前至发病后 14 小时以内;④2 小时内出现再灌注心律失常（室性心律失常或传导阻滞等）。

2）直接判断:冠状动脉造影证实原来闭塞的血管恢复前向血流（限于冠状动脉内溶栓治疗者）。

2. 介入治疗　介入治疗包括经皮腔内冠状动脉成形术（percutaneous transluminal coronary angioplasty,PTCA）和支架（stent）植入术。以完全开通梗死相关动脉,迅速恢复和持续增加濒危心肌血供为治疗目的。PTCA 是应用特制的球囊导管扩张刚堵塞的血管，使之再通。支架植入术：冠状动脉支架是一个微小的网状不锈钢管，将其永久地放入病变血管内，使血管保持血流畅通，从而减轻冠心病症状。

3. 紧急冠状动脉搭桥术（urgent CABG）

（四）并发症的处理

1. 消除心律失常 必须及时消除心律失常，以免引起猝死。如发生室颤，尽快采用非同步直流电除颤，室速可采用同步直流电复律。发现室早或室速，立即静脉应用利多卡因。反复发作也可用胺碘酮。纠正低血钾时，如已证实心律失常与低血钾有关，应纠正低血钾。应纠正低血镁。缓慢性心律失常可应用阿托品，必要时行起搏治疗。

2. 治疗心力衰竭 心衰的治疗取决于其严重性，可先用利尿剂，在发病的 1～2 天内不要急于用洋地黄。24 小时内尽量避免用洋地黄制剂。

3. 控制休克 补液扩容，使用升压药，必要时行主动脉内球囊反搏术 + 冠状动脉介入治疗或冠状动脉搭桥术治疗。

4. 其他 乳头肌功能失调的治疗，严重者可考虑手术。室壁瘤患者可行手术切除，并做主动脉 - 冠状动脉旁路手术。心脏破裂者应紧急外科手术。

（惠　波）

第 4 节　急性心包炎

一、概述

急性心包炎是心包脏层和壁层的急性炎症，可由细菌、病毒、自身免疫、物理、化学因素引起。

几乎都是继发的，部分病因至今不明。根据病因，可分为非特异性心包炎、感染性心包炎、伴有其他器官或组织系统疾病的心包炎、物理因素引起的心包炎、药物引起的心包炎和新生物引起的心包炎，以及心肌梗死、尿毒症和肿瘤等引起者较为多见。其中，感染性心包炎可由细菌、寄生虫、原虫、病毒或真菌引起。所有急性心包炎中，以非特异性、结核性、化脓性和风湿性心包炎较为常见。当炎症侵及膈胸膜，或心包积液压迫下腔静脉和部分肝静脉，导致肝淤血，牵引肝包膜引起上腹部疼痛。值得注意的是，约 6% 的患者以急性腹痛为主要表现。

二、引起腹痛的临床特点与诊断

患者有持续性或阵发性上腹部疼痛，并伴有腹肌紧张、压痛，心前区压迫感、呼吸困难等。

（一）症状

1. 全身症状 由于病因及个体反应不同，全身症状差异较大。感染性心包炎者，可有发热、寒战、心悸、出汗和乏力、食欲缺乏等毒血症症状。非特异性心包炎在发病前往往有上呼吸道感染。非感染性心包炎的毒血症症状较轻，肿瘤性者可无发热。

2. 疼痛 疼痛部位主要位于心前区或胸骨后，可向颈部、左侧斜方肌区、肩背部和上腹部放射。呈锐痛或钝痛，随呼吸、咳嗽、吞咽和体位改变而加重，坐起和前倾位缓解。心包膜脏层无痛觉神经，只有在左侧第 5、6 肋间水平面以下的壁层心包膜有痛觉纤维，所以当心包炎累及该部或并有膈胸膜炎时方出现疼痛，急性非特异性心包炎常伴胸膜炎，疼痛显著。结核性及尿毒症性心包炎时疼痛较轻。

3. 心包积液压迫症状 心脏压塞时，因腔静脉瘀血可出现上腹胀痛、呕吐、下肢水肿等，肺瘀血时可引起呼吸困难。呼吸困难、端坐呼吸、面色苍白、烦躁不安、发绀、乏力、上腹部疼痛和下肢水肿。腹痛为持续性或阵发性，多位于中上腹部，有时位于右下腹或全腹。动脉血压显著下降时可见面色苍白、烦躁不安等休克症状。大量心包积液压迫气管可产生激惹性咳嗽，如压迫肺或支气管可使呼吸困难加重。喉返神经、膈神经受压时可分别出现声音嘶哑、嗳呃症状，食管受压则可有吞咽困难。

（二）体征

1. 心包摩擦音　是急性纤维蛋白性心包炎的典型体征，两层心包膜因发炎，表面粗糙并有纤维蛋白渗出，心脏搏动时，互相摩擦而产生，摩擦音常出现于胸骨左缘第3、4、5肋间隙，也可满布心前区，坐位、深吸气后屏息时较易听到。响的摩擦音在心前区扪诊可有摩擦感。通常持续时间短暂，它可存在数小时、数天，少数可达数周，当心包积液增多，使两层心包分开时，摩擦音可减弱甚至消失。

2. 心包积液体征　心脏本身表现为心尖冲动减弱或消失，心浊音界向两侧扩大，心音低弱，心率快，可闻及舒张早期额外音。体循环淤血表现为颈静脉怒张，肝大伴触痛，腹水，下肢水肿，肝 - 颈静脉回流征阳性、脉压减小和奇脉。左肺受压迫征象为左肩胛下区浊音区、语颤增强，并可听到支气管呼吸音（Ewart 征）。

心包积液量超过300ml或积液发生较迅速时，可出现下列体征：

（1）心包积液本身体征：心浊音界向两侧迅速扩大，并可随体位改变，如坐位时下界增宽，平卧时心底部第2、3肋间增宽，心尖冲动位于心浊音界内减弱或消失。心音遥远，心率增快。有时在胸骨左缘第3、4肋间隙听到舒张早期附加音，亦称心包叩击音，与第一、二心音构成三音心律，此因心室舒张受限，进入心室血流突然受阻，形成漩涡，冲击心室壁所产生。

（2）心脏压塞征：急性心脏压塞时，心搏出量明显下降，心率加快，脉搏细弱，动脉收缩压下降，脉压减少，严重者可出现休克。慢性心脏压塞时，静脉淤血征象明显，可有颈静脉怒张而搏动不显，且在吸气期更明显（Kussmaul 征），肝颈静脉回流征阳性，肝脏肿大伴压痛及腹水，下肢水肿；可发现奇脉，即吸气时脉搏减弱或消失，呼气时脉搏增强或重脉，测血压时，可发现呼气期收缩压较吸气期高出1.33kPa以上。

（3）左肺受压征：心包积液多从横膈上的心包腔先开始积聚，而后充满胸骨后的心包腔。大量心包积液时，膨胀的心包腔可压迫肺及支气管，体检时可发现左肩胛的内下方有一个浊音区，并伴有语颤增强及支气管性呼吸音，亦称 Ewart 征。

3. 腹部体征　腹肌紧张，有压痛，但无反跳痛。

（三）器械和实验室检查

1. 心电图变化　表现为低电压、ST-T 的改变和 QT 间期不延长。ST 段移位起初为弓背向下抬高，随后恢复基线。T 波先高，后低平、对称性倒置，最后恢复直立。心律失常以窦性心动过速多见，亦可出现房性心律失常。发生心包积液后，除 T 变化外，还可有肢导联 QRS 波群低电压，大量心包积液时，还可出现"电交替"现象。多与心脏悬浮在心包腔中，致机械活动度加大有关。此外，常有窦性心动过速。

2. X 线改变　成人心包积液量少于300ml 时，X 线征象不多，难以发现，积液量达300～500ml 或更多时，心脏阴影才出现普遍性的向两侧扩大，心影形态可因体位不同而改变。并有上腔静脉明显扩张及心膈角变钝的表现。当心包积液量超过1 000ml 时，心影明显扩张，外形呈三角形或烧瓶状，各心缘弓的正常界限消失。透视或 X 线记波摄影显示心脏搏动减弱或消失。

3. 超声心动图　是诊断心包积液的最好方法。当心包积液量超过50ml 时，M 型超声心动图即显示在心室收缩时，左心室后壁与后心包壁层间有液性暗区；如该暗区在舒张期亦可见，表明积液量在400～500ml，二维超声心动图在心包内有中等积液量时，可见液性暗区较均匀地分布在心脏外周。舒张末期右房塌陷和舒张期右室游离壁塌陷是诊断心脏压塞最敏感而特异的征象。

4. MRI　能清晰地显示心包积液的容量和分布情况，并可分辨积液的性质。

5. 实验室检查　白细胞计数增加与否，视病因而定。化脓性心包炎白细胞计数及中性粒细胞明显增高。结核性心包炎时 PPD（结核菌素的纯蛋白衍化物）皮肤试验通常阳性，红细胞沉降率升高。

6. 心包穿刺　了解心包积液性质，可进一步明确心包液体为渗出性、脓性或血性，必要时进行病理学检查和细菌培养。此外，涂片及培养可能查出感染原，肿瘤性心包积液可查出瘤细胞。

7. 心内膜心肌活检

8. 核素扫描　静脉注射 ^{125}I 标记的白蛋白进行血池扫描。核素可显示真正的心腔大小，X 线片中心脏影如大于扫描图，则表示增大的部分系渗液。

9. 心包镜检查　可直接观察心包和做心包活检，从而提高病因诊断的准确性。

三、鉴别诊断

1. 急腹症 本病常表现为突发的腹部疼痛,伴有发热、寒战或恶寒、恶心、呕吐。腹部查体局限性或全腹压痛、反跳痛和肌紧张。外周血白细胞和中性粒细胞升高、核左移。X 线、B 超和 CT 检查有助于确诊。

2. 急性胆囊炎 本病好发于女性,多于饱餐或进食含有较多脂肪的食物后发作。表现为寒战、发热、恶心、呕吐、胀气和右上腹疼痛,疼痛较剧烈,可向右肩部放射。查体墨菲征阳性,右上腹明显压痛和肌紧张,部分患者可触及肿大的胆囊。40%～50% 的患者可出现黄疸。B 超或 CT 可以发现肿大的胆囊和胆石症征象。

3. 急性胰腺炎 急性胰腺炎发病急,与暴饮暴食、饮酒、胆道蛔虫及情绪激动有关。急性腹痛主要位于中上腹,亦可位于左上腹、右上腹或脐部,疼痛以左侧为明显,坐位及前倾位可减轻。呈持续性钝痛或绞痛,阵发性加剧,向腰背部放射。伴发热、恶心、呕吐,严重者可出现休克。腹部检查可有上腹部或中上腹压痛、反跳痛和肌紧张,血常规和血尿淀粉酶升高,B 超和 CT 示胰腺肿大、渗出,甚至坏死。

4. 胃及十二指肠穿孔 患者有胃及十二指肠病史和多年反复发作的胃痛史。腹部查体有明显压痛、反跳痛和肌紧张。腹部 X 线片可发现膈下游离气体。心电图正常。

5. 心肌梗死 心肌梗死发病年龄较大,常有心绞痛或冠心病的病史。心包摩擦音常出现于发病后 3～4 天。心电图有异常 Q 波、ST 段弓背向上抬高和 T 波倒置等特征性病变,常伴有严重的心律失常和传导阻滞。心肌酶谱异常。

四、治疗

急性心包炎治疗原则为:治疗原发病,改善症状,解除心脏压塞。

(一)一般治疗

急性期应卧床休息,呼吸困难者取半卧位,吸氧。胸痛明显者可口服阿司匹林 650mg,或吲哚美辛 25～50mg,3 次 /d。必要时可给予可待因 15～60mg、哌替啶 50～100mg 或吗啡 10～15mg,每 4 小时一次。此外,亦可左侧星状神经节封闭。加强支持治疗。

(二)病因治疗

因为引起急性心包炎的病因不同,所以治疗方法也不相同。

1. 结核性心包炎 给予抗结核治疗,应早期、足量和长期使用,直到结核活动停止后 1 年左右再停药。也可加用泼尼松 15～30mg/d,减少渗出,防止心包粘连。如出现心脏压塞症状,应进行心包穿刺放液;如渗液继续产生或有心包缩窄表现,应及时做心包切除,以防止发展为缩窄性心包炎。

2. 风湿性心包炎 抗风湿治疗。

3. 感染性心包炎 化脓性心包炎时应选用足量对致病菌有效的抗生素,并反复心包穿刺抽脓和心包腔内注入抗生素,如疗效不显著,即应及早考虑心包切开引流,如引流发现心包增厚,则可作广泛心包切除。

4. 非特异性心包炎 肾上腺皮质激素可能有效。如反复发作,可考虑心包切除。

(三)解除心脏压塞

大量渗液或有心脏压塞症状者,可施行心包穿刺术,进行抽液减压。

(惠　波)

参 考 文 献

[1] 杨学念. 45 例慢性稳定性心绞痛诊断与治疗 [J]. 世界最新医学信息文摘(连续型电子期刊),2015,78:70-70,25.

[2] 杨艳春. 上腹痛为首发症状的非腹腔疾病的病因分析 [J]. 医药前沿,2016,34:59-60.

[3] 谢广伦,郭大鹏,李志刚,等. 背根神经节射频热凝复合阿霉素注射在控制难治性肺癌肋骨转移相关疼痛中的应用 [J]. 中国疼痛医学杂志,2017,7:541-543,547.

[4]　赵子凤，马睿. 以急性腹痛为唯一症状的急性胸膜炎 2 例 [J]. 医学影像学杂志，2013，10：1538.

[5]　蒋智敏，历风元，朱涟敏，等. 以腹痛为主诉无呼吸系统症状肺炎 46 例临床分析 [J]. 海南医学，2013，1：69-70.

[6]　曾伟，田福利. 以腹痛为首发症状的肺栓塞 1 例 [J]. 中国循证心血管医学杂志，2015，6：857-858.

[7]　葛均波，徐永健. 内科学 [M]. 8 版. 北京：人民卫生出版社，2013.

[8]　陈灏珠. 实用内科学 [M]. 10 版. 北京：人民卫生出版社，1999.

[9]　李广平. 实用临床心脏病诊断治疗学 [M]. 北京：中国医药科技出版社，2002.

[10]　杨跃进，华伟. 阜外心血管内科手册 [M]. 北京：人民卫生出版社，2006.

第 18 章

妇科疾病引起急性腹痛的诊断、鉴别诊断与治疗

第 1 节 附 件 扭 转

一、卵巢肿瘤蒂扭转

好发生于瘤蒂较长、活动度良好、中等大小、重心偏于一侧的卵巢肿瘤。常在体位突然改变或妊娠期、产褥期子宫大小及位置改变时发生蒂扭转。卵巢肿瘤扭转的蒂由骨盆漏斗韧带、卵巢固有韧带和输卵管组成。

（一）诊断

1. 病史 盆腔肿块病史。

2. 临床表现

（1）下腹疼痛：突然发生下腹一侧剧烈疼痛，阵发性，疼痛与体位变动有关。可伴有恶心、呕吐、低热等。有时不全扭转可自然复位，腹痛随之缓解。

（2）腹部查体：下腹压痛、反跳痛、肌紧张。

（3）妇科检查：在子宫一侧扪及张力较大的触痛性肿块，与子宫相连的蒂部有固定压痛点。

3. 辅助检查

（1）妇科超声检查：可提示盆腔肿块部位、大小、性质。

（2）血常规：白细胞数和分类中性均升高。

4. 诊断标准

（1）初步诊断：可有卵巢囊肿病史，突然发生下腹一侧剧烈疼痛，伴恶心、呕吐。查体下腹部局限性腹膜刺激征，一侧附件区可扪及张力大的触痛囊性肿块者。

（2）基本诊断：结合上述典型临床表现，B超示附件区囊性或混合性包块者。

（3）明确诊断：结合手术探查确诊。

（二）治疗

一旦明确诊断，立即剖腹探查或腹腔镜检查，并应注意以下几点：

1. 切断瘤蒂必须在扭转部位以下的正常组织部位。

2. 手术时先钳夹扭转的蒂部，然后切断，钳夹蒂部前不得先回复扭转，以防血栓脱落。

3. 常规剖视患侧卵巢，并检查对侧卵巢，如疑有恶性病变，应送冰冻切片病理检查，根据患者年龄、肿瘤性质等决定进一步手术方案。

4. 仅剩一侧卵巢的年轻患者，应尽量保留部分卵巢组织。

5. 如同时合并妊娠，术前、术后给予镇静剂及保胎治疗。

6. 术后选用适当抗生素预防感染。

二、卵巢过度刺激综合征伴卵巢扭转

卵巢过度刺激综合征（ovarian hyperstimulation syndrome，OHSS）是促排卵治疗引起的严重并发症。以卵巢增大、血管通透性增加、第三体腔积液及相关的病理生理过程为主要特征，严重时可危及患者生命。随着近年辅助生殖技术（ART）的发展，OHSS 病例逐年增多。据文献报道，体外受精（IVF）诱导排卵周期轻度 OHSS 发生率为 20%～33%，中度 OHSS 发生率为 2%～6%，重度 OHSS 发生率为 0.1%～0.2%，OHSS 死亡病例罕见，病死率为 0.1%～0.3‰。OHSS 病因尚不明确，其表现形式多样，给临床预测、治疗及相关研究带来很多困难。现就 OHSS 预防及治疗最新进展进行讨论。

研究指出，IVF 周期治疗导致的 OHSS 患者发生卵巢扭转的概率为 0.8%～7.5%，同时妊娠会使 OHSS 患者发生卵巢扭转的概率增大（约 1.6%），非妊娠 OHSS 患者发生卵巢扭转的概率约为 2.3%。

（一）卵巢扭转的原因

正常大小的卵巢扭转比较罕见，促排卵辅助生育后并发 OHSS 及妊娠是发生卵巢扭转的高危因素。分析卵巢扭转的原因与以下几个方面有关：①由于促排卵药物的应用，卵巢内常有多个卵泡同时发育导致卵巢体积增大，重量增加，输卵管与输卵管系膜延长，卵巢活动度增加，这可能是诱发卵巢扭转的重要因素。②对于 OHSS 的患者，由于卵巢体积明显增大以及腹水的出现，使卵巢活动度进一步加大，从而成为卵巢扭转的高危因素。③合并妊娠，内源性 hCG 大量分泌，卵巢进一步增大，加重 OHSS 并且使持续时间延长。④妊娠后由于降调节药物的应用，所以较长时间进行黄体支持（4～6 周），卵巢继续增大，形成妊娠黄体，同时加重卵巢过度刺激的症状。再加上妊娠后的子宫增大，使输卵管卵巢解剖位置发生改变，这些都增加了卵巢发生扭转的机会，患者体位发生改变、充盈膀胱突然排空或肠蠕动活跃等因素均可诱发卵巢扭转。

（二）诊断

OHSS 最早出现的临床表现是腹胀，可在 hCG 注射 24 小时后发生，并在 hCG 注射后 7～10 天伴随早期妊娠出现重度 OHSS。OHSS 根据发生时间，分为早发型及晚发型。早发型与促排卵相关，多发生在 hCG 注射后 9 天内。晚发型与早期妊娠内源性 hCG 升高及应用外源性 hCG 黄体支持有关，多发生在 hCG 注射 9 天后，临床症状更为严重。B 超、血常规、凝血常规、肝肾功能、血清电解质等检查及检验是必要的。腹水穿刺术可了解腹水性质。OHSS 诊断主要依据促排卵病史，结合腹痛、腹胀、体质量增加和尿少等症状以及相应的实验室检查。

卵巢扭转可以发生在促排卵的后期至妊娠早期的各个阶段，其主要临床表现为突发的阵发性患侧隐痛或剧痛，逐渐加重，伴恶心、呕吐、下坠感，一般无晕厥，可有低热，因这些患者有卵巢过度刺激的表现，易出现腹水，本身就有下腹胀痛以及恶心、呕吐等表现，所以卵巢扭转的症状和体征常表现不典型。若 OHSS 患者腹痛突然加重且疼痛剧烈，应考虑卵巢扭转的可能，及时就诊。

辅助检查：① OHSS 患者应作全血细胞分析、肝肾功能检查、水及电解质测定、雌二醇水平测定等监测。②重度 OHSS 可出现肝功能不全（表现为肝细胞损害）和胆汁淤积，碱性磷酸酶、谷丙转氨酶、谷草转氨酶、胆红素、肌酸激酶增高，通常于 1 个月内恢复正常。③超声检查可见卵巢增大、卵泡黄素囊肿；同时，可见腹腔积液、胸腔积液或心包积液。④部分患者肝活检可见肝脂肪变性，库普弗（Kuffer）细胞增生。腹水属渗出液，含较高浓度的蛋白质。

根据临床表现特点和辅助检查所见，将 OHSS 分为 3 度（表 18-1）。

（三）鉴别诊断

1. 输卵管妊娠 有停经史，可有阴道流血伴腹痛，腹痛多为撕裂样剧痛，自下腹一侧开始向全腹扩散。妇科检查：宫颈举痛，附件区压痛或可触及包块，hCG 为阳性，阴道后穹隆可抽出不凝血，B 超示一侧附件低回声，内可有孕囊，腹腔镜手术探查可明确诊断。

2. 急性阑尾炎 无停经史，无阴道流血，持续性腹痛，从上腹开始经脐周转至右下腹，可有体温升高。妇科检查：无宫颈举痛，hCG 阴性，B 超无附件区占位，可有阑尾增粗的表现，腹腔镜手术探查可明确诊断。

表 18-1　OHSS 的分度

OHSS 的分度	临床表现	实验室指标
轻度	腹胀 / 腹部不适 轻度恶心 / 呕吐 腹泻 卵巢增大（<8cm）	红细胞比容（Hct）<0.45 白细胞（WBC）数升高（<15×10^9/L）
中度	轻度表现 + B 超证实 腹水 卵巢增大（8~12cm）	红细胞比容（Hct）<0.45 WBC 数升高（<15×10^9/L）
重度	轻、中度症状 + 难以缓解的恶心、呕吐、严重呼吸困难；晕厥 严重腹痛；少尿 / 无尿；卵巢增大（>12cm） 腹水的临床表现 张力性腹水；胸腔积液 低血压 / 中心静脉压 快速体质量增加（>1kg/24h） 静脉血栓	血液浓缩（Hct>0.45） WBC>15×10^9/L Cr>1.0g/L K$^+$>5mmol/L Na$^+$<135mmol/L 肝酶升高

3. 黄体破裂　无停经史，无阴道流血，下腹一侧突发性疼痛，一般无体温升高。妇科检查：无肿块触及，一侧附件区压痛，hCG 阴性，B 超一侧附件区低回声，腹腔镜手术探查可明确诊断。

（四）治疗

轻度 OHSS 在促排卵过程中不可避免，患者一般无过多不适，故无须特殊处理，多数患者可在 1 周内恢复，嘱咐患者多饮水、高蛋白饮食，注意休息，避免剧烈活动，以防止增大的卵巢发生扭转和囊内出血。

中度 OHSS 可在门诊观察休息，治疗以休息和补液为主，嘱患者多饮水。同时，每日检测体重与 24 小时尿量，尿量不应少于 1 000ml/d，维持在 2 000ml/d 以上最佳。

重度 OHSS 者应立即入院治疗，主要包括：①严密监测：每天记录体重、腹围及 24 小时出入水量，每日或隔日检测血常规、红细胞比容、凝血状态、尿渗透压；每周检测电解质、肝肾功能。B 超监测卵巢大小、形态及胸腔积液、腹水变化情况，以了解治疗效果。②支持治疗：给予高蛋白饮食，鼓励饮水，卧床休息。纠正血容量和血液浓缩是治疗 OHSS 的关键，晶体补液不能维持体液平衡时，应选用白蛋白（50%）或其他血浆成分维持血浆胶体渗透压，阻止血管内液体外漏。可选用低分子右旋糖酐扩容治疗及改善微循环，提高肾脏血供灌注。根据病情每日输入低分子右旋糖酐 500~1 000ml，进食少的患者适当补充 5% 葡萄糖液，白蛋白每日 50~100ml 静脉滴注。少尿时可加用小剂量多巴胺 40mg/d，静脉滴注，用以扩张肾静脉和增加肾血流量，而不影响血压和心率。③穿刺引流胸腔积液、腹水：腹胀明显（超声下腹水 >5cm），可在超声指导下行腹穿或胸穿引流，以缓解腹胀、改善呼吸、增加尿量、降低血尿素氮水平，其作用明显优于输液治疗。一次引流一般为 1 000~2 000ml。④ OHSS 血栓形成并不多见，有异常表现时，应鼓励患者活动下肢，必要时使用肝素 5 000IU，2 次 /d 预防。⑤应警惕卵巢蒂扭转、卵巢黄体血肿破裂，如有这方面的征兆，应及时行剖腹探查术。⑥对严重少尿、无尿、高氮质血症、急性肾功能衰竭、严重胸腔积液、腹水、电解质紊乱者可行血液透析。

卵巢扭转轻度患者可改变体位，待卵巢自然复位。重度患者首选手术治疗。

妊娠期卵巢扭转的处理需结合妊娠孕周、胎儿宫内情况及卵巢扭转的程度综合考虑。卵巢部分不全扭转可自行复位，故疼痛不剧烈时可予以密切观察。早孕期可试行手法复位；不伴坏死的完全扭转宜早期行剖腹探查复位卵巢；伴坏死的完全扭转宜早期行卵巢切除术或患侧附件切除术。

1. 期待治疗　卵巢不全扭转者部分可通过改变体位自行复位，无须特殊处理。

2. 超声引导下手法复位　在实施手法复位之前，要先了解附件扭转的程度。首先测量患侧附件区肿块的大小、区分囊实性，是否有分隔、囊内液体是否清，再在卵巢子宫侧寻找蒂部，如果卵巢根部邻近子宫侧有实性肿块或增厚条索状低回声，彩色多普勒血流显像（color Doppler flow imaging，CDFI）显示其内形成麻花状血流或无血流信号显示,则诊断为蒂部扭转。同时用探头轻触包块处,观察患者是否有疼痛或疼痛加重。利用 CDFI 观察蒂部血流的分布情况及判断扭转程度:不全扭转者,蒂部血流分布较丰富,动静脉血流均可探及,呈麻花状或漩涡状;完全扭转不伴坏死者,血流分布稍稀疏,部分动、静脉频谱均可探及,部分静脉频谱消失,仅见高阻型动脉频谱;完全扭转伴坏死者,实性包块内部回声杂乱、强弱不一,CDFI 未见血流信号或点状舒张期血流消失的动脉血流。

3. 卵巢穿刺放液　穿刺抽液后卵巢体积缩小,张力缓解,卵巢自然复位或扭转松弛,血流恢复。经阴道或经腹穿刺无需全身麻醉,对胎儿影响小,但其与腹腔镜下穿刺复位不同,穿刺后必须严密观察病情变化,如腹痛不减轻或加重,应及时行腹腔镜探查,以免继发囊肿破裂或延误诊断,致患侧卵巢坏死,丧失保留正常卵巢组织的机会。为了尽可能保留卵巢功能,应严格手术的时机掌握。

4. 腹腔镜手术　因孕期腹腔镜手术的安全性已得到很多研究的证实,故腹腔镜探查行囊肿抽吸或卵巢复位术,均可在临床高度怀疑卵巢扭转后进行,而切除患侧附件通常是由于卵巢扭转造成该侧卵巢已经坏死,无法挽救者施行。

（五）卵巢扭转的预防

针对促排卵后发生卵巢扭转概率的增加,应该积极予以预防。具体措施为:①促排卵治疗要控制 GnRH 用量,避免过多卵泡生长及 OHSS 发生。②取卵术后告知患者注意休息,避免剧烈运动,避免憋尿,改变体位时一定要轻柔、缓慢,以避免发生卵巢扭转。一旦发生急腹症,尽快就医。③对促排卵治疗后,尤其是促排卵并妊娠患者发生急腹症,高度警惕卵巢扭转,及早做出诊断,及早治疗,避免卵巢坏死导致卵巢切除。

总之,促排卵后妇女应注意预防 OHSS 及卵巢扭转的发生。一旦妊娠合并卵巢扭转,可行期待治疗、手法复位、穿刺复位,高度怀疑卵巢完全扭转或坏死急性腹膜炎时应行腹腔镜探查及时复位卵巢或切除患侧附件。

第 2 节　卵 巢 破 裂

一、黄体囊肿破裂

卵巢在排卵后形成黄体,正常成熟黄体直径为 2～3cm。若黄体腔内积液较多,使腔的直径超过 3cm 则称为黄体囊肿。妊娠黄体也可增大为囊肿,一般于妊娠 3 个月后自然消失。黄体囊肿破裂可自发发生或受外力的影响发生,如原有血液病、凝血机制障碍,易出血且不易止血,20% 可发生在性生活后。出血多时可引起急腹症。

（一）诊断

1. 临床表现　典型表现多发生在月经前期,基础体温上升的第 12～14 天。未破裂前,下腹隐痛;一旦破裂,即出现剧烈腹痛,可伴恶心、呕吐、肛门坠胀感。腹腔内出血多时面出现面色苍白、脉搏加快、血压下降、四肢厥冷,甚至发生休克。

2. 体格检查　下腹局限性压痛及反跳痛,内出血多者腹部移动性浊音阳性。

3. 妇科检查　宫颈有举痛,阴道后穹窿饱满有触痛,宫体正常大小,患侧可扪及边界不清的块物,压痛明显。

4. 辅助检查

（1）尿妊娠试验阴性及血 β-hCG 定量测定在正常范围。

（2）B 超检查可估计盆腔积血量,可见子宫正常,患侧卵巢增大。

（3）阴道后穹窿穿刺抽出新鲜或陈旧的不凝血。内出血多者可行腹腔穿刺。

（4）诊断不明确可作腹腔镜检查,镜下可见卵巢破裂有活动性出血。

（二）诊断标准

1. 初步诊断 经前期出现剧烈腹痛，伴有急腹症、腹腔内出血体征，血、尿 hCG 阴性者。

2. 基本诊断 结合上述典型临床表现，B 超检查示盆腔积血，阴道后穹窿穿刺或腹腔穿刺阳性者。

3. 明确诊断 结合腹腔镜检查或剖腹探查，见卵巢破裂有活动性出血者。

（三）治疗

1. 保守治疗 内出血少，血流动力学稳定者，给予止血药，卧床休息，严密观察病情变化。

2. 手术治疗 适于内出血量较多者。若伴有休克，应在积极抗休克的同时行手术治疗。腹腔镜下或剖腹行卵巢部分切除或修补术，必要时可行一侧卵巢切除。

（四）疗效标准

1. 治愈 症状已完全消失，腹腔内出血已完全控制。

2. 好转 症状有好转，卵巢包块缩小或无增大，腹腔内出血基本控制。

3. 未愈 囊肿破裂症状、体征未改善，仍有腹腔内出血。

二、卵巢巧克力囊肿破裂

随着子宫内膜异位症发病率上升，卵巢子宫内膜异位囊肿（或称卵巢巧克力囊肿）的发生率也随之增加。经期囊内出血、压力增加可出现多次小的破裂，由于破裂后立即被周围组织粘连而仅造成一过性的下腹部或盆腔深部疼痛。如较大的卵巢巧克力囊肿出现大的破裂时可引起妇科急腹症，破裂可自发或受外力影响发生。

（一）诊断

1. 临床表现

（1）典型表现：多在月经前或月经周期后半期发病，或在受重力挤压或妇科检查后发病。发病前可有痛经或盆腔包块病史。突发性下腹剧痛，开始于一侧，继之盆腔疼痛，伴恶心、呕吐。偶可出现血压下降和休克症状。

（2）体格检查：下腹部有明显压痛、反跳痛、肌紧张等腹膜刺激征。伴大量腹腔内出血时，有移动性浊音。

（3）妇科检查：盆腔一侧或双侧可触及界限不清的包块，包块活动度差，有触痛。盆底可触及痛性、韧性结节。

2. 辅助检查

（1）B 超显示卵巢增大，内可见液性暗区，有反光增强的细点，可见分隔状。破口较大或并有囊壁出血时，直肠子宫陷凹可见液性暗区。

（2）阴道后穹窿穿刺抽出咖啡色样浑浊液体可确诊。

3. 诊断标准

（1）经前期或月经后半周期突然出现下腹剧烈腹痛，妇科检查盆腔可及界限不清、活动度差的囊性包块，可及盆底痛性结节，伴有急腹症——初步诊断。

（2）结合上述典型临床表现，B 超示附件区囊性或混合性包块，伴盆腔积液；阴道后穹窿穿刺抽出咖啡色浑浊液体者——基本诊断。

（3）结合腹腔镜检查或剖腹探查——明确诊断。

（二）鉴别诊断

1. 输卵管妊娠 有停经史，可有阴道流血伴腹痛，腹痛多为撕裂样剧痛，自下腹一侧开始向全腹扩散。妇科检查：宫颈举痛，附件区压痛或可触及包块，hCG 为阳性，阴道后穹窿可抽出不凝血，B 超示一侧附件低回声，内可有孕囊，腹腔镜手术探查可明确诊断。

2. 急性阑尾炎 无停经史，无阴道流血，持续性腹痛，从上腹开始经脐周转至右下腹，可有体温升高。妇科检查：无宫颈举痛，hCG 阴性，B 超无附件区占位，可有阑尾增粗的表现，腹腔镜手术探查可明确诊断。

3. 卵巢囊肿蒂扭转 无停经史，无阴道流血，下腹一侧突发性疼痛。妇科检查：宫颈举痛，卵巢肿块边缘清晰,蒂部触痛明显,hCG 阴性,B 超示一侧附件低回声,边缘清晰,有条索状蒂,腹腔镜手术探查可明确诊断。

(三)治疗

1. 确诊后宜立即手术,因流出的囊内液可引起盆腔粘连、不育和异位内膜的再次种植。

2. 年轻未生育者行盆腔囊内液的彻底清除及患侧卵巢囊肿剥除术,尽可能保留正常的卵巢组织,以维持卵巢功能及内分泌功能。

3. 年龄较大、无生育要求、子宫及对侧卵巢正常的患者,为了避免日后复发,可行患侧附件切除术。而对于年龄较大、重度子宫内膜异位症、无生育要求的患者,可行根治性手术,即全子宫 + 双侧附件切除术。

4. 由于卵巢巧克力囊肿破裂,囊内液污染盆腔,因此应彻底清洗盆腔,尽量切除病灶,松解粘连,可在关腹前盆腔局部用防粘连药物,以防术后粘连。

5. 术后可用治疗子宫内膜异位症的药物减少术后复发。

6. 疗效标准

(1)治愈:症状完全消失,囊肿已剥除,内出血完全控制。

(2)好转:症状有改善,囊肿部分剥除,盆腔积血、积液已清除。

(3)未愈:症状无改善,卵巢巧克力囊肿仍未去除或内出血未控制。

第3节　急性盆腔炎

一、诊断

急性盆腔炎是指下列部位一处或数处并存的急性炎症,这些部位包括子宫内膜、子宫肌层、输卵管、卵巢、子宫旁组织、盆腔腹膜。急性盆腔炎绝大部分由阴道和宫颈的细菌上行感染引起,少数是由邻近脏器炎症(如阑尾炎)及血液传播引起。

(一)病史

常有产后、流产、不全流产史或刮宫、通液、取放宫内节育器,子宫输卵管造影或宫腔镜检查等宫腔操作史,不洁性交或经期性交史。

(二)临床表现

1. 腹痛　一般为下腹疼痛,因病变范围及程度而异。轻症可无腹痛,伴发腹膜炎时可表现为全腹疼痛,并发肝周围炎者有右上腹痛或右肩疼痛。

2. 发热　轻症有低热,病情严重者有畏寒、寒战、头痛、食欲缺乏。后者常见于盆腔腹膜炎及并发症,如菌血症或败血症。

3. 腹膜炎　表现为腹痛、恶心、呕吐、腹胀、腹泻等。

4. 脓肿形成　刺激膀胱,有排尿困难、尿频、尿痛等膀胱刺激症状。刺激直肠可致里急后重和肛门坠胀感,排便困难。

5. 全身情况　急性病容,心率快,腹胀,腹肌紧张,下腹压痛、反跳痛,肠鸣音减弱或消失。

6. 妇科检查　阴道充血,阴道分泌物增多,有臭味,呈脓性或脓血性。阴道后穹窿触痛,须注意是否饱满;宫颈充血、水肿,举痛明显,将宫颈表面分泌物拭净,若见脓性分泌物从宫颈口流出,说明宫颈管黏膜或宫腔有急性炎症;子宫体稍大,有压痛,活动受限;双侧附件增厚、压痛,有时可扪及包块或片状增厚且压痛明显;主韧带及骶韧带区增厚,压痛明显。若脓肿形成且位置低时,可扪及阴道后穹窿或侧穹窿有肿块且有波动感。

(三)辅助检查

1. 血常规示白细胞及中性粒细胞升高,血沉加快,C 反应蛋白升高。

2．宫颈分泌物查找病原体，作衣原体、支原体培养，细菌培养及药敏试验。

3．阴道后穹隆穿刺，是否有脓液，作细菌培养（包括厌氧菌）并行药敏试验。

4．疑有败血症或菌血症时，行血培养及药敏试验。

5．B超对输卵管卵巢脓肿、盆腔脓肿有诊断价值。

6．必要时行腹腔镜检查或剖腹探查，直接采取感染部位的分泌物。

（四）诊断标准（表18-2）

表18-2　盆腔炎性疾病的诊断标准（美国CDC诊断标准，2010年）

最低标准

➢ 宫颈举痛或子宫压痛或附件区压痛

附加标准

➢ 体温超过38.3℃（口表）

➢ 宫颈或阴道异常黏液脓性分泌物

➢ 阴道分泌物湿片出现大量白细胞

➢ 红细胞沉降率升高

➢ 血C反应蛋白升高

➢ 实验室证实的宫颈淋病奈瑟菌或衣原体阳性

特异标准

➢ 子宫内膜活检组织学证实子宫内膜炎

➢ 阴道超声或磁共振检查显示输卵管增粗，输卵管积液，伴或不伴有盆腔积液、输卵管卵巢肿块或腹腔镜检查发现盆腔炎性疾病征象

最低诊断标准提示在性活跃的年轻女性或者具有性传播疾病的高危人群，若出现下腹痛，并可排除其他引起下腹痛的原因，妇科检查符合最低诊断标准，即可给予经验性抗生素治疗。

附加标准可增加诊断的特异性，多数盆腔炎性疾病患者有宫颈黏液脓性分泌物，或阴道分泌物0.9%氯化钠溶液湿片中见到大量白细胞，若宫颈分泌物正常并且阴道分泌物镜下见不到白细胞，盆腔炎性疾病的诊断需谨慎，应考虑其他引起腹痛的疾病。阴道分泌物检查还可同时发现阴道合并感染，如细菌性阴道病及滴虫阴道炎。

特异标准基本可诊断盆腔炎性疾病，但由于除B超检查外，均为有创检查或费用较高，特异标准仅适用于一些有选择的病例。腹腔镜诊断盆腔炎性疾病标准包括：①输卵管表面明显充血；②输卵管壁水肿；③输卵管伞端或浆膜面有脓性渗出物。腹腔镜诊断输卵管炎准确率高，并能直接采取感染部位的分泌物做细菌培养，但临床应用有一定局限性，如对轻度输卵管炎的诊断准确性较低、对单独存在的子宫内膜炎无诊断价值，因此并非所有怀疑盆腔炎性疾病的患者均需腹腔镜检查。

二、鉴别诊断

1．输卵管妊娠　有停经史，可有阴道流血伴腹痛，腹痛多为撕裂样剧痛，自下腹一侧开始向全腹扩散。妇科检查：宫颈举痛，附件区压痛或可触及包块，hCG为阳性，阴道后穹隆可抽出不凝血，B超示一侧附件低回声，内可有孕囊，腹腔镜手术探查可明确诊断。

2．急性阑尾炎　无停经史，无阴道流血，持续性腹痛，从上腹开始经脐周转至右下腹，可有体温升高。妇科检查：无宫颈举痛，hCG阴性，B超无附件区占位，可有阑尾增粗的表现，腹腔镜手术探查可明确诊断。

3．卵巢囊肿蒂扭转　无停经史，无阴道流血，下腹一侧突发性疼痛。妇科检查：宫颈举痛，卵巢肿块边缘清晰，蒂部触痛明显，hCG阴性，B超示一侧附件低回声，边缘清晰，有条索状蒂，腹腔镜手术探查可明确诊断。

4．黄体破裂　无停经史，无阴道流血，下腹一侧突发性疼痛，一般无体温升高。妇科检查：无肿块触及，一侧附件区压痛，hCG阴性，B超一侧附件区低回声，腹腔镜手术探查可明确诊断。

妇科急腹痛的鉴别诊断见表 18-3。

表 18-3 妇科急腹痛的鉴别诊断

	输卵管妊娠	流产	急性输卵管炎	黄体破裂	卵巢肿瘤蒂扭转
停经	多有	有	无	多无	无
腹痛	突然撕裂样剧痛,自下腹一侧开始向全腹扩散	下腹中央阵发性坠痛	两下腹持续性疼痛	下腹一侧突发性疼痛	下腹一侧突发性疼痛
阴道流血	量少,暗红色,可有蜕膜管型排出	开始量少,后增多,鲜红色,有小血块或绒毛排出	无	无或有如月经量	无
体温	正常,有时低热	正常	升高	正常	稍高
盆腔检查	宫颈举痛,直肠子宫陷凹有肿块	无宫颈举痛,宫口稍开,子宫增大、变软	举宫颈时两侧下腹疼痛	无肿块触及,一侧附件压痛	宫颈举痛,卵巢肿块边缘清晰,蒂部触痛明显
白细胞计数	正常或稍高	正常	升高	正常或稍高	稍高
血红蛋白	下降	正常或稍低	正常	下降	正常
阴道后穹窿穿刺	可抽出不凝血	阴性	可抽出渗出液或脓液	可抽出血液	阴性
hCG 测定	多为阳性	多为阳性	阴性	阴性	阴性
B 型超声	一侧附件低回声区,其内有妊娠囊	宫内可见妊娠囊	两侧附件低回声区	一侧附件低回声区	一侧附件低回声区,边缘清晰,有条索状蒂

三、治疗

(一)支持疗法

卧床休息,半卧位有利于炎症渗出物及脓液局限。给予高热量、高蛋白、高维生素流质饮食,补充液体,纠正水、电解质紊乱及酸碱失衡,高热时物理降温。避免不必要的妇科检查,以免炎症扩散。重症病例应严密观察,以便及时发现感染性休克。

(二)抗感染治疗

由于盆腔炎的病原体多为需氧菌、厌氧菌及支原体、衣原体的混合感染,因此在抗生素的选择上多采用联合用药。根据药敏试验选择抗生素较为合理,但在化验结果未出来以前,根据病史及临床特点,推测为何种病原体,并参考发病后用过何种抗生素等选择用药。联合用药配伍须合理,药物种类要少,毒性要小。在治疗过程中,要求达到足量,且注意毒性反应,要根据药敏结果及临床疗效,随时调整治疗方案。

1. 头孢菌素类药物 头孢西丁钠 2g,静脉滴注,每 6 小时 1 次;头孢噻肟钠 3~6g,静脉滴注,每日 2 次。临床症状改善至少 24 小时后转为口服药物治疗。

2. 喹诺酮类药物与甲硝唑联合方案 左氧氟沙星 500mg,静脉滴注,每日 1 次,加甲硝唑 500mg,静脉滴注,每 8 小时 1 次。

(三)手术治疗

主要用于治疗抗生素控制不满意的输卵管卵巢脓肿或盆腔脓肿。手术治疗指征:

1. 药物治疗无效 盆腔脓肿经药物治疗 48~72 小时,体温持续不降或中毒症状加重、包块增大者,应及时手术,以免发生脓肿破裂。

2. 脓肿持续存在 经药物治疗后病情好转,继续控制炎症数日(2~3 周),包块仍未消失但已局限化,应手术切除,以免日后再次急性发作。

3. 脓肿破裂 腹痛突然加剧，寒战、高热、恶心、呕吐、腹胀，检查腹部拒按或有中毒性休克表现，应怀疑脓肿破裂，需立即抗生素治疗的同时行剖腹探查。

手术可选择经腹或腹腔镜手术，手术原则以切除病灶为主，手术范围应根据病变范围、患者年龄、生育要求及一般状态等条件全面考虑。若盆腔脓肿位置低，突向阴道后穹窿时，可经阴道切开脓肿，同时注入抗生素。

疗效标准：①治愈：症状、体征消除，血常规正常及病原体阴性；②好转：症状明显减轻或消除，盆腔局部轻度增厚或轻度压痛；③未愈：症状、体征存在，盆腔脓肿或形成炎症性包块。

（陈　龙）

参 考 文 献

[1] 王宇，陆叶. 促排卵后妊娠合并卵巢扭转 1 例报告并文献复习 [J]. 中国医刊，2017，52（2）：95-98.

[2] 陈思，李晓冬，赵屹，等. IVF-ET 单胎妊娠伴发双侧卵巢相继扭转 1 例及文献复习 [J]. 生殖医学杂志，2018，27：588-590.

[3] 王晓红，刘金凤，隋艳芬. 卵巢良性肿瘤蒂扭转保留卵巢手术的临床应用探讨 [J]. 现代妇产科进展，2014，23：152.

[4] 宋珍，张向宁. 48 例卵巢囊肿蒂扭转的手术治疗分析 [J]. 现代妇产科进展，2014，8：643-644.

[5] 刘风华，杨业洲，张松英，等. 辅助生殖技术并发症诊断及处理共识 [J]. 中华生殖与避孕杂志，2015，35：431-439.

[6] 王美丽，王丽娜，董倩. 卵巢巧克力囊肿破裂的 48 例临床分析 [J]. 中国妇幼保健，2014，29：4886-4887.

[7] 庞岚. 妇科急腹症施行手术治疗 124 例临床研究 [J]. 吉林医学，2014，35：1907.

[8] 刘娟. 120 例妇科急腹症的临床诊治体会 [J]. 当代医学，2014，20：63.

[9] 游文佳. 对妇科急性盆腔炎治疗的临床分析 [J]. 中国医药指南，2012，10：181-182.

[10] 毛玉荣，浦红，张振宇，等. 腹腔镜手术在急性盆腔炎诊断和治疗中的作用 [J]. 中国妇幼保健，2015，30：5069-5071.

[11] 孙艳. 急性盆腔炎的治疗与预防 [J]. 中国现代药物应用，2011，5：72-73.

第19章

急性中毒引起急性腹痛的诊断、鉴别诊断与治疗

第1节　急性细菌性食物中毒

细菌性食物中毒是由于食用被细菌或细菌毒素污染的食物后引起的急性中毒性疾病。有集体发病的流行病学特征。急性呕吐、腹痛、腹泻是主要的临床表现。

一、沙门菌属食物中毒

沙门菌属是最常引起细菌性食物中毒的病因之一。其中，以鼠伤寒沙门菌、肠炎沙门菌、猪霍乱沙门菌、病牛沙门菌、鸭沙门菌等为常见。本菌属含有肠毒素，可激活肠上皮细胞膜上的腺苷酸环化酶，后者催化细胞质中的三磷酸腺苷脱去2个磷酸后变为环磷酸腺苷（cAMP），cAMP可抑制肠上皮细胞对钠和水的吸收，促进肠液与氯离子的分泌，导致腹泻。

食物中毒的潜伏期因菌种不同而有差异。金黄色葡萄球菌引起者多为1～5小时，副溶血弧菌引起者为6～12小时，大肠埃希菌引起者为2～20小时，沙门菌引起者为4～24小时，亦可长达2～3天。起病多急骤，各种细菌引起的症状基本相同，表现有发热、头痛等全身感染的症状和消化道症状，主要表现为腹痛、腹泻、呕吐等胃肠炎症状，上中腹部疼痛可呈持续性或阵发性绞痛，伴恶心、呕吐，剧烈呕吐见于葡萄球菌或腊样芽孢杆菌食物中毒，呕吐物多为所进的食物，可有胆汁。腹泻每日数次或数十次不等，可为稀便、水样便或黏液便，粪便中常混有未消化食物。鼠伤寒沙门菌食物中毒大便呈水样或糊状，也可为脓血便，具腥臭味。肠出血性大肠埃希菌及部分副溶血弧菌食物中毒可出现血性腹泻、血便。查体时有腹部轻压痛、肠鸣音亢进等。炎症蔓延至结肠下段时，可有里急后重，严重吐泻时可引起脱水、电解质紊乱，严重者导致急性肾功能衰竭或休克，可危及生命。病程大多2～4天。

诊断时应与非细菌性食物中毒、菌痢、霍乱等鉴别（表19-1）。

表19-1　各种细菌性食物中毒、霍乱与副霍乱、急性菌痢的鉴别

	沙门菌属食物中毒	金黄色葡萄球性食物中毒	大肠埃希菌食物中毒	副溶血弧菌食物中毒	空肠弯曲菌食物中毒	副霍乱及霍乱	急性菌痢
病史	1. 同时进餐者多集体发病 2. 肉食或肉类被细菌污染繁殖或容器被污染	1. 同时进餐者多集体发病 2. 主要为食物被细菌污染产生大量毒素所致	1. 传染源主要是感染的人和动物 2. 同时进餐集体发病	1. 常集体发病 2. 多有食用海产食物史 3. 常在夏、秋季发病	1. 感染来源是人和动物 2. 主要通过肉制品传播，如肉、禽类和牛奶	1. 与典型患者接触 2. 食用在疫区 3. 食用带菌者、患者污染的不洁食物或饮用生水	1. 与患者接触史 2. 有不洁饮食史
潜伏期	4～24小时，可长达2～3天	1～5小时	2～20小时通常4～6小时	6～12小时	多为3～4天	2～3天	1～2天

续表

	沙门菌属食物中毒	金黄色葡萄球菌性食物中毒	大肠埃希菌食物中毒	副溶血弧菌食物中毒	空肠弯曲菌食物中毒	副霍乱及霍乱	急性菌痢
体温	升高	正常	低热至高热	多数发热	常发热	正常或稍增高	增高,暴发型高热
腹痛	+	+	+	+++	++	- → +	+
腹泻	水样便,臭而量多,很少带脓血	黄水样,量少,可有恶臭	水样便、软便、黏液便、血样便,有恶臭	水样或血水样便,部分呈脓血便	稀便、脓血便	黄水样、洗肉水样便、米泔样,量多	脓或脓血便,黏冻状,量少
里急后重	不明显	不明显	不明显	不明显	不明显	无	显著
脱水	+ → ++	+	+	+ → +++	- → +	+++ → ++++	+
呕吐	多有	较剧烈、突出	少有	可有可无	可有可无	严重	可有
呕吐物	食物、胆汁等	食物、胆汁等	食物、胆汁等	食物、胆汁等	食物、胆汁等	米泔水样、清水样或咸味	有时呈咸肉水样
病程	2~4 天	1~2 天	1~3 天	1~3 天	4~10 天	5~7 天	3 天~3 周以上
大便培养	沙门菌	金黄色葡萄球菌	大肠埃希菌	副溶血弧菌	空肠弯曲菌	副霍乱、霍乱弧菌	痢疾杆菌
中毒食物	肉、禽、蛋类	淀粉食物、肉类及肉制品	肉类、饭菜及淀粉食物	海产品	肉、禽、牛奶	水、食物	水、蔬菜、水果
治疗	对症治疗	对症治疗	对症治疗	对症治疗,病情较重者用喹诺酮类治疗	红霉素、呋喃唑酮、庆大霉素,对症治疗	输液,多西环素(强力霉素)、喹诺酮类	氟喹诺酮类、氨基糖苷类,对症治疗

二、金黄色葡萄球菌性食物中毒

能产生肠毒素的金黄色葡萄球菌菌珠,有 A、B、C、D、E 等 5 个血清型,以第 4 型最常见。人食入后产生急性胃肠炎症状,以恶心、呕吐为最突出表现,腹痛、腹泻次之。潜伏期短,一般于进食后 2~3 小时发病。病例多为暴发集中,来势凶猛,迅速恢复,预后良好,病程一般 1~2 天。由于金黄色葡萄球菌在正常人粪便中存在,因此单从患者粪便与食物中分离出此菌不一定有诊断价值。肠毒素能耐受煮沸 30 分钟,细菌死亡仍有可能中毒,此时标本培养虽为阴性,也不能排除金黄色葡萄球菌性食物中毒的可能性。

三、副溶血弧菌性食物中毒

副溶血弧菌性食物中毒在食物中毒疾病中占有重要地位。本菌为革兰氏阴性弧菌,可产生肠毒素,引起分泌性腹泻及水、电解质代谢失调。本病主要流行于夏、秋季,主要由进食污染的海产品,也可由进食污染的肉禽引起。潜伏期为 2~48 小时,可短至 1 小时,最长达 99 小时,发病多急骤,主要表现腹痛、腹泻、恶心、呕吐,腹痛较其他急性肠道感染为重,大便水样或血水样。可有高热、头痛,少数患者出现内毒素休克。本病病程多为自限性,一般 2~4 天,从粪便标本中可分离出副溶血弧菌。菌痢型病例易与急性菌痢相混淆。但本病可有集体发病史,常为进食海产品引起,腹痛较剧,一般多在脐周,少有里急后重,脱水较明显。而菌痢时腹痛多在左下腹或中下腹,且大便病原菌检查可作鉴别。血水样便时,应与急性出血性坏死性肠炎鉴别。急性出血性坏死性肠炎为散发性,腹痛较为严重,中毒性休克较常见,左上腹或左中腹常有比较固定的压痛与肌紧张,肠鸣音常减弱。

四、致病性大肠埃希菌食物中毒

致病性大肠埃希菌分为 5 类：①产肠毒素大肠埃希菌（ETEC）；②肠致病性大肠埃希菌（EPEC）；③肠侵袭性大肠埃希菌（EIEC）；④肠出血性大肠埃希菌（EHEC）；⑤肠黏附性大肠埃希菌（EAEC）。ETEC 的致病作用是由于其产生不耐热肠毒素（LT）和耐热肠毒素（ST）所致。LT 通过腺苷酸环化酶，增加细胞内 cAMP 水平，抑制 Na^+、Cl^-、水分的吸收，引起 Cl^- 和水的丧失。ST 刺激鸟苷酸环化酶活性，增高 cGMP 水平，导致肠液分泌增加。主要通过食用污染水源、牛奶、食品而引起中毒。EPEC 是婴幼儿腹泻的主要病原，可引起医院内感染暴发流行，主要通过污染手、食品或用具直接接触传播。起病缓慢，大便每日 3～5 次，黄色蛋花样，量较多，常误诊为消化不良。EIEC 肠炎通过接触传播引起散发病例，通过水源污染可致暴发流行。EHEC 和 EAEC 肠炎在我国少见。致病性大肠埃希菌性食物中毒主要表现为腹泻，重症者有发热、呕吐、腹痛，呈黏液脓血便。

五、空肠弯曲菌食物中毒

在腹泻患者的分离株中空肠弯曲菌占 65% 以上，其次为结肠弯曲菌，约占 13%。空肠弯曲菌主要通过肉制品，如肉、禽类和牛奶而感染，潜伏期一般为 3～4 天，70%～80% 患者以发热为首发症状，一般持续 2～3 天，所有患者均有腹泻，1 天在 10 次以内。腹痛以痉挛性为主，腹痛部位位于脐周及下腹。

六、变形杆菌性食物中毒

变形杆菌为条件致病菌，可存在于自然界、泥土、污水、人和动物肠道中。即在适于此菌繁殖和产生毒素的条件下有致病作用。变形杆菌属的主要菌种为奇异变形杆菌（*Proteus mirabilis*）及普通变形杆菌（*Proteus vulgaris*）。变形杆菌可引起胃肠型和过敏型两类食物中毒。临床表现以急性胃肠炎为主，半数患者伴有发热、头痛。诊断主要根据较短的潜伏期与病程，急性胃肠炎症状。另可从食物与患者粪便中分离出菌型一致的变形杆菌，以及用获得的变形杆菌为抗原，作病毒血清凝集反应，患者组较健康对照组凝集效价明显增高等特点。本病与沙门菌属食物中毒的主要临床区别点是：前者腹痛、腹泻较恶心、呕吐多见，病程大多不超过 2 天，预后佳良；沙门菌属食物中毒病程多为 2～4 天，有死亡病例报道。

七、耶尔森菌感染食物中毒

耶尔森菌属肠杆菌科。污染食物（牛奶、肉）可能为人感染本病的主要来源，在比利时 58% 患者是因食用未熟猪肉引起的。临床上以肠炎型最多见，主要症状为急性水泻，粪便可带血，有的表现为右下腹痛伴发热和白细胞增多，血沉加快，C 反应蛋白（CPR）阳性，与急性阑尾炎极为相似。女性患者常于肠炎后出现结节性红斑，亦有猩红热样皮疹而误诊为猩红热。成人在肠炎后 1～2 周可发生多发性或单关节炎，易误诊为风湿热或类风湿。

八、真菌性食物中毒

真菌性食物中毒主要由毒蕈引起，由麦角菌、镰刀菌、青霉菌等所致的食物中毒尚少报道。人进食受污染的谷物即可致病。真菌性食物中毒的潜伏期短，症状可于半小时内出现，临床症状主要有呕吐、腹泻、上腹灼热感；也可出现头痛、头晕、烦躁不安、惊厥、昏迷等中枢神经系统症状，严重者可因周围循环衰竭或呼吸麻痹而致死亡。

九、嗜盐菌性食物中毒

嗜盐菌为肠炎假单胞菌（*Pseudomonas enteritis*）属革兰氏阴性、无芽孢、微弯曲杆菌，于夏、秋季，由于食用污染的海产品（章鱼、带鱼、墨鱼、蟹等）、肉禽类腌制品等引起。潜伏期短，最短 3 小时，一般 9～20 小时，症状为腹痛、腹泻、发热、呕吐等。腹痛较重，腹泻一日多在 10 次以下。粪便呈血水样，较其他食物中毒多见，也可呈水样或带脓血便。易误诊为痢疾。重症患者可有血压下降，甚至休克。菌痢型嗜盐菌性食物中毒与细菌性痢疾的鉴别：①前者有集体发病史，可疑食品常为蟹、鱼、蛤蜊等海产品；②前者腹痛较重，一般多在脐周，而后者腹痛多在左下腹或中下腹，少有里急后重，发热不如后者严重，但脱水较后者多见；③前者病原菌在粪便中消失快，多数在第 2 天即转为阴性，仅少数持续 2～4 天，而后者粪菌持续时间长，部分病例转为慢性，长期粪便带菌。

第 2 节　急性肠道感染

一、病毒性胃肠炎

多种病毒可引起急性胃肠炎，包括诺沃克（Norwalk）病毒、轮状病毒（rotavirus）。肠道病毒（脊髓灰质炎病毒、柯萨奇病毒、埃可病毒）、腺病毒、杯状病毒、星状病毒、冠状病毒、小轮状病毒等。小肠为主要感染部位，临床症状以吐、泻水样物为特点，伴有腹痛、恶心、呕吐。

目前对病毒性胃肠炎尚无特效抗病毒药物，因病情多较轻且多为自限性，因此主要针对腹泻进行治疗，脱水时应依具体情况给予口服维持液或静脉补充液体，腹痛较重者可使用解痉剂。

二、急性细菌性痢疾

细菌性痢疾是指由志贺菌属痢疾杆菌引起的肠道传染病，为革兰氏阴性杆菌。

急性起病，以腹痛、腹泻为特点，畏寒、高热，伴头痛、乏力、食欲减退，继而出现腹痛、腹泻，从水样便转为脓血便。重型病例腹痛、里急后重明显。中毒性菌痢表现为休克或呼吸衰竭，可无腹痛，也无脓血便。多见于 2～7 岁儿童，病情危重，急转直下，可因感染性休克或呼吸衰竭、惊厥、昏迷而导致死亡。

治疗主要是病因治疗，用喹诺酮类或磺胺药，对症治疗高热者可用物理降温或退热剂、柴胡注射液等。腹痛剧烈者可用山莨菪碱（654-2）及颠茄合剂等。中毒型应积极抢救休克和呼吸衰竭。

三、霍乱

霍乱是由霍乱弧菌所致烈性甲类传染病，发病传播快，主要表现为吐泻，先腹泻后呕吐，少数患者腹痛合并低热，一般无里急后重。治疗主要为液体疗法和抗菌治疗。霍乱弧菌对磺胺药、四环素类、氯喹诺酮类等抗菌药物均敏感。

四、急性血吸虫病

半数以上患者有腹痛、腹泻，每日 2～3 次，为稀便。重型患者腹部有压痛与柔韧感，可有腹水形成。诊断时应与伤寒类疾病、阿米巴肝脓肿、粟粒性肺结核等鉴别。治疗主要用吡喹酮，10mg/kg，3 次 /d，连用 4 天。

第 3 节　植物类急性中毒

一、发芽马铃薯中毒

食入未成熟的或发芽马铃薯后数十分钟或数小时发病，首先出现消化道症状，咽喉部及口腔有烧灼感和痒感，继之腹上区烧灼、疼痛，伴有恶心、呕吐、腹痛、腹泻，偶有黏液血便等。严重者高热、全身痉挛、昏迷和呼吸中枢麻痹。反复吐泻重者可有脱水、酸中毒和血压下降。

二、乌头中毒

乌头中毒与乌头碱有关，可使中枢神经与周围神经先兴奋而后抑制、麻痹。迷走神经兴奋，则表现为恶心、呕吐、流涎、腹痛和腹泻,少数可有血样便,有里急后重,酷似痢疾。此外,尚有神经系统、循环系统和呼吸系统的表现,如四肢麻木、痛觉减弱或消失、心悸、心律失常、急性肺水肿等。

三、山豆根中毒

山豆根又名广豆根、山大豆根、黄结、黄豆根,毒性主要与苦参碱有关,食用超过 10g 大多数人有中毒症状,口服 60g 可致中毒死亡。多数在服后 15 分钟至 4 小时发病,首先出现头痛、头晕、恶心、呕吐、腹痛,继之四肢无力,出虚汗。重者休克、昏迷、呼吸衰竭而死亡。治疗按中毒处理常规,注射小剂量阿托品,重度中毒者用葡萄糖盐水加维生素 C 和 654-2 静脉滴注。

四、苍耳子中毒

苍耳的叶、幼苗及其果实有毒。果实含苍耳苷,种子含毒蛋白、毒苷等,叶含苍耳内酯、隐苍耳内酯等,可损害心、肝、肾,同时可引起消化及神经系统功能障碍。

一般食后 2～3 天发病,快者食后 4 小时,慢者可长达食后 5 天发病。早期症状有头痛、头晕、全身不适、恶心、呕吐,呕吐物呈咖啡色,并有轻度腹胀,常伴有腹泻。误吃较大量时出现神经精神症状、口渴、尿少,继之出现广泛出血、黄疸和昏迷。严重者发生中毒性脑病,甚至出现腹水。不少患者于中毒后 5～7 天出现肝脏肿大、质软、有压痛,肝功能轻、中度改变,胆红素和 ALT 常增高。

五、苦楝皮中毒

苦楝皮又名楝皮,主要含多种三萜类化合物,已分出 20 余种。目前已知川楝素、异川楝素、苦楝子毒素等为其有毒成分。川楝素能抑制呼吸中枢,对神经肌肉接头有阻滞作用,对血管损伤可引起胃肠出血、血压下降至休克,对肠肌呈痉挛性收缩。主要是误服中毒,服后 4～6 小时出现症状,表现为恶心、呕吐、剧烈腹痛、腹泻,继之头痛、全身麻木、心律失常、血压下降,严重中毒可见呼吸困难,发绀、震颤及惊厥、抽搐、知觉丧失,最后因呼吸、循环衰竭死亡。治疗是早期催吐或洗胃,然后导泻,就诊较晚者可用 1%～2% 温盐水高位灌肠。纠正水、电解质和酸碱失衡,积极抢救呼吸和循环衰竭。

六、雷公藤中毒

雷公藤又名苦藤、黄藤根,现已分析出 73 种化学成分,包括生物碱、二萜、倍半萜、苷类、糖类、醇类和微量元素。根皮有毒,毒性大、服雷公藤 2～3 片即可中毒,嫩芽 7 个(约 12g)或根皮 30～60g 可致死。雷公藤苷有抑制淋巴细胞、单核细胞及抗感染作用,常用量 20mg,3 次 /d。但不良反应较大,对性腺毒性,出现月经减少、停经、精子活力及数目降低,尚有肝脏损害、胃肠道反应、白细胞减少等,使用时要小心监测。误服过量致中毒时,早期主要是胃肠道局部刺激症状,表现为口腔黏膜糜烂、上消化道强烈烧灼感,腹部剧烈绞痛,阵发性加剧,恶心、呕吐、腹泻、水样或血性便,肝损害时表现肝大、肝痛、黄疸、ALT 升高。其次可见心慌、心悸、胸闷、呼吸困难、心律失常、心肌损害,严重者可发生心源性休克,少数患者发生急性肾功能衰竭。神经系统可见复视、瞳孔散大、视力减退、烦躁、嗜睡,并有血便、血尿、口鼻出血、皮下出血等全身出血表现。可因急性肾功能衰竭、消化道出血而死亡。治疗早期可用吐根糖浆催吐,彻底洗胃,洗毕由胃管注入活性炭 25～50g 以吸附毒物。急性溶血者给碳酸氢钠 1～2g,3 次 /d 或 5% 碳酸氢钠 125ml 静脉滴注,并给地塞米松 10～20mg 或氢化可的松 200～300mg 静脉滴入。保护肾功能,保持水与电解质平衡,及时纠正酸中毒,对症处理。

七、植物性食物中毒

(一)毒蘑菇中毒

毒蘑菇又称毒蕈,有百余种之多,我国已发现 80 余种。根据毒素的不同,引起中毒症状不一,分为胃肠毒素类,神经、精神毒素类,血液毒素类,原浆毒素类,荧光过敏毒素类等,可引起腹痛、腹泻的毒蕈有:毒粉褶菌(*Rhodophyllus sinuatus,R. sinuatus*)、变黑蜡伞(*Hygrophporus conicus,H. conicus*)、毒红菇

（*Russula emetica*，*R. emetica*）、虎斑口蘑（*Tricholoma tigrinum*，*T. tigrinum*）、橙红毒伞（*Amanita bingensis*，*A. bingensis*）、簇生黄韧伞（*Naematoloma fasciculare*，*N. fasciculare*）和发光侧耳（*Pleurotus olearius*，*P. olearius*）等。

误食后一般潜伏期比较短，0.5～6小时，轻者可有剧烈的恶心、呕吐、腹痛、腹泻，持续时间较短，症状逐渐好转。较重者可有脱水和血容量不足，可引起休克、昏迷和急性肾功能衰竭，胃肠毒素类毒蕈中毒症状轻预后较好，如能及时纠正脱水、电解质失衡和酸中毒，一般均可救治，最严重者偶有死亡。

（二）腌菜中毒

腌菜中毒即肠原性青紫病，又名肠源性发绀。腌菜中毒与腌菜中含大量亚硝酸盐有关。亚硝酸盐能使血液中低铁血红蛋白氧化高铁血红蛋白，形成高铁血红蛋白血症，不但它本身失去携氧功能，还能阻止正常血红蛋白释放氧，使组织缺氧，引起呼吸、循环衰竭和昏迷。大量食入腌菜引起亚硝酸盐中毒，其临床表现以口唇青紫最常见，尚有恶心、呕吐、腹胀、腹痛、腹泻、头晕、头痛、乏力、嗜睡或躁动不安，重者表现为呼吸困难、昏迷、血压下降、心律失常，亦可发生循环衰竭及肺水肿，终因呼吸麻痹而死亡。治疗包括吸氧、应用呼吸兴奋剂。静脉注射1%亚甲蓝为特异解毒剂。使用方法为1%亚甲蓝1～2mg/kg，通常将1%亚甲蓝溶液加入25%葡萄糖液20ml中静脉缓注，1～2小时后发绀不退或再现，可重复以上剂量或半量。亚甲蓝是一种氧化剂，少量进入血液后，被酶还原成还原型亚甲蓝，它能使Met Hb还原为Hb，而其本身则又被氧化成亚甲蓝。如此引起反复还原作用。

（三）油桐子、桐油中毒

桐油为油桐子榨的油，含α、β桐油酸（α、β-eleostearic acid），为一种不饱和脂肪酸，对消化道有强烈的刺激作用，对心、肝、肾也有损害作用。急性中毒多在误食油桐子或桐油30分钟至4小时发病。轻者主要有头晕、胸闷、上腹部不适、恶心、呕吐、腹痛、腹泻呈水样便。严重时发现腹水、酸中毒、呼吸困难、休克和昏迷，肾脏受累可见蛋白尿、管型、血尿。

能引起腹痛的植物中毒种类还有很多，简述见表19-2。

表19-2　可引起腹痛的植物中毒

名称	毒物分类	有毒部位	有毒成分	临床表现	治疗
雪上一枝蒿	生物碱	根	乌头碱、次乌头碱	恶心、呕吐、腹痛、腹泻及神经、循环、泌尿系统症状	抗胆碱能药
长春花	生物碱	花	长春新碱、长春碱、洛柯定碱、洛柯新碱等	食欲下降、恶心、呕吐、腹痛、腹泻、口腔炎、骨髓抑制、神经系统表现	对症治疗
常山	生物碱	根	黄常山碱α、β、γ	恶心、呕吐、腹痛、腹泻，严重时伴胃肠道出血	对症治疗
喜树	生物碱	根、皮、果实	喜树碱	出血、恶心、呕吐、剧烈腹泻、腹痛、食欲下降、尿痛、尿频、昏迷、呼吸中枢麻痹	对症治疗：阿托品
钩吻	生物碱	根、茎、叶	钩吻碱	腹痛、流涎、恶心、呕吐、腹泻、腹胀、腹部压痛、言语不清、眩晕、肌无力、呼吸麻痹、昏迷、休克	对症治疗：阿托品、士的宁
马兜铃	生物碱	根、茎、叶	木兰碱、马兜铃酸、马兜铃子酸	腹痛、腹泻、便血、里急后重、呼吸困难、尿少、蛋白尿、血尿	对症治疗：新斯的明
痕芋头	生物碱	根、茎、叶	毒皂苷、氢氰酸	咽喉发热感、流涎、恶心、呕吐、腹痛、腹泻、头痛、心悸、昏迷	对症治疗
使君子	生物碱	种子	使君子酸钾	呕吐、头晕、腹痛、腹泻、头痛、抽搐、血压下降	对症治疗
黄独	皂苷类	茎、块、叶	薯蓣皂苷、薯蓣毒皂苷	流涎、恶心、呕吐、腹痛、腹泻、血压下降、休克	对症治疗

续表

名称	毒物分类	有毒部位	有毒成分	临床表现	治疗
商陆	皂苷类	茎、叶	商陆毒素、肉豆蔻酸、硝酸钾、草酸盐	恶心、呕吐，腹痛、腹泻，可为黏液便或脓血便、头痛、血压升高、心律失常、躁动不安、抽搐、昏迷、呼吸及循环衰竭	对症治疗
巴豆	毒蛋白类	豆	巴豆毒素、巴豆苷、巴豆醇	口腔、咽喉、食管烧灼感，流涎，上腹剧痛，恶心、呕吐，剧烈腹泻，大便呈米泔样，重者可有呕血或便血、急性循环衰竭	对症治疗
蓖麻子	毒蛋白类	种子	蓖麻毒素、蓖麻凝聚素	咽、食管烧灼感，恶心、呕吐，腹痛、腹泻，血样便、溶血、出血，肝、肾功能衰竭，休克等	对症治疗
相思子	毒蛋白类	种子	红豆毒素、红豆碱、海巴佛林等	恶心、呕吐、肠绞痛、剧烈腹泻并带血，严重吐泻可导致脱水	对症治疗
石龙芮	含萜与内酯类	根、茎、叶	原白头翁脑、白头翁素	口腔黏膜烧灼、糜烂、呕吐、腹痛、腹泻，大便有腐臭味或便血	对症治疗
棉子	酚类	种子	棉子酚	头痛、眩晕、恶心、呕吐、腹痛、腹泻、流涎，肝大、有压痛，昏迷，肝、肾功能不全	对症治疗
木通	皂苷类	茎、果	皂苷元	剧烈腹痛、腹泻及呕吐，严重者可有尿少、尿闭、蛋白尿及腹水等	对症治疗
牵牛子	苷类	子	牵牛子苷	过量可引起剧烈腹泻、腹痛	对症治疗
芫花	黄酮苷类	花	芫花素、芹叶素、苯甲酸等	恶心、呕吐、腹痛、腹泻，进而引起痉挛、抽搐，严重者发生昏迷和呼吸衰竭	对症治疗
狼毒	含酚类	叶	泻下性树脂	呕吐、腹痛、腹泻、头晕，严重者可休克	对症治疗
龙葵	生物碱	全草及果实	葵碱	咽喉痛、恶心、呕吐、腹痛、腹泻、昏迷、心力衰竭、呼吸衰竭	对症治疗
羊角拗	强心威	全株各部	羊角拗苷	慢性心律、二联律、三联律、头痛、头晕、恶心、呕吐、腹痛、腹泻、昏迷、心搏停止	治疗心律失常，对症处理
醉鱼草	氰苷类	全株	醉鱼草苷元	头痛、头晕、四肢麻木、恶心、呕吐、腹痛、腹泻、血压下降、呼吸困难	对症治疗：阿托品
鱼藤	异黄酮类	全株、果实	鱼藤酮、鱼藤素、灰叶素、异灰叶素	恶心、呕吐、阵发性腹痛、呼吸慢、休克、昏迷	对症治疗
白头翁	皂苷类	全株	三萜皂苷、白头翁皂苷	口腔炎、呕吐、腹痛、腹泻、血尿、蛋白尿、循环衰竭、呼吸衰竭	对症治疗
大戟	苷类	根	大戟苷、生物大戟色素A、B、C	头晕、口干、剧烈呕吐、腹痛、腹泻、肾功能损害、昏迷、呼吸麻痹、抽搐	对症治疗
鸦胆子	苷类	种子	生物碱、糖苷、鸦胆子酸	恶心、呕吐、腹痛、腹泻、昏迷、尿少、抽搐	对症治疗
牵牛子	苷类	种子	牵牛子苷、生物碱	恶心、呕吐、腹痛、腹泻、黏液血便、高热、昏迷、休克	对症治疗
蓖麻子	毒蛋白类	种子	蓖麻毒蛋白D、碱性和酸性毒蛋白	咽喉灼热、恶心、呕吐、腹痛、腹泻、便血、黄疸、溶血、昏迷、抽搐、呼吸抑制、心力衰竭、急性肾功能衰竭	抗蓖麻毒血清，治疗溶血，对症处理
巴豆	毒蛋白类	种子	巴豆毒素、巴豆苷蓖麻碱样生物碱	食管烧灼感、恶心、呕吐、腹痛剧烈、腹泻、腹水、休克、昏迷、循环和呼吸衰竭	对症治疗
马桑	含萜内酯类	根、茎	马桑毒素、羟基马桑毒素、马桑宁、马桑亭	头晕、头痛、胸闷、流涎、恶心、呕吐、腹痛，重者出现阵发性强直性抽搐、周身麻木、昏迷、惊厥、心搏骤停	对症处理，禁用吗啡
八角莲		根、茎	鬼臼毒素	口周发麻、剧烈呕吐、腹痛、腹泻、乏力、呼吸急促、大汗淋漓、躁动不安、惊厥、休克、呼吸抑制	对症处理

（四）霉变甘蔗中毒

甘蔗霉变的病原菌是节菱孢（*Arithrinium*），它产生 3-硝基丙酸毒素（3-nitropropionic acid）。南方产蔗区的节菱孢污染率为 7.6%，北方甘蔗的节菱孢污染率为 56.4%。食后 2～5 小时发病，中毒发生后轻者有恶心、呕吐、腹痛、腹泻，有的患者排黑便、眩晕、视力模糊，重者肌颤、四肢颤抖，甚至阵发性抽搐、昏迷、呼吸衰竭而死亡。

（五）白果中毒

成人食白果 20～30 粒，3～5 岁儿童食 10～15 粒即可引起中毒。白果中毒多发生于儿童，年龄愈小，中毒症状愈重。潜伏期为 1～12 小时，最长可达 16 小时。早期有消化道症状，表现为恶心、呕吐、腹痛、腹泻及食欲缺乏，继之出现烦躁不安、惊厥、肢体强直、昏迷、瞳孔散大等神经系统症状，也可引起呼吸困难或肺水肿。部分患者有末梢神经功能障碍，表现为双下肢轻瘫或完全性弛缓性瘫痪。

第 4 节　动物类急性中毒

一、河鲀鱼中毒

河鲀鱼又称气泡鱼，含河鲀毒素。河鲀毒素为一种非蛋白质神经性毒素，对中枢神经和末梢神经均有麻痹作用。食用有毒的河鲀鱼 10 分钟或数小时后出现口渴、恶心、呕吐、腹胀、腹痛、腹泻、便血，继之口麻、舌木、上睑下垂、全身麻木、四肢无力，进而引起肢体瘫痪、呼吸困难、心房传导阻滞、血压下降以致昏迷。1% 盐酸士的宁 2mg 肌内或皮下注射，或用维生素 B_{12} 肌内注射，能拮抗河鲀鱼毒素的运动麻痹作用。给予阿托品，能拮抗毒素对心脏的毒性作用。

二、鲭鱼中毒

鲭鱼肉中含组胺量较高，在含有组胺酸脱羧酶的细菌作用下产生大量组胺，人若食入超量组胺，将会发生不同程度的中毒。中毒表现主要有面色潮红、口唇肿胀、全身皮肤瘙痒，伴有荨麻疹样风团，腹痛、呕吐、腹泻等消化道症状，如原有过敏性疾病，如支气管哮喘，将诱发和加重这些疾病。治疗除对症治疗外，应用抗组胺药，如苯海拉明、异丙嗪（非那根）、氯苯那敏（扑尔敏）、阿司咪唑（息斯敏）、盐酸非诺非那定、氯雷他定、开瑞坦、思金等。

三、甲状腺中毒

人食动物甲状腺后，干扰人体正常的甲状腺分泌活动，出现代谢亢进的一系列表现。表现为头晕、头痛、心慌、气短、烦躁、抽搐、恶心、呕吐、腹痛、多汗、发热、全身无力、脱发或脱皮，手部震颤类似甲状腺功能亢进症的表现，妇女可有月经失调。孕妇中毒后可引起流产或早产。

治疗主要用抗甲状腺药物治疗，甲巯咪唑（他巴唑）10mg，3 次/d，也可用卡比马唑（甲亢平）或硫氧嘧啶。后者 0.1g，3 次/d，其他作对症处理。

四、斑蝥中毒

斑蝥又称斑毛，属一种昆虫。斑蝥的生殖腺、血液、内脏及腿节末端均含有剧毒的斑蝥素，对胃、肠、肾、脾受损发生功能衰竭。表现为口咽烧灼、头晕、恶心、呕吐、腹痛、尿频、尿道灼痛、排尿困难、尿血、蛋白尿、尿少，严重者导致急性肾功能衰竭发生。

第5节 急性药物中毒

药物是最常见的中毒原因。Seydaoyn 等（2005）报道 2229 例成年中毒患者中男性占 32.5%，女性占 67.5%，女性企图自杀的比例高。男女比例为 1∶2.4。药物中毒占 59%，其次为农药中毒占 26.4%，药物中毒中以抗精神病药物最多见，占 33.5%，且每年发病率在增加。死亡病因以乙醇最多见（占 20.6%），其次是蘑菇（占 11.5%）、CO（占 10.3%）、农药（占 8.3%）。一般认为，年龄大或幼小、季节、临床状况差、早期处理不及时是死亡的重要危险因子。

一、阿司匹林中毒

主要是神经系统症状、全身性代谢紊乱和多系统功能损害表现，恶心、呕吐、上腹部灼痛、消化道出血、头痛、头晕、耳鸣、视听力减退、大量出汗、谵妄、高热、脱水、躁动不安，进而发生抽搐、昏迷、休克和呼吸衰竭等。多伴有电解质紊乱和酸中毒。

二、吲哚美辛中毒

吲哚美辛又称消炎痛。中毒发生后表现为恶心、呕吐、腹痛、腹泻，甚至呕血、便血。中枢神经系统表现有头痛、头晕、乏力、定向力障碍、精神错乱、惊厥、昏迷。肝功能损害时有黄疸、转氨酶升高。此外，尚有粒细胞减少和肾脏损害，引起血尿、蛋白尿、少尿等。

三、毒扁豆碱中毒

临床上主要用于青光眼的治疗。中毒时首先出现恶心、呕吐、腹痛、腹泻，继之出现肌颤、瞳孔先扩大后缩小、流涎、流泪、支气管痉挛、呼吸道分泌蓄积，可引起呼吸困难和肺水肿。

四、奥美拉唑中毒

奥美拉唑为质子泵抑制剂，中毒时有上腹部饱胀、腹痛、腹泻、便秘、恶心、呕吐等消化不良症状。神经系统有头痛、头晕、耳鸣、嗜睡、抑郁。有时也有心、肾、血液损害，表现为蛋白尿、尿素氮升高、肝酶增高、白细胞和血小板减少、心动过缓、右束支传导阻滞等。

五、硫酸亚铁中毒

服用治疗剂量铁剂时，可致胃部不适、腹痛和腹泻等。误食铁 30 分钟到 2 小时，可发生出血性胃肠炎，临床表现为恶心、呕吐、腹痛、腹泻、呕血、便血，并可发生严重低血压、休克和昏迷。12 小时后，由于铁剂导致细胞损伤，因而发生低血糖和代谢性酸中毒，尚有发热、昏迷、白细胞增多。2～4 小时后因肝肾损害，可有肝大、黄疸、肝功能异常、血尿、蛋白尿、管型、无尿，甚至发生肾功能衰竭。

治疗用生蛋清、牛奶或 1%～2% 碳酸氢钠溶液 10 000～20 000ml 洗胃，以减少毒物吸收，促进排泄。应用解毒剂去铁胺，对无低血压和循环障碍患者，开始 1g 以后每 4 小时 0.5g，注射 2 次后每 4～12 小时注射 0.5g，一日总量不超过 6g，低血压、出血及意识改变患者给去铁胺静脉滴注，15mg/（kg·h），总量与肌内注射相同。其他治疗包括抗休克，保肝，维持水、电解质平衡等。

六、大环内酯类抗生素中毒

大环内酯类（macrolides）抗生素是由链霉菌产生的一类弱碱性抗生素。目前临床上应用较多的大环内酯类抗生素，包括罗红霉素、克拉霉素、阿奇霉素。主要用于革兰氏阳性菌引起的各种轻、中度感染，也用于厌氧菌、支原体感染。近几年来广泛用于治疗革兰氏阴性菌幽门螺杆菌感染。口服本类药物易引起消化道反应，可能与药物直接刺激胃肠黏膜，发生率与剂量成正比相关。常见症状有恶心、呕吐、腹痛、腹泻等，偶有消化道出血，胆汁淤积时引起黄疸、肝功能异常。

七、异烟肼中毒

异烟肼是一线抗结核药物。本品最小中毒量为 1.5g/d，严重中毒血药浓度 30mg/L，致死量 6～10g（每次）。中毒多因误服或大量服用引起。中毒引起消化道症状，如恶心、呕吐、食欲减退、腹痛、腹泻、便秘等。此外，尚有兴奋、头痛、头晕、失眠、周围神经炎、全血和白细胞减少等。严重者发生抽搐、发绀、昏迷。部分患者尚有肝酶增高、少尿、蛋白尿、氮质血症等。少数患者出现过敏反应。治疗控制抽搐可用地西泮（安定）10～20mg 缓慢静注，并应用甘露醇、地塞米松，做好护理治疗。

八、利福平中毒

利福平也作为杀菌剂用于抗结核治疗，口服后吸收可达 90%～95%，在肝中代谢脱乙酰化，随胆汁排泄。有肝功能不全、慢性酒精中毒、营养不良等患者及老年人用药时易致肝损害。误服或长期服用可引起中毒。中毒后表现为恶心、呕吐、食欲减退、腹痛、腹泻等消化道症状，头痛、头晕、乏力、嗜睡、肢体麻木等神经系统症状，尚有白细胞减少、血小板减少、溶血性贫血等。引起中毒性肝炎时有进行性黄疸、肝大、血清转氨酶和胆红素增高。肾脏损害也常见，但发生肾功能衰竭不多见。注意保肝，对症治疗。

九、喹诺酮类药物中毒

1. 甲硝唑（metronidazole）　成人一次口服 15g 可致急性中毒。消化道症状有口干、口中有金属味、食欲减退、恶心、呕吐、腹部不适、腹痛、便秘或腹泻等。偶有发生急性胰腺炎者，肝损害时有转氨酶升高。

2. 环丙沙星（ciprofloxacin）　口服环丙沙星过量引起中毒时表现为恶心、呕吐、腹泻、腹痛、厌食、消化不良、腹胀、肝酶增高、高胆红素血症。

3. 左氧氟沙星（levofloxacin）　中毒时出现恶心、呕吐、腹部不适、腹泻、食欲缺乏、腹痛、腹胀等消化系统症状，尚有头痛、头晕、失眠、一过性肝酶增高和尿素氮升高。

十、吡喹酮中毒

吡喹酮（praziquantel）为一种抗菌谱广、疗效高、服用方便、耐受良好的抗蠕虫新药。吡喹酮不含锑，广泛用于抗血吸虫病。中毒时引起恶心、呕吐、腹痛、腹胀、腹泻、食欲减退等，重者可有消化道出血等消化道症状，也可引起中毒性肝炎，表现为转氨酶和胆红素增高。此外，尚有头痛、头晕、乏力、多汗、心慌、胸闷、期前收缩、心动过缓等表现。

十一、甲苯咪唑中毒

甲苯咪唑（mebendazole）又名甲苯达唑，是一种广谱驱虫药。中毒时可有轻微恶心、呕吐、腹痛、腹泻、困倦，大剂量长期用药时，可发生肝、肾损害，本品有致畸作用和胚胎毒性，故孕妇禁用。

十二、阿苯达唑中毒

阿苯达唑（albendazole）又名丙硫咪唑、丙硫达唑，是高效广谱驱虫药。对消化系统有刺激作用，中毒后可见恶心、呕吐、腹痛、腹泻等。多数可在数小时至 2 天内自身缓解消失，不需特殊处理。

第 6 节　急性农药中毒

一、有机磷中毒

有机磷杀虫剂是目前我国使用最广、用量最大的一类杀虫剂。常用的有数十种之多。多因误服引起中毒。口服有机磷杀虫剂对胃黏膜有直接刺激和腐蚀作用，立即引起恶心、呕吐，可导致上消化道出血。视其误服量的多少，决定其中毒的程度，即其他症状是否出现。例如毒蕈碱（M）样症状：多汗、流涎、痰多、肺部啰音、瞳孔缩小、恶心、呕吐、腹痛、腹泻、肠鸣音亢进。烟碱样症状：皮肤苍白、心率增快、血压升高、肌颤、肌无力、肌麻痹等。口服中毒者给予催吐、洗胃，对抗剂用抗胆碱能药，阿托品为毒蕈碱（M）样受体阻断剂，大剂量时也有阻断神经节烟碱样受体 N_1 的作用。另一个解毒剂为胆碱酯酶重活化剂。

二、氨基甲酸酯类中毒

氨基甲酸酯类农药大多为中等或低毒，目前应用者有呋喃丹（carbofuran）、西维因（carbaryl）、叶蝉散（isopricarb）、灭多威克（methomyl）、巴沙（bassa）等 11 种。中毒期短，经口多在 1～3 小时发生，中毒发生后亦有毒蕈碱样，烟碱样和中枢神经中毒症状。但比有机磷中毒要轻。开始出现胸闷、乏力、头晕、恶心、呕吐、腹痛、多汗、流涎、瞳孔缩小、视力模糊，进一步有肌震颤、肺水肿、脑水肿、呼吸衰竭和昏迷。治疗同有机磷中毒。

三、沙蚕毒素类中毒

沙蚕毒素主要品种有杀虫双、巴丹、杀虫环、杀虫磺和多塞烷 5 种，均为中等毒性。临床所见中毒主要为杀虫双急性中毒。致毒机制主要是竞争性占据胆碱能神经递质的受体，阻断突触传导。绝大部分由经口误服所致。轻度中毒主要表现为头晕、眼花、心悸、乏力、出汗、流涎、肌颤，消化道症状有恶心、呕吐、腹痛、上腹不适等。严重中毒引起抽搐、昏迷、呼吸衰竭。大量误服尚可引起心、肝、肾等脏器损害。实验室 ChE 活力轻度下降。解毒治疗用阿托品和巯基类络合剂。

四、鱼藤酮中毒

鱼藤酮是一种选择性的杀虫剂和杀螨剂，主要用于果树、蔬菜、烟草、茶叶、桑等经济作物防除害虫，也可用于大田作物和卫生害虫。鱼藤酮对人毒性低，对鱼有剧毒。急性中毒多为经口误吸或有意吞服自杀，表现有口腔黏膜麻木感、恶心、呕吐、阵发性腹痛、头晕、头痛、肢体及口唇麻木、肌肉震颤和痉挛，严重者则出现抽搐、昏迷、休克和呼吸衰竭。草药崩大碗（蚶壳草、秋雪草、跌打修）对鱼藤酮中毒有较好的解毒作用。轻度中毒用 250g 捣汁，加食用油 100～200g，中、重中毒用 500～1 000g 捣汁，加用油（最好用茶油）250～500g，均分 1～2 次服用，用后 0.5～2 小时能较明显地控制症状，唯肌肉震颤需 1～2 天方可消失。

五、有机硫类杀虫剂中毒

有机硫类杀虫剂对人类的急性中毒基本上属低毒或微毒。本类农药可经呼吸道、消化道和皮肤吸收。主要经呼吸道排出。生产性接触多为接触性皮炎。误服者有恶心、呕吐、腹痛、腹泻等消化道刺激症状，如剂量较大有头痛、头晕、乏力、烦躁，严重者转为抑制，表现为呼吸、心率加快，昏迷，休克，呼吸和循环衰竭。肝、肾损害少见。治疗主要是对症处理。

六、敌枯双和敌枯唑中毒

敌枯双和敌枯唑属高效，内吸和残效期较长的杀菌剂，为防治水稻白叶枯病的特效农药，此外尚可用于防治柑橘溃疡病、番茄青枯病和花生等作物的病害。经口误服中毒的临床表现与烟酰胺缺乏症相似，主要表现为皮炎、舌炎、咽痛、吞咽困难、恶心、呕吐、腹痛、腹泻、头晕、头痛、乏力等，严重者出现神志异常。烟酰胺为急性中毒的特效解毒剂，可用 200mg 作静注或静脉滴注，1～3 次/d。症状好转后改为口服烟酰胺 100～200mg，3 次/d。同时加用维生素 B_6 和维生素 C。皮炎可用 3% 硼酸液湿敷或涂擦炉甘石洗剂和氟轻松（肤轻松）类霜剂。

七、抗菌剂 401-S、402 中毒

抗菌剂 401-S 和 402 为含硫有机广谱抗菌剂，广泛用于防治农作物的苗期病害，如棉苗病害、水稻烂

秧、枯萎病、黄萎病，甘薯与大豆的病害等。经口中毒者均可见口腔黏膜酸蚀腐烂，表面呈白色，表层脱落后即成溃疡。食管、胃肠也可有酸蚀损害，引起坏死性胃肠炎，表现为胸骨后疼痛、恶心、呕吐、腹痛，严重者出现消化道出血，甚至发生腹膜炎，形成血性腹水。此外，尚有头痛、头晕、出汗、乏力、昏迷等表现。目前尚无特效解毒治疗，可试用硫代硫酸钠静注，每次 1～2g，2～3 次 /d。其他可对症处理，洗胃最好选用 2%～3% 氧化镁乳液或用豆浆、米汤、生理盐水洗胃，以防因洗胃发生胃穿孔，同时洗胃液温度适当降低，防止消化道出血发生。

八、百草枯中毒

百草枯（paraquat）可经完整皮肤、呼吸道和消化道吸收，经口染毒约 30% 随粪排出。经口误服口腔、咽喉、食管黏膜有腐蚀和溃烂，早期出现恶心、呕吐、腹泻及血便，1～3 天内肺、肾、肝、心脏及肾上腺发生坏死。3～7 天后出现黄疸、肝功能异常等肝损害表现，甚至出现肝坏死。肺损害引起肺水肿、肺出血、肺不张、肺浸润、胸膜炎或引起肺间质浸润、肺纤维化。此外，尚可有急性肾功能衰竭、中毒性心肌炎、贫血和血小板减少。治疗主要是对症治疗。

九、草甘膦中毒

草甘膦（glyphosate）又称草甘宁，为广谱除草剂，多用于果园和稻田除草。经口误服后，口腔黏膜、咽喉受刺激，口腔黏膜红肿以致形成口腔溃疡，常有恶心、呕吐、上腹痛，严重者有消化道出血及腹泻。主要是对症治疗。

十、磷化锌中毒

磷化锌是常用的杀鼠剂之一。磷化锌吸入后在胃肠遇酸能快速地分解为磷化氢气及氯化锌，磷化氢参与抑制细胞色素氧化酶，影响神经细胞内呼吸功能，氯化锌则有强烈的腐蚀性，刺激胃黏膜，口服中毒者多在 24～48 小时内发病，中毒发生后表现为口腔咽喉糜烂、疼痛、胃灼痛、恶心、呕吐等。吸入中毒者在 24 小时内发病，也表现为恶心、呕吐、食欲缺乏、腹痛等。无特效对抗剂，主要是对症治疗。

十一、尿素除莠剂中毒

尿素除莠剂的作用是抑制农作物光合作用。一般毒性不大，多引起轻度中毒，但误服中毒者也可引起严重中毒，表现为恶心、呕吐、腹痛、腹泻等，2～3 天后出现溶血，表现为黄疸、肝大、肝酶和胆红素增高。这是尿素除莠剂代谢或苯胺溶解血红蛋白所致。治疗用美蓝 1～2mg，超过 5～10 分钟作静脉注射，症状不消失，可重复使用。

第7节 工业急性中毒

一、砷及砷化氢中毒

砷含元素、气体砷（砷化氢）、有机砷以及无机砷（三价和五价），其中以气体砷毒性最大。砷无臭无味，易于从胃肠道、呼吸道吸收，几乎全部由肾脏排泄。砷中毒多数由误服和自杀引起，常见毒物为三氧化二砷、亚砷酸盐、砷酸盐、巴黎绿等。

无论由何种途径引起中毒，均早期出现急性胃肠炎表现，以口服最为严重，服后数分钟至 2 小时内发病，表现为恶心、呕吐、腹痛、腹泻、大便呈米汤样。严重的吐泻可持续数天至十数天而引起脱水和电解质失调，许多患者发生中毒性肝炎。此外，尚有循环衰竭、急性肾功能衰竭、中毒性脑病、急性溶血性贫血、呼吸衰竭等严重表现。

硫醇类金属络合剂是治疗砷中毒的特效药物,治疗的药物有:①二巯丙醇,轻症每次 2.5mg/kg,第 1～2 天 4 次 /d,第 3～4 天 1～2 次 /d;重症每次 2.5～3.0mg/kg,第 1～2 天内 6 次 /d,第 3～4 天 2～4 次 /d,深部肌内注射,用至 24 小时尿中砷 <50μg/L。毒性反应较多,用量至 4mg/kg 以上时,半数患者出现恶心、呕吐、头痛、流泪、流涎、四肢麻木及疼痛、发热、出汗等。②二巯丙磺钠,用 5% 水溶液,肌内或静脉注射。急性中毒第 1～2 天,每次 5mg/kg,3～4 次 /d,以后逐渐减量,用至 24 小时尿砷 <50μg/L。不良反应有恶心、头晕、口唇发麻、面色苍白、心悸等,常在 10～15 分钟内消失。③二巯丁二钠,本品为粉末状结晶,每次注射时使用注射用水或 5% 葡萄糖溶液配成 5%～10% 浓度,于 10～15 分钟内行静脉内缓慢注射,8～12 小时后可重复 1 次。

二、汞中毒

汞化合物常分为金属汞、无机汞、有机汞 3 种。金属汞含亚汞和二价汞,二价汞与有机物生成有机汞。汞中毒机制主要是 Hg^{2+} 与细胞内大分子共价结合。急性无机汞盐中毒可引起黏膜坏死,而有机汞只引起轻度胃肠刺激症状。无机汞中毒时为化学性坏死性胃肠炎,有严重的恶心、呕吐、口咽黏膜烧灼感和腹泻。除腹痛外,可引起黏膜溃疡出血,表现为呕吐或便血。血汞是诊断急性汞中毒的可靠指标,如血尿超过正常值 4 倍以上,提示汞中毒。全血汞正常值 <0.25μmol/L,尿汞 <0.1μmol/L。

巯基络合剂为特殊拮抗剂。二巯丙磺钠 2.5～5mg/kg,肌内注射,也可用二巯丁二钠 15～20mg/kg 缓慢静注,6～8 小时 1 次,2 天后改为 1 次 /d,6 天为一个疗程。若患者已发生急性肾功能衰竭,不宜用巯基络合剂治疗,应重点救治急性肾功能衰竭。

三、铅中毒

急性铅中毒由工业生产中发生较少,多因误服经消化道吸收引起。表现为口内有金属味、恶心、呕吐、剧烈腹绞痛,易误诊为急腹症,便秘、腹泻、贫血、多汗、四肢末梢感觉减退、肌萎缩、肌无力。严重者发生痉挛、抽搐、高热、昏迷。实验室铅测定可协助诊断,全血铅正常值为 <2.4μmol/L。

特殊治疗为驱铅治疗,即用依地酸钙钠（$CaNa_2$-EDTA）。本品可与细胞外的铅形成稳定的化合物并通过肾脏排出。常用量 0.5～1.0g 加入 10% 葡萄糖液 250～500ml 静脉滴注,1 次 /d,3～4 天为一个疗程。

四、钡中毒

钡有多种化合物,硫酸钡一般无毒性作用,临床上广泛用于 X 线钡餐检查。

氯化钡、硝酸钡、醋酸钡等有剧毒。主要由口服引起中毒。

急性钡中毒的潜伏期为 10 分钟至 48 小时。中毒早期出现头晕、头痛、恶心、呕吐、腹痛、腹泻,肢体麻木、无力,逐渐出现进行性肌麻痹,终至完全瘫痪,与低钾血症相关。继之出现各种心律失常、血压下降、呼吸肌麻痹,也可发生急性肾功能衰竭。诊断时应与进行性肌营养不良,周期性瘫痪、重症肌无力、吉兰 - 巴雷综合征相鉴别。

钡中毒目前尚无解毒剂治疗,主要是支持疗法和清除未吸收毒物。

五、锰中毒

锰是一种黑色金属,经胃肠吸收缓慢,而且很不完全,仅占摄入量的 3%～12%,故因口服引起急性中毒的发生率极低,主要通过呼吸道引起中毒。

口服 1% 高锰酸钾溶液可引起口内烧灼感、恶心、呕吐、腹痛;口服 2%～3% 溶液可引起口腔和咽部肿胀;口服 4%～5% 以上溶液可使口腔、食管及胃肠黏膜肿胀糜烂,引起剧烈腹痛、呕吐、血便、休克而死亡。高锰酸钾致死量为 5～19g。

六、急性黄磷中毒

经口急性黄磷中毒早期以严重胃肠道症状为主,包括恶心、呕吐、呕血、腹痛、呕吐物有大蒜臭味,也可有腹泻。继之发生肝、肾衰竭和中枢神经系统毒性，常因休克、出血导致死亡，病死率 23%。以中枢神经系统症状为主者病死率高达 77%。无对抗剂，主要是对症支持治疗。

七、急性铜中毒

经口摄入大量铜，铜与血红蛋白、红细胞以及其他细胞膜的 -SH 基有亲和力，结果使红细胞通透性增加而发生溶血。铜中毒多因误服含铜绿器皿存放、烹调过的食物引起，也可因过量摄入硫酸铜引起，食后 5～10 分钟发病，表现为恶心、呕吐、口中有金属味，严重者腹绞痛、呕血、黑便、血压下降，2～3 天后出现中毒性肝炎和溶血，表现为黄疸、贫血、血红蛋白尿和肝大。应用络合剂为特殊对抗剂，具体用法和剂量参考本节砷及砷化氢中毒治疗。

八、急性铁中毒

铁的毒性作用主要表现在胃肠道、肝脏、心血管系统和中枢神经系统，并可有代谢障碍的表现。三价铁化合物不被胃肠黏膜吸收，可刺激胃肠道黏膜引起恶心、呕吐。二价铁化合物大量口服后被吸收，引起全身毒性作用。口服铁剂 0.5～6 小时后发病，主要表现为恶心、呕吐，严重者有出血性胃炎、腹痛、腹泻、血便、嗜睡、昏迷、心动过速和低血压。服药后 4～40 小时出现呕血、便血、胃肠穿孔，可有剧烈腹痛，持续性加重。此外，尚有抽搐、昏迷、发绀、肺水肿、休克。服药后 2～4 天引起肝、肾衰竭。

去铁胺（deferoxamine，DFO）是特殊解毒剂。DFO 与 Fe^{3+} 接触时，DFO 的 3 个 N-OH 位点与 Fe^{3+} 结合形成铁复合物铁铵，生成的铁铵主要通过肾脏排出。DFO 能争夺转铁蛋白中结合的铁，还可螯合细胞质和线粒体中的铁。1 分子 DFO 与 1 分子 Fe^{3+} 结合。因此 100mg DFO 可结合 9.35mg Fe^{3+}。对于有症状的患者或血清铁浓度 >63μmol/L 者适合去铁胺治疗。首次剂量 50mg/kg，肌内注射，以后每 4～12 小时肌内注射 1 次，每日最大剂量不超过 6g。其他作对症处理。

九、急性铊中毒

铊（thallium）是一种毒性很高的重金属元素。急性铊中毒多数为非职业性中毒，由误服误用铊化合物或药物引起。急性中毒主要表现为胃肠道刺激和神经系统症状，脱发是铊中毒的特异体征。经口摄入者胃肠症状明显，口服后潜伏期 12～24 小时，表现为恶心、呕吐、腹部烧灼感、阵发性腹绞痛、胃肠道出血、腹泻等。

十、急性苯酚中毒

苯酚（phenol）又称酚、石炭酸。酚经胃肠道完全吸收，即使小剂量也会出现严重中毒。急性苯酚中毒多由误服所致，引起口腔、咽喉、食管严重灼伤和绞痛，呕吐血性液体，可引起胃穿孔，表现为剧烈持续性腹痛。部分病例服毒后数分钟四肢无力、休克、肺水肿、神志不清，或有全身震颤和阵发性强直性惊厥，中毒早期即出现肝、肾损害，最终出现呼吸衰竭而致命。无特殊解毒剂，主要是对症处理。

十一、急性萘中毒

萘（naphthalene）又称焦油樟脑。急性中毒多见于婴幼儿当作糖类误食。成人口服致死量为 4～12g，较大小儿的致死量约为 2g。误食本品后表现为恶心、嗳气、流涎、呕吐、腹痛、腹泻、里急后重、尿道烧灼痛、尿频、头痛、不安、定向力障碍、肌肉抽搐，也可引起惊厥、昏迷、呼吸衰竭等。有些患者中毒 3～5 天出现溶血性贫血。治疗主要是对症处理。

十二、汽油中毒

急性汽油中毒由口服所致时，立即引起口渴、咽及胃部烧灼感，同时有腹绞痛、呕吐、排尿疼痛等。如有大量吸收，则可出现嗜睡、发绀、心动过速、脉搏细微、蛋白尿等。治疗主要采取对症处理。

（池肇春）

参 考 文 献

[1] 张文成. 急症内科学 [M]. 北京：人民卫生出版社，2000.

[2] 黄韶清，周玉淑，刘仁树. 现代急性中毒诊断治疗学 [M]. 北京：人民军医出版社，2002.

[3] KIRK M D，PIRES S M，BLACK R E，et al. World Health Organization estimates of the global and regional disease burden of 22 foodborne bacterial，protozoal，and viral diseases，2010：A data synthesis[J]. PLoS Med，2015，12（12）：e1001921.

[4] ELAINE S，CRIM S M，RUNKLE R，et al. Bacterial enteric infections among older adults in the United States：foodborne diseases active surveillance network，1996-2012[J]. Foodborne Pathog Dis，2015，12（6）：492-499.

[5] PAYNE D C，VINJÉ J，SZILAGYI P G，et al. Norovirus and medically attended gastroenteritis in U.S. children[J]. N Engl J Med，2013，368（12）：1121-1130.

[6] NGUYEN G T，PHAN K，TENG I，et al. A systematic review and meta-analysis of the prevalence of norovirus in cases of gastroenteritis in developing countries[J]. Medicine（Baltimore），2017，96（40）：e8139.

[7] LEE H S，HA HOANG T T，PHAM-DUC P，et al. Seasonal and geographical distribution of bacillary dysentery（shigellosis）and associated climate risk factors in Kon Tam Province in Vietnam from 1999 to 2013[J]. Infect Dis Poverty，2017，6（1）：113.

[8] BAKER D C，KEELER R F，GARFIELD W P. Mechanism of death in Syrian hamsters gavaged potato sprout material[J]. Toxicol Pathol，1988，16（3）：333-339.

[9] ZHANG Q，CHEN X，CHEN S，et al. Fatal Honey Poisoning caused by tripterygium wilfordii hook F in southwest China：A Case Series[J]. Wilderness Environ Med，2016，27（2）：271-273.

[10] SELJETUN K O，VON KROGH A. Acute Inocybe mushroom toxicosis in dogs：5 cases（2010-2014）[J]. J Vet Emerg Crit Care（San Antonio），2017，27（2）：212-217.

[11] CAKAL B，AKBAL E，KÖKLÜ S，et al. Acute therapy with intravenous omeprazole on caustic esophageal injury：a prospective case series[J]. Dis Esophagus，2013，26（1）：22-26.

[12] KILEY C A，CRAGIN D J，ROTH B J. Omeprazole-associated digoxin toxicity[J]. South Med J，2007，100（4）：400-402.

[13] SÁNCHEZ GARRIDO A. Omeprazole-induced acute cholestatic hepatitis[J]. Gastroenterol Hepatol，2007，30（1）：54.

[14] DARABI K. Proton-pump-inhibitor-induced hepatitis[J]. South Med J，2005，98（8）：844-845.

[15] RAVIKANTH R，SANDEEP S，PHILIP B. Acute yellow phosphorus poisoning causing fulminant hepatic failure with parenchymal hemorrhages and contained duodenal perforation[J]. Indian J Crit Care Med，2017，21（4）：238-242.

[16] HAYATBAKHSH M M，OGHABIAN Z，CONLON E，et al. Lead poisoning among opium users in Iran：an emerging health hazard[J]. Subst Abuse Treat Prev Policy，2017，12（1）：43.

[17] HAUPTMAN M，WOOLF A D. Lead poisoning and children in foster care：diagnosis management challenges[J]. Clin Pediatr（Phila），2018，57（8）：988-991.

第20章 肾病引起急性腹痛的诊断、鉴别诊断与治疗

第1节 肾静脉血栓形成

一、概述

（一）肾静脉临床解剖

肾静脉（renal veins）是肾脏的重要血管，经由肾门出肾脏，在肾动脉前方横向内侧注入下腔静脉。肾脏的血流量占心排血量的 20%～25%，平均 1 000～1 200ml/min。大量的血液在肾脏内循行，于肾皮质内汇成小叶间静脉、肾髓质内汇成直小静脉，随后入弓状静脉，再入叶间静脉，最终汇合成肾静脉由肾门出肾，注入下腔静脉。

（二）肾静脉血栓

1. 定义 肾静脉血栓（renal vein thrombosis，RVT）指血栓形成于肾静脉的主干和 / 或分支内，造成血管部分或全部阻塞，从而引起一系列临床表现。肾病综合征的患者，因其血液处于高凝状态，常常易于并发肾静脉血栓，尤以膜性肾病为多见。此外，当肾静脉受压或血管壁损伤等情况发生时，亦可见到肾静脉血栓形成。

2. 临床表现 RVT 患者是否出现急性腰腹痛，取决于血流阻断的部位和程度。事实上大部分肾病综合征合并 RVT 的患者因其血栓形成于较小分支，或因病程进展缓慢已形成侧支循环，而并无临床症状，难以识别，此类我们称为慢性肾静脉血栓。

急性肾静脉血栓形成的临床症状可见急性腰胁痛和 / 或腹痛，其血栓多在肾静脉主干形成，严重者肾静脉可完全被阻塞。此种情况多发于青少年，临床症状可表现为患侧一过性腰腹痛或肿胀感、一过性肉眼血尿，单侧急性 RVT 者可因血压升高而出现恶心、呕吐等症状，双侧急性 RVT 则可出现少尿等急性肾损伤表现。此外，当肾静脉血栓脱落引起肺栓塞时，患者可出现急性呼吸困难等危象，需紧急处理。查体可见患者体温、血压升高，肾区叩击痛阳性。实验室检查常出现蛋白尿骤增，血肌酐上升，尤其是双侧急性 RVT 患者。

二、诊断

当患者突然出现腰腹疼痛，伴血尿（镜下或肉眼）、蛋白尿，甚至急性肾功能不全时，应当考虑到急性肾静脉血栓形成的可能，尤其是既往有肾病综合征病史的患者，避免漏诊和误诊。

除临床表现外，肾静脉造影是确诊 RVT 唯一有效的影像学检查方法，检查可见肾静脉分支不显影或静脉管腔内充盈缺损，从而可明确血栓部位和受累的血管。多普勒超声、CT 及磁共振检查仅在血栓形成于肾静脉主干且阻塞程度严重时，可提供一定的诊断依据。

三、鉴别诊断

临床确诊急性肾静脉血栓前应当与其他可引起急性腰腹痛的疾病相鉴别，方可做出诊断。

1. 肾动脉栓塞（或血栓形成）　与 RVT 症状相似，肾动脉栓塞（或血栓形成）患者亦可出现恶心、呕吐、发热、血压升高、少尿或无尿等症状，但总体而言，动脉缺血造成的临床表现更加剧烈，患者可突然发生剧烈的腰痛、腹痛、背痛，疼痛程度甚至可类似于肾绞痛，实验室检查除可见血尿、蛋白尿外，亦可出现血清酶升高的特征性改变。血管造影可用于两者的鉴别与诊断。

2. 泌尿系统结石　当结石尚位于肾脏时，患者除肾区叩击痛阳性外，可无明显的临床症状和体征，通常多为体检时被发现。当结石掉落，进入输尿管并造成阻塞时，会导致输尿管痉挛、肾盂急性扩张，从而引起剧烈的肾绞痛，患者多辗转反侧、大汗淋漓，可伴恶心、呕吐、膀胱刺激征等症状。多普勒超声检查可资鉴别。

3. 泌尿系统感染　严重的泌尿系统感染，如急性肾盂肾炎，临床症状虽亦可见腰部酸痛，但疼痛程度较轻，多以酸痛为主，患者多伴高热，也可伴寒战，抗生素治疗有效。尿沉渣可见红细胞和白细胞，甚至有白细胞管型，尿培养可检出致病菌，实验室检查可有鉴别诊断价值。

4. 其他　急性胰腺炎、急性胆囊炎、急性阑尾炎、肠梗阻、肠系膜动脉栓塞等疾病，均可导致急性腰腹痛，实验室及影像学检查可资鉴别。

四、治疗

确诊肾静脉血栓后，应尽早开始溶栓和抗凝治疗，当保守治疗无效且阻塞严重时，可考虑外科手术取栓。

（一）溶栓治疗

有关肾静脉血栓溶栓的时机选择，普遍认为，以血栓形成在数小时内最为理想，但也有报道指出，只要在起病后 3～4 天内给予纤溶药物，亦可达到溶栓效果。在给药途径上，除传统的静脉给药外，还可进行介入性经皮穿刺、肾静脉插管局部给药。有关纤溶药物的给药方式和剂量，可选择持续性缓慢给药，或者先进行冲击治疗，再以维持剂量缓慢给药 1～2 周。

（二）抗凝治疗

肾静脉血栓一旦确诊，或者高度怀疑但尚无出血等明显禁忌证时，即可开始抗凝治疗，这不仅有利于急性肾损伤的恢复，也可有效预防新血栓的形成及肺栓塞等严重并发症的出现。疾病早期在监测活化部分凝血活酶时间（APTT）的基础上（使其维持在正常值的 1.5～2.5 倍），应用肝素抗凝治疗，5～10 天后转为口服华法林，一般嘱患者持续服药半年以上，同时监测凝血酶原国际标准化比值（INR），使其维持在 1.5～2.5 为宜。

（三）手术治疗

当肾静脉血栓形成于主干血管，造成严重阻塞，引发急性肾功能衰竭，且溶栓治疗无效时，可考虑外科手术取出血栓，这对患者的肾功能恢复有一定的帮助。

处理中应当注意的是，无论是保守溶栓治疗，还是外科手术取栓，均须建立在确诊的基础上，因此，当高度怀疑患者腹痛是由于肾静脉血栓引起时，应尽早行肾静脉造影以明确诊治，保护肾功能，避免并发症发生。

第 2 节　肾动脉血栓及栓塞

一、概述

（一）肾动脉临床解剖

肾动脉（renal artery）由腹主动脉分出，经肾门入肾，分为若干叶间动脉，穿行于肾柱内，上行至皮质与髓质交界处，形成与肾表面平行的弓状动脉，再由弓状动脉向皮质表面发出小叶间动脉、向髓质内部发出直小动脉（部门由近髓质的出球小动脉或小叶间动脉发出）。小叶间动脉向被膜发出毛细血管，同时向周围的肾小体发出入球小动脉，入球小动脉进入肾小囊后形成球形的毛细血管网，经滤过之后汇集成出球小动脉，出肾小囊，并在肾小管周围再次形成毛细血管，即球后毛细血管网，最后汇集为小叶间静脉。肾小球毛细血管网血压较高，利于血浆滤过形成原尿；而球后毛细血管网血压则较低，有利于肾小管的重吸收。直小动脉的分支也形成毛细血管网，再汇合成直小静脉，同小叶间静脉一起入弓状静脉。

（二）肾动脉血栓及栓塞的定义与临床表现

1. 定义　当肾动脉壁创伤或病变（如炎症、粥样硬化等），或血液高凝状态时，可出现肾动脉血栓（renal artery thrombosis）形成。肾动脉栓塞（renal artery embolism）即肾外栓子脱落，栓塞于肾动脉内。肾动脉栓塞的栓子主要来源于心脏（如心房纤颤所形成的附壁血栓、瓣膜置换术后血栓等），也可偶见脂肪栓子、肿瘤栓子等。

2. 临床表现　与肾静脉血栓相似，肾动脉血栓及栓塞是否出现临床症状及症状的轻重，取决于肾动脉堵塞的速度、程度和范围。

肾动脉小分支的缺血可无临床症状和体征，而主干或大分支的阻塞常可诱发急性肾梗死，主要表现为患侧突然出现剧烈腰痛、腹痛、背痛，疼痛程度可类似于肾绞痛，患者常见发热、恶心、呕吐等症状；查体可见患侧肋脊角叩击痛阳性；实验室检查可见蛋白尿、血尿（镜下血尿或肉眼血尿）及血清谷草转氨酶、乳酸脱氢酶、碱性磷酸酶等升高。

当双侧肾动脉急性广泛阻塞、孤立肾或对侧肾存在基础肾脏疾病时，急性缺血可导致急性肾功能不全，甚至急性肾衰竭。患者可突然出现少尿、无尿、血肌酐升高等表现。

此外，约60%的患者肾动脉血栓或栓塞发生后，可因肾脏供血不足，反射性引起肾素分泌增多，激活肾素-血管紧张素-醛固酮系统（RASS系统），诱发高血压。部分患者可随着阻塞处再通或侧支循环的形成，血压逐渐恢复，部分患者则会遗留持续性高血压。

二、诊断

当患者出现突发急性腰腹痛、恶心、呕吐、发热、血压升高、急性少尿或无尿，诊断肾动脉血栓形成或栓塞时，首先应考虑患者是否具备发生本病的基础，如肾病综合征、心房纤颤等，再结合实验室检查结果，是否出现蛋白尿、血尿，是否有血清酶的升高等，当以上条件均具备，高度怀疑肾动脉阻塞时，应及时行影像学检查，以进一步明确诊断。

与肾静脉血栓相同，诊断本病最直接和最可靠的方法为肾血管造影，特别是数字减影血管造影，可明确肾动脉血栓或栓塞的程度和范围。造影过程中，可同时进行支架植入或溶栓治疗，使血管再通。但值得注意的是，肾动脉造影本身属于有创检查，可能造成肾血管的损伤，且术中造影剂的应用对于原本具有基础性肾脏病的患者，可能造成肾功能的进一步损伤，亦不排除无既往肾病史的患者出现造影剂肾损伤的可能。

放射性核素肾显影是本病无创性诊断的首选。当分支阻塞时，扫描可见节段性肾灌注缺损，当肾动脉主干完全阻塞时，则可见肾灌注完全缺如。此外，CT与磁共振检查亦可显示肾动脉和肾灌注异常，超声检查可发现肾动脉主干血栓和栓塞。

三、鉴别诊断

肾动脉血栓及栓塞引起的急性腰腹痛应与下列泌尿系统相关疾病相鉴别。

1. 肾静脉血栓形成　急性肾静脉血栓形成，患者亦可有急性腰腹疼痛、恶心、呕吐、发热、血压升高、少尿或无尿等症状，但疼痛程度较肾动脉血栓或栓塞为轻，常为一过性，或仅有肿胀感，且实验室检查少有血清酶增高。此外，肾静脉血栓有时可伴有严重的并发症，如栓子脱落造成肺动脉栓塞，患者除腰腹症状外，可出现急性呼吸困难，甚至危及生命。血管造影检查即可用于二者的鉴别诊断与治疗。

2. 泌尿系统结石　输尿管结石阻塞时，会导致输尿管痉挛、肾盂急性扩张，从而引起剧烈的疼痛，称为肾绞痛，可伴恶心、呕吐、膀胱刺激征等，患者常辗转反侧、大汗淋漓。部分肾动脉血栓（及栓塞）患者临床症状可见类似疼痛，但其疼痛程度往往不及输尿管结石。此外，实验室检查结石患者少见急性肾功能不全及血清酶学的改变，多见镜下血尿或肉眼血尿。多普勒超声既可显示结石的高回声影及其后方的声影，亦可显示结石梗阻引起的积水，从而与血管阻塞相鉴别。

3. 泌尿系感染 泌尿系感染患者主要表现为膀胱刺激症状，即尿频、尿急、尿痛，下尿路感染者少数可见腰痛、低热，上尿路感染者多可见腰痛或下腹部疼痛，但痛势较轻，且常伴全身感染症状，如寒战、高热等，尿培养可见致病菌，尿常规可见红、白细胞，重者尿沉渣可见红、白细胞管型，抗生素治疗有效。两者通过临床症状和实验室检查可资鉴别。

四、治疗

尽快恢复肾脏供血、保护肾功能是肾动脉血栓及栓塞的治疗关键，阻塞时间的长短对患者预后具有决定性的影响。

（一）动脉内溶栓或腔内血管成形术

当双侧肾动脉急性广泛阻塞、孤立肾或对侧肾存在基础肾脏病时，推荐肾动脉造影检查。术中即行动脉内溶栓或腔内血管成形术。溶栓能否成功取决于治疗时间的早晚，一般推荐发病 12 小时内即开始溶栓治疗，超过 12 小时，则成功率大幅下降。总体而言，动脉溶栓的成功率高于静脉溶栓。无论是动脉内溶栓还是腔内血管成形术，血管再通之后，都需要长期抗凝治疗，以防血管再次阻塞。

（二）抗凝治疗

抗凝治疗不仅可作为血管再通的后续治疗，也可作为肾动脉血栓及栓塞的常规治疗，一经确诊即可用药。对于本病的高危人群，如肾病综合征患者，有时也可行预防性抗凝治疗。与肾静脉血栓的抗凝治疗类似，应用肝素时，必须监测患者的 APTT，使其维持在正常值的 1.5～2.5 倍，口服华法林时，则应使 INR 维持在 1.5～2.5，在确保有效治疗量的基础上降低出血等不良反应的发生率。需要指出的是，有关常规治疗和预防性治疗是否能够改善患者预后，提高生存率，目前尚无高质量循证医学的证据，但普遍认为应及早应用。

（三）外科治疗

外科手术取血栓及血管重建，可应用于上述治疗无效时。但值得注意的是，外科治疗也有一定的时间窗，对于严重阻塞造成急性肾功能损伤的患者，越早取出血栓或再造血管，则肾功能恢复的可能性也越大，若发病后超过 12 小时，即可造成约 50% 的肾功能难以恢复的可能。另外，患者能否行外科治疗及外科治疗能否成功，还与患者的年龄、血管情况、阻塞程度以及患者的整体情况有关，因外科治疗创伤较大，于施行术前必须做到对患者进行全面的评估。

（四）对症治疗

发生急性肾动脉血栓及栓塞时，必须及时监测患者肾功能，当出现急性肾衰竭时，应对症给予维持水、电解质、能量及酸碱平衡治疗，避免使用肾损害药物，必要时急行血液透析等肾脏替代治疗。此外，本病患者常伴发高血压，在降压药物的选择上，应考虑本病伴发高血压的成因，有效选择。RASS 系统激活是肾动脉血栓及栓塞时出现血压升高的根本原因，因此，血管紧张素转换酶抑制剂（ACEI）及血管紧张素受体拮抗剂（ARB）是本病的降压首选药物。

第3节 肾 绞 痛

一、概述

（一）尿路结石概述

尿路结石（urolithiasis）分为上尿路结石和下尿路结石。上尿路结石包括肾结石（renal calculi）和输尿管结石（ureteral calculi），下尿路结石包括膀胱结石（vesical calculi）和尿道结石（urethral calculi）。尿路结石在肾或者膀胱内形成，当结石在排出过程中停留在输尿管或尿道时，则导致输尿管结石或尿道结石。输尿管的 3 个生理狭窄，即肾盂输尿管连接处、输尿管跨过髂血管处和输尿管膀胱壁段，是结石在沿输尿管移动过程中最易嵌顿的部位，尤其是输尿管下 1/3 处。肾结石可引起上腹或腰部钝痛，查体可见肋脊角叩击痛阳性；膀胱结石和尿道结石典型的临床症状则为排尿困难和膀胱刺激征，常伴肉眼血尿和感染发生。

（二）肾绞痛的定义与临床表现

1. 定义　肾绞痛（renal colic）常见于输尿管结石，结石活动并引起输尿管梗阻时，由于结石阻塞输尿管，导致输尿管痉挛、肾盂急性扩张，从而引起腰部或上腹部剧烈疼痛，难以忍受，并可沿输尿管走行放射至同侧腹股沟，甚至会阴部。

2. 临床表现　输尿管结石患者其疼痛程度与结石大小、嵌顿的部位、是否活动及是否造成黏膜损伤或感染有关。有时活动后镜下血尿是尿路结石的唯一表现，患者并没有疼痛感，有时患者也可仅有疼痛，而无血尿。当结石处于输尿管膀胱壁段或输尿管口，患者除腰痛外还可伴有尿频、尿急、尿痛的膀胱刺激征。由于肠与输尿管有共同的神经支配，当结石梗阻造成输尿管管腔压力升高，管壁扩张痉挛时，可反射性引起患者恶心、呕吐，与肾绞痛伴发。

3. 并发症　输尿管结石可见一些严重的并发症，如双侧输尿管结石完全梗阻，或孤立肾患者输尿管完全梗阻时，可导致无尿，造成肾后性急性肾功能不全，需立即处理；当输尿管结石导致肾积水继发肾盂肾炎、肾积脓时，患者除肾绞痛等局部症状外，还可见发热、寒战等全身症状，需同时给予抗感染治疗。

二、诊断

（一）症状和病史

对症状和病史的询问有助于本病的诊断。肾绞痛是输尿管结石的典型症状，当患者以腰腹痛为主诉时，应注意询问疼痛的程度、性质、范围及其放射的部位，判断是否为肾绞痛。值得注意的是，结石的大小、嵌顿部位以及是否活动，决定了有些输尿管结石的患者其疼痛并不明显，远不及肾绞痛剧烈，甚至无痛，此时病史的询问可提供一定的诊断思路，如患者既往有结石病史或家族史，即使疼痛程度不剧烈，也应当考虑到有输尿管结石的可能，应安排进一步检查，以尽可能避免漏诊。

（二）实验室检查

1. 尿常规化验　是本病诊断的重要辅助手段之一。结石患者少部分可见肉眼血尿，大部分表现为镜下血尿，当合并感染时还可见到尿白细胞及尿蛋白阳性。

2. 血清检测　如肌酐、尿素氮等的改变，仅在梗阻造成急性肾损伤时可能出现，但也应当进行常规化验，为预后评估病情的严重程度。

（三）影像学检查

超声检查是尿路结石诊断的首选影像学检查手段，无创、无造影剂、无放射线，且经济、易行，适用于所有人群。除了能明确结石的大小和梗阻部位外，还能明确显示结石造成的肾积水以及肾脏形态学改变等。

腹部 X 线检查是除超声检查外的另一种简单、易行的辅助检查手段。但是，由于受结石大小、位置和主要成分的影响，有一定的漏诊可能，如当结石过小或为纯尿酸结石时，不能显影。此外，静脉尿路造影、CT 检查、磁共振水成像等影像学检查也可辅助诊断尿路结石。增强 CT 还有助于鉴别除结石外其他原因，如肿瘤等造成的输尿管梗阻。但必须注意，对于肾绞痛患者，在不能排除并发急性肾损伤时，应尽量避免使用需要应用造影剂的检查，以免加重病情。

三、鉴别诊断

肾绞痛需与以下疾病相鉴别。

1. 其他部位尿路结石　肾结石或下尿路结石（膀胱结石、尿道结石）伴感染时，也会引起腰腹疼痛，但其疼痛程度不及肾绞痛那么剧烈，一般情况下通过患者临床症状即可做出鉴别。但有些输尿管结石的患者并没有典型的肾绞痛症状，其疼痛不甚剧烈，且当结石处于输尿管膀胱壁段或输尿管口时，患者可出现类似下尿路结石的症状，膀胱刺激征及尿道和阴茎头部放射痛，此时行超声检查即可明确结石部位，选择合适的治疗方案。泌尿系统各部位结石常同时存在，尤其是存在输尿管结石或尿道结石时，需考虑到患者大概率同时存在肾结石或膀胱结石，结石的部位是除大小外，最重要的决定选择哪种外科手术治疗方案的因素。

2. 肾血管阻塞　肾静脉血栓形成、肾动脉血栓及栓塞亦为泌尿系统疾病引起腰腹痛的常见原因，均为肾血管阻塞、肾脏供血不足引起。其中，动脉阻塞造成疼痛的剧烈程度可类似于肾绞痛，且患者亦可有恶心、呕吐、血压升高、少尿或无尿等症状，实验室检查结果均可见尿常规及血清生化改变，鉴别有一定困难，但比尿路结石更易诱发急性肾功能不全。肾静脉血栓造成的疼痛虽不及肾绞痛剧烈，但其栓子随时有可能脱落，造成肺栓塞、脑梗死、心肌梗死等严重并发症，从而导致猝死。因此，若泌尿系统超声排除结石引起的腰痛，应尽快行血管造影以明确是否存在血管阻塞，以免延误诊断。若无血管造影条件，且可排除其他原因，在无活动性出血等明确禁忌证时，可少量给予低分子肝素等抗凝剂进行试验性治疗。

3. 泌尿系统感染　泌尿系感染，尤其是上尿路感染的患者临床症状亦可见到腰腹疼痛，但一般痛感不强，患者常描述为腰酸，除可伴膀胱刺激征外，常有高热、寒战等全身感染症状，尿检示白细胞阳性，可伴红细胞、尿蛋白阳性，重者可见白细胞管型，尿培养可检出致病菌，抗生素治疗即可改善症状。泌尿系统结石常伴感染，切勿忽略早期抗感染治疗，且外科手术治疗后，通常给予一段时间的抗生素治疗，以预防术后感染。

4. 胆绞痛　肾绞痛与胆绞痛患者均可有剧烈腰腹疼痛，并可伴恶心、呕吐，但前者多沿输尿管向髂窝、会阴、阴囊及大腿内侧放射，疼痛多呈持续性或间歇性；而后者常放射至右肩胛区，多呈持续性，并阵发性加剧。肾绞痛患者可伴血尿或脓尿，排尿困难或尿流中断，查体肾区叩击痛阳性；而胆绞痛患者多有不同程度的黄疸，查体右上腹胆囊区有明显压痛和肌紧张。影像学检查可助鉴别。

四、治疗

临床根据结石的形态、大小、位置不同以及患者的个体差异，选择不同的治疗方法，有的患者仅通过多饮水即可自行排出结石，而有的患者则需一种或同时多种外科治疗辅助排石。

（一）一般治疗

1. 止痛　由于肾绞痛患者多疼痛剧烈，难以忍受，明确诊断后当首要予药物缓解症状，以防疼痛性休克。由于患者疼痛程度不同，有时仅需口服非甾体抗炎药，而有时则需注射阿片类镇痛药。

2. 维持水及电解质平衡　本病患者由于剧烈疼痛，常伴恶心、呕吐、大汗淋漓，应注意监测生命体征，适当补液以维持内环境稳态。

3. 抗感染　尿路结石患者多伴泌尿系感染，重者可见发热，可根据实验室检查结果酌情给予早期及术后抗感染治疗。

（二）外科治疗

1. 体外冲击波碎石（extracorporeal shock wave lithotripsy，ESWL）　适用于肾结石或输尿管上段结石且直径≤2cm，超声定位后，利用高能冲击波聚焦作用于结石，使结石裂解、粉碎，随尿液排出。临床中大部分上尿路结石采用 ESWL 疗法，实践证明这是一种安全、有效的非侵入性疗法，但由于结石的性质、部位、大小等因素的影响，不同患者碎石效果不尽相同，有时同一患者需要多次碎石，如以胱氨酸或草酸钙为主要成分的结石，因其质硬，往往不易粉碎；肾结石体积较大且不伴积水时，由于扩散空间小，往往需要多次碎石。值得注意的是，为了减少感染等并发症的出现，需多次治疗的患者，建议每次治疗间隔10~14天以上，总次数不超过3~5次，且尽量采用低能量治疗，减少每次冲击次数。

2. 输尿管镜取石术（ureteroscope lithotripsy，URL）　适用于中、下段输尿管结石，输尿管镜在安全导丝的引导下，经尿道、膀胱、输尿管口，进入输尿管，直视下找到结石，根据结石大小选择直接用套石篮、取石钳将结石取出，或结石体积较大时用激光、超声等方法碎石。研究表明，对于中、下段输尿管结石，本疗法的成功率高于 ESWL。但相较 ESWL，URL 更易诱发多种并发症，除感染、黏膜下损伤外，还有可能引起假道、穿孔，甚至输尿管撕脱或断裂等严重并发症，进、出境及术中高压灌注时应小心操作，注意防范。此外，还有输尿管软镜，与 URL 类似，也采用逆行途径，但其可入深度更长，可随安全导丝进入肾盂或肾盏,且碎石钬激光采用 200μm 光纤导入,可用于直径<2cm 的肾结石。注意,当输尿管狭窄或严重扭曲、尿路梗阻时,不宜采用本法。

3. 开放手术治疗和腹腔镜输尿管取石(laparoscopic ureterolithotomy, LUL) 开放手术治疗由于创伤大、危险性高、重复取石难度大等因素的影响,现在已很少使用,其主要术式包括肾盂切开取石术、肾实质切开取石术、肾部分切除术、肾切除术、输尿管切开取石术。LUL 一般不作为首选方案,适用于直径>2cm 的输尿管结石,原考虑开放手术者或 ESWL、URL 治疗未成功的患者。

4. 经皮肾镜碎石取石术(percutaneous nephrolithotomy, PCNL) 适用于鹿角结石(完全性和不完全性)、肾结石直径≥2cm、ESWL 治疗失败等所有需要开放式手术治疗的肾结石,在超声或 X 线定位引导下,经腰背部穿刺,扩张并建立由皮肤至肾盂或肾盏的通道,继而在肾镜直视下碎石或取石。PCNL 属于有创操作,因此并发症也相较更多,严重的并发症有肾实质撕裂、动-静脉瘘、周围脏器损伤、术中或术后出血等。

对于复杂性尿路结石,单一应用上述任一方法都难以治愈,可考虑联合应用。

(三)药物治疗

尿路结石为多种盐类混合形成,其主要成分不尽相同,其中最常见的是草酸钙结石,质硬不易碎;次常见的是磷酸盐、尿酸盐、碳酸盐,其中磷酸钙、磷酸镁铵结石易碎,常呈鹿角形,与感染和梗阻有关;家族性遗传所致的胱氨酸结石最为罕见。纯尿酸结石或胱氨酸结石可应用药物溶石治疗,主要应用枸橼酸氢钾钠或碳酸氢钠碱化尿液,口服别嘌醇并配合饮食治疗。此外,金钱草等中草药也具有一定溶石、排石功效。由于药物治疗仅对特定成分的结石起效,且一般认为结石直径<0.6cm 时效果较好,因此一般作为外科治疗的辅助疗法。

(四)预防性治疗

由于约 1/3 的尿路结石患者在治疗后 5 年内会复发,因此通过改变饮食等生活习惯来进行适当的预防具有重要意义。如草酸盐结石的患者应少饮浓茶,少食菠菜、芦笋等食物,适当口服维生素 B_6;尿酸结石患者应避免摄入动物内脏、海鲜等高嘌呤食物,多吃水果、蔬菜,口服别嘌醇、碳酸氢钠等。此外,无论对任何类型的结石患者,大量饮水从而增加尿量都是一项重要的预防措施,因其可稀释尿中形成结石物质的浓度,减少沉积。

第4节 尿 路 感 染

一、概述

(一)尿路感染

1. 定义 尿路感染(UTI)即泌尿系统感染,指病原体侵犯尿路黏膜或组织引起的尿路炎症,在感染疾病中的发病率仅次于呼吸道感染。

2. 流行病学 尿路感染发病率男女比例约为 1:8,女性显著高于男性,其中又以已婚女性为多,约5%,这与性生活、月经、妊娠及应用避孕药物等因素有关,绝经后发病率再次升高,可达 10%~12%。在无易感因素的情况下,成年男性很少发病,但随着年龄的增长,泌尿系感染可继发于前列腺肥大等疾病,因此发病率会有所上升,约为 7%。

3. 分类 根据病程,尿路感染可分为急性尿路感染和慢性尿路感染,前者可引起急性腰腹痛,为本节重点内容;后者为泌尿生殖系统造成患者慢性腹痛的常见疾病,将在相关章节着重介绍。根据有无尿路结构或功能的异常,尿路感染可分为复杂性尿路感染和非复杂性尿路感染,结合患者病史、症状和相关辅助检查即可分辨,复杂性尿路感染在治疗过程中还需兼顾患者原有基础疾病。根据感染发生的部位,还可将尿路感染分为上尿路感染和下尿路感染,前者常并发后者,而后者则可单独发病。上尿路感染包括肾盂肾炎和输尿管炎,下尿路感染包括膀胱炎和尿道炎,本节重点介绍急性肾盂肾炎和急性膀胱炎。

（二）急性肾盂肾炎

急性肾盂肾炎（acute pyelonephritis）的感染部位包括肾盂和肾实质，多为尿道、膀胱、输尿管逆行感染，少数为血行播散感染。病原体以革兰氏阴性杆菌为主，其中60%～80%为大肠埃希菌，亦可见到其他肠杆菌和革兰氏阳性菌，极少数病例由真菌、病毒等感染引起。临床症状为单侧或双侧腰痛，尿频、尿急、尿痛，发热，甚至高热、寒战，汗出后体温下降，随后再次上升，持续1周左右，伴头痛、全身酸痛等症状，查体肾区、肋脊角叩痛。上行感染者常以膀胱刺激征为首发表现，继而出现腰痛、发热等表现；血行播散者则往往从高热开始，而后出现腰痛、膀胱刺激征等表现。需要注意的是，有时整个病程中，患者可仅有发热而无症状，或仅有症状而无发热，需依靠辅助检查予以诊断，避免漏诊。本病在治疗过程中若病原体未彻底清除，或感染诱因持续存在，感染会反复发作，迁延不愈，发展成为慢性肾盂肾炎。此外，当肾实质感染导致广泛化脓，在肾脏内形成积聚脓液的囊腔时，称为肾积脓（pyonephrosis），此时患者以高热、寒战等全身感染症状为主要表现，腰部除疼痛更加明显外，有时还可触及肿块。引起腹痛的情况较少见。

（三）急性膀胱炎

急性膀胱炎（acute cystitis）与急性肾盂肾炎一样，致病菌以革兰氏阴性杆菌多见，主要为大肠埃希菌，女性高发，多由上行感染引起，而男性多继发于急性前列腺炎、前列腺增生、尿路结石等疾病。主要临床表现为膀胱刺激征，即尿频、尿急、尿痛，患者常诉排尿时尿道烧灼感及尿不尽感，小腹膀胱区不适、压痛，常见终末血尿，少数为全程血尿，可有血块（肾性血尿多为全程、无痛、不凝），部分患者可见腰痛，全身症状不明显，体温正常或仅有低热（一般不超过38.5℃），尿常规可见白细胞尿、镜下血尿，血白细胞计数常不升高。应警惕若治疗不当，可能诱发上尿路感染或有可能转为慢性膀胱炎。

二、诊断

尿路感染的诊断分为3步，即首先明确是否为泌尿系感染，继而分辨上尿路感染与下尿路感染，并确认复杂性尿路感染与非复杂性尿路感染。

（一）诊断尿路感染

典型的尿路感染患者表现为尿道刺激征、全身感染症状及腰腹部不适等临床表现，结合实验室检查即可得到诊断。凡是有真性菌尿者，均可诊断；不典型尿路感染无尿道刺激征，可有全身感染症状或腰腹部不适及胃肠功能紊乱，甚至完全无临床症状，只能依靠实验室检查辅助诊断，当两次细菌培养均为同一菌种的真性菌尿时，即可确诊。

1. 尿细菌学检查　包括涂片和培养，前者可初步分辨革兰氏阴性与革兰氏阳性菌、球菌与杆菌；后者可直接确认致病菌，并为下一步药敏试验做准备。

（1）尿涂片检查：操作简便，取清洁中段尿沉渣涂片，直接用高倍镜检查，或革兰氏染色后用油镜检查，取10个视野计算细菌数，算出平均值，若细菌数≥1个/HP，可提示尿路感染。

（2）尿培养检查：标本采集方式不同，诊断标准亦不同。若标本为清洁中段尿，当细菌定量培养≥10^5/ml时，叫作真性菌尿，可诊断尿路感染；当细菌定量培养为10^4～10^5/ml时，称为可疑阳性，要确诊尿路感染还需复查；当细菌定量培养≤10^4/ml时，则认为是标本污染，不能确定致病菌。但是，若标本来自膀胱穿刺，则只要细菌定性培养有细菌生长，便为真性菌尿，可诊断尿路感染。需要指出的是，尿细菌定量培养有一定的假阳性率或假阴性率，一般认为此与标本采集不规范或实验室操作不当有关，如接种时标本已在室温下存放超过1小时，可大大增加假阳性率；大量饮水，尿液稀释，可导致假阴性结果。

2. 尿常规检查　可见白细胞尿、血尿、蛋白尿。其中，对尿路感染最具诊断意义的为白细胞尿，即尿沉渣镜检白细胞＞5个/HP，部分重度肾盂肾炎患者还可见到白细胞管型。少部分急性膀胱炎患者可见肉眼血尿，大部分尿路感染患者均为镜下血尿，镜检红细胞5～10个/HP，且呈均一性。尿蛋白有时亦可呈阳性，但一般蛋白定量较少。

3. 亚硝酸盐还原试验　本试验诊断尿路感染的特异性＞90%，敏感性＞70%，主要利用革兰氏阴性菌使尿内硝酸盐还原为亚硝酸盐的原理，因此当球菌感染时，会出现假阴性结果。

4. 血液检查 尿路感染出现全身感染症状时可见血白细胞升高,中性粒细胞增多;当慢性肾盂肾炎造成肾功能受损时可见血肌酐升高(详见相关章节)。

5. 影像学检查 主要用于了解尿路情况,查看有无结石、梗阻、畸形等易导致尿路感染发作的因素,包括静脉肾盂造影(急性期时不宜应用)、超声、X线等检查。

（二）尿路感染定位诊断

诊断尿路感染后,下一步需要确定为上尿路感染或下尿路感染(表20-1)。

表 20-1 上、下尿路感染鉴别诊断

	上尿路感染	下尿路感染
腰腹痛	明显	常不明显
尿路刺激征	合并下尿路感染时可见	明显
全身症状	明显	常不明显
肾区叩击痛	可见	不可见
尿白细胞管型	可见	不可见
尿浓缩功能	可减退	无改变

（三）追问病史及进一步检查

复杂性尿路感染是指在慢性肾脏疾病基础上发生,或伴结石、畸形、尿路引流不畅、膀胱输尿管反流等结构或功能异常的尿路感染。无上述情况者则为非复杂性尿路感染。结合患者的临床表现、病史及相关辅助检查即可确诊。

三、鉴别诊断

典型尿路感染时,若症状突出,辅助检查明确,往往不需鉴别;不典型尿路感染因其临床表现不明显,一般需要与以下疾病相鉴别。

1. 全身性感染性疾病 部分非典型尿路感染患者,其尿路局部症状并不明显,仅以发热、寒战等全身性感染症状为临床表现,容易误诊为其他感染性疾病,为避免误诊或找不到感染灶,需详细追问病史,并常规进行尿常规检查,回报结果怀疑尿路感染,可进一步尿细菌学检查,确定致病菌及敏感抗生素,指导有效治疗。

2. 尿道综合征 尿道综合征指尿细菌学检查阴性,但患者有尿路刺激症状,如尿频、尿急、尿痛及排尿不适感等,一般见于女性,多是由于膀胱括约肌与逼尿肌功能不协调、神经焦虑、妇科疾病或肛周疾病等因素诱发。对尿路感染患者而言,当病原体为真菌、衣原体或支原体等非细菌时,临床表现类似尿道综合征,有症状而无尿细菌学检查支持,需进行针对性检查,方可鉴别。

3. 肾结核 患者可有发热及典型的膀胱刺激症状,易误诊为普通细菌感染,但抗生素治疗无效,尿培养可见结核分枝杆菌阳性,需进行抗结核治疗。临床中见到的结核感染多与细菌感染并存,抗生素治疗后,普通细菌培养转阴,但患者仍有症状,此时应考虑到合并结核感染的可能。此外,肾结核患者静脉肾盂造影检查可见特征性肾实质虫蚀样缺损,可助鉴别。

4. 腹部其他器官疾病 一些尿路感染患者主要临床表现为消化道症状,如腰腹部不适及胃肠功能紊乱等需与腹部其他器官疾病相鉴别,需详细追问病史,并进行相应实验室及影像学检查,具体参见各相应章节。

四、治疗

（一）全身治疗

尿路感染急性期要注意休息,多饮水,多排尿。急性肾盂肾炎尽量维持每日尿量1.5L以上,有利于炎性产物的排出。发热患者注意饮食应富含维生素,高热量,易消化。

（二）对症治疗

对于膀胱刺激征明显的患者，可口服碳酸氢钠、枸橼酸钾等碱性药物碱化尿液，降低酸性尿液对膀胱的刺激，缓解症状，抑制细菌生长。此外，钙离子通道拮抗剂，如维拉帕米等可通过缓解膀胱痉挛达到改善患者症状的效果。

（三）抗感染治疗

1. 急性膀胱炎

（1）女性非复杂性急性膀胱炎：建议采用短疗程疗法（三日疗法），磺胺类、喹诺酮类、头孢类或半合成青霉素类等抗生素，任选一种，连用 3 天。停药后追踪患者 4～7 天，若症状消失，则停止治疗。若症状不消失，则需要进行尿液分析、细菌培养（停药至少 3 天以上）：①结果显示菌尿，则继续予长疗程（10～14 天）的抗感染治疗；②结果阴性，则对症处理或观察；③结果显示脓尿，但无菌，则考虑衣原体或支原体感染，给予相应的治疗。

除三日疗法外，还有单剂量疗法：氧氟沙星 0.4g，一次顿服；阿莫西林 3.0g，一次顿服；磺胺甲噁唑 2.0g、甲氧苄啶 0.4g、碳酸氢钠 1.0g，一次顿服。由于两种疗法相比，三日疗法更有效，可减少复发，增加治愈率，且并无增高耐药性。因此，目前临床上首推三日疗法，单剂量疗法已很少使用。

（2）男性急性膀胱炎：男性急性膀胱炎选药同女性，但疗程更长，通常男性非复杂性急性膀胱炎疗程需要 7 天，而复杂性急性膀胱炎疗程一般延长至 7～14 天。需要注意的是，所有男性膀胱炎患者确诊前均应先排除前列腺炎。

（3）特殊人群：对于老年患者、妊娠期妇女、糖尿病患者或免疫力低下者，推荐采用长疗程疗法，建议抗感染治疗 7～14 天。

2. 急性肾盂肾炎

（1）非复杂性急性肾盂肾炎：首发非复杂性急性肾盂肾炎 80% 为大肠埃希菌引起，留取尿细菌学检查标本后，应即刻开始抗感染治疗，选取对革兰阴性杆菌有效的药物，如喹诺酮类、头孢菌素类或半合成青霉素类。一般病情较轻者口服药物治疗，病情较重，有全身感染症状者静脉给药治疗，用药 72 小时后症状改善者，可继续当前用药，无须换药；症状无改善者，则需要根据药敏报告结果更改抗生素，疗程通常不少于 2 周，停药后第 2、6 周，建议复查尿培养。

（2）复杂性急性肾盂肾炎：由于存在各种基础疾病，如尿路梗阻、糖尿病等，急性感染时易出现肾周脓肿，肾皮质、髓质脓肿，肾盂积脓，甚至肾乳头坏死等严重并发症。临床治疗首先应尽量控制或解除基础疾病，其次立刻根据经验选取广谱抗生素，如第三、四代头孢菌素以及碳青霉烯类等，并且用药期间，应根据患者病情变化和药敏及时调整治疗方案，疗程至少 2 周。

3. 再发性尿路感染

（1）重新感染：指尿路感染痊愈后的 2 周之后再次出现的感染，无论致病菌与前一次是否一致，均为重新感染，治疗方法与首次感染相同。对于半年内尿路感染发生 2 次及以上，或 1 年内发生 3 次及以上的患者，推荐长疗程低剂量抗菌治疗，即每日口服小剂量抗生素，一般是在每晚临睡前排尿后服用，抗生素的选择可根据以往药敏结果及患者过敏史来决定，推荐疗程为 6～12 个月。除抗感染治疗外，还应注意多饮水，多排尿，每日液体入量最好在 2 000ml 以上，保持 2～3 小时排尿一次。

（2）复发：指尿路感染痊愈后的 2 周之内再次出现同一种致病菌的感染。对于反复发作者，推荐给予长疗程低剂量抗菌疗法。反复发作的肾盂肾炎，特别是复杂性肾盂肾炎，除抗感染治疗外，还必须注意基础疾病的治疗。

4. 无症状性菌尿　　指实验室检查结果为真性菌尿，但患者症状不明显，一般不需抗感染治疗，但对于特殊人群，如学龄前儿童、妊娠期患者、既往曾出现有症状菌尿者、泌尿外科手术后、有尿路梗阻及其他各种复杂情况者，应根据药敏结果选择敏感抗生素治疗。

（李月红）

参 考 文 献

[1] ZHANG L J，ZHANG Z，LI S J，et al. Pulmonary embolism and renal vein thrombosis in patients with nephrotic syndrome：prospective evaluation of prevalence and risk factors with CT[J]. Radiology，2014，273（3）：897-906.

[2] 吴媛媛，谢迎东，陈松华，等. 膜性肾病并发肾静脉血栓的彩色多普勒超声表现分析 [J]. 临床军医杂志，2012，40：202-203.

[3] 陆炜，吴森焱，王李华，等. 肾动脉支架植入治疗急性肾动脉主干栓塞的疗效分析 [J]. 浙江医学，2017，39：1680-1683.

[4] 马羽佳，刘兆玉，郑加贺，等. 经皮置管溶栓治疗急性肾动脉栓塞的疗效评价 [J]. 中国临床医学影像杂志，2016，27：791-794.

[5] 陈立宽，杨连再，段李军，等. 经皮肾镜碎石术与输尿管软镜治疗肾结石的临床疗效对比研究 [J]. 临床研究，2018，3：91-92.

[6] 罗海廷. 急诊输尿管镜碎石取石术治疗输尿管结石并肾绞痛的疗效研究 [J]. 世界最新医学信息文摘，2018，18：50.

[7] 沈杰，顾燕青，沈俭. CRP 在肾绞痛、输尿管结石患者并发严重上尿路感染诊疗中的应用价值 [J]. 临床泌尿外科杂志，2018，33：410-412.

[8] MATSUURA R，NATTACHAI SRISAWAT N，CLAURE-DEL GRANADO R，et al. Use of the renal Angina index in determining acute kidney injury[J]. Kidney Intern Rep，2018，3（3）：677-683.

第 1 节　腹 型 癫 痫

癫痫（epilepsy）是一组由大脑神经元异常放电所引起的，以短暂中枢神经功能失常为特征的慢性脑部疾病综合征，其发作具有突然发生、反复发作、短暂性及刻板性的特征。1944 年 Moore 首先提出腹型癫痫综合征的概念，故又称 Moore 综合征，是以内脏感觉性发作为主，以腹部疼痛为特点的一种癫痫，多见于儿童，成人则十分罕见。男女发病率无明显差异。

一、病因

癫痫不是一个独立的疾病，按病因将癫痫分为原发性（特发性）和继发性（症状性）两大类。1989 年 ILAE 分类：①特发性全面型癫痫；②症状性全面型癫痫；③隐源性全面型癫痫；④特发性部分型癫痫；⑤症状性部分型癫痫；⑥隐源性部分型癫痫；⑦不能确定的癫痫；⑧特殊癫痫综合征。腹型癫痫多为继发性，病因尚不明了，可能与分娩时缺氧、早产、严重颅内感染性疾病、颅脑外伤、高热、过度换气、结节性硬化和肿瘤相关。Moore 认为，与额叶、顶叶的皮质异常放电有关。另外，家族中常有癫痫、头痛等家族史。癫痫的根本原因在于大脑神经元的异常放电，是各种因素造成的一群脑细胞膜电位的异常去极化，并同步形成周围神经元的异常去极化。大脑电生理异常的原因，一般认为和维系膜电位的离子异常有关，也有认为与大脑神经介质，即兴奋性氨基酸（谷氨酸）和抑制性氨基酸（γ 氨基丁酸）的不平衡有关。

二、引起腹痛的临床特点与诊断

腹型癫痫第一次发作的年龄一般在 7～8 岁，临床上较少见，国内仅有少数病例报道。腹痛呈周期性反复发作，持续几分钟至几小时，发作与终止均较突然。疼痛多在脐周，也可涉及上腹部，常伴有恶心、呕吐、腹泻，间歇期腹部无任何症状与体征。发作过程中或中止后，常出现意识障碍、嗜睡、腹部或肢体肌肉跳动或抽动、偏头痛、流涎和舌咽咀嚼动作等表现。对抗癫痫特效药物有显著的疗效。可从以下几个方面做出诊断。

（一）临床症状

1. 发作性腹痛　腹痛突然发生，多在脐周，也可涉及上腹部，少数可放射至下腹部或腹侧面。疼痛多较剧烈，如绞痛或刀割样痛，持续几分钟，也有持续几个小时者。

2. 意识障碍　腹痛发作时常出现，表现如定向障碍、知觉障碍或精神模糊等，但无完全的意识丧失。

3. 胃肠道症状　可常有食欲缺乏、恶心、呕吐、腹泻等。

4. 自主神经功能失调表现　有面色苍白、潮红、出汗、血压不稳、体温低或发热、眩晕、昏厥等症状。

5. 发作后表现　大多数患者发作终止后常可出现疲倦、嗜睡或深睡，腹部与肢体跳动或抽动、偏头痛、流涎和吞咽咀嚼动作等表现，醒来时感觉良好，也无任何腹部体征。

（二）辅助检查

实验室检查与胃肠 X 线、内镜检查无器质性腹部病症发现。在发作期做脑电图检查表现为颞叶局灶性改变，包括阵发性快波或慢波、弥散性快波或慢波、阵发性棘波、高波幅棘 - 慢波综合或普通的低波幅节律紊乱等。上述异常改变发生率为 67%～80%，可在腹痛发作时出现，也可在间歇期出现。此外，常有 2～3 次 / 正相棘幅波出现。但需提出的是，脑电图正常并不能完全排除腹型癫痫。

（三）既往史和家族史

既往可有产伤、脑部外伤、感染史等。家族中常有癫痫或发作偏头痛患者。

三、鉴别诊断

（一）与非癫痫发作疾病鉴别

1. 基底型偏头痛　因有意识障碍，应与失神发作鉴别，但其发生缓慢，程度较轻，意识丧失前常有梦样感觉；偏头痛为双侧，多伴有眩晕、共济失调、双眼视物模糊或眼球运动障碍，脑电图有枕区刺激波。

2. 短暂性脑缺血发作（TIA）　鉴别要点：①常见于老年人。②症状一般维持时间较长，但常在 24 小时内恢复正常；立即检查常发现偏瘫等定位体征，成人常有眼底异常。③肢体的抖动多见于远端，为非节律性、不规则的粗大抖动；出现跌倒时，多为椎 - 基底动脉缺血综合征的一部分表现，故常伴有共济失调、眩晕、面部感觉障碍等，跌倒时无意识丧失。④可有相应原发病史和辅助检查结果，脑电图无癫痫性放电，抗癫痫治疗无效。

3. 假性发作（pseudoseizures）　是一种心因性疾病。鉴别要点：①多见于青年女性。②有明显精神诱因，多在有人或人多场合下发作，暗示可诱发、加重或终止发作。③发作时症状多样化，情绪色彩重，常有身体剧烈扭动，不对称的肢体抖动，或主诉旁人看不见的抽搐发作。④少有舌头咬伤、跌伤、尿失禁发生。⑤扳动上眼睑时患者用力抵抗，扳开后双眼为上视位；行上肢坠落试验时肢体不会落到患者脸上。⑥发作时间可近数十分钟。⑦发作时 EEG 正常，尤其行录像 ECG，动态 ECG 对诊断有帮助。

4. 晕厥　为脑血流灌注短暂全面降低、缺氧所致意识瞬时丧失。多有明显诱因，如久站剧痛、情绪激动和严寒等；胸内压力急剧增高，如咳嗽、抽泣、大笑、用力、憋气、排便、解尿等也可诱发。常有头晕、恶心、无力、震颤、腹部沉重感或眼前发黑等先兆，与癫痫发作相比，摔倒较缓慢，表现为面色苍白、出汗，有时脉搏不规则，偶有抽动、尿失禁。少数患者可有四肢强直阵挛性抽搐，但与癫痫不同，多发生在意识丧失 10 秒以后，且持续时间短，强度较弱；有时需要心电图和脑电图来帮助鉴别。

（二）与其他腹痛疾病鉴别

需要鉴别的疾病很多，如肠梗阻、胆石症、胆绞痛、肾病引起的急性腹痛；附件扭转、卵巢破裂、急性盆腔炎引起的急性腹痛；腹腔脏器血管性疾病引起急性腹痛、胃肠穿孔引起急性腹痛等，请参见本书相关章节。

四、治疗

（一）全身强直阵挛发作时的治疗

先要扶患者，使其卧倒，防止跌伤或撞伤。将毛巾、手帕或裹以纱布之压舌板置入一侧上下臼齿间，以防舌咬伤。解开衣领和腰带，以使呼吸通畅。轻扶患者抽搐的肢体，避免抽搐碰撞，但不可用力按压，以免发生骨折、脱臼。抽搐停止后患者若呼吸不恢复，应做人工呼吸促其恢复，并将其头部偏向一侧，使呼吸道分泌物易于流出，避免窒息。惊厥时间偏长时，可给苯巴比妥 0.2g 肌内注射。

（二）癫痫状态的治疗

1. 尽早控制发作　癫痫肌阵挛发作（GTCS）持续状态和儿童偏侧癫痫状态尤应尽早终止发作。依据癫痫持续状态的类型选择用药。用药时应注意：①必须先选用速效药物静脉给药；②首剂应足量；③发作控制不良时要毫不迟疑地重复治疗；④对顽固性病例应多种药物联合应用；⑤发作控制后应予足够的维持量。

2. 维持生命功能措施　纠正脑缺氧，如保持呼吸道通畅、给氧、及时吸痰，检查插管是否通畅，防止过度换气,必要时行气管切开及辅助人工呼吸。

3. 防止脑水肿,保护脑组织 可给予 20% 甘露醇快速静脉滴注;亦可用地塞米松 0~20mg,静脉滴注。尼莫地平 40mg 或尼莫通 10mg,缓慢静脉滴注,最少在 6 小时内滴入。

4. 控制癫痫发作 是最重要的治疗措施。选用地西泮(安定)10~20mg,静脉注射,儿童用量为 0.3~0.5mg/kg,速度不宜超过 5mg/min,以防止呼吸抑制。为了防止反跳,在用地西泮后即给予苯妥英钠 13~18mg/kg 静脉注射,速度不宜超过 50mg/min,同时监测血压、心电图。然后用地西泮 100~120mg,溶于 5% 葡萄糖生理盐水中,于 12 小时缓慢静脉滴注。另也可用氯硝西泮,首次用量 1~4mg 静脉注射,可在几分钟内获止痛效果,其持续时间较地西泮为长,但此药对心脏及呼吸抑制作用较强。新近也有用劳拉西泮(氯硝西泮,lorazepam)0.1mg/kg 静脉注射(<2mg/min),此药对心脏及呼吸抑制较地西泮为弱。上述两药用后均可继之用苯妥英钠。另一种方案为用苯巴比妥 20mg/kg 静脉注射(<100mg/min),以免剂量过大引起呼吸抑制。此外,也可用异戊巴比妥 0.5~0.75g,溶于注射用水 10ml 内缓慢注射(0.1g/min)。

当以上方法均无法控制时,则可用全身麻醉,并用脑电图监测以致脑电异常活动终止伴同运动发作的停止。当患者能口服时,可用乙琥胺或丙戊酸治疗来终止发作。新近有用苯妥英钠的前体药磷苯妥英治疗的报道。

5. 防治感染,预防和控制并发症 预防性应用抗生素,并应检查血糖、电解质、动脉血气、进行 ECG 监测。

6. 积极纠正发作引起的全身性代谢紊乱、水及电解质失衡及酸中毒 如低血糖、低血钠、低血钙、高渗性状态及肝性脑病。

7. 及时识别和纠正可能的促发因素,并给相应处理 应注意所选药物的不良反应,以免诱发癫痫发作。

(三)阵挛性、强直性、强直阵挛性癫痫控制发作治疗

1. 地西泮加地西泮治疗 首先用地西泮 10~20mg 静脉注射,每分钟不超过 2mg。如有效,再将地西泮 100~120mg 溶于 5% 葡萄糖生理盐水中,于 12 小时内缓慢静脉滴注。若有呼吸抑制,应停止注射。

2. 地西泮加苯妥英钠疗法 首先用地西泮 10~20mg 静脉注射,取得疗效后再用苯妥英 0.3~0.6g 加入生理盐水 500ml 中静脉滴注,速度不超过 50mg/min。用药过程中若出现血压下降或心律失常,应减缓滴速或停药。

3. 单用苯妥英钠 部分患者可单用苯妥英钠有效,剂量同上。

4. 10% 水合氯醛灌肠 10% 水合氯醛 20~30ml 加等量植物油保留灌肠,8~12 小时 1 次,适用于肝功能不良或不宜使用苯巴比妥类药物的患者。

5. 寻找病因和处理并发症 发作停止后,还需寻找癫痫状态的原因并给予处理。对同时存在的并发症,也要给予相应的治疗。全身并发症有发热、酸中毒、心律失常和呼吸抑制。应针对不同情况,给予相应处理。

(四)难治性癫痫状态治疗

1. 异戊巴比妥 是治疗的标准疗法,几乎对所有患者均有效。成人每次 0.25~0.5g,1~4 岁的儿童每次 0.18g,>4 岁儿童每次 0.2g,用注射用水稀释后缓慢静注(每分钟不超过 100mg)。为了避免低血压、呼吸抑制、复苏迟延发生,需行气管插管、机械通气来保证生命体征的稳定。

2. 咪达唑仑 由于其起效快(1~5 分钟出现药理学效应,5~15 分钟出现抗癫痫作用),使用方便,对血压和呼吸的抑制作用比传统药物小,近年来有广泛用于替代异戊巴比妥为治疗难治性癫痫状态标准疗法的趋势。常用剂量为首剂静注 0.15~0.2mg/kg,然后按 0.06~0.6mg/(kg·h)静脉滴注维持。

3. 丙泊酚(普鲁泊福,propofol) 是一种非巴比妥类的短效静脉用麻醉剂,能明显增强 γ 氨基丁酸(GABA)能神经递质的释放,可在几秒钟内终止癫痫发作和 ECG 上的痫性放电,平均起效时间 2.6 秒,建议剂量 1~2mg/kg 静注,继之以 2~10mg/(kg·h)持续静脉滴注维持。不良反应有神经系统的兴奋症状,如肌强直、角弓反张、舞蹈手足徐动症、横纹肌溶解、低氧血症、酸中毒、心力衰竭等。

4. 利多卡因 对苯巴比妥治疗无效的新生儿癫痫状态有效。终止发作的首剂负荷量为 1~3mg/kg。大多数患者发作停止后仍需静脉维持给药。

第2节　脊　髓　痨

脊髓痨（tabes dorsalis）是一种晚发的神经梅毒，潜伏期长短不一，平均为10～15年。损害部位主要在脊髓后索及后根，故疼痛系脊髓痨的主要表现。中华人民共和国成立后梅毒感染的流行率显著下降，脊髓痨作为晚期梅毒的表现，也很少见到。近40年来，随着改革开放，国内外人口流动的增加，梅毒的发病率有重新扩展趋势，估计脊髓痨的病例也可能会有发生。

一、病因

梅毒（syphilis）是由梅毒螺旋体（*Treponema pallidum*）引起的一种性病。梅毒螺旋体为密螺旋体，形似细密的弹簧，螺旋弯曲规则，平均6～14个。梅毒螺旋体通过完整的皮肤或黏膜进入体内，即沿血液及淋巴系统到脑脊髓液侵入神经系统。神经梅毒一般按损害侵犯部位，分为脑膜血管性神经梅毒和实质性梅毒。后者病变累及脊髓后索及后根，即称为脊髓痨。初为脊髓神经根及脊髓膜发生轻度炎症，然后其后根及脊髓后索逐渐发生变性。

梅毒未经治疗或治疗不足，无临床症状，而梅毒血清反应阳性，脑脊液正常，这类患者称为潜伏梅毒。病期在2年以后至晚期梅毒症状发生期间，称为晚期潜伏梅毒，一般认为无传染性。

二、引起腹痛的临床特点与诊断

脊髓痨时由于脊髓神经后根及后根节受损，早期在胸或腰背部有束带感或疼痛、下肢感觉过敏、有闪电样疼痛和胃肠危象的表现，继而下肢肌肉松弛、步态不稳、感觉减退或消失，甚至下肢软瘫。

（一）临床表现

1. 疼痛　下肢疼痛是早期最常见的症状，疼痛特点为突发性剧痛，呈闪电样、刀割样或烧灼样痛，持续数秒至数小时不等，有时疼痛持续数日之久。疼痛不局限于腹部，也发生于胸下、腰部和下肢。疼痛消失后常出现感觉异常或皮肤血管扩张现象。

2. 内脏危象　常由于后根的内脏感觉纤维受刺激引起。危象通常无明显诱因而突然发生，又突然停止。发生胃危象时，除有严重胃痛外，伴有剧烈的恶心、呕吐。有时患者觉胸部与腹部有束带感。发生肠危象时表现为肠绞痛与腹泻。此外，还可引起喉危象、咽危象、交感神经危象（阵发性血压增高）、肛门危象等。

3. 触觉及痛觉减退　当后根的本体感觉纤维受损时，引起感觉性共济失调现象；后根受损，反射弧被破坏，常引起膝与踝反射消失。

（二）体征

1. 阿巴迪征（Abadie's sign）　膝与踝反射消失，为诊断脊髓痨的一个重要体征。

2. 阿-罗瞳孔（Argyll Robertson pupil）　又称Argyll-Robertson综合征，反射性虹膜麻痹。表现为瞳孔缩小，对光反应消失，毒扁豆碱滴眼可引起缩瞳，阿托品滴眼扩瞳不完全，常伴有瞳孔形态异常（不正圆和边缘不规则）和不对称。

3. 神经反射　膝反射和踝反射消失。

（三）实验室诊断

1. 梅毒螺旋体血清试验

（1）荧光螺旋体抗体吸收（FTA-ABS）阳性率为98%。

（2）梅毒螺旋体微量血凝试验（MHA-TP）：感染3～4周即出现阳性。

（3）梅毒螺旋体IgM型抗体阳性。

2. 非梅毒螺旋体血清试验　性病研究实验室（VDRL）试验亦称絮状玻片沉淀反应，近年用VDRL试验的改良法，二期梅毒阳性率为99%。

3. 脑脊液检测 蛋白增高,细胞数轻度增高,VDRL 试验阳性,荧光螺旋体抗体试验和梅毒螺旋体 IgM 型抗体阳性。梅毒螺旋体 IgM 型抗体阳性。

三、鉴别诊断

脊髓痨腹痛型应与下列急性腹痛疾病鉴别:

1. 腹腔脏器急性炎症 包括急性胃炎、急性胃肠炎、急性梗阻性化脓性胆管炎、急性胆囊炎、急性胰腺炎、急性阑尾炎、急性出血性坏死性肠炎、克罗恩病、急性憩室炎、急性原发性腹膜炎、急性继发性腹膜炎、急性盆腔炎、急性输卵管炎、急性肾盂肾炎、急性肠系膜淋巴结炎等。

2. 胃肠急性穿孔 包括消化性溃疡穿孔、胃癌急性穿孔、急性肠穿孔等。

3. 腹腔脏器阻塞或扭转 包括胃黏膜脱垂症、急性胃扭转、急性肠梗阻、胆道蛔虫病、胆绞痛、急性胆囊扭转、肾与输尿管结石绞痛、大网膜扭转、卵巢囊肿扭转等。

4. 腹腔脏器血管病变 包括肠系膜动脉急性阻塞、肠系膜动脉粥样硬化、肠系膜静脉血栓形成、急性门静脉血栓形成、肺梗死、肾梗死、腹主动脉瘤、夹层主动脉瘤等。

详细鉴别内容参见本书相关章节。

四、治疗

驱梅治疗首选青霉素,迄今无耐药菌株报道。青霉素剂量不宜过大,因为加大剂量非但不能提高疗效,反可引起赫斯海默反应。为避免上述反应发生,治疗前 1 天口服泼尼松 5mg,3 次 /d,连服 3 天,可减轻青霉素反应。用青霉素 G80 万 U 肌内注射,每日 1 次,疗程 15 天,总量 1 200 万 U;或用苄星青霉素 240 万 U,每周 1 次,肌内注射,共 3 次。

青霉素治疗疗效确切,治愈率在 95% 以上。对青霉素过敏患者用多西环素(强力霉素)100mg,口服,2 次 /d,4 周为一个疗程;或用头孢曲松(头孢三嗪),每天 2g,肌内注射,10 天为一个疗程。

第3节 带 状 疱 疹

水痘(varicella, chickenpox)及带状疱疹(herpes zoster)是由水痘带状疱疹病毒所引起。原发感染为水痘,当机体免疫力降低时,潜伏的病毒再度激活则引起带状疱疹,使已经受损的神经组织发炎甚至坏死。带状疱疹多见于成人,临床特征为沿身体单侧周围神经出现成簇的疱疹,常伴有神经痛。

一、病原学

水痘带状疱疹病毒呈球形,直径为 150~200nm,核心是双链 DNA,分子量约 80×10^6Da,其外由壳微粒组成立体对称 20 面体的核衣壳,外包针状的脂蛋白囊膜。常见无囊膜病毒颗粒直径为 100nm。水痘病毒只有一种血清型,在体外抵抗力薄弱,乙醚可灭活,在痂皮中不能存活,但在疱疹液中 -65℃可长期存活,人类是该病毒唯一已知的自然宿主。

二、引起腹痛的临床特点与诊断

(一)临床特征

潜伏期为 7~12 天,发疹前数天局部皮肤常先有瘙痒,感觉过敏,针刺感或灼痛。2~4 天内开始发疹,初起为炎性红斑,数小时内转为丘疹、水疱,表面光滑,状似珍珠,一般为绿豆大小,疱疹透明,周围有红晕,数个或更多的水疱组成集簇状,数簇可连接成片,水疱成批出现,因而新旧水疱并在。而簇间皮肤正常,并沿周围神经排列成带状。5~8 天后水疱内容浑浊,或部分破溃、糜烂和渗液,最后干燥结痂。第 2 周痂皮脱落,一般不留瘢痕。病程为 2~4 周。本病可自愈,愈后可获终身免疫,甚少复发,据报道复发率为 6.41%。

带状疱疹 60% 发生在胸部，位于第 1 胸椎下方前接胸骨，后连脊椎，最低者可近腰椎，损害常占 2～3 个以上肋间神经分布区。而面部带状疱疹多发生于面、鼻、颊、唇、颌部，主要累及面神经和三叉神经。眼部疱疹是由于三叉神经第一支受累引起。此外，头、额、臂、背、腹部也可发生带状疱疹，黏膜带状疱疹可侵犯眼、口腔、阴道和膀胱黏膜。

患者常伴有局部淋巴结肿痛，体温轻度升高、疲倦乏力和食欲缺乏，少数患者出现高热、脑炎或肺炎。

当病毒直接侵入脊髓神经前、后根向上侵犯中枢神经时，可引起带状疱疹性脑脊髓炎及脑膜炎，表现为头痛、呕吐、惊厥或进行性感觉障碍或有共济失调等小脑症状。当病毒由脊神经后根神经节侵入交感神经及副交感神经的内脏神经纤维时，可引起胃肠道及泌尿道症状。

神经痛为本病明显特点之一，一般有神经痛的同时或稍后即发生皮疹。疼痛程度轻重不等，且与皮疹严重程度不相平行。通常儿童带状疱疹患者没有疼痛或疼痛很轻，而老年体弱者疼痛剧烈，甚至难以忍受。一些患者皮疹消退后，仍遗留神经痛，可持续数月甚至数年。疗程一般为 2～3 周，老年为 3～4 周。

（二）诊断

1. 临床诊断　根据单侧性发疹，多数水疱集簇成群，排列成带状，并沿周围神经分布，发疹前后其发疹部位有神经痛即可作出诊断。

2. 实验室诊断

（1）疱疹刮片检查：新形成的水疱，刮取基底组织碎片涂片，以吉姆萨（Giemsa）或瑞特（Wright）染色镜检多核巨细胞，并用 Bouin、Zenker 或其他酸性固定液固定后，染色镜检核内包涵体。

（2）病毒培养：采用非肝素化毛细管收集疱疹液，在床旁直接置于人胚肺成纤维细胞中，以出现皮损后 3～4 天的疱疹液病毒分离阳性率较高。

（3）免疫学诊断：常用酶联免疫吸附法（ELISA）和补体结合法。出疹后 1～4 天即可出现补体结合抗体，恢复后持续 6～12 个月，单次高滴度或双份血清增加 4 倍以上均可确诊为近期感染。取疱疹基底刮片或疱疹液，应用直接荧光抗体染色法检查病毒抗原便捷、有效。

三、鉴别诊断

1. 出疹前鉴别诊断　应与胸膜炎、肋间神经炎、肋软骨炎、流行性肌痛病等相鉴别。肋间神经炎由病毒感染、毒素、机械损伤等原因都可引起肋间神经炎而导致胸痛。其性质为刺痛或灼痛，并沿肋间神经分布，局部有压痛，以脊椎旁腋中线及胸骨旁较显著。流行性肌痛是由于 B 组 C 病毒感染所致，常呈流行性发病，呈世界性流行，四季均可发病，尤以夏、秋季为多。胃肠道为主要感染途径。突然发生的胸腹部肌痛是本病最突出的症状。疼痛轻重不一，严重者呈尖锐痛、烧灼痛、痉挛痛、压榨痛、刀割样痛乃至未遭受过的剧痛。凡患者有突然发生的下胸部或上腹部剧烈疼痛，特别是痉挛性痛伴有发热、头痛、咳嗽，且反复发作者应考虑流行性肌痛。确诊须从咽拭标本或粪便中分离出病毒。

2. 与单纯疱疹鉴别　单纯疱疹好发于皮肤黏膜交界处，也可成簇分布，水疱较小、易破，疼痛较轻，常有瘙痒，易复发。疱疹好发于口腔、眼、皮肤、生殖器，严重者也可引起脑膜脑炎。单份血清 IgM 抗体效价增高即可确诊。

3. 发生急性腹痛时与其他急性腹痛疾病鉴别　应与急性阑尾炎、急性胆囊炎、急性胆石症、急性胃肠穿孔、急性胃肠炎、坏死性肠炎、急性肠梗阻等疾病相鉴别。参见本书相关章节。

四、治疗

（一）一般治疗

病情重者，应卧床休息，避免摩擦，防止感染，可适当用镇静剂如地西泮等，止痛剂如阿司匹林每次 0.3～0.6mg，3 次 /d，口服；或卡马西平每次 0.1mg，2 次 /d。

（二）抗病毒治疗

阿昔洛韦 5mg/kg，加 5% 葡萄糖液 100ml 静脉注射，3 次 /d，或每次 200mg，每 4 小时 1 次，口服，用药 10 天；或用泛昔洛韦每次 250mg，3 次 /d，口服，用药 7～10 天。

（三）疱疹局部治疗

可用 5% 碘苷（疱疹净）溶于 50% 二甲基亚砜（dimethyl sulphoxide）外涂，每 4 小时 1 次。也可用 2% 甲紫（龙胆紫）、氧化锌油等外涂。如有继发感染，可外用莫匹罗星软膏或呋喃西林软膏。

（四）神经痛治疗

轻度神经痛者用氯普噻吨（泰尔登）每次 50mg，每 6 小时 1 次，共 4～10 天。严重神经痛者先给氯普噻吨 50～100mg 肌内注射，以后每 6 小时 50mg 口服，共 5～7 天。后遗神经痛，可给阿米替林，开始每晚 25mg，几日后渐加量，平均每日有效剂量 75mg。亦可用地巴唑 10mg 联合安乃近 0.5mg，3 次 /d，口服。

（五）物理疗法

音频电疗法对消炎、止痛、缓解症状、缩短疗程，疗效较佳。

（六）针刺疗法

有明显的消炎止痛作用，可循经取穴，如皮疹在胸肋部，可取内关、足三里、支沟、阳陵穴作为主穴，也可局部取穴或阿是穴。

（池肇春）

参 考 文 献

[1] 邝贺龄. 内科疾病鉴别诊断学 [M]. 北京：人民卫生出版社，2002.

[2] 李梦东. 实用传染病学 [M]. 2 版. 北京：人民卫生出版社，1998.

[3] 刘新民. 临床急症 [M]. 沈阳：辽宁科学技术出版社，2006.

[4] 魏秋菊. 腹型癫痫 56 例分析 [J]. 中国临床医学，2003，10：45-47.

[5] KING H H，CAYCE C T，HERRIN J. Thermography examination of abdominal area skin temperatures in individuals with and without focal-onset epilepsy[J]. Explore（NY），2017，13（1）：46-52.

[6] YUNUS Y，SEFER U，DONDU U U，et al. Abdominal epilepsy as an unusual cause of abdominal pain: a case report[J]. Afr Health Sci，2016，16（3）：877-879.

[7] CERMINARA C，EL MALHANY N，ROBERTO D，et al. Focal epilepsy with ictal abdominal pain: a case report[J]. Ital J Pediatr，2013，39：76.

[8] BOGOUSSLAVSKY J，TATU L. Edouard Manet's tabes dorsalis: from painful ataxia to phantom limb[J]. Eur Neurol，2016，76（1-2）：75-84.

[9] WEINER M F，SILVER J R. Historical review: suspension therapy for the treatment of tabes dorsalis[J]. Eur Neurol，2014，72（3-4）：163-172.

[10] SAMIA M，EZZAHRA A F，KHADIJA B，et al. Bilateral neuro-arthropathy of the ankle as a sequel of undiagnosed tabes dorsalis[J]. Joint Bone Spine，2013，80（6）：664.

[11] BASSI V，FATTORUSO O，SANTINELLI C. Localized herpes zoster infection: a rare cause of syndrome of inappropriate secretion of antidiuretic hormone[J]. Oxf Med Case Reports，2017，2017（11）：omx065.

[12] KAWAI K，YAWN B P. Risk factors for herpes zoster: A systematic review and meta-analysis[J]. Mayo Clin Proc，2017，92（12）：1806-1821.

[13] CUI J Z，ZHANG J W，YAN F，et al. Effect of single intra-cutaneous injection for acute thoracic herpes zoster and incidence of posttherpetic neuralgia[J]. Pain Manag Nurs，2018，19（2）：186-194.

[14] JOHN A R，CANADAY D H. Herpes zoster in the older adult[J]. Infect Dis Clin North Am，2017，31（4）：811-826.

[15] HA J W，LEE J Y，HER Y，et al. Frequency of herpes zoster recurrence in central district of Korea[J]. Ann Dermatol，2017，29（5）：602-607.

[16] SHIRAKI K，TOYAMA N，DAIKOKU T，et al. Herpes zoster and recurrent herpes zoster[J]. Open Forum Infect Dis，2017，4（1）：ofx007.

[17] CHEN L K，ARAI H，CHEN L Y，et al. Looking back to move forward: a twenty-year audit of herpes zoster in Asia-Pacific[J]. BMC Infect Dis，2017，17（1）：213.

[18] LIN T Y，YANG F C，LIN C L，et al. Herpes zoster infection increases the risk of peripheral arterial disease：A nationwide cohort study[J]. Medicine（Baltimore），2016，95（35）：e4480.

[19] WOLLINA U，MACHETANZ J. Herpes zoster and postherpetic neuralgia[J]. Hautarzt，2016，67（8）：653-665.

[20] MARIN M，HARPAZ R，ZHANG J，et al. Risk factors for herpes zoster among adults[J]. Open Forum Infect Dis，2016，3（3）：ofw119.

[21] AGGARWAL S K，RADHAKRISHNAN S. A Clinico-epidemiological study of herpes zoster[J]. Med J Armed Forces India，2016，72（2）：175-177.

第1节 食管裂孔疝

一、概述

食管裂孔疝是指腹腔内脏器（主要是胃）通过膈肌食管裂孔进入胸腔所致的疾病。

由先天性发育异常引起者包括：①膈肌脚、食管裂孔周围组织发育不良，胃和食管周围韧带发育不良或食管周围左、右膈脚肌纤维发育异常；②胚胎期胃向尾端迁移至腹腔过程延迟，由于胃向尾端迁移时发生停顿，致使胃停留在胸腔内，食管的延长停顿、胃和食管接合部位在膈肌上方，因此有些先天性食管裂孔疝同时伴有短食管畸形。

由后天因素引起者包括：①膈食管韧带退变、松弛，由于膈食管韧带和食管周围其他筋膜退变、松弛，逐渐失去其固定食管下段和贲门于正常位置的功能，易导致食管下段和贲门疝入膈上。②腹腔压力升高，腹腔内压力增高和不均衡可促使食管下段和贲门疝入膈上而发病。如妊娠、肥胖、腹水、腹腔内巨大肿瘤、慢性便秘、长期慢性咳嗽或剧烈咳嗽、频繁呕吐和呃逆、负重弯腰等均能使腹腔内压力升高，从而诱发本病。③食管挛缩，慢性食管炎、食管下段憩室、溃疡、肿瘤浸润、胸椎后凸、强烈的迷走神经刺激等可引起食管挛缩。食管在长期向上牵拉的作用下，食管下段和贲门逐渐进入膈上而致本病。④手术和外伤，严重的胸腹部损伤、手术所致的食管、胃与膈食管裂孔正常位置改变，或由于手术牵引造成的膈食管韧带和膈食管裂孔的松弛，都能引起本病。

膈食管裂孔的扩大，环绕食管的膈肌脚薄弱等，致使腹段食管、贲门或胃底随腹压增高，经宽大的裂孔而进入纵隔，进而引起胃食管反流、食管炎等一系列病理改变。

二、引起腹痛的临床特点与诊断

（一）食管裂孔滑动疝

食管裂孔滑动疝最常见。食管、胃食管接合部经食管裂孔突至膈上的不同位置，一些患者胃的上部也可同时疝入。常在卧位时出现，站立位时消失。

1. 疼痛 疼痛是最常见的症状。多于进食后 0.5～1 小时或就寝时发生，可呈轻微的烧灼样痛或强烈的灼痛，部位多位于胸骨后（中或下 1/3）、剑突下或双季肋区，可向上放射到背部两肩胛间。伴有嗳气或呃逆。常因体位而异，平卧位、弯腰、蹲下、咳嗽、右侧卧位或饱食后用力吸气可以诱发或加重，而站立、半卧位、散步、呕吐食物或嗳气后可减轻，多能在 1 小时内自行缓解。此外，约有 1/3 的食管裂孔疝患者心前区可出现疼痛，且因疼痛发作时刺激迷走神经并反射性引起冠状动脉供血不足，心电图可出现心肌缺血性改变，临床上酷似冠心病，称为食管-冠状动脉综合征。

2. 胸骨后烧灼样痛、反流反酸、打嗝和反胃 主要由胃食管反流引起，多发生于平卧位，其典型症状是胸骨后烧灼样痛、反流反酸和反胃。不同个体的耐受性有很大的差异，且强度并非总与器质性病变的范围相关,有些患者主诉胸骨后烧灼样痛很痛苦,但仅有轻度或无食管炎症。

（二）食管旁疝的临床特点

疝入的胃可压迫后纵隔、食管、肺而出现症状,全胃也可翻转疝入胸腔导致胃扭转、梗阻,而且容易发生胃嵌顿、血运障碍,甚至绞窄坏死、穿孔。与食管裂孔滑动疝不同的是,本病较少发生胃食管反流,常见症状有疼痛、咽下困难、吞咽障碍、上消化道出血(疝入胸腔的胃因排空不良并发胃炎、溃疡时可发生上消化道出血,可呕吐咖啡色血性物)。

（三）先天性食管裂孔疝的临床特点

1. 先天性食管裂孔滑动疝 以婴幼儿多见。小型滑动疝可无明显临床症状,或仅有较轻的胃肠道症状;而一些较大滑动疝,虽有明显临床症状,但多不典型、不恒定,往往延误诊断与治疗。其常见症状有呕吐、消化道出血、反复呼吸道感染、生长发育迟缓等。

2. 先天性食管旁疝 较少发生胃食管反流,但是疝入的胃底可压迫后纵隔、食管、肺而出现症状,全胃也可翻转疝入胸腔导致胃扭转、梗阻,而且容易发生胃嵌顿、血运障碍,甚至绞窄坏死和中毒性休克。

（四）几种特殊类型的食管裂孔疝

1. 孕妇食管裂孔疝 孕妇食管裂孔疝的病理类型主要为滑动型,发病原因与妊娠期腹内压增大和组织松弛有关。多发生在妊娠的第 5 个月以后。越临近妊娠晚期,症状越重。常见症状包括胸骨后不适或疼痛、烧灼样痛、反胃、呕吐等,亦有平卧位加重、站立位减轻的特点,分娩后上述症状绝大多数消失。孕妇食管裂孔疝多不需要治疗,反胃、呕吐严重者可适当处理。

2. 手术后食管裂孔疝 手术后食管裂孔疝多发生于迷走神经切断和近端胃切除等手术后,术后有时出现胸骨后不适或疼痛、胸骨后烧灼样痛、反胃、呕吐等症状。其发病原因可能与在贲门部位做手术破坏了食管裂孔和腹腔内的胃食管周围的固定韧带有关。

3. 创伤性食管裂孔疝 由于胸部或腹部的暴力损伤破坏了食管裂孔部位的组织结构和正常解剖关系,创伤后可能发生食管裂孔疝。创伤性食管裂孔疝在受伤早期多被其他症状所掩盖,易忽略。往往损伤愈合后,胸骨后不适或疼痛、胸骨后烧灼样痛、反胃、呕吐等症状存在很长时间,经仔细检查被发现。

（五）诊断

1. 临床诊断 见前所述。

2. 食管 pH 24 小时动态监测 是诊断胃食管反流的"金标准",是最好的定量检查方法。监测应用 pH 微电极便携记录仪。检查前 3～5 天停用改变食管压力的药物(肌肉松弛剂、抗胆碱能药物、硝酸盐类药物、钙通道阻断剂),减少胃酸分泌的药物(制酸剂、H_2 受体拮抗剂)等。方法是根据食管动力学测定的下食管高压区的位置,把 pH 电极定位于其上界上方 5cm 食管腔内,连续监测该处 pH 的变化情况。监测结束后把 pH 监测仪与计算机相连,同时把记录的各种情况正确的开始和结束时间输入电脑,通过软件进行分析和数据处理,最后打印出 pH 的监测图形和分析报告,从中可以知道反流的次数、每次反流 > 5 分钟的次数、最长反流的时间、食管腔内 pH<4 的总时间、pH<4 的总时间占整个监测时间的百分比、体位与反流间的关系、症状与反流间的关系、进食与反流间的关系等,并根据 DeMeester 评分法给监测结果打分。

三、鉴别诊断

1. 慢性支气管炎、肺部感染 部分食管裂孔疝患者,尤其是新生儿或婴幼儿患者由于经食管反流到咽部的胃内容物可被误吸入气管中,引起长期慢性咳嗽、咳痰,甚至支气管哮喘发作,容易被误诊为慢性支气管炎、肺炎。单纯慢性支气管炎或肺部感染的症状、体征及 X 线异常影像仅限于肺部,而本病则有呼吸道症状以外表现,如餐后剑突下痛、胸骨后痛、反酸、胸骨后烧灼样痛、吞咽困难等,X 线透视、平片检查肺部以外亦可有改变,上消化道 X 线造影检查、胃镜、CT 检查有助于鉴别诊断。

2. 冠心病 成人食管裂孔疝与冠心病发病年龄相仿,部分患者临床症状酷似心绞痛发作的表现,故常致误诊,或本病与冠心病并存时常被漏诊。结合以下几点可供鉴别:①虽本病常规心电图及 24 小时动态心电图呈 ST 段压低、T 波低平倒置或伴心律失常,但胸痛间歇期常规心电图正常,次极量活动平板试验阴性。而冠心病患者在胸痛间歇期常规心电图亦有异常改变，次极量活动平板试验阳性。②食管裂孔疝患者胸痛发生与劳累无明显关系，但与饮食关系密切。常在饱餐后 0.5～1.0 小时后胸痛发作，平卧、弯腰、咳嗽、屏气用力或用力排便等腹压增加的因素可诱发或加重胸痛，而半卧位、站立、散步、呕吐酸水或胃内容物后胸痛减轻或缓解。睡眠中胸痛发作，起坐后逐渐缓解。冠心病心绞痛则无上述特点。③X 线检查可有膈上疝囊征、膈上出现胃黏膜、食管下括约肌上升和收缩、胃食管反流等。④内镜检查可见：齿状线上移＞2cm，食管末端狭窄的管腔增宽变直，食管下段、贲门、胃体腔口在同一纵轴上，胃液反流入食管，胃黏膜皱襞通过膈食管裂孔翻入胸腔，诱导患者恶心时胃黏膜如核桃样疝入食管，食管旁疝可见胃黏膜疝囊腔随吸气、呼气而膨出和缩小。⑤对无冠心病并存者服用硝酸甘油、硝酸异山梨酯（消心痛）或硝苯地平（心痛定）等冠状动脉扩张药，虽部分患者胸痛缓解，但起效缓慢或疗效不肯定。而应用质子泵抑制剂及胃动力药（多潘立酮、西沙必利、伊托必利等）可使本病患者胸痛等症状明显缓解，发作间隔期延长。

3. 胆囊炎、胆石症 食管裂孔疝可因剑突下痛、疝囊及疝内容物在食管裂孔上下滑动刺激迷走神经反射性引起右上腹痛、恶心、呕吐，易误诊为胆囊炎、胆石症。胆囊炎及胆石症多有发热、黄疸、血常规升高、肝功能异常等改变，且 B 超、CT 检查可见胆道系统炎症、结石影像。而单纯食管裂孔疝患者则无黄疸、肝功能异常等改变，B 超、CT 检查亦无肝胆系统炎症及结石影像。

4. 消化道出血、贫血 由于食管黏膜糜烂、溃疡或反复疝入致贲门黏膜撕裂、疝入胃溃疡，食管裂孔疝可有消化道出血。多表现为持续少量黑便或呕少量新鲜血，严重者可有大量呕血、黑便，重度贫血也可为首发症状。常疑诊为临床上较常见的血液病、消化道炎症或溃疡、消化道肿瘤引起的出血，忽视了食管裂孔疝存在的可能，及时行胃镜检查多能明确诊断。

5. 气胸、脓胸 食管裂孔疝疝囊内嵌顿的胃溃疡穿孔后，胃内气液体漏入胸腔，压缩肺组织，患者出现胸部疼痛、呼吸困难。由于胸腔内呈负压，因此胃内气体可不断进入胸膜腔，上述症状进行性加重。患侧肋间隙增宽，叩诊呈鼓音，听诊肺呼吸音减弱或消失。X 线透视膈下无游离气体，胸腔内积气，肺组织压缩萎陷，纵隔移位。从症状、体征及辅助检查与气胸酷似，容易误诊。但食管裂孔疝疝囊内嵌顿的胃溃疡穿孔患者既往多有剑突下痛、胸骨后烧灼样痛、反酸、上腹烧灼感、吞咽不畅等表现，而且上述症状常因平卧及增加腹压而加重；X 线透视下插入胃管，胸腔内可见胃管阴影，注入水溶性造影剂胸腔内可显影。

6. 先天性肺囊肿 先天性肺囊肿是胚胎期肺发育异常所致，与支气管不相通者为闭合性囊肿，与支气管相通者为开放性囊肿。开放性囊肿黏液经细小通道排出支气管，支气管与囊腔间有时形成一个单向"活瓣"，吸气时空气较易进入囊腔并使其膨胀，呼气时囊内气体不能排出而成为张力性囊肿，压迫患侧正常肺组织并使纵隔及心脏移位，对侧肺亦可受压，出现呼吸困难等症状。与疝囊内嵌顿的胃溃疡穿孔后，胃内气液体漏入胸腔压迫肺组织，患者出现呼吸困难的症状。先天性肺囊肿消化道造影胸腔内无胃肠道影像，而食管裂孔疝患者往往有剑突下痛、上腹烧灼感、胸骨后烧灼样痛、反酸、吞咽不畅等病史，且 X 线检查左侧膈上可见疝囊影，钡餐检查时膈上可出现粗大的胃黏膜影，并经增宽的食管裂孔延续至膈下胃底部。

7. 妊娠反应 孕妇食管裂孔疝应与妊娠反应相鉴别。妊娠反应的症状多发生在妊娠早期的前 3 个月，随妊娠月份增加，症状逐渐好转或消失；孕妇食管裂孔疝与腹压增高有关，多在妊娠的第 5 个月以后出现，越临近妊娠晚期，症状越重，而且与体位有关。

四、治疗

食管裂孔疝治疗的目的在于防止胃食管反流，促进食管排空以及缓和或减少胃酸的分泌。须根据食管裂孔大小、病理分型、是否合并胃食管反流和胃扭转、临床症状轻重缓急、是否有症状等具体情况，选择适当治疗方法。无症状者一般不需要治疗，有症状者大多数经内科治疗可以得到不同程度的缓解，仅少数患者需要外科治疗。

（一）非手术治疗

婴儿食管裂孔滑动疝、症状轻微的小型食管裂孔滑动疝在发育过程中可以自行消失或好转，可首选保守治疗。

1. 饮食调节　婴幼儿可选用黏稠饮食，餐后适当拍打背部，使胃内气体排出；多用低脂肪、高蛋白饮食，以增加食管下括约肌的紧张性，并能减少反流；避免刺激性食物，并应禁酒、烟和咖啡；少量多餐，充分利用唾液对胃酸的中和作用；进食要缓慢，避免饱餐，尤忌睡前饱食。

2. 借助于重力作用，预防反流　多采用半坐位、坐位或竖立位；餐后不宜立即躺下，养成餐后散步的习惯；睡眠时床头垫高 15～20cm 或以上。

3. 避免增加腹压的因素　如弯腰、裤带过紧、便秘、呕吐、咳嗽，肥胖者应减轻体重。

4. 胃动力药物的应用　可通过增加括约肌的紧张性和促进胃及食管的蠕动，减少反流并促进食管炎的愈合。忌用抗胆碱能药物，以免降低食管下括约肌的压力、延缓胃排空、促进胃食管反流。

5. 治疗食管炎　轻、中度食管炎用 H 受体拮抗剂或质子泵抑制剂治疗 8～12 周，疗效良好，但需继续服药，否则会复发。可适当应用抗酸剂或中和胃酸的药物。

（二）手术治疗

手术主要解决的问题有：将食管腹腔段恢复到正常位置；固定食管、贲门；将变钝的 His 角变锐；修复、缩小扩大的食管裂孔；防止反流。

手术适应证：①有严重胃食管反流、呕吐频繁导致营养摄入不足并影响生长发育，经非手术治疗无效的先天性食管裂孔滑动疝；②并发严重食管炎、溃疡、出血，或出现严重贫血经内科治疗无效者；③严重食管狭窄而行扩张术无效者；④反复出现呼吸道并发症，如反复发生喉炎、咽炎和吸入性肺炎者；⑤膈疝内胃溃疡、胃出血、胃穿孔者；⑥食管旁疝、混合性食管裂孔疝或疝囊巨大、反复嵌顿而产生心肺压迫症状者；⑦反流性食管炎恶变、不能排除恶变或有柱状上皮覆盖者；⑧食管旁疝发生嵌顿，经即刻插入胃管减压不成功或症状不改善者，应急诊剖腹探查。

常用防反流的术式有 Nissen 胃底折叠术、Belsey 手术、Hill 胃后固定术等。Nissen 手术可经腹或经胸实施，主要通过用胃底包绕食管下端一周抗反流，有效率高，目前认为是较好手术方式。

第2节　食　管　癌

一、概述

食管癌（esophageal cancer）是发生于食管上皮组织的恶性肿瘤，是常见的一种消化道恶性肿瘤，全世界每年约有 40 万人死于本病，对于民众的健康危害严重。

食管癌的确切病因目前尚未研究清楚，可能是多种因素综合作用的结果。现发现的主要发病因素包括：①不良的生活饮食习惯及营养微量元素缺乏。②生物、化学及物理致癌因素：人乳头状瘤病毒（HPV）中的 6 型、16 型及 18 型与食管癌相关。真菌性食管炎和真菌对食物的污染与我国食管癌高发区的发病相关。食管癌与亚硝胺类化合物密切相关。③精神心理因素：精神创伤、抑郁情绪等可增加食管癌发生的危险性。④遗传因素。⑤疾病因素：如巴雷特食管炎、慢性食管炎、食管憩室等与食管癌的发生密切相关。

食管癌主要流行地区为发展中国家，其发病具有明显的地区差异。我国是世界上食管癌高发地区之一，发病率约为 16.7/10 万，每年平均死亡约 21 万人，男女死亡比例约为 2.5∶1。

影响远期生存主要有以下因素：①国际 TNM 分期，可较全面地反映癌的浸润深度和广度以及淋巴结转移的级别，是决定预后的主要依据。②淋巴结转移。③浸润深度，细胞学普查发现的上皮内癌术后 5 年生存率达 100%，早期浸润癌可达 95% 以上。浸润癌（中晚期癌）分浸透肌层与未浸透肌层两组比较，5 年生存率分别为 24.4% 和 40.4%。④恶性度分级。

二、引起腹痛的临床特点与诊断

（一）临床特征

食管癌的早期症状往往不明显，易被患者忽略，这也是早期食管癌较难发现的主要原因。早期症状主要有：胸骨后不适、吞咽时轻度哽咽感、异物感、闷胀感、烧灼感、食管腔内轻度疼痛或进食后食物停滞感等。上述症状可间断或反复出现，也可持续长达数年。

进展期食管癌因肿瘤生长浸润造成管腔狭窄而出现食管癌的典型症状，可表现为：①进行性吞咽困难，由于食管壁具有良好的弹性及扩张能力，在癌未累及食管全周一半以上时，吞咽困难症状尚不显著。咽下困难的程度与病理类型有关，缩窄型和髓质型较其他型为严重。②胸骨后疼痛，部分患者在吞咽食物时有胸骨后或肩胛间疼痛。根据肿瘤部位，提示已有外侵引起食管周围炎、纵隔炎或食管深层溃疡所致。下胸段肿瘤引起的疼痛可以发生在剑突下或上腹部。③呕吐，与食管管腔阻塞、食物潴留有关，也可因食管癌本身和炎症反射性地引起食管腺和唾液腺分泌增加，经食管逆蠕动，可引起呕吐。④贫血、体重下降。

晚期食管癌的症状与肿瘤压迫、浸润周围组织器官或远处转移有关：①压迫气管：可引起刺激性咳嗽和呼吸困难，发生食管气管瘘时可出现进食呛咳、发热、脓臭痰等，产生肺炎或肺脓肿；②侵犯喉返神经：可引起声音嘶哑；③侵犯膈神经：可导致膈神经麻痹，产生呼吸困难和膈肌反常运动；④肿瘤破溃或侵犯大血管：可引起纵隔感染和致命性的大呕血、大出血；⑤肿瘤远处转移：可引起肝大、黄疸、腹部包块、腹腔积液、骨骼疼痛、皮下结节等表现；⑥恶病质：因肿瘤堵塞食管管腔导致无法进食或肿瘤持续消耗，表现为极度消瘦和全身衰竭。

食管癌的治疗包括外科治疗、放射治疗、化学治疗和综合治疗。据国内外统计，食管癌的切除率为58%～92%，手术并发症发生率为6.3%～20.5%。影响食管癌术后转归的因素很多，包括 TNM 分期、淋巴结转移、食管癌外侵程度、切缘有无残余癌等。

（二）实验室诊断

1. 血液生化检查 目前尚无针对食管癌的特异性血液生化检查。食管癌患者若出现血液碱性磷酸酶、谷草转氨酶、乳酸脱氢酶或胆红素升高需考虑肝转移。

2. 血清肿瘤标志物 血清癌胚抗原（CEA）、鳞癌相关抗原（SCC）、组织多肽抗原（TPA）、细胞角质素片段 19（cyfra21-1）等，可用于食管癌辅助诊断、疗效检测，但尚不能用于食管癌的早期诊断。

（三）影像学诊断

1. 食管造影诊断 是诊断食管癌最常用的方法，病变部位的黏膜改变是观察的重点，可以确定癌灶的部位和长度。

2. CT 诊断 颈、胸、腹部增强 CT 应作为食管癌术前的常规检查，主要用于食管癌临床分期、可切除性评价、手术径路的选择和术后随访。在评价肿瘤局部生长情况、显示肿瘤外侵范围及其与邻近结构的关系和纵隔或腹腔淋巴结转移上具有优越性，但对于病变局限于黏膜的早期食管癌诊断价值不高。

3. 超声诊断 可用于发现腹部重要器官及腹腔淋巴结有无转移，也用于颈深部淋巴结的检查，必要时可结合超声定位下淋巴结穿刺获取组织学诊断。

4. MRI 诊断 由于心脏大血管搏动和呼吸运动容易产生伪影而影响对食管的观察，故一般不作为食管病变的首选或常规检查。

5. PET-CT 诊断 在评价食管癌远处转移、发现早期食管癌和评估放化疗的效果方面优于普通 CT。

（四）细胞、组织病理学诊断

1. 食管拉网细胞学诊断 可作为高发区大面积普查监测的首选方法，阳性病历仍需接受纤维食管镜检查进一步定性和定位。

2. 电子胃镜诊断 是食管癌诊断中常规且必不可少的，现已逐渐成为具有吞咽困难症状患者的首选检查手段，其与 CT 检查相结合是诊断食管癌较为理想的方法，对于食管癌的定性定位诊断和手术方案的选择有重要作用。

3. 食管内镜超声（EUS）诊断　是评价食管癌临床分期最重要的检查手段，其对 T 和 N 分期的准确性优于 CT 检查。

4. 色素内镜诊断　主要用于高发区高危人群食管癌的筛查，可进一步提高食管镜的阳性检出率，有碘染色法、亚甲蓝染色法等。

5. 支气管镜诊断　对于癌变位于隆突以上的食管癌拟手术病例，应行支气管镜检查以明确气管、支气管有无受侵。

6. 锁骨上淋巴结活检诊断　如锁骨上或颈部淋巴结肿大，可行穿刺或切取活检，以确定有无转移。

7. 胸腔镜、腹腔镜和纵隔镜检查诊断　与无创性检查相比，可更加准确地判断食管癌局部侵犯、淋巴结以及远处转移情况。

三、食管癌的鉴别诊断

早期无咽下困难时，应与食管炎、食管憩室和食管静脉曲张相鉴别。已有咽下困难时，应与食管良性肿瘤、贲门失弛缓症和食管良性狭窄相鉴别。鉴别诊断方法主要依靠吞钡 X 线食管摄片和纤维食管镜检查。

1. 食管静脉曲张　患者常有门静脉高压的其他体征，X 线检查可见食管下段黏膜皱襞增粗、迂曲，或呈串珠样充盈缺损。严重的静脉曲张在透视下见食管蠕动减弱，钡剂通过缓慢。但管壁仍柔软，伸缩性也存在，无局部狭窄或阻塞，食管镜检查可进一步鉴别。

2. 贲门痉挛　也称贲门失弛缓症，由于迷走神经与食管壁内神经丛退行性病变，或对胃泌素过分敏感，引起食管蠕动减弱与食管下端括约肌失弛缓，使食物不能正常通过贲门，一般病程较长，患者多见于年轻女性，症状时轻时重，咽下困难多呈间隙性发作，常伴有胸骨后疼痛及反流现象，用解痉药常能使症状缓解，反流物内常不含血性黏液。一般无进行性消瘦（但失弛缓症的晚期、梗阻严重时，患者可有消瘦）。X 线检查食管下端呈光滑鸟嘴状或漏斗状狭窄，边缘光滑，吸入亚硝酸异戊酯后贲门渐扩张，可使钡剂顺利通过。内镜活组织检查无肿瘤证据可资鉴别。

3. 食管结核　比较少见，一般为继发性，如为增殖性病变或形成结核瘤，则可导致不同程度的阻塞感、吞咽困难或疼痛。病程进展慢，青壮年患者较多，平均发病年龄小于食管癌。常有结核病史，OT 试验阳性，有结核中毒症状，内镜活检有助于鉴别。食管造影有 3 种表现：①食管腔内充盈缺损及溃疡，病变段管腔稍窄，管壁稍僵硬，龛影较大而明显，龛影边缘不整，周围充盈缺损不明显。②食管一侧壁充盈缺损，为食管周围的纵隔淋巴结结核形成的肿块压迫食管腔，并侵及食管壁所致。③食管瘘道形成，表现为食管壁小的突出的钡影，像一个小龛影，周围无充盈缺损。为纵隔淋巴结结核，并发淋巴结食管瘘。最后有赖于食管细胞学或食管镜检查而确定诊断。

4. 食管炎　食管裂孔疝并发反流性食管炎，有类似早期食管癌的刺痛或灼痛，X 线检查黏膜纹理粗乱，食管下段管腔轻度狭窄，有钡剂潴留现象，部分病例可见黏膜龛影。对不易肯定的病例，应进行食管细胞学或食管镜检查。

5. 食管憩室　可以发生在食管的任何部位，较常见的为牵引性憩室，初期多无症状，以后可表现不同程度的吞咽困难及反流，于饮水时可闻"含嗽"声响，有胸闷或胸骨后灼痛、烧心或进食后异物感等症状。因食物长期积存于憩室内，可有明显口臭，有时因体位变动或夜间睡眠发生憩室液误吸、呛咳。X 线多轴透视或气钡双重对比造影可显示憩室。

6. 食管良性狭窄　多有吞酸、碱化学灼伤史，X 线检查可见食管狭窄，黏膜皱折消失，管壁僵硬，狭窄与正常食管段逐渐过渡。临床上要警惕在长期炎症基础上发生癌变的可能。

7. 食管良性肿瘤　一般病程较长，进展慢，症状轻。多为食管平滑肌瘤，典型病例吞咽困难症状轻，进展慢，X 线和食管镜检查见表面黏膜光滑的隆起肿物，圆形或"生姜"样壁在性充盈缺损，表面黏膜展平呈"涂抹征"，但无溃疡。局部管腔扩张正常，内镜可见隆起于正常黏膜下的圆形肿物，在食管蠕动时可见在黏膜下"滑动"现象。

8. 食管平滑肌肉瘤　大体所见有两种形态，一种为息肉型，另一种为浸润型。息肉型在食管腔内可见结节状或息肉样肿物，肿物周界清楚。

四、治疗

食管癌的治疗分外科治疗、放射治疗、化学治疗和综合治疗。2 种或以上疗法同时或先后应用称为综合治疗。研究显示，以综合治疗效果较好。

随着食管癌研究的深入，对食管癌的治疗模式已经逐步个体化，根据术前对食管癌的分期评估，给予最适宜的治疗方案以达到预后最佳，如早期只侵及食管黏膜的患者给予内镜下黏膜切除；早中期患者给予胸、腹腔镜微创手术治疗以减少创伤；中晚期患者应用右后外两个切口以达到完全清扫胸腹部食管引流区域淋巴结，外侵明显或有较多淋巴结转移者在术前给予放化疗，术后再根据手术切除及病理分期情况给予辅助治疗。

手术是治疗食管癌的首选方法。其手术适应证包括：①病变未侵及重要器官（$T_{0\sim4a}$），淋巴结无转移或转移不多（$N_{0\sim2}$）。身体其他器官无转移者（M_0）；②放射治疗未控制或复发病例，无局部明显外侵或远处转移征象；③少数虽高龄（> 80 岁）但身体强健无伴随疾病者也可慎重考虑；④无严重心、脑、肝、肺、肾等重要器官功能障碍，无严重伴随疾病，身体状况可耐受开胸手术者。

对肿瘤较大，估计切除可能性不大而患者全身情况良好者，可先采用术前新辅助治疗，待瘤体缩小后再作手术。

放射治疗是食管癌的重要治疗手段，其主要用于不愿意接受根治手术或因严重的心肺疾病等内科疾病不能耐受手术的患者。对于不适合手术的局部晚期食管癌或局限于区域淋巴结的转移性病变，放疗是主要的治疗手段。对于有广泛远处转移的食管癌患者，姑息性放疗能减轻肿瘤相关症状，缓解进食困难，提高患者的生活质量，并在一定程度上延长患者的生存期。

研究显示，放射和手术综合治疗可增加手术切除率，也能提高远期生存率。术前放疗后，休息 3～4 周再做手术较为合适。对术中切除不完全的残留癌组织处做金属标记，一般在术后 3～6 周开始术后放疗。而单纯放射疗法多用于颈段、胸上段食管癌，这类患者的手术常常难度大，并发症多，疗效不满意。

第 3 节　反流性食管炎

一、概述

由于食管下端括约肌功能失调，或幽门括约肌的关闭功能不全，胃液中的盐酸、胃蛋白酶或十二指肠内容物反流入食管，引起食管黏膜充血、水肿，甚至糜烂等炎性改变的疾病。好发部位在食管中下段，以下段为最多。发病年龄以 40～60 岁为最常见。

反流性食管炎发病的病理生理基础是食管胃运动动力障碍，包括食管体部的运动功能、LES 功能及胃运动功能障碍。引起这些功能障碍的原因除了解剖结构的异常（如食管裂孔疝）外，某些疾病（例如糖尿病）、药物（如平滑肌松弛剂）和食物（如高脂食物、巧克力、咖啡）都可能导致 LES 功能障碍，引起反流。

二、引起腹痛的临床特点与诊断

（一）临床特征

1. 胸骨下烧灼感　胸骨下烧灼感又称反流性烧心，为本病的主要症状，多在食后 1 小时左右发生。由于屈曲、弯腰、咳嗽、妊娠、腹水、用力排便等姿势，均可诱发或加重烧心。也可由于进食过程或摄入茶、酒、咖啡、阿司匹林等而诱发。服制酸药后多可消失，过热或过酸的食物可使病情加重。如服制酸药的效果不明显，提示主要是由于胆汁碱性反流所致。烧灼感的轻重程度与病变的轻重有关，但严重食管炎有瘢痕形成者，可无或仅有轻微烧灼感。

2. 反流至口咽部　每于餐后、躯干前屈或夜间卧床睡觉时，有酸性液体从胃、食管反流到咽部或口腔。此症状多在胸骨下烧灼感或烧灼痛发生之前出现。

3. 胸骨后或心窝部疼痛 疼痛可放射到后背、胸部,甚至耳后,如同心绞痛或胸膜炎,重者为剧烈性刺痛。如果反流性食管炎患者出现持续性胸骨后疼痛,甚至放射到颈部,提示为穿透性边界溃疡或同时伴有食管周围炎。

4. 吞咽困难或呕吐 病程初期,由于炎症造成食管局限性痉挛,可发生间歇性咽下困难和呕吐;后期由于纤维瘢痕所致的食管狭窄,出现持续性吞咽困难和呕吐。当吞咽困难逐渐加重时,烧心也逐渐减轻。

5. 常见并发症

(1)出血:严重食管炎患者,可因食管黏膜糜烂而致出血,多为慢性少量出血。

(2)食管狭窄:慢性食管炎时黏膜糜烂后发生纤维化,继之发生食管瘢痕性狭窄。

(3)慢性咽炎和慢性声带炎:由于反流性食管炎患者的酸性胃内容物经食管反流到喉部所致。

(二)诊断

诊断依据:①胸骨后或剑突下烧灼性疼痛,多在进食辛、酸、脂肪食、酒类后出现。部分患者有食管贲门部或胃手术史。②食管钡餐检查黏膜正常,或可见黏膜皱襞不规则、紊乱、增粗;重者有食管狭窄。③食管滴酸试验阳性。④胃镜检查可见齿状线模糊,食管下端黏膜充血、水肿、糜烂、出血及溃疡。黏膜活检见鳞状上皮细胞层次减少,基底细胞明显增生,乳头延伸上皮表面,伴有血管增生等。

三、鉴别诊断

1. 心绞痛 食管炎的肌性疼痛与心绞痛可单独存在,有时同时存在,均可用硝酸甘油等缓解,鉴别很困难。心源性疼痛常横向胸部放射,而食管性疼痛垂直放射。两种类型的疼痛均能被运动突然引起,但改变体位用力时可发生反流,而持续不用力的运动可造成心绞痛。

2. 癔球症 癔球症是指患者主诉喉部有异物感,不能起始吞咽,有堵塞感,临床检查未见器质性病变。容易导致误诊,胃镜可以明确诊断。

3. 霉菌性食管炎 多见于免疫力低下的患者,内镜表现为食管黏膜被覆牛奶皮样物,食管刷片检查可见真菌丝和孢子。

4. 损伤性食管炎 服用腐蚀剂如强酸、强碱引起的食管黏膜损伤;食管异物及高温食物引起的食管烫伤。

5. 食管癌 严重的反流性食管炎易误诊为食管癌。对食管损伤严重的患者,应多部位活检以排除食管癌。如病理结果未见癌细胞,且患者有典型的反流症状,应按反流性食管炎治疗并近期复查胃镜,必要时多次活检。

四、治疗

治疗目的:①减轻或消除症状;②防治并发症;③预防复发。

(一)一般治疗

嘱患者抬高床头,戒烟、酒,低脂、低糖饮食,避免饱食。餐后直立,避免负重和穿紧身衣;少食多餐,忌辛辣、刺激食物。

(二)药物治疗

常用质子泵抑制剂(PPI)口服,如奥美拉唑等;H_2受体拮抗剂(H_2RA),如雷尼替丁、法莫替丁等;促动力药,如西沙必利、莫沙必利等。

(三)外科治疗

1. 手术的适应证 ①食管旁裂孔疝;②裂孔疝合并有反流性食管炎,症状反复发作经内科治疗无效;③反流性食管炎已出现严重并发症,如反复呼吸道炎症、出血、瘢痕性狭窄;④巨大裂孔疝出现压迫或梗阻症状者。

2. 术式 食管旁裂孔疝可行疝的修补,同时应行抗反流手术,以免术后发生反流。解除食管狭窄的治疗先经扩张治疗,如无效者须手术治疗。

抗反流手术其目的是为了重建一项闭合机制。最有效的方法是恢复食管远端的腹内段及在食管胃间构成一瓣膜组织，使反流减少。手术方法有 Nissen 胃底折叠术、Belsey Mark Ⅳ手术、Hill 手术、Collis-Belsey 手术等。

第4节　嗜酸细胞性食管炎

一、概述

嗜酸细胞性食管炎是一种以嗜酸性粒细胞浸润食管壁为主要特征的慢性食管炎症，其定义是排除嗜酸细胞性胃肠炎、胃食管反流、消化道感染及肠道炎症性等疾病引起的食管嗜酸性粒细胞浸润，并且嗜酸性粒细胞浸润仅发生在食管。该病可能与食物过敏或吸入过敏原引起的变态反应有关，常与过敏性哮喘、过敏性鼻炎等疾病并存。

嗜酸细胞性食管炎是一种由 Th2 细胞介导的变态反应性疾病，以非 IgE 介导的Ⅳ型变态反应为主，具有家族聚集性，食物及空气中的过敏原均可诱导其发生，其发生可由肥大细胞释放的多种细胞因子所引起。

食物及空气中的过敏原引起的变态反应可能是嗜酸细胞性食管炎的关键病因。本病发病具有家族聚集性，在嗜酸细胞性食管炎儿童患者的直系亲属中有 8% 的人患病。此外，嗜酸细胞性食管炎还表现为明显的性别差异，约 70% 的嗜酸细胞性食管炎患者为男性，提示本病可能与遗传因素有关。

目前对于嗜酸细胞性食管炎的确切免疫介导发病机制尚未完全阐明，但是有多个研究支持嗜酸细胞性食管炎是一种由 Th2 细胞介导的免疫反应，参与的细胞成分主要包括嗜酸性粒细胞、淋巴细胞、多核细胞及肥大细胞等，这些效应细胞释放的抗体、细胞因子（白细胞介素、干扰素、嗜酸细胞活化趋化因子 3 等）及炎症介质（白细胞三烯、组胺）等引起组织破坏与炎性病变。研究发现，B 细胞抗原暴露后引起了 Th2 细胞活化，产生了大量针对抗原特异性的 IgE，这些特异性 IgE 包裹的肥大细胞再次接触到同种抗原后就会激活肥大细胞，释放大量炎症介质，其中细胞因子白介素（IL-5）进一步激活嗜酸细胞，激活的嗜酸细胞进一步释放过氧化物酶，而长期慢性变态反应患者体内释放的这种过氧化物酶可以导致组织损伤。

不同年龄组均可发病，青少年及儿童好发，男性多于女性。多项研究表明，超过 70% 的嗜酸细胞性食管炎为男性，在西方国家的发病率为 0.9/1 万~1.3/1 万，因地理位置各地气候条件的不同而有明显的差异，提示环境因素在嗜酸细胞性食管炎中起到了重要作用。白种人患病率相对较高，发达国家数量相对较高。

二、引起腹痛的临床特点与诊断

（一）临床特征

嗜酸细胞性食管炎缺乏典型的临床表现，上腹痛是嗜酸细胞性食管炎最常见的临床表现，其次是反酸和烧心。其他就医症状包括类似 GERD 的临床表现，如腹痛、胸痛及慢性咳嗽。

不同年龄段患者的嗜酸细胞性食管炎的临床症状复杂多样：在婴儿可表现为哺育困难和发育迟缓等非消化道特异性症状及胸痛、腹泻等；在儿童常可出现烧心、反酸等反流样症状，并可有呕吐、腹痛、吞咽困难及食物嵌顿，且这些表现随着年龄的增加而更加常见；在成人最常见的临床表现是间歇性吞咽梗阻及食物嵌顿，反流样症状、胸痛、腹痛虽然较儿童少见，但亦有报道。

（二）诊断

嗜酸细胞性食管炎具有 3 个典型的内镜下表现：①食管表面白色渗出物；②线形沟样改变；③环形结构形成。白色渗出物通常由嗜酸性小脓肿所分泌，线形沟是由于食管组织水肿所致，环形结构则可能和黏膜下层纤维化相关。然而，并不是所有嗜酸细胞性食管炎患者都有如此典型的内镜下表现。有时可以看到非特异性的黏膜充血、水肿，黏膜表面血管紊乱，甚至有些患者内镜表现基本正常。食管病理组织学为诊断提供了一个"金标准"，食管中段的组织取样，每高倍镜下超过 15 个嗜酸性粒细胞，诊断即可成立。

诊断标准：①症状包括可见于成年患者的食物嵌塞和吞咽困难以及可见于儿童患者的喂养困难和 GERD 样症状，但不局限于上述症状；②≥15 个嗜酸性粒细胞 /HPF；③排除在临床、病理或内镜特点上与其相似的其他疾病，特别是 GERD。

三、鉴别诊断

主要的鉴别诊断是 GERD。其他鉴别诊断：感染性食管炎、贲门失弛缓症、克罗恩病、结缔组织病、移植物抗宿主性疾病、药物过敏以及嗜酸细胞增多综合征，因为这些疾病食管活检也有嗜酸性粒细胞增多，有时鉴别有一定困难。

四、治疗

目前，嗜酸细胞性食管炎的治疗方法主要包括确定食物过敏原、回避过敏食物以及糖皮质激素治疗等。低敏性饮食为首选治疗方法，需要对患者的日常生活及饮食习惯做出较大改变。尽管保持低敏饮食是最经济的治疗方法，但存在依从性不够等问题。此外，如果患者食物过敏原检测为阴性，无法确定食物过敏原，患者也无法进行有针对性的饮食治疗。因此，糖皮质激素成为嗜酸细胞性食管炎的有效治疗措施。糖皮质激素可以抑制活化的嗜酸性粒细胞诱导的免疫反应，并且能够诱导嗜酸性粒细胞凋亡。为了减少糖皮质激素的全身不良反应，目前临床通常选用局部用药，例如使用布地奈德或氟替卡松定量吸入剂，附着于食管表面，从而减轻嗜酸细胞性食管炎的局部炎症反应。吸入方法是深吸气后屏气，并作吞咽动作，吸入后漱口，3 小时后方可进食。大部分嗜酸细胞性食管炎患者对糖皮质激素治疗有效，停用激素后，嗜酸细胞性食管炎症状会再次出现。

指导患者及家属出院后正确用药，不可随意增减或漏服，用药期间以清淡、易消化饮食为主，避免饮酒、浓茶、咖啡及辛辣等刺激性食物和易引起过敏的食物，注意休息，适当活动。

（洪　流）

参 考 文 献

[1] 池肇春，邹全明，高峰玉，等 . 实用临床胃肠病学 [M]. 2 版 . 北京：军事医学科学出版社，2015.

[2] 洪流 . 消化外科病例精析（第二册）[M]. 西安：第四军医大学出版社，2013.

[3] 洪流 . 消化外科疾病整合诊治与临床思维 [M]. 西安：第四军医大学出版社，2016.

[4] 王颐煜，李倩，李爝，等 . 3956 例反流性食管炎临床特征分析 [J]. 天津医科大学学报，2017，23：65-67.

[5] 许春燕，许晓萍 . 嗜酸细胞性食管炎 1 例的护理体会 [J]. 南通大学学报，2017，37：181-182.

[6] 向贵儒 . 嗜酸性细胞食管炎 2 例病例报告 [J]. 现代医药卫生 . 2010，26：3199-3200.

第1节　消化性溃疡

一、概述

消化性溃疡（peptic ulcer，PU）或消化性溃疡病（peptic ulcer disease）是指胃肠黏膜在某种情况下被胃酸或胃蛋白酶消化而造成的溃疡，最常发生在胃或十二指肠球部，少数也可以发生在食管下段、胃肠吻合口及其附近的肠袢，罕见于含有异位胃黏膜的梅克尔憩室。所谓溃疡是指深度超过黏膜肌层的局限性组织缺损，一般为圆形直径≥5mm或椭圆形。消化性溃疡的病因和发病机制至今仍未完全阐明，但是，黏膜损害因素和黏膜防御因素失衡学说被广大学者所认同，传统的"无酸即无溃疡"的学说仍一直运用，近年发现幽门螺杆菌感染与溃疡病关系密切，是溃疡病，尤其是十二指肠溃疡的一个最重要的致病相关因素。此外，非甾体抗炎药也是常见致病相关因素之一。大量的临床和实验研究资料证实，溃疡病的发病很可能是一个多种因素通过多种途径所引起的临床表现相似的疾病群。胃溃疡（GU）和十二指肠溃疡（DU）在病因和发病机制方面存在明显的差别，胃黏膜防御功能的削弱可能占主要的位置。攻击因素的增强可能是导致十二指肠溃疡的重要原因。所以，十二指肠溃疡的病因和发病机制与胃溃疡有明显的不同。

消化性溃疡是全球性常见病。但在不同国家、不同地区，其患病率存在很大差异。西方国家资料显示，自20世纪50年代以后，消化性溃疡发病率呈下降趋势。我国临床统计资料提示，消化性溃疡患病率在近10多年来亦开始呈下降趋势。本病可发生于任何年龄，但中年最为常见，DU多见于青壮年，而GU多见于中老年，后者发病高峰比前者迟10～20年。自20世纪80年代以来，消化性溃疡者中老年人的比率呈增高趋势。北京大学第三医院消化科的资料显示，1985—1989年间与1960—1964年间相比，消化性溃疡患者中60岁以上老人的比率增高了近5.6倍，胃溃疡增高4.0倍，这与国外文献报道相似。男性患病比女性较多。临床上DU比GU为多见，两者之比为（2～3）：1，但有地区差异。消化性溃疡的发生与季节有一定关系，秋末至春初的发病率远比夏季为高。

二、诊断

主要根据慢性、周期性发作和节律性上腹部痛和胃镜检查做出正确诊断。但值得注意的是，有些患者并无典型的上腹部痛，即使有，也不一定均是溃疡病。如能把临床表现和胃镜相结合，则确诊率高达98%以上。

（一）病因诊断
测定胃内幽门螺杆菌和了解服药史等具有病因诊断价值，并可为治疗提供依据。

（二）临床表现
1. 疼痛　85%～90%有上腹部疼痛。典型病例有如下特点。

（1）疼痛部位：多位于上腹中部、偏右或偏左。胃体上部和贲门下部溃疡的疼痛可位于左上腹部或胸骨、剑突后。胃或十二指肠后壁溃疡，尤其是穿透性溃疡的疼痛可放射至背部。但有时疼痛不在上腹部而在中腹或下腹部。因此，不能根据疼痛部位来确定溃疡所在的解剖位置。

（2）疼痛程度或性质：溃疡疼痛一般较轻，可为隐痛、钝痛、胀痛、烧灼样痛或饥饿样痛，也有较重者，如刀割样痛或绞痛使患者辗转不安、出冷汗，影响正常生活和工作等。

（3）节律性疼痛：节律性疼痛是消化性溃疡的特征性之一。DU 疼痛常在两餐之间发作，进食或服用抗酸剂后可缓解。常有夜间疼痛，多出现在午夜或凌晨 1 点左右。GU 的疼痛多在餐后 1 小时出现，持续 1～2 小时后逐渐缓解，下次进食后复现，夜间疼痛者少见。DU 和 GU 的疼痛节律多有重叠，不可作为两者鉴别的依据。在病程中过去的疼痛节律改变或消失常提示合并症即将或已经发生，如溃疡穿通或已穿透，胃溃疡癌变等。部分患者无典型节律性疼痛，仅表现为不规则上腹部不适或上腹部痛。但慢性胃炎、胃癌有时也有节律性疼痛，因此常无鉴别意义。

（4）疼痛的周期性和自然病程：周期性疼痛是消化性溃疡的另一特征，尤以 DU 较为突出，即初次上腹疼痛发生后可持续数天、数周或数月，约 40% 可自行缓解或经治疗缓解，经较长时间的缓解后再复发。多数患者可多次复发，最初可 1～2 年复发一次，一年四季均可复发，但以秋末至春初较冷的季节更为常见。发作更为频繁，持续时间更长，缓解期更缩短。患者出现出血或穿孔等并发症。近年观察在溃疡确诊之前 1～10 年内，或溃疡停止复发后数年内存在溃疡样症状，但胃镜下未发现溃疡存在，可能与胃炎有关。

2. 其他症状　消化性溃疡除上腹疼痛外，尚可有反酸、嗳气、烧心、上腹饱胀、恶心、呕吐、食欲减退等消化不良症状，但这些症状均缺乏特异性。部分症状可能与伴随的慢性胃炎有关。病程较长者可因疼痛或其他消化不良症状影响摄食而出现体重减轻；但亦有少数十二指肠溃疡患者因进食可使疼痛暂时减轻，频繁进食而致体重增加。

（三）内镜检查

内镜检查是确定消化性溃疡的最佳手段，已广泛应用于临床。内镜下溃疡可分为 3 个病期，其中每一病期又可分为两个阶段。

1. 活动期（active stage，A）　溃疡基底部蒙有白色或黄白色厚苔。周边黏膜充血、水肿（A_1 期）或周边黏膜充血、水肿开始消退，四周出现再生上皮所形成的红晕（A_2）。

2. 愈合期（healing stage，H）　溃疡缩小变浅，苔变薄。四周再生上皮所形成的红晕向溃疡围拢，黏膜皱襞向溃疡集中（H_1），或溃疡面几乎为再生上皮所覆盖，黏膜皱襞更加向溃疡集中（H_2）。

3. 瘢痕期（scar stage，S）　溃疡基底部的白苔消失，呈现红色瘢痕（S_1），最后转变为白色瘢痕（S_2）。

（四）X 线钡餐检查

X 线钡餐检查是诊断消化性溃疡的另一种方法，但已很少应用，由胃镜直观代替，对病变还可作活检。近年采用的气钡双对比造影技术和低张造影技术使诊断的准确性大为提高。消化性溃疡的 X 线征象有直接和间接两种，直接征象即龛影，是诊断溃疡的可靠依据之一。龛影于切线位观察时，突出于胃或十二指肠轮廓之外；正位观察时，呈圆形或椭圆形的密度增深影。龛影周围可出现透亮带，由溃疡周围组织炎症和水肿所致；因溃疡部位纤维组织增生和收缩，出现黏膜皱襞向溃疡集中的现象。间接征象是指局部痉挛、激惹现象、十二指肠球部畸形和局部压痛等。

（五）几种特殊类型的消化性溃疡

1. 胃、十二指肠复合溃疡　指胃和十二指肠同时发生的溃疡，这两个解剖部位溃疡的病期可以相同，但亦可不同。DU 往往先于 GU 出现，本病约占消化性溃疡的 7%，多见于男性。复合性溃疡幽门梗阻发生率较单独胃溃疡或十二指肠溃疡为高。一般认为，胃溃疡如伴随十二指肠溃疡，则其恶性的机会较少，但这只是相对而言。

2. 幽门管溃疡　幽门管位于胃远端，与十二指肠交界，长约 2cm。幽门管溃疡与 DU 相似，胃酸分泌一般较高，餐后可立即出现中上腹疼痛，其程度较为剧烈而无节律性，制酸治疗疗效不如十二指肠溃疡。由于幽门管易痉挛和形成瘢痕，易引起梗阻而呕吐，也可出现出血和穿孔等并发症。

3. 十二指肠球后溃疡 DU大多发生在十二指肠球部,发生在球部远段十二指肠的溃疡称球后溃疡。多发生在十二指肠乳头的近端,约占消化性溃疡的5%。常为慢性,穿孔时易穿透至浆膜腔进入胰腺及周围脏器。其午夜痛及背部放射痛多见,对药物治疗反应较差,较易并发出血。

4. 巨大溃疡 是指直径大于2cm的溃疡,并非都属于恶性,但应与胃癌作鉴别。疼痛常不典型,可出现呕吐与体重减轻,并发致命性出血。对药物治疗反应较差、愈合时间较慢,易发生慢性穿透或穿孔。病程长的巨大溃疡往往需要外科手术治疗。

5. 老年人消化性溃疡 近年来,老年人发生消化性溃疡的报道增多。胃溃疡多见,也可发生十二指肠溃疡。临床表现多不典型,GU多位于胃体上部甚至胃底部、溃疡常较大,易误诊为胃癌。

6. 无症状性溃疡 指无明显症状的消化性溃疡者,因其他疾病做胃镜或X线钡餐检查时偶然被发现;或以出血、穿孔等并发症为首发症状,甚至于尸体解剖时始被发现。这类消化性溃疡可见于任何年龄,但以老年人尤为多见。NSAIDs引起的溃疡近半数无症状。

7. 食管溃疡 是与酸性胃液接触的结果。溃疡常发生于食管下段,多为单发,约10%为多发,大小不一。本病多伴有反流性食管炎和滑动性食管裂孔疝的患者。也可发生于食管胃吻合术或食管空肠吻合术以后,是由于胆汁和胰腺分泌物反流的结果。主要症状是胸骨下段后方或高位上腹部疼痛,常在进食或饮水后出现,卧位时加重。

8. 难治性溃疡 难治性溃疡诊断尚无统一标准,通常指经正规治疗无效,仍有腹痛、呕吐和体重减轻等症状的消化性溃疡。因素可能有:①穿透性溃疡、有幽门梗阻等并发症;②特殊部位的溃疡,如球后、幽门管溃疡等;③病因未去除(如焦虑、紧张等精神因素)以及饮食不节、治疗不当等;④引起难治性溃疡的疾病,如胃泌素瘤、甲状腺功能亢进引起胃酸高分泌状态。随着质子泵抑制剂的问世及对消化性溃疡发病机制的不断认识,难治性溃疡已减少。

三、鉴别诊断

1. 胃癌 中老年患者近期中上腹痛、出血或贫血;胃溃疡患者的临床表现发生明显变化,如节律性疼痛消失,或抗溃疡药物治疗无效;胃溃疡活检病理有肠上皮化生或不典型增生者应怀疑有胃癌可能。内镜或X线检查见到胃的溃疡,必须进行良性溃疡(胃溃疡)与恶性溃疡(胃癌)的鉴别(表23-1)。Ⅲ型(溃疡型)早期胃癌单凭内镜所见与良性溃疡鉴别有困难,放大内镜和染色内镜对鉴别有帮助,但最终必须依靠直视下取活组织检查进行鉴别。活组织检查虽可确诊,但必须强调,对于怀疑胃癌而一次活检阴性者,必须在短期内复查胃镜进行再次活检;即使内镜下诊断为良性溃疡且活检阴性,仍有漏诊胃癌的可能,因此对初诊为胃溃疡者,必须在完成正规治疗的疗程后进行胃镜复查,胃镜复查溃疡缩小或愈合不是鉴别良、恶性溃疡的最终依据,必须重复活检加以证实,尽可能地不致把胃癌漏诊。

2. 胃泌素瘤 亦称佐林格-埃利森(Zollinger-Ellison)综合征,是胰腺非β细胞瘤分泌大量胃泌素所致。肿瘤往往很小(<1cm),生长缓慢,半数为恶性。大量胃泌素可刺激壁细胞增生,分泌大量胃酸,使上消化道经常处于高酸环境,导致胃、十二指肠球部和不典型部位(十二指肠降段、横段,甚或空肠近端)发生多发性溃疡。胃泌素瘤与普通消化性溃疡的鉴别要点是该病溃疡发生于不典型部位,具难治性特点,有过高胃酸分泌(BAO和MAO均明显升高,且BAO/MAO>60%)及高空腹血清胃泌素(>200pg/ml,常>500pg/ml)。

3. 功能性消化不良 患者常表现为上腹疼痛、反酸、嗳气、烧心、上腹饱胀、恶心、呕吐、食欲减退等,部分患者症状可酷似消化性溃疡,易与消化性溃疡诊断相混淆。内镜检查则示完全正常或仅有轻度胃炎。

4. 慢性胆囊炎和胆石症 对疼痛与进食油腻有关、位于右上腹,并放射至肩部,伴发热、黄疸的典型病例不难与消化性溃疡做出鉴别。进高脂饮食在消化性溃疡患者腹痛常可缓解,而胆道疾病时常可诱发腹痛或使腹痛加重,这是因为高脂饮食可刺激肠道黏膜分泌肠促胰泌素、胆囊收缩素等,使胆道内压力增高,从而使腹痛加重。对不典型的患者,鉴别需借助腹部超声或内镜下逆行胆管造影检查方能确诊。B超检查可发现胆结石,胆囊及胆管壁增厚欠光滑,有些可发现胆管狭窄或扩张。

表 23-1　胃良性溃疡与恶性溃疡的鉴别要点

鉴别点	良性溃疡	恶性溃疡
年龄	青中年居多	多见于中年以上
病史	周期性间歇发作	进行性持续性发展
病程	较长,多以年计	较短,多以月计
全身表现	轻	多明显,消瘦显著
制酸剂	可缓解腹痛	效果不佳
胃镜检查		
溃疡形状	圆或椭圆形,规则	呈不规则形
溃疡边缘	呈钻凿样,锐而光整,充血	凹凸不平,肿瘤状突起,较硬而脆,可糜烂、出血
基底苔色	平滑、洁净,呈灰白色或灰黄色苔	凹凸不平,污秽苔,出血,岛屿状残存
周围黏膜	柔软,皱襞常向溃疡集中	呈癌性浸润、增厚,结节样隆起,皱襞中断
胃壁蠕动	正常	减弱或消失
X 线检查		
龛影直径	多 <2.5cm	多 >2.5cm
溃疡边缘	光滑	不整齐
龛影位置	胃腔外	胃腔内
周围黏膜	黏膜纹粗细一致,柔软,龛影四周有炎症性水肿引起低密度透明带,溃疡口部常显示透明细影即 Hampton 线	黏膜隆起呈结节状或息肉状,黏膜不规则、僵硬、皱襞中断,边缘毛糙,龛影无透亮区,也无 Hampton 线
胃壁蠕动	正常	减弱或消失
粪便隐血	活动期可阳性,治疗后转阴	持续阳性
胃液分析	胃酸正常或偏低,无真性缺酸	缺酸者较多

5. 慢性胃炎　慢性胃炎患者可具有溃疡样症状,如空腹痛、夜间痛,但大多数患者的腹痛无规律性和节律性,有时进餐后加重,有的晨起腹痛,而溃疡病患者多在饭后痛,早餐前不痛,这是因为胃酸分泌在午夜时为高峰,凌晨时胃酸分泌已下降。慢性胃炎常与消化性溃疡并存。此时鉴别诊断主要靠胃镜检查。

6. 急性胰腺炎　急性胰腺炎腹痛常在进餐后,尤其高脂餐后发生,常呈束腰状,或背疼痛尤其甚,仰卧位时加重,向前弯腰可减轻,可伴有发热、恶心、呕吐,吐后腹痛并不减轻,血、尿淀粉酶增高,常在正常 3 倍以上。

四、治疗

治疗的目的是消除病因、缓解症状、愈合溃疡、防止复发和防治并发症。消化性溃疡在不同患者的病因不尽相同,发病机制亦各异,所以对每一病例应分析其可能涉及的致病因素及病理生理,给予恰当的处理。针对病因的治疗如根除幽门螺杆菌,有可能彻底治愈溃疡病,是近年消化性溃疡治疗的一大进展。

(一)一般治疗

生活要有规律。工作宜劳逸结合,避免过度劳累和精神紧张,如有焦虑不安,应予开导,必要时给予镇静药。原则上需强调进餐要定时,注意饮食规律,避免辛辣、过咸食物及浓茶、咖啡等饮料,如有烟、酒嗜好而确认与溃疡的发病有关者,应戒烟、酒。牛乳和豆浆能稀释胃酸于一时,但其所含钙和蛋白质能刺激胃酸分泌,故不宜多饮。服用 NSAIDs 者尽可能停用,即使未用,亦要告诫患者今后慎用。

(二)抑制胃酸分泌的药物及其应用

溃疡的愈合,特别是 DU 的愈合与抑酸治疗的强度和时间成正比,药物治疗中 24 小时胃内 pH>3 总时间可预测溃疡愈合率。碱性抗酸药物(如氢氧化铝、氢氧化镁和其他复方制剂)具有中和胃酸的作用,可迅速缓解疼痛症状,但一般剂量难以促进溃疡愈合,目前已很少单一应用碱性抗酸剂来治疗溃疡,仅作为加强止痛的辅助治疗。常用的抗酸分泌药有 H_2 受体拮抗剂（H_2RA）和 PPI 两大类。随着 PPI 的开发与广泛临床应用，H_2RA 已逐渐被摒弃。

质子泵抑制剂（PPI）作用于壁细胞胃酸分泌终末步骤中的关键酶 H^+-K^+-ATP 酶，使其不可逆失活，因此抑酸作用比 H_2RA 更强且作用持久。与 H_2RA 相比，PPI 促进溃疡愈合的速度较快、溃疡愈合率较高，因此特别适用于难治性溃疡或 NSAIDs 溃疡患者不能停用 NSAIDs 时的治疗。对根除幽门螺杆菌治疗，PPI 与抗生素的协同作用较 H_2RA 好，因此是根除幽门螺杆菌治疗方案中最常用的基础药物。使用推荐剂量的各种 PPI，对消化性溃疡的疗效相仿，不良反应较少，不良反应率为 1.1%～2.8%。主要有头痛、头晕、口干、恶心、腹胀、失眠。偶有皮疹、外周神经炎、血清氨基转移酶或胆红素增高等。长期持续抑制胃酸分泌，可致胃内细菌滋长。早期研究曾发现，长期应用奥美拉唑可使大鼠产生高胃泌素血症，并引起胃肠嗜铬样细胞增生或类癌。现认为这是种属特异现象，也可见于 H_2 受体拮抗剂等基础胃酸抑制后。在临床应用 6 年以上患者，血清胃泌素升高 1.5 倍，但未见壁细胞密度增加。

研究表明，PPI 常规剂量（奥美拉唑 20mg、2 次/d，兰索拉唑 30mg、2 次/d，泮托拉唑 40mg、2 次/d，雷贝拉唑 20mg、2 次/d）治疗十二指肠溃疡（DU）和胃溃疡（GU）均能取得满意的效果，明显优于 H_2 受体拮抗剂，且 5 种 PPI 的疗效相当。对于 DU，疗程一般为 2～4 周，2 周愈合率平均为 70% 左右，4 周愈合率平均为 90% 左右或高达 95% 以上；对于 GU，疗程一般为 4～8 周，4 周溃疡愈合率平均为 70% 左右，8 周愈合率平均为 90% 左右。其中，雷贝拉唑在减轻消化性溃疡疼痛方面优于奥美拉唑且耐受性好。雷贝拉唑在第 4 周对 DU 和第 8 周对 GU 的治愈率与奥美拉唑相同，但雷贝拉唑对 24 小时胃内 pH>3 的时间明显长于奥美拉唑 20mg/d 治疗的患者，能够更快、更明显地改善症状，6 周时疼痛频率和夜间疼痛完全缓解更持久且有很好的耐受性。艾司奥美拉唑是奥美拉唑的 S- 异构体，相对于奥美拉唑具有更高的生物利用度，给药后吸收迅速，1～2 小时即可达血药峰值，5 天胃内 pH>4 的平均时间为 14 小时，较奥美拉唑、兰索拉唑、泮托拉唑、雷贝拉唑 4 种 PPI 明显增加，且持续抑酸作用时间更长，因此能够快速、持久缓解症状。研究表明，与奥美拉唑相比，艾司奥美拉唑治疗 DU4 周的愈合率相当，但在缓解胃肠道症状方面（如上腹痛、反酸、烧心感）明显优于奥美拉唑。最新上市艾普拉唑与其他 5 种 PPI 相比在结构上新添了一个吡咯环，吸电子能力强，与酶结合容易。相对于前 5 种 PPI，艾普拉唑经 CYP3A4 代谢而不是经 CYP2C19 代谢，因此完全避免了 CYP2C19 基因多态性对其疗效的影响。PPI 可抑制胃酸分泌，提高胃内 pH，有助于上消化道出血的预防和治疗。奥美拉唑可广泛用于胃、十二指肠病变所致的上消化道出血，泮托拉唑静脉滴注也常用于急性上消化道出血。消化性溃疡合并出血时，迅速有效地提高胃内 pH 是治疗成功的关键。血小板在低 pH 时不能聚集，血凝块可被胃蛋白酶溶解，其他凝血机制在低 pH 时也受损，而 pH 为 7.0 时胃蛋白酶不能溶解血凝块，故胃内 pH 为 7.0 时最佳。另外，静脉内使用 PPI 可使胃内 pH 达到 6.0 以上，能有效改善上消化道出血的预后，并使再出血率、输血需要量和紧急手术率下降。质子泵抑制剂可以降低消化性溃疡再出血的风险，并可减少接受手术治疗的概率，但对于总病死率的降低并无多大意义。消化性溃疡合并出血时静脉注射 PPI 制剂的选择：推荐大剂量 PPI 治疗，如埃索美拉唑 80mg 静脉推注后，以 8mg/h 速度持续输注 72 小时，适用于大量出血患者；常规剂量 PPI 治疗，如埃索美拉唑 40mg 静脉输注，每 12 小时 1 次，实用性强，适于基层医院开展。

目前国内上市的 PPI 有奥美拉唑（omeprazole）、兰索拉唑（lansoprazole），泮托拉唑（pantoprazole）、雷贝拉唑（rabeprazole）、艾司奥美拉唑（esomeprazole）以及最近上市的艾普拉唑（iprazole）。第一代 PPI（奥美拉唑、泮托拉唑和兰索拉唑）依赖肝细胞色素 P450 同工酶（CYP2C19 和 CYP3A4）进行代谢和清除，因此，与其他经该同工酶进行代谢和清除的药物有明显的相互作用。由于 *CYP2C19* 的基因多态性，导致该同工酶的活性及第一代 PPI 的代谢表型发生了变异，使不同个体间的 *CYP2C19* 表现型存在着强代谢型（EM）和弱代谢型（PM）之分。另外，抑酸的不稳定性、发挥作用需要浓聚和酶的活性、半衰期短等局限性影响了临床的应用；影响疗效因素多（如易受进餐和给药时间、给药途径的影响）；起效慢、治愈率和缓解率不稳定，甚至一些患者出现奥美拉唑耐药或失败；不能克服夜间酸突破等，由此可见，第一代 PPI 的药效发挥受代谢影响极大，使疗效存在显著的个体差异。第二代 PPI（雷贝拉唑、艾司奥美拉唑、艾普拉唑）则有共同的优点，起效更快，抑酸效果更好，能 24 小时持续抑酸，个体差异少，与其他药物相互作用少。新一代 PPI 的进步首先是药效更强,这和化学结构改变有关,如埃索美拉唑是奥美拉唑中作用强的 S- 异构体,把药效差的 L- 异构体剔除后,其抑酸作用大大增强。而艾普拉唑结构上新添的吡咯环吸电子能力强,与酶结合容易,艾普拉唑对质子泵的抑制活性是奥美拉唑的 16 倍,雷贝拉唑的 2 倍。其次,新一代 PPI 有药代动力学方面的优势,如雷贝拉唑的解离常数(pKa)值较高,因此在壁细胞中能更快聚积,更快和更好地发挥作用。再次,新一代 PPI 较少依赖肝 P450 酶系列中的 CYP2C19 酶代谢。另外,第二代 PPI 半衰期相对较长,因此保持有效血药浓度时间较长,抑酸作用更持久,尤其是新上市的艾普拉唑,半衰期为 3.0~4.0 小时,为所有 PPI 中最长的,因而作用也最持久(表 23-2)。

表 23-2 常用 PPI 抗酸分泌作用比较

单位: mg

药物	每次剂量	治疗溃疡标准剂量	根除幽门螺杆菌标准剂量
奥美拉唑	20	20(1 次 /d)	20(2 次 /d)
兰索拉唑	30	30(1 次 /d)	30(2 次 /d)
泮托拉唑	40	40(1 次 /d)	40(2 次 /d)
雷贝拉唑	10	10(1 次 /d)	10(2 次 /d)
埃索美拉唑	2	2	20(2 次 /d)

(三)保护胃黏膜药物

替普瑞酮、铝碳酸镁、硫糖铝、胶体枸橼酸铋、马来酸伊索拉定(盖世龙)、蒙托石、麦滋林、谷氨酰胺胶囊等均有不同程度制酸、促进溃疡愈合的作用。

(四)根除幽门螺杆菌治疗

对幽门螺杆菌感染引起的消化性溃疡,根除幽门螺杆菌不但可促进溃疡愈合,而且可预防溃疡复发,从而彻底治愈溃疡。因此,凡有幽门螺杆菌感染的消化性溃疡,无论初发或复发、活动或静止、有无合并症,均应予以根除幽门螺杆菌治疗。

1. 治疗方案 目前幽门螺杆菌根除方案有序贯疗法、PPI 四联疗法(PPI + 阿莫西林 + 克拉霉素 + 甲硝唑)、铋剂 + 两种抗生素三联疗法、含喹诺酮类疗法、含呋喃唑酮疗法、含有辅助药物(如益生菌、胃蛋白酶)的疗法以及中医中药治疗等。评价根除幽门螺杆菌疗效的方法用试验治疗分析(per-protocol,PP,符合方案集)和意向性治疗分析(intention-to-treat,ITT)。根据 ITT 对治疗方案的疗效分为 5 级,即 A 级 >95%,B 级 90%~94%,C 级 85%~90%,D 级 81%~84%,E 级 <80%,理想的根除率应是 D 级以上。

随着抗生素的广泛应用,幽门螺杆菌耐药菌株在不断增加,这是造成根除率下降的主要原因。我国幽门螺杆菌耐药情况甲硝唑耐药率为 5.6%,克拉霉素为 7.6%,左氧氟沙星为 30%~38%,而阿莫西林、呋喃唑酮和四环素的耐药率较低,为 1%~5%。美国北得克萨斯州大学公共卫生学院 Fischbach 等学者的一项荟萃分析显示,在成年患者中,抗生素耐药是衡量三联或四联疗法根除幽门螺杆菌疗效的有力预测指标。在四联疗法中,含有克拉霉素和甲硝唑时,可减少克拉霉素和甲硝唑耐药,但如发生两者同时用药,则疗效更差。值得注意的是,欧美国家的甲硝唑耐药株为 30%~40%,而在发展中国家,甲硝唑耐药株达到了 80%~100%,这是一个严重的问题,在发展中国家治疗幽门螺杆菌的甲硝唑有被淘汰的趋势。在三联疗法中,克拉霉素耐药比硝基咪唑类药物耐药对疗效的影响更大。克拉霉素耐药使克拉霉素 +PPI+甲硝唑和克拉霉素 +PPI+ 阿莫西林方案的有效率下降了 35% 和 66%。出现耐药时,目前提倡选用第三代或第四代喹诺酮类、四环素类抗生素或呋喃唑酮作为补救治疗。新近又提出 10 天序贯治疗来提高幽门螺杆菌根除率。

2012 年《第四次全国幽门螺杆菌感染处理共识报告》主推铋剂四联疗法,可提高疗效,ITT 为 85.7%,PP 为 93.8%。比较疗程 7 天和 14 天,以后者疗效好,TTT 和 PP 在 7 天和 14 天分别为 80%、93.7% 和 82%、97.4%。

2. 治疗方案的选择 应选择疗效高,不良反应少,用药短时间,费用低廉,依从性好,不易产生耐药性的治疗方案。开始均选用一线药物治疗。

（1）按病情选择：幽门螺杆菌阳性的活动性溃疡疼痛明显时，选用抗酸分泌剂为基础的方案；反之，幽门螺杆菌阳性的慢性萎缩性胃炎则选用铋剂和抗生素为主的治疗方案。

（2）以高效选择：所用三联或四联疗法中，就包括克拉霉素，因克拉霉素可使根除率提高 10%～20%。如 PPI＋丽珠胃三联或四联疗法，疗程 2 周，幽门螺杆菌根除率高达 95.7%。

（3）从经济角度考虑选择：尽可能用国产、疗效好、价格适中的药物，如克拉霉素、阿莫西林、甲硝唑、替硝唑氟喹诺酮类等均可应用。

（4）对出现耐药菌株的治疗选择：对甲硝唑、替硝唑耐药者可用呋喃唑酮或氟喹诺酮类代替；对克拉玛依霉素耐药者或选用左氧氟沙星或洛美沙星代替；PPI 可用雷贝拉唑、泮托拉唑或埃索美拉唑。此外，可适当考虑增加用药剂量。有条件者，应培养或耐药基因工程检测，针对结果选用敏感抗生素。

（5）疗程问题：疗程长短并不是决定疗效的因素，主要看药物联合是否合理、理想。最初用药 3 天，后又延长至 1 周。目前许多报道提出，用药 2 周疗效最佳。

3. 推荐的幽门螺杆菌治疗方案

（1）标准初始治疗（在下列 4 种中选择其中 1 种）：

1）三联疗法 7～14 天：

PPI，治愈剂量，2 次 /d。

阿莫西林，1g，2 次 /d。

克拉霉素，500mg，2 次 /d。

2）四联疗法 14 天：

PPI，治愈剂量，2 次 /d。

克拉霉素，500mg，2 次 /d。

阿莫西林，1g，2 次 /d。

枸橼酸铋钾（德诺），240mg，2 次 /d。

3）四联疗法 10～14 天：

PPI，治愈剂量，2 次 /d。

枸橼酸铋钾（德诺），240mg，2 次 /d。

四环素，500mg，4 次 /d。

甲硝唑，400mg，2 次 /d。

4）序贯疗法 10 天：

第 1～5 天：

　PPI，治愈剂量，2 次 /d。

　阿莫西林，1g，2 次 /d。

第 6～10 天：

　PPI，治愈剂量，2 次 /d。

　克拉霉素，500mg，2 次 /d。

　替硝唑，500mg，2 次 /d。

（2）二线治疗：如果最初使用了含克拉霉素的三联疗法，可用下述方案中的 1 种。

1）三联疗法 7～14 天：

PPI，治愈剂量，1 次 /d。

阿莫西林，1g，2 次 /d。

甲硝唑，400mg，2 次 /d。

2）四联疗法：与初始治疗的建议相同。

（3）几点说明和注意点：

1）PPI 的剂量：奥美拉 20mg、埃索美拉唑 20mg、雷贝拉唑 10mg、泮托拉唑 40mg、兰索拉唑 30mg，均为 2 次 /d。

2）如果患者对阿莫西林过敏，则用甲硝唑替代，而在初始三联疗法中的克拉霉素剂量减半。

3）在克拉霉素或甲硝唑耐药率高（>20%）的地区，或者在最近暴露于或反复暴露于克拉霉素或甲硝唑的患者中，四联疗法适合作为一线治疗。

4）用甲硝唑或替硝唑治疗期间应避免饮酒，因为有可能出现类似于饮酒后对双硫仑（disulfiram）的反应。

5）强调个体化治疗：治疗方案、疗程、药物选择须考虑既往抗菌药物应用史、吸烟、药物过敏、潜在不良反应、根除适应证、伴随疾病和年龄等。

6）根除治疗前、停服 PPI 不少于 2 周，停服抗菌药、铋剂等不少于 4 周，若为补救，治疗建议间隔 2～3 个月。

在根除幽门螺杆菌疗程结束后，继续给予一个常规疗程的抗溃疡治疗（如 DU 患者予 PPI 常规剂量，每日 1 次，总疗程 2～4 周，或 H_2RA 常规剂量，疗程 4～6 周；GU 患者 PPI 常规剂量，每日 1 次，总疗程 4～6 周，或 H_2RA 常规剂量，疗程 6～8 周）是最理想的。这在有并发症或溃疡面积大的患者尤为必要，但对无并发症且根除治疗结束时症状已得到完全缓解者，也可考虑停药。

（五）NSAIDs 溃疡的治疗、复发预防及初始预防

对服用 NSAIDs 后出现的溃疡，如情况允许，应立即停用 NSAIDs，如病情不允许，可换用对黏膜损伤少的 NSAIDs，如特异性 COX-2 抑制剂（如塞来昔布）。对停用 NSAIDs 者，可予常规剂量常规疗程的 H_2RA 或 PPI 治疗；对不能停用 NSAIDs 者，应选用 PPI 治疗（H_2RA 疗效差）。因幽门螺杆菌和 NSAIDs 是引起溃疡的两个独立因素，因此应同时检测幽门螺杆菌，如有幽门螺杆菌感染，应同时根除幽门螺杆菌。溃疡愈合后，如不能停用 NSAIDs，无论幽门螺杆菌阳性还是阴性，都必须继续 PPI 或米索前列醇长程维持治疗，以预防溃疡复发。对初始使用 NSAIDs 的患者，是否应常规给药预防溃疡的发生仍有争论。已明确的是，对于发生 NSAIDs 溃疡并发症的高危患者，如既往有溃疡病史、高龄、同时应用抗凝血药（包括低剂量的阿司匹林）或糖皮质激素者，应常规予抗溃疡药物预防，目前认为 PPI 或米索前列醇预防效果较好。

（六）难治性溃疡的治疗

首先须作临床和内镜评估，证实溃疡未愈，明确是否 *H. pylori* 感染、服用 NSAIDs 和胃泌素瘤的可能性，排除类似消化性溃疡的恶性溃疡及其他病因如克罗恩病等所致的良性溃疡。明确原因者应作相应处理，如根除 *H. pylori*、停用 NSAIDs。加倍剂量的 PPI 可使多数非 *H. pylori* 非 NSAIDs 相关的难治性溃疡愈合。对少数疗效差者，可作胃内 24 小时 pH 检测，如 24 小时中半数以上时间的 pH 小于 2，则需调整抗酸药分泌治疗药物的剂量。

（七）溃疡复发的预防

有效根除幽门螺杆菌及彻底停服 NSAIDs，可消除消化性溃疡的两大常见病因，因而能大大减少溃疡复发。对溃疡复发同时伴有幽门螺杆菌感染复发（再感染或复燃）者，可予根除幽门螺杆菌再治疗。下列情况则需用长程维持治疗来预防溃疡复发：①不能停用 NSAIDs 的溃疡患者，无论幽门螺杆菌阳性还是阴性（如前述）；②幽门螺杆菌相关溃疡，幽门螺杆菌感染未能被根除；③幽门螺杆菌阴性的溃疡（非幽门螺杆菌、非 NSAIDs 溃疡）；④幽门螺杆菌相关溃疡，幽门螺杆菌虽已被根除，但曾有严重并发症的高龄或有严重伴随病患者。长程维持治疗一般以 H_2RA 或 PPI 常规剂量的半量维持，而 NSAIDs 溃疡复发的预防多用 PPI 或米索前列醇，已如前述。半量维持疗效差者或有多项危险因素共存者，也可采用全量分两次口服维持。此外，也可用奥美拉唑 10mg/d 或 20mg 每周 2～3 次口服维持。对维持治疗中复发的溃疡，应积极寻找可除去的病因，H_2RA 半量维持者应改为全量，全量维持者则需改换成 PPI 治疗。维持治疗的时间长短，需根据具体病情决定，短者 3～6 个月，长者 1～2 年，甚至更长时间。无并发症且溃疡复发率低的患者也可用间歇维持疗法，有间歇全量治疗和症状性自我疗法（symptomatic self control, SSC）两种服法，前者指出现典型溃疡症状时给予 4～8 周全量 H_2RA 治疗，后者指出现典型溃疡症状时立即自我服药，症状消失后停药。

（八）外科手术治疗

如前所述，内科治疗已成为溃疡病治疗的主要方法，但仍有部分患者需要接受外科治疗。溃疡病外

科治疗的主要目的：治疗内科治疗无效的病例；治疗溃疡引起的并发症。因此，结合患者具体情况，正确选择手术适应证是外科医师必须重视的问题。消化性溃疡诊治流程见图23-1。

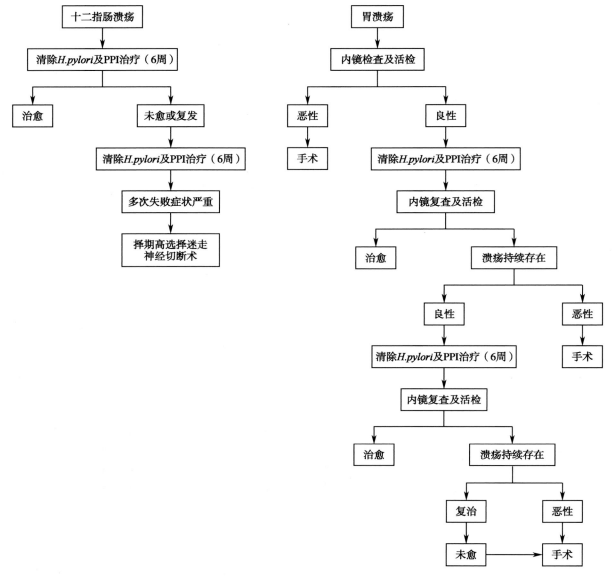

图23-1 消化性溃疡诊治流程

1. 外科治疗溃疡病的理论根据和地位

（1）外科切除溃疡病灶后，根本上解决了慢性穿透性或胼胝性溃疡不易愈合问题，有助于消除症状，防止复发。

（2）切除溃疡病好发部位，绝大多数好发于十二指肠球部、胃小弯附近幽门窦部等，这些部位在胃大部切除时均被切除，溃疡再发的机会自然就很小。

（3）减少胃酸的分泌，由于胃体部在手术时大部被切除，分泌胃酸及胃蛋白酶的腺体大为减少，手术后的胃液分泌中仅有低度游离酸，这也可减少溃疡再发的可能。

（4）增加了胃酸被中和的程度，手术后碱性十二指肠内含物进入胃内的机会增多，可使胃液的酸度进一步中和而降低。

（5）缩短食物在胃内停留时间，胃黏膜被刺激机会减少，也可以减少溃疡发生的可能。

（6）胃迷走神经切断后，胃液分泌量和酸度明显降低，基础胃酸分泌量可减少80%～90%，消除了神经性胃酸分泌，消除了导致溃疡发生的主要原因。

（7）迷走神经切断后，消除了迷走神经引起的胃泌素分泌，从而减少体液性胃酸分泌，达到治愈溃疡病的目的。

2. 溃疡病外科治疗的适应证

（1）手术绝对适应证：

1）溃疡病急性穿孔，形成弥漫性腹膜炎。

2）溃疡病急性大出血或反复呕血，经内科治疗（包括内镜下止血）效果不佳，有生命危险者。

3）并发幽门梗阻，严重影响进食及营养者。

4）溃疡病有恶变的可疑者。

（2）手术相对适应证：

1）多年的溃疡病患者反复发作，病情逐渐加重，症状剧烈者。

2）虽然经严格的内科治疗而症状不能减轻，溃疡不能愈合，或暂时愈合而短期内又复发者。

（3）手术禁忌证：

1）单纯性溃疡无严重的并发症。

2）年龄在 30 岁以下或 60 岁以上且无绝对适应证者。

3）患者有严重的内科疾病，致手术有严重的危险者。

4）精神神经病患者而溃疡又无严重的并发症者。

（池肇春）

第2节　慢　性　胃　炎

一、概述

慢性胃炎（chronic gastritis）是指由多种病因引起的慢性胃黏膜炎症病变，胃黏膜呈非糜烂性的改变，如黏膜色泽不均、颗粒状增殖及黏膜皱襞异常等组织学以显著炎症细胞浸润、上皮增殖异常、胃腺萎缩及瘢痕形成等为特点。幽门螺杆菌感染是最常见的病因。当有上皮增殖异常、胃腺萎缩时，应积极治疗。

大多数慢性胃炎患者无任何症状，因此本病在人群中的确切患病率不完全清楚。幽门螺杆菌感染几乎均会引起胃黏膜炎症，感染后机体一般难以自行清除，而造成慢性感染。据此估计，人群中的幽门螺杆菌感染率大致相当于慢性胃炎的患病率。我国人群中幽门螺杆菌感染率为 40%～60%，感染率随年龄增长而增加。因此，估计人群中成人慢性胃炎患病率约为 50%，发病率随年龄增加而升高。自身免疫性胃炎在北欧较多见，我国仅有少数病例报道。

二、诊断

（一）临床诊断

多数慢性胃炎患者无任何症状。有症状者主要为消化不良，且为非特异性；有无消化不良症状及其严重程度与慢性胃炎的内镜所见和胃黏膜的病理组织学分级无明显相关性。部分慢性胃炎患者可出现上腹痛、饱胀等消化不良的症状。有消化不良症状的慢性胃炎与功能性消化不良患者在临床表现和精神心理状态上无明显差异。有学者发现，功能性消化不良患者中 85% 存在胃炎，且 51% 合并幽门螺杆菌感染。该比例在不同地区因幽门螺杆菌感染率不同而异。部分慢性胃炎患者可同时存在胃食管反流病和消化道动力障碍，尤其在一些老年患者，其食管下括约肌松弛和胃肠道动力障碍尤为突出。

慢性非萎缩性胃炎内镜下可见黏膜红斑、黏膜出血点或斑块、黏膜粗糙伴或不伴水肿、充血、渗出等基本表现。其中，糜烂性胃炎分为两种类型，即平坦型和隆起型，前者表现为胃黏膜有单个或多个糜烂灶，其大小从针尖样到直径数厘米不等；后者可见单个或多个疣状、膨大皱襞状或丘疹样隆起，直径为 5～10mm，顶端可见黏膜缺损或脐样凹陷，中央有糜烂。

慢性非萎缩性胃炎的确诊需要病理诊断，黏膜内慢性炎性细胞（单个核细胞，主要是淋巴细胞、浆细胞）浸润为主，无肠化生等萎缩表现。

确诊主要依靠内镜检查及胃黏膜组织学检查，尤其是后者。临床症状程度和慢性胃炎组织学之间没有明显联系。

（二）实验室诊断

1. 幽门螺杆菌检测

2. 胃液分析 非萎缩性胃炎胃酸分泌正常或偏高，萎缩性胃炎病变主要在胃窦时，胃酸可正常或稍降低，自身免疫性萎缩性胃炎胃酸降低，严重者可无胃酸。

3. 血清抗壁细胞抗体、内因子抗体及维生素 B_{12} 水平测定 有助于诊断自身免疫性胃炎。

（三）内镜诊断

悉尼分类将胃炎的胃镜诊断定为 7 种类型：充血渗出性、平坦糜烂性、隆起糜烂性、萎缩性、出血性、反流性和皱襞增生性胃炎。这些类型可单独或多种并存。国内 2006 年慢性胃炎研讨会上将慢性胃炎的内镜诊断分为非萎缩性胃炎和萎缩性胃炎，如同时存在平坦糜烂、隆起糜烂或胆汁反流，则诊断为非萎缩性或萎缩性胃炎伴糜烂，或伴胆汁反流。内镜下非萎缩性胃炎的诊断依据是红斑（点、片状、条状），黏膜粗糙不平，出血点/斑；萎缩性胃炎的依据是黏膜呈颗粒状，黏膜血管显露色泽灰暗，皱襞细小。内镜观察要描述病变分布范围（胃窦、胃体或全胃）。

（四）组织病理学检查

1. 活检取材 内镜医师应向病理医师提供活检部位、内镜所见和简要病史等资料，以提高诊断正确性。近年慢性胃炎 OLGA（operative link for gastritis assessment）分级诊断要求胃镜检查至少应取 5 块活检，部位如图 23-2。

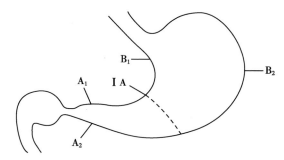

图 23-2 慢性胃炎诊断活检部位
A_1、A_2：胃窦小弯及大弯，黏液分泌腺；ⅠA：胃角小弯，早期
萎缩及肠化好发部位；B_1、B_2：胃体前后壁，泌酸腺。

2. 病理诊断报告 诊断要包括部位特征和形态学变化程度，有病因可见的要报告病因，如 *H. pylori*。病理要报告每块活检材料的组织学变化，以便临床医师结合内镜所见做出正确诊断。

三、鉴别诊断

1. 功能性消化不良 临床较常见，症状与本病相似，症状主要为上腹饱胀不适、餐后不适、上腹隐痛等非典型症状。常与情绪状态、睡眠质量等主观因素相关，内镜检查可无黏膜改变。

2. NSAIDs 相关化学性胃炎 常发生于服用 NSAIDs 治疗的患者。轻者可无症状，也可出现烧灼感、上腹痛、恶心及呕吐，少数出现消化性溃疡，甚至消化道出血。内镜下可见红斑、糜烂、微出血灶，甚至弥漫性出血及溃疡，特征性病理改变是胃小凹上皮细胞增生，很少或无炎性细胞浸润，与本病完全不同。

3. 胆汁反流性胃炎 患者出现上腹痛、胆汁性呕吐、消化不良等症状，结合曾行远端胃切除术、胆系疾病史，诊断并不困难。但需进一步行内镜及组织学检查，组织病理学改变类似 NSAIDs 相关化学性胃炎。确诊需进行胃内 24 小时胆红素监测、$^{99}Tc^m$-EHIDA 核素显像等检查。

4. 淋巴细胞性胃炎 临床较少见，症状无特异性，主要表现为体重下降、腹痛及恶心、呕吐。常累及胃体黏膜,内镜可以观察到痘疮样病灶、肥大皱襞、糜烂灶,明确诊断靠组织学检查。100个胃腺上皮细胞内淋巴细胞浸润超过25个即可诊断。幽门螺杆菌的检出率约占63%,约10%的乳糜泻患者有淋巴细胞性胃炎。

5. 嗜酸细胞性胃炎 以胃壁嗜酸性粒细胞浸润为特征,常伴有外周血嗜酸性粒细胞升高。病变可浸润至胃壁黏膜、黏膜下、肌层以及浆膜。病因不甚明确,50%的患者有个人或家族过敏史(如哮喘、过敏性鼻炎、荨麻疹),部分患者症状可由某些特殊食物引起。血中IgE水平增高,被认为是外源性或内源性过敏原造成的变态反应所致。临床表现多样,无特异性,主要有腹痛、恶心、呕吐、腹泻,少数出现腹膜炎、腹水等。诊断依据:①进特殊食物后出现胃肠道症状;②外周血嗜酸性粒细胞升高。镜下活检证实胃壁嗜酸性粒细胞明显增多。

6. 消化性溃疡 发病与食物、环境危险因素及幽门螺杆菌感染有关,可有腹痛、反酸、恶心、呕吐等消化道症状,病史较长。但溃疡病的腹痛多呈节律性、慢性周期性、季节性,发病年龄较萎缩性胃炎更早一些,常合并出现上消化道出血、幽门梗阻及穿孔。确诊需在胃镜下发现典型的溃疡病灶。

四、治疗

对胃镜下无异常、活组织检查也无活动性病变的患者,不少研究者认为暂时可不予治疗。而有消化不良症状,活检为慢性活动性胃炎,有明显的肠上皮化生或异型增生或胃镜检查黏膜异常者,应予以治疗,及时根除幽门螺杆菌,大多数抗菌药物在胃内低pH环境中活性低和不能穿透黏液层到达细菌,因此幽门螺杆菌不易根除。迄今为止,尚无单一药物能有效根除幽门螺杆菌产生耐药性,因而发展了将抑制胃酸分泌药、抗生素或起协同作用的胶体铋剂联合应用的治疗策略。

(一)抗幽门螺杆菌治疗
参见消化性溃疡治疗部分。

(二)促动力药
促进胃排空,调节胃、幽门、十二指肠运动协调,如甲氧氯普胺、多潘立酮、西沙必利、盐酸伊托必利等。

1. 甲氧氯普胺 主要作用于中枢神经和胃肠道系统。它可增强食管下端括约肌张力,防止胃内容物反流;增强胃和食管的蠕动,促进胃排空;促进幽门和十二指肠的扩张,加速食物通过。此外,甲氧氯普胺是一种中枢多巴胺受体拮抗药,具有止吐及镇静作用,其主要的不良反应见于中枢神经系统,用药过量时会出现锥体外系反应。口服5~10mg,3次/d,饭前0.5小时,肌内注射每次10~20mg。

2. 多潘立酮(吗丁啉) 是一种外周多巴胺受体拮抗药,这是与甲氧氯普胺的不同点,多潘立酮能增加食管下端括约肌的张力,促进胃排空、止吐,其不良反应较轻,不引起锥体外系症状。服用方法为10mg,3次/d,饭前0.5小时口服。

3. 枸橼酸莫沙必利(加斯清) 其为近年来引入我国应用逐渐广泛的药物,对整个胃肠道,包括食管至肛门均有促进作用,其作用是选择性5-HT$_4$受体激动药,促进乙酰胆碱的释放,产生消化道促动力作用,服用方法为10mg,3次/d,饭前0.5小时口服。

4. 盐酸伊托必利(itopride hydrochloride,为力苏,Eithon) 本品具有多巴胺D$_2$受体拮抗活性和乙酰胆碱酯酶抑制活性,通过两者的协同作用发挥胃肠促动力作用。由于拮抗多巴胺D$_2$受体活性的作用,因此尚有一定抗呕吐作用。盐酸伊托必利用于因胃肠动力学减慢引起的消化吸收不良症状,包括上腹部饱胀感、上腹痛、食欲缺乏、恶心和呕吐等症状,如功能性消化不良、食管反流病、慢性胃炎等。

成人每次50mg,3次/d,餐前口服。根据患者年龄和症状,可相应调整剂量。若用药2周后症状改善不明显,宜停药。

(三)胃黏膜保护药
目前常用的药物有铝碳酸镁、硫糖铝、枸橼酸铋钾和前列腺素类药物米索前列醇。

硫糖铝是含有8个硫酸根的蔗糖硫酸酯铝盐,为无味的白色粉末。硫酸铝保护胃黏膜具有如下作用:①胃黏膜保护性屏障,硫糖铝在酸性胃液中解离为Al$_2$(OH)$_5$+和八硫酸蔗糖复合物,后者形成一种黏稠的多聚体,可与损害的胃黏膜表面带有正电荷的蛋白质相结合而形成一层保护膜,覆盖于病灶表面,阻止胃酸、胃蛋白酶等损害因素的进一步侵袭，有益于炎症黏膜上皮细胞的修复和再生。②促进黏液和碳酸氢盐的释放，硫糖铝能够使胃黏液分泌增多，黏液的疏水性增强。此外，硫糖铝还能促进胃体及胃窦黏膜分泌碳酸氢盐。③吸附作用，胃蛋白酶和胆汁酸都是胃黏膜的侵袭因素，硫糖铝能与胃蛋白酶及胆盐相结合，起到吸附作用，减少损害因素的作用。④增加胃黏膜血流量，促进前列腺素 E 的合成和分泌，与表皮生长因子和成纤维生长因子相结合，聚集到损伤黏膜处，促进黏膜的修复。剂量为每次 1g，4 次 /d。枸橼酸铋钾 120mg，4 次 /d，或 240mg，2 次 /d，不但可以杀灭幽门螺杆菌，还有胃黏膜保护作用，与蛋白质结合成网状结构附着在胃黏膜表面，防止胃酸和胃蛋白酶的侵袭，它还可以抑制胃蛋白酶活性、增加前列腺素的合成、吸附胆酸。米索前列醇具有抑制胃酸分泌，增加胃黏液和碳酸氢盐分泌，增加胃黏膜血流的作用。

替普瑞酮（施维舒）为萜烯类的一种，本品不影响胃液分泌及胃运动，对各种实验性溃疡及各种实验性胃黏膜病变均具有广谱抗溃疡作用。本药可促进胃黏膜及胃黏液中主要的再生防御因子、高分子糖蛋白、磷脂的合成与分泌，以提高胃黏液中的重碳酸盐，达到加强胃黏膜防御功能，保护细胞增殖能力。提高胃黏膜中前列腺素生物合成能力，改善胃黏膜血流，故可促进胃黏膜损伤的治愈。实验证明，本品对盐酸、阿司匹林所致的溃疡，酒精性溃疡具有细胞保护作用。服用替普瑞酮后出现 2 个血药浓度峰值，分别在服药后 5 小时、服药后 10 小时，这是由于达峰浓度的时间散乱所造成的。

替普瑞酮用于治疗急性胃炎、慢性胃炎的急性加重期、胃溃疡，可改善胃黏膜的糜烂、出血、充血和水肿。胶囊制剂 50mg、3 次 /d 或 10% 细粒制剂 0.5g、3 次 /d，饭后 30 分钟内口服。

不良反应有时出现便秘、腹胀、腹泻、口渴、恶心、腹痛等症状，偶有肝酶轻度增高。此外，头痛、皮疹、全身瘙痒均属少见，如遇过敏情况，应停止用药。

本药与 H_2 受体拮抗剂合用可提高疗效。与其他药物少见有相互作用。

（四）胃酸低或缺乏

可给予稀盐酸每次 5～10ml、胃蛋白酶合剂每次 5～10ml，或复方消化酶胶囊（达吉）1～2 粒，3 次 /d，该药含有包括胃蛋白酶在内的 6 种消化酶，并含熊去氧胆酸，故该药除了可用于治疗慢性萎缩性胃炎胃酸低或缺乏造成的消化不良之外，还能促进胆汁分泌，增强胰酶活性，促进脂肪和脂肪酸的分解，带动脂溶性维生素的吸收。恶性贫血患者注意补充营养，给予高蛋白质饮食，补充维生素 C，必要时予以铁剂。

（五）胃酸不低而疼痛较明显

可服制酸解痉剂。应用制酸药可以提高胃内 pH，降低 H^+ 浓度，减轻 H^+ 对胃黏膜的损害及 H^+ 的反弥散程度，从而为胃黏膜的炎症修复创造有利的局部环境。同时，低酸又可以促进促胃液素释放，促胃液素具有胃黏膜营养作用，促进胃黏膜细胞的增殖和修复。依患者的病情选择质子泵抑制药（包括奥美拉唑、兰索拉唑、雷贝拉唑、艾司奥美拉唑、艾普拉唑等）。

（六）癌前状态处理

近年大样本的临床研究提示，口服选择性 COX-2 抑制剂塞来昔布对黏膜重度炎症、肠化生、萎缩及异型增生的逆转有一定益处，也可适量补充复合维生素和含硒食物等。对药物不能逆转的局灶中、重度不典型增生（高级别上皮内瘤变），在确定没有淋巴结转移时，可在胃镜下行黏膜下剥离术，并应视病情定期随访。对药物不能逆转的灶性重度不典型增生伴有局部淋巴结肿大时，应考虑手术治疗。

（七）患者教育

食物应多样化，避免偏食，注意补充多种营养物质；不吃霉变食物；少吃熏制、腌制、富含硝酸盐和亚硝酸盐的食物，多吃新鲜食品；避免过于粗糙、浓烈、辛辣食物及大量长期饮酒、戒酒；保持良好心理状态及充分睡眠。

慢性非萎缩性胃炎预后良好；肠上皮化生通常难以逆转；部分患者萎缩可以改善或逆转；不典型增生虽也可逆转，但重度者易转变为癌。对有胃癌家族史、食物营养单一、常食熏制或腌制食品的患者，需警惕肠上皮化生、萎缩及不典型增生向胃癌的进展。

（池肇春　李晓宇）

第3节　十二指肠球炎

一、概述

十二指肠球炎是十二指肠球部黏膜的炎症，多发生于青壮年，约占90%。男性多于女性，约1.7∶1。以往对该病了解不足，自从纤维内镜应用于临床以来，对十二指肠球炎才有了新的认识。十二指肠球炎是指发生在十二指肠球部的非特异性感染性疾病，是一种常见的肠胃疾病。本病临床症状缺乏特征性，主要表现为上腹部疼痛、恶心、呕吐、呕血和黑便。与胃炎相似，以表浅型居多，炎症限于黏膜层。有时与十二指肠溃疡不易区别。本病属于消化系统疾病，病发时一般伴有慢性胃炎、肝硬化、慢性肝炎、慢性胰腺炎等疾病。

在胃镜下可将十二指肠球炎分为3种类型。

1. 颗粒型　最为常见，表现为球部黏膜皱襞充血、肥大，黏膜粗糙，表面有充血的颗粒或小结节，间或出现瘀点和瘀斑。

2. 糜烂型　黏膜表面有浅表分散的出血点，直径数毫米，隆起或扁平形，表面覆盖深色血痂或薄层白苔，周围黏膜充血，这种表现多局限于十二指肠球部前壁，依次是后壁、小弯侧和大弯侧，偶见于整个球部。

3. 萎缩型　十二指肠球部黏膜菲薄，黏膜下血管纹理透见，基本上与萎缩性胃炎的镜下所见相似。

二、诊断

1. 临床表现　上腹部疼痛、恶心、呕吐、呕血和黑便等。

2. 体征　有上腹部轻度压痛，部分患者可有舌炎、贫血和消瘦等。

3. 镜下表现　内镜下可见病变部位的黏膜粗糙、充血、水肿、糜烂、出血，或黏膜有颗粒感及结节状增生，或黏膜皱襞肥厚、粗大，或黏膜下有血管显露。

4. 黏膜活检　显示绒毛上皮变性、扁平、萎缩，固有膜内大量炎性细胞浸润，淋巴样增殖及胃上皮化生等。

三、鉴别诊断

鉴于十二指肠球部癌症极为罕见，因此对十二指肠球炎很少做病理活检。胃镜发现，多数十二指肠球炎与慢性浅表性胃炎、胃溃疡等疾病伴发。十二指肠球炎与十二指肠球部溃疡的关系更为密切，在广义上讲，十二指肠球部溃疡本身就是球部的炎症。十二指肠球部溃疡是十二指肠球炎，特别是糜烂型十二指肠球炎进一步发展的结果。

四、治疗

应祛除各种可能致病的因素，如避免进食对胃黏膜有强刺激的饮食及药品，戒烟、忌酒。注意饮食卫生，防止暴饮暴食，少吃含淀粉高的食物，如土豆、芋头、红薯等。

目前认为，十二指肠球炎的发病与幽门螺旋菌感染有关，主要是根除幽门螺杆菌和抑制胃酸分泌、保护胃黏膜为主。H_2受体拮抗剂、质子泵抑制剂、抑酸剂加两种抗生素治疗幽门螺杆菌。

故主张用抗菌药物如氨苄西林、庆大霉素、头孢噻吩、呋喃唑酮等治疗，有人主张用庆大霉素联合铋制剂治疗可收到良好的效果。

十二指肠球炎不容易癌变，只要日常生活中饮食规律，养成好的生活习惯，不暴饮暴食，不吃刺激性食物，预后一般较好，同时要坚持用药，按照药物服用的疗程，定时服用。戒酒和避免饮用刺激性饮料，如咖啡、碳酸饮料等。

（李晓宇）

第4节 十二指肠憩室与憩室炎

一、概述

憩室（diverticulum）是消化道的局部囊样膨出，有真性（全层膨出）和假性（仅有黏膜和黏膜下层膨出）两种。绝大多数憩室向消化道腔外膨出，极少数向腔内膨出，称腔内憩室。多个憩室同时存在称为憩室病（diverticulosis），见于全消化道，以结肠最为常见，十二指肠次之，胃憩室最少见。其中，十二指肠憩室是小肠憩室中最多见的。

因十二指肠憩室患者绝大多数无症状，故其患病率难以精确估计，人群发生率为 2%～22%，发生率仅次于结肠憩室，男女发病率无差异，本病可发生于任何年龄，其发生率随年龄的增长而增高，以 50～60 岁为多见。

十二指肠憩室好发于十二指肠降部乳头旁，60%～70% 发生于降部的后内侧壁，一般在十二指肠乳头开口与壶腹周围 2～3cm 处，故又称十二指肠乳头旁憩室（peri-ampularydiverticula, PAD）。十二指肠憩室是黏膜下层通过肌层缺损处形成的，局部肠壁薄弱和肠腔内压力增高是本病发生的主要原因。肠壁薄弱的原因可能是先天性肠肌发育不全或内在肌张力低下，或因年龄增加致肠壁发生退行性变化所致。肠腔内压力升高可使肠壁在薄弱处膨出，长期的高压会促使憩室形成。肠腔外病变如炎症性粘连造成的牵拉、肠外脂垂过多、肥胖、便秘和局部血供不足亦是憩室形成的相关因素。最近有学者提出新的假说，认为随着年龄的增长，迷走神经发生退行性改变，导致肠道平滑肌功能失调和憩室的形成，并提出可以通过电生理和使用药物的途径提高患者迷走神经的活动性，达到阻止憩室形成和治疗的目的。

十二指肠憩室好发于十二指肠降部乳头旁可能与下列因素有关：①从胚胎发生学来看，乳头部是前肠和后肠的结合部，为先天性薄弱区；②肝胰（Vater）壶腹周围为共通管汇合部的薄弱区，有胆管、胰管、血管通过，缺乏结缔组织支持，容易造成局部肌层缺陷；③ Oddi 括约肌收缩牵拉十二指肠壁对乳头旁憩室的形成有一定的作用。

十二指肠憩室大多无临床症状，仅于 X 线十二指肠钡餐检查、纤维内镜检查或剖腹探查时偶然发现。仅 10% 患者出现症状，症状的出现与憩室大小、发生部位及憩室与周围脏器的关系等都有关，包括憩室本身的症状和并发症引起的症状，两者往往难以区分。产生症状的憩室未必很大；反之，大的憩室也不一定都有症状。憩室有否出现症状还与憩室开口的大小有密切关系。往往在发生并发症后，可出现上腹部隐痛、恶心、嗳气、腹胀，饱食后加重，体重减轻、发热，甚至黄疸、上消化道出血、穿孔等。上述症状可能提示憩室并发炎症、溃疡出血、胆道梗阻或憩室穿孔，症状较重和持久，憩室部位常有固定压痛点。憩室超过 1.5cm 的患者 80% 以上有不同程度的胆胰疾病的临床表现。

二、诊断

十二指肠憩室的诊断以前主要依靠上消化道钡餐检查，近年来检测手段不断丰富，十二指肠镜检查、ERCP、多层螺旋 CT、MRCP 等，ERCP 是诊断十二指肠憩室的最佳方法。

（一）X 线钡餐检查

可发现十二指肠憩室表现为突出于肠壁的袋状龛影，轮廓整齐、清晰，边缘光滑。加压后可见龛影中有黏膜纹理延续到十二指肠，有的龛影在钡剂排空后，见到为憩室腔内残留的钡剂阴影较大的憩室，颈部较宽，在憩室内有时可见气液平面。立位时憩室内可见钡、液、气等 3 个层面，十二指肠憩室的 X 线钡剂表现有时与溃疡龛影不易区别，应注意鉴别。

（二）电子十二指肠镜检查

电子十二指肠镜检查，尤以侧视镜为佳，能在直视下确认憩室，除可发现憩室的开口外，尚可了解憩室与十二指肠乳头的关系，为决定手术方案提供依据。

（三）ERCP

ERCP 是诊断十二指肠憩室的最佳方法。通过 ERCP 检查，以明确憩室与胆胰的关系；尚可取出憩室内潴留物做细菌培养或活组织检查。乳头旁憩室，特别是憩室内乳头的患者，因 ERCP 技术需要很高的插管技巧，失败的比率较大，且有可能导致其他术后并发症，因而可首先考虑磁共振胆胰造影。

（四）CT 检查

憩室通常表现为突出于十二指肠肠壁之外的圆形或卵圆形囊袋状影，浆膜面轮廓光滑。由于憩室多由一个窄颈与肠腔相连，CT 除可显示进入其内的阳性造影剂影外，常可见其内含有气体影。螺旋 CT 能较好地显示十二指肠憩室的囊壁与胆总管下段的位置关系，从解剖学上反映胆总管下段受压的特点，对提示十二指肠憩室与胆道梗阻、胆胰炎性疾病的关系有帮助。需要注意的是，当位于十二指肠降段内侧憩室内进入阳性造影剂时，有可能被误为胆总管下端结石。

（五）分类、分型

十二指肠憩室按其囊袋膨出方向，可分为腔内憩室和腔外憩室。按病变形成，可分为先天型和后天型。按病理检查肠内有无肌层，可分为真性和假性憩室。按 X 线表现，可分为内压性和牵引性憩室。

关于十二指肠憩室的分型和命名，临床报道尚未统一。龚建平等将其分为乳头外型（Ⅰ型）、乳头内型（Ⅱ型）。包家林等（1996）则分为乳头上型（Ⅰ型）、乳头下型（Ⅱ型，最少见）、憩室内乳头型（Ⅲ型）。而钟大昌等（1998）将十二指肠憩室称为壶腹部周围憩室，并根据其与壶腹的关系分为壶腹旁、壶腹内和壶腹膨大 3 型憩室。卢生等（1996）将这类憩室根据其开口位置分为 4 型，即乳头旁型（Ⅰ型）、壶腹型（Ⅱ型）、异位型（Ⅲ型，乳头开口于憩室内）、混合型（Ⅳ型）。

三、鉴别诊断

1. 乳头综合征　十二指肠憩室常导致胆胰疾病，已取得众多学者的共识。1934 年，Lemmel 首先发现了十二指肠憩室与胆胰疾病的关系，并使用"乳头综合征"来描述这种关系，亦称为 Lemmel 综合征。国内研究显示，十二指肠憩室患者胆石症和胰腺炎的并发率分别为 30.4% 和 6.5%，且十二指肠降部憩室组的胆、胰疾病并发率显著高于非十二指肠降部憩室组。

2. 胆囊结石和胆总管结石　胆囊结石和胆总管结石患者多有发热、腹痛、皮肤及巩膜黄染。血常规检查可见白细胞总数、中性粒细胞总数和比例升高。转氨酶可见升高。影像学检查多有提示。通常十二指肠憩室多合并胆道疾病，其机制可能有：①乳头内型可能影响 Oddi 括约肌的收缩功能，造成十二指肠胆道反流或胆汁淤滞，引起胆道疾病；②十二指肠憩室，特别是乳头内型，常合并胆道感染，胆道内的细菌内毒素可激活 β 葡萄糖醛酸酶引起胆色素沉着，形成胆色素性结石；③十二指肠憩室患者的胆管结石增多，可能与十二指肠憩室造成缩窄性乳头炎，影响胆管结石通过十二指肠乳头自然排出有关。

3. 急性或慢性胰腺炎　患者可以表现为发热、恶心、呕吐、腹痛。腹痛可位于中上腹或左上腹，可向后背部放射。慢性胰腺炎患者有反复发作性腹痛、脂肪泻、消化不良等症状。影像学检查可见胰腺周围渗出，或呈慢性胰腺炎假性囊肿等。十二指肠乳头旁憩室患者有易患急性和慢性胰腺炎的倾向。有学者认为，十二指肠憩室能诱发胰腺炎是由于胆石存在的关系，即十二指肠憩室首先易发生胆总管结石，继之导致胆源性胰腺炎。有报道发现，憩室越大、离乳头开口越近，胆胰疾病的发生率越高。亦有报道，壶腹型十二指肠憩室容易导致慢性胰腺炎。十二指肠憩室有较高的胰腺疾病发生率，其机制同样可能与下列因素有关：①十二指肠憩室特别是乳头旁型，其憩室体、底位于胆总管下端的上、下及后侧，或埋于胰内，直接压迫胰胆管；②乳头内型可能影响 Oddi 括约肌的收缩功能，同样可造成十二指肠胰管反流；③反复的憩室炎症刺激主胰管括约肌，引起功能障碍，使胰管引流不畅，内部压力改变，憩室炎症波及胰腺，使患者产生类似胰腺炎的症状或激活胰酶引起胰腺炎。由于以上因素，造成胰液的淤滞和逆行感染，导致胰腺疾病。

四、治疗

无症状的十二指肠憩室无须治疗，有症状者又与腹部其他疾病同存时，先治疗后者。如果症状确系憩室所致,则采用内科综合治疗,包括调节饮食、抑酸解痉、抗感染和胃肠减压等。除非有难以控制的并发症和癌变,一般不考虑手术。

本病手术治疗的效果不甚满意,手术病死率亦较高,故术前应仔细考虑,严格掌握手术适应证。手术适应证包括:①有顽固性消化道症状,同时经 B 超、CT、X 线钡餐、ERCP、经皮肝穿刺胆管造影术等排除其他消化道疾病,经内科治疗无效者;②肝胰壶腹周围憩室,同时造成胆管、胰管或肠道梗阻者;③憩室开口较小,且钡剂进入 6 小时以上仍不能排出者;④憩室巨大且内有异物;⑤出现严重并发症,如憩室溃疡大出血、憩室穿孔等;⑥憩室肿瘤,性质不能明确者。

手术治疗的原则是切除憩室和治疗并发症。但行十二指肠憩室切除有一定的困难和危险性,特别是对 PAD,需要较高的手术技巧,处理不当可导致严重的并发症,如十二指肠瘘、胰胆管损伤、胆胰瘘等。具体的手术方式包括:①憩室切除术,适用于非乳头旁容易显露的憩室,以及憩室颈部狭小的小憩室。②憩室内翻缝合术,适用于憩室已显露,但解剖切除困难,或直径 2cm 以内的小憩室。③憩室转流术,主要适用于解剖剥离和切除困难的 PAD,或术中无法确保胰胆管不受损伤以及术中找不到憩室者,应避免做憩室本身的切除,而行转流术。此术式相对安全。④对于憩室本身累及胆总管者,则应行相应的胆肠吻合术,避免术后复发。⑤ Oddi 括约肌成形术,对于十二指肠憩室伴胆管结石者,可行内镜下十二指肠乳头括约肌切开取石治疗,其优点有创伤小,尤其适合年老体弱不能承受手术者;术时短,15～30 分钟可完成,并可自行排石,无须剖腹置胆道引流管,但远期疗效如何尚需进一步的探讨和观察;可单独应用,亦可与憩室切除术联合应用。⑥胰、十二指肠切除术,仅适用于憩室癌变或并发壶腹周围癌的病例。

(李晓宇)

第 5 节　慢性胃扭转

一、概述

胃扭转系胃正常位置的固定机制障碍或其邻近器官病变导致胃移位,使胃体本身沿不同轴向发生全胃或部分胃异常扭转。按病情可分为急性胃扭转和慢性胃扭转;慢性胃扭转是指临床表现为嗳气、隐痛、饱胀与呕吐,无剧烈疼痛,慢性病程,扭转＜180°的胃扭转。

1. 先天因素　胃转位不全,胃周围的韧带松弛、缺如、延长或膈疝、左膈膨升等易发生胃扭转。

2. 后天因素　腹内脏器肿大或肿物推拉、粘连、牵拉或胃本身的病患,如肿瘤、胃溃疡、胃炎等刺激致使胃痉挛、收缩、变形,从而引起不同程度和不同类型的胃扭转。

3. 特发性胃扭转　无明确诱因。胃和肠大量胀气后胃体积变大、失稳易引起胃扭转,结肠胀气压迫胃使之移位、变形、扭转;饭后剧烈运动、暴饮暴食、过食生冷食物等引起胃功能性痉挛;肥胖也是引起慢性胃扭转的原因。

二、诊断

(一)临床诊断

慢性胃扭转患者多有长期无规律的上腹部闷胀或疼痛、恶心、嗳气,间或发作性上腹部痉挛性疼痛,可出现呕吐(干呕或吐不含胆汁的胃内容物)等症状,内科治疗有一定效果。胃扭转可因胃壁血液循环障碍而发生坏死,出现溃疡、穿孔,引起水、电解质紊乱,食管炎等。

(二)实验室诊断

血常规、电解质检查,监测有无并发症。

(三)影像学诊断

1. X 线诊断　X 线钡餐造影检查是确诊胃扭转的主要方法,且诊断的准确率较高。根据胃扭转的轴向,可分为 3 型:①器官轴型(纵轴型):胃体和胃窦的胃大弯位置升高,致使胃大弯翻转向上、胃小弯翻转向下,形成一个凸面向上、凹面向下的胃形;食管膈下段延长;食管与胃体黏膜皱襞交叉,胃黏膜呈螺旋状;胃内可见双胃泡和双液气平面。②网膜轴型(横轴型):胃窦部翻至左侧并抬高,致使胃大弯翻向右,胃小弯翻向左;胃黏膜皱襞呈十字交叉状;胃食管前庭段下移并拉长,与十二指肠相交。③混合轴型:混合型胃扭转则兼有上述二型的特点。

2. 胃镜诊断

(1)当胃镜进入到贲门位置时,可观察到扭曲表现,主要为齿状线,且伴随视野模糊,贲门口呈现充血、水肿表现。

(2)部分患者胃腔内部的正常解剖结构发生显著变化,且胃腔内存在充气表现,导致其不易伸张。同时,胃黏膜扭曲,丧失正常结构,胃内可见较大量潴留液。部分患者合并严重的胃角变形,且胃镜下很难发现幽门和胃窦组织。

(3)胃镜下可见不同程度的胃扭转,表现为胃壁出现的次序、位置颠倒。对于怀疑合并其他病变时,需行胃镜检查进一步明确诊断。

三、鉴别诊断

1. 慢性胃炎 患者可表现为中上腹不适、饱胀、钝痛、烧灼痛等,也可呈食欲缺乏、嗳气、反酸等消化不良症状,部分患者X线无明显改变,部分患者可有上腹部轻压痛,内镜及组织学检查可明确诊断。

2. 溃疡病 腹痛多呈节律性,常与进食相关,呈周期性发作,抑酸药治疗有效,X线多表现为龛影和溃疡所造成的功能性及瘢痕性改变,内镜及组织学检查及X线检查可鉴别。

3. 胃肠功能紊乱 也可表现为腹部不适、恶心、嗳气等症状,呈持续或反复发作的慢性病程,内镜及X线检查无明显器质性改变。

4. 高位小肠扭转 易与胃扭转发生混淆,但高位小肠扭转时呕吐物量较多,常含有胆汁,呕吐较胃扭转更剧烈、频繁,常有持续、剧烈的腹痛,肠鸣音亢进,腹部X线检查可鉴别。

5. 早期胃癌 胃癌早期多无症状,部分可有消化不良的症状,易与本病混淆。进展期可有上腹痛、餐后加重、食欲减退、厌食、乏力及体重减轻,上腹部可扪及肿块,有压痛,溃疡型胃癌X线可表现为不规则龛影,边缘不规则,黏膜破坏中断。内镜及组织病理学检查可明确诊断。

6. 胃肠道外肿块推压引起的胃肠道改变 如存在脾、胰尾部的囊肿,肿瘤等病变时,胃被推压向上、向内、向右移位,从而使胃形改变,此时应注意胃小弯位置或食管与胃黏膜关系方可鉴别。

四、治疗

(一)一般治疗

1. 恶心、呕吐明显者或病情较重的患者可以短期禁饮食或给予流质、半流质饮食,忌油腻及刺激性食物。

2. 慢性胃扭转患者应少食多餐,避免冷饮及过饮过饱。避免精神刺激。注意保暖,避免寒冷加重病情;睡眠应采取右侧卧位,以帮助胃体自转复位。

(二)保守治疗

自行复位或手法复位不复发,可行内科保守治疗。改变体位,停留胃管胃肠减压,应用胃肠动力药,中医中药治疗等。

(三)复位治疗

1. 手法复位

(1)站立前倾位整复法:患者口服钡剂300~500ml,身体前倾,整复者站在其侧后,双手环抱其腹部,令患者放松腹部或行腹式深呼吸,整复者用手反复拍击其腹部,如器官轴型胃扭转,可用手从上腹向下推压,然后令患者迅速直立,在透视下观察是否已整复。

(2)跪趴位整复法:患者口服钡剂300~500ml,以双掌及腹部支撑身体,使腹部略抬高,令患者放松腹部或行腹式深呼吸,整复者站在其侧后,双手环抱其腹部,用手反复拍击其腹部,也可用手从上腹向下推压,然后帮助患者向右后旋转,在透视下观察是否已整复。

（3）蹲立跳跃整复法：患者吞服多量钡剂后,令患者做下蹲和立起跳跃,也可辅以用手拍击或推压腹部。此法对轻度部分性胃扭转的整复有一定效果。

2. X线下复位 先确定扭转的方向和程度,再吞服钡剂,利用钡剂的流性和重力作用,配合转动体位有时可使其复位。

3. 胃镜下复位 可边入镜边观察,先抽尽积液后充气,避免大量注气和盲目操作引起的胃出血、穿孔;亦有报道内镜下吸引减压,用活检钳整复黏膜皱襞,再用内镜勾住胃壁,或推或拉或左右旋转,配合患者体位转动逐步复位。

（四）外科手术治疗

对内科治疗无效或复发的慢性胃扭转病例,应考虑手术治疗。

积极治疗原发病,解除病因及诱发因素,保持稳定、乐观的情绪,避免焦虑、精神紧张等不良情绪的影响。饮食方面定时定量,不过饮过饱,忌冷饮及刺激性食物。坚持体育锻炼,增强体质,预防疾病的发生。

（李晓宇）

第6节 胃黏膜脱垂症

一、概述

胃黏膜脱垂是由于异常松弛的胃黏膜逆行突入食管或向前通过幽门管脱入十二指肠球部,临床上以后者多见。临床症状表现有腹痛,上消化道出血,恶心、呕吐,消瘦,轻度贫血,上腹部可有轻压痛,无反跳痛。本病可分为原发和继发两种,前者与高度活动的胃黏膜皱襞和先天性胃皱襞肥大有关;后者多继发于胃炎、消化性溃疡以及心力衰竭、低蛋白血症引起的黏膜下水肿。本病常见于30~60岁的成年人,男性发病率较高。

胃、十二指肠发生炎症或其他病变时,胃黏膜水肿,黏膜及黏膜下层增生,黏膜下结缔组织松弛,胃黏膜移动度增大;同时胃、十二指肠蠕动功能紊乱,如胃窦蠕动增强,则黏膜皱襞很容易被送入幽门,形成胃黏膜脱垂。一切能引起胃剧烈蠕动的因素,如精神紧张、烟、酒、咖啡等均为本病的常见诱因。多数患者常合并胃及十二指肠慢性炎症。

二、诊断

（一）临床表现

1. 腹痛 腹痛是最常见的表现,无明显的周期性和节律性。疼痛可在进食后诱发,常呈阵发性疼痛,也可为烧灼痛、不规则的胀痛或刺痛等,一般无放射痛。常伴有上腹部饱胀不适、嗳气、食欲缺乏等症状。有时疼痛的出现也常与体位有关,右侧卧位时疼痛易发生,有人认为此点为本病的特征性表现。当脱垂的黏膜阻塞幽门管而发生嵌顿或狭窄时,则出现上腹部持续性剧烈的疼痛,同时伴有恶心、呕吐等症状。

2. 上消化道出血 在胃黏膜脱垂中是较为常见的,多数为少量的出血,少数则可引发大出血,甚至出现失血性休克。出血可由脱垂的黏膜表面糜烂或溃疡引起,也可由脱垂的黏膜嵌顿而引起。同时,因常伴有胃和十二指肠壶腹部溃疡,故出血的原因有时难以区别,确诊有赖于内镜检查。

3. 幽门梗阻 其发生率非常低,多数患者发作时有恶心、呕吐,呕吐可在进食后发生,常有上腹部剧烈疼痛,呕吐后疼痛可减轻或消失。

4. 体征 患者有消瘦、轻度贫血,上腹部可有轻压痛。当黏膜嵌顿入幽门管时,可见胃型或胃蠕动波,在上腹部可触及质软的包块,上腹部可有振水音。

（二）辅助检查

1. 内镜检查 检查时可见胃窦黏膜正常或呈点状充血、水肿，有时可见点状出血、糜烂或浅表的溃疡。当胃窦收缩时，黏膜皱襞非常明显，可形成菊花状，掩盖幽门口，当胃窦松弛时，可见到脱入十二指肠的皱襞经幽门管向胃腔内反涌过来。

2. X 线钡餐 X 线钡餐检查是诊断胃黏膜脱垂的重要依据，但是 X 线表现多样，而且常为一过性，在右前斜卧位检查时，阳性发现率较高。

三、鉴别诊断

1. 胃息肉、十二指肠壶腹部息肉 当胃息肉脱入十二指肠壶腹部时，其 X 线表现为一个或数个圆形或椭圆形的充盈缺损。胃息肉、十二指肠壶腹部息肉所形成的充盈缺损位置不固定，阴影的形状一致，同时在球部充盈缺损消失时的情况下，在胃内可出现胃息肉的 X 线征象。内镜检查可确立诊断。

2. 消化性溃疡 临床上其疼痛具有周期性、节律性，疼痛与体位无关。X 线检查可见到龛影。内镜检查可帮助确立诊断。

3. 幽门括约肌肥大 X 线表现在球基底部形成明显的压迹，但压迹边缘整齐，幽门管变窄而且延长，在球部看不到脱垂黏膜纹。

4. 幽门前区癌 若其侵犯十二指肠基底部时，X 线表现可有球基底部的充盈缺损，但此充盈缺损持久存在，边缘不整，黏膜纹消失，同时内镜可帮助确诊。

四、治疗

（一）一般治疗

本病以内科治疗为主，但并无特效药。注意饮食，少食多餐，戒烟、酒，避免刺激性食物；注意体位，采用左侧卧位，尽量避免右侧卧位；可给予镇静药和抗胆碱能类药物，以抑制过强的胃蠕动，以减少脱垂机会，应尽量避免使用促胃动力药，以免加重黏膜脱垂。有幽门梗阻者应禁食、胃肠减压，并补液、纠正水及电解质紊乱；对伴有胃炎、溃疡或上消化道出血者应给予相应的治疗。而内科保守治疗失败时，需考虑行外科手术治疗。

（二）胃镜下治疗

可依病情采用微波治疗、高频电刀切除法治疗。

（三）手术治疗

严重及反复发作的上消化道出血，幽门梗阻伴有持续性呕吐或剧烈上腹疼痛，经内科治疗无效，怀疑癌变者可考虑手术治疗。至于手术种类，目前认为以胃远端切除术及胃、十二指肠吻合术疗效最好。

（李晓宇）

第7节 胃 下 垂

一、概述

胃下垂（gastroptosis）是由于膈肌悬吊力不足，支撑内脏器官的韧带松弛，或腹内压降低、腹肌松弛，导致站立时胃大弯抵达盆腔，胃小弯弧线最低点降到髂嵴连线以下。常伴有十二指肠球部位置的改变。

正常人的胃在腹腔的左上方，直立时的最低点不应超过脐下 2 横指，其位置相对固定，对于维持胃的正常功能有一定作用，各种内、外因素导致胃的位置降低可能发生胃下垂。现代医学认为，胃下垂是一种功能性疾病，生理性的胃下垂不需治疗，当合并胃肠运动障碍相关症状时需对症治疗。

凡能造成膈肌位置下降的因素，如膈肌活动力降低，腹腔压力降低，腹肌收缩力减弱，胃膈韧带、胃肝韧带、胃脾韧带、胃结肠韧带过于松弛等，均可导致下垂。

引起胃下垂的原因分为先天性和后天性两种。

1. 先天性 多见于无力型体形者。身材细长，胸廓狭小，皮肤苍白，皮下脂肪菲薄或肌肉营养不良，第 10 肋游离等。先天性胃下垂患者常可并发其他内脏（如肾、肝、脾、横结肠、子宫等）下垂，所以又叫全内脏下垂。

2. 后天性 多与慢性消耗病合并存在或在大病初愈之后；为其他消化系统疾病的并发症。如慢性胃炎等；腹肌松弛或腹内压降低，如妇女多次生育，腹部肿瘤切除术，体重突然减轻，或胸腔内压增加，如长期咳嗽、闷气、心界下移等，均可引起胃下垂。

二、诊断

依据患者病史及临床表现：胃肠功能低下和分泌功能紊乱，常出现饱胀不适、厌食、嗳气、便秘、腹痛等，餐后站立过久和劳累后加重；体检一般体形消瘦，立位时下腹部有时呈"葫芦样"外形，胃区可有振水音，上腹部易触到明显的腹主动脉搏动，通常伴有肝、脾、肾和结肠等器官的下垂。疑胃下垂患者主要依靠 X 线检查确诊。

1. 可见瘦长体型 上腹部压痛点因立卧位变动而不固定，有时用冲击触诊法，或患者急速变换体位时，可听到脐下振水声。上腹部易打到主动脉搏动，常同时伴有肝下垂、肾下垂及结肠下垂的体征。

2. X 线检查，胃肠钡餐造影可见 依据站立位胃小弯弧线最低点与两侧髂嵴连线的位置分为 3 度：①轻度，指胃小弯弧线最低点的位置位于髂嵴连线下 1.0～5.0cm；②中度，指胃小弯弧线最低点的位置位于髂嵴连线下 5.0～10cm；③重度，指胃小弯弧线最低点的位置位于髂嵴连线下 10cm 以上。

3. 饮水超声波检查 饮水后测知胃下缘移入盆腔内。

三、鉴别诊断

1. 急性胃扩张 急性胃扩张常发生于创伤、麻醉和外科手术后数小时至一两天内或饱餐后不久出现，患者感上腹胀满或持续性胀痛，继而出现呕吐，主要为胃内容物，量小，但发作频繁，虽吐而腹胀不减，患者可迅速出现水及电解质紊乱，甚至休克，腹部 X 线片可见扩大的胃饱和致密的食物残渣阴影，服少量的钡剂可见扩张的胃型。询问病史有助鉴别。

2. 胃潴留 功能性胃潴留多由于胃张力缺乏所致。此外，胃部或其他腹部手术引起的胃运动障碍、中枢神经系疾病、糖尿病所致的神经病变、迷走神经切断术等均可引起本病。尿毒症、酸中毒、低钾血症、低钠血症、全身或腹腔内感染、剧烈疼痛、严重贫血以及抗精神病药物和抗胆碱能药物的应用也可致本病。呕吐为本病的主要表现。日夜均可发生。呕吐物常为宿食，一般不含胆汁，上腹饱胀和疼痛亦多见。如有呕吐宿食，空腹时腹部有振水音，即提示胃潴留。进食 4 小时后，仍可从胃反出或自胃腔内抽出食物则可获证实。胃肠钡餐检查时，钡剂在 4 小时后的存留 50%，或 6 小时后仍未排空，均为本病的佐证。

3. 其他 本病还应与消化性溃疡、慢性胃炎、慢性肝炎、胃神经官能症、慢性胆囊炎、胃癌、慢性胃扩张、幽门梗阻等病相鉴别。

四、治疗

胃下垂多见于体型瘦长、体质虚弱、腹壁松弛、腹肌薄弱者，主要是由于悬吊、固定胃位置的肌肉和韧带松弛无力以及腹部压力下降，使胃整个位置降低、胃蠕动减弱。妇女产后，腹压突然下降，或瘦长体型、慢性消耗性疾病以及长期从事站立工作或卧床少动的人，容易患此病。

（一）一般治疗

以功能锻炼和饮食调养为主。经常参加体育活动，着重对腹肌进行锻炼。少食多餐，选择易消化而富于营养的食物，餐后应卧床休息45分钟至1小时，以减轻胃的负担；减少站立时间，避免过度劳累。

（二）对症治疗

上腹不适、隐痛、消化不良等可参照慢性胃炎治疗。腹胀、胃排空缓慢者，可供给多潘立酮或甲氧氯普胺。合并便秘者首选莫沙必利片。试用 ATP 治疗,每日早、午餐前半小时肌内注射,25 日为一个疗程,间隔 5 天后再进行第二个疗程。必要时放置胃托。

(三)中医中药

1. 耳针 选用毫针柄,在耳壳"胃肠区"按压,寻找敏感点,在此点上加压 2～3 分钟,每日 1 次。

2. 艾灸 取气海、关元、足三里、胃俞等穴施灸。

3. 气功 卧位呼吸法,患者取仰卧位,臀部适当垫高或将床脚垫高 5cm,先吸再呼,停闭,重复进行。

(四)治疗标准

胃下垂症主要以内科治疗为主,进展常缓慢,其疗效标准如下:

1. 痊愈 临床症状消失,X 线片复查,胃下极回升至正常位置。

2. 显效 临床症状明显减轻,X 线片复查,胃下极回升 4cm 以上。

3. 有效 临床症状减轻,X 线片复查,胃下极回升 1cm 以上;或临床症状显著减轻,但 X 线片复查未见改变。

4. 无效 症状略有改善或无改善,体征无改变。

(李晓宇)

参 考 文 献

[1] LI Z, ZOU D, MA X, et al. Epidemiology of peptic ulcer disease: endoscopic results of the systematic investigation of gastrointestinal disease in China[J]. Am J Gastroenterol, 2010, 105(12): 2570-2577.

[2] 季锐, 李延青. 消化性溃疡病诊断与治疗规范建议(解读)[J]. 临床内科杂志, 2014, 31: 575-576.

[3] 中华消化杂志编委会. 消化性溃疡病诊断与治疗规范(2013 年, 深圳)[J]. 中华消化杂志, 2014, 34: 73-76.

[4] 中华医学会消化病学分会幽门螺杆菌学组 / 全国幽门螺杆菌研究协作组, 刘文忠, 谢勇, 等. 第四次全国幽门螺杆菌感染处理共识报告[J]. 中华内科杂志, 2012, 51(10): 832-837.

[5] 刘文忠. 日本《消化性溃疡循证临床实践指南(2015 年)》解读[J]. 胃肠病学, 2016, 1: 129-137.

[6] SATOH K, YOSHINO J, AKAMATSU T, et al. Evidence-based clinical practice guidelines for peptic ulcer disease 2015[J]. J Gastroenterol, 2016, 51(3): 177-194.

[7] STOLLMAN N, SMALLEY W, HIRANO I, et al. American Gastroenterological Association Institute Guideline in the Management of Acute Diverticulitis[J]. Gastroenterology, 2015, 149(7): 1944-1949.

[8] 孙贤久, 王连源. 十二指肠憩室的研究进展[J]. 新医学, 2006, 37: 622-623.

[9] 谭韡, 周巍, 罗和生, 等. 症状性十二指肠憩室的临床特点分析[J]. 胃肠病学和肝病学杂志, 2012, 21(9): 819-821.

[10] 赵国秀. 慢性胃扭转镜下治疗的体会[J]. 牡丹江医学院学报, 2017, 38: 83-84.

[11] 张敏荣. X 线诊断及介入治疗在慢性胃扭转临床治疗中的应用[J]. 现代医用影像学, 2017, 26: 975-976.

第24章 胰腺疾病引起慢性腹痛的诊断、鉴别诊断与治疗

第1节 慢性胰腺炎

慢性胰腺炎（chronic pancreatitis）是指由于各种不同原因导致的胰腺实质的反复或持续性炎症，最终使胰腺组织结构和 / 或功能出现不可逆的损害。结构异常包括慢性腺泡萎缩、胰管变形、胰腺部分或广泛纤维化或钙化以及后期胰管内结石和假性囊肿形成等；功能异常以胰腺外分泌功能障碍造成的吸收不良和内分泌功能障碍造成糖尿病为突出表现。

在西方国家，70%～90% 的慢性胰腺炎与长期嗜酒有关，饮酒 ＞150g/d，持续 5 年，或 60～80g/d，持续 10 年将发展为慢性胰腺炎。我国也有报道显示，酒精超过胆道系统疾病（如胆道炎症、胆囊结石、胆管结石、胆道蛔虫症、Oddi 括约肌痉挛或功能障碍，占我国慢性胰腺炎病因的 30%～45%），跃居第 1 位。良恶性原因造成的胰管梗阻、自身免疫性疾病、热带性胰腺炎（tropical pancreatitis）及某些全身性疾病如硬皮病和高甘油三酯血症也是慢性胰腺炎的可能病因。另外，遗传因素也被认为与慢性胰腺炎的发病有关。目前认为无单一的机制可解释慢性胰腺炎的发病，考虑为各种原因引起的胰液黏稠、胰管内蛋白沉淀、胰管梗阻和结石形成，进而导致胰腺实质发生炎症和纤维化。最近，胰腺星状细胞（pancreatic stellate cell, PSC）被认为在维持胰腺正常结构方面起着重要作用，而在慢性胰腺炎患者中，其又成为纤维化的重要因素。一般认为，酒精或其他刺激物引起了基质金属蛋白酶介导的胰腺实质正常胶原蛋白破坏，这一破坏导致了后来的胰腺结构重塑。

一、引起腹痛的临床特点与诊断

1. 腹痛 腹痛是慢性胰腺炎最突出的症状，见于 50%～90% 的患者。疼痛初为间歇性，后随着疾病的进展转为持续性，多位于上腹正中或左、右上腹，可放射至背部、两肋、前胸等处。疼痛轻重不一，轻者只有压迫感或烧灼感，重者为难以缓解的顽固性疼痛，需用麻醉剂方可止痛。疼痛多由高脂或高蛋白饮食所诱发，呈隐痛、钝痛或钻痛，前倾坐位、侧卧屈膝时疼痛可减轻，平卧位加重，被称为胰性疼痛体位（pancreatic posture），剧烈时可伴恶心、呕吐。急性发作时可有急性胰腺炎腹痛的表现。部分患者确有慢性胰腺炎存在的证据，如胰腺导管扩张、钙化和假性囊肿等，但并无腹痛症状。因此，腹痛并不是诊断慢性胰腺炎的必备条件。通常认为，胰腺功能与腹痛程度并不相关，形态学的异常与腹痛的存在及严重程度亦同样无关，从腹痛的特点难以分辨慢性胰腺炎的病因，也难以推断病程的演变。

2. 胰腺功能不全 胰腺功能不全是慢性胰腺炎除腹痛外的另一种典型表现，随着疾病的进展，胰腺内外分泌功能不全逐步加重。相比腹痛，胰腺功能不全的症状相对更容易掌握。临床有意义的糖类、蛋白和脂肪吸收障碍只有在 90% 以上的胰腺功能丧失的情况下才会出现，其中以脂肪吸收不良最早出现，在临床上可表现为不能耐受油腻饮食及排恶臭大便，严重者伴有脂溶性维生素 A、D、E、K 缺乏而造成的夜盲症、皮肤粗糙和出血倾向等。食欲差、惧食，外加长期丢失脂肪和蛋白质可导致消瘦和严重营养不良。胰腺内分泌功能不全表现为糖尿病，胰腺慢性炎症最后破坏胰岛，使其功能受损，胰岛素分泌减少，

约60%出现糖耐量异常,10%～20%为典型的糖尿病。长期饮酒导致的慢性胰腺炎更易并发糖尿病。

3. 血生化检查 血淀粉酶可轻度升高,慢性胰腺炎急性发作时可明显升高。血白细胞在慢性胰腺炎急性发作合并胆道感染时可升高。血胆红素、碱性磷酸酶有助于了解有无胆道梗阻。

4. 胰腺外分泌功能试验 包括胰泌素直接刺激试验、Lundh 试验、胰功肽试验、甘油三酯混合呼气试验、粪便脂肪、肌纤维检查以及维生素 B_{12} 吸收试验。

5. 胰腺内分泌功能 包括血浆胰岛素、胰多肽及血清胆囊收缩素水平测定。

6. 影像学检查 慢性胰腺炎特征性胰胆管扩张表现为:①胰管不规则扩张且贯通病变区,或伴有胰管结石。②慢性胰腺炎出现胆总管扩张在胰头段逐渐变细,或伴有胆管结石,这些征象虽然发生率不高,但却是胰腺炎性病变的另一个特征性表现。在慢性胰腺炎中,胰管扩张的比例高于胆总管扩张的比例,因此仅见孤立的主胰管扩张时,应结合临床考虑慢性胰腺炎的可能。B 超、CT、ERCP、超声内镜(EUS)、MRCP 是目前 5 种最常用的诊断慢性胰腺炎的影像技术,ERCP 和 EUS 有较高的诊断准确率。

7. 病理 经超声引导或手术探查做细针穿刺活检,或收集胰管分泌液做细胞学检查对慢性胰腺炎和胰腺癌的鉴别有重要价值。

8. 诊断标准 慢性胰腺炎临床表现变化多且无特异性,诊断有一定困难。有胆道疾病或长期饮酒史,出现持续性上腹痛、体重减轻应疑及本病,结合实验室和影像学检查后才能确定。慢性胰腺炎的主要诊断依据为:①典型的临床表现(腹痛、胰腺外分泌功能不全症状等);②病理学检查;③影像学上有胰腺实质和 / 或胰管改变征象;④实验室检查有胰腺外分泌功能不全的依据。其中,第①项为诊断所必需,第②项阳性可确诊,①＋③或①＋④可基本确诊。

二、鉴别诊断

1. 胃食管反流病 胸骨后疼痛或烧灼感是本病的最主要临床表现。常在餐后 1 小时左右出现,卧位、弯腰或增加腹压时诱发或加重,常伴吞咽困难、反酸,也有上腹部疼痛或饱胀等消化不良症状。疼痛一般不向背部、双肋、前胸放射,可有内镜检查、24 小时食管 pH 监测、食管吞钡、食管滴酸试验阳性、食管测压等检查异常。

2. 食管贲门失弛缓症 本病表现为胸骨后或上腹疼痛。胸骨后或上腹疼痛为闷痛、烧灼感、隐痛、针刺痛或锥痛,一般无剧痛,可放射至背部或颈部,服硝酸甘油制剂或进食热饮后可缓解,疼痛一般不向背部、双肋、前胸放射。X 线钡餐检查对本病最有价值,可见食管远段"鸟嘴样狭窄"。

3. 食管裂孔疝 临床表现为中上腹部(胸骨后或剑突下)不适感或烧灼感、嗳气、反胃等,疼痛以隐痛为主,其次为胀痛或剧痛。可放射至肩背,常在进食时或进食后出现,食后卧位易诱发,尤其睡前饱食,食后散步可缓解,少吃少痛,不吃不痛,无饥饿感,可并发上消化道出血,无胰腺分泌功能不全、腹部压痛等,确诊主要依靠 X 线钡餐检查。

4. 消化性溃疡 本病典型的上腹痛特点:①慢性病程,可长达数年至数十年。②周期性,发作与自发缓解,发作期可为数周或数月,如无并发症,全身情况一般无影响。③节律性,2/3 的十二指肠溃疡患者疼痛开始于早餐后 1～3 小时,持续至午餐后缓解;约半数患者有夜间痛;1/3 胃溃疡患者腹痛具节律性,多于餐后半小时至 2 小时出现,持续至下次进餐前消失,天气转凉、过劳、精神紧张等可加剧,进食或服抗酸药可缓解。④多数患者于深秋至次年春季发作比较频繁。可伴早饱、腹胀、反酸、嗳气等消化不良症状,体征方面可有上腹部压痛,可出现出血、穿孔、幽门梗阻、癌变等并发症。可通过消化道钡餐见龛影、胃镜结合组织活检等方法确诊。若非十二指肠后壁溃疡,腹痛一般无放射至背部、双肋、前胸等。坐位或屈膝时疼痛一般无缓解,躺下或进食时无加剧。

5. 慢性胃炎 本病临床表现为上腹痛、上腹不适、早饱、恶心、嗳气等,慢性胃炎上腹痛无明显消化性溃疡周期性、节律性特点,通常为持续性胀痛,无放射至背部、双肋、前胸等,服抗酸药或进食可缓解,坐位或屈膝时疼痛无明显缓解,躺下或进食时无明显加剧。可通过消化道钡餐、胃镜等确诊。

6. 十二指肠憩室与憩室炎 十二指肠憩室与憩室炎可有中至重度钝痛,持续几分钟至几小时,可向背部放射,无放射至双肋、前胸等,饱食后出现或加剧,呕吐后缓解,白天出现,晚上减轻或消失,服抑酸药缓解不明显，坐位或屈膝时疼痛缓解不明显，常有饱胀感，可有恶心、呕吐甚至呕血。憩室部位可有压痛，可并发出血、穿孔。诊断依赖于 X 线检查。无胰腺分泌功能不全表现。

7. 腹主动脉瘤 腹主动脉瘤比较常见的症状为腹痛，多位于脐周或中上腹，疼痛剧烈，可向背部、盆腔、会阴及下肢放射，与进食、排便无明显关系，进食后或服抑酸药缓解不明显，可及腹部搏动性包块，通常在脐与耻骨间，有时在包块处可听到收缩期杂音。X 线、CT 可帮助诊断。

8. 慢性胆囊炎 本病表现为反复发作性上腹部疼痛。腹痛多发作于右上腹或中上腹，少数可发生于胸骨后或左上腹，为持续性隐痛，多发生于晚上和饱餐后，进食油腻或多脂食物后可加剧，向右侧肩胛下区放射，疼痛一般持续 1～6 小时可自行缓解。当胆囊管或胆总管发生结石嵌顿时，可发生胆绞痛，伴恶心、呕吐等。查体可有右上腹压痛，胆囊触痛或墨菲征阳性，当胆囊增大时，右上腹可触及囊性包块。辅助检查方面可通过 B 超、胆囊及胆管造影、ERCP 等阳性检查结果。

9. 脾曲综合征 本病为一种肠功能性疾病，表现为左上腹痛，为持续性胀痛，其疼痛程度与胀气程度往往一致，排便或清洁灌肠后胀气消失时疼痛也消失。发作持续半小时至数小时不等，一般腹痛与饮食、体位无明显关系，也不向他处放射，但可与情绪有关，伴嗳气、上腹部发作性饱胀不适。X 线示结肠脾曲有明显积气。

10. 胰腺癌 胰腺癌常合并慢性胰腺炎，而慢性胰腺炎也可演变为胰腺癌，胰腺癌的疼痛往往为难以缓解的顽固性疼痛，两者鉴别诊断较困难，甚至在术中也难以鉴别。通常依靠 CT、MRCP、EUS 及活体组织检查等加以鉴别。

11. 佐林格 - 埃利森（Zollinger-Ellison）综合征 本病为胃泌素瘤引起上消化道顽固性溃疡导致腹痛，同时伴有腹泻，与慢性胰腺炎表现有相似之处。依靠消化道造影、胃镜、胃液分析和血清胃泌素测定，不难做出鉴别。

12. 小肠性吸收功能不良 主要指原发性吸收不良综合征及 Whipple 病。原发性吸收不良综合征包括热带性脂肪泻、非热带性脂肪泻（又称麦胶敏感性肠病）及成人乳糖缺乏症，临床主要表现为三联征，即脂肪泻、贫血与全身衰竭（恶病质）。可伴有腹部不适或疼痛、腹胀、胃酸减少或缺乏、舌炎、骨质疏松、维生素缺乏、低血钙、低血钾等表现。Whipple 病患者多为 40～60 岁的男性，主要呈现为四大症状，即脂肪泻、多发性关节炎、消瘦与腹痛。血常规可显示淋巴细胞增多。应用 D- 木糖试验有助于鉴别诊断，小肠性吸收不良者提示吸收障碍，而慢性胰腺炎患者则为正常。

13. 原发性胰腺萎缩 多见于 50 岁以上的患者，临床表现可类似无痛性胰腺炎但无胰腺钙化，B 超无胰腺肿大。主要临床表现常为脂肪泻、体重减轻、食欲减退与全身水肿，如作剖腹探查时可见胰腺缩小，显微镜下可见腺泡细胞完全消失，胰岛明显减少，均被脂肪组织替代，纤维化病变较少，无钙化、炎症细胞浸润或假性囊肿形成。

三、治疗

慢性胰腺炎的腹痛严重影响患者的生活质量，并可导致麻醉镇痛药的成瘾，应根据患者疼痛的程度、时间而选择治疗方法。对部分病例，控制疼痛有时十分困难，同时也应注意到近 1/3 的患者安慰剂治疗有效。目前的治疗是采取综合性治疗措施，包括：

1. 戒酒 慢性胰腺炎患者须绝对戒酒，尤其对于酒精性胰腺炎，戒酒后可使 75% 的患者疼痛得以缓解。

2. 减缓胰腺实质炎症 慢性胰腺炎因急性炎症而使病情加剧时，其治疗与急性胰腺炎的治疗相同。

3. 镇痛药物的选择 对严重疼痛的患者可用止痛药，但在应用止痛药时应注意以下几点：①尽量先用小剂量非麻醉性镇痛药，如阿司匹林和吲哚美辛等非甾体抗炎药，以及曲马多、盐酸布桂嗪等较强的镇痛药；②积极配合其他治疗；③如症状缓解，应及时减药或停药，尽可能间歇交替用药；④警惕止痛药成瘾或药物依赖性，若腹痛严重，可酌情选用麻醉性镇痛药，如哌替啶、可待因和盐酸罂粟碱等阿片衍生物，也可选用小剂量的吗啡缓释片如美斯康定，但要避免长期大量使用；⑤大剂量吗啡可导致 Oddi 括约肌张力的增加，故不宜使用。

4. 胰酶替代治疗胰酶制剂　口服足量有效的胰酶制剂也可配合缓解患者,可试用于大多数严重腹痛患者的最初治疗。其作用机制为口服胰酶制剂在十二指肠内通过抑制反馈回路,调节胆囊收缩素(CCK)的释放,而 CCK 是刺激胰腺分泌消化酶的重要激素。胰蛋白酶可以使 CCK 失活,减少 CCK 介导的胰腺分泌,因 CCK 在慢性胰腺炎患者分泌减少,因此外源性补充胰蛋白酶可以发挥上述作用而缓解腹痛。胰酶治疗腹痛的疗效不一,疗效差的原因之一是抑制上述反馈回路需要很高的胰蛋白酶活性,而蛋白酶在十二指肠内停留时间往往很短,这也可解释一些缓释型胰酶制剂疗效不佳的原因。

5. 质子泵抑制剂(PPI)和 H_2 受体拮抗剂(H_2RA)　若腹痛由胰液分泌过多导致胰管内压力过高引起,可使用 PPI 或 H_2RA,通过抑制胃酸分泌而间接减少胰液分泌,从而预防胰源性腹痛。

6. 生长抑素类似物　能抑制各种因素引起的胰腺分泌,降低 Oddi 括约肌张力和胰管内压力,减轻腹痛。

7. 内镜治疗　具体方法包括胰管括约肌切开术(EPS)、胰管和囊肿的内镜引流术及胰管支架植入、胰管结石取除术等。对顽固性腹痛,还可以进行内镜下腹腔神经丛阻断术。

8. 外科治疗　对于内科治疗失败的疼痛患者可考虑手术治疗,最常用的是胰管减压及引流术和胰腺次全切除术。

(庄燕妍　张世能)

第2节　自身免疫性胰腺炎

自身免疫性胰腺炎(autoimmune pancreatitis,AIP)是由自身免疫介导,以胰腺淋巴细胞及浆细胞浸润并发生纤维化、影像学表现为胰腺肿大和胰管不规则狭窄、血清 IgG_4 水平升高、类固醇激素疗效显著为特征的特殊类型慢性胰腺炎(chronic pancreatitis,CP)。多以梗阻性黄疸为首发症状,腹痛常不明显。由于 AIP 易误诊为胰腺癌而导致不必要的手术,近年来逐渐引起重视,在 21 世纪 CP 分类系统中,AIP 已作为慢性胰腺炎的独立分型之一,有资料表明,本病占慢性胰腺炎的 2%~6%。

AIP 病因尚不明确,目前认为其属于 IgG_4 相关性系统性疾病(IgG_4-related systemic disease,IgG_4-RSD)在胰腺的局部表现。后者是一类以 IgG_4 阳性浆细胞和 T 淋巴细胞广泛浸润全身不同器官为主要病理特点的纤维炎症性疾病,除了胰腺外,还可累及胆管、泪腺、唾液腺、腹膜后、肾、肺等。根据病理表现,分为Ⅰ型 AIP 和Ⅱ型 AIP。Ⅰ型主要见于老年男性,多合并胰腺外器官病变。Ⅱ型患者较Ⅰ型者年轻,无性别差异。

一、引起腹痛的临床特点与诊断

1. 临床表现　自身免疫性胰腺炎患者多无症状或者症状轻微,有症状者可表现为腹痛,很少表现为急性胰腺炎。AIP 最常见的临床表现是无痛性梗阻性黄疸,50%~70% 的自身免疫性胰腺炎因此就诊。患者亦可表现为背痛、体重下降、新发糖尿病或者糖耐量异常(50%~70%)。具有胰腺外器官自身免疫性疾病的患者具有相应的临床特点,Ⅰ型 AIP 多合并胰腺外器官病变。在这一方面,原发性硬化性胆管炎、原发性胆道硬化症、干燥综合征、类风湿性关节炎、腹膜后纤维变性、溃疡性结肠炎、自身免疫性甲状腺炎、肾小管间质性肾炎及纵隔淋巴结肿大在自身免疫性胰腺炎患者病例中均有报道。

2. 血 IgG_4 与其他自身抗体　血清 IgG_4 升高是诊断 AIP 最有价值的指标,其敏感性为 67%~94%,特异性为 89%~100%。Ⅰ型多有血清 IgG_4 水平升高;Ⅱ型血清 IgG_4 水平多不升高。少数非自身免疫性疾病患者,如胰腺癌患者 IgG_4 升高,故 IgG_4 不能单独用于诊断 AIP。在应用皮质类固醇激素治疗期间,患者的 IgG_4 水平可出现下降,因此该数值可作为随访患者对激素治疗反应的良好指标。另外,其他血清抗体,如抗核抗体、类风湿因子、抗乳铁蛋白抗体和碳酸酐酶Ⅱ抗体也可帮助鉴别。

3. 其他血生化检查　血清总胆红素增高,以直接胆红素增高为主,伴碱性磷酸酶、转肽酶及谷丙转氨酶增高。红细胞沉降率、C 反应蛋白、血淀粉酶均可升高。

4. CT 诊断 特点为胰腺弥漫性肿大，典型者称"腊肠样"，胰周伴低密度，"鞘样"结构称"鞘膜征"。该征对 AIP 的诊断有较高特异性，并有助于与胰腺癌鉴别，部分不典型者可出现胰腺局限肿大或肿块。

5. MR 诊断 胰腺特点同 CT，也可见"鞘膜"征，T_1 期胰腺密度低于肝脏。

6. 内镜逆行胰胆管造影（ERCP） 主胰管特殊的弥漫性狭窄是诊断 AIP 的基础。典型表现为胰管纤细和狭窄（>1/3 全长），狭窄胰管的近端无显著扩张，胰管可呈多处狭窄、狭窄处可见分支胰管。

7. 超声内镜 超声内镜表现为胰腺弥漫性增大或局部肿块，多呈低回声伴内部高回声，可见"导管穿透征"；胆管受累呈"三明治状"征象。

8. 病理 自身免疫性胰腺炎可根据组织学分型及临床表征，分成Ⅰ型和Ⅱ型。Ⅰ型自身免疫性胰腺炎表现为高倍镜视野下超过 10 个 IgG_4 分泌性浆细胞、胰管周围淋巴浆细胞浸润、阻塞性静脉炎及致密纤维化等典型的淋巴浆细胞性硬化性胰腺炎（lymphoplasmacytic sclerosing pancreatitis，LPSP）改变。Ⅱ型自身免疫性胰腺炎又叫特发性胰管中心性胰腺炎（idiopathic duct centric pancreatitis，IDCP），表现为粒细胞浸润性上皮病变而胰腺实质并无明显的 IgG_4 分泌性浆细胞浸润。

9. 诊断标准 现有临床诊断标准均针对Ⅰ型制定，具备以下前两项者可拟诊，三项兼备者可确诊：①影像学检查示胰腺增大及胰管不规则狭窄（弥漫性或节段性）；②血清学检查示 IgG_4 升高或自身抗体阳性；③组织学检查示胰腺纤维化伴浆细胞和淋巴细胞浸润，有大量 IgG_4 阳性细胞浸润。符合上述一条，若激素治疗［对本病应用泼尼松龙 0.5mg/（kg·d），2 周后影像学可明显改善］有效可诊断，伴胰腺外器官受累者支持 AIP 诊断。

二、鉴别诊断

1. 胰腺癌 自身免疫性胰腺炎患者有时候可表现出酷似胰腺癌的临床特征，包括胰头部的肿物。虽然自身免疫性胰腺炎的诊断率远低于胰腺癌，然而正确的诊断可以有效减少不必要的外科手术。具体到治疗的部分，在应用皮质类固醇激素治疗后 2~4 周内出现良好反应，是支持Ⅰ型自身免疫性胰腺炎诊断的一个重要指标。自身免疫性胰腺炎患者常常首先在影像学检查过程中出现异常改变，如增强 CT 扫描或 MRI 检查。值得注意的是，在上述影像学检查过程中强烈提示胰腺癌的典型影像学特征（如血管侵犯、胰周病理性改变等）则一般缺如。自身免疫性胰腺炎的一个典型特征是 MRI 成像检查中出现胰头部轮状边缘强化。超声内镜检查也被应用于协助诊断自身免疫性胰腺炎。

2. 肝胰壶腹癌和胆管癌 胆总管、肝胰壶腹和胰头三者的解剖位置邻近，三者发生的肿瘤临床表现十分相似，但在外科手术疗效和预后方面，前两者远比胰腺癌为好，故鉴别诊断仍十分必要。前两者属于十二指肠降部肿瘤，较胰头癌少见，而黄疸出现较早且呈波动性，消瘦不明显。临床表现类似胰腺癌，同时存在胆管炎、贫血、黄疸者应考虑壶腹癌。十二指肠镜及乳头活检很有价值。胆管末端癌（胰内胆管癌）和胰头癌之间的鉴别尤为困难，ERCP 和选择性动脉造影对鉴别诊断具有价值。而局限性 AIP 表现为节段性的主胰管狭窄及胰腺局限性肿大，应与上述三者鉴别。

3. 酒精性胰腺炎 AIP 与酒精性慢性胰腺炎（alcohol chronic pancreatitis，ACP）鉴别不难。ACP 患者一般年龄较轻，临床症状较重，主胰管明显扩张、胰腺实质萎缩，常伴胰腺钙化、结石、假性囊肿，自身抗体多阴性，血清球蛋白、IgG_4 多正常。

4. 胰腺炎性假瘤 其他类型的慢性胰腺炎在某些临床阶段可表现为胰腺局部包块，被称为胰腺炎性假瘤（pseudo-tumoral pancreatitis），需与局限性 AIP 进行鉴别。一般来说，AIP 患者多表现为梗阻性黄疸、胰腺局部肿大及轻度腹痛，多为老年，而炎性假瘤多为中年男性，CT 常可发现假性囊肿或胰周渗出，多有典型的胰腺炎症状；而局限性 AIP 患者 EUS 多显示胰腺炎性病灶边界清，ERCP 示狭窄或梗阻 MPD 近端胰管无异常，狭窄段多见少量造影剂残留，这些特征使局限性 AIP 与炎性假瘤易于鉴别。

三、治疗

AIP 如有轻度腹痛、淀粉酶升高，可按急性胰腺炎的常规治疗方法予以处理，但无必要给予蛋白酶抑制剂和抗生素。如有慢性腹泻，可给予胰酶补充治疗，如患者有重度黄疸或胆道感染，在用激素前需行经皮经肝或内镜下胆道引流术,并给予抗生素治疗,如效果欠佳,应及时行外科手术引流。

1. 糖皮质激素　糖皮质激素是 AIP 的首选药物,对于缓解自身免疫性胰腺炎患者的临床症状、减小肿大的胰腺体积、逆转组织病理学改变及恢复胰腺内外分泌功能等方面显示出较确切的效果。如激素疗效不佳,首先要考虑诊断是否正确,然后可换用或者联用免疫抑制剂乃至利妥昔单抗。一般患者在给予激素治疗后的 2～4 周内可出现较显著的效果。常规使用初始剂量为 30～40mg/d 的泼尼松,或者按照 0.5mg/(kg·d) 选择剂量,症状缓解后继续用药 2～4 周,然后逐渐减量,每周减 5mg,直至减为 5mg/d,维持治疗的时间尚无共识,可根据疾病活动程度及激素相关不良反应等情况选择维持 1～3 年。部分 AP 患者激素减量或停用后可复发,再次应用仍可有效。症状的缓解程度、胰腺和胆道系统等腹部影像学的一系列改变,血清 γ 球蛋白,尤其是 IgG$_4$ 水平的下降以及肝功能检测的改善都是随访疾病恢复程度的良好指标。AIP 患者在泼尼松维持治疗期或间歇期,尽管可能无活动期临床表现,但仍有可能复发。

2. 免疫抑制剂　在诊断明确、激素治疗后复发可予免疫抑制剂治疗。硫唑嘌呤、6- 巯基嘌呤或者霉酚酸酯可用于激素无效者。初步研究表明,利妥昔单抗对激素和免疫抑制剂抵抗的患者效果良好。

3. 熊去氧胆酸　国外有研究报道,熊去氧胆酸可改善并发的糖尿病及肝功能受损,缩小胰腺体积,但证据仍不足。

4. 内镜治疗　激素有禁忌者,以及年老体弱者和对激素应用有顾虑者合并梗阻性黄疸可行内镜下支架植入术等。

5. 外科治疗　当不能排除恶性肿瘤时,可以考虑手术。

(庄燕妍　张世能)

第3节　胰 腺 囊 肿

胰腺囊肿(pancreatic cyst)是一种较少见的由胰腺内生或自胰腺衍生的囊肿。根据囊肿的数目可分为单发囊肿(solitary cyst)和多发囊肿(multiple cyst);根据囊肿的性质,又可分为胰腺真性囊肿和胰腺假性囊肿(pancreatic pseudocyst,PPC)。真性囊肿和假性囊肿的区别在于囊壁的组成成分。胰腺真性囊肿为先天性囊肿,多发生于胰腺组织,囊壁为腺管和腺泡上皮细胞构成,约占胰腺囊肿的 10%;而胰腺假性囊肿的囊壁则是非上皮细胞覆盖,主要因急、慢性胰腺炎或胰腺损伤后形成,约占胰腺囊肿的 2/3。

一、胰腺假性囊肿

胰腺假性囊肿是指在胰腺内或胰腺周围的异常液体积聚形成的囊腔,囊壁为腹膜、网膜或为炎性纤维结缔组织构成,其内无上皮细胞覆盖。大多数胰腺囊肿为胰腺假性囊肿,其形成源于胰腺炎、胰腺损伤、胰管结石或胰管狭窄引起胰管阻塞,进而导致主胰管破裂、胰液外漏,被纤维组织包裹而形成。纤维组织将囊肿与周围器官分隔开,囊壁厚度随时间延长而不断增厚。胰腺假性囊肿单发者多见,大小不一,一般直径为 3～15cm。囊内液体色泽不一,可为澄清黄色液或巧克力样液,液体呈碱性,含有蛋白质、黏液、胆固醇及红细胞等。若活化的胰酶进入囊内侵及囊壁上血管则可引起囊内出血。假性囊肿尤其是胰头部囊肿可侵蚀消化道,形成内瘘。胰尾部囊肿侵及脾动脉,可致腹腔内出血。

(一)引起腹痛的临床特点与诊断

胰腺假性囊肿少数无症状,仅在 B 超检查时被发现,大多数者则以腹痛最为常见,疼痛与囊肿的生长部位有关,多呈持续性胀痛或钝痛,也可发生阵发性绞痛。产生疼痛的原因多是由于囊肿压迫胃肠道、腹膜后及腹腔神经丛所致,也可由胰腺本身炎症所致。其他症状,如腹胀、恶心、呕吐、食欲下降、体重下降、发热、黄疸和腹部包块等。

B 超检查是诊断胰腺假性囊肿的一项简便、有效的方法,CT 检查是诊断胰腺假性囊肿最重要的方法,在 CT 扫描图上胰腺假性囊肿为边缘光滑的圆形或卵圆形密度均匀减低区,如 CT 检查显示有气液平面,说明有感染性脓肿形成。ERCP 不作为诊断胰腺假性囊肿的常规方法,但可查明胰管状态,与囊肿是否交通,有助于选择治疗方法。亦有助于与胰腺癌相鉴别。超声内镜为可见轮廓清晰的低回声区,其内有少量纤维素及沉渣,可发现直径<3mm者,并且能明确囊肿和肠腔的关系,显示囊肿壁的小血管。目前超声内镜主要用于囊壁内镜治疗中,以免经囊壁穿刺时损伤小血管。

(二)鉴别诊断

1. 消化性溃疡 腹痛特点:①慢性过程呈反复发作:病程长达几年,甚至数十年。②周期性:与缓解期相互交替。发作有季节性,多在秋冬和冬春之交发病。③节律性:十二指肠溃疡的腹痛常发生在两餐之间,进食或服制酸药后可缓解;胃溃疡腹痛的发生常不规则,多在餐后 1 小时内发生,经 1～2 小时后逐渐缓解,直至下次进餐后再出现。④腹痛部位:胃溃疡者多位于上腹中部或者稍偏左,十二指肠溃疡者则多位于上腹偏右。⑤腹痛性质:多呈灼痛、胀痛、钝痛或饥饿痛,多能耐受,持续性剧痛提示溃疡穿透或穿孔。胃镜检查是诊断本病最有价值的方法,结合组织学活检有助于排除溃疡性胃癌或胃溃疡癌变。对于不能耐受者,可行 X 线钡餐检查明确诊断。

2. 胃黏膜脱垂症 多有中上腹痛。腹痛无周期性和节律性,多呈不规则的间歇及突然发作,但少数病例可出现持续性疼痛伴有阵发性加剧。有些病例发病与精神因素有关,但也可无明显诱因。疼痛多不严重,无放射性痛,性质多为灼痛、胀痛,也可为刺痛。右侧卧位可使疼痛加剧,左侧卧位时可使疼痛减轻或者缓解,制酸药一般能缓解疼痛,但效果不如溃疡病明显,胃黏膜脱垂症诊断有赖于 X 线检查,检查时宜采取俯卧位或右侧卧位。其 X 线征象为十二指肠球部呈"蕈状"或"降落伞状"变形。球基底部呈残缺阴影,幽门增宽,并可见胃黏膜向球部突出。

3. 胃癌 早期胃癌多无症状,也无体征。进展期胃癌最早出现的症状是上腹痛,可急可缓,多为钝痛或者胀痛,偶呈节律性溃疡样胃痛,最后疼痛持续不能缓解。常同时伴有食欲减退、易饱感和体重减轻。主要体征为腹部包块。胃镜检查结合黏膜活检是胃癌最可靠的诊断手段。

4. 肠系膜上动脉综合征 本病是由于先天性解剖变异和 / 或后天性因素引起局部解剖的改变,使肠系膜上动脉过度压迫十二指肠水平段或升段,导致受压肠管近段内容物通过障碍、肠管扩张而产生上腹痛,呕吐等症状的临床症候群。多见于体型瘦长的患者。突出的临床症状是进餐后上腹部饱胀感或钝痛感,恶心、呕吐,呕吐物量大且含有胆汁。体位改变,如胸膝位、俯卧位可使症状缓解。体检可见胃型、十二指肠型,局部压痛,可有胃振水音。血管彩超提示肠系膜上动脉和腹主动脉夹角变小,X 线钡餐检查可确诊。

5. 原发性小肠肿瘤 腹痛多因肠梗阻、肿瘤的牵拉、肠管的失蠕动,瘤体中心坏死而激发炎症、溃疡或穿孔所致。腹痛多有慢性、间歇性和进行性加重的特点,初起为隐痛或钝痛,随着病情发展,可出现阵发性痉挛性绞痛。疼痛的部位与肿瘤有关,多位于中腹部、脐周及下腹部,亦可出现在上腹部。选择性腹腔动脉造影是诊断小肠肿瘤的有效方法,小肠镜和胶囊内镜检查对小肠肿瘤的诊断有很高的价值。

6. 十二指肠炎 是各种原因引起的急性、慢性十二指肠黏膜的炎症性变化,可分为原发性和继发性两种。前者病因未明,可能与进食刺激性食物、饮酒、非甾体抗炎药、幽门螺杆菌感染等有关;后者多由克罗恩病、寄生虫、肠结核等累及十二指肠而引起特异性炎症。上腹痛类似于十二指肠球部溃疡,多为饥饿痛、夜间痛,进食缓解。本病确诊有赖于内镜下所见和内镜直视下取黏膜活组织检查。

7. 脾曲综合征 结肠脾曲胀气的临床表现称为脾曲综合征。脾曲胀气表现为左上腹胀痛、不适、便秘等症状,轻症患者仅表现为上腹部发作性饱胀不适感、嗳气及腹痛等,重症患者有较严重的胀痛或剧痛,其疼痛程度与胀气程度往往一致,排便或清洁灌肠后胀气消失时疼痛也消失。疼痛症状可骤发或缓发,发作持续半小时至数小时不等,以冬季多见,一般与饮食关系不大,但可与情绪波动有关,发作时腹部 X 线透视结肠脾曲有明显积气。

8. 慢性胰腺炎 见本章第 1 节。

9. 胰腺脓肿 主要继发于急性胰腺炎和胰腺手术。在早期与急性坏死性胰腺炎的临床表现不易区分。主要表现为腹痛加剧伴有腰背部疼痛,呈持续性钝痛,可伴有恶心、呕吐、腹胀。除腹痛外,会出现持续高热、畏寒等感染中毒症状。查体在上腹部可扪及圆形或椭圆形包块,有压痛。B 超检查极似胰腺囊肿。但腹部 X 线或 CT 检查发现囊肿内有气泡影时，可明确诊断，必要时可行 B 超或 CT 引导下细针穿刺，抽取囊液分析，明确诊断。

10. 胆总管囊肿 临床表现为间歇性上腹痛、右上腹肿块和黄疸，称为胆总管囊肿三联征。腹痛的表现可以颇不相同，可以完全不痛或为上腹部能耐受的钝痛，甚至是右上腹剧烈绞痛。ERCP、CT、MRI、MRC 能显示胆总管扩张，有助于明确诊断。

11. 肠系膜囊肿 肠系膜囊肿发病率较低。囊肿较小时可无症状，囊肿稍大时可有腹痛、腹胀、腹泻。查体触及腹部包块，囊性感，活动度大。囊肿较大时可压迫肠管，引起肠梗阻；压迫输尿管引起肾盂积水等并发症。B 超、CT、MRI 可探测到囊肿的位置和大小。腹腔镜可直接窥视到囊肿的情况，明确诊断。

12. 胰腺囊腺瘤和胰腺囊腺癌 见本章第 4 节。

（三）治疗

胰腺假性囊肿的治疗指征根据其类型和胰腺本身的病变而定，治疗措施包括内科治疗、内镜治疗和外科治疗 3 个方面。

1. 内科治疗 急性胰腺炎并发的急性胰腺假性囊肿如无继发感染，少数病例可经药物治疗自行吸收，如抑制胰酶分泌、营养支持、预防感染等综合治疗，一旦出现囊肿感染、出血、破裂等情况，要及时进行手术治疗。

2. 内镜治疗 内镜下胰腺囊肿引流术是近年来治疗胰腺假性囊肿的新技术。其具有操作简单、创伤小、并发症少及疗效确切的优点，目前已广泛应用于胰腺假性囊肿的治疗，并且在某些选择性病例已有取代外科手术的趋势。内镜治疗胰腺假性囊肿的指征包括：①囊肿压迫胃肠道壁，形成明显的腔内隆起；②囊肿壁已成熟；③囊肿壁与胃肠壁间的距离不超过 1cm；④囊肿与主胰管相通，则可直接经十二指肠乳头进行引流。目前有内镜下胰腺假性囊肿胃肠道置管引流术、内镜下经乳头胰腺假性囊肿引流术（endoscopic transpapillary cyst drainage，ETCD）和超声内镜引导下胰腺假性囊肿胃肠道置管引流术，后者是近年来治疗胰腺假性囊肿的新技术和方向。

3. 外科治疗 胰腺囊肿如经过积极的内科治疗，效果欠佳，B 超检查或相关的检查明确肿物存在，应及时采取外科治疗。手术治疗根据情况采用囊肿切除术、囊肿胃造口术、囊肿十二指肠造口术和 Roux-en-Y 囊肿空肠吻合术。

二、胰腺真性囊肿

胰腺真性囊肿为先天性囊肿（congenital cyst），其内壁覆有单层立方上皮或复层鳞状上皮。先天性囊肿有单发囊肿和多发囊肿，二者在临床均少见。前者多为 2 岁以下儿童，偶见成人病例。患者以腹部包块就诊，可以有胃、十二指肠受压或胆管梗阻的临床表现。单发囊肿通常不伴有其他先天畸形。多发囊肿常伴有其他先天畸形，如同时存在肝脏、肾脏、肺或中枢神经系统的多发囊肿。由于畸形严重，患者常无法存活，故诊断多为尸检诊断。

临床上，胰腺真性囊肿并无特征性临床表现，往往与假性囊肿难以鉴别。其最常见的临床表现为腹痛和腹胀。仅在囊肿增大到一定程度才会出现周围脏器压迫症状，如阻塞性黄疸等。发现并诊断胰腺囊肿较为容易，但是明确为先天性囊肿往往比较困难。近年来，随着影像技术的发展，定位诊断率显著提高，但囊肿的性质仍有赖于病理学检查。鉴别诊断应包括胰腺假性囊肿、胰腺囊腺瘤或囊腺癌，临床上这些疾病均较本病常见。

目前对本病尚无特异的治疗方法。对于真性囊肿，无论部位如何，原则上均应行手术治疗。手术方式以切除囊肿为最终目标。单纯囊肿切除适用于单发孤立囊肿，胰体、尾切除术适用于胰体、尾多发性囊肿，对于有癌变倾向的囊肿，术中如有怀疑，应在冰冻病理报告的基础上果断行胰十二指肠切除术。而对于胰头部的囊肿，有时不易完全切除，可采用囊肿肠道吻合术，应同时做病理检查证实诊断。

（黄凤婷　张世能）

第4节　胰腺囊腺瘤和胰腺囊腺癌

一、胰腺囊腺瘤

胰腺囊腺瘤（cystic neoplasms of the pancreas）是临床比较少见的一类疾病，占胰腺囊性病变的10%~15%，仅占全部胰腺肿瘤的1%左右，由于其位置较深、生长缓慢、早期无症状等特点，故既往很少被发现，随着影像和内镜技术的发展及临床医师对该病认识的加深，近年来发现病例明显增多。

胰腺囊腺瘤种类繁多，对该病的分类尚未形成统一认识。目前比较系统而全面的分类方法将胰腺囊腺瘤分为原发性和继发性两大类。原发性胰腺囊腺瘤又根据组织来源不同，分为上皮肿瘤、间质肿瘤和假乳头-实性上皮瘤（pseudopapillary-solid epithelial neoplasm，PSEN）。其中，上皮肿瘤包括浆液性囊性腺瘤（serous cyst adenoma，SCA）、黏液性囊性肿瘤（mucinous cystic neoplasm，MCN）和导管内乳头黏液瘤（intraductal papillary mucinous tumor，IPMT）；继发性胰腺囊腺瘤分为外分泌肿瘤如导管腺瘤，以及内分泌肿瘤如囊性胰岛细胞瘤两类。

（一）引起腹痛的临床特点

1. 浆液性囊性腺瘤　又称为富糖原腺瘤和囊性微腺瘤。仅见于成人，男女发病比率为1:2，一般认为SCA为良性肿瘤，不会恶变，但亦有恶性临床和组织学表现的病例报道。临床上近1/3患者无症状，肿瘤常于其他腹部疾病诊断过程中或手术或尸检时偶然被发现。大部分患者表现为上腹部隐痛不适，较少表现为黄疸、胰腺炎症状以及消化不良、黑便、体重下降等非特异性症状。部分患者在首次就诊时可触及腹部包块。也有患者无原发病症状，而是表现为糖尿病和胆结石。

2. 黏液性囊性肿瘤　为最常见的胰腺囊性肿瘤，约占全部胰腺囊性肿瘤的45%，胰体尾多见，女性明显多于男性，比例为9:1，确诊病例年龄多集中于50~60岁。WHO将黏液性囊性肿瘤分为黏液性囊腺瘤（mucinous cystadenoma，MCA）、交界性黏液囊腺瘤（mucinous cystic borderline tumor，MCB）和黏液性囊腺癌（mucinous cystadenocarcinoma，MCC）。其中，前两者有恶变倾向，后者为恶性。大部分MCN患者表现为腹痛，体重下降亦较为常见，尤其在恶性MCN中。另外，有部分患者则以糖尿病、腹泻和黄疸为表现而就诊。大多数患者在首次就诊时可触及腹部包块。

3. 导管内乳头黏液瘤　是一类由胰管内分泌黏蛋白上皮细胞乳头状增生而形成的，以胰管囊性扩张为特征的一类胰腺囊性肿瘤，80%肿瘤位于胰头部，并侵犯主胰管。作为一种癌前病变，50%的患者可能发展为浸润性胰腺癌。本病好发于中老年，男女发病比例为2.2:1，临床表现多无特异性，近半数患者表现为上腹痛，少数患者表现为食欲减退和消瘦，值得重视的是，20%~50%患者有反复发作的胰腺炎病史，主要原因是IPMT胰管内有大量黏液栓，易致胰管高压，从而使小腺泡破裂，胰液外渗，胰酶激活，导致胰腺炎。因此，一些不明诱因反复发作的胰腺炎，需考虑IPMT的可能。此外，长期的胰管阻塞还可导致阻塞性慢性胰腺炎，胰腺腺泡间质纤维化，胰腺实质萎缩，临床上可有腹痛、脂肪泻、糖尿病等慢性胰腺炎表现。约10%的患者可出现黄疸，但其发生率远低于胰腺癌。IPMT黄疸主要是由于肿瘤分泌的大量黏液阻塞胆总管所致，也可由于肿瘤侵犯胆总管造成胆总管狭窄。囊性肿瘤生长缓慢，早期多无明显症状，30%~50%患者没有任何症状，因体检或其他疾病检查或手术时被发现。部分患者因为偶然发现腹部肿块就诊。当肿瘤生长压迫周围脏器时才会出现不适。

（二）诊断

由于胰腺囊腺瘤位置较深，生长缓慢，临床表现缺乏特异性，并且各种不同类型间临床表现有很多相似之处，故对该类疾病诊断，往往需要借助于影像和内镜诊断技术。

1. B超　是诊断胰腺囊腺瘤简便、易行的方法之一，可显示肿瘤的位置、大小、数量、囊壁厚度、有无钙化和乳头状增生、囊内分隔等。几种常见肿瘤B超表现如下：①SCA边界清晰，内部呈蜂窝样囊性回声，囊肿小而多，分布密集；②MCA边界可规则或不规则，瘤体呈单房或多房性，囊肿较SCA明显大而少，囊壁厚薄不均，可有乳头状肿物附着；③ MCC 常与周围组织粘连，瘤体呈多房性或囊实性，囊内可见粗大条索状分隔或岛状实质性肿物，囊壁上乳头状肿物常见。

2. CT 和 MRI 是鉴别胰腺假性囊肿和囊性肿瘤的重要手段。如影像学显示囊腔伴有不规则外形、分隔、囊内有实性肿物或囊壁钙化，则是囊性肿瘤的有力证据。MRI 对分隔和附壁结节显示较 CT 清楚；对于有囊内自发性出血或坏死的 MCN，MRI 诊断更准确。

3. 内镜逆行胰胆管造影（endoscopic retrograde cholangiopancreatography，ERCP） 对于诊断胰腺囊腺瘤的应用范围有限，缘于大多数胰腺囊腺瘤都不与胰管相通或不侵犯胰管，但对于 IPMT 的诊断及鉴别诊断价值很大，表现为主胰管扩张，其次为不定型的、短暂充盈缺损，ERCP 对于 IPMT 良恶性的鉴别亦有帮助。

4. 内镜超声（endoscopic ultrasound，EUS）和细针抽吸（fine needle aspiration，FNA） 与 B 超、CT 和 MRI 相比，EUS 能够更清楚地显示肿瘤的内部结构以及同周边组织的毗邻关系，是一种更准确的影像学诊断手段。EUS 引导下的 FNA 则能更进一步提高胰腺囊腺瘤诊断的正确率。

5. 胰管镜 对于胰腺囊腺瘤的诊断意义主要在于通过胰管镜可以对肿瘤组织进行抽吸、细胞学刷检甚至活检，从而获得最准确的组织病理诊断。

（三）鉴别诊断

胰腺囊腺瘤和囊腺癌早期多无明显症状，患者多因为偶然发现腹部肿块而就诊，故鉴别时主要与出现左上腹包块的疾病鉴别。

1. 胰腺假性囊肿 本病也常表现为上腹部疼痛，体格检查也常触及包块。临床上常将胰腺囊腺瘤和囊腺癌误诊为假性囊肿而做内外引流术，不仅不能充分引流，而且耽误了手术治疗的时机，造成不可挽回的后果，因此，两者的鉴别十分重要（表 24-1）。

表 24-1 胰腺囊性肿瘤和假性胰腺囊肿的鉴别诊断

鉴别项目	胰腺囊性肿瘤	假性胰腺囊肿
胰腺炎或胰腺外伤史	无	有
发病时间	发病隐匿	发病时间短，与原发病关系密切
性别	女＞男	男＞女
血淀粉酶	正常	大多增高
囊液淀粉酶	正常	明显升高
B 超或 CT	以多发囊肿为主，囊内有间隔或囊实混合性	以单发囊肿为主
ERCP	胰管正常，与囊肿不通	胰管可异常，大多与囊肿相通
血管造影	高血流量	低血流量
囊液肿瘤标记物	常明显升高	正常
囊液细胞学	可有上皮或异形上皮细胞，可有黏液	无上皮细胞
囊液相对黏度	可高可低	较低
冰冻活检	可有上皮组织	囊壁无上皮覆盖
囊肿外观	囊壁薄而光滑	明显增厚，与周围脏器粘连紧密
囊内容物	清亮，浆液或黏液	浑浊，含坏死物
囊周胰腺	正常	质硬，慢性胰腺炎表现
引流术后	囊肿不消失或增大	1～3 周囊壁塌陷或囊肿消失

2. 胰腺囊肿 见本章第 3 节。

3. 高位卵巢囊肿 可扪及腹部肿块，产生腹胀的症状，需与胰腺囊性肿瘤进行鉴别，但 B 超、腹部 CT 可显示囊肿来源，妇科检查可触及肿块，有时血清 CA125、AFP、hCG 及雌激素水平可升高，可以区别。

4. 腹膜后肿瘤 原发性腹膜后肿瘤是指腹膜后间隙的肿瘤，是较少见的疾病。可起源于腹膜后间隙的脂肪、平滑肌、结缔组织、血管、筋膜、神经组织、淋巴组织以及胚胎泌尿生殖系残留组织等，不包括腹膜后间隙的各器官肿瘤及腹膜后转移肿瘤。临床上因肿瘤压迫而出现腹痛、腰背痛及下肢痛，疼痛的性质及程度与肿瘤侵袭的部位及范围有关；还可出现腹部包块及发热、乏力、食欲缺乏等消耗症状。B 超、CT、MRI 和血管造影等影像学检查有助于鉴别。如果是有内分泌功能的肿瘤，可通过生化检查帮助鉴别。

5. 肾脏肿瘤　原发性肾脏恶性肿瘤以肾细胞癌最常见，占 85%。故以下的鉴别也主要是与肾细胞癌鉴别。肾细胞癌可表现为胁腹部或腰部疼痛，腹部肿块也不少见。但间歇性无痛性全程肉眼血尿为肾脏肿瘤较突出的症状，而这一症状未见于胰腺囊腺瘤和囊腺癌。B 超、静脉肾盂造影、CT、MRI 等检查有助于鉴别，必要时可行穿刺活检以确诊。

6. 胰腺癌囊性变　胰腺癌为少血管肿瘤，易产生坏死灶而囊变。早期胰腺癌腹痛常呈中上腹部范围较广但不易定位而性质较模糊的饱胀不适、隐痛或钝痛。晚期常表现为持续性进行性加剧的钝痛或钻痛，可有阵发性绞痛。并常伴有腰背部疼痛。黄疸是胰腺癌的重要症状。相对于囊腺瘤和囊腺癌，胰腺癌体重减轻等恶病质表现较为明显。手术切除率低，预后差。肿瘤标志物的血清学检查、B 超、CT、ERCP、MRI 等影像学检查及内镜超声下穿刺活检有助于鉴别。

7. 胰腺乳头状囊性肿瘤　多见于年轻女性，最常见的症状依次为腹部不适、腹胀、上腹部及腰背部疼痛、腹部肿物。有些患者无明显症状，于体检时偶然被发现。极易与黏液性囊腺瘤或囊腺癌相混淆，但乳头状囊性肿瘤的瘤体实质部分较黏液性囊腺瘤更多，壁更厚、更不规则，并可见乳头伸入。影像学检查有助于鉴别，确诊仍然依靠病理。

（四）治疗

治疗主要包括原发病变的治疗及对症治疗。由于胰腺囊腺瘤与囊腺癌对化疗和放疗不敏感，原发病变的治疗主要指手术治疗，对症治疗主要是针对腹痛的治疗。

1. 手术治疗　手术切除是治疗胰腺囊腺瘤或囊腺癌的唯一有效的方法。因为本病的恶性程度、浸润方式和预后与实质性胰腺癌有很大差别，因此，即使肿瘤与周围组织脏器有浸润性粘连或有转移，仍应争取手术切除。对瘤体较大的黏液性囊腺瘤，单纯肿瘤切除可损伤周围胰腺组织，加之此类肿瘤具有潜在恶性，不宜单纯摘除，应争取扩大切除范围。一般认为，胰腺的肿瘤性囊肿均应警惕为恶性病变，应扩大手术切除，以减少囊腺癌的遗漏。需要注意的是，胰腺囊性肿瘤不宜行内、外引流术。因为胰腺囊性肿瘤常为多房性，内引流通常不能完全引流。其次，黏液性囊腺瘤是潜在恶性肿瘤，常发生恶变，而浆液性囊腺瘤虽多为良性病变，但也有报道其有恶变可能，若行内、外引流术，就会耽误了手术治疗的时机。

2. 药物治疗　胰腺囊腺瘤患者的腹痛一般为隐痛或胀痛，大多数情况下，戒酒和控制饮食就能使疼痛减轻或缓解。非麻醉性镇痛剂以 NSAIDs 镇痛药为首选，常用的有阿司匹林、山莨菪碱、布洛芬、布桂嗪等。麻醉性镇痛剂对一些疼痛严重，用一般的止痛药物不能缓解疼痛的患者，如晚期囊腺癌的患者，必要时可使用麻醉性镇痛剂。但应注意的是要交替用药，警惕药物的成瘾性，同时配合使用 H_2 受体拮抗剂以缓解疼痛。常用的有可待因、吗啡、哌替啶等，但要注意吗啡有引起 Oddi 括约肌痉挛的不良反应，使用时要辅以解除痉挛的药物。

二、胰腺囊腺癌

胰腺囊腺癌临床较少见，一般认为仅占胰腺恶性肿瘤的 1% 左右，有时还与胰腺假性囊肿难以鉴别。胰腺囊腺癌起源于胰腺导管黏膜上皮，以胰体、尾多见，病程慢，恶性程度较其他胰腺恶性肿瘤低。女性与男性比例为 3:1，好发于 40～60 岁。

胰腺囊腺癌临床表现及体征极不典型，患者一般状态好，多数表现为上、中腹部隐痛或腰背痛，多不剧烈或仅为上腹部的闷胀不适，部分患者上腹部出现明显肿块时才发现肿瘤。晚期患者可有体重减轻，压迫胆总管者出现黄疸，压迫脾静脉者出现脾肿大，偶有消化道出血者。腹部肿块大小不一，肿块可呈囊性或实性，无明显触痛。如肿瘤发生囊内出血可迅速增大，腹痛剧烈，出现压痛。

B 超、CT 和 MRI 可显示胰腺肿块位置、大小及与周围脏器的关系等，ERCP 有助于慢性胰腺炎、胰腺假性囊肿和导管癌的鉴别，但对胰腺囊腺瘤与胰腺囊腺癌无鉴别意义。囊肿穿刺液生化和肿瘤标志物检测有助于诊断，但要证实胰腺囊腺病变究竟属恶性病变或具有潜在恶性，必须依靠病理检查。

胰腺囊腺癌一经确诊，手术是唯一有效的治疗措施。对胰腺囊性疾病不能确定病变性质时，应在必要的检查之后行剖腹探查术，术中对病变组织进行活检。为避免浸润性病灶残留，应对胰腺边缘进行活检。

（黄凤婷　张世能）

参 考 文 献

[1] 王辰. 内科学 [M]. 3 版. 北京：人民卫生出版社，2016.

[2] 池肇春. 腹痛的鉴别诊断与治疗 [M]. 北京：中国医药科技出版社，2010.

[3] 中华医学会外科学分会胰腺外科学组. 慢性胰腺炎诊治指南（2014 年）[J]. 中国实用外科杂志，2015，35：277-282.

[4] 中华胰腺病杂志编委会. 慢性胰腺炎诊治指南（2012，上海）[J]. 中华内科杂志，2012，51：922-924.

[5] 中华胰腺病杂志编委会. 我国自身免疫性胰腺炎共识意见（草案 2012，上海）[J]. 中华胰腺病杂志，2012，12：410-413.

[6] MADHANI K，FARRELL J J. Autoimmune pancreatitis：An update on diagnosis and management[J]. Gastroenterol Clin North Am，2016，45（1）：29-43.

[7] MIYABE K，ZEN Y，CORNELL L D，et al. Gastrointestinal and extra-intestinal manifestations of IgG4-related disease[J]. Gastroenterology，2018，155（4）：990-1003.

[8] KLEEFF J，WHITCOMB D C，SHIMOSEGAWA T，et al. Chronic pancreatitis[J]. Nat Rev Dis Primers，2017，3：17060.

[9] SHIMOSEGAWA T，CHARI S T，FRULLONI L，et al. International consensus diagnostic criteria for autoimmune pancreatitis：guidelines of the International Association of Pancreatology[J]. Pancreas，2011，40（3）：352-358.

[10] OKAZAKI K，CHARI S T，FRULLONI L，et al. International consensus for the treatment of autoimmune pancreatitis[J]. Pancreatology，2017，17（1）：1-6.

[11] DE PRETIS N，DE MARCHI G，FRULLONI L. Diagnosis and treatment of autoimmune pancreatitis[J]. Curr Opin Gastroenterol，2018，34（5）：362-366.

[12] 池肇春，邹全明，高峰玉，等. 实用临床胃肠病学 [M]. 2 版. 北京：军事医学科学出版社，2015.

[13] 李兆申，许国铭. 现代胰腺病学 [M]. 北京：人民军医出版社，2006.

[14] 袁世珍. 胰腺癌 [M]. 上海：上海科学技术出版社，2001.

[15] NILSSON L N，KEANE M G，SHAMALI A，et al. Nature and management of pancreatic mucinous cystic neoplasm（MCN）：A systematic review of the literature[J]. Pancreatology，2016，16（6）：1028-1036.

[16] FARRELL J J，FERNÁNDEZ-DEL CASTILLO C. Pancreatic cystic neoplasms：management and unanswered questions[J]. Gastroenterology，2013，144（6）：1303-1315.

[17] DESAI C S，VONDERAU J S，MCCALL R，et al. Pancreatic cystosis in patients with cystic fibrosis：A qualitative systematic review[J]. Pancreatology，2018，18（7）：700-704.

[18] VILAS-BOAS F，MACEDO G. Pancreatic cystic lesions：new endoscopic trends in diagnosis[J]. J Clin Gastroenterol，2018，52（1）：13-19.

[19] RIDTITID W，AL-HADDAD M A. Endoscopic ultrasound imaging for diagnosing and treating pancreatic cysts[J]. Gastrointest Endosc Clin N Am，2017，27（4）：615-642.

第1节　食　管　癌

一、概述

食管癌（carcinoma of the esophagus）是食管最多见的恶性肿瘤，占各部位癌死亡的第 2 位，仅次于胃癌，是严重威胁我国人民健康和生命的恶性肿瘤。

食管癌是原发于食管鳞状上皮和柱状上皮的恶性肿瘤，其中食管鳞癌约占 90%，食管腺癌约占 10%，临床上以进行性吞咽困难为其典型症状。

中国是世界上食管癌的高发国家，也是世界上食管癌高病死率的国家之一，年平均病死率为 1.3/10 万～90.9/10 万，而世界人口标化死亡率为 2.7/10 万～110.6/10 万。食管癌发病呈地区性分布，如在我国北方，以河南省占首位，发病率可达 130/10 万，而美国仅为 50 万，而且在同一省份的不同地区存在迥然不同的发病情况，高发与低发区之间的发病率相差数十倍乃至 300 倍，男性高于女性，其比率为（1.3～3）∶1，多在 40 岁以上，中老年易患，我国 80% 的患者发病在 50 岁以后，高发地区人群发病和死亡比低发地区提前 10 年。

本病的确切病因尚未完全清楚，目前发现食管癌的发生与患者的生活条件、饮食习惯、食物中的致癌物及遗传易感性等有关。

1. 亚硝胺类化合物和真菌酶毒素　在高发区的粮食、酸菜和饮水，甚至患者的唾液中，亚硝胺含量显著增高，且与当地食管癌和食管上皮重度增生的患病率呈正相关，各种霉变食物能产生致癌物质，镰刀菌、白地霉菌、黄曲霉菌和黑曲霉菌等真菌不但能还原硝酸盐为亚硝酸盐，并能促进亚硝胺及其前体的合成，霉菌常与亚硝胺有协同致癌。

2. 慢性理化刺激与炎症　生活习惯如吸烟、饮烈性酒、进食粗糙、过烫食物及咀嚼槟榔或烟丝等，造成对食管黏膜的慢性理化刺激、炎症、创伤或口腔不洁、龋齿可致局限性或弥漫性上皮增生，此为食管癌的癌前病变。慢性食管疾病，如腐蚀性食管灼伤或狭窄，胃食管反流病，贲门失迟缓症或食管憩室等，患者食管癌发生率增高，与其慢性炎症有关。研究资料表明，巴雷特食管的癌变危险平均为每年 1%，其癌变率比同龄对照组高 30～125 倍。

3. 营养因素　食物中缺乏动物蛋白、新鲜蔬菜和水果，摄入的维生素 A、维生素 B_2、维生素 E 和维生素 C 缺乏，可增加硝酸盐类物质的致癌作用，是食管癌的危险因素。流行病学调查表明，食物、饮水和土壤内的元素，钼、硼、氟、锌、镁和铁等元素含量较低可能与食管癌的发生相关。

4. 遗传因素　食管癌的发病常表现为家族性聚集现象，在某些癌症高发家族中，常有抑癌基因，如 *p53* 基因的点突变或等位基因的杂合性丢失，在我国高发地区，阳性家族史达 25%～50%，其中父系最高，母系次之，旁系最低，食管癌高发家族的外周血淋巴细胞染色体畸变率较高，可能是决定高发区食管癌易感性的遗传因素。食管中存在大量食管癌相关基因的变化，如细胞周期调节基因、生长基因及其相关基因、凋亡相关基因、代谢酶基因、DNA 错配修复基因。在环境与遗传双重因素的作用下，而 *Rb*、*P53* 等抑癌基因失活及原癌基因 *h-ras*、*c-myc* 和 *hsl1* 等激活与食管癌发生有关。

二、引起腹痛的临床特点与诊断

（一）临床表现

早期食管癌症状不典型，易被忽略，持续时间较短，反复出现，主要症状为胸骨后不适、烧灼感或疼痛，呈针刺样或牵拉样，进食通过缓慢，有异物感或轻度哽噎感，早期症状时轻时重，甚至可无症状。

中晚期症状表现：①进行性吞咽困难：进行性咽下困难是大多数患者就诊时的主要症状，但也是本病的较晚期的典型表现。由不能咽下固体食物发展至液体食物也不能咽下。如出现明显吞咽障碍，肿瘤常已累及食管周径的 2/3 以上。②反流：因食管梗阻的近段有扩张与潴留，可发生食物反流，反流物含黏液混杂，有时可呈血性，或可见坏死脱落组织。反流可引起呛咳，甚至吸入性肺炎。③其他症状：长期摄食不足可导致明显的脱水、营养不良、消瘦与恶病质，有左锁骨上淋巴结肿大，或因肿瘤扩散转移引起的其他表现，如压迫喉返神经所致的声音嘶哑、骨转移引起的疼痛、肝转移引起的黄疸，当肿瘤侵及相邻器官并发生穿孔时，可发生食管支气管瘘、纵隔脓肿、肺炎、肺脓肿及主动脉穿破大出血，导致死亡。

（二）体征

早期体征可缺如，晚期可出现消瘦、贫血、营养不良或恶病质等体征，当癌转移时可触及肿大而坚硬的浅表淋巴结，肿瘤向肝、腹膜转移时可有大量腹水形成。

（三）辅助检查

胃镜是诊断食管癌的首选方法，早期食管癌的形态表现：①病变处黏膜充血、肿胀，微隆起，色泽深于正常黏膜，与正常黏膜分界不清，易出血，但管壁舒张度好。②病变处黏膜糜烂，色泽深于正常黏膜，且失去正常黏膜光泽，有散在小溃疡，表面覆有黄白色或灰白色苔膜，易出血，但管壁舒张度好。③病变处黏膜有白斑样改变，微隆起，白斑周围黏膜色泽较深，黏膜中断，食管壁较硬，触之不易出血。内镜下进展期食管癌直径一般在 3cm 以上。有少数病例，食管黏膜无明显形态改变，经碘染色后发现。

色素内镜是使用内镜下碘染色，对早期食管癌和癌前病变的诊断有很好的价值，可显著提高其检出率，早期食管癌与食管重度不典型增生，碘染色后不着色且边界清楚（内镜下表现黄色），且早期食管癌染色后病变有隆起或凹陷感，而正常黏膜碘染色后着色内镜下表现为棕色。目前色素内镜已成为食管癌高发区普查的常用方法。

超声内镜是通过内镜直接观察腔内异常改变的同时，于距离病灶最近的位置，对其进行实时超声扫描，以获取食管层次的组织学特征及周围邻近脏器的超声图像，从而提高了内镜和超声的诊断水平，它可以详细测量肿瘤在食管壁内扩展范围，局部淋巴结受累和周围脏器浸润情况，超声内镜可以测出壁外异常肿大的淋巴结，包括远离病变部位处的淋巴结，显示率达 70%，迅速而容易地区别病变位于食管壁内还是壁外，更能精确地测定病变在食管壁内浸润的深度，准确率达 90%，但超声内镜探测范围有限，仅能达到仪器主杆中心 4cm 远的地方，当病变段狭窄严重探头通不过时，其下方食管旁的淋巴结无法探测到。

CT 检查可以判定食管与邻近纵隔器官、周围组织的关系，提示肿瘤有无外侵，病变周围脂肪层消失或肿瘤包绕邻近器官是肿瘤外侵的征象，有助于确定手术方式、制定放疗计划，CT 对食管中段癌的诊断价值较高，而对食管颈段或食管、胃交界处的肿瘤效果欠佳。早期食管癌病变较浅表，未造成食管壁增厚到一定程度（常大于 5mm）时，CT 难以发现早期病变。

正电子发射计算机断层显像（PET）主要用于食管癌的分期，对良、恶性食管损害的鉴别、有无淋巴结转移和预后的判断有价值。肿瘤标志物，如核抗原 Ki-67、P53、P21、P27、c-Myc 蛋白和 Bcl-2 蛋白过量表达，鳞状上皮细胞癌相关抗原（SCC）、血清癌胚抗原（CEA）对食管癌早期诊断有一定价值。

三、鉴别诊断

1. 贲门痉挛　此病女性较多见，病程长，症状时轻时重，常与精神因素有关，呕吐食物时反流量大，放射线检查食管上段光滑的漏斗状狭窄，有时应用解痉剂可以扩张，食管黏膜纹规则，狭窄上方食管扩张较明显。

2. 食管憩室 放射线检查可见食管局部有一个明显外突的憩室，颈部与底部宽窄多一致，或颈部较宽，黏膜光滑。

3. 反流性食管炎 由于食管下括约肌功能不全所致，临床表现为胸骨后疼痛不适、烧心、反酸、吞咽困难和疼痛及上消化道出血，通过胃镜检查食管运动功能和酸测定可以确诊。

4. 食管肉瘤 以平滑肌、纤维组织、横纹肌组织来源为多见，瘤体较大，临床症状与食管癌相似，X线显示充盈缺损，管腔扩大，肿瘤上下端与食管呈锐角，确诊需经病理活检。

5. 食管良性肿瘤 主要为食管平滑肌瘤，少见，病程较长，咽下困难，多为间歇性，X线钡餐检查可显示食管腔外压迫，有圆形、卵圆形或分叶状的充盈缺损，边缘整齐，周围黏膜光滑、完整。食管癌表现腔内呈菜花状充盈缺损，管壁僵硬，黏膜皱襞破坏、消失，病变区与正常食管分界虽清楚，但缺乏平滑肌瘤的病变上下端与正常食管呈弧状切迹并呈锐角的表现。

6. 食管良性狭窄 可由误吞腐蚀剂、食管灼伤、异物损伤、慢性溃疡引起的瘢痕所致，病程较长，咽下困难，发展至一定程度即不再加重，经详细询问病史和X线钡餐检查可以鉴别，食管良性狭窄X线表现为不规则的线性狭窄。

7. 食管静脉曲张 食管癌常呈成息肉状或分叶状充盈缺损，管壁僵硬，不能扩张，病变范围短，并与正常食管分界清楚，食管静脉曲张呈广泛的蚯蚓状或串珠状充盈缺损，管壁凹凸不平，柔软可扩张。

8. 食管息肉 属食管良性肿瘤，X线检查时，可见病变部位的食管腔呈梭形肿大，上端食管腔扩张不明显，钡剂在肿瘤表面有分流或偏一侧壁通过，局部管壁扩张和收缩功能良好，恶变较少见，恶变时黏膜可见溃疡面，需与腔内型食管癌相鉴别。

9. 食管结核 为特异性炎症的一种，临床上罕见，病变轻者可无症状，如呈增殖性变或形成结核瘤，则可导致不同程度的阻塞感或吞咽困难，甚至疼痛，病程进展缓慢，青壮年患者较多，有结核病史，X线显示食管管腔狭窄、溃疡、食管轮廓不规则，食管结核诊断最后依赖于食管细胞学检查或食管镜检查而确定，抗结核治疗有效，是鉴别诊断的方法之一。

四、治疗

手术治疗为本病首选治疗，手术切除率已达84.5%～90.1%。

1. 手术适应证 早期食管癌（0或Ⅰ期）全身状况良好，重要器官功能正常；Ⅱ期病变，中上段食管癌病变长度<5cm，上段病变长度<3cm；Ⅲ期病变，中上段食管癌病变长度>5cm，下段病变长度达6～7cm，无远处转移者；放疗后复发，病变范围不大，无远处转移，一般情况良好；食管高度梗阻，但无远处转移。影响食管癌切除率的因素包括肿瘤部位、肿瘤长度、病理分期、病变类型、术前放疗、患者年龄。T_{1a}期局限于固有层的肿瘤可考虑内镜下黏膜切除术。下段食管癌Ⅳ期和有系统转移或非局部淋巴结转移的Ⅳ期肿瘤被认为是不可切除的。术式的选择取决于肿瘤部位和大小，外科治疗术式包括标准式食管切除术、根治式食管切除术、食管姑息性切除术。

2. 放疗 80%食管癌患者需要进行放射治疗，分为根治性放射治疗、姑息性放射治疗两种。早、中期患者如因病变部位高而不愿手术，或因有手术禁忌证而不能手术者均可作放疗。对食管鳞癌不推荐术后化疗，而食管腺癌可选择术后化疗。禁用于有气管食管瘘的患者和位于血管周围的肿瘤，体外光束放射治疗通常作为主要的治疗方法。

3. 化疗 通常作为手术治疗和放疗的辅助疗法，用于不能手术或放疗的晚期病例，其疗效仍不满意，但对于预防和治疗食管癌的全身转移，化疗是目前唯一确切有效的方法，包括全身化疗和介入治疗。临床效果应用较好的药物主要有CDDP、5-FU（LV＋5-FU）、BLM（PYM）及紫杉醇类（PCT、DCT），两药或三药联合应用有效率达40%～80%，食管癌单药化疗已很少使用，广泛采用联合化疗方案（DF方案、DLF方案、DB方案、DVB方案、DVP方案、DM方案、DEP方案、CEP方案）。

4. 综合治疗　包括术前或术后放疗、化疗后手术、化疗＋放疗后手术、放疗＋化疗。目前有关食管癌手术、放疗结合的研究多为非随机临床研究，多中心随机临床研究少。

5. 经内镜治疗

（1）EMR：对病灶直径＜2cm 或小于食管半周的范围，浸润深度未达黏膜下层的食管癌可行内镜下黏膜切除术（EMR），术后应作多个组织学检查，如发现有黏膜下浸润应作淋巴结清扫的食管切除术。但 EMR 有内镜下操作会受限于肿瘤的大小和位置，组织病理学精确评价可能有一定困难。

（2）食管支架植入术：对有梗阻症状者，可通过经内镜放置食管支架以缓解症状，其适应证包括影像学检查发现有气管‑支气管受累或食管‑气管瘘存在，不易手术者；有严重的吞咽困难，一般情况差，不能耐受手术者；已有远处转移，吞咽困难明显者。

（3）ESD：目前应用较多的是内镜下黏膜剥离术（ESD），其操作不受肿瘤位置和大小的限制，病理组织学易于评价，但存在操作复杂、手术时间长、出血和穿孔的缺陷。

（4）内镜激光：食管癌内镜激光治疗多利用 Nd：YAG 激光，主要作用于不宜手术的早期食管癌，对于中晚期食管癌，通过激光治疗可明显缓解吞咽困难症状。

（5）内镜微波：对不宜手术的早期食管癌效果好，对中晚期食管癌效果较差。

第 2 节　胃　　癌

一、概述

胃癌是起源于胃黏膜上皮的恶性肿瘤，是消化道最常见的恶性肿瘤。在我国，胃癌的平均死亡率为 16/10 万，男女之比为（2～3）：1，多在 40～60 岁。根据国际癌症研究机构的统计数据，2012 年全球胃癌新发病例约 95.1 万例，因为胃癌死亡病例约 72.3 万例，分别位于恶性肿瘤发病率第 5 位、病死率第 3 位，超过 70% 的胃癌新发病例发生在发展中国家，约 50% 的病例发生在亚洲东部，主要集中在中国，中国胃癌发病例数和死亡例数分别占全球胃癌发病和死亡的 42.6% 和 45%，在全球 183 个国家中位于发病率第 5 位、病死率第 6 位，我国是胃癌高发国家，发病和死亡例数约占全世界的 50%。

病因和发病机制尚未明确。目前认为幽门螺杆菌感染与胃癌发病呈正相关，幽门螺杆菌已被 WHO 列为Ⅰ类致癌物质。胃癌发病有明显的家族倾向性，某些遗传素质使易感者在同样的环境条件下更易致癌，近 20 年来，随着细胞分子生物学的发展，已明确的基因有 *ras*、*met*、*c-myc*、*erbB2*、*akt-2* 等，同时还发现了不少调节肽，如表皮生长因子、转化生长因子、胰岛素样生长因子Ⅱ等，在胃癌的发生过程中起调节作用。

二、引起腹痛的临床特点与诊断

（一）临床表现

1. 早期胃癌　70% 以上无症状，病情发展到一定程度才出现自觉症状，如上腹部不适、反酸、嗳气、早饱等非特异性消化不良症状，时隐时现，长期存在。早期诊断非常困难。

2. 进展期胃癌

（1）上腹部疼痛：最常见，疼痛可以是隐痛，也可以是剧痛，疼痛逐渐加重，与进食无关，部分患者疼痛与消化性溃疡相似，进食或服用抗酸剂可有一定程度缓解，如肿瘤侵及胰腺或横结肠系膜时，可呈现持续性剧痛，向腰背部放射，极少数癌性溃疡穿孔可出现腹膜刺激征，同时节律性疼痛消失。

（2）食欲减退和消瘦：多见，呈进行性加重，晚期呈恶病质状态。

（3）呕血和黑粪：1/3 患者可出现少量出血，占 10%～15%，可伴有贫血。

（4）咽下困难与呕吐：肿瘤位于贲门，可引起咽下困难；肿瘤位于幽门，可引起幽门梗阻致呕吐；如肿瘤扩散远处转移，可引起腹水、黄疸。肝、肺、脑、卵巢、骨髓等转移可引起相应的临床症状。

（二）体征

早期胃癌可无任何体征，中晚期胃癌的体征以上腹压痛最为常见，可触及上腹部肿块，质地坚硬、不规则，其他如肝大、黄疸、腹水、左锁骨上淋巴结肿大、直肠前隐窝肿块。

（三）辅助检查

内镜是发现早期胃癌的有效方法。Ⅰ型主要表现为局部黏膜隆起，有蒂或广基，表面粗糙。Ⅱ型病变常不明显，局部黏膜细颗粒状，隆起或凹陷，界限不清，可有糜烂。Ⅲ型有较为明显的凹陷，多超过黏膜层，黏膜颜色异常，边缘可有结节状颗粒，上述各型可合并存在而形成混合型早期胃癌。隆起型病变直径较大，形态不规则，呈菜花或菊花状，表面凹凸不平，常有溃疡、出血。凹陷型病变常为中央溃疡型肿块，边缘模糊，基底粗糙，伴渗出、坏死，周围有不规则结节，皱襞中断或呈杵状。表现为：Ⅰ型（息肉型）肿瘤向腔内隆起，呈息肉状、乳头状、菜花状，在2cm以上，表面不平，伴糜烂、出血、浅表溃疡，多为广基，边界清楚。Ⅱ型（局限溃疡型）溃疡大而深，形态不规则，呈堤状，多在2cm以上，病变局限，基底不平呈结节状，有污秽白苔覆盖，周围黏膜无明显浸润，边界较清楚。Ⅲ型（浸润溃疡型）溃疡大而不规则，向周围浸润，呈结节样隆起，胃壁僵硬，触之易出血，与正常黏膜无清晰分界。Ⅳ型（弥漫浸润型）肿瘤发生于黏膜表层之下，黏膜表面结节样增生，在胃壁内浸润，胃壁僵硬，蠕动少，呈皮革胃，伴有纤维组织增生，病变无明显分界线。

CT诊断：

1. 早期胃癌的CT表现 主要是胃壁局限性增厚，表面不光滑，增强早期（动脉期）和增强晚期（静脉期或实质期）均可有强化，动脉期强化程度多高于静脉期或实质期，如果没有胃壁的局限性增厚，则与正常胃黏膜难于鉴别，因此CT对早期胃癌的表浅平坦型或表浅凹陷型检出率低，有以下CT征象可提示早期癌的可能：胃壁显示多层结构时黏膜层增厚，并有明显强化，病变下可见条状低密度带；胃壁呈单层结构时，仅可见明显强化而没有胃壁增厚。

2. 进展期胃癌的CT表现 ①隆起型（BorrmannⅠ型），CT表现为胃壁局限性增厚，部分可形成较大的隆起型肿物，向胃腔内或胃腔外突出，表面可伴有小溃疡。②局限溃疡型（BorrmannⅡ型），CT表现胃壁局限性增厚，表面可见溃疡，溃疡边缘呈絮状隆起。③浸润溃疡型（BorrmannⅢ型），CT表现与局限性溃疡相似，溃疡更深而大，病变与正常胃壁无明显分界。④浸润型（BorrmannⅣ型），CT表现为胃壁广泛增厚，范围大小不等，胃腔缩窄、变形，病变边界不清，进展期胃癌CT增强扫描病变多呈明显的不均匀强化，其中胃黏液腺癌CT表现有一定的特点，表现为肿瘤以低密度区为主，病变处胃壁可见颗粒状钙化，大量充满黏液的癌细胞在胃壁内浸润是造成肿瘤主要呈低密度的重要病理基础，而肿瘤细胞中的黏液糖蛋白有助于钙盐沉着是形成钙化的原因。

血清肿瘤标志物CEA、CA19-9、CA50、CA72-4、CA125等肿瘤相关抗原可升高，但敏感性和特异性不强，并与其他肿瘤有交叉。

三、鉴别诊断

1. 胃溃疡 由于胃癌前没有特殊症状，易与胃溃疡相混淆，特别是青年人易被漏诊。内镜下与胃溃疡鉴别一般困难不大，良、恶性溃疡内镜特点为：良性溃疡，一般多位于胃窦及胃角，且形状规则，表面薄白苔，底部平整，边缘清楚，周围黏膜可有充血、水肿，胃壁蠕动良好，黏膜弹性好，恶性溃疡可位于胃窦及胃角，但位于胃体、胃底、贲门部的溃疡是良性溃疡的机会较少，形状不规则，一般较大，>2cm，底部凹凸不平，苔污秽，边缘呈结节状隆起，周围皱襞中断，胃壁僵硬，黏膜弹性差，质脆，触之易出血，蠕动减弱，应常规在溃疡边缘取活检，如迁延不愈，应多点活检。需注意，即使内镜下诊断为良性溃疡，且活检阴性，仍有漏诊胃癌的可能，因此规定对初诊为胃溃疡的患者，必须在完成正规治疗的疗程后进行胃镜检查，胃镜复查溃疡愈合不是鉴别良、恶性溃疡的可靠依据，必须重复活检加以证实，活检可以确诊，明确诊断。

2. 慢性浅表性胃炎 慢性非萎缩性胃炎是一种由多种病因引起的胃黏膜慢性炎症。与萎缩性胃炎不同，浅表性胃炎并不伴有胃黏膜的萎缩性改变，黏膜层以浆细胞及淋巴细胞等慢性炎症细胞为主，慢性浅表性胃炎的临床表现缺乏特异性,诊断主要靠胃镜及病理活检。

3. 胰腺癌　早期症状为持续性上腹部隐痛或不适,病程进展较快,晚期腹痛较剧,自症状发生至就诊时间一般平均 3～4 个月,食欲减低和消瘦明显,全身情况短期内即可恶化,而胃肠道出血的症状较少见。

4. 慢性胆囊炎和胆石症　疼痛与进食油腻食物有关,疼痛位于右上腹,并放射到背部,伴发热、黄疸,对不典型的应进行 B 超或内镜下逆行胆道造影检查。

5. 功能性消化不良　是由胃和十二指肠功能紊乱所引起的症状,而无器质性疾病的一种临床综合征,是临床最常见的一种功能性胃肠病,主要表现为餐后饱胀、早饱感、食欲缺乏、嗳气、恶心等,常与进食有关,伴有失眠、焦虑、抑郁、头痛、注意力不集中等精神症状,实验室检查、胃镜检查有助诊断。

6. 胃结核　多见于年轻患者,病程较长,有上腹部不适或疼痛,疼痛与进食无关,常伴有肺结核和颈淋巴结核,胃幽门部结核多继发于幽门周围淋巴结核,X 线钡餐检查显示幽门部不规则缺损,十二指肠也常被累及,而且范围较广,并可见十二指肠变形,纤维胃镜检查可见多发性溃疡,底部色暗,溃疡周围有灰色结节,应取活检确诊。但有下列情况时应考虑到胃结核:同时存在其他部位的结核病变;结核菌素试验强阳性而无其他脏器结核;触及腹部包块;X 线显示瘘管或窦道;胃和十二指肠同时受累且病变相连续。目前认为组织病理学检查和细菌学检查是胃结核唯一的确诊方法。

7. 胃恶性淋巴瘤　发病的平均年龄较胃癌早,病程较长,而全身情况较好,肿瘤的平均体积一般比胃癌大,幽门梗阻和贫血较少见,结合 X 线、胃镜及脱落细胞学检查可区别,但需病理确诊,胃恶性淋巴瘤的预后较胃癌好,提倡更应积极争取手术切除。

四、治疗

肿瘤导致患者疼痛的原因大致分为 3 类,直接与肿瘤有关的疼痛占 70%～80%,疼痛最常见的原因是肿瘤浸润神经丛,引起周围血管浸润和闭塞、消化道梗阻和转移,这种疼痛主要治疗原发病灶,如手术、放化疗等;其次与肿瘤诊断治疗有关,如术后及放化疗引起的疼痛;与肿瘤无关的疼痛最少见,主要是合并症引起,对于不能施行手术及放化疗的晚期患者,按 WHO 推荐的三阶段止痛方案,给予药物止痛,以减轻患者的痛苦,提高生活质量,因此主要是治疗胃癌。

（一）手术治疗

手术治疗是唯一可能治愈胃癌的方法。手术指征:胃癌无转移征象,各重要脏器无器质性病变,患者能耐受手术者;虽有远处转移或严重并发症,若患者能耐受手术,可行姑息性治疗。

（二）内镜治疗

1. 内镜剥离活检术　采用内镜下直接注射生理盐水于病灶处,在肿瘤表面作多个电凝点,用圈套器套住该部位的根部,电凝电切取下肿瘤,作病理学检查。

2. 内镜双套息肉样切除　在双钳道内镜下,先用活检钳提起病灶,用金属圈套器套住该部位做高频电凝、电切,操作简单,成功率高。

3. 高频电切除术　用高频电流发生器通过电流器械使肿瘤组织坏死、脱落,此法适用于隆起型、平坦型和浅表凹陷型早期胃癌。

4. 内镜下微波治疗　微波发生的热能可使肿瘤组织凝固、坏死。

5. 内镜下放置内支架　胃窦癌、贲门癌引起癌性狭窄致局部梗阻,可采用扩张器治疗后,放入钛合金或镍钛合金支架,一般在没有其他方法可选择时才放置支架。

（三）化疗

1. 适应证　早期胃癌已侵犯肌层;癌灶已转移;恶性程度高的病理类型;浅表广泛型癌灶面积大于 $5cm^2$;多发癌灶;40 岁以下的胃癌患者。

2. 临床常用药物　氟尿嘧啶、替加氟(呋喃氟尿嘧啶)、优福啶、丝裂霉素。

（四）放疗

放疗仅作为胃癌手术治疗的辅助治疗手段,治疗过程中可能出现放射性胃炎、肝功能损害、放射性小肠炎、放射性胰腺炎,要密切观察,黏液腺癌和印戒细胞癌对放疗无效,不宜放疗。

（五）免疫治疗

适用于各期胃癌，方法包括全身应用、瘤内注射、腹腔内注射。

第3节 胃肠道间质瘤和恶性间质瘤

一、概述

胃肠道间质瘤（GIST）是一类特殊的、独立的来源于胃间叶组织的非定向分化的肿瘤，可能起源于胃肠道 Cajal 间质细胞。镜下主要由梭形细胞（70%）或上皮样细胞（30%）异常增殖形成，少数由以上两种细胞混合而成。1998 年之前，一直被诊断为消化道平滑肌肉瘤或恶性神经鞘瘤。1998 年之后，GIST 的分子研究获得重大突破，发现大部分 GIST 表达 *c-kit* 基因蛋白产物 CD117，*c-kit* 基因获得有功能性突变，这是 GIST 的特征性表现，GIST 通过血行转移，未见淋巴结转移，与肿瘤血管丰富、易经血行转移，且不侵袭淋巴管有关，肝和腹膜是 GIST 常见的转移部位，腹膜后、肺、皮下组织、胸膜和骨等转移较少见。生长方式：向腔内生长为腔内型，向腔外生长而无突入腔内为腔外型，同时向腔内、外生长突出为壁间型。>3cm 以上的肿瘤，可有上腹部不适、恶心、呕吐、上消化道出血、体重减轻和腹部包块等症状，一般而言，肿瘤的良恶性划分以细胞异形性为准，但肿瘤的大小（肿瘤直径≥5cm），肿瘤与周围组织粘连和肿瘤易有出血、坏死，可作为潜在恶性的指征。

GIST 是原发于消化道，由突变的 *c-kit* 或 *PDGFRA* 基因驱动、表达 c-kit 蛋白（CD117），组织学上有梭形细胞、上皮样细胞，偶或多形性细胞构成的间叶源性肿瘤。胃肠间质肉瘤是胃肠道最常见的肉瘤，占胃肠道肉瘤的 80%，占所有胃肠道肿瘤的 0.2%，发病年龄为 40～80 岁，高发年龄为 40～60 岁，20 岁以下罕见，男、女发病率相当，但有些报道提示男性发病率略高，GIST 的年发病率为 10/100 万～20/100 万，平均约为 16.2/100 万，在美国每年至少要确诊 5 000～6 000 新病例。

原癌基因、编码产物（CD117）定位于细胞膜，正常的 *c-kit* 基因发生突变，转录、翻译增多，CD117 异常增多，调节并刺激细胞增殖、肿瘤生长，*kit* 基因激活是 GIST 致病原因。

二、引起腹痛的临床特点与诊断

（一）临床表现

胃间质瘤生长缓慢，常无症状，偶然被发现，体征/症状与肿瘤的位置和大小有关，有症状者肿瘤的中位直径为 8.9cm，无症状者为 2.7cm，可触及的腹部肿块（38%），瘤体大者出现胃肠道隐痛或不适（40%），溃疡形成者可有节律性疼痛，随着瘤体增大，上腹部隐痛较多见，瘤体膨大，牵拉压迫致剧烈腹痛，胃肠道出血（30%），可伴有发热、贫血、食欲减退、体重减轻、恶心、乏力、晕厥和其他胃肠道主诉，急性腹膜内出血或穿孔出现腹膜刺激征，GIST 可发生在胃肠道的任何部位，胃肠外 GIST 非常罕见（5%～7%），往往在网膜、肠系膜、后腹膜可见。

（二）影像学诊断

1. 内镜检查 GIST 是位于黏膜下的肿瘤，肿块表面有正常黏膜覆盖时，普通活检常不能取得肿瘤组织，如其顶部有溃疡形成，建议在溃疡部深取。GIST 是富于血管的肿瘤，活检时质脆，易发生大出血。

2. 超声内镜（EUS） 可区别胃肠黏膜隆起性病变，起源于壁内或系外来压迫，并可区分壁内的病变是实质性还是囊性等，GIST 常呈圆形或椭圆形，由于起源于固有肌层，因此常位于第 4 层，与肌层低回声带延续，其所在的包膜壁多呈"断壁征"，较大的病灶可出现肿瘤中心液化或坏死，可见液性暗区，同时可了解胃周有无肿大淋巴结。目前的诊断标准有缺陷，通常根据位置、大小和核分裂计数来判断，手术标本断定当然非常准确，但术前评估困难，由于内镜超声引导下细针穿刺活检（EUS-FNA）的出现，使这种状况有了改观，既往研究调查提示，EUS-FNA 对于无论是大于 2cm 还是小于 2cm 间质瘤的检查和定性都是十分准确的，因此对于间质瘤恶性度和预后判断非常有帮助。如果将来能有针对 EUS-FNA 标本的生物学标志出现,将是非常重要的。

3. CT/MRI 表现为:①肿瘤以腔外形生长为主,质软;②肿瘤多数体积较大,瘤内多见出血、坏死和囊变;③在增强后的 CT 和 MRI 图像上可以见到条状强化的血管影;④肿瘤通常不引起肠梗阻和腹水;⑤无淋巴结转移,在辅助判断肿瘤确切位置与周围组织关系上极有帮助。CT 显示肿瘤多呈圆形或类圆形,少数呈不规则形,一般为软组织密度肿块,边界清晰,边缘光整,良性者肿瘤多 <5cm,边缘锐利,极少侵犯邻近器官,可以有钙化表现,多呈实体性均匀强化,恶性者肿瘤多 >6cm,形成深溃疡,边界不清,较大者可与邻近器官粘连,可呈分叶状,密度不均匀,中央极易出现坏死、囊变和出血,肿瘤可出现高、低密度混杂,钙化很少见,常可见周围器官或组织受侵及肝、腹膜的转移灶和或淋巴结转移。

4. 血管造影 大多数 GIST 具有丰富的血管,血管造影可显示病变部位和肿瘤范围,实质期见肿瘤染色,持续时间长,静脉期可见静脉早显。

5. PET 或 PET/CT 能准确地显示肿瘤部位和播散程度,并且能够迅速监控伊马替尼的治疗效应,但价格昂贵,临床运用受限制。

(三)免疫组化检测强调联合使用

CD117 和 DOG1 标记:①对于组织学形态符合 GIST 且 CD117 和 DOG1 弥漫(+)的病例可以做出 GIST 的诊断;②形态上呈上皮样,但 CD117(-)、DOG1(+)或 CD117 弱(+)、DOG1(+)的病例,需要加行分子检测,以强调是否存在 *PDGFRA* 基因突变(特别是 *D842V* 突变);③ CD117(+)、DOG1(-)的病例首先需要排除其他 CD117(+)的肿瘤,必要时加分子检测帮助鉴别诊断;④组织学形态和免疫组化标记均符合 GIST,但分子检测显示无 *c-kit* 或 *PDGFRA* 基因突变的病例,需考虑是否有野生型 GIST 的可能性,应加行 SDHB 标记,表达缺失者应考虑 SDHB 缺陷型 GIST,表达无缺失者应考虑其他野生型 GIST 的可能性,有条件者加行相应分子检测;⑤ CD117(-)、DOG1(-)的病例大多为非 GIST,在排除其他类型肿瘤后仍考虑为 GIST 时,需加行分子检测。

三、鉴别诊断

1. 胃肠道腺癌 以胃癌和小肠腺癌多见,胃癌以胃窦癌常见,其次为贲门癌、胃体小弯侧癌等,以溃疡浸润型多见,沿胃壁浸润生长,多表现为胃窦部胃壁不规则增厚,胃腔狭窄,胃壁僵硬,黏膜皱襞破坏,易出现淋巴结转移,而 GIST 与腔外生长多见,胃壁柔软,且无淋巴结转移。小肠腺癌多发生于十二指肠,其次为空肠近段和回肠远端,肿块多表现为肠腔不均匀环形增厚,管腔狭窄,管壁僵硬,黏膜破坏,多可引起肠梗阻,而小肠 GIST 最易表现为腔外生长,通常不引起肠腔狭窄和肠壁增厚。

2. 肝脏恶性肿瘤 胃肠道间质瘤体积较大时,需要与肝脏恶性肿瘤进行鉴别,CT 增强扫描有助于进行鉴别,间质瘤增强以静脉期强化高于动脉期,肝癌增强扫描特点为造影剂呈"快进快出"表现,动脉期强化明显,以此有助于和间质瘤鉴别。

3. 腹膜后脂肪肉瘤 是腹膜后一种常见的恶性肿瘤,多表现为以脂肪密度为主的不均匀软组织肿块,部分以黏液和混合性的软组织密度,其内混杂有脂肪密度,部分其内亦可见高密度出血灶。当肿瘤较大时,可触及腹部包块,压迫和影响邻近器官而产生剧烈的腹痛。

4. 平滑肌肉瘤 软组织平滑肌肉瘤常表现为肿块,发生于腹膜后者可有腹痛,与 GIST 相比,细胞稀少,发病年龄提前 10 岁。由分化比较好的平滑肌细胞组成表达 a-SMA、MSA,不表达 CD117,多表现为圆形、类圆形软组织密度灶,可见有分叶,密度不均匀,其内见囊变坏死,与肠道关系密切,肿块较大者肠管受压、变窄,增强扫描呈明显强化改变。

5. 胃肠道淋巴瘤 影像学表现与 GIST 相似,但病变范围更大,瘤内见巨大的溃疡或空洞,当出现淋巴结肿大时则支持淋巴瘤的诊断。胃肠道淋巴瘤以小肠淋巴瘤多见,小肠淋巴瘤影像学主要特点表现为,肠管呈"动脉瘤样"扩张,肠壁不规则的环形增厚,增强扫描表现为环形强化。胃淋巴瘤影像学主要特点表现为胃壁广泛明显增厚,平均厚度超过 2cm,而外缘光滑或轻度分叶状或波浪状,多数无明显外侵,黏膜粗大,不规则,结节或肿块,边缘较光滑,胃和邻近器官间的脂肪层完整,可伴有胃周淋巴结肿大及肾门水平以下的腹膜后淋巴结肿大。

6. 胃肠道神经鞘瘤　胃肠道神经鞘瘤是极少见的肿瘤，境界清楚，切面像蛋黄，无栅栏状排列和出血囊性变，表达 S-100 蛋白，绝大多数为良性，发生恶变的概率很低，预后良好，而 GIST 以恶性居多，易血行和种植广泛转移，即便良性也有恶变倾向，区分两者，对选用的术式及术后治疗有重要的临床意义（表 25-1）。

表 25-1　胃肠道神经鞘瘤与良恶性 GIST 鉴别

	神经鞘瘤	恶性 GIST	良性 GIST
肿瘤形态	圆形、卵圆形	分叶状、不规则形	与神经鞘瘤相似
增强模式	均质性（无出血、坏死、囊变）	非均质性（常出血、坏死、囊变不均匀强化或边缘强化）	
强化程度	无或轻度	中度或明显	

四、治疗

主要是治疗间质瘤或恶性间质瘤，对疼痛的治疗可参见胃癌疼痛的治疗。

（一）手术治疗

对于局部或可切除的 GIST，首选手术治疗，彻底切除后，应对术后标本进行仔细的病理检查以明确诊断。由于 GIST 淋巴结转移的发生率很低，通常不需要行淋巴结清扫。

（二）甲磺酸伊马替尼

初始推荐剂量为 400mg/d，对于 400mg/d 治疗无效或肿瘤缓解后再次进展的患者，增加剂量至 800mg/d。

（三）伊马替尼耐药的治疗

1. 提高伊马替尼剂量。
2. 尽早应用二线药物，如苹果酸舒尼替尼。

第4节　胃黏膜相关淋巴样组织淋巴瘤

一、概述

黏膜相关淋巴样组织（mucosa-associated lymphoid tissue，MALT）淋巴瘤，这一概念于 1983 年由英国学者 Isaacson 和 Wright 提出。在 1994 年修正的 REAL 分类和 2001 年新定的 WHO 淋巴瘤分类中，MALT 淋巴瘤正式名称是 MALT 型结外边缘带 B 细胞淋巴瘤，在新分类中，MALT 淋巴瘤仅指低度恶性，高度恶性的诊断为弥漫性大 B 细胞性淋巴瘤。MALT 属结外非霍奇金淋巴瘤，可发生于具有黏膜组织或腺上皮的部位，在胃、腮腺、眼眶、肺、气管、乳腺、甲状腺等部位均可发生，而胃肠道是 MALT 淋巴瘤的最常见部位，占全部 MALT 的 50%，而在胃肠道 MALT 淋巴瘤中，胃 MALT 淋巴瘤占 85%。源于胃黏膜和腺体组织、具有边缘区 B 淋巴细胞分化和表型的结外 B 淋巴细胞瘤，为低度恶性淋巴瘤，局部发病，进展缓慢，幽门螺杆菌感染、合并自身免疫性疾病、免疫缺陷病及应用免疫抑制剂者发病率高。

淋巴瘤起源于淋巴结和淋巴组织，正常胃黏膜不含淋巴组织，淋巴组织的出现反映一种慢性持续刺激或炎症存在。有学者指出，在某种抗原如幽门螺杆菌作用下发生免疫应答和局部炎症反应，形成黏膜相关淋巴样组织，促使 B 细胞进一步活化增生，病理性 B 淋巴细胞不断异常克隆增殖，逐渐发展为胃 MALT 淋巴瘤。

二、引起腹痛的临床特点与诊断

（一）临床表现

起病隐匿，最常见的表现为无规律的上腹部胀痛或隐痛，伴有恶心、呕吐、反酸、腹胀、腹部包块、嗳气、黑粪、低热，但缺乏典型特异性表现。多数无阳性体征，少数患者可有上腹部局限性压痛。绝大多数胃MALT淋巴瘤患者可检测出幽门螺杆菌感染，对本病的诊断和治疗有重要作用。

（二）胃镜诊断

内镜是诊断本病的重要手段，内镜下表现多样化，多无固定形态模式，主要可分为溃疡，浸润、隆起改变，以胃窦和胃体多见，其次为胃底、贲门，并有大面积病变累及窦底、体者。胃镜下往往难与胃癌、胃平滑肌瘤、转移性肿瘤、巨大肥厚性胃炎、增生性胃炎以及良性溃疡鉴别，尤其是易与胃癌相混淆，误诊率甚至高达90%以上，胃MALT淋巴瘤与胃癌区别在于：①纤维组织增生很少，胃壁仍有一定伸展性，而胃癌则胃壁僵硬，伸展性差；②病灶常有多发糜烂、出血、颗粒、结节、白苔等表现；③易多发，病变范围大、数目多，多数病例侵及胃的2个以上区域；④镜下感觉有黏膜下肿瘤的特征，即病灶界限不清楚，边缘隆起，表面为正常上皮所覆盖。

（三）病理组织学诊断

组织学是诊断本病的"金标准"。镜下可见瘤细胞中等大小，核不规则，呈三角形或不规则圆形，瘤细胞破坏胃黏膜腺，造成腺结构的紊乱和消失，肿瘤细胞为淋巴滤泡边缘区中心细胞样细胞，有向浆细胞分化的倾向，瘤细胞浸润至腺体上皮组织中，破坏腺上皮，形成淋巴上皮损害，尚可见反应性淋巴滤泡，可见瘤细胞对黏膜肌及胃壁固有层浸润，造成部分肌纤维破坏和消失。

（四）超声内镜（EUS）

应用超声内镜可以发现较小的黏膜层以下的微小病灶，是早期发现胃MALT的有效方法，它不仅能观察胃黏膜，还可以显示肿瘤的浸润深度、肿瘤与邻近器官的关系以及淋巴结转移等情况。

三、鉴别诊断

1. 胃癌　胃癌与平滑肌肿瘤生物学行为差异很大，治疗措施不同，因此鉴别诊断有特殊意义。腔内型胃间质瘤需与隆起型早期胃癌、进展期胃癌鉴别；壁间型需与平坦型早期胃癌、进展期胃癌鉴别；腔外型和腔内型需与晚期胃癌鉴别。

2. 淋巴组织反应性增生　反应性增生的浆细胞是多克隆性，淋巴瘤分化的浆细胞是单克隆性，因而可以从以下方面鉴别：反应性淋巴组织增生，多数为淋巴滤泡、成熟浆细胞，小淋巴细胞及其他炎性细胞等混合增生，细胞成分多样，细胞无异型，缺乏克隆性是良性的主要标志，而淋巴瘤中瘤细胞为单一形态淋巴细胞，有明显异型性。另外，淋巴瘤的瘤细胞较组织反应性增生的瘤细胞数量多，浸润范围广，并以连续蔓延方式生长，反应性增生的淋巴组织却只局限在黏膜层内，在腺体间呈不连续分布且不引起腺上皮的嗜酸性变或破坏，用免疫组化或PCR检测可鉴别诊断，判断MALT淋巴瘤必须具有单克隆性和侵袭性，而良性增生却无此特点。

3. 胃小细胞神经内分泌肿瘤　其肿瘤细胞小，细胞质少或无，核呈圆形或卵圆形，燕麦状、深染，呈实性片状、梁索状、花带状，其免疫组化NSE、CgA等神经内分泌标记物或EMA、CK等上皮性标记物阳性，电镜下见带膜的神经内分泌颗粒有助于两者的区分。

4. 滤泡性淋巴瘤　MALT型淋巴瘤由于存在部分淋巴滤泡克隆化，而可能误诊为滤泡性淋巴瘤，但在MALT型淋巴瘤中，只有少数淋巴滤泡的克隆化，瘤细胞以中心细胞样淋巴细胞为主，而后者由细胞聚集成滤泡样结构，且数量多而密集，大小形态不一，滤泡性淋巴瘤无LEL，CD10（+），以资鉴别。

四、治疗

1. 根除幽门螺杆菌治疗　幽门螺杆菌与MALT淋巴瘤关系密切。对于幽门螺杆菌阳性患者，根除幽门螺杆菌治疗应该作为一线治疗手段，其有效率达83%。越来越多证据表明，抗生素清除幽门螺杆菌可以作为早期MALT淋巴瘤有效的初治手段，但必须进行严格的血清学和内镜随诊，清除幽门螺杆菌后2个月应做多点活检，以后至少6个月1次，持续2年。

2. 放射治疗　对于幽门螺杆菌阴性或抗幽门螺杆菌治疗无效者，应首选放射治疗。胃MALT淋巴瘤对放射治疗比较敏感。研究表明，胃MALT淋巴瘤接受单纯放疗后高达90%的患者达到完全缓解。

3. 接受各种方式（手术、放疗、化疗）单独或联合治疗 患者 5 年生存率为 80%～95%，手术是最广泛使用的初始手段，术后常需要联合放疗或化疗，对于低度恶性 MALT 淋巴瘤，如病变局限表浅。未成功的病例，换用二线清除幽门螺杆菌方案，对于具有不利因素或晚期患者治疗以联合化疗为主，合并局部放疗，苯丁酸氮芥等烷化剂有效。

第5节 小肠肿瘤

一、概述

小肠肿瘤发病率低，症状不典型，诊断较晚，恶性肿瘤居多，以腺癌、淋巴瘤为多见，病种繁多且复杂，根治性较差，这些特点常是小肠肿瘤诊断延误并影响预后的因素，是小肠肿瘤诊断和治疗的难题，也是临床医师面临的难题。

小肠肿瘤并不常见，在消化道肿瘤中仅占 1%～3.6%。小肠肿瘤一般起源于小肠组织，也有少数起源于附近的胰腺组织，由于小肠内部碱性环境，小肠肿瘤的发病率较低，小肠内淋巴组织较为丰富，同时上皮细胞的更新较快，也是发病率较低的又一个原因，男性患者较女性患者略多，患者的年龄多集中在 50～70 岁，平均 35 岁，小肠良性肿瘤以平滑肌瘤和腺瘤最常见，其次脂肪瘤、血管瘤和纤维瘤。小肠恶性肿瘤中肉瘤约占 40%，腺癌占 30%，类癌约占 25%，在小肠的各段均可发病，病死率高。

二、引起腹痛的临床特点与诊断

（一）临床表现

多数小肠肿瘤患者以腹痛、黑便或便血就诊，腹痛是最常见症状。疼痛部位与肿瘤的位置有关，表现不规则隐痛、胀痛、剧烈绞痛，一般不易引起重视，伴有呕吐、贫血、消化道出血、腹部饱胀感、肠套叠、腹部包块及肠穿孔等，环状狭窄型小肠癌较多，多表现为肠梗阻症状，单纯机械性肠梗阻表现阵发性剧烈绞痛，呈波浪式推进，疼痛减轻后可再次发作，可有肠蠕动波及肠鸣音亢进。隆起型小肠癌可表现肠套叠，出现持续钝痛伴有阵发性加重无缓解，多为慢性复发性，75% 的小肠肿瘤患者有腹部疼痛的症状，由于小肠肿瘤的发病率较低，初诊医师往往会延误诊断。恶性肿瘤腹部肿块多于良性肿瘤，肉瘤多于腺癌，其中腺癌主要表现为腹痛、黄疸、出血及梗阻，平滑肌肉瘤表现为腹痛、腹部肿块、出血。

小肠肿瘤诊断有一定困难，临床医师常对小肠肿瘤的多项临床表现缺乏认识，以致误诊率高。粪便隐血试验不仅有助于肿瘤的发现，也有助于出血的判断和治疗方案的选择。

（二）肿瘤标志物

有一定诊断价值。包括 CEA 和 CA 系列。由于类癌患者血中 5- 羟色胺升高，故对怀疑类癌的病例，测定患者尿中的 5- 羟色胺的降解物——5- 羟吲哚乙酸（5-HIAA）有助于确定肿瘤的性质。

（三）胶囊内镜

胶囊内镜具有安全、无创、依从性好等特点，但其也具有不能进行病理检查和内镜下治疗的缺点。双气囊内镜可弥补胶囊内镜的缺点，进一步提高了小肠疾病的确诊率，适用于不明原因小肠出血、疑似小肠肿瘤或增殖病变，不明原因小肠梗阻及不明原因腹痛等。目前内镜是小肠疾病诊断的"金标准"，检查的优点是对于合并肠梗阻的患者仍可进行检查，缺点是检查时间长，患者痛苦较大，鉴于双气囊内镜操作较费时，但对操作者技巧要求较高，有时需要通过经口和经肛门两种途径才能完成检查，有一定的操作风险，在国内尚未完全普及。

（四）影像学诊断

1. X 线钡餐 小肠气钡双重对比造影可显示小肠疾病的部位、范围等，但阳性率较低，仅有 20%～30%，常作为初步筛选的方法，气钡双重对比造影，特别是插管法小肠气钡双重对比造影，使对小肠出血性病变的诊断率提高 10%～25%，主要表现为病变部肠管僵硬、黏膜破坏、充盈缺损、龛影或不规则狭窄伴有近侧的扩张及组织阴影等。对疑有十二指肠的肿瘤，采用弛张性十二指肠钡剂造影。

2. 放射性核素显像 放射性核素显像为非创伤性检查，主要用于小肠慢性小量消化道出血的患者，其敏感性强于血管造影。其小肠活动性出血诊断阳性率为40%～50%，但有时会出现假阳性。如放射性核素扫描、血管造影或术中内镜检查已证实小肠部位有出血，但其出血灶难以定位时，可行术中γ闪烁显像连续逐段检查，放射性最强的肠段即为出血灶所在部位。

3. 血管造影检查 小肠疾病尤其是消化道出血时选择血管造影检查，此方法是一种有效的诊治方法，基本方法为：若肿瘤浸润和推移血管、肿瘤新生血管形成、肿瘤囊性改变和坏死区为造影剂充盈、肿瘤包绕引起血管狭窄或梗阻，只要看到造影剂外渗即可做出明确诊断，并同时进行栓塞治疗，此项检查受失血速度和检查时机的影响，必须在出血活动期将造影剂注入出血部位的供血动脉才能成功。

4. CT CT仿真内镜利用螺旋CT薄层无间隔扫描和计算机三维重建，即可获得类似内镜的动态重建图像，其局限性是不能观察黏膜颜色变化，对浅表细微结构变化不能分辨，不能进行活检及镜下治疗。多排CT结合三维重建技术不但可以精确显示肿瘤的位置和有无腹腔转移，甚至还能根据小肠肿瘤的影像学特征，提示其不同的病理类型。

三、鉴别诊断

1. 恶性淋巴瘤 本病多是沿着肠管长轴方向全周性生长，口侧肠管扩张较少，X线检查可见交界处呈黏膜下肿瘤样改变和光滑的交界线，无硬化性改变。

2. GIST 本肿瘤呈局限性、膨胀性生长，X线检查可见肠腔型和肠腔内外型GIST，表现为边界清楚且光滑的阴影缺损，肠腔外型病变因与肠腔内相通，有瘘孔或不规则憩室样改变。

3. 十二指肠癌 表现上腹部不适或钝痛，进食后疼痛不缓解，疼痛可向背部放射，易引起肠腔狭窄、肠梗阻、肠套叠。伴有体重减轻。

4. 平滑肌肉瘤 发病部位主要是腹膜后区，女性多见。表现消化道出血，比小肠癌多见，腹痛类似消化性溃疡。

四、治疗

腹痛可因肿瘤表面溃烂刺激肠管，引起肠痉挛所引起，也可因肠梗阻和肠套叠所致。当肿瘤巨大，突入肠腔，可引起肠堵塞，肿瘤侵犯肠壁，可引起肠管狭窄、梗阻，这类梗阻较多见于小肠恶性肿瘤，肠套叠多半是小肠良性肿瘤所致，可急性发作，也可反复慢性发作。因此治疗均应手术切除。

手术完整或根治性切除：依然是小肠肿瘤治疗的首选和最重要手段，原则上对小肠的良性肿瘤应行局部切除手术，息肉局部癌变时也可经内镜行恶变的腺瘤切除，对小肠的恶性肿瘤则应选择根治性手术，十二指肠恶性肿瘤以腺癌多发，较小的外生性十二指肠恶性肿瘤可行局部切除或十二指肠部分切除术，由于腺癌沿肠壁浸润，较大者宜行胰十二指肠切除术，并清扫周围淋巴结。空回肠恶性肿瘤以手术切除为主，切除范围包括肿瘤两侧20cm内的肠管，对于腺癌应扇形切除肠系膜以清扫区域淋巴结。位于末端回肠的恶性小肠肿瘤可行右半结肠切除术。对远端十二指肠和近段空肠的恶性肿瘤，根治性切除和淋巴结清扫仍是临床的难题，其切除范围和淋巴结清扫受限，手术技术难度明显增加，手术后消化道重建也较复杂，患者的生存效果也比较差。小肠肿瘤出现肠梗阻、肠穿孔、肠套叠等并发症时，应按照急腹症的处理原则行急诊手术，伴有肝转移的小肠肿瘤患者可考虑转移灶切除、肝动脉栓塞、化疗，生长抑素治疗等病变范围过于广泛不能切除，可行旷置肿瘤的姑息性短路手术，以防止肠道产生梗阻，术后再辅以放化疗。

小肠恶性间质瘤的诊断和治疗是近年来非常引人注目的临床进展。由于间质瘤很少转移到淋巴结，对没有明显淋巴结肿大的患者可不行淋巴结清扫或扩大切除，但当间质瘤和周围结构紧密粘连时，则要求行整块切除术，间质瘤质地软而脆，因此手术中应小心操作，避免因肿瘤破裂而增加术后复发的危险。

局限性的间质瘤在完整切除后至少有50%的复发率，5年生存率大概为50%，来源于小肠的间质瘤一般比来源于胃的肿瘤临床预后要差，肿瘤的大小和有丝分裂指数是间质瘤最重要的两个预后指标，大多数转移性或具有高度复发风险的间质瘤都可以使用酪氨酸激酶抑制剂甲磺酸伊马替尼治疗，该药现在已经成为进展期间质瘤的一线分子治疗药物,该药也可作为辅助治疗,用于难以切除的间质瘤,待肿瘤降解后再手术,肠间质瘤患者绝大多数都存在 *c-kit* 基因突变,并且以外显子 11 突变最多,而外显子 11 突变患者对甲磺酸伊马替尼反应最佳,没有 *c-kit* 基因突变者反应较差,尤其是伴有 *PDGFRot* 突变者,可导致对甲磺酸伊马替尼耐药。另外,基因突变状态还与药物作用最佳剂量有关,外显子 11 突变的恶性间质瘤对每日甲磺酸伊马替尼 400mg 和 800mg 剂量反应相似,而外显子 9 突变者每日应用甲磺酸伊马替尼 800mg 剂量则获得更好的效果,更新的药物包括苹果酸舒尼替尼对 *c-kit* 基因外显子 9 突变者敏感,对甲磺酸伊马替尼耐药者也可以使用。一些针对 *c-kit* 基因突变的下游信号分子的多激酶抑制剂 AMG706 等新药也在临床实验中,并显示了一定的疗效。此外,由于间质瘤血管丰富,抗血管生成的 VEGF 抑制剂如贝伐珠单抗(bevacizumab,PGB)也用于治疗间质瘤。

第 6 节　大肠息肉与大肠癌

一、概述

大肠息肉大多数位于乙状结肠和直肠,单发多见,男性多于女性,约占肠道息肉 80%,国内以腺瘤性息肉最为常见,其中管状腺瘤占 54%,大肠癌包括直肠癌和结肠癌,是常见的恶性肿瘤之一,占全部胃肠癌的第 2 位。与欧美相比,我国大肠癌较多见。

结直肠癌的发病率,发病的危险性在 40 岁以后开始增长,到 50～55 岁达到发病的高峰。在我国,结直肠癌流行病学趋势正在发生变化,且呈现出新的特点,由低发趋向于高发,平均年龄趋同于发达国家水平,世界范围内平均发病率男性约为 16.6/10 万,女性约为 14.7/10 万,男性略高于女性,约为 1.3∶1。在我国,男性与女性发病率相似,高发年龄为 40～50 岁,随着经济条件的改善和生活习惯的改变,各地发病率有逐步升高的趋势。

大肠癌的病因尚未明确。大肠癌的发病可能与饮食、环境、大肠腺瘤、遗传因素及炎症性肠病等因素有关。长期高脂、高磷和低纤维、低钙饮食是大肠癌发病的危险因素。遗传因素在大肠癌发病中占有相当重要的位置,大肠癌患者的子女患大肠癌的危险性比一般人群要高 2～4 倍,大肠癌的发生、发展是一个多阶段,涉及多基因改变而逐渐累积的复杂过程。目前认为,80% 以上的大肠癌是由大肠腺瘤演变而来,从腺瘤演变到大肠癌,需要 5 年以上,平均是 10～15 年,慢性非特异性溃疡性结肠炎,特别是合并有原发性硬化性胆管炎的患者,大肠癌发生率比正常人高,亚硝胺类化合物中致癌物可能是大肠癌的致病因素之一,放射线损害可能是另一种致病因素。

二、引起腹痛的临床特点与诊断

(一)临床表现

1. 便血　肿瘤表面与正常黏膜不同,对低位大肠癌中便血最常见,左半结肠癌患者中,74.8% 有便血,右半结肠癌出血量相对较少,不易察觉,大多为隐血。

2. 贫血　当长期慢性失血超过机体造血代偿功能时,患者即可出现贫血。一般来说,病期越晚,出现贫血的频率越高,贫血程度就越严重。

3. 肿瘤阻塞肠道　当肿瘤长至相当体积或肠壁肌层时,可引起肠管狭窄,肠腔变小,肠内容通过受阻。可出现肠鸣音、腹痛、腹胀、便秘、排便困难,甚至完全性肠梗阻,左半结肠发生肠梗阻的概率比右半结肠癌高 1 倍左右。

4. 黏液便　多见于绒毛状腺瘤,因分泌较多的黏液所致。

5. 腹部包块　20%～30% 的结肠癌患者在确诊时可触及腹部肿块,是右半结肠癌最常见的症状之一。右半结肠癌出现的腹部肿块并不完全是肿瘤本身,常常是肿瘤合并感染,甚至穿孔引起的粘连团块,有时是由于肿瘤引起的肠套叠。而后者常表现为时隐时现的腹部包块。

6. 穿孔 当癌灶呈深溃疡穿透肠壁时可发生穿孔,其中一半穿孔进入腹膜腔造成腹膜炎,其余的则局部形成脓肿或蜂窝织炎。

7. 局部浸润向肠壁扩散 直肠癌扩散至肠壁,在腹腔内有较广泛浸润时,可引起腰骶部酸痛、坠胀感。

8. 肿瘤播散 肝脏是最常见的血行播散部位。除此之外,肺、脑、卵巢、骨也是容易出现转移的部位。当癌侵及浆膜层时,癌细胞可脱落,进入游离腹膜腔种植腹膜面,癌细胞易积聚于直肠膀胱陷凹。

(二)直肠指检

至少可扪清距肛门 7～8cm 以内的直肠壁情况。早期的直肠癌可表现为高出黏膜的小息肉样病灶,大的病灶均容易触及,表现为大小不一的外生性肿块,也可表现为浸润性狭窄,指检时应注意确定肿瘤大小、占肠壁周径的范围、有蒂或广基、肿瘤基底下缘至肛缘的距离、肿瘤向肠外浸润状况、肿瘤的质地等情况。另外,结肠癌患者也应通过直肠指检或直肠、阴道双合诊来了解直肠膀胱陷凹或直肠子宫陷凹有无种植灶。

(三)癌胚抗原(CEA)

早期阳性率较低,有淋巴结转移的患者中 50% 其癌胚抗原高于正常,因此不适宜早期诊断。对估计预后和诊断术后复发有一定帮助,如 CEA 升高可在临床症状发生前 5～7 个月即出现,故此随访示的CEA 监测十分必要,出现在随访中如发现 CEA 等持续升高即可争取行开腹探查,以提高复发灶的切除率与治愈率。

(四)内镜诊断

结肠镜检查不仅可以澄清钡灌肠检查有疑问病变的性质,还可以发现不少钡灌肠所漏诊的小腺瘤与癌,通过染色内镜发现大肠平坦型病变,对于病变识别更为重要。放大内镜能从近距离的正面、侧面、中等距离或远距离观察病灶,了解其肉眼形态、发育样式、有无凹陷、局部性状和范围;其次,通过改变大肠内的空气量,可观察病灶的硬化程度和周围皱襞的集中情况,并能接近病灶观察其微小构造进行隐窝的具体分型。超声内镜有助于准确判断早期和进展期大肠癌的浸润深度,是诊断大肠黏膜下病变的最佳检查手段。有可靠证据提示,肿瘤已达进展期(已浸润至固有肌层)的任何部位、任何大小的大肠肿瘤都禁止内镜检查。

(五)影像学诊断

1. 双重对比钡造影 一般用于病变的检出、定性,双重对比钡灌肠造影可检出 92% 的大肠癌,其中Dukes A 期检出率为 55%～85%,1cm 以上息肉的检出率为 70%～90%,1cm 以下息肉的检出率为 50%～80%,可清楚显示黏膜破坏、肠壁僵硬、结肠充盈缺损,典型的早期癌多为息肉样病变,气钡双重对比造影可显示表面涂布钡剂的结节,轮廓不规则或有分叶,病变基底部可见凹陷及肠腔轮廓线的中断或不规则。部分病例为病变的充盈缺损、龛影、黏膜破坏及管腔狭窄的联合表现,病变早期癌变仅表现为局部肠壁增厚,在肠管适当扩张的情况下,肠壁厚度 >6mm 时提示异常,对于直径小于 1cm 的扁平隆起型病变,如表面不规整、基底部凹陷,形态不规则,需考虑早期癌。进展期癌表现为肠管僵硬,不能扩张,局部结肠袋消失,病变段肠壁明显增厚,病变与正常肠管间界限清楚,表现为"肩征",当病变累及全周呈对称性狭窄时,可出现典型的"苹果核征"。据统计,钡灌肠造影对大肠癌假阳性率为 1% 以下,大肠息肉为5%～10%,小息肉误诊率高达 50%,临床上已出现肠梗阻症状的患者应禁止此项检查。

2. CT 早期癌可显示无蒂或粗短蒂的腔内息肉病变,一般不规则或有分叶,不易观察基底部的浸润深度。进展期有以下特点:肠腔内隆起型肿物,边缘不规则呈分叶或菜花状,与正常肠壁分界清楚。肠壁局限性或环形增厚,肠腔狭窄,当肿瘤侵犯肠壁外时,可见局部肠壁表面模糊、毛糙,周围脂肪密度增高,增强扫描强化程度高于周围肌肉,黏液腺癌或印戒细胞癌增强扫描时强化不明显,转移淋巴结常出现在肠系膜上、下血管周围的结肠系膜内及主动脉旁,肝脏是结直肠癌远处转移的最好发部位,转移灶平扫主要见于低密度。

3. MRI 对肠道肿瘤的诊断仍未明确者,MRI 可弥补 CT 诊断的不足,MRI 对直肠周围脂肪内浸润情况易于了解,故有助于发现或鉴别Ⅲ期患者。对于中晚期较大的直肠癌 MRI 直肠内线圈不能通过,无法准确评估肿瘤的局部分期。

4. B超　可显示正常直肠壁呈 5 层结构，肠道原发肿瘤的部位、大小及与周围组织的关系等，检查转移灶，包括腹膜后、肠系膜根部淋巴结、腹腔有无转移结节、肝脏有无占位性实质性肿块。

三、鉴别诊断

1. 节段性肠炎　是胃肠道的一种慢性肉芽肿性炎症，多见于回肠末端，也可局限在结肠，病变年龄多在 20 岁左右，主要症状有腹泻、腹痛，全身症状可有低热、消瘦、乏力、贫血等症状，伴有感染者尚可有发热等中毒症状，与结肠癌的症状相似，X 线和内镜检查示病变肠段与正常肠管之间分界清晰，呈跳跃式分布，结肠镜检查及活检是有效的鉴别方法。

2. 阑尾炎　回盲部癌因局部疼痛和压痛而误诊为阑尾炎，特别是晚期回盲部癌，局部常发生坏死溃烂和感染，临床表现有体温升高，白细胞计数增高，局部压痛或触及肿块，常诊断为阑尾脓肿。

3. 肠结核　在我国较常见，既往都有其他器官或肺的结核史，平均年龄比结肠癌小。女性多于男性。病变范围广，可累及末端回肠，好发部位为回肠末端、盲肠及升结肠。常见的症状有腹痛，腹泻、便秘交替出现，部分患者可有低热、贫血、消瘦、乏力，腹部肿块与结肠癌症状相似，但肠结核患者全身症状更加明显，如午后低热或不规则发热、盗汗、消瘦乏力，需注意鉴别。X 线钡餐检查见肠蠕动加速，钡剂通过病灶处速度很快，即为病灶处"激惹现象"或"跳跃现象"，但当患者无其他器官结核及由结核引起的一系列全身症状时，诊断依赖于内镜加病理活检。

4. 结肠息肉　主要症状可以是便血，有些患者可有脓血样便与结肠癌相似。钡剂灌肠检查可表现为充盈缺损，行结肠镜检查并取活组织送病理检查是有效的鉴别方法。

5. 溃疡性结肠炎　患者常有腹泻、腹痛、里急后重等，酷似慢性菌痢症状。患者也可出现消瘦、贫血、乏力等，乙状结肠镜检查见黏膜广泛充血、水肿、出血、糜烂和表浅溃疡，或融合成大片溃疡，溃疡之间黏膜增殖，形成假性息肉，晚期因纤维组织增生，肠腔狭窄，肠萎缩。本病为癌前期病变，应当随访，结肠镜检查有怀疑时，应作病理学检查。

6. 血吸虫性肉芽肿　少数病例可癌变，结合血吸虫感染病史，粪便中虫卵检查，以及钡剂灌肠和纤维结肠镜检查及活检，可以帮助鉴别。

7. 阿米巴肉芽肿　可有肠梗阻症状或叩及腹部肿块，与结肠癌相似。本病患者行粪便检查时，可找到阿米巴滋养体及包囊，钡剂灌肠检查可见巨大的单边缺损或圆形切迹。

8. 阿米巴痢疾　患者都有腹痛、腹泻与里急后重，粪便呈"果酱样"，味腥臭。急性感染期乙状结肠镜可见典型的口小底大"烧瓶样"浅表溃疡，慢性期则溃疡可深入肌层、浆膜层，与邻近组织相粘连，此时肠壁增厚，肠腔狭窄，甚至呈瘤样增生，活检确诊。

9. 淋巴瘤　好发于回肠末端和盲肠及升结肠，也可发生于降结肠及直肠，淋巴瘤与结肠癌的病史及临床表现方面相似，但由于黏膜相对比较完整，出血较少见，鉴别诊断主要依靠结肠镜下的活组织检查，以明确诊断。

四、治疗

大肠癌引起腹痛的机制：肿瘤在肠壁浸润累及神经，并发肠梗阻，并发肠穿孔，晚期腹膜或腹内淋巴结及肝脏转移。大肠癌局限于肠管时为一种高治愈率的疾病，主要是治疗大肠息肉与大肠癌，即引起腹痛的病因治疗。手术切除是首选，手术可使 50% 的结肠癌患者和 45% 的直肠癌患者得到治愈。大肠癌术后无病存活率和总的存活情况主要取决于病理分期，肿瘤生物学特性与预后有关。

（一）结肠癌

病变局限于黏膜、黏膜下层，淋巴结未发现转移者，术后随访；病变侵及肌层以外或有淋巴结转移，术后化疗。

（二）直肠癌

病变侵及直肠旁组织，根据情况选择术前放疗；病变侵及深肌层或有淋巴结转移，行术后放疗，并定期化疗。

（三）早期大肠癌内镜治疗

1. 圈套息肉切除 用于广泛隆起型有蒂病变的治疗。

2. 内镜黏膜切除术 用于无蒂或无根茎的广基型隆起或表面平坦型、凹陷型病变的治疗。对于结节基底集簇性早期病变，尚采用此种方式进行分次息肉切除。

3. 激光、电凝、热凝固法 主要用于姑息治疗或作为其他内镜治疗的辅助治疗。

（四）晚期大肠癌治疗

对于晚期不能切除的大肠癌或切除术后复发转移者，应采取化疗、局部放疗、中医、中药等手段进行综合治疗。

第7节　大肠非癌性肿瘤

大肠非癌性肿瘤分为良性肿瘤与恶性肿瘤。大肠良性肿瘤包括大肠脂肪瘤、血管瘤、间质瘤，大肠的恶性肿瘤包括大肠恶性间质瘤、非霍奇金淋巴瘤、大肠恶性黑色素瘤、脂肪肉瘤。

一、引起腹痛的临床特点与诊断

（一）大肠良性肿瘤

1. 大肠脂肪瘤 当瘤体直径＞2cm，表现为慢性间歇性疼痛、便血、腹泻、便秘、排便习惯改变、肠梗阻，约10%出现肠套叠、大出血、穿孔、急性肠梗阻，浆膜下型及浆膜间型临床多无症状，瘤体较大者腹部可触及包块。少数黏膜下脂肪瘤因部分瘤体自行离断、脱落入肠腔，患者可自肛门排出黄色、团块状脂肪样组织，这是大肠脂肪瘤较为特征性症状。诊断大肠脂肪瘤应注意部分患者可能伴有消化道恶性肿瘤。

2. 大肠间质瘤 临床表现与肿瘤所在部位、大小、性质、生长类型及有无并发症等有关，结肠平滑肌可并发梗阻，出现腹痛、腹胀、便秘，甚至诱发肠穿孔、肠套叠、肠扭转，直肠和肛管间质瘤出现便血、排便不适、排便次数增多、便秘、肛门下坠感等症状。

3. 大肠血管瘤 便血是血管瘤常见症状，可反复或持续出血，伴有贫血，一般不引起腹痛，血管瘤破裂可引起剧烈腹痛、休克。少数患者可出现肠梗阻、肠套叠、肠扭转等。另一种表现为全身凝血机制障碍，从而加重肠道出血。

（二）大肠恶性肿瘤

1. 大肠恶性间质瘤 早期仅表现为一般消化系统疾病的症状，如腹部不适、腹痛，如肿瘤侵犯黏膜层出现血便或黏液血便，中晚期表现腹部肿块，引起肠梗阻，导致剧烈腹痛，本病诊断有一定难度，术前确诊率极低。

2. 直肠恶性黑色素瘤 临床表现无特异性，表现为大便出血，多为鲜血，有恶臭，伴有肛管直肠肿块脱出，较小可自行回纳，伴有直肠肛管刺激症状，部分肿块有色素沉着，这是重要的诊断依据，少数病例由肠梗阻引起腹痛。

3. 非霍奇金淋巴瘤 原发性大肠非霍奇金淋巴瘤早期症状不明显，局部表现为腹胀、轻度或间歇性腹痛、腹泻、大便习惯改变，晚期伴有不规则发热、贫血、乏力、消瘦，常有腹痛、腹泻、便血，部分患者可出现肠梗阻引起的腹痛、急性肠穿孔和大出血。

4. 脂肪肉瘤 常有腹痛、腹部肿块、大便次数增多和黏液、血便，伴有脂肪团块样组织、肠壁浸润型狭窄、继发穿孔与转移，肿瘤位于回盲瓣附近者易于发生肠套叠而引起剧烈疼痛。

二、鉴别诊断

（一）大肠良性肿瘤

1. 大肠癌 消化道脂肪瘤30%～70%发生在大肠。大肠脂肪瘤是最常见的良性肿瘤，仅次于腺瘤，大肠癌与脂肪瘤鉴别通过肠镜检查，早期大肠癌表现为平坦隆起或凹陷，中晚期表现：①肿瘤向肠腔呈盘状隆起，呈卵圆形或圆形，广基，表面有浅表溃疡。②溃疡型癌：分局限性溃疡型和浸润型溃疡癌两种。浸润型肿瘤向肠壁各层弥漫浸润，肿瘤常累及肠管全层，局部肠壁增厚，形成环形狭窄，脂肪瘤 90% 为腔内型，向腔内突出隆起肿块，有蒂、亚蒂或无蒂，表面形成溃疡，组织活检可鉴别。

2. 脂肪肉瘤　与脂肪瘤在临床症状上相似，均表现为腹痛、便血、腹泻、便秘、肠梗阻等症状，很难从临床表现上鉴别，钡灌肠两者相似，无法区分。肠镜检查表现亚蒂、有蒂或无蒂黏膜下隆起病变，呈卵圆形或球形，自肠腔内突出，有时呈特征性黄色，常依赖于组织活检来鉴别。CT 和 MRI 对鉴别有很高的价值，脂肪瘤时，CT 或 MRI 检查显示肿瘤密度均匀，注射对比剂后，肿瘤无强化；脂肪肉瘤时，CT 显示瘤内密度高于脂肪，内部密度不均或呈囊实性，可有分隔和钙化，增强后病变显示更清晰。

3. 腺瘤性息肉　腺瘤好发于直肠、乙状结肠，占全结直肠息肉的 70%～80%。临床上无症状，或出现轻微的腹痛、腹泻、便秘、便血、黏液血便，组织学上以管状腺瘤最常见，占腺瘤的 80%。其次为绒毛状腺瘤和小扁平腺瘤，从临床表现上与脂肪瘤难以鉴别，主要通过乙状结肠镜做活组织检查进行鉴别。为了提高检出率，脂肪瘤时应用活检钳在同一部位反复活检，可露出脂肪组织，即所谓"裸脂征"，获取组织可明确诊断。

（二）大肠恶性肿瘤

1. 细菌性痢疾　本病有流行病学特征，主要表现为腹痛、腹泻、里急后重、黏液脓血便、大便次数增多、左下腹压痛等特征。病程长，可有急性发作史，大便培养志贺菌阳性，最重要的鉴别方法是结肠镜检查，细菌性痢疾时肠黏膜除充血水肿、溃疡外，黏膜呈颗粒状，可见瘢痕和息肉，而直肠恶性黑色素瘤多数患者有肛门或直肠出血，部分患者表现肛门肿块、肛门痛、体重下降等，乙状结肠镜下肿瘤呈息肉状或结节样病变，病程短，进展快，抗生素治疗无效，可资鉴别。

2. 痔　直肠恶性黑色素瘤以肛门或直肠出血为突出表现时，易与痔相混淆。无痛性间歇性便后出血是内痔的特征，一般内痔无痛性出血，呈鲜红色，不与大便相混，随出血量的多寡而表现为大便表面带血、线状流血、喷射状出血，直肠指检或乙状结肠镜检查可将痔与恶性黑色素瘤鉴别。

3. 直肠癌　直肠癌出血多附着在大便表面，色略暗或带有黏液，可伴有直肠刺激症状，约 80% 位于指检可及的范围，指检发现质硬、表面不光滑的肿块，乙状结肠镜检查除见肿块外，表面常有溃疡，肠腔常有狭窄，肿块组织活检可确诊。

4. 肛乳头肥大　位于齿状线上，呈乳头状或三角形，质较硬，表面覆以肛管上皮，灰红色，通常无症状，可有出血，当脱至齿状线以下时称为纤维性息肉。

5. 溃疡性结肠炎　95% 以上病例有直肠受累，临床上以腹泻、黏液脓血便、腹痛、里急后重为主要表现，有时与恶性黑色素瘤混淆，结肠镜检查有特征型改变，可见病变黏膜呈弥漫性充血、水肿、黏膜表面呈颗粒状，常有糜烂或浅溃疡，附有黏液和脓性分泌物，重者溃疡较大，后期可见假性息肉，结肠袋消失，反复发作，用水杨酸制剂和肾上腺皮质激素治疗常可使症状减轻，并获显效。

三、治疗

1. 脂肪瘤　主要是手术切除，但在术前常易误诊为癌、腺瘤等，手术适用于不能与大肠癌区别的患者以及体积大而引起肠套叠或肠梗阻的患者。对于小的脂肪瘤，可以切开肠壁切除，但大的脂肪瘤或反复肠套叠的病例应做肠切除吻合，黏膜下有蒂脂肪瘤也可通过结肠镜作烧灼切除或勒除器切除。

2. 血管瘤　血管瘤一旦明确诊断，均需手术治疗，做节段性肠切除。肛门、直肠部的小血管瘤可经肛门行局部切除。如血管瘤较大而累及周围组织，或是蔓状血管瘤累及会阴、阴道者，则切除十分困难。其他如注射硬化剂、激光、电灼和电凝等对小的血管瘤有效，但长期效果和根治性差，复发率较高。对于长蒂息肉型血管瘤，可通过结肠镜进行套扎切除。

3. 大肠间质瘤　目前手术切除是非转移性 GIST 的标准起始治疗，由于术中往往不易判断良、恶性，因此都应该包括足够正常肠管在内的肠切除吻合术，术后应进行长期随诊，>5cm 的肿瘤应终身随诊，目前有酪氨酸激酶受体抑制剂格列卫治疗转移性 GIST 的报道。

4. 非霍奇金淋巴瘤　手术治疗是首选。本病常在黏膜下层沿肠纵轴浸润扩散，应做术中冷冻检查指导切除范围。对于术中瘤体较大，肠系膜根部、腹主动脉旁淋巴结均有浸润肿大，不应认为是根治手术禁忌证，不应放弃手术切除，尽量切除病变肠段及淋巴结切除。术中还应注意多发病灶，如判断肿瘤不能行根治性切除，也应争取作姑息性切除，对于不能行姑息切除，如有梗阻，应做短路手术，将肿瘤旷置，解除梗阻，术后放疗。化疗选择应在放疗后1~2个月开始，或在复发或全身性广泛转移后使用。

5. 大肠恶性黑色素瘤　手术治疗是大肠恶性黑色素瘤的主要治疗手段。确诊为直肠肛管恶性黑色素瘤如无远处转移，首选腹会阴联合根治术，有主张同时进行腹股沟淋巴结清除术，结肠恶性黑色素瘤的手术切除与一般的结肠癌相同，多采用根治切除术，对于远处转移及无法手术切除的病例可采用化学治疗，首选药物为达卡巴嗪（氮烯咪胺），配合免疫治疗可增强疗效，多采用α-干扰素、白介素-2。

6. 脂肪肉瘤　首选手术治疗，对化疗、放疗不敏感。一旦确诊，应行局部广泛切除术，对脂肪肉瘤位置较低或伴有局部淋巴结转移者可行腹会阴联合切除。即使手术切除彻底，术后均应定期复查。对于复发者，仍首选手术探查，尽可能做肿瘤切除或减瘤术，外加腹腔灌注、全身化疗。

第8节　网膜肿瘤

一、概述

网膜肿瘤（tumors of the omentum）可分为原发性和继发性两种类型。原发性网膜肿瘤十分罕见，有良性、恶性之分，良性肿瘤包括脂肪瘤、平滑肌瘤、间质瘤、淋巴管瘤、血管瘤和神经纤维瘤等，恶性肿瘤有恶性间质瘤、恶性淋巴瘤、平滑肌肉瘤、（骨骼肌）横纹肌肉瘤、血管外皮细胞瘤、脂肪肉瘤和黏液瘤等，恶性约占1/3。网膜肿瘤多为转移瘤，原发部位常在结肠、胃、肝、胰腺或卵巢。

网膜良性肿瘤男性多于女性，多见于50岁左右，男性占57.1%，女性占42.9%，发生于5~92岁，平均46.3岁，其中40~60岁占73.5%

病因不明。网膜肿瘤有原发性和继发性两种。原发性网膜瘤与肠系膜肿瘤来源广泛不同，60%的网膜瘤来自于平滑肌，包括平滑肌瘤和平滑肌肉瘤，其他良性肿瘤，如脂肪瘤及神经纤维瘤十分罕见。原发性网膜肿瘤是指发生在网膜本身的肿瘤，而不是由于腹腔内其他脏器或腹部以外的肿瘤病变向大、小网膜浸润，种植或转移的结果。如按肿瘤的性质分类，则一般可分为良性肿瘤与恶性肿瘤。良性肿瘤以平滑肌瘤、淋巴管瘤较多见，少见的良性肿瘤有畸胎瘤、纤维瘤、脂肪瘤、血管瘤、间皮瘤、黏液瘤及炎性假瘤等。网膜囊肿多属良性病变，其来源多数是先天性的淋巴管呈囊状扩张所致，少数是因为淋巴管阻塞后导致局部扩张，囊肿形成。其他少数的原因还见于外伤、寄生虫感染等。有学者根据网膜囊肿的内容不同，分为血性囊肿、乳糜性囊肿、浆液性囊肿、包囊虫性囊肿、皮样囊肿及肿瘤变性坏死液化后形成的囊肿。囊肿可呈单个，也可为多个。国内有学者报道，小网膜良性肿瘤中以囊肿最多见。

原发于网膜的恶性肿瘤较罕见，且多数为肉瘤，如平滑肌肉瘤、脂肪肉瘤，其他还有恶性淋巴瘤及恶性血管内皮瘤等。更多见的是转移至网膜的恶性肿瘤，如胃癌、肝癌、卵巢癌等腹腔内恶性肿瘤均可向网膜转移。

二、引起腹痛的临床特点与诊断

（一）临床表现

突出的特点为腹部胀大，肿瘤较大时，可有腹部隐痛、腹胀及消化道功能紊乱等症状，65%患者可有腹痛，仰卧位时加重，站立位减轻，少数伴有恶心。

体检可触及腹部包块，晚期可有血性腹水、消瘦、贫血、恶病质。

网膜肿瘤的诊断较为困难，多数病例是因腹部包块而行探查手术或因腹部手术时发现网膜有肿瘤而获得确诊。

（二）影像学诊断

1. B超检查 对大网膜炎性包块囊肿或肿瘤具有初步判定作用,它有助于判定肿物部位、性质为囊性或实性、有或无腹水等。尚可在B超引导下细针穿刺行细胞学检查。

2. X线检查 多用来判断大网膜肿物的位置,如果腹部X线片显示腹腔前方有肿物阴影,或胃肠钡餐检查发现在肠管前方有肿物又与肠管无关时,应多考虑大网膜的肿物。

3. CT检查 CT扫描可显示多种影像,包括块状大网膜,小结节浸润性、囊性肿块或多个孤立的结节,是判定大网膜肿物的最佳手段。它不仅可以确定肿物部位及其与周围组织器官的关系,还对大网膜扭转及血管梗死有较好诊断价值。

4. 腹腔镜检查 可在直视下观察肿瘤的部位及其与毗邻组织或器官的关系,结合活检,可明确病因和病变性质。

三、鉴别诊断

1. 肠系膜囊肿 是罕见的疾病,绝大多数发生于小肠系膜,多为淋巴管囊肿。以女性为多,大多无自觉症状,或仅有腹部下坠感,体检则可发现脐部肿块,囊肿显著增大而压迫肠腔时,则出现腹痛与肠梗阻征象,肿块多位于脐部右侧,表面平滑或稍隆凸,质较软,有囊样感与波动感,可向左右移动,但向上下活动度较小,也不随呼吸移动,如囊肿与周围组织粘连,或囊肿体积过大时则无活动性,胃肠钡餐检查可发现肠外占位性病变,泌尿系统X线检查一般阴性,临床上需注意与胰腺囊肿、腹膜后肿瘤、胃肠道肿瘤等鉴别。超声检查提示为囊性肿块,此病往往需经手术探查方能确诊。

2. 腹膜间皮瘤 是非常少见的肿瘤。间皮瘤发生于体腔上皮,且多发生于胸膜,大致可区分两类:局限性间皮瘤多为良性,弥漫性间皮瘤常为恶性,呈浸润性生长并有转移,腹膜弥漫性间皮瘤的主要临床表现是腹部肿块、腹水(常呈血性)及恶病质等。此病的诊断主要根据腹水中发现间皮瘤细胞或剖腹探查病理活检。

3. 腹膜转移癌 是腹腔脏器癌的晚期表现,由胃、肝、胰、卵巢等脏器的癌播散所引起。其主要临床表现是原发癌的局部症状、恶病质与腹水,腹水生长迅速,多为血性,穿刺排液后有迅速再行渗聚的倾向,腹水检查可发现癌细胞,腹水比重高低不一(1.004~1.023),蛋白定量(9~56g/L),腹膜癌腹水的乳酸脱氢酶活性常较血清乳酸脱氢酶活性为高。

4. 继发的网膜肿瘤 腹部等其他部位的疾病,如感染、浸润、包裹、转移、种植等而发生的肿瘤,而大网膜间皮肉瘤较罕见,以继发的大网膜肿瘤常见,多由胃、肠和卵巢的肿瘤腹腔种植转移造成。

5. 肠系膜淋巴结结核 是腹腔结核常见的类型之一,多见于儿童与青少年,但壮年有时也可罹患。此病大多继发于肠结核或血行播散型结核病,常为腹腔结核的一部分,与肠结核及结核性腹膜炎并存,单独存在者甚少,有复杂的临床表现,病程通常为慢性,在急性进展时可有明显的发热与剧烈腹痛。局部症状以不同程度的腹痛为主,往往是与饮食无关的泛发性腹痛,往往急骤发作,多位于脐部周围,患者尚伴有乏力、食欲减退、消瘦、发热、盗汗等全身中毒症状,腹泻、腹胀也常见,急性期常伴有右下腹或脐周剧痛,高热。体检早期常无腹部阳性体征,渐而在脐周或右下腹部被触及大小不等、质较硬、相互粘连的较大的淋巴结团块,边界不明显,位置较深,质呈中等硬度,一般压痛不显著,移动性甚少。凡儿童或青少年原因未明的上述症状,即使未触及腹部肿块,也应考虑此病的可能性,结核菌素试验强阳性对诊断有帮助,腹部X线片发现钙化影像也支持此病的诊断。

6. 胃肠平滑肌肉瘤 起源于胃肠道的平滑肌组织,起源于黏膜下肌层的常向胃肠腔内生长,称腔内型,约占20%;起源于胃肠壁肌层的常向浆膜外生长,称腔外型,约占70%,少数肿瘤同时向腔内也向腔外生长,呈哑铃型。腔内型常在黏膜表面形成溃疡,可出现消化道出血的症状,肠道的肿瘤长到一定大小也有可能出现部分肠梗阻的症状,所以比较容易发现。腔外型由于其向腔外生长,不易出现症状,所以往往长到相当大才以腹部包块而就医,腔外型肿瘤长到一定大小时中心可能因供血不足而出现坏死、囊性变。肿瘤有时也可以从黏膜破溃处与胃肠腔相通,胃肠道内容进入瘤腔,形成感染,瘤的出血也可进入胃肠腔,造成胃肠道出血,个别情况腔外型肿瘤向腔外生长成巨大瘤体,但仅有细小的部分和胃肠壁相连,甚至仅有一条蒂状物相连,有时腔外型肿瘤几乎全变成囊性,仅有小部分与胃肠道连接,可被误诊为囊肿性疾病。本病一般发生在中年以上,以 40～60 岁多见,平均年龄 50 岁左右,男性比女性稍多,男女之比约为 1.7∶1。主要临床症状有腹痛、消化道出血和腹部包块,也可以有消化不良、消瘦等症状,体格检查约半数患者有不同程度的贫血,胃平滑肌肉瘤,尤其是腔外型的半数以上可摸到腹部包块,小肠肿瘤有的可出现部分肠梗阻的体征,少数可触及腹部包块,直肠肿瘤多数可经直肠指诊摸到直肠腔外的肿块,肠黏膜一般无异常改变,指套不染血。

实验室检查可有贫血,血沉快,大便潜血阳性,特殊检查以消化道钡剂检查、内镜检查和 CT 检查为主,钡剂检查常不能发现腔外型肿瘤,往往易漏诊,但如采用超声内镜,可大大提高其诊断的阳性率,CT 检查对胃、小肠和结肠的诊断均有一定的帮助,但必须经有经验的医师结合临床现象,才可能做出较正确的诊断。对某些腹腔内肿块术前未能确诊者,有的主张采用 B 超或 CT 定位下穿刺取组织做病理活检来确定诊断,对于不能排除平滑肌肿瘤的腹腔肿块,千万不能做穿刺活检,以免在穿刺活检后引起腹腔广泛的种植转移,造成极坏的后果。

7. 急腹症 网膜肿瘤的瘤蒂扭转或大网膜血管瘤破裂致腹腔内大出血时,可导致急腹症的表现。急腹症中,如腹腔脓肿、中空器官穿孔等,病灶周围系膜密度增高、血管增粗,呈索条或网格影,但是原发性大网膜肿瘤周围变化远不及急性炎症时显著,正常大网膜位于腹腔最前部,轴位 CT 呈宽窄不等横条形低密度脂肪组织,其体积与体重有关,内含蜿蜒细血管影,常见于横结肠前方,正常 CT 值为 100～160HU,与皮下脂肪、腹膜后脂肪类似。异常网膜、系膜的 CT 征象有:网膜、系膜脂肪的平均密度增高,负 CT 值绝对值减小(40～90HU),网膜、系膜血管模糊,代之以多数索条状、网格状影包围病灶,或成为脓腔后壁的一部分,对于观察网、系膜脂肪血管结构变化,以 0HU、350HU 窗宽为宜,合适的窗口技术有助于急性腹内炎症或中空器官穿孔病例的 CT 诊断。

8. 大网膜扭转 罕见,可形成一个充血性的痛性肿块,患者以 30～50 岁女性多见,肿块常突然发生,常位于右下腹部,形态不规则,质较硬,向上移动较其他方向容易,常伴有剧烈的腹痛、呕吐。

9. 腹部包虫囊肿 包虫囊肿是人体感染狗绦虫的囊蚴所致的寄生虫病,多见于畜牧区,患者以 20～40 岁为多,但在该病区儿童罹患者也不少见。此病经过缓慢,早期多无自觉症状,腹腔内的包虫囊肿腹部触诊是最主要的诊断方法,肿块呈球形,表面光滑而硬韧,以指压之可出现凹陷,并富有弹性的囊样感,在少数病例可出现震颤感,早期肿块的移动度一般比较大。

四、治疗

网膜肿瘤的治疗手段主要为手术切除。原发性恶性肿瘤具有高度浸润性,常需切除全部大网膜及邻近器官,转移性肿瘤做网膜切除可控制腹水,如系良性肿瘤,可做网膜包括肿瘤的部分切除,手术并不困难,良性肿瘤可达到治愈性的切除,罕有复发的报道。如系原发于网膜的恶性肿瘤,则应行网膜全切除。如系转移性恶性肿瘤,则应尽可能切除原发病变及转移病变,术后应根据恶性网膜肿瘤的类型辅以放疗或化疗,但对于大网膜原发恶性瘤和转移癌手术切除,则往往是姑息性的,预后极差,但切除后可减少腹内肿瘤的负荷,防止腹水的产生,术后应辅以放疗或化疗。近年来主张腹腔内化疗和动脉插管行腹腔动脉化疗加或不加栓塞术,对大网膜转移癌化学疗法最根本的仍是针对其原发癌灶,其疗效与原发癌的化疗效果一致。

第9节　腹膜后肿瘤

一、概述

腹膜后肿瘤主要包括原发于腹膜后潜在腔隙的原发性腹膜后肿瘤,以及由其他部位转移来的继发性腹膜后肿瘤。腹膜后肿瘤占全身肿瘤 0.5% 以下,占全身软组织肿瘤的 10%～20%,其中良性不足 1/3,恶性超过 2/3。常见为间叶组织来源的肉瘤，占 42%。可发生于任何年龄，平均年龄在 50～60 岁，男性占 50%～67%，略高于女性。腹膜后肿瘤种类繁多，形态多样，分类和命名也比较混乱，一般按照组织发生进行分类，分为四大类，即间叶组织起源的肿瘤，神经源性肿瘤，泌尿生殖嵴、胚胎残余及异位组织肿瘤，以及组织来源不清的肿瘤。

腹膜后肿瘤占全身肿瘤 0.5% 以下，占全身软组织肿瘤的 10%～20%。其中良性不足 1/3，恶性超过 2/3。可发生于任何年龄，多数文献报道的平均年龄在 50～60 岁，男性占 50%～67%，略高于女性。腹膜后肿瘤总的切除率为 44%～68%，总的 5 年生存率为 35%～45%，10 年生存率为 20%～30%。

腹膜后肿瘤的病因为环境因素与遗传、免疫缺陷相互作用的结果。一些软组织肉瘤与电离辐射密切相关，与腹膜后肿瘤相关的遗传因素较多，一些早发的间叶组织肉瘤中抑癌基因存在胚系突变，因基因组的不稳定性，晚发的肉瘤常存在系列的体细胞基因突变。其他因素如致瘤病毒、免疫缺陷等，与腹膜后肿瘤关系尚不清楚，报道也极少。

二、引起腹痛的临床特点与诊断

（一）临床表现

腹膜后肿瘤临床表现差异大，依赖于肿瘤的原发部位，以及由肿瘤压迫或侵犯血管、神经或其他重要器官及结构而引起相应症状及综合征。

原发部位不同，占位症状不同，腹后间隙的肿瘤一般向一侧生长，当肿瘤体积增大到一定程度时，患侧可出现局部隆起、饱胀感。

腹膜后肿瘤常因压迫邻近器官出现相应的表现而被发现。肿瘤压迫神经，出现疼痛，包括腹痛、腰背痛、腿痛等，可为隐痛、剧痛，压迫或侵犯腰丛或骶丛神经根，可出现一侧或双侧下肢放射的腰背痛。肿瘤压迫泌尿系统，可出现尿频、尿急、尿痛、排尿困难、少尿、无尿。肿瘤压迫消化道，可引起腹胀、排便习惯改变，部分患者会有消化道不全梗阻，少数患者会出现消化道出血。

大部分腹膜后肿瘤患者早期全身状况良好，无恶病质表现。当肿瘤晚期，可表现为胃肠道症状，如恶心、呕吐、厌食、体重下降、疲乏，10% 的患者可出现发热症状，肿瘤切除后症状可消失。

少部分肿瘤属于功能性内分泌肿瘤，能分泌激素而以内分泌功能异常为首发症状。腹膜后常见的副节细胞瘤或异位嗜铬细胞瘤，可分泌儿茶酚胺类激素，常以高血压为首发表现。

血清 α 甲胎蛋白、β- 人绒毛膜促性腺激素测定有助于排除腹膜后生殖细胞肿瘤，24 小时尿中儿茶酚胺及其代谢产物香草杏仁酸（VMA）的含量测定有助于嗜铬细胞瘤的诊断。

（二）影像学诊断

1. CT 增强扫描是腹膜后病变最主要最有用的检查方法。CT 可清晰地反映腹膜后结构，不受肠道气体、骨骼及脂肪的影响。直径在 2cm 以上的腹膜后肿瘤，80%～90% 可被 CT 发现，并准确显示肿瘤的部位、大小、形态、数目、密度、边界等特征，能明确显示肿瘤周围器官、血管的移位情况及腹膜后淋巴结肿大的情况，但是 CT 检查在某些腹膜后器官来源的肿瘤有一定局限性，诸如肾上腺、肾和胰腺的肿瘤，从 CT 上比较难于鉴别。当腹膜后脂肪较少，或肿瘤与邻近组织无分界，且密度接近时，CT 诊断价值亦受限。

2. MRI 可清晰地显示腹膜后解剖关系，了解肿瘤与邻近重要血管、器官的关系，为判断可否切除、制定手术计划提供重要依据。另外，来源于脊柱两旁的神经源性肿瘤，MRI 能清楚显示肿瘤生长入椎间孔、神经根侵犯或骨质破坏的情况。

3. 超声诊断 能显示出肿块的位置、大小、数目、实性或囊性以及与周围器官的关系，可鉴别腹腔内肿瘤与腹膜后肿瘤，可显示临床上尚不能触及的肿瘤，超声诊断腹膜后肿瘤是非特异性的，极少能明确肿块的组织学类型。近年来，B 型超声引导下细针穿刺活检术的应用使超声检查在腹膜后肿瘤定性诊断中的意义日益突出，可用于腹膜后肿瘤患者手术后的长期随访，但有 15%～30% 腹膜后肿瘤可因肠袢阻挡而漏诊。超声检查由于腹膜后间隙位置深在，且受肠气影响较大，对腹膜后肿瘤的诊断能力低于 CT 和 MRI。

4．动脉造影诊断

（1）动脉移位：是腹膜后肿瘤最重要的表现，以肾动脉移位最常见，其次为肠系膜上动脉和腹主动脉。

（2）血管异常：表现为肿瘤周围血管扩张、拉长、延伸、分离、簇状、幔状、辐射状、地图状等，或表现为肿瘤区血管稀少甚至缺如，在腹膜后恶性肿瘤有时可出现血管增生，粗细不一，走行不规则，而良性腹膜后肿瘤很少显示血管增生像，单侧腰动脉扩张是腹膜后肿瘤的早期改变，继发于腹主动脉、髂动脉梗阻后的侧支循环。

（3）动脉包绕：是腹膜后恶性肿瘤征象之一，但较少见，约 10%。

（4）动脉阻塞：常提示该动脉供血器官被肿瘤侵犯。

5．静脉尿路造影诊断 尿路造影能显示腹膜后肿物与肾脏、输尿管及结肠的关系，在肿瘤体积较大或与上述器官关系密切时提供帮助，仅作为定位诊断的参考。尽管腹膜后肿瘤仅依靠临床症状和体征很难明确诊断，但是由于瘤体较大，根据增强 CT 和 MRI 做出定位诊断并不难，更加决定预后的定性诊断很难通过术前临床和影像学表现做出判断，作为"金标准"的病理诊断，往往在手术后或者穿刺后才能获得，并据此制定下一步的治疗策略。

三、鉴别诊断

1．交感神经副神经节瘤（异位嗜铬细胞瘤） 好发肾门附近及主动脉旁，好发年龄为 20～50 岁，男性多于女性，大于 10% 发生于肾上腺外，10% 恶性，有一定的侵袭性，生长迅速，肿块≥5cm 以上，密度或信号不均，可见出血、囊变、坏死，可见钙化，增强后明显不均匀性强化，良性者可见信号或密度均匀，边缘光整的类圆形块影，直径为 2～4cm，对周围结构无侵犯，明显强化。

2．脂肪肉瘤 腹膜后最常见的原发性恶性肿瘤，常见于 50～60 岁，组织学上，脂肪肉瘤分为分化性（包括脂肪瘤样型、硬化型和炎症型）、黏液性、多形性、圆形细胞性和去分化脂肪肉瘤 5 个亚型。在同一病变内，脂肪肉瘤可以包含多种组织学亚型，CT 上分实体型、混合型、假囊肿型，肾周脂肪囊是脂肪肉瘤的好发部位，常见脂肪肉瘤包绕挤压一侧肾脏和 / 或输尿管。

（1）分化性脂肪肉瘤：也称脂肪性脂肪肉瘤，主要由近乎成熟的脂肪细胞构成，并可有脂肪母细胞、梭形细胞及纤维组织混合存在。

（2）黏液性脂肪肉瘤：由不同分化阶段的脂肪母细胞、丛状分支状的毛细血管和黏液样基质组成。

（3）多形性和圆形细胞性脂肪肉瘤：均为分化差的肿瘤，基本不含较成熟的脂肪成分，不含或仅含少量黏液成分，且易发生坏死。

脂肪肉瘤的肿瘤巨大，边界清晰，CT 和 MRI 表现根据组织学亚型的不同而变化，密度不均匀，内含软组织密度影、不规则条纹状影及脂肪密度影，脂肪密度（-20～40HU）较正常脂肪密度（-80～120HU）高，增强扫描软组织部分可明显强化，分化差者影像学表现为质地不均、非脂肪性的软组织肿块，不容易与其他肉瘤鉴别，少数病变内钙化。

3．平滑肌肉瘤 居原发性后腹膜肿瘤中第 2 位。见于中年和老年人，病理由细长或轻度肥胖细胞组成：有时呈束状生长，排列类似纤维肉瘤，多形性平滑肌肉瘤形态与恶性纤维组织细胞瘤相似，肿瘤巨大，直径≥5cm，圆形或结节状，假包膜，边界清楚，易出血、坏死和囊变。巨大肿块，可见病变中央多呈不规则、广泛坏死；厚壁囊性肿块、富血供肿瘤，可见增强环形强化；较小平滑肌肉瘤，可见均匀肌肉密度；肝脏转移，可见典型"牛眼征"象；钙化少见。平滑肌肉瘤与其他腹膜后肿瘤的不同之处在于，平滑肌肉瘤边缘较清楚，形态较规则，比其他恶性肿瘤更容易坏死、囊变。

4．恶性纤维组织细胞瘤（MHF） 一组来源于间叶组织的恶性肿瘤，其成分多样，主要是组织细胞、成纤维细胞。根据 MHF 组织成分不同，可分为多形性型、黏液样型、巨细胞型和炎症型 4 个亚型。恶性纤维组织细胞瘤主要由组织细胞和恶性成纤维细胞组成，多见于中老年人，男性多于女性，位置深在，且周围组织间隙较大，肿瘤往往较大，直径常见为 5～10cm，临床常表现为腹部肿块和腹痛，恶性程度高，预后差，术后易局部复发。肿块多较大，为类圆形或分叶状，边缘多较清楚，软组织密度，易侵犯周围组织器官，浸润性生长，增强除外坏死与钙化部分，呈中高度强化，常伴坏死及不定形钙化，可能为肿瘤基质内聚集骨软骨化生病灶所致，可作为诊断本病的线索。此外，肿瘤内呈局灶性出现席纹状或车轮状结构如轨道征；MRI 成分复杂，含有实质部分、囊变、出血、黏液间质及纤维组织等；MRI 表现复杂，T_2WI见"水果盘征"，为恶性纤维组织细胞瘤的特征性改变。

5. 神经鞘起源肿瘤（神经鞘瘤、神经纤维瘤）　占腹膜后肿瘤 6%～16.7%，一般无明显临床症状，神经鞘瘤常有包膜，可伴有出血、囊变，组织中心为致密神经，组织周围为囊液黏液变性，神经鞘瘤更多表现为含薄层高信号环。

6. 神经节细胞起源的肿瘤　包括：神经母细胞瘤，最常见于婴儿及儿童；神经节瘤，常发生于青少年或较年轻的成人，仅有 10% 左右发生于儿童。肿瘤呈圆形、卵圆形、新月形或分叶状，边界清楚，均匀的低密度，易误诊为囊肿（含有大量的黏液基质）。约 20% 有钙化，分散的或针尖样钙化，而神经母细胞瘤中的钙化为无定形或粗糙钙化，肿瘤倾向于部分或完全包绕大血管生长，但无管腔受压或轻度受压，类似于神经母细胞瘤，增强可轻度、中度、重度强化，但增强的一个重要特点是出现不均匀性延迟强化，肿瘤内含有较多的黏液基质，从而出现在细胞外间隙，对比剂的延迟逐渐聚集，同时也是平扫为较低密度的原因，T_1WI 呈较均匀的低信号，T_2WI 呈中 - 高度信号，依赖于所含基质和细胞数之比所含胶原纤维的量，其特点之一是 T_2WI 上的曲线样低信号带，代表了肿瘤内纵横交错的不规则排列的施万（Schwann）细胞和胶原纤维即"漩涡征"，增强后同样表现为延迟强化。

7. 肾母细胞瘤　小儿常见肿瘤，绝大多数发生于 2～4 岁。肿瘤位于一侧腰部多不超过腹部中线，伴有发热，半数患儿有血压升高，晚期出现贫血及恶病质，超声检查 CT 扫描显示肾内实质性占位病变，静脉尿路造影提示肾内实质性占位病变或不显影。

8. 多囊肾　先天性疾病，系因胚胎期肾小管与集合管的连接发生障碍所致，婴儿型多于 1 岁内死亡，成人型多为双侧性，发病缓慢，常于 40 岁左右出现症状，常伴有其他器官如肝、肺囊肿等，除腰部出现肿块外，可有血尿、泌尿系感染、高血压及侧腰部疼痛，晚期可出现尿毒症，尿路造影可见肾盂与肾盏拉长、变形等征象，肾区超声探测有多个液平段，核素扫描显示肾脏大范围的放射性缺损区。

9. 肾积水　小儿先天性肾积水系因先天性上泌尿系梗阻所致，好发于 5 岁以上的小儿。肿瘤位于侧腹部，囊性，腹壁薄者透光试验阳性，X 线片可见肾影扩大，且有时可见钙化点，超声检查、排泄性尿路造影、核素肾图和肾扫描对诊断有价值。成人肾积水一般病史较长，可有血尿、腰痛史，部分患者系因输尿管结石所致，可有绞痛病史，会有继发性感染史，排泄性尿路造影可见肾盂、肾盏扩大，但晚期病例可不显影，先天性或成人肾积水有时因梗阻暂时解除而有肿瘤突然缩小的病史，这是本病所特有的病征。

10. 胰体尾部癌　本病的特点为腹痛。腹痛位于上腹部，并向腰背、前胸、肩及肋缘下放射，多为持续性钝痛而不能缓解，仰卧时加重，夜间尤重，常迫使患者弯腰俯坐或弯腰侧卧，常伴有食欲缺乏、腹泻、体重减轻及尿糖阳性，晚期可触及左上腹肿块，逆行胆胰管造影、CT 有助于本病的诊断。

11. 胰腺囊肿　本病应与上腹部的腹膜后肿瘤鉴别，临床上以假性胰腺囊肿多见，本病病程较长，既往有急性胰腺炎或腹部损伤史，肿瘤位于上腹部偏左，可触及圆形或椭圆形肿物，边界不清，呈囊性感，不活动，可伴有周围器官受压症状，如食欲减退及呕吐，超声波检查显示气液平面，X 线检查可见胰腺区可能有钙化斑，钡餐检查对本病的诊断有帮助，可发现胃被压并向前推移，十二指肠圈扩大及横结肠向上或向下移位。

12. 结核性腹膜炎　本病腹部有时可触及肿物，有时与腹后壁、肠管及肠系膜等粘连固定而易与腹膜后肿瘤相混淆，但本病多见于年轻女性，有慢性结核病的临床表现，其他部位可找到结核病灶，且本病的腹部肿块常有大小不等、形状不一的多发性特点，往往边界不清，有时伴有不同程度的肠梗阻，消化道造影检查可了解有无肠结核存在，腹腔镜检查对诊断虽然有较大帮助，但如有肠管与腹壁粘连，常不易成功，对诊断可疑时应行腹部探查术。

13. 结肠癌　本病主要表现为大便性状及排便习惯改变，诊断不难，但少数患者常以腹部肿块就诊，当升结肠或降结肠癌或肝区及脾区结肠癌侵及周围组织时，肿瘤较固定，如病史确无大便性状及排便习惯改变，此时应行钡灌肠检查或纤维结肠镜检查，可采集组织标本做病理检查。另外，少数患者虽无便血病史，但大便潜血试验多次为阳性者，应考虑有本病的可能，应行上述特殊检查，以免误诊。

14. 腹主动脉瘤　本病较少见，多为动脉粥样硬化或腹部损伤所致，肿瘤位于脊柱之前，有膨胀性搏动，可有触痛，肿瘤处有时可触到收缩期震颤及听到收缩期吹风样杂音，患者常有不同程度的跳痛，如压迫椎体可出现腰背部疼痛，X 线片有时可发现瘤壁线状钙化影，对可疑病例可行腹主动脉造影或 MRI 检查以明确诊断。

15. 腹膜后纤维化　又称特发性腹膜后纤维增殖症，系病因不明的腹膜后纤维脂肪组织的非特异性非化脓性慢性炎症，临床较少见，于腹膜后形成扁平且硬的肿瘤而致输尿管受压梗阻，常伴有腰、背及腹部钝痛，恶心、呕吐，食欲缺乏等症状，重者可出现尿毒症，少数患者以下腹部肿瘤为主诉而就诊，压迫腹膜后淋巴管及静脉可发生下肢水肿或睾丸鞘膜积液。排泄性尿路造影对本病诊断有一定价值，可发现肾盂积水，输尿管近段扩张，并向中线移位，受压处显示狭窄，晚期则双侧肾盂均不显影。

16. 包虫囊肿　有流行区生活史，犬、羊接触史，皮肤实验、补体结合试验均有助于鉴别。

四、治疗

（一）手术治疗

腹膜后肿瘤的外科治疗方式主要是手术切除，它是患者获得潜在治愈机会的最佳手段。手术切除的原则是在保证安全的前提下，尽可能行规范的根治切除（R0 切除），手术疗效高低常取决于肿瘤的性质、部位、邻近重要脏器或重要血管及神经受累的情况及肿瘤的大小。近年来，随着认识的提高，更多的学者主张对腹膜后恶性肿瘤行间室切除术（compartment resection），以达到更好的根治效果。文献报道，采用此种更广泛的切除，可以使切除后的 5 年复发率从 50% 降低到 20%，5 年生存率可以达到 70% 以上。

腹膜后肿瘤切除后容易反复局部复发，最常见的复发部位是局部肿瘤切除的部位。随着随访年份增加，局部复发率也持续增加，患者往往经历过多次手术，并且复发间期逐渐缩短，直至最终无法再进行手术，因此患者除需要重视第一次手术的根治性，也需要在复发出现时找寻合适的手术时机。例如，有出血、梗阻等严重合并症时，需手术治疗，甚至可考虑行姑息性切除，以挽救生命；邻近重要脏器瘤体继续增大者，将导致不可切除或有严重后果；肿瘤生物学行为差、恶性程度高、复发间期短、生长速度快（如每个月超过 0.9cm）时，手术治疗往往不能改变最终的生存时间，不宜进行手术干预。

（二）放射治疗

放疗结合手术切除对降低切除术后局部肿瘤复发是有益的。但放疗剂量要大，术中放疗可减少辐射剂量累及邻近正常器官，放疗适用于肿瘤不能切除伴有疼痛患者、术后肿瘤复发的患者，或原发肿瘤切除后，其边缘尚遗留阳性瘤细胞的患者。术前、术中乃至术后放疗虽然显示了一些前景，但是远未达到共识。随着放疗设备和技术的不断发展，特别是调强放射治疗（intensity modulated radiation therapy，IMRT）及立体定向放疗（stereotic body radio therapy，SBRT）的应用，使位于身体深处、周围有很多重要器官的腹膜后肿瘤有更精确的治疗靶区，从而提高疗效，降低组织损伤。软组织肉瘤对放疗不敏感，单纯靠放疗无法治愈，其仅为一种辅助方法。

（三）化疗

腹膜后软组织肉瘤如不能手术切除，辅以化疗仅起姑息性治疗作用，并不能改善预后，因其对化疗不敏感，疗效也不佳，对于伴有转移病灶的患者，可采用以表柔比星为主的包括多种药物的联合化疗，30% 以上的患者对此治疗有应答，但未显示有改善存活率或减少转移率的好处。

（四）介入治疗

介入技术不仅能在手术前帮助了解肿瘤的血液供应，对于动脉血供丰富、瘤体较大的腹膜后肿瘤，也可行选择性供血，动脉栓塞治疗，减少术中出血风险，或者促进侧支循环的建立，减少移除肿物对血流动力学的影响，从而降低手术风险。当腹膜后肿瘤发生破裂、出血需紧急止血，但又无法手术时，可试行肿瘤血管的介入栓塞或球囊阻断，为进一步治疗赢得时间和创造条件。

（五）全身治疗

除淋巴瘤等少数腹膜后肿瘤对化疗敏感外，多数的腹膜后肿瘤尚无有显著疗效的化疗药物，多柔比星、达卡巴嗪、吉西他滨等虽表现出一定的应用前景，但仍需要大样本的临床试验，以舒尼替尼为代表的新一代靶向药物,在腹膜后肿瘤治疗方面也取得了可喜的成果,基于基因检测的肿瘤分子分型,为复杂的腹膜后肿瘤进行精准医疗提供了理论基础。

(六)多学科会诊(multidicipliary team,MDT)

由于腹膜后肿瘤在生物学特性、病理学类型等方面的特殊性,多学科协作的作用尤为显著,在诊疗过程中由外科、内科、放疗、介入、影像及科研等学科人员共同组成诊疗小组,对相关病例一同进行探讨,整体规划出最适合患者的个体化治疗方案,从而让患者获得最合理的治疗。

第10节　腹膜间皮瘤

一、概述

腹膜间皮瘤为原发于腹膜上皮和间皮组织的肿瘤。壁腹膜及脏腹膜均可发生,此病比较少见,大多起病隐匿,缺乏特征性的临床表现,早期诊断困难。对于手术后病理诊断,多项研究表明,其发生、发展过程与石棉的接触密切相关,石棉可通过消化道或呼吸道进入,从石棉接触到发病一般为20~40年;另外,非石棉致病因素也有报道,如氟石接触、结核性瘢痕、病毒感染、慢性炎症、外照射等。具有霍奇金病史的患者发生间皮瘤的危险性增加。病理上可分为腺瘤样间皮瘤、囊性间皮瘤和恶性间皮瘤。按发生部位,可分为局限性(多为良性)和弥漫性(多为恶性)两类。腹膜间皮瘤约占所有间皮瘤20%。

本病可发生于2~92岁,平均年龄为54岁,男性多见,其中约63%病例在45~64岁,儿童少见。一般人群中病死率高。

二、引起腹痛的临床特点与诊断

(一)临床表现

起病隐匿,缺乏特异性,早期多无症状,诊断困难,晚期当肿瘤生长到一定程度或累及胃肠道,可出现腹痛、腹胀、腹水、盆腔包块等,腹痛常为首发症状,多表现为持续性腹痛,顽固性腹痛是其共同特点。晚期可出现发热、恶病质、不完全肠梗阻、反复出现低血糖、血小板增多症,腹水发生率高达90%。

最常见体征为腹部或骨盆内肿块,腹股沟或颈部淋巴结肿大。

(二)实验室检查诊断

1. 肿瘤标志物　CEA、CA125可增高,但无特异性。

2. 腹水检查　常规细胞学检查如发现腹水中大量不典型、增生、异形间皮细胞有助诊断,腹水多为草黄色渗出液或血性,血清/腹水白蛋白梯度(SAAG)<11g/L,腹水脱落细胞学检查阳性率低,组织化学和生化定量测定腹水中透明质酸含量,若>100μg/L,则高度怀疑间皮瘤,胞质内PAS染色呈阳性细颗粒状分布有助于本病的诊断。细胞遗传学检查能在克隆水平辨别恶性肿瘤细胞的异常,间皮细胞有较一致的染色体畸形,大部分为特异染色体区域流失,且克隆种类改变少,细胞间变异少。

(三)影像学诊断

1. 腹部超声　①腹膜不规则增厚,部分呈较大的实质性肿块改变,形态不规则,部分呈分叶状;②可伴有腹水,腹膜后淋巴结肿大或其他脏器的转移声像;③伴有大网膜、肠系膜的增厚以及肠道受推压致不完全性肠梗阻和肠粘连的改变;④行彩色多普勒超声检查,肿块周边和内部可见较丰富的血流。

2. CT　腹水是腹膜间皮瘤最常见的CT表现,早期腹膜病变CT显示比较困难,当腹膜、大网膜,肠系膜广泛粘连时,CT可见广泛的腹膜不规则增厚,大网膜受累、粘连,形成饼状腹部肿块,肠系膜密度增高、粘连形成星状或皱褶花状包块的特征。

3. 腹腔镜检查　腹腔镜检查是一种简单、有效的诊断恶性腹膜间皮瘤的手段,镜下可见腹膜壁层、脏层及大网膜弥漫分布的结节、斑块、肿物,肝纤维囊也可以有结节存在,但肝实质无受侵表现,镜下无转移性肝癌或腹腔、盆腔内其他器官肿瘤的证据,镜下可于壁腹膜和脏腹膜、大网膜病变处以及病变与相对正常组织交界处,多处取活检,用较大的活检钳可以取得满意的组织供病理学检查,腹腔镜检查还能排除腹腔和盆腔内其他器官的肿瘤和疾病,镜检未发生任何并发症,但对大量腹水、腹腔内病变广泛、与脏器粘连明显者,腹腔镜检查受到一定的限制。

4. 胃肠道造影 ①肠曲呈受压移位改变,肠袢扭曲、变形,间距增宽,外形不整;②肠曲分布异常,围绕肿瘤周缘拥挤分布;③肿瘤压迫严重造成肠腔狭窄,可表现为不完全肠梗阻;④晚期聚集的肠曲可发生粘连固定,而黏膜皱襞却完好无损。

5. 多排螺旋 CT(MDCT) 在早期发现弥漫型 MPM 及腹腔受累范围、分布区域上有明显优势,弥漫性 MPM 的腹膜病变以大结节、团块病灶为主。MDCT 对弥漫型 MPM 的诊断和鉴别诊断的征象分析中具有重要的价值。弥漫型 MPM 主要表现为腹膜、大网膜、肠系膜的不规则增厚,部分呈"网膜饼"状或者广泛分布的腹膜结节、团块,增强后病灶明显强化,一般伴有腹腔积液,可以少量至大量不等。

(四)病理诊断

1. 大体病理 大多数为恶性或交界性肿瘤。分局限型和弥漫型,局限型腹膜间皮瘤部位以盆腔最多见,恶性程度低,与周围器官无粘连、浸润,弥漫型腹膜恶性间皮瘤肉眼可见腹膜表面呈大小不一、边界不清、坚硬的节状改变。

2. 病理分型 间皮细胞可向上皮细胞分化形成上皮样肿瘤,亦可向间质细胞分化形成梭形细胞肿瘤。在光镜下,WHO 将其分为上皮型、肉瘤型及混合型,上皮型最多见,肉瘤型最少见。

3. 组织学分类 由于间皮细胞具有双向分化的特性,即向上皮细胞和纤维母细胞方向分化,根据肿瘤内所含主要成分的不同,可分为上皮型、纤维型和混合型 3 种。按形态分为局限型和弥漫型,局限型者多为纤维型,边界清楚,恶性程度较低;弥漫型者多为上皮型,恶性程度高。

4. 电镜病理 超微结构特点有密集、细长、蓬发样的微绒毛,细胞质内有丰富糖原颗粒、张力微丝、双层或间断的基底膜,细胞间有较多桥粒。组织化学染色是目前最常用的辅助诊断方法,但尚无高度敏感性和特异性的间皮瘤抗体,联合应用几种抗体可提高诊断准确性,如 PAS 染色和透明质酸染色阳性,并有抗波型蛋白抗体和抗细胞角蛋白抗体共存现象,检测上皮膜抗体,钙视网膜蛋白、细胞角蛋白、抗间皮细胞抗体在腹膜恶性间皮瘤中的阳性率较高,而 CEA、B72.3、Ber-EP4、BG8、MOC-31 在腹膜恶性间皮瘤中一般无表达,因此根据这些标记物区别腹膜恶性间皮瘤与原发性腹膜乳头状浆液癌、卵巢浆液癌及结肠弥漫性腺癌,也可用于鉴别腹膜间皮瘤的良、恶性,提高对腹膜恶性间皮瘤的诊断准确性。

三、鉴别诊断

1. 恶性腹膜间皮瘤(MPM) 起源于腹膜间皮和间皮下层组织的罕见肿瘤,恶性度极高,预后差,可分为弥漫性和局限型,临床上以弥漫型病例为主。临床表现为腹痛、腹胀、腹部包块,而腹痛一般为顽固性,国内外均有文献报道,其发生可能与石棉接触史有关。在任何年龄均可发病,但以中老年为主。发病年龄一般大于 40 岁。

2. 结核性腹膜炎 以腹膜均匀增厚或小结节病灶为主,病灶边缘一般也比较光滑,沿腹膜表面匍匐生长是弥漫型 MPM 一个重要的生物学特性,其较少出现远处转移,文献报道,晚期可向腹部脏器及淋巴结转移。结核性腹膜炎虽也有血行传播的可能,但同时出现腹腔脏器结核,还是比较少见,多表现为淋巴结中心干酪样坏死,呈环状强化的表现,对于诊断具有重要的价值。

3. 腹膜转移性肿瘤 常来自胃癌、卵巢癌、胰腺癌、肝癌以及结肠癌等,其中腹膜假性黏液瘤常由于卵巢黏液囊腺瘤破裂、腹膜种植引起(也可由阑尾或胰腺囊肿破裂引起),表现为腹胀、腹水、腹腔内肿块,其腹水呈胶冻状黏液。当原发癌的临床表现隐匿时,腹膜转移性肿瘤很难与腹膜间皮瘤鉴别。腹水细胞学检查如果方法得当,可提高阳性率,且假阳性少,如腹水找到癌细胞,腹膜转移癌可确诊,并借助于消化内镜、消化道造影、腹盆腔超声、CT 扫描、血 AFP 以及其他相关肿瘤糖抗原的检测,甚至腹腔镜检查,仔细寻找原发肿瘤,有时即使上述检查未发现原发性肿瘤,临床上也不能完全排除腹、盆腔内病变为转移性肿瘤的可能。在病理检查时,仍应注意将间皮瘤与转移性腺癌和卵巢来源的上皮性肿瘤区别开来,在鉴别有困难时,应做免疫组织化学检查,甚至电镜检查来区分。

4. 低度恶性腹膜浆液性小乳头瘤病及原发性乳头状腹膜肿瘤　是一种少见的原发于腹膜的病变,常发生于女性。任何年龄均可受累,大多数患者在 40 岁以下。主要症状有腹部和盆腔的疼痛,慢性盆腔炎症状,甚至有肠粘连或闭经现象,病理上可与腹膜间皮瘤鉴别诊断,本病预后好。

5. 卵巢囊腺癌　一般瘤体较大,外形不规则,分叶状,边界清或欠清,以实性成分为主,囊壁较厚且不均匀,囊壁可见结节状或乳头状赘生物,壁结节卵巢上皮性肿瘤的特征性表现,且有研究认为结节的多少与肿瘤的恶化程度呈正相关,在增强扫描后,实性成分不均匀中度强化,囊性成分均不强化,强化后的实性部分可见迂曲、粗大的供血血管影,转移方式是腹腔种植和播散,重要特征之一是腹水。

四、治疗

目前较为彻底的减瘤手术包括切除全部大网膜,尽可能切除散布在腹膜壁层和脏层的肿瘤结节,争取残留的肿瘤结节 <2.5mm,可改善预后,术后应早期进行腹腔化疗,配合全身化疗可提高治疗效果。培美曲塞单药或联合铂类药物均有较好的治疗效果。

(安学健　唐艳萍)

参 考 文 献

[1] 左婷婷,郑荣寿,曾红梅,等. 中国胃癌流行病学现状 [J]. 中国临床杂志,2017,44:52-54.

[2] 屈重行,赵晔,李建生. 原发性小肠肿瘤 121 例临床分析 [J]. 肿瘤基础与临床,2012,4(25):147-149.

[3] 池肇春,毛伟征,孙方利,等. 消化系统疾病鉴别诊断与治疗学 [M]. 2 版. 济南:山东科学技术出版社,2017.

[4] TSUJITANI S, FUKUDA K, SAITO H, et al. The administration of hypotonic intraperitoneal ciplatin during operation as a treatment for the peritoneal dissemination of gastric cancer[J]. Surgery,2002,131(1 Suppl):98-104.

[5] 周纯武. 肿瘤影像诊断图谱 [M]. 北京:人民卫生出版社,2011.

[6] 石木兰. 肿瘤影像学 [M]. 北京:科学出版社,2003.

[7] 漆德芳. 腹膜及腹膜后间隙疾病 [M]. 北京:清华大学出版社,2015.

[8] 魏思忱,郑国启,白文元. 恶性腹膜间皮瘤的研究进展 [J]. 中华消化杂志,2014,34:212-214.

[9] RAZA A, HUANG W C, TAKABE K. Advances in the management of peritoneal mesothelioma[J]. World J Gastroenterol,2014,20(33):11700-11712.

第26章 慢性肠道感染引起慢性腹痛的诊断、鉴别诊断与治疗

第1节 慢性细菌性痢疾

一、概述

细菌性痢疾（bacillary dysentery，shigellosis）简称菌痢，是志贺菌属引起的肠道传染病。以结肠黏膜溃疡性炎症为基本病理变化。主要临床表现为发热、腹泻、腹痛、里急后重和黏液脓血便，可有畏寒、发热、全身不适、四肢无力等全身症状；严重者可有感染性休克和／或中毒性脑病。本病常年散发，夏、秋季多见，是常见病、多发病。急、慢性患者及带菌者都是传染源。细菌通过食物、水、日常生活接触以及苍蝇传播，尤其是食物及水被污染后可引起暴发流行。人群对本病普遍易感，尤其是儿童感染机会更多。抗生素治疗有效。

志贺菌经口进入消化道后，在抵抗力较强的健康人可被胃酸大部分杀灭，即使有少量未被杀灭的病菌进入肠道，亦可通过正常肠道菌群的拮抗作用将其排斥。此外，在有些过去曾受感染或隐性感染的患者，其肠黏膜表面有对抗志贺菌和特异性抗体（多属分泌性 IgA），能排斥志贺菌，使之不能吸附于肠黏膜表面，从而防止菌痢的发生。而当人体全身及局部抵抗力降低时，如一些慢性病、过度疲劳、暴饮暴食及消化道疾病等，即使感染少量病菌也容易发病。

志贺菌侵入肠黏膜上皮细胞后，先在上皮细胞内繁殖，然后通过基底膜侵入黏膜固有层，并在该处进一步繁殖，在其产生的毒素作用下，迅速引起炎性反应，其强度与固有层中的细菌数量成正比，肠上皮细胞坏死，形成溃疡。菌体内毒素吸收入血，引起全身毒血症。

慢性细菌性痢疾肠道病变此起彼伏，新旧混杂，原有病损尚未完全愈合，而新的病损又可发生，此时，可能是由于肠壁神经装置受损，使再生修复过程障碍而有慢性溃疡形成。此种慢性溃疡边缘不规则，边缘黏膜常过度增生而形成息肉。溃疡多深达肌层，底部高低不平，有肉芽组织和瘢痕形成。由于肠壁反复受损的结果，纤维组织大量增生，使肠壁增厚，严重者可造成肠腔狭窄。

二、慢性细菌性痢疾临床特点与诊断

（一）临床表现

急性菌痢患者反复发作或迁延不愈达 2 个月（儿童 1.5 个月）以上者即转为慢性菌痢。常因受凉、吃生冷食物和疲劳等而反复急性发作。部分病例可能与急性期治疗不当或致病菌种类（福氏志贺菌感染易转为慢性）有关，也可能与全身情况差或胃肠道局部有慢性疾病有关。主要病理变化是结肠溃疡性病变，溃疡边缘可有息肉形成，溃疡愈合后留有瘢痕，导致肠道狭窄，若瘢痕正在肠腺开口处，可阻塞肠腺，导致囊肿形成，其中贮存的病原菌可因囊肿破裂而间歇排出。慢性型有 3 种表现：

1. 慢性隐伏型 1 年内有菌痢史，但无临床症状，大便病原菌培养阳性，或乙状结肠镜检查发现菌痢慢性期肠黏膜病变者。

2. 慢性迁延型　有急性菌痢史，长期迁延不愈，有轻重不等的痢疾症状，时有腹胀或长期腹泻，大便经常或间歇带有黏液或脓血。大便培养阳性，长期间歇排菌，为重要的传染源。左下腹压痛，伴乙状结肠增厚。因久病继发乏力、贫血、营养不良或维生素缺乏症。

3. 慢性急性发作型　患者半年内有急性菌痢史，急性期后症状已不明显，常因饮食不当、受凉、劳累等而引起急性发作，患者有腹痛、腹泻和脓血便，但发热等全身毒血症状较急性期轻。

（二）临床诊断

流行季节有腹痛、腹泻及脓血样便，病期超过 2 个月者即应考虑慢性菌痢的可能。但应注意急性期患者多有发热，且多出现于消化道症状之前。慢性期患者的过去发作史非常重要，大便涂片镜检和细菌培养有助于诊断的确立。免疫学与分子生物学检查可增加早期诊断的敏感性与特异性。乙状结肠镜检查及 X 线钡剂检查对鉴别慢性菌痢和其他肠道疾病有一定价值。

（三）实验室诊断

1. 大便常规检查　大便的显微镜检查可见大量脓细胞及红细胞，并有巨噬细胞。可以鉴别细菌性痢疾、其他侵袭性细菌性腹泻如阿米巴病，以及分泌型细菌性腹泻如霍乱。白细胞不仅见于痢疾，而且见于与宋氏志贺菌感染有关的水样泻中，是所有志贺菌病的特点，而不仅限于痢疾。在细菌性痢疾患者中，用光学显微镜直接检测患者的粪便，每高倍视野中白细胞数目超过 50 个的占 85%，而阿米巴痢疾只占 28%，通常认为阿米巴原虫可以溶解中性粒细胞，因而粪便中的炎性渗出物很少。粪便中的中性粒细胞呈弥漫性分布，是诊断细菌性痢疾的一个好线索。检测粪便中的白细胞还可以指导是否进行粪便培养。如果首先检测粪便中的白细胞，并仅对存在白细胞的标本进行培养，那么每份粪便培养结果为阳性的费用就显著下降，并且增加了分离出志贺菌、沙门菌和弯曲杆菌的可能。粪便中存在红细胞是另一个初（预）筛培养标本的有用指标。

2. 大便培养　可检出致病菌。粪便标本如果没有及时处理，其中的志贺菌就会很快死亡。分离志贺菌最好的办法就是同时获得粪便和直肠拭子标本，迅速接种到选择培养平板中，这一过程最好在床旁进行，然后迅速放置到 37℃ 进行培养。如果估计标本转运到实验室的时间较长，那么就应该直接将其接种到转运培养基中，如缓冲甘油盐水或 Carey-Blair 转运培养基。缓冲甘油盐水是一种真正的转运培养基，在接种后应进行冷冻，而且当标本到达实验室后，应尽快接种到选择培养平板中。如果临床上高度怀疑志贺菌感染，则应多次进行互相独立的培养，增加发现细菌的机会。如在床边采标本，阳性率可达 50%～60%。为了更好地分离出志贺菌，在每次培养中应使用多个培养基。理想的情况是，所选用的培养基应包括轻度选择培养基如 MacConkey 琼脂（标准培养基）、去氧胆酸盐、伊红 - 亚甲蓝琼脂（eosin-methylene blue agar，EMB agar），高度选择培养基如 Hektoen-enteric（HE）琼脂、沙门菌 - 志贺菌（SS）琼脂、木糖 - 赖氨酸 - 去氧胆酸盐（XLD）琼脂。SS 琼脂的优点是无需高压灭菌，因为这种培养基可以抑制常见的污染菌生长，但是 SS 琼脂分离沙门菌的效果优于志贺菌，而且对于 1 型痢疾志贺菌的分离效果相当差。适当的抗生素治疗可使培养迅速转为阴性。

3. 分子生物学技术　利用 DNA 探针或聚合酶链反应（polymerase chain reaction，PCR）的分子生物学技术，研究者可以确定粪便中志贺菌的流行情况。尽管使用 DNA 探针的特异性和敏感性均优于传统的微生物学技术，但是无论是使用放射性检测系统，还是非放射性检测系统，这种方法都需要大量的劳力、时间，花费更高。PCR 可以检测到极少量的细菌，其敏感性高于传统的微生物学技术或 DNA 探针，并且具有简便、快捷的优点。直接将粪便 PCR 后，用酶联免疫吸附分析（enzyme-linked immunosorbent assay，ELISA）检测 PCR 产物的方法优于琼脂糖凝胶电泳法，并且可以实现自动化和大规模检测。但是，PCR 结果可能过于敏感，少量的过路细菌可以导致 PCR 阳性，从而出现假阳性结果。使用分子诊断技术同样需要专业人员、设备和独立的清洁实验室，从而避免外源性 DNA 的污染，在基层医院这些条件可能很难达到。PCR 诊断的一个突出的优点是，即使患者已经使用抗生素也可以鉴定出志贺菌，因为扩增出的细菌 DNA 并不依赖于细菌的复制。PCR 还可以鉴别志贺菌和其他病菌引起的腹泻。在一项实际检测中，对同一份腹泻粪便样本进行多重 PCR，可以同时鉴定多种病原菌。

4. 血清学诊断　在流行病学研究中，检测志贺菌脂多糖抗体是诊断既往志贺菌感染的一种可供选择的方法。最近，由于对志贺菌脂多糖结构的认识取得了一系列的进展，这一技术得到了进一步的发展。现已开发出一种 1 型痢疾志贺菌的脂多糖酶免疫测定（enzyme immunoassay，EIA）试剂盒，可用于测定抗脂多糖型特异性免疫球蛋白 IgG 和 IgA，进行血清学诊断，其敏感性和特异性均好。

三、鉴别诊断

1. 结肠癌及直肠癌　结肠癌或直肠癌有继发感染时可出现腹痛、腹泻及脓血便，伴进行性体重减轻。可疑时应及时做结肠镜进行确诊。进展期癌可表现为隆起型、溃疡型、浸润型。

（1）隆起型癌：肿瘤主要向肠腔内生长，多呈宽基息肉样，大小不一，自 1～2cm 至 10cm 不等，表面凹凸不平，常呈菜花样，散在糜烂及小溃疡，易出血，该型多位于右侧结肠。

（2）溃疡型癌：肿瘤表面有明显的溃疡，根据溃疡的外型和生长情况又分为局限型和浸润型两种。

1）局限溃疡型癌：内镜下可见肿瘤境界清楚，肿瘤表面有较大溃疡，周边呈结节状围堤，望之如火山口。

2）浸润溃疡型癌：因肿瘤向肠壁浸润而致隆起性肿瘤境界欠清楚，肿瘤表面除充血、水肿外，散在大小不等的糜烂及溃疡，触之出血，继续发展，可浸润肠管全周形成环形狭窄。该型癌最常见，可见于左、右侧结肠。

（3）浸润型癌：肿瘤细胞向肠壁各层弥漫浸润使肠壁增厚，可累及肠管全周而黏膜表面很少有结节，可见散在的糜烂及小溃疡，因常伴结缔组织增生使病变区变硬、无动力，如呈环形浸润则肠腔呈管状狭窄。多发生于左侧结肠，尤以直肠、乙状结肠为多。

2. 慢性溃疡性结肠炎　本病可以出现腹泻、黏液便、脓血便、大便次数增多、腹痛、腹胀、消瘦、贫血等症状，伴有感染者尚有发热等中毒症状，结肠镜检查及活检是有效的鉴别方法。抗感染治疗无效，大便培养无致病菌生长。结肠镜检查可见肠黏膜局限性充血、水肿，组织脆、易出血，可有散在溃疡。

3. 肠结核　在我国较常见，好发部位在回肠末端、盲肠及升结肠。常见症状有腹痛、腹部包块、腹泻、便秘交替出现，部分患者可有低热、贫血，易与慢性痢疾相混，但肠结核患者全身症状更加明显，如午后低热或不规则发热、盗汗、消瘦乏力，常有肺结核病史可资鉴别。

4. 结肠息肉　主要症状可以是便血，继发感染后有些患者还可有脓血样便，钡剂灌肠检查可表现为充盈缺损，行结肠镜检查取活组织送病理检查是有效的鉴别方法。

5. 血吸虫性肉芽肿　多见于流行区，目前已少见。少数病例可癌变。结合血吸虫感染病史、粪便中虫卵检查以及钡剂灌肠和结肠镜检查及活检，可以与慢性菌痢进行鉴别。

四、治疗

需长期、系统治疗。应尽可能地多次进行大便培养及细菌药敏试验，必要时进行乙状结肠镜检查，作为选用药物及衡量疗效的参考。

1. 抗生素的应用　首先要抓紧致病菌的分离鉴定和药敏检测，致病菌不敏感或过去曾用的无效药物不宜采用。大多主张联合应用两种不同种类的抗菌药物，剂量要充足，疗程要延长，且需重复 1～3 个疗程。包括：①氟喹诺酮类：该类药物对痢疾杆菌具良好杀菌作用，不良反应少，为成人菌痢的首选药。多用左氧氟沙星。常用左氧氟沙星 200～300mg，2～3 次 /d，口服；或 200mg，每 12 小时静脉滴注；或 300mg，静脉滴注，1 次 /d。②阿莫西林、磷霉素、第二代或第三代头孢菌素等皆可使用。近年来，志贺菌对各种抗菌药物的耐药性逐年增加，且可呈多重耐药性，因此，选用抗生素时应结合药物敏感试验。抗菌药物疗效的考核应以粪便培养阴转率为主，治疗结束时阴转率应达 90% 以上。

2. 局部灌肠疗法　使较高浓度的药物直接作用于病变部位，以增强杀菌作用，并刺激肉芽组织新生，一般作保留灌肠。常用的药物为 5% 大蒜浸液或 0.5% 卡那霉素 100～200ml，每日 1 次，10～15 次为一个疗程。灌肠液中加入少量肾上腺皮质激素可增加渗透性而提高疗效。

3. 肠道紊乱的处理　可酌情用镇静、解痉或收敛剂。长期抗生素治疗后肠道紊乱，可给消化酶慷彼申、复方消化酶或小剂量异丙嗪、复方苯乙哌啶。此外，也可以用 0.25% 普鲁卡因液 100～200ml 保留灌肠,每晚 1 次,疗程 10～14 天。

4. 肠道菌群失调的处理 限制乳类和豆制品。微生态制剂如双歧三联活菌(培菲康,双歧杆菌、嗜酸乳杆菌、肠球菌三联活菌)或蜡样芽孢杆菌胶囊,可补充正常生理性细菌,调整肠道菌群,前者成人 2 粒 / 次,后者 2 粒 / 次,皆每日 3 次。酪酸梭菌活菌片可促进肠道正常细菌生长,每次 40mg,3 次 /d。爽舒宝 3 片,3 次 /d,金双歧 2 片,3 次 /d,口服。

5. 菌苗治疗 应用自身菌苗或混合菌苗,隔日皮下注射一次,剂量自每日 0.25ml 开始,逐渐增至 2.5ml,20 天为一个疗程。菌苗注入后可引起全身性反应,并导致局部充血,促进局部血流,增强白细胞吞噬作用,也可使抗生素易于进入病变部位而发挥效能。此外,也可试以噬菌体治疗。

慢性菌痢的治疗效果尚欠满意,如有显著症状而大便培养阳性,则需隔离治疗。此外,应追查促使转为慢性的诱因,例如是否有寄生虫病、胃炎等加杂症,对有关伴发病进行适当的治疗。鉴于慢性菌痢病程较长,其急性症状常有自然缓解倾向,因此,必须反复进行大便培养,才能判断治疗效果。

第 2 节　慢性阑尾炎

慢性阑尾炎是阑尾疾病中少见的一种。在临床上大致有反复(间歇性)发作性阑尾炎和慢性(梗阻性)阑尾炎两类。前者有明确急性阑尾炎发作病史,以后反复、间歇、亚急性发作,由于病史明确,诊断容易,是慢性阑尾炎中较易肯定的一种;慢性梗阻性阑尾炎无明确急性阑尾炎发作史,症状含糊不清,体征有时可打到阑尾点压痛,但有时也难以肯定,因此诊断尚有一定难度,故常致误诊。

一、病理

阑尾壁增生、肥厚,呈纤维化和粗短坚韧,表面灰白色,阑尾系膜增厚、缩短和变硬。有时由于阑尾壁纤维化而致管腔狭窄,甚至闭塞成一索条。狭窄和闭塞起自阑尾尖端向根部蔓延,如仅根部闭塞,远端管腔内可充盈黏液,形成黏液囊肿。阑尾慢性炎症后可以自行蜷曲或四周为大量纤维粘连所包围,管腔内存有粪石或其他异物。

二、临床表现

反复(间歇性)发作性阑尾炎曾有较明确的急性阑尾炎发作史,以后间隙性反复发作,右下腹局限性疼痛,压痛点与急性阑尾炎发作时相同,有的患者有隐痛和不适感。剧烈活动或饮食不节可诱发急性发作。也有些患者表现为上腹部不适感,类似消化性溃疡,伴有胃肠功能紊乱或大便习惯改变等。发作时常有反射性胃部不适、腹胀、便秘等症状。比较肯定的为右下腹疼痛和局部压痛并不严重。多次发作后,右下腹还可以打到索状质硬的阑尾,触之即痛,因此临床上容易识别。至于无急性阑尾炎发作史者,病史不清,症状、体征又不典型,诊断较难。患者往往有经常性右下腹绞痛发作,疼痛程度不一,多数为隐痛,平时有较多的胃肠道疾病症状,如食欲缺乏、腹胀、食后胃部不适、便秘或轻度腹泻等,均无特点。较多的和较集中的临床表现还是右下腹疼痛和压痛,涉及范围较广,但仍以阑尾点为中心。

三、诊断与鉴别诊断

对曾有急性阑尾炎发作史,以后症状、体征比较明显的反复(间隙)发作性阑尾炎,诊断并不困难,而对无急性阑尾炎发作史的慢性阑尾炎(梗阻性)阑尾炎,明确诊断是关键问题。钡餐胃肠 X 线检查帮助较大。在非急性期可进行 X 线检查,最典型的发现是钡剂充盈阑尾,发现阑尾狭窄变细、不规则、间断充盈、扭曲、固定,并可打到显影的阑尾有明显压痛,且压痛部位可随阑尾位置而移动,或阑尾充盈,但钡剂排出缓慢;有时阑尾不充盈或仅部分充盈,说明阑尾功能缺如或阑尾腔充盈不规则,出现缺损现象,说明阑尾腔内有粪石存在,局部有压痛,也可考虑为慢性阑尾炎的表现。此外,阑尾充盈虽然正常,但排空延迟至 48 小时以上,也可作为诊断参考。钡餐胃肠 X 线检查的重要性还在于可排除与慢性阑尾炎相混淆的其他疾病,如溃疡病、慢性结肠炎、盲肠结核或肿瘤、内脏下垂等。与此同时,常规化验、B型超声检查也很重要,以排除最易与慢性阑尾炎相混淆的慢性胆囊炎、女性的慢性附件炎及慢性泌尿系感染等。诊断为慢性阑尾炎而行手术者中约35%术后症状未见改善,均系因其他疾病误诊为慢性阑尾炎,可见其误诊率之高和鉴别诊断的重要性。

四、治疗

慢性阑尾炎一旦确诊,手术切除阑尾为其治疗方法。慢性阑尾炎手术既作为治疗,也可作为最后明确诊断的措施。发现阑尾增生、变厚,系膜缩短、变硬,阑尾扭曲,四周粘连严重,则可证实术前慢性阑尾炎的诊断正确。如发现阑尾基本正常,或稍有炎症表现,与临床不符,则应首先详细探查邻近有关器官,如盲肠、回肠末端、右侧输卵管等。在探查过程中如发现有胃、十二指肠或胆囊疾病必须明确时,则可另作一个上腹部右旁正中切口再进一步探查,以达到发现正确病因的目的而予以处理。

诊断明确后,可行阑尾切除术。若无足够的诊断依据,可针对可疑的其他病变先进行非手术治疗,无效后再行阑尾切除术。手术后若症状依然存在,需要进一步检查,排除回盲部肿瘤、肠套叠、腹膜炎及胃肠炎等疾病。术中阑尾找不到,可能是:①切口过小或小肠占住手术视野,均可影响右髂窝及盲肠的充分暴露,又如麻醉作用不全、肌肉紧张也可影响视野;②乙状结肠过长时误认为盲肠;③阑尾萎缩;④右下腹广泛炎症粘连。

第3节 肠 结 核

一、概述

肠结核(tuberculosis of intestine)是由结核分枝杆菌侵犯肠道引起的慢性特异性感染,绝大多数继发于肠外结核(主要是肺结核),称为继发性肠结核,仅有肠结核而无肠外结核者称为原发性肠结核。过去本病在我国比较常见。中华人民共和国成立后,由于人民生活水平的不断提高、卫生保健事业的发展及肺结核患病率的下降,本病已逐步减少。近几年来,由于肺结核病患病率有所上升,肠结核的发病率也有增加趋势。

肠结核多见于青少年及壮年,发病年龄2~72岁,年龄在30岁以下者占71.5%,40岁以下者占91.7%,21~40岁占59.7%;女性多于男性,发病比例为1.85∶1。40岁以上男女发病率相似。

肠结核的病理变化随人体对结核的免疫力与过敏反应的情况而定。如果人体的过敏反应强,病变以渗出为主;当感染菌量多、毒力大,可有干酪样坏死,形成溃疡,称为溃疡型肠结核。如果机体免疫状态良好,感染较轻,则表现肉芽组织增生,进一步可纤维化,成为增殖型肠结核。兼有这两种病变者称为混合型或溃疡增殖型肠结核。

二、病因和发病机制

结核分枝杆菌侵犯肠道主要是经口感染,90%以上由人型结核分枝杆菌引起,少数饮用未经消毒的带菌牛奶或乳制品,也可发生牛型结核分枝杆菌所致的肠结核。

肠结核病患者多有开放性肺结核因经常吞下含结核分枝杆菌的痰液,致使引起本病;或经常与开放性肺结核病患者共餐,忽视餐具消毒隔离,也可致病。此外,肠结核也可由血型播散引起,如粟粒型肺结核;或由腹腔内结核病灶,如女性生殖器官的直接蔓延引起。结核病的发生是人体和结核分枝杆菌相互作用的结果。结核分枝杆菌经各种途径进入人体后,不一定致病。只有当入侵的结核分枝杆菌数量较多,毒力较大,并有机体免疫异常,肠功能紊乱,引起局部抵抗力削弱时,才会发病。

结核分枝杆菌进入肠道后好发于回盲部,其次为升结肠,少见于空肠、横结肠、降结肠、十二指肠和乙状结肠等处。其机制为:①含结核分枝杆菌肠内容物在回盲部停留较久,结核分枝杆菌有机会和肠黏膜密切接触,增加了肠黏膜的感染机会;②回盲部有丰富的淋巴组织,而结核分枝杆菌容易侵犯淋巴组织,在此处生长、繁殖。

三、诊断

（一）临床表现

1. 腹痛 是本病常见症状之一。疼痛多位于右下腹,也可在中上腹或脐周,系回盲部病变引起的牵涉痛,一般为隐痛或钝痛,有时在进餐时诱发,由于回盲部病变使胃-回肠反射或胃-结肠反射亢进,进食促使病变肠曲痉挛或蠕动加强,从而出现疼痛与排便,便后可有不同程度的缓解。在增生型肠结核或并发肠梗阻时,有腹绞痛,常位于右下腹,伴有腹胀、肠鸣音亢进、肠型与蠕动波。

2. 大便习惯异常 由于病变肠曲的炎症和溃疡使肠蠕动加快,肠排空过快,以及由此造成继发性吸收不良。因此,腹泻是溃疡型肠结核的主要临床表现之一。腹泻常具有小肠性特征,溃疡型肠结核大便每日2~4次,外观糊状,无黏液及脓血,不伴里急后重。但病变严重、范围广泛时,大便次数可达每日10次,粪便中出现黏液、脓液,甚至血便,间有便秘,大便呈羊粪样,隔数日后又有腹泻,呈现腹泻与便秘交替。在增生型肠结核,多以便秘为主要表现。

3. 腹部包块 主要见于增殖型肠结核,系由极度增殖的结核性肉芽肿使肠壁呈瘤样肿块。在少数溃疡型肠结核合并有局限性结核性腹膜炎者,因其病变肠曲和周围组织粘连或包括有肠系膜淋巴结结核,也可出现腹部包块。常位于右下腹,一般比较固定,中等质地伴有轻重不等的压痛。

4. 全身症状和肠外结核的表现 常有结核毒血症,以溃疡型肠结核为多见,表现轻重不一,多数人为午后低热或不规则热、弛张热或稽留热,伴有盗汗。患者倦怠、消瘦、苍白,随着病情发展而出现维生素缺乏、脂肪肝、营养不良性水肿等表现;此外,也可同时有肠外结核,特别是肠系膜淋巴结结核、结核性腹膜炎、肺结核的有关表现。少数患者由于慢性穿孔可有瘘形成;偶有急性肠穿孔,严重者可并发腹膜炎、感染性休克而致死。增生型肠结核一般病程较长,但全身情况较好,无发热或有时低热,多不伴有活动性肺结核或其他肠外结核证据。

5. 腹部体征 无肠穿孔、肠梗阻或伴有腹膜结核或增生型肠结核病的病例,除在右下腹部及脐周有压痛外,通常无其他特殊体征。有关肠梗阻和腹膜的症状、体征参见本书有关章节。

（二）实验室检查

1. 血常规与血沉 可有外周血红细胞减少,血红蛋白下降,在无并发症的患者白细胞计数一般正常。

2. 结核菌素试验 多采用皮内注射法（Mantoux 法）。记录硬结大小为判定标准。硬结直径≥5mm为阳性反应,5~9mm（+）;10~19mm（++）;≥20mm（+++）,有水泡、坏死或淋巴细胞管炎;<5mm 为阴性反应。

3. 粪便检查 溃疡型患者的大便多为糊状或水样,一般不含黏液或脓血,肉眼血便少见。常规镜检可见少量脓细胞和红细胞。在病变广泛涉及结肠远端者可呈痢疾样大便,但属罕见,然而极易误诊。粪便浓缩法抗酸杆菌或粪便结核分枝杆菌培养阳性率均很低,对诊断的价值不大。

（三）X线检查

X线钡餐造影包括双重对比或钡剂灌肠检查,对肠结核病的诊断具有重要意义。对有并发肠梗阻者,因为钡餐可加重肠梗阻,最好进行钡灌肠。对病变累及结肠的患者,宜加用钡剂灌肠检查。在溃疡型肠结核,可见病变的肠段有激惹现象,钡剂进入该处排空很快,充盈不佳,而病变上、下两端肠曲钡剂充盈良好,称为X线钡影跳跃征象。在回盲结核,由于盲肠和其邻近回肠有炎症、溃疡,该处往往不显影或显影极差,回肠末端则有钡剂潴留积滞。病变的肠段如能充盈,可因黏膜遭破坏而见皱襞粗乱,肠的边缘轮廓不规则,且由于某种原因溃疡,而显示锯齿状征象。当病变发展过程中纤维板丧生,有时可见肠腔普通窄,肠段收缩、变形,回肠盲肠正常角度丧失,回盲瓣感化并且盲肠内侧压迹,伴有肠功能紊乱常使钡餐在胃肠运动加快,于12小时内几乎全部排空,小肠有分节现象,并见钡影呈雪花样分布。病变广泛开展并涉及各段结肠者,其X线征象可酷似溃疡性结肠炎的表现,结肠结核病多同时累及回肠末端,病变则以结肠近端为主,下段即使累及,病变也较轻。

增殖型肠结核主要表现为盲肠或同时升结肠近段，回肠末端的增生性狭窄、收缩与畸形，可见钡剂充盈缺损，黏膜皱襞紊乱，结肠袋形消失，往往因部分梗阻而使近端肠曲明显扩张。

（四）电子乙状结肠镜和结肠镜检查

一般不常规做此项检查，但在重症患者病变涉及乙状结肠下段或直肠者，可通过乙状结肠镜检查并在直视下采取活组织检查，以明确溃疡的性质与范围，对诊断与鉴别诊断有很大帮助。结肠镜检查可察看升结肠、盲肠和回肠末端的病变，并可进行活检及照相等，对本病诊断有重要价值。于病变部位可见肠壁僵硬，黏膜充血、水肿，触之易出血，结节状或息肉样隆起，有时可见不规则的潜行溃疡，黏膜活检可有结核病结节及干酪样坏死或查到抗酸杆具有确认价值。

（五）PCR检测

用PCR检测肠活检组织中结核分枝杆菌DNA，可与克罗恩病鉴别。该方法的敏感性为64.1%，特异性为100%，准确性为79.7%，阳性与阴性预计值分别为100%和68.2%，表明该方法是鉴别肠结核病与克罗恩病极有价值的一种新方法。

综上所述，本病主要的诊断要点包括：①青壮年患者，常有肠道外结核，特别是开放性肺结核患者；②具有发热、盗汗、腹痛、腹泻、便秘等症状；③右下腹压痛，肿块，原因不明的肠梗阻；④X线钡剂检查发现回盲部出现激惹现象，钡剂充盈缺损、狭窄征象。本病早期由于症状不明显，或缺乏特异性，因而诊断较为困难。有时甚至经X线钡剂检查也难以确定病变性质，需行结肠镜检查才能确诊。增殖型肠结核有时甚至需要剖腹探查才能确诊。

四、鉴别诊断

1. 阿米巴性或血吸虫性肉芽肿 肠道阿米巴病或血吸虫病在其慢性期于回盲部形成肉芽肿病变时，常有腹痛、便秘等与肠结核的表现相似，但此类患者均有相应的感染史，较明显的腹泻、脓血便史，粪便中可查到病原体，如阿米巴滋养体、包囊或血吸虫卵，必要时可进行粪便孵化找血吸虫毛蚴，电子结肠镜可见相应病变。对特异性治疗反应好。

2. 克罗恩病 欧阳钦指出，CD与肠结核（ITB）在临床表现、内镜及组织学检查等方面存在许多相似之处，因此鉴别诊断不易。一项全国多中心研究工作显示，CD的误诊率达56.7%，误诊疾病以ITB最多（30.8%）。近年来研究报道，在结核病高发的发展中国家，CD与ITB的误诊率可达50%～70%。当ITB被误诊为CD而使用激素或免疫抑制剂时，可导致结核扩散，甚至死亡；反之，患者将承受不必要的抗结核病药物带来的不良反应，并延误CD治疗。因此，鉴别CD和ITB具有重要的临床意义。李玥建议，应根据患者的症状、体征、辅助及实验室检查，建立一个标准化、量化的评分标准，以帮助鉴别CD和ITB，从而有针对性地进行诊断性抗结核病治疗或抗CD治疗。下列几点可供鉴别时的参考：①克罗恩病无肺结核或肺外结核的证据，病程一般比肠结核更为漫长，常有缓解与复发趋势。肠梗阻、粪瘘等并发症比肠结核更为常见。②大便检查无结核分枝杆菌，X线发现病变以回肠末端为主，常见肠多段累及，病变之间有正常肠曲，呈现所谓脱漏区征象。③抗结核治疗无效。④手术探查无结核证据，切除标本包括肠曲与肠系膜淋巴结病理检查无干酪样坏死证据，镜检与动物接种均无结核分枝杆菌发现。⑤肠结核可在肠壁或肠系膜淋巴结干酪坏死或结核病变找到结核分枝杆菌，而克罗恩病则无。⑥肠结核手术切除病变后的复发率比克罗恩病低，克罗恩病术后5年复发率一般为50%。克服CD诊断的瓶颈，除深入研究各项诊断指标外，还应加入现代影像技术（如显微内镜、小肠CT成像、小肠磁共振三维成像、超声造影等）、病原学检测（如结核病杆菌培养和优化的PCR检测）以及免疫学方法（如CD相关抗体检测、结核特异性干扰素γ释放试验）。有学者提出，盗汗、长期溃疡和肉芽肿是鉴别克罗恩病与肠结核最重要的特征。当不能鉴别ITB和CD时，适当的诊断性抗结核病治疗是必要的。

3. 结肠癌 本病因有腹痛、腹泻、腹部包块及进行性消瘦等症状，因此必须与肠结核加以鉴别。结肠癌有以下特点：①发病年龄大，常在40岁以上，无结核史；②病程进行性发展，无盗汗、发热等结核中毒症状，但全身消耗体征较明显；③腹部肿块初期可移动，其粘连固定不如肠结核显著，压痛不明显，但表面呈结节感，质地较坚硬；④X线检查的主要发现是病变部位有钡剂充盈缺损，但较局限，一般不累及回肠；⑤肠梗阻发生率高，且出现较早；⑥纤维结肠镜检查可发现肿物，活检及涂片检查可以明确诊断。

4. 溃疡性结肠炎　本病以脓血便为主，这在肠结核极少见。溃疡性结肠炎如累及回肠者，其病变必累及整个结肠，并且以乙状结肠、直肠最为严重，乙状结肠镜或直肠镜检查可以做出鉴别。

5. 术后假膜性小肠结肠炎　主要累及小肠与结肠，腹泻发生率略低，预后差，病死率高，粪便培养可发现金黄色葡萄球菌。发生原因与肠道供血不足有关。

6. 肠易激综合征　是以与排便相关的腹部不适或腹痛为主的功能性肠病，往往伴有排便习惯与粪便形状异常，症状持续存在或反复发作，须排除引起这些症状的器质性疾病。

7. 肠淋巴瘤　肠淋巴瘤病情发展迅速，恶化比肠结核病快，腹部肿块出现较早。X 线显示扩张肠段黏膜皱襞有破坏，可伴有淋巴结及肝脾肿大，肺门淋巴结肿大，抗结核病治疗无效。如果说病变在回盲部，结肠镜检查并活检往往会有阳性，倘若临床鉴别有困难，应及早手术探查。

8. 耶尔森菌肠炎　耶尔森菌常侵犯末端回肠，使肠壁增厚，肠黏膜炎症改变，肠系膜淋巴结肿大，其表现与回肠结核相似。但耶尔森菌肠炎病情短暂，能自愈，此与肠结核可区分，如果在急性期取粪便、血液或组织标本培养，该菌可能阳性。血清凝集试验测定抗体滴度升高对诊断该病亦有帮助。

9. 其他　多数情况下肠道菌群失调为排除性诊断，在做出诊断前应认真寻找和排除其他病因引起的腹泻或结肠炎，如其他感染性肠炎（如肠结核、细菌性痢疾、阿米巴肠炎、血吸虫病等）、IBD、病毒性肠炎、缺血性肠炎、放射性肠炎、胶原性肠炎、白塞病、结肠息肉病、憩室炎和其他药物相关性腹泻等。

五、治疗

肠结核多伴有肺结核或其他脏器结核，应同时彻底治疗。本病的治疗主要是消除症状，改善全身情况，防止肠梗阻、肠穿孔等并发症发生。肠结核病早期病变是可逆的，因此应强调早期治疗；如果病情已发展到后期，即使给予合理、足量的抗结核病药物治疗，也难免发生并发症。

（一）休息与营养

结核病患者，尤其有毒性症状者，休息与营养为治疗的重要环节。摄入不足者应作补充性胃肠营养，甚至短期胃肠外营养；积极补充维生素，注意水、电解质平衡。对活动性肠结核须卧床休息，积极改善营养，必要时给静脉内高营养补充治疗。

腹痛较剧者可给予解痉镇痛药，对不完全肠梗阻患者应进行胃肠减压和静脉补充液体，并注意纠正电解质和酸碱失衡。病因治疗用抗结核药物。抗结核治疗同样遵循 5 大原则，选药时初治病例仍首选第一线药物（异烟肼、利福平、吡嗪酰胺、链霉素或乙胺丁醇），当对一线药产生耐药性时，应以药敏为依据，选择敏感药物治疗。此外，还要看是否同时有其他部位结核病。

（二）抗结核治疗

抗结核病治疗的原则是早期、联合、全程、规律及适量用药。化疗方案视病情轻重而定。过去采用长程标准化疗，疗程 1 年。目前为使患者早日康复，防止耐药性产生，多采用短程化疗，以 6～9 个月为一个疗程。一般用异烟肼与利福平两种杀菌药联合。在治疗开始 1～2 周即有症状改善，食欲增加，体温与粪便性状趋于正常。对严重肠结核或伴有严重肠外结核病者，宜加链霉素或吡嗪酰胺或乙胺丁醇联合使用，疗程同前。抗结核治疗方案如下：

1. 2SHRZ/4HR　即前 2 个月用链霉素、异烟肼、利福平和吡嗪酰胺四药联合，继以异烟肼、利福平联合治疗 4 个月。

2. 2EHRZ/4HR　即将上述方案中链霉素改为乙胺丁醇。

3. 2SHR/6HR　即前 2 个月仅用链霉素、异烟肼、利福平三药，继以异烟肼、利福平联合治疗 6 个月。

4. 复治病例　认真分析复发原因，更换治疗方案；选用初治时未曾用过的药物，至少三联，每日给药；病情控制后换用二联，完成疗程。

（三）手术治疗

适应证：①增殖型结核引起完全性肠梗阻、不全性肠梗阻；②大出血经内科治疗无效者；③急性穿孔或局限性穿孔伴有脓肿形成或瘘管形成；④腹部包块不能排除肿瘤者；⑤肠道大量出血经积极抢救不能满意止血者。手术前及手术后均需进行抗结核病药物治疗。

（四）对症治疗

腹痛可用阿托品、山莨菪碱、匹维溴铵。腹泻严重者应注意水、电解质失衡，并给合理补充，并发不完全肠梗阻、腹胀明显者给予胃肠减压。

（池肇春）

参 考 文 献

[1] BLASER M J，SMITH P D，RAVDIN J I，et al. 胃肠道感染 [M]. 2 版. 林三仁，译. 北京：人民卫生出版社，2006.

[2] KOSEK M，YORI P P，GILMAN R H，et al. Facilitated molecular typing of *Shigella* isolates using ERIC-PCR[J]. Am J Trop Med Hyg，2012，86（6）：1018-1025.

[3] CASABUONO A C，VAN DER PLOEG C A，ROGÉ A D，et al. Characterization of lipid A profiles from *Shigella flexneri* variant X lipopolysaccharide[J]. Rapid Commun Mass Spectrom，2012，26（17）：2011-2020.

[4] GAO L，ZHANG Y，DING G. Meteorological variables and bacillary dysentery cases in Changsha City，China[J]. Am J Trop Med Hyg，2014，90（4）：697-704.

[5] XU Z，HU W，ZHANG Y，et al. Spatiotemporal pattern of bacillary dysentery in China from 1990 to 2009：what is the driver behind?[J]. PLoS One，2014，9（8）：e104329.

[6] PEPPER V K，STANFILL A B，PEARL R H. Diagnosis and management of pediatric appendicitis，intussusception，and Meckel diverticulum[J]. Surg Clin North Am，2012，92（3）：505-526.

[7] SHEN Z，YE Y，YIN M，et al. Laparoscopic appendectomy for acute appendicitis versus chronic appendicitis[J]. J Invest Surg，2012，25：209-213.

[8] 沈严严. 急性阑尾炎的 B 超诊断 [J]. 中国超声医学杂志，2003，19：846-848.

[9] MONTIEL-JARQUÍN Á J，RAMÍREZ-SÁNCHEZ C，GARCÍA-CANO E，et al. Chronic appendicitis due to multiple fecaliths. A case report[J]. Cir Cir，2017，85 Suppl 1：99-102.

[10] KAGER L M，BEMELMAN W A，BASTIAANSEN B A. Chronic recurrent appendicitis：a contradiction in terms?[J]. Ned Tijdschr Geneeskd，2015，159：A9127.

[11] KIM D，BUTTERWORTH S A，GOLDMAN R D. Chronic appendicitis in children[J]. Can Fam Physician，2016，62：e304-e305.

[12] 张雪红，刘红宇. 多层螺旋 C T 对急性阑尾炎的诊断 [J]. 实用放射学杂志，2011，25：734-739.

[13] SHEN Z，YE Y，YIN M，et al. Laparoscopic appendectomy for acute appendicitis versus chronic appendicitis[J]. J Invest Surg，2012，25：209-213.

[14] 池肇春，毛伟征，孙方利，等. 消化系统疾病鉴别诊断与治疗学 [M]. 济南：山东科学技术出版社，2017.

[15] 池肇春，邹全明，高峰玉，等. 实用临床胃肠病学 [M]. 2 版. 北京：军事医学科学出版社，2015.

[16] ROLO R，CAMPAINHA S，DUARTE R，et al. Crohn's disease and intestinal tuberculosis：A clinical challenge[J]. Rev Port Pneumol，2012，18（4）：205-206.

[17] LI Y，ZHANG L F，LIU X Q，et al. The role in vitro interferonγ-release assay in diferentiating intestinal tuberculosis from Crohn's disease[J]. J Crohns Colitis，2012，6（3）：317-323.

[18] YU H，LIU Y，WANG Y，et al. Clinical endoscopic and histological differentiations between Crohn's disease and intestinal tuberculosis[J]. Digestion，2012，85（3）：202-209.

[19] NAGAI K，UENO Y，TANAKA S，et al. Intestinal tuberculosis with hoarseness as a chief complaint due to mediastinal lymphadenitis[J]. Case Rep Gastroenterol，2011，5（3）：540-545.

[20] ZHAO Y，CAO Q. Differentiation Crohn's disease from intestinal tuberculosis using an interferon gamma release assay[J]. Inflamm Bowel Dis，2012，18（7）：E1394-E1395.

[21] SINHASAN S P，PURANIK R B，KULKARNI M H. Abdominal tuberculosis may masquerade many disease[J]. Saudi J Gastroenterol，2011，17（2）：110-113.

[22] LV Y，YAN H，YANG H，et al. LMP2/LMP7 gene variant: a risk factor for intestinal mycobacterium tuberculosis infection in the Chinese population[J]. J Gastroentero Hepatol，2011，26（7）：1145-1150.

[23] CAGATAY T，BINGOL Z，KIYAN E，et al. Follow-up of 1887 patients receiving tumor necrosis-alpha antagonists: Tuberculin skin test conversion and tuberculosis risk[J]. Clin Respir J，2018，12（4）：1668-1675.

[24] KOK-HONG CHAN D，LEE K C. Perforated intestinal tuberculosis in a non-AIDS immunocompromised patient[J]. Am J Case Rep，2015，16：719-722.

[25] YANG G，ZHANG W，YU T，et al. The features of intestinal tuberculosis by contrast-enhanced ultrasound[J]. Jpn J Radiol，2015，33（9）：577-584.

[26] NAMASIVAYAM S，MAIGA M，YUAN W，et al. Longitudinal profiling reveals a persistent intestinal dysbiosis triggered by conventional anti-tuberculosis therapy[J]. Microbiome，2017，5（1）：71.

第 27 章

功能性胃肠病引起慢性腹痛的诊断、鉴别诊断与治疗

罗马标准是国际上对功能性胃肠病进行分类与诊断的统一标准。2016 公布罗马Ⅳ功能性胃肠病诊断标准，对功能性胃肠病提出了新的定义和诊断标准。在罗马Ⅳ中把功能性胃肠病（FGID）以被称为肠-脑互动异常，新的定义强调胃肠性功能病症状的产生与动力紊乱、内脏高敏感性、黏膜和免疫功能改变、肠道菌群改变以及中枢神经系统（CNS）处理功能异常有关。在这种定义下，因此，罗马Ⅳ对大部分胃肠功能疾病的诊断进行了修订，删除不恰当的"功能性"一词，增加了一些新的诊断，包括反流高敏感、大麻素剧吐综合征、鸦片引起便秘、肠道痛觉过敏。调整了诊断频度阈值，按症状将功能性肠病疾病谱概念化。实际上，肠易激综合征、功能性便秘、功能性腹泻和功能性腹胀是一组与病理生理学机制特征相联系的症状谱，不同的患者在临床上所表现的症状、频度以及严重度存在的差异，临床上也发现，随时间推移，不同症状之间也可互相转变。总之，罗马Ⅳ诊断标准的颁布对我国胃肠功能性疾病的发展将起到积极推动作用。

近年大量研究证实，肠黏膜屏障与肠道微生态对胃肠功能性疾病的发生起到重要作用。黏膜屏障起着阻止大多数对肠腔内容物与免疫系统直接接触的作用。肠上皮屏障结构与功能完整性的缺失会导致黏膜免疫反应的活化，引起多种 FGID 的发生。肠黏膜微生态和肠黏膜屏障中间存在重要相关性。已有大量研究显示，在 IBS 患者和一部分 FD 患者中存在胃肠道黏膜屏障受损，疾病的发病与黏膜屏障结构相关分子改变有关。肠道病原菌，如霍乱弧菌、艰难梭菌和大肠埃希菌可以破坏紧密连接结构，产生毒素或蛋白酶类，激活炎症级联反应，而益生菌可通过增加闭合蛋白（occludin）、密封蛋白（claudin）-3 和紧密连接蛋白 ZO-2 表达，促进肠上皮稳定和增强肠上皮稳态和增强屏障完整。因此，目前认为胃肠道微生态的改变是 FIGD 症状发生的关键因素。

第 1 节　功能性消化不良

功能性消化不良（functional dyspepsia，FD）是一种常见的功能性胃肠疾病（functional gastrointestinal disorders，FGID）。其定义为在缺乏可解释症状的器质性、系统性或代谢性疾病证据的情况下，起源于胃、十二指肠区域的消化不良症状表现，包括餐后饱胀感、早饱、上腹痛或烧灼感等，并依据不同病理生理学基础和患者的主要症状，将 FD 分为餐后不适综合征（postprandial distress syndrome，PDS）和上腹痛综合征（epigastric pain syndrome，EPS）两种亚型，具有慢性、复发性和难以缓解的特点，是一种无器质性病变发现、非溃疡性胃肠功能性疾病，在消化不良中占 50% 以上。

FD 的诊断主要依靠罗马标准，其被定义为起源于胃、十二指肠区域的症状，而且排除可以解释这些症状的任何器质性、全身性或代谢性疾病。这些症状包括上腹痛、上腹烧灼感、餐后饱胀和早饱等。诊断之前至少 6 个月出现症状，近 3 个月符合症状诊断标准。罗马Ⅳ标准在对罗马Ⅲ标准进行部分修订的基础上，将诊断标准中的发作频率等细节精确化，对餐后不适综合征（PDS）和上腹痛综合征（EPS）的诊断标准进行了修订，有助于将功能性消化不良与胃食管反流病（GERD）及肠易激综合征（IBS）更好地区分。

一、功能性消化不良的发病机制

功能性消化不良的发病机制至今尚不完全明了。涉及许多发病因子,如胃动力学疾病、内脏过敏症、精神因子、幽门螺杆菌感染和过多的胃酸分泌等。普遍认为,上胃肠道动力障碍和感觉异常是功能性消化不良的主要病理生理学基础,其他尚有遗传易感性、胃肠激素和神经肽改变、社会心理因素和生活事件等因素。近年研究揭示,幽门螺杆菌与功能性消化不良的发生密切相关。因此,目前认为功能性消化不良的发生是多因素共同作用的结果。

(一)基因异常或多态性与功能性消化不良

内脏感觉冲动通过 C 纤维途径从胃肠道至中枢神经系统,河豚毒素(tetrodotoxin,TTX)通过抑制神经细胞 Na^+ 内流阻断神经传递而产生药理作用。钠离子通道(SCN10A)的多态性是与功能性消化不良相关。TTX 可以专一性阻断 Na^+ 通道,阻止 Na^+ 离子电流进入细胞内。TTX 分子结构中的胍基可被迅速固定在 Na^+ 通道口上,使 Na^+ 离子电流不能接近 Na^+ 通道,从而阻断了神经的传递。TTX-r(tetrodotoxinresistant,河豚毒素不敏感型)Na^+ 通道 NaV1.8/SNS(sensory-neuron specific,特异性感觉神经元),在 C 纤维上编码 SCN10A。Arisawa 等试图澄清 FD 和 SCN10A 多态性(2884A>G、3218C>G 和 3275T>C)之间相关。共研究 642 例,345 例无症状,297 例为 FD,用 PCR-SSCP(PCR-单链构象多态性)法测定基因多态性。结果发现,3218CC 纯合子可减少 FD 发生的危险性。此外,2884A>G 和 3275T>C 的连锁不平衡也与 FD 的发生相关。每个 2884G 载体、3218CC 纯合子和 3275C 载体可减少上腹痛综合征(EPS)和餐后不适综合征(PDS)发生。这个单体型是伴有 EPS 和 PDS 危险性降低。在 H. pylori 阴性患者,这个单体型与 FD 之间有显著相关性。结论认为,SCN10A 基因多态性与 FD(EPS 和 PDS)尤其在 H. pylori 阴性患者密切相关。

有报道 pri-micro RNA(是一类长度很短的非编码调控单链小分子 RNA,是基因表达的主要调节器,并影响了各种生物学过程)325、靶 SLC6A4 3'(溶质载体家族 6,中性氨基酸转运蛋白)-UTR(untranslated region,非编码区)与 FD 密切相关。Arisawa 等研究 FD 与 SLC6A4 之间相关。395 例中,172 例无上腹综合征,223 例为 FD,用 PCR-SSC 方法测定基因多态性。结果显示,既不是 SLC6A4-185A>C,也不是 463G>T 对 FD 易感性有关,而是与 rs5981521T 等位基因有显著的相关性,FD 发生的危险性增加,TT 纯合子时发生 FD 的危险性更大。且 TT 纯合子对 FD 的亚型 EPS 和 PDS 的发生也有显著相关性。此外,H. pylori 阴性的 FD 患者 TT 纯合子发生 FD 的危险性也大为增加。SLC6A4 5' 非编码区野生型纯合子,RS 5981521T 等位基因与 FD 的发生增加显著相关。注意到 SLC6A4 3'-UTR 突变载体,rs5981521T 等位基因与 FD 发生的危险性增加也有显著相关性。证实小分子 RNA325 基因多态性是与 FD 相关,且与 SLC6A4 多态性相互作用,增加对 FD 的易感性。

免疫激活在肠易激综合征有重要的发病机制作用,但很少了解免疫功能在 FD 上的作用。在 IBS 时,周围血单核细胞(PBMCs)分泌细胞因子与症状有关。小肠归巢 α4β7 整合素(integrin)、趋化因子受体 9(CCR9)阳性 T 淋巴细胞增加是上消化道炎症疾病的特征。Liebregts 等研究 FD 患者细胞因子释放增加和循环小肠归巢 T 细胞增加与症状的严重性相关。结果显示,FD 患者 TNF-α、IL-1β、IL-10 显著增加。细胞因子释放和 CD4、α4β7、CCR9 淋巴细胞与疼痛、痉挛、恶心、呕吐症状的强度有关。胃排空延缓与 CD4、α4β7、CCR9 淋巴细胞和 TNF-α、IL-1β、IL-10 有显著相关性。同时发现,在 FD 患者,小肠归巢 T 细胞与症状和胃排空有关,细胞免疫激活可使小肠归巢 T 细胞增加,这在 H. pylori 阴性 FD 患者的临床表现是关键因子。

在 FD 患者分子基因多态性与先天免疫反应、TRL2 和 MBL2 可能相关。在 FD 患者常观察到炎症改变,但炎症相关分子的遗传因子和 FD 之间联合尚未确定。Toll 样受体 2(TLR2)和甘露糖结合凝集素蛋白(MBL2)在先天免疫反应上发挥重要作用。Tahara 等研究日本人 TLR2 和 MBL2 基因多态性与 FD 之间的相关性。研究 TLR2-196~174del(德尔)和 MBL2 编码 G/A 多态性在 111 例 FD 患者按 Rome Ⅲ 标准和 106 例无症状作对照,结果显示 TLR2 和 MBL2 多态性与 FD 之间无明显相关性。但在幽门螺杆菌阳性患者 TLR2-196~174del 载体与 FD 之间呈显著负相关。此外,发现餐后不适综合征(PDS)中幽门螺杆菌阳性患者与 TLR2-196～174del 载体之间也呈显著负相关。结论认为，TLR2-196～174del 载体与幽门螺杆菌阳性 FD 危险性呈负相关，似乎幽门螺杆菌对 FD 的发生有一定的保护作用。

（二）炎症与功性消化不良

近几年来，已有不少研究证实，肠易激综合征（IBS）可继发于肠道感染并称这部分 IBS 为感染后 IBS，功能性消化不良与肠易激综合征同属为胃肠道功能性疾病，况且 FD 患者黏膜的炎症改变是经常见到的，因此认为至少部分功能性消化不良的发病与炎症有关。Tack 等回顾性研究提示，部分功能性消化不良发作有急性感染的病史。Mearin 等的研究进一步证实，胃肠道沙门菌感染可诱发功能性消化不良与肠易激综合征。

（三）幽门螺杆菌感染与功能性消化不良

一些荟萃分析结果显示，功能性消化不良患者中的幽门螺杆菌感染率高于无症状对照组。感染率为 35%～67%。前瞻性队列研究显示，幽门螺杆菌感染先于消化不良症状的出现。同时，研究显示，幽门螺杆菌感染 90% 可致胃黏膜活动性炎症，固有层中大量中性粒细胞浸润，呈现出慢性活动性胃炎。这种情况下胃黏膜慢性活动性炎症可导致胃感觉和运动异常。

动物模型研究显示，慢性幽门螺杆菌感染可诱发胃和脊髓传出通路神经功能和形态改变，而人体研究表明，幽门螺杆菌阳性功能性消化不良患者胃黏膜中的感觉神经肽包括降钙素基因相关肽（CGRP）、P 物质水平显著升高，使患者胃对容量扩张的感觉阈值低于正常人。新近 McCarth 等发现，功能性消化不良患者幽门螺杆菌感染率达 87%，且幽门螺杆菌感染持续阳性者的症状积分比幽门螺杆菌感染阴性者明显增高，抗幽门螺杆菌治疗 4 周后其症状积分得到改善。Moayyedi 等荟萃分析显示，功能性消化不良患者接受抗幽门螺杆菌治疗 12 个月后，其症状积分改善与对照组比较有统计学差异。我国学者何继东等进行的荟萃分析也显示，功能性消化不良患者根除幽门螺杆菌可部分缓解患者的症状。

Mirbagheri 等研究证实，功能性消化不良的十二指肠组织学改变和症状的强度与幽门螺杆菌感染相关。报告 217 例功能性消化不良患者中得到胃和十二指肠的活检标本。症状的严重度用 Leeds 消化不良问答卷（LDQ）进行评价。另外，评价幽门螺杆菌感染与组织学改变的相互关系。结果发现，幽门螺杆菌感染伴有显微镜十二指肠球炎和显微镜胃炎。结论认为，幽门螺杆菌感染在功能性消化不良症状的产生和加剧上发挥主要作用。

以上研究结果均提示，幽门螺杆菌感染与功能性消化不良的发病有密切相关性。幽门螺杆菌参与 FD 的发病机制主要包括：

1. 幽门螺杆菌对胃肠动力的影响 FD 患者的胃肠运动功能障碍主要包括胃电节律紊乱、消化间期移行性运动复合波期（强力收缩期）持续时间缩短、胃窦动力指数降低、胃排空功能下降等。有研究采用腹部超声方法发现幽门螺杆菌阳性的 FD 患者存在胃窦动力明显下降及胃及十二指肠反流明显增加，提示幽门螺杆菌感染可导致胃及十二指肠协调功能异常。由于现有的胃动力检测方法均存在不同程度的不足，超声法检测并不能反映整个消化过程准确的胃动力情况，其准确性受到不少学者质疑。因此目前仍需更为准确的胃动力检测方法来明确幽门螺杆菌感染对 FD 患者胃动力的影响。另有动物实验发现，幽门螺杆菌慢性长期感染的小鼠，其胃平滑肌层特异性 miRNAs（miR-1、miR-133）下调，去乙酰化酶 -4 和血清反应因子上调，进而导致胃平滑肌层异常增生及胃排空功能障碍。人感染幽门螺杆菌后是否通过这一机制导致 FD 的发生，有待进一步研究。

2. 幽门螺杆菌对胃酸的影响 有研究显示，胃酸分泌过多可导致多种消化不良症状的发生，对部分 FD 患者给予抑酸治疗可使症状缓解，提示高胃酸分泌是 FD 的发病机制之一。通过对胃炎、消化性溃疡等器质性疾病的研究发现，幽门螺杆菌感染可通过上调胃泌素的表达导致胃酸分泌增加，引起胃黏膜的炎症和组织损伤，使胃窦黏膜中 D 细胞数量减少，并且增加胃蛋白酶原的产生，进而影响生长抑素合成，使生长抑素对 G 细胞释放胃泌素的抑制作用减弱；幽门螺杆菌产生的尿素酶水解尿素产生的氨或单胺使局部黏膜 pH 升高，破坏了胃酸对 G 细胞释放胃泌素的反馈抑制。而在幽门螺杆菌阳性的 FD 患者中是否也存在相同机制尚不清楚。有资料显示，部分人感染幽门螺杆菌后胃酸分泌反而降低，FD 患者胃酸分泌状况及其与幽门螺杆菌感染的关系仍需进一步研究。

3. 幽门螺杆菌对内脏敏感性的影响　消化道的内脏高敏性表现为对生理性刺激出现不适感,对伤害性刺激呈现强烈反应,主要是指胃肠黏膜和平滑肌对外界刺激的反应,如机械性扩张敏感性增高,对酸的感觉阈值降低,容量阈值降低。FD 患者在胃近端扩张后,44% 有感知过敏,48% 存在胃不适过敏,54% 表现为疼痛过敏。动物实验发现,慢性幽门螺杆菌感染可诱发胃和脊髓传出通路神经功能和形态改变,而动物实验与人体研究均表明,内脏感觉阈值与神经传入通路涉及的 P 物质及降钙素基因相关肽呈负相关,幽门螺杆菌阳性的 FD 患者胃黏膜中感觉神经肽包括降钙素基因相关肽(CGRP)、P 物质水平显著升高,使患者胃对容量扩张的感觉阈值低于正常人。而幽门螺杆菌感染正是通过升高这些物质而增加了胃的敏感性,参与了 FD 的发生。

4. 幽门螺杆菌对脑 - 肠轴的影响　越来越多的证据显示,FD 的病理生理学机制不仅涉及内脏器官,更与神经内分泌系统有关,其中不乏对脑 - 肠轴的研究。当各种环境应激因子作用于大脑的应激反应系统时,可通过脑 - 肠轴的双向调节作用于胃肠道靶器官,使胃肠道运动、感觉、分泌和免疫功能发生变化,两者相互作用、相互影响而表现为 FD。胃肠道中的肥大细胞是脑 - 肠轴的终端效应器,它在连接免疫和神经机制的中间环节中起重要作用。Hall 等证实,幽门螺杆菌感染会使胃体、胃窦部肥大细胞数量增加,从而影响脑 - 肠轴导致 FD 的发生。但是该研究并未随访幽门螺杆菌根除后消化不良的症状是否缓解、肥大细胞的数量是否下降等情况,因此,幽门螺杆菌感染导致 FD 发病的理论根据仍有待完善。

此外,慢性幽门螺杆菌感染也可导致胃内分泌功能失衡,包括影响胃肠激素如生长激素抑制素、胃泌素、胃促生长素的生成。这些神经肽大多参与胃肠动力、胃酸分泌、食欲调节、炎症因子合成等生理功能,同时也在大脑中通过脑 - 肠轴调节胃肠道功能。当幽门螺杆菌感染导致这些神经肽分泌失衡时,可导致胃肠动力、胃酸分泌及感觉功能发生异常,进而诱发消化不良相关症状的产生。

(四)理化因子与功能性消化不良

研究显示,许多体内或体外的理化因子与功能性消化不良的发病有关,包括精神因素、酸、生活方式与习惯、吸烟、气候变化、大气污染等有关。

Oshima 等在功能性消化不良患者和无症状健康对照(HCs)给胃内直接注入酸,研究引起消化吸收不良现象的严重性。一个多中心、交叉、随机、双盲研究囊括 23 例功能性消化不良和 32 例 HCs。功能性消化不良用 Rome Ⅲ 标准确定。所有均幽门螺杆菌阴性,每个人接受 0.1mol/L 盐酸和水注入胃 2 个试验,用视觉模拟量表评估 12 个消化不良症状的存在和严重度。胃内注入盐酸或水后部分试验者发生症状,且功能性消化不良患者比无症状健康对照明显增加。所有功能性消化不良患者被水或盐酸引起最少 1 个症状,功能性消化不良患者注入酸比注入水症状的严重性增加。结论指出,直接将酸注入胃产生消化不良症状的严重性,功能性消化不良患者比 HCs 显著增加,提出功能性消化不良患者对酸的敏感性是功能性消化不良患者症状发生的一个重要机制。

Stec-Michalska 等研究 109 例功能性消化不良患者探讨吸烟在发病上的影响。分为 2 个组,1 组 176 个活检标本,其中 72 个标本幽门螺杆菌阳性;2 组 42 个标本无吸烟史,其中 28 个标本来自幽门螺杆菌阳性,从胃窦和胃体取活检,用瞬时 -PCR(RT-PCR)测定 SSTR3(生长激素受体 3),幽门螺杆菌在胃组织定植用多重 PCR 进行评价。结果显示,幽门螺杆菌阴性标本 SSTR3 的量吸烟者比不吸烟者显著降低,幽门螺杆菌和吸烟均可引起胃黏膜 SSTR3 mRNA 降低,是发生功能性消化不良的独立因子。

二、功能性消化不良的临床表现与诊断

功能性消化不良是一组症状的综合征,因为它是一个功能性胃肠疾病,因此对消化不良的各个症状必须排除由器质性疾病引起,因此应详细了解病史,有无心理精神因素存在,做一些必要的检查,上消化道内镜检查被认为是最有诊断与鉴别诊断意义的手段。

(一)消化不良症状及其定义

消化不良症状及定义见表 27-1。

FD 患者临床表现的个体差异性大。根据主要症状特点、与症状相关的病理生理学机制以及症状模式,可将 FD 分为两个亚型,即餐后不适综合征(PDS)和上腹痛综合征(EPS)。临床上两个亚型常有重

叠,有时可能难以区分,但分型对选择治疗将有一定帮助。考虑到我国幽门螺杆菌感染率和上消化道肿瘤患病率高,结合我国内镜检查费用低、普及率高的情况,推荐初诊的消化不良患者及时进行胃镜检查。

表 27-1　消化不良症状及其定义

症状	定义
上腹部疼痛	上腹部指脐孔与胸骨下端间的区域,两侧以锁骨中线为界。疼痛指主观的、令人不快的感觉,某些患者还可能感到正在发生组织损伤。症状可能极为令人讨厌而患者并不能介定为疼痛
上腹部烧灼感	上腹部指脐孔与胸骨下端间的区域,两侧以锁骨中线为界。烧灼感指令人不快的主观灼热感
餐后饱胀	一种令人不快的感觉,好像食物总是持续存在于胃内
早饱	一开始进食即感到胃内有过度充盈感只能吃一部分食物,以至于不能吃完一餐

（二）消化不良症状的评估

1. 餐后饱胀　食物长时间存留于胃内引起的不适感。

2. 早饱感　指进食少许食物即感胃部饱满,不能继续进餐。

3. 上腹痛　位于胸骨剑突下与脐水平以上、两侧锁骨中线间区域的疼痛。

4. 上腹烧灼感　局部灼热感,与烧心有所不同,烧心是指胸骨后烧灼样疼痛或不适,是胃食管反流病的典型症状。

（三）功能性消化不良诊断要点

1. 消化不良症状及其程度和频度。

2. 症状的发生与进餐的关系,有无夜间出现症状及症状与体位、排便的关系。

3. 进食量有无改变,有无身体质量下降以及营养状况;患者的进食行为、心理状态及是否影响生活质量。

4. 有无重叠症状,如烧心、反酸、腹泻或便秘等。

5. 有无发热、疲乏、无力等全身症状。

6. 有无胃肠道肿瘤家族史、食管胃恶性肿瘤史、消化性溃疡史。

7. 是否患易致消化不良的常见慢性病。

8. 是否服用易致消化不良的常用药物。

（四）功能性消化不良罗马Ⅳ诊断标准

1. 功能性消化不良　必须满足以下至少 1 条:①餐后饱胀;②早饱感;③上腹痛;④上腹烧灼感。同时,除外可引起上述症状的器质性疾病。诊断前症状出现了至少 6 个月,近 3 个月达到以上诊断标准。

2. 餐后不适综合征(PDS)　必须满足以下 1 条或 2 条,并且每周至少发作 3 次:①餐后饱胀;②早饱感。同时,除外可引起上述症状的器质性、系统性、代谢性疾病(包括上消化道内镜检查)。诊断前症状出现了至少 6 个月,近 3 个月满足以上诊断标准。

支持条件有:①餐后上腹痛或烧灼感,上腹饱胀,大量嗳气,恶心,但呕吐被考虑为另一种异常;②烧心并非消化不良的症状,但常与之并存;③排便及排气后症状缓解通常不应被认为是消化不良的一部分;④其他消化系统症状,如胃食管反流及肠易激综合征常与 PDS 症状共存。

3. 上腹痛综合征(EPS)　至少满足以下 1 条症状且每周至少有 1 天:上腹部疼痛和 / 或上腹部烧灼感。同时,除外可以引起上述症状的器质性、系统性、代谢性疾病(包括上消化道内镜检查)。诊断前症状出现了至少 6 个月,近 3 个月满足于以上诊断标准。

支持条件有:①疼痛可能由进食诱发或缓解,或者发生于禁食期间;②可存在餐后上腹饱胀、嗳气与恶心;③持续呕吐可能提示另一种异常;④烧心并非消化不良的症状,但常并存;⑤疼痛不满足胆囊痛的标准;⑥排便及排气后症状缓解通常不应被认为是消化不良的一部分。

其他消化系统症状可能与 PDS 共存(如胃食管反流及肠易激综合征相关症状)。

诊断功能性消化不良时必须慎重,因为许多器质性胃肠病在早期也有消化不良的症状,如不引起重视并进行系统的检查,很容易将器质性疾病漏诊。FD 的鉴别诊断主要应与器质性消化不良(organic dyspepsia,OD)相鉴别。导致 OD 的疾病有胃食管反流、食管癌、消化性溃疡、慢性活动性胃炎、胃癌、十二指肠肿瘤、慢性胆囊炎、胆石症、胆道恶性肿瘤、慢性胰腺炎、胰腺癌等;FD 与肠易激综合征、慢性便秘及精神障碍性疾病常有重叠,应注意鉴别。老年人还需排除慢性心功能不全、肺心病、帕金森病、脑供血不足等,易致消化不良的老年人常见慢性病及服用非甾体抗炎药、抗菌药物、抗帕金森病药和降糖药等药物所致的消化不良症状。

由于 FD 是基于症状的诊断,但 FD 症状的敏感度和特异度有限,往往需要结合相关检查排除可以引起类似症状的疾病。对于 FD 在诊断时就应注意收集临床证据,了解有无警报症状(指不明原因消瘦、进行性吞咽困难、反复或持续性呕吐、消化道出血、贫血、发热等症状和有胃癌家族史或 40 岁以上新发的消化不良症状),并采用相应的检查,如内镜、CT 或彩超等,以便及时做出器质性疾病的诊断。在对消化不良患者病情进行评估时,需考虑有无警报症状、症状频率和严重程度、心理状态等。目前,我国仍然应用罗马Ⅲ诊断标准诊断 FD。患者的症状评估包括症状频率和严重程度两个维度,这两项评估有助于判断患者生命质量的受影响程度,也是判断各种治疗疗效的客观指标。此外,心理状态的评估是功能性胃肠病患者的重要评估内容,对患者治疗方案的选择,尤其是经验治疗无效的患者,后续治疗方案的制订有重要参考价值。值得注意的是,对 PDS 和 EPS 不宜诊断为 GERD,鉴别有困难时可采用 PPI 试验性治疗。鉴于亚洲地区的环境、食品、生活方式、幽门螺杆菌感染率与西方国家有很大的不同,且生理功能和遗传因素也有很大差异,因此对于 FD 的诊治标准,亚洲专家学者在 2012 年发表了亚洲 FD 共识报告,为初级保健医师工作者提供了一个 FD 处理指南。新的罗马Ⅳ标准作为今后规范化诊断的依据与指南,需要进一步学习推广。

三、鉴别诊断

FD 的鉴别诊断首先应与器质性消化不良鉴别,因为这是关系到患者预后的大事。其次应与其他慢性胃病,如慢性胃炎、消化性溃疡及慢性胆囊炎鉴别。

肠易激综合征患者可以有上胃肠的症状,与 FD 患者的症状酷似,应将 FD 和 IBS 伴有 FD 症状的患者加以区别。此外,功能性胆道功能紊乱也可以表现为上腹部不适或疼痛,但常有一过性转氨酶、胰淀粉酶上升或胆道扩张,应予以除外。

四、治疗

目前 FD 的治疗尚无特异手段,主要是对症治疗。多数学者主张尽量按临床分型并个体化用药。对症状较重或病程较长,已明显影响生活质量的病例,根据有无胃肠动力、感觉及心理障碍情况,制定治疗方案,使患者树立信心,配合治疗。不是所有的 FD 患者均需要药物治疗,安慰剂可能有效,少数患者可自行缓解。当症状对患者生活质量产生明显影响时,可以考虑采用间歇性的治疗(如 2~4 周)。

(一)FD 的一般治疗

建立良好的医患关系,取得患者的信任;帮助患者正确认识、理解病情,树立战胜疾病的信心;指导患者改善生活方式,调整饮食结构和习惯,如以 PDS 为主的患者,建议食用易消化的食物、低脂饮食、少食多餐等;以 EPS 为主的患者则建议食用胃排空较慢、对胃分泌刺激较少的食物。已有的研究提示,某些食物或食物添加剂能够导致或加 FD 患者的症状,如粗粮、高脂饮食、刺激或辛辣食物、碳酸饮料、乙醇和浓茶等。有的食物则可能有助于减轻症状,如米饭、面包、酸奶、蜂蜜、冰糖、苹果等。

进餐方式和进餐是否规律也可能影响消化不良症状。Keshteli 等对 4 763 名普通人群的问卷调查研究显示,不规律进餐和快速进餐是导致 FD 患者症状的危险因素,而进餐过程中是否饮水和进餐与睡眠的间隔时间与 FD 患者的症状无相关性。来自中国的研究结果提示,不吃早餐、多餐、食用甜食和产气食物是诱发 FD 的危险因素,其中辛辣食物与 EPS 相关,而甜食和产气食物与 PDS 关系更密切。此外,心理治疗、中医穴位针疗法等均有一定效果。

（二）运动障碍型

1. 饮食控制　运动障碍型 FD 应避免摄入能诱发症状或产气过多的食物，如红薯、土豆等。由于大量脂肪、蛋白质不利于胃的排空，应多次少餐。

2. 心理治疗或心理干预　Haug 等指出，采用心理学方法治疗 FD 能缓解症状，提高生活质量。对于具有心理应激及自主神经功能紊乱的患者，心理干预在 FD 治疗中的作用尤为重要。要求医师具备足够的同情心、耐心及医学艺术。帮助患者正确认识症状发生的机制及诱因，建立战胜疾病的信心；疏导心理障碍及负性情绪，耐心解答患者提出的各种疑问，建立良性行为模式；与其家人一起，共同帮助患者制定出日常生活计划和实施步骤，确立正确的生活方式；针对症状，在给予一定的消化道药物的同时，适当加一些抗焦虑、抗抑郁的药物，如帕罗西汀（赛乐特）、戴安神等；做好随访跟踪工作，建立良好的医患关系，使患者对治疗方案有更好的顺从性。

3. 促动力药物应用　常用的药物有甲氧氯普胺、多潘立酮、西沙比利、莫沙比利、伊托必利和红霉素。这些药物的促动力效应可能和阻断多巴胺受体（多潘立酮、甲氧氯普胺）、刺激突触前的 5-HT$_4$ 亚型受体（普瑞博思）和刺激胃动素受体（红霉素）有关。近年尚在研究中的药物有红霉素衍生物、胆囊收缩素拮抗剂、鸦片制剂拮抗剂等。

目前常用促动力剂包括：①甲氧氯普胺，为多巴胺 D$_2$ 受体拮抗剂和中枢五羟色胺 4（5-HT$_4$）受体激动剂，具有较强的中枢镇吐作用，能增强胃动力，改善消化不良症状。②多潘立酮，为选择性外周多巴胺 D$_2$ 受体拮抗剂，能增加胃窦和十二指肠动力，促进胃排空，改善消化不良症状，常用剂量为 10mg，3 次 /d。③ 5-HT$_4$ 受体激动剂，莫沙必利为强效选择性 5-HT$_4$ 受体激动剂，通过兴奋胃肠道胆碱能中间神经元和肌间神经丛的 5-HT$_4$ 受体促进乙酰胆碱释放，增强胃肠运动，是胃肠动力障碍疾病的常用药物。莫沙必利在我国和亚洲的临床应用结果显示，其可改善 FD 患者早饱、腹胀、嗳气等症状，常用剂量为 5mg，3 次 /d。④新一代促动力药物伊托必利，该药为多巴胺 D$_2$ 受体拮抗剂和乙酰胆碱酯酶抑制剂，可协同增加胃肠道乙酰胆碱浓度，增加十二指肠快波幅度和频率，加速胃排空，减少十二指肠胃反流，从而发挥促动力作用，对 FD 疗效确切。国内外多项研究结果显示，伊托必利能缓解 FD 患者的各项症状，并改善患者生活质量且耐受性良好。

4. 根除幽门螺杆菌治疗　对于幽门螺杆菌与功能性消化不良的相关性一直存在不同观点。虽然部分报道认为幽门螺杆菌对功能性消化不良有一定保护作用，但目前多数学者的意见是对 FD 伴幽门螺杆菌感染者倾向于采取根除幽门螺杆菌治疗。

McCarth 等发现 FD 患者幽门螺杆菌感染率高达 87%，且幽门螺杆菌感染持续阳性者的症状积分比感染阴性者明显增高，根除幽门螺杆菌治疗 4 周后，其症状积分得到改善。Yaghoobi 等通过荟萃分析显示，FD 患者接受抗幽门螺杆菌治疗 12 个月后，其症状积分改善与对照组比较有统计学差异。我国学者何继东等进行的荟萃分析也显示，FD 患者根除幽门螺杆菌可部分缓解患者的症状。在 FD 患者根除幽门螺杆菌治疗方面，Lan 等报道了一项 195 例幽门螺杆菌阳性 FD 患者的随机单盲对照研究，结果显示采用雷贝拉唑 10mg、2 次 /d＋ 克拉霉素 0.5g、2 次 /d＋ 阿莫西林 1.0g、2 次 /d，治疗 7 天，对上腹痛和烧心有效率分别为 77.2% 和 82%，对餐后不适、早饱、恶心和嗳气有效率分别为 46%、36%、52.5% 和 33.3%，从而认为根除幽门螺杆菌对 FD 的 EPS 亚型可能有效。对于儿童和青春期 FD 伴幽门螺杆菌阳性者的治疗，则强调根据临床、内镜和组织学资料，采取个体化、长期治疗（10～14 天）。目前认为，对 FD 患者根除幽门螺杆菌治疗是比较好的策略，同时使用 PPI 及促胃肠动力药物对治疗幽门螺杆菌感染合并消化不良是有益的。Gwee 等通过针对 FD 患者根除幽门螺杆菌的一个双盲、随机安慰对照试验，研究了亚洲 FD 患者对根除幽门螺杆菌的反应。意向性治疗（intention-to-treat，ITT）分析显示，积极治疗的患者其症状消失率为 24%，而对照组为 7%；进行幽门螺杆菌根除治疗的患者，其症状消失率为 39%，而伴有持续幽门螺杆菌感染的安慰剂组的症状消失率仅为 3%；与西方人群相比较，亚洲 FD 患者根除幽门螺杆菌治疗后，症状消失率提高了 13 倍。另一项来自加拿大科克兰的回顾性研究报道，与服用安慰剂相比，FD 患者采取根除幽门螺杆菌的治疗方法可获得长达 1 年以上的症状缓解，具有明确的治疗意义。

早在 2005 年，美国胃肠病学会关于消化不良处理方案的全面评估报告中就指出：总体而言，在 FD 治疗中已确立疗效（与安慰剂治疗相比）的方案仅仅是根除幽门螺杆菌和 PPI 治疗；对于幽门螺杆菌阳性患者，根除治疗是最经济有效的方法，因为一次治疗可获得长期效果。"京都全球共识"重申了根除幽门螺杆菌对消化不良症状的疗效高于安慰剂这一事实和推荐其作为一线治疗的观点。事实上，不仅美国，欧洲、亚洲以及一些已制订相关指南的国家均强烈推荐根除幽门螺杆菌作为消化不良的一线治疗，并有高级别证据支持。"一线治疗"体现在：①未经调查消化不良的处理采用幽门螺杆菌"检测和治疗"策略；②因消化不良症状行内镜检查诊断为慢性胃炎（即明确为功能性消化不良）者应检测幽门螺杆菌，阳性者首先行根除治疗，根除后仍有症状者，再采取相应治疗。考虑到我国内镜检查普及率高、检查费用低且上消化道肿瘤发病率高，"检测和治疗"策略值得推广。

随着幽门螺杆菌耐药率的逐年上升，标准三联疗法的根除率已显著下降。不同国家或地区的幽门螺杆菌耐药率、药物可获得性与经济条件等存在差异，因此根除方案的选择应因地制宜，尽可能做到个体化治疗。基于药敏试验结果治疗和经验治疗是抗感染治疗的两种基本策略，定期监测人群抗菌药物耐药率可为经验治疗中抗菌药物的选择提供依据。是否实施基于药敏试验结果的个体化治疗，很大程度上取决于经验治疗的成功率。目前推荐的经验性铋剂四联方案和在无铋剂条件下推荐的非铋剂四联方案（尤其是伴同疗法）仍可在很大程度上克服克拉霉素、甲硝唑和左氧氟沙星耐药；而阿莫西林、四环素、呋喃唑酮耐药率仍较低，应用前不需要行药敏试验。

5. 抗焦虑及抗抑郁治疗　抗抑郁治疗能有效地缓解抑郁及消化不良症状，对内科治疗无效的 FD 患者应考虑使用抗抑郁药物。临床上常使用多塞平（多虑平）、地西泮类及氟西汀类等。多塞平的不良反应较多，可有轻度兴奋、失眠、口干、视物模糊等，青光眼患者、对三环抗抑郁药过敏者、心肌梗死恢复期患者禁用；排尿困难、眼压高、心脏疾病、癫痫、肝功能不全、孕妇及 12 岁以下儿童慎用。其烧心、便秘、腹胀等可能与其抗碱作用加重胃肠功能障碍、抑制胃肠运动有关，因而宜从小剂量开始，口服，每次 12.5～25mg，3 次 /d。FD 的抗忧郁治疗应首选氟西汀和帕罗西汀。氟西汀（fluoxetine，又称氟苯氧丙胺、百优解、优克）为非三环类新一代抗忧郁药，可选择性地抑制中枢神经系统 5-HT 的再摄取，延长和增加 5-HT 的作用，从而产生抗忧郁作用。20mg，1 次 /d，病情需要时可增加到 80mg/d。老年人的起始剂量为 10mg/d。不良反应较轻，大剂量时耐受性较好。常见不良反应有失眠、恶心、易激动、头痛、运动性焦虑、精神紧张、震颤等，多发生在用药初期。有时出现皮疹。大剂量用药（40～80mg/d）时可出现精神症状。长期用药常发生食欲减退或性机能下降。帕罗西汀[paroxetine，又称氟苯哌苯醚、赛乐特（seroxat）]具有很强的阻止 5-HT 再吸收的作用，常用剂量时对其他递质无明显影响。通过组织 5-HT 的再吸收而提高神经突触间隙内 5-HT 的浓度，从而产生抗忧郁作用。用法：口服，平均 1 天剂量范围在 20～50mg，一般从 20mg 开始，1 次 /d，饭时服。连续用药 3 周。以后根据临床反应增减剂量，1 次增减 10mg，间隔不得小于 1 周。老年人或肝功能不全者可从 10mg/d 开始，最高剂量不超过 40mg/d。本品不良反应轻微而短暂，常见的有恶心。一次给药后，可出现轻微的心率减慢、血压波动，一般无临床意义，但对有心血管疾病或新发现有心肌梗死者，应注意其反应。严重肝、肾功能不良者仍可安全使用，但应降低剂量。服用本品前后 2 周内不能使用单胺氧化酶抑制剂。有癫痫或躁狂病史者慎用。妊娠和哺乳期妇女不宜使用。

（三）反流样型

1. 饮食控制　注意生活规律，避免过劳及精神紧张，戒忌烟、酒，少吃刺激性强的食物和生冷食物。尽量避免服用类固醇及非类固醇类抗炎药，必须服用者加用黏膜保护剂及抑酸剂。避免咖啡、巧克力、酸性食物及大量摄食，应减轻体重。

2. 促动力药　可增加 LES 压力，加速食管内酸清除，减少反流，常与抗酸剂合用。

3. 抗酸剂　为传统治疗消化性溃疡的药物，原理是使酸碱中和，形成盐和水，从而提高胃液 pH，降低十二指肠酸负荷，减轻胃酸对十二指肠黏膜的刺激，以达止痛效果。抗酸剂种类较多，由于单一制剂不良反应较突出，其应用受到限制，目前多采用复方制剂。

（1）罗内片：是碳酸钙及重碳酸镁复方制剂，为薄荷味咀嚼片，服用后直接中和胃酸，迅速解除疼痛症状。一般用量为 2 片，3 次 /d。

（2）达喜片（铝碳酸镁）：为"钙、镁、铝"三种药物的复方制剂，既中和胃酸，又吸附反流入胃内的胆汁酸盐。一般用量为 2 片，3 次 /d。

4. 抑酸剂

（1）抗胆碱能药：能够抑制迷走神经，阻断胃平滑肌上的胆碱能受体，从而减少胃酸的分泌。但由于抑制胃蠕动和延缓胃排空，当合并胃溃疡及上消化道出血时不宜使用；青光眼患者忌用；前列腺肥大者慎用。

临床较常用的药物和用法：阿托品 0.3mg，3～4 次 /d，口服，疼痛剧烈时可皮下或肌内注射 0.5mg；山莨菪碱每次 5～10mg，口服或肌内注射。

（2）质子泵抑制剂：质子泵（H^+-K^+-ATP 酶）存在于壁细胞分泌小管和囊泡内，能将 H^+ 从壁细胞转移到胃腔，同时将胃腔的 K^+ 泵入壁细胞内。质子泵抑制剂能抑制此酶活性，阻断胃酸分泌的最后通道，从而强烈地抑制胃酸分泌。止痛效果明显优于 H_2 受体拮抗剂。

常用的质子泵抑制剂有：奥美拉唑、兰索拉唑、泮托拉唑、埃索美拉唑（耐信）40mg，1～2 次 /d；以及雷贝拉唑（波利特）口服，10mg，2 次 /d。不良反应：可见头痛、腹泻、皮疹、腹痛、鼻炎、乏力、气胀、口干等，停药后可消失。孕妇、哺乳期妇女禁用，儿童不推荐使用；重症肝炎患者应慎用，必须使用时从小剂量开始并检测肝功能。老年患者使用本品无须调整剂量。

5. 胃黏膜保护剂

（1）胶体铋：在酸性环境下，与蛋白质络合，形成一层保护膜；与胃蛋白酶结合，使之失去活性；促进胃上皮分泌黏液和 HCO_3^-；对幽门螺杆菌有杀灭作用。连续用药不超过 2 个月。用药后可引起舌苔变黑和粪便呈灰黑色，后者易与上消化道出血所引起的黑粪混淆。

常用药物：①果胶铋，100mg，3～4 次 /d，两餐之间服用；②枸橼酸铋钾（德诺），240mg，3～4 次 /d，两餐之间服用；③胶体酒石酸铋（比特诺尔），口服，每次 165mg，3～4 次 /d，儿童用量酌减。

（2）硫糖铝：为硫酸多糖药物。在酸性环境下，与胃黏液络合形成保护膜，与胃蛋白酶络合，抑制其蛋白水解活性；刺激局部前列腺素的合成；但不能杀灭幽门螺杆菌。用法为每次 1.0g，3～4 次 /d，饭前 1小时或睡前服用，主要不良反应为便秘。

（3）前列腺素（PGE）：前列腺素 E 可促进上皮 cDNA 合成，有保护细胞的作用；刺激胃黏液和 HCO_3^-分泌，加强胃黏膜屏障。甲基 PGE_2 150μg 溶于 200ml 水中口服，每 6 小时 1 次，不与抗酸和抗胆碱药合用。不良反应有腹痛、腹泻、抑制血小板聚集、支气管收缩、血压下降等。

（4）替普瑞酮（施维舒，teprenone）：具有组织修复作用，特别能强化抗溃疡作用。饭后 30 分钟内口服，3 次 /d，每次 1 粒胶囊（50mg），或颗粒剂 0.5g（含本品 50mg）。

（5）麦滋林 -S：成人一般 1.5～2.5g，3～4 次 /d，剂量可随年龄与症状适当增减。

（6）醋氨己酸锌：饭后口服，0.15～0.3g，3 次 /d。

（7）胃膜素：口服，1～3g，4 次 /d。

6. 根除 *H. pylori* 的治疗　见前。

7. 心理治疗或心理干预　见前。

8. 抗焦虑及抗抑郁治疗　见前。

9. 手术治疗　症状持续存在，反复药物治疗无效者，可考虑做胃底折叠术或内镜下下段食管黏膜缝扎术。

10. 其他治疗　调整内脏感觉的药物（如 5-HT 受体拮抗剂、阿片受体激动剂）及中医治疗。

第 2 节　中枢介导的腹痛综合征

2016 年颁布的罗马 Ⅳ 功能性胃肠病诊断新标准，将功能性腹痛综合征变更为"中枢介导的腹痛综合征"（central-mediated abdominal pain syndrome，CAPS），这种变更有利于理解这些疾病的发病机制，与新

的脑 - 肠交互观点相一致。我国对功能性腹痛综合征研究起步较晚，文献报道也不多。CAPS 是以持续的或近乎持续的或频发腹痛为特征的疾病，患者通常腹痛程度严重，与消化道功能正常与否不相关。鉴于 CAPS 在临床上常见，往往给患者带来生活质量下降，因此，值得我们重视和研究。CAPS 是一种持续的或经常复发的一种腹痛临床综合征，其特点为无任何器质性病变发现，又可排除其他功能性胃肠病，多数患者有心理障碍，表现为焦虑或抑郁，疾病时好时坏，呈慢性经过，预后良好。

一、流行率

功能性腹痛综合征是一个常见病，儿童和青少年发病率与成人相仿，是儿童最常见的腹痛疾病之一，儿童发病率约 8%，男女发病相似，老年人较少见。功能性腹痛综合征常与其他功能性胃肠病并存，如吞气症、肠易激综合征、功能性消化不良等。87% 患者有 1 个或多个诊断，其中 1 个诊断者 66%，2 个诊断者 29%，3 个诊断者 5%，肠易激综合征是最常见的重叠诊断（43%），其次是吞气症和腹性偏头痛。

二、病因与发病机制

目前尚缺乏对 CAPS 中枢感觉处理的研究。大脑接受来自腹腔内脏的感受性传入并随后与认知、情感和其他感觉信息进行结合，这一过程发生在前脑岛皮层，在这里，将多重的传入信号进行中枢整合，并形成患者的疼痛感知。患者疼痛多为持续性，推测 CAPS 存在特征性的、来自脑干或皮质边缘通路的疼痛下行调节异常。疼痛下行调节系统，如鸦片和去甲基肾上腺素途径起源于脑干的区域，对伤害性刺激发生反射性自发激活。该系统调节脊髓背角的兴奋性并决定来自消化道的外周传入信号上行至大脑的程度。

多种慢性内脏和躯体疼痛性疾病的大脑结构发生了改变，其是慢性疼痛发生的先决危险因素还是疼痛本身的副产物，目前尚有争论。根据目前研究结果显示，遗传因素、学习性行为因素、幼年负性生活事件以及成年压力的联合作用，可以部分决定内源性疼痛调节系统的有效性，从而对 CAPS 的进展产生影响。心理社会问题与 CAPS 存在独特的相关性。心理因素可放大疼痛体验，使腹痛迁延或加重，并易持续存在。

引起功能性腹痛综合征的病因有多种多样，不同患者之间很少有相同的原因。FAPS 属功能性胃肠病的一个特殊类型。发病多有不同原因导致脑 - 肠轴功能障碍而出现腹痛。早期不良生活事件和社会心理应激易于产生疼痛感觉，遗传因素、机体敏感性特别是应激事件可诱发 CAPS。患者可能有腹部手术史、惊恐史、精神创伤史、痛经史等。由于外周神经损伤或中枢神经系统对疼痛的调节异常引起腹痛。当外周神经损伤时可持续向脊髓传入伤害性刺激，导致中枢致敏。常见于腹部手术或妊娠分娩时盆神经的损伤。中枢敏感一旦建立，即使没有周围神经损伤或极小的刺激亦可引起疼痛。疼痛受中枢调节，包括：①伤害性刺激的时相系统（抑制性和兴奋性）：伤害性刺激的敏感性起源于不同脑干区域，可被伤害性刺激自发激活，它们调节脊髓背角兴奋性，并由此决定肠道传入神经冲动上传到脑部的数量。常称为疼痛下行调节系统，可改变机体对伤害性刺激的敏感性。②与伤害性刺激无关的张力调节系统：起源于脑 5- 羟色胺（5-HT）神经核，即使在没有伤害性刺激的情况下，此系统亦可调节机体对疼痛的敏感性。大脑皮质是疼痛调节的主要区域，参与疼痛调节和情感反应的脑区域有前脑叶皮质、前扣带回、前额叶正中皮质和杏仁核。新近报道指出，G 蛋白 β3（GNB3）亚单位基因多态性与上腹痛综合征（EPS）有关，可影响 EPS 的消化不良易感性。

内脏敏感性增加是胃肠功能性疾病重要的病理生理改变之一。前扣带回皮层（anterior cingulated cortex，ACC）是边缘系统的主要皮质成分，它参与情绪以及刺激后反应等活动。当强直性的内脏疼痛刺激持续地传入 ACC 后，导致其对后续传入的疼痛刺激的反应增强。前扣回带是与内脏痛的中枢处理的关键部位，内脏痛通过盆神经、内脏大神经等途径上传后，在前扣带皮质进行整合。谷氨酸能神经突触的活性增高是形成内脏对伤害性刺激高敏感的主要机制。主要受体机制为致敏后前扣带回皮质内谷氨酸 AMPA 受体 GluR2 亚型转录显著增高，可导致神经元兴奋性增高；谷氨酸 NMDAR2 亚基 NR2B 亚型转录显著增高，可导致突触可塑性升高。

三、诊断

（一）详细询问病史

在询问病史中一定要有同情心、爱心和高度关心，使患者感到您是他（她）身边最知心的亲人和朋友，使之把内心活动、想法，甚至隐私的一些事件全部告诉您。CAPS患者常有心理障碍，尤其表现过敏、焦虑、失眠、不安、恐慌等。因此，了解病史时应详细询问，如有无手术史、精神创伤史、外伤史等，同时了解有无精神病家族史、患者家庭及本人文化素质、有无心理异常及其原因等。询问腹痛时要详细了解腹痛发生的时间、部位、性质，腹痛部位是否固定，与进食、情绪、月经等的关系，有无伴随的症状，如恶心、心悸、头痛、肠鸣及腹部胀满等，具有诊断与鉴别诊断价值。FAPS的腹痛特征是症状持续，与进食、排便无关，疼痛部位不固定，腹痛与情绪变化密切相关，情绪平稳腹痛也随之好转或消失，呈慢性经过，往往从儿童时期开始，反复发作多年。

（二）仔细腹部检查，做好鉴别诊断

患者常有恐惧或紧张，怕自己检查出重病而不配合检查。因此，一方面向患者解释，另一方面与患者谈话，提问一些问题，分散其注意力，便于进行检查。根据患者所指腹痛部位，由远至近。CAPS患者可有多处腹部压痛或广泛压痛，甚至可有肌紧张，但当分散其注意力，或谈论患者愿听的话时，肌紧张可减轻或消失。FAPS患者仰卧位存在腹壁触痛时，若抬头、抬躯干或下肢使腹肌变紧，也可引起类似的腹壁触痛或使触痛加重，即卡尔内特（Ctarnett's）征。这种征象常见于功能性疾病，但也可见于半月线疝、腹直肌血肿等器质性疾病。对身体瘦弱的患者，当深触诊时压迫脊柱前部患者感到压痛，或当触及剑突患者也感压痛，并告知患者自己曾摸到肿块，此类情况给予解释后腹痛可消失。医师在诊断时应与慢性腹痛的器质性疾病相鉴别，包括与食管疾病、胃及十二指肠疾病、慢性胃肠感染性疾病、胰腺疾病、肝疾病、胆道疾病、泌尿生殖系疾病和消化道肿瘤等鉴别。此外，还应与FGIDs鉴别。

（三）器械检查和实验室检查无阳性发现

CAPS因为是功能性疾病，因此不应有器质性阳性病变发现，包括全消化道钡餐透视、内镜、腹腔镜、B超、CT、磁共振、血管造影等均阴性；实验室检查无异常。但个别患者因腹痛影响进食和生活质量降低，偶见继发性贫血或营养不良，可有贫血表现和肝功能异常。

Nozu等报道，肠易激综合征时直肠痛阈显著降低，气囊扩张期VAS强度降低，而CAPS无上述改变，两者可资鉴别。

（四）诊断标准

必须满足下列所有条件：

1. 持续或近乎持续性腹痛。
2. 与生理行为（如进餐、排便或月经）无关或偶尔有关。
3. 疼痛使日常活动某些方面受限。
4. 疾病不是伪装的（装病）。
5. 腹痛不能用其他的结构性疾病、功能性胃肠病或其他疾病的情况来解释。

诊断前症状出现了至少6个月，近3个月满足以上诊断标准；可能存在一定程度的胃肠功能紊乱：日常功能应包括工作、性生活、社会/消遣活动、家庭生活和处理或照顾他人的能力下降。

四、治疗

CAPS治疗主张采取综合治疗，包括改变生活方式、药物和精神治疗。

（一）一般治疗

首先要建立良好的医患关系。因FAPS是神经精神障碍性疾病，因此想要去除焦虑、抑郁，必须取得患者的合作。最好让患者记病情日记，记录腹痛发生的诱因及腹痛时的情绪反应，根据诱发病情加重的因素，做出行为治疗策略。

与精神科医师配合，做好精神心理治疗。不要使患者认为自己是一个精神病患者，解除其思想压力，

建立合理的生活制度，坚持用药。医师要全面掌握患者的痛苦，由于各人的精神神经障碍因素不同，因此，要重视个体化治疗，针对不同情况分别对待。饮食治疗也很重要，合理饮食不仅可减轻腹痛，还可改善患者的营养状况。最重要的一点是令患者打消各种顾虑，树立战胜疾病的信心。

（二）心理治疗

1. 认知行为治疗　可帮助患者认识自己错误的想法、感觉和行为，提高其控制症状的能力，使其学会处理应激事件或焦虑带来的内心巨大压力。请心理医师会诊，给患者进行心理治疗。认知 - 行为治疗的观点认为，如适应不良的行为和情感可放大疼痛体验，通过心理教育，采取放松技巧，如膈肌呼吸、逐渐性肌肉放松等，或分心，技巧，学习如何安排愉快的活动，转移注意力，可减轻慢性疼痛。

2. 心理动力——人际间关系治疗　强调个人的情绪状态和慢性压力的影响。调整情绪可改变患者的疼痛耐受性和处理人际关系和问题的能力。大脑成像研究显示，通过正念冥想训练不，可改变固有的功能连接，表现为更为一致的注意力焦点。正念减压帮助患者分离疼痛的感觉和对疼痛的反应（如疼痛行为），逐渐接受疼痛的存在，最后减少负面情绪或恐惧引起的疼痛放大。

3. 精神心理治疗　以下患者须转诊至精神心理科会诊、就诊：①严重焦虑、抑郁；②有自杀念头和行为；③有精神症状和其他内科医师不能理解的精神心理症状；④胃肠道和躯体严重疼痛；⑤无法启动抗焦虑、抑郁治疗；⑥初步抗焦虑、抑郁治疗效果不好，需要大剂量、联合用药；⑦有明显不良反应；⑧特殊人群（高龄、儿童）。

（三）药物治疗

抗焦虑、抑郁治疗指征目前尚无统一标准，以下几点可供参考：①有明显的焦虑和抑郁；②经历过创伤性生活事件；③胃肠与日常应激或冲突密切相关（如重要考试）；④患者的健康信念和学习行为可能对疾病转归产生不良的影响（如过度嗳气严重影响生活）；⑤中重度中枢介导的腹痛综合征或合并顽固性 IBS、调试躯体化症状（如肛门直肠痛）患者。药物治疗具有举足轻重作用，可根据不同情况选用药物。焦虑症状明显的患者可用抗焦虑药。希德（枸橼酸坦度螺酮，tandospirone）具有抗焦虑、抗抑郁、肌肉松弛、自发运动抑制作用和抗痉挛作用等，适用于 CAPS 伴发焦虑状态的患者，每次 10mg，一天 3 次，如出现嗜睡不良反应和出现肝功异常时应减量。

有抑郁表现时可应用抗抑郁药。这一类药物种类繁多，高效价的苯二氮䓬类有阿普唑仑和氯硝西泮。它们可能产生依赖性或成瘾，以及有可能降低痛阈，因此不推荐长期服用。三环类抗抑郁药（TCA）有丙咪嗪、地昔帕明、氯米帕明（安拿芬尼），通过抑制神经元，对释放于突触间隙的去甲肾上腺素和 5-HT 再摄取而产生抗抑郁作用。近年新出现的抗抑郁药有氟西汀（百优解）、噻奈普汀（达体朗）、草酸艾司西酞普兰（来士普）、马来酸氟伏沙明（释兰）、盐酸马普替林（路滴美）、氢溴酸西酞普兰（喜普妙）、盐酸度洛西汀（欣百达）、盐酸舍曲林（新亚曲林，左洛复）、盐酸艾拉法辛（怡诺思）等。以上药物的药理作用是抑制 5-HT 或去甲肾上腺素的再摄取。其中，以氟西汀应用较多，最大剂量每日不超过 60mg。5-HT 和去甲肾上腺素再摄取抑制剂在缓解疼痛和抗抑郁上优于三环类抗抑郁剂。米氮平为四环类抗抑郁药，可提高去甲能上腺素活性，同时还可提高 5-HT$_{1A}$。丁螺环酮是非苯二氮䓬类抗焦虑药，通常用于增强抗抑郁药的疗效。其他还具有 5-HT 激动剂的抗惊厥药对 CAPS 患者应用安全、有效，不良反应也少。目前应用较多的有加巴喷丁、卡马西平和拉莫三嗪，可用来替代 TCA。拉莫三嗪是钠离子通道的应用依从性阻滞剂，同时抑制病理性谷氨酸释放。初次用量 25mg，2 周后可增加剂量至 50mg，一天 1 次。每隔 1～2 周增加 50mg，维持量每日 1 次，每次 100～200mg。卡马西平可改变神经元兴奋性基本介质的活性，而起到抗惊厥作用。

抗精神病药可用马来酸喹硫平（思瑞康）、利培酮（维思通）、奥氮平（悉敏），它们是应用较多的抗精神病药。对 5-HT、多巴胺 -D、α 肾上腺素、组胺 H 等多种受体有亲和力，对 5-HT、多巴胺和胆碱能有拮抗作用。起始用量 10mg/d，一天 1 次，剂量范围 5～20mg/d。使用过程中，应注意有无转氨酶升高。

止痛药物应用较少，阿司匹林和非类固醇抗炎剂疗效甚微，应避免使用麻醉类止痛剂，因为不仅使患者有成瘾的可能，长期使用还可能引起麻醉剂肠病。对腹痛较严重患者可选用耐而可（含可待因酮）或曲马多（舒敏），后者一天 3 次，每次 100mg，因为是属阿片类镇痛药，故不宜长期服用。如果认为腹痛由消化道平滑肌痉挛所致，也可用匹维溴铵（得舒特）或奥替溴铵（斯巴敏）治疗。

第 3 节　肠易激综合征

肠易激综合征（irritable bowel syndrome，IBS）是一种常见的肠道功能紊乱性疾病，其主要症状为腹痛、腹胀、排便习惯改变。本综合征最早于 1820 年由 Powell 报道，以后人们用很多名称来描述这一病症，如"过敏性结肠炎""结肠痉挛""易激结肠""黏液性结肠炎"等，但这些名称大多数并不能十分准确地概括此病，如结肠炎表示大肠有炎症改变，而 IBS 无肠黏膜炎症变化，主要特点是肠道功能的易激性，它不仅累及结肠，还可累及小肠，故近年来将此病统一命名为肠易激综合征。

IBS 是一种十分常见的疾病。据西方国家统计，IBS 在欧美人群的发病率为 9%～22%，其中仅 14%～50% 患者曾去医院就诊。尽管相当数量的 IBS 患者未曾就医，但 IBS 在门诊患者中患病率仍达每年每千人占 10.6，居门诊就诊人数的第 7 位。我国学者对北京地区 2 500 名普通人群进行了问卷式调查，发现 IBS 人群患病率为 8.7%，其中只有 20% 患者就医，大多数患者认为自己无病。另外，对我国北方和南方 9 省市的 1 100 名健康者进行问卷式调查，发现每年有 6 次以上腹痛、便后缓解者占 22.1%。门诊就诊病例中，IBS 占就诊人数的 30%～50%。IBS 的发病年龄多在 20～50 岁，以中青年多见。女性患者多于男性患者，男女之比一般为 1∶2。IBS 的患病率与种属差别有关，白种人患病率最高，黑种人最低，黄种人次之。文化程度、社会经济地位可能亦影响 IBS 的患病率。

一、发病机制

有关肠易激综合征的发病机制尚不完全明了。IBS 的症状，如慢性腹痛、腹部不适或腹胀、腹泻或便秘由特定的外周机制引起，其中以中枢和外周疼痛过敏最为重要。尽管近年在 IBS 的病因和发病机制上学者们作了一系列研究，但其详细的病因和发病机制目前尚不完全明确。大量研究表明，IBS 可能涉及多种因素，包括内脏高敏感性、脑 - 肠轴功能失调、肠道动力异常、肠道细菌感染与菌群失调、遗传与免疫因素、精神心理因素等。肠道传输和直肠排空异常、肠道腔内刺激物或消化不良的糖类、脂肪、胆汁酸过剩、肠腔内和黏膜的刺激物改变黏膜的通透性、肠道内分泌细胞的产物及对炎性反应或胆汁酸合成变化的遗传敏感性，引起免疫激活或炎性反应的产生。

（一）内脏高敏感与中枢神经系统过度警觉

内脏高敏感与 IBS 相关性早已提出，IBS 时内脏的过敏症发生率为 20%～90%。传入神经的敏感性，在肠的水平上自主神经系统（外周敏感性）和脊髓背角神经敏感性（中枢敏感性）、社会心理因素 / 精神疾病影响传入信号途径，它们相互作用导致严重的内脏痛。内脏高敏感是 IBS 病理生理学的标记，在人和啮齿动物各种应激均可影响内脏敏感性。新近研究发现，促皮质素释放因子（CRF）和肥大细胞在外周内脏敏感性中发挥主要作用，CRF 受体拮抗剂可阻止过敏反应，肥大细胞稳定性可保持结肠上皮的屏障功能。

动物模型的研究指出，不同的生理应激、物理或免疫起源在 IBS 的病理生理学上发挥关键作用，特别是症状的开始。应激实验模型，当动物接受急性和慢性应激时，发现触发和永存因子决定应激对内脏敏感性和脑 - 肠轴相互作用的影响。新近研究发现，重复用热刺激腿和直肠后，IBS 患者内脏 / 皮肤内脏疼痛的敏感性增高，此种疼痛的敏感性增高可用右美沙芬所阻止。有研究证明，重复刺激引起内脏、躯体继发双向性痛觉敏感机制增加，且可被 N- 甲基 -D- 天门冬氨酸介导，因此它可能是将来 IBS 治疗的靶点。

IBS 时疼痛的中枢机制用感觉实验和神经功能影像学证实，这些中枢性疼痛为广泛的痛觉过敏状态，其特征包括多灶性疼痛、疲劳、失眠、记忆困难、情绪障碍，与急性和外周性疼痛作比较，急性和外周性疼痛对非甾体抗炎药和类罂粟碱有反应，而对中枢性疼痛止痛效果最好的为去甲肾上腺素再摄取抑制剂和抗惊厥药。

（二）结肠传输异常和排空障碍

IBS 时表现为慢性便秘或腹泻，此两者是 IBS 的主要临床特征之一。目前已知其发生机制与结肠传导异常和排空障碍有关。大约 25% 的便秘主导型 IBS 患者存在结肠传输缓慢，用肠道促分泌剂，如鲁比前列酮和利那洛肽或促动力剂（如伊托必利）治疗对于缓解便秘及相关 IBS 症状（如疼痛和胃胀气）有效。

直肠排空障碍（耻骨直肠肌痉挛、盆底失弛缓和会阴下降综合征）可引起便秘主导型 IBS 症状，即便秘、排便费力、排便不尽感、胃胀气和左侧腹痛，这些症状可于排便后缓解。治疗排空障碍可减轻便秘主导型 IBS 的症状。

15%～45% 腹泻主导型 IBS 患者伴有结肠传输加快，诊断时应排除几种可引起结肠传输增快而导致腹泻的疾病，如食物过敏或不耐受、糖酶缺乏、乳糜泻、麦麸不耐受、显微镜下结肠炎以及特发性胆汁酸吸收不良。

肠神经系统是一个复杂的网络，包括消化道黏膜、神经元的胞体和纤维、免疫系统和黏膜肥大细胞，它们之间相互作用，导致信使的分泌，如促神经生长因子可影响结肠动力和敏感性，在 IBS 时引起腹泻。研究还发现，胆汁酸的生物合成增加可使 IBS 患者引起腹泻，这是由于调节胆汁酸合成的基因变异，引起结肠传输加快所致。7α- 羟基 -4- 胆甾烯 -3- 酮作为胆汁酸合成的产物代表，当它吸收不良时即可出现腹泻。

便秘主导型 IBS 肠道内细菌生态功能失调，反映肠发酵改变，硫酸还原增加和伴有其他细菌群的改变，影响胃肠生理学和导致 IBS 的发生。

（三）感染与 IBS

根据新近的研究提出，感染增加 IBS 的病原学作用，包括低度炎性反应、胃肠细菌改变和胃肠免疫系统改变，它们在 IBS 的发病机制上发挥重要作用。因此，恢复肠道菌群改变可能是一个理想的治疗方法，提出了益生菌治疗 IBS 的理论依据。应激伴随细菌性结肠炎可增强结肠背根神经节（DRG）的疼痛信号，蛋白酶和应激可直接介导结肠 DRG 神经元引起腹痛。

急性胃肠炎患者随访观察后发现，肠道感染后 6 个月内的肠功能紊乱发生率为 25%，即使在病原体已被清除及肠黏膜炎性反应消退后，患者仍有 IBS 症状。有报道，志贺菌属可诱发 IBS，而致病菌激活黏膜免疫是 IBS 的触发因素。肠道免疫激活后释放的炎性介质可作用于肠道神经内分泌网络，引起 IBS 的肠道症状。IBS 患者存在肠道菌群失调，主要是表现为双歧杆菌和乳酸菌数量减少，肠杆菌数量增多。双歧杆菌 / 肠杆菌之比 >1 表示肠道菌群组成正常，双歧杆菌 / 肠杆菌之比 ≤1 表示肠道菌群失调，其比值越低，提示菌群失调越严重。感染后 IBS 是 IBS 发生的新途径。沙门菌或弯曲菌感染的一个队列随访研究发现，近 10% 患者的肠道细菌感染于感染后 10 年出现感染后症状，如腹痛或腹泻等。

近年发现，IBS 患者的小肠细菌过度生长（SIBO）发生率较高，为 50%～78%，而且 SIBO 与大多数 IBS 症状相关。最新又提出细菌蛋白酶与 IBS 的相关性，细菌蛋白酶在 IBS 的发病中发挥决定性作用。

（四）基因 / 遗传与 IBS

已有研究表明，有许多遗传因素或基因多态性 / 变异与 IBS 的发生紧密相关。动物模型显示，反复暴露于应激可引起肥大细胞降解、显微镜炎性反应和进而引起内脏高敏感性。Braak 等入组 66 例 IBS 患者，20 例健康志愿者，对黏膜的显微镜炎性反应用免疫组化测定进行评价，结果与健康志愿者比较，IBS 患者肥大细胞、T 细胞和巨细胞减少，λ 游离轻链阳性肥大细胞减少，但不是 IgE 和 IgG 阳性肥大细胞。

血清素转运基因（SERT 或 SLC6A4）多态性在 IBS 的胃肠功能障碍中可发挥作用。SERT 多态性的发生率与高水平 5-TH 有关，且发现与 IBS 有重要关联，特别是有腹痛和腹泻的患者，SERT 是 IBS 发生机制的候选基因。Wang 等从不同的 5- 羟色胺转运体启动子区基因多态性的患者，检查结肠炎黏膜的 SERT mRNA 和蛋白水平，发现 L/L 基因型腹泻主导型 IBS 比便秘主导型的 IBS 患者高，而 S/S 基因型在腹泻主导型 IBS 比便秘主导型 IBS 显著高。与 L/S 型和 S/S 型比较，L/L 基因型主要是 SERT 蛋白产生增加。SERT 基因型启动子区域多态性在结肠黏膜可影响 SERT mRNA 和蛋白水平，因此在 IBS 动力相关的症状发生上发挥关键性作用。

全基因组关联研究和荟萃分析肯定了肠屏障的上皮完整性、先天免疫反应和自吞噬（自噬细胞）为炎症性肠病、IBS 的相关危险因子。在 IBS 的基因变异上目前还了解很有限。Camilleri 等首次提出在 IBS 上注意对潜在基因因子干预，今后对 IBS 基因的探索与提高将是确立 IBS 发病机制的关键。

Chen 等报道胰高糖素样肽 -1（GLP-1）在 IBS 发病机制中的作用，肠道动力学改变和内脏的高敏感性是 IBS 主要的特征。用免疫组化检测结肠胰高糖素样肽 -1 受体（GLP-1R）的表达，用酶联免疫吸附试验测定血清 GLP-1R 浓度，用肌电图测定结直肠膨胀，与对照组比较，便秘主导型 IBS 粪含水量减少，腹泻主导型 IBS 粪含水量增加（$P<0.05$）。GLP-1R 存在于结肠炎黏膜层、环形肌和肌间神经丛，其表达便秘主导型 IBS 时增加，而腹泻主导型 IBS 时低（$P<0.05$）。此外，外源性 GLP-1 和 Exendin-4 抑制结肠炎环形肌收缩。这些结果表明，GLP-1 和 GLP-1R 与便秘型 IBS 和腹泻型 IBS 的发病机制密切相关。

（五）食物及肠腔内成分与 IBS

研究表明，许多食物与 IBS 的发病相关，包括热量、糖类、蛋白和脂肪。IBS 患者主张避免富含发酵低聚糖、二糖和单糖、多元醇的食物。IBS 患者的饮食主张由低钙、镁、磷、维生素 B_2 和维生素 A 组成。IBS 患者有肠道激素异常，胃肠激素担负调控和调节胃肠动力和感觉，在 IBS 患者可解释胃肠动力异常和内脏的高敏感性。

在 IBS 患者中，疼痛与进食时间具有相关性。在腹泻主导型 IBS 患者出现重复的、大幅度的传送性结肠收缩波，且传输速度也加快。通常是在膳食中含有脂肪和可至少 500kcal 热量的进餐时诱发。糖类（如乳糖、果糖及山梨糖醇）吸收不良可能出现类似于 IBS 的表现。腹泻主导型 IBS 患者粪中的短链脂肪酸（含有碳原子少于 6 个）增多，当淀粉在小肠内未被吸收，这为结肠中的细菌合成短链脂肪酸提供了底物。在大鼠中，短链脂肪酸刺激结肠的传输和运动，这种刺激作用是通过肠内分泌细胞向肠腔内释放 5- 羟色胺来实现的。另外，短链脂肪酸还启动结肠的大幅度传递性收缩波，迅速推进结肠内的内容物。

IBS 时，约 25% 患者对食物过敏，其粪中嗜酸性阳离子蛋白和类胰蛋白酶比无食物过敏患者显著增高。为了诊断食物过敏存在，现在提倡测定嗜酸性阳离子蛋白，认为是目前最精确的试验，敏感度为 65%，特异度为 91%。

接触食品可引起过敏性肠炎，食品或食品添加剂可引起皮肤炎，同样也可引起过敏性肠炎和导致 IBS 症状的发生。食物斑试验报告用于确定引起过敏的食品或添加剂。

二、诊断与鉴别诊断

（一）临床诊断

最主要的症状是腹痛、腹部不适与排便习惯和粪便形状的改变。起病隐匿，症状反复发作或慢性迁延，病程可长达数年至十数年，但一般不影响全身的健康状态。精神和饮食等因素可能诱发症状复发或加重。腹痛是肠易激综合征患者的主要症状，部位不固定，以左下腹多见，多伴有排便异常，大多可在排便或排气后减轻或缓解。腹泻的次数不等，一般 2～5 次 /d，严重者可达 10 余次。大便可以呈糊状、成型软便或稀水样便，粪便可带有黏液，但不带有脓血。每周排便少于 3 次，排便困难，排便不尽感或便急等，多数患者可伴有腹胀和腹胀感，可有大便排便不尽感、排便窘迫感。此外，常可有胃肠外症状，躯体症状，如颈、肩、腰、臀、肌肉、关节疼痛；全身症状，相当一部分患者伴有失眠、焦虑、抑郁、头晕、头痛等神经系统症状和食欲、性欲异常；心理异常；工作能力下降。

IBS 的临床表现无任何特异性，其病程漫长，可达数年至数十年。常反复发作。由于各患者之间有个体差异，故患者间的症状与程度变异很大。但均以腹部不适、腹痛、排便异常为主。此外，半数患者尚有不同程度精神症状，有伴上胸或上胃肠道症状。临床上一般分为腹泻型、便秘型、腹泻便秘交替型及黏液便型 4 种。

1. 腹泻 多见于腹泻型 IBS，每日排便数次，多者可达 20 余次。常在早餐后多次排便，但腹泻很少发生在夜间，一般不会影响睡眠。腹泻常受精神紧张、情绪变化的影响，不会发生排便失禁。常有间断的排便正常，甚至便秘。排便多不成形或稀便，有时伴有黏液，但无脓血便。

2. 便秘 多见于便秘型 IBS，便少、排便困难，每周 1～2 次，偶有 10 多日排便一次。常伴腹痛、腹胀，便干或呈球状。有时因肛门括约肌收缩，大便呈铅笔样细条，表面有黏液。

3. 腹痛、腹胀 腹痛是诊断 IBS 的必须条件，若没有腹痛，则不能诊断为 IBS。腹痛多发于左下腹降结肠或乙状结肠区，有些腹痛部位不固定，疼痛性质以钝痛和胀痛为多见，排气或排便后疼痛缓解。

疼痛尚可牵连到腰、肾、肋部等，有些疼痛常在左肋脾区，甚至左肩部亦有疼痛，因结肠脾区为一锐角，气体不易通过，当多量气体聚集此处而引起疼痛，一般称为脾曲综合征。

4. 其他症状 可有咽部食管堵塞感，即中医所说的"梅核气"。近年研究，有些患者咽下困难，可能由于吞咽次数增加引起食管反应性不蠕动或食管痉挛所致。有些患者出现胸骨后烧灼感、恶心、呃逆、胀满等，易与胃炎相混淆，需排除胃炎后方能考虑这些症状系由 IBS 所致。

此外，IBS 患者还常有心慌、乏力、多汗、失眠、焦虑等自主神经功能紊乱的表现。

（二）辅助检查诊断

1. 实验室检查 IBS 粪便病原体检查阴性，常规检查正常，但可有黏液。

2. 结肠镜检 IBS 患者镜检时常因肠痉挛及激惹，使患者腹痛、腹胀而配合欠佳，使进镜困难。但肠黏膜肉眼观察及活组织检查均无异常改变。

3. 钡灌肠 列为次选检查项目，还需行胃镜、B 超等检查以排除上消化道、肝、胆、胰、甲状腺等疾病。必要时行小肠气钡双重对比造影，了解小肠情况。

4. 结肠动力学检查 可见结肠压力波和肌电波异常，但其特异性差，有待进一步研究。

一般无明显体征。肠管可有轻度压痛，但压痛不固定，直肠指诊可检测到肛门痉挛、张力增高和触痛。

5. 其他 对诊断可疑和症状顽固、治疗无效者，应选择性作以下进一步检查：①甲状腺功能检查；②乳糖氢呼气试验；③粪便培养；④ 72 小时粪便脂肪定量；⑤胃及十二指肠液镜检、培养；⑥胃肠通过时间测定；⑦胃、十二指肠压力测定；⑧ ^{75}Se- 粪胆酸牛磺酸试验（用于观察有无胆汁酸吸收不良）；⑨肠腔放置气囊扩张试验。

（三）诊断标准

IBS 临床表现较复杂，缺乏特异诊断方法。因此，对 IBS 的诊断首先应排除各种器质性疾病。特别应注意不符合 IBS 诊断的情况。下列症状不是诊断所必备，但属 IBS 的常见症状，这些症状越多，则越支持 IBS 的诊断：①排便频率的异常（每天 >3 次或每周 <3 次）；②大便性状异常（大便干结呈羊粪状 / 块状或大便稀烂，甚至呈水样）；③排便过程异常（排便费力、急迫感、排便未尽感）；④黏液便；⑤胃肠胀气和腹部膨胀感。

罗马Ⅳ诊断标准：患者腹痛反复发作，在过去 3 个月内至少每周 1 次，并至少满足以下标准中的 2 条可诊断为 IBS：①腹痛与排便相关；②伴随排便频率的改变；③伴随排便性状的改变（表 27-2）。与罗马Ⅲ相比，罗马Ⅳ作如下更新：① IBS 定义中删去"腹部不适"。②腹痛发作频率由每个月 3 天改为每周至少 1 天。③腹痛排便改善改为腹痛与排便有关，即排便前、排便中和排便后出现的腹痛，均可为 IBS 的症状。取代罗马Ⅲ标准中的"腹痛、腹部不适在排便后改善"。④不再强调腹痛的发作伴随排便频率及大便性状改变，而将其作为疾病的独立症状。

表 27-2 诊断 IBS 的罗马Ⅳ标准

反复发作的腹痛，近 3 个月内平均发作至少每周 1 日，伴有以下 2 项或 2 项以上：
1. 与排便相关
2. 伴有排便频率的改变
3. 伴有粪便性状（外观）的改变

注：诊断前症状出现至少 6 个月，近 3 个月符合以上标准。

IBS 的亚型分类标准罗马Ⅳ也作了修订。依据大便的性状也分为 4 个亚型：① IBS 腹泻型（IBS-D），要求 >25% 的时间排烂便或水样便，且 <25% 的时间排硬便或干球便；② IBS 便秘型（IBS-C），要求 >25% 的时间排硬便或干球便，且 <25% 的时间排烂便或水样便；③ IBS 混合型（IBS-M），要求指排烂便 / 水样便和硬便 / 干球便的时间均 >25%；④ IBS 不定型（IBS-U），为粪便性状不符合上述三型中任何一种亚型。按布里斯托（Bristol）粪便性状量表（BSFS）的 1、2 型粪便为便秘，6、7 型粪便为腹泻（表 27-3）。鉴于 IBS 症状具有发作性的特点，部分患者可能在较多的时间内粪便性状是正常的，因此，采用修订后罗马Ⅳ标准，IBS-U 患者占的比例会减少，而对发作不甚频繁但发作时以腹泻或便秘为主导症状的患者来说，针对主导的粪便性状为选择治疗的指导性更强。

表 27-3　布里斯托（Bristol）粪便性状量表

分型	定义
1 型	分散的干球粪，很难排出
2 型	腊肠状，多块的
3 型	腊肠样，表面有裂缝
4 型	腊肠样或蛇状，光滑而柔软
5 型	柔软团块，边缘清楚（容易排出）
6 型	软片状，边缘毛糙，或糊状粪
7 型	水样粪，无固性成分

罗马标准是对患者症状的评估。要诊断 IBS，除在症状上要符合标准外，还需要给患者做全面的体格检查、实验室检查及钡灌肠、肠镜检查以排除器质性病变。当患者有下列临床表现时，应警惕器质性病变可能：①老年起病；②半夜痛醒；③夜间因腹泻而致醒；④脂肪泻；⑤便血；⑥体重减轻；⑦发热；⑧腹肌紧张；⑨反跳痛；⑩血沉增快及白细胞计数增加。当出现上述情况，应考虑 IBS 以外疾病存在，应严密追踪观察。

（四）鉴别诊断

1. 与器质性疾病鉴别　消化道器质性疾病、系统性疾病和药物等均可引起易与 IBS 相混淆的症状，故应注意与下列疾病鉴别：①便秘型 IBS 应与结肠憩室病、结肠腺癌、妇科疾病（子宫肿瘤、子宫内膜异位症）、阑尾炎、消化性溃疡、胆囊炎以及代谢性疾病（糖尿病、甲状腺功能减退）鉴别；②腹泻型 IBS 应与溃疡性结肠炎、克罗恩（Crohn）病、感染性腹泻、假膜性肠炎、甲状腺功能亢进、慢性肾上腺皮质功能减退、胃泌素瘤、类癌以及吸收不良或乳糖不耐受等病症鉴别。以腹痛为主者应与引起腹痛的疾病相鉴别（表 27-4）。

表 27-4　IBS 与肠道器质性疾病的鉴别诊断

	IBS	器质性疾病
症状	多见于中、青年女性	各年龄组均有，老年多见
	慢性经过，每次表现类同	进行性加重
	腹泻或便秘，粪量少，不带血	大便带脓血或脂肪泻
	睡眠中不出现	惊扰睡眠
	一般情况较好	明显消瘦
	下腹痛，进食加重，便后缓解	腹痛与排便关系不定
	症状与应激有关，心理疾病较突出	可伴心理疾病，但多为继发
体征	无发热	可有发热
	多有紧张、焦虑、自主神经功能紊乱	有紧张焦虑多属继发，不如 IBS 突出
	乙状结肠易触及其痛觉过敏	腹肌紧张、反跳痛、高调肠鸣音
	结肠镜检查时易出现肠道	结肠镜检或钡灌示器质性疾病或明显炎症表现
	痉挛腹痛，钡灌肠示结肠痉挛、结肠袋少	
实验室检查	粪便一般正常	粪检见大量白细胞、脓血或油脂、虫卵
	可有结直肠压力和通过异常	血沉加速，血白细胞升高，明显贫血
	其他实验室检查一般无异常	可有甲状腺功能异常（甲状腺功能亢进症或甲低）
		可有氢呼气试验异常

2. 感染性肠病 包括细菌性疾病、肠结核、阿米巴病、血吸虫病等。这些病多有急性感染史，虽经抗感染治疗，但未治愈，而表现为慢性腹泻、腹痛等 IBS 临床症状。在鉴别诊断中，应依据感染病史、确切的粪便病原体检查阳性结果和抗感染治疗效果而定。目前国内多诊断未明即盲目应用肠道抗生素，有时导致肠道菌群失调，而使腹泻加剧，病情迁延。有些 IBS 患者由于滥用肠道抗生素而存在不同程度的肠道菌群失调。

慢性细菌感染时多次粪便常规及培养有阳性发现以及充分有效的抗生素系统性治疗，症状改善明显，可明确诊断。慢性阿米巴痢疾，多次大便找阿米巴及甲硝唑试验治疗可明确诊断。血吸虫感染，血吸虫疫区患者可作乙状镜检查，取直肠黏膜找血吸虫卵，或用粪便孵化法和其他方法加以鉴别。

3. 吸收不良综合征 有腹泻，但大便中常有脂肪和未消化食物。

4. 乳糖酶缺乏 本病分先天性和后天性。临床表现主要是吃乳制品后即发生严重腹泻，便中有大量泡沫和乳糖、乳酸。食物中去除乳制品后，症状好转。本病我国发病率较高，尤以内地为著。该病可通过乳糖耐量试验或氢呼气试验作辅助诊断。

5. 缺血性肠病 常见于中老年人，由于肠道动脉供血不足导致缺血，出现腹痛、腹胀。腹痛部位较固定，多在左上腹，腹痛与进餐有关，严重者便血。X 线钡剂灌肠造影，典型者可见"指压痕征"，选择性血管造影有助于明确诊断。

6. 甲状腺疾病 有些甲状腺功能亢进症患者以腹泻表现明显，而易误诊，故原因尚不明的腹泻，应进行甲状腺功能检查。甲状旁腺功能亢进可出现便秘。可作甲状腺、甲状旁腺功能检查以进行鉴别。

7. 肠肿瘤 小肠的良性小肿瘤可发生腹泻和间歇性发作的部分肠梗阻。结肠肿瘤也可以出现类似肠道功能性疾病的症状。特别是对老年人应注意。可进行 X 线钡剂造影检查或结肠镜检查以明确诊断。

8. 炎症性肠病 溃疡性结肠炎有发热、脓血便等异常表现。经 X 线钡剂造影或结肠镜检查可以鉴别。克罗恩病常有发热、贫血、虚弱等全身症状。X 线钡剂造影或结肠镜检查即可鉴别。

9. 乳糖酶缺乏 乳糖耐量试验可以鉴别。乳糖酶缺乏有先天和后天之分。临床表现为吃乳制品后有严重的腹泻，大便含有大量泡沫和乳糖、乳酸。食物中去掉牛奶或奶制品症状即可改善。酸牛奶经乳酸菌将乳糖分解，可供这类患者食用。

10. 胃肠道内分泌肿瘤 促胃液素瘤可出现严重的腹泻和顽固的溃疡病，血清促胃液素水平极高，一般治疗无效。血管活性肠肽瘤（VIPoma）也引起严重腹泻；血清 VIP 水平增高。

三、治疗

治疗的目的是消除患者的顾虑，改善症状，提高生活质量。治疗原则是在建立良好医患关系基础上，根据主要症状类型进行对症治疗和根据症状严重程度进行分级治疗。注意治疗措施的个体化和综合运用。

（一）饮食控制

明确饮食习惯与症状的关系，避免或减少下列食品：①可能的敏感食品（因人而异）；②产气食品，如奶制品、豆类、卷心菜、洋葱、葡萄干等；③高脂肪食品；④含果糖和山梨醇的食物、饮料或药物。高纤维食物（如麦新等）能增加粪量，加速肠道转运，可改善便秘型 IBS 的便秘症状，但亦有报道认为其可加重症状（如腹胀和腹部不适）；合成的纤维素添加剂［如聚卡波非（policarbophil），甲基纤维素和车前草制品］较天然纤维食品有更好的可溶性，可能较少引起腹胀或更有效。

（二）心理和行为疗法

越来越多的证据显示，单纯药物治疗 IBS 的疗效欠佳，临床实验发现心理和行为（包括认知疗法、行为疗法、催眠疗法）干预可有效用于 IBS 的治疗，是治疗 IBS 的有效方法。

1. 认知疗法 IBS 患者存在特异的人格异常，IBS 的发病与自主神经系统不稳定、对心理应激反应过强有关。因此，心理行为治疗有着重要的意义。许多患者经过心理咨询，自我调理，可在数周甚至数年达到症状缓解，提高生活质量。应用生物反馈技术治疗 IBS，对有心理障碍者疗效显著，不仅改善了患者的心理状况，而且缓解了腹部症状，提高了患者的生活质量。

经验性药物治疗失败后，患者对症状病理学意义存在明显的认知性焦虑，自认为患了重病，甚至是不治之症，遇到器质性胃肠病，尤其癌症患者，常尽可能多地寻找与自己症状的相似之处，并任意推断，扩大联想，形成对 IBS 症状意义的曲解；曲解的认知反过来又加重患者症状性焦虑和其他心理障碍，最终形成认知和应付策略的恶性循环。多数患者就诊的目的就是想弄清肠道症状的意义所在，表现为对肠道症状严重性的过分关注。显然，以重建正确认知为目标的认知疗法用于 IBS 治疗具有针对性。

认知疗法就是以建立个人正确认知为目标，通过认知教育和行为技术纠正患者曲解的认识，达到正确认知的重建，缓解和消除心理障碍及躯体症状的一种心理学治疗方法。IBS 认知疗法的实质是通过会谈了解患者的发病过程、影响因素及患者的心理素质，发现患者对症状的观念、推理和情感特征，通过解释使患者从理性上认识到症状产生确实与某种特殊应激因素有关，引导患者放弃错误认知，以合理认知代替不合理认知，从而达到调整情绪和行为的目的。让患者把注意力指向外部世界，不要集中指向自身内部感觉，面对症状时与症状和平相处，引导患者亲身体验，越关注症状，感觉症状越明显，这就是心身相互作用，不让患者每天体验病感，鼓励患者带着症状去工作、学习和生活，不把自己当成患者角色，通过各种行为活动打破心身交互的恶性循环，使症状减轻，甚至消除。

认知因素是 IBS 患者躯体和心理症状的桥梁，认知疗法通过阻断心理因素和症状之间的恶性循环，有助于难治性 IBS 的治疗，是值得推广应用的替代治疗手段。

2. 行为疗法 行为疗法（behavioral therapy）的疗效已受到很多研究者的肯定。行为疗法有助于患者减轻焦虑程度，鼓励其建立健康的行为模式，增加患者对治疗的信心和医嘱顺从性。自我管理（self-management）是教会患者适应 IBS 的一种治疗方法。家庭自我调理的主要内容：①心理调理，包括自由联想、催眠疗法、情绪调节；②饮食调节，以清淡易消化、低脂肪、适量蛋白质食物为主，同时限制某些不耐受的食物；③按摩，包括腹部按摩和鼻翼按摩；④体育锻炼，如慢跑、打拳、打球等。

3. 催眠疗法 催眠疗法（hypnotherapy）可改善 IBS 患者的症状。Simren 等发现，随机分入胃肠导向催眠疗法的 13 例患者与 13 例接受支持治疗的患者相比，治疗 3 个月后，催眠疗法组患者基线结肠张力较高，但催眠疗法可降低脂类灌注诱发的结肠高敏感性。因此，认为催眠疗法通过中枢机制改变了结肠功能状态。Gonsalkorale 等对 239 例接受胃肠导向催眠疗法治疗的患者随访 1～5 年，发现自催眠疗法治疗后，83% 的患者症状持续缓解，生活质量到改善，仅 17% 的患者症状加重。因此，胃肠导向催眠疗法可用于无明显心理学疾病，但经过常规治疗症状仍持续的患者。

（三）药物治疗

尚无特效药物，但对于改善症状具有一定作用。目前，临床上用于肠易激综合征治疗的主要药物分 4 类：①按需治疗药物，即患者有临床症状或预计将有症状发作时给予的对症处理，常用药物有胃肠解痉药、胃肠促动力药、胃肠运动节律调节药、消除胃肠胀气药、泻药、止泻药等；②具有调节内脏敏感性的药物，包括生长抑素 2 受体激动剂、5-HT$_3$ 受体抑制剂，以降低小肠和直肠扩张感觉阈值，减弱胃肠道反射；③抗抑郁、抗焦虑药，既改善患者的精神状态，又调节胃肠功能；④抗菌药物，可以选用的药物很多。

1. 胃肠解痉药

（1）抗胆碱药：阻滞 M 胆碱受体，能解除平滑肌的痉挛，抑制腺体的分泌等作用，临床上用来缓解内脏绞痛，可作为症状重的腹痛的短期对症治疗。不良反应较多，常有口干、眩晕，严重时瞳孔散大、皮肤潮红、心率加快、兴奋、烦躁、谵语、惊厥。青光眼及前列腺肥大患者禁用。

常用药物：①阿托品，0.3mg，3～4 次/d，疼痛重时可肌内注射 0.5mg；②山莨菪碱（654-2），口服，一次 5～10mg，3 次/d，疼痛重时可肌内注射或静脉注射，成人一般剂量 5～10mg，1～2 次/d，也可经稀释后静脉滴注；③溴丙胺太林（丙胺太林），每次 15mg，3～4 次/d。

（2）钙通道阻滞剂：可解除胃肠道平滑肌的痉挛，减弱结肠动力，对腹痛、腹泻、排便不畅、便急、排便不尽感以及由于痉挛引起的便秘有效。

常用药物有硝苯地平、奥替溴铵（斯巴敏）和匹维溴铵（得舒特），后两者为高度选择性胃肠道钙通道拮抗剂。

常用制剂：①硝苯地平（心痛定），口服，5～10mg，15～30mg/d，急用时可舌下含服。不良反应一般较轻。常见面部潮红、心悸、窦性心动过速。个别患者有舌根麻木、口干、发汗、头痛、恶心、食欲缺乏等。低血压患者慎用；孕妇禁用。②匹维溴铵（得舒特），是对胃肠道具有高度选择性解痉作用的钙通道拮抗剂。匹维溴铵作用于平滑肌细胞，能减少平台期慢波，抑制钙内流，从而减少慢波频率和基于慢波的峰电位幅度。由于肠道平滑肌慢波和收缩活动紧密相关，故而可减少肠道的收缩活动，产生抗痉挛作用，恢复正常的肠道动力，而有效缓解患者的腹痛、腹泻、排便困难、黏液便及腹胀感、胀气等症状，并且改善肛门直肠症状（包括排便不尽感和排便困难等）；匹维溴铵还通过突触后抑制作用，阻滞自主神经释放乙酰胆碱的收缩作用，抑制了 IBS 患者结肠过度的胆碱能收缩活动；调节 IBS 患者内脏敏感性的作用，能显著降低直肠对扩张的敏感性，匹维溴铵减低 IBS 患者的内脏敏感性也是改善 IBS 症状的机制之一。匹维溴铵治疗腹泻型 IBS 症状与内脏敏感性的改善相关性大，治疗便秘型 IBS 症状与肛门直肠括约肌压力的改善相关性大。匹维溴铵是一种高电极四价铵基复合物，被限制通过肠壁胶质膜，故只有不足 10% 被吸收进入血液，之后几乎全部与蛋白结合，且对心血管平滑肌细胞的亲和力很低，故不会引起心血管系统的不良反应，不良反应少，患者对药物的耐受性好。少数患者服药后可有腹痛、腹泻或便秘，偶见皮疹、瘙痒、恶心、口干等。儿童和孕妇禁用。用法为口服，每次 50mg，3 次 /d，必要时每日可增至 300mg。切勿嚼碎，于进餐前整片吞服，不宜躺着和在就寝前吞服药片。③奥替溴铵（斯巴敏），为四价氨化合物，是一种新型的选择性钙离子拮抗剂、毒蕈碱受体和速激肽 NK2 受体拮抗剂，特异性地作用于肠道平滑肌，调节肠道平滑肌细胞外和细胞内钙池之间的钙流动，防止平滑肌过度收缩，协调平滑肌运动，从而治疗肠易激综合征。用法为斯巴敏 40mg，3 次 /d。

（3）5-HT_3 受体拮抗剂：可能通过作用于初级传入神经元或脊髓神经元上的 5-HT_3 受体而影响内脏痛觉传递。临床研究发现，阿洛斯琼 1mg，2 次 /d，口服对非便秘为主的 IBS 女性患者具有缓解腹痛不适、减少大便频率、促进大便成形的治疗作用。

2. 胃肠动力药

（1）选择性 5-HT_4 受体激动剂：通过兴奋胃肠道胆碱能中间神经元及肌间神经丛的 5-HT_4 受体，刺激乙酰胆碱释放，增加胃肠蠕动收缩，从而增强消化道的动力与协调性。

常用制剂：西沙比利、莫沙比利、伊托必利等。

（2）5-HT_4 受体部分激动剂：替加色罗（tegaserod，泽马可）是一种 5-HT_3 受体部分激动剂，它可以强有力地刺激胃肠道的神经原、肠细胞、平滑肌细胞的 5-HT_4 受体，剂量依赖性地增强胃肠道运动和正常化受损的肠道功能，在结肠直肠膨胀、扩张时降低内脏的敏感性。可用于治疗便秘型 IBS 患者。推荐剂量为替加色罗 6mg，2 次 /d，早晚各 1 次，饭前口服。本品不良反应很少，耐受性良好，没有明显的心脏方面的不良反应，对 QTc 间期无影响，没有明显的药物间相互作用。主要不良反应为腹泻。其他不良反应包括腹痛、恶心、腹胀、头痛、头晕、偏头痛、腿部疼痛及意外损伤、关节痛、背痛、流感样症状等。

（3）阿片类拮抗剂：可加快患者减慢的小肠转运，缓解症状。常用纳洛酮片 10mg，2 次 /d。

3. 消化道运动双向调节类药 曲美布汀[trimebutine，舒丽启能（cerekinon）]是一种胃肠道运动节律调节剂，对消化道运动的兴奋和抑制具有双向调节作用。曲美布汀一方面通过抑制细胞膜钾离子通过，产生去极化，从而提高胃肠平滑肌的兴奋性；另一方面是阻断钙离子通道，抑制钙离子内流，而达到抑制细胞收缩，使胃肠平滑肌松弛的目的。此外，该药对胃肠平滑肌神经受体也具有双向调节作用，在低运动状态下，作用于肾上腺素能 μ 受体，抑制了对胆碱能神经元起作用的钠的游离，ACh 游离量增加，肠道运动恢复正常状态。在运动亢进状态，作用于胆碱能神经元的 κ 受体，抑制乙酰胆碱的游离，抑制肠道运动，从而使紊乱的胃肠道功能得到调节改善。曲美布汀对胃肠道作用主要通过以下途径实现：①激活外周 μ、κ 和 δ 阿片受体；②释放胃肠肽，如胃动素和调节另一些肽，如血管活性肠肽、胃泌素等的释放，促进胃排空，诱导肠道移行性运动复合波Ⅲ相，调节胃肠道运动。曲美布汀对 IBS 常见症状，如腹痛、腹胀以及大便频率、性状和排便异常均有明显的改善作用。用法：成人口服，每次 100～200mg，3 天。不良反应偶有便秘、腹泻、腹鸣、口渴、口内麻木感、心动过速、困倦、眩晕、头痛及血清氨基转移酶（ALT、AST）上升等。有时出现皮疹等过敏反应，此时应停药。通常老年人生理功能较弱，用药时需加以注意；孕妇、儿童和哺乳期妇女用药的安全性尚未明确。

4. 止泻药

（1）地芬诺酯（diphenoxylate，苯乙哌啶）：是一类具有类似吗啡样肠道运动抑制药物，可作用于肠黏膜感受器，抑制肠道运动，促进肠道水分吸收，用于腹泻型 IBS 的治疗。用法为口服，2.5～5mg，2～4 次 /d；复方地芬诺酯片（lomotil）每片含盐酸地芬诺酯 2.5mg，硫酸阿托品 0.025mg，每次服 1～2 片，3 次 /d。

（2）洛哌丁胺（loperamide，易蒙停）：本品对肠道平滑肌的作用与阿片类及地芬诺酯相似，可抑制肠道平滑肌的收缩，减少肠蠕动。适用于腹泻较重的 IBS 患者，但不宜长期使用。用法为成人首次口服 4mg，以后每腹泻 1 次再服 2mg，直到腹泻停止或用量达 16～20mg/d，连续 5 天，若无效则停服；显效后每日给予 4～8mg 维持。儿童首次口服 2mg，以后每腹泻 1 次再服 2mg，直到腹泻停止，最大用量达 8～12mg/d。空腹或饭前 0.5 小时服药可提高疗效。不良反应轻微，主要有皮疹、瘙痒、口干及腹胀、恶心、食欲缺乏等。感染性腹泻患者慎用；肠梗阻和便秘的患者不宜应用。

（3）胶体酒石酸铋（比特诺尔）：本品在肠道碱性介质中能形成稳定的胶体黏液蛋白复合物。稳定的胶体能保护受伤的肠黏膜，刺激上皮细胞分泌黏液，形成适当的胶体渗透压，有助于缓解腹痛、腹胀和止泻。铋 - 黏液蛋白复合物还有助于吸附化学物质和有毒物质，并有抗菌、抑菌作用。以上作用均能促进正常胃肠蠕动的恢复。此外，二胺氧化酶有对抗（DAO）降低的作用，减少肠黏膜的损伤，且具有杀灭幽门螺杆菌的作用，有利于溃疡的愈合和炎症的消除，缓解并消除非感染性结肠疾病的症状。对肠易激综合征的有效率为 89.2%。用法为口服，每次 165mg（3 粒），3～4 次 /d，儿童用量酌减。一般 4 周为一个疗程。偶可出现便秘。服用本品期间，大便成黑褐色为正常现象。肾功能不全患者及孕妇忌用。

（4）蒙脱石（思密达，smecta）：本品的主要成分为双八面体蒙脱石，系由双四面体氧化硅单八面体氧化铝组成的多层结构，其粉末粒度达 1～3μm。该物质具有极高的定位能力。口服本品后，药物可均匀地覆盖在整个肠腔表面，并维持 6 小时之久。蒙脱石可吸附多种病原体，将其固定在肠腔表面，而后随肠蠕动排出体外，蒙脱石对大肠埃希菌毒素、金黄色葡萄球菌毒素和霍乱毒素也有固定作用，同时减少肠细胞的运动失调，恢复肠蠕动的正常节律，维护肠道的输送和吸收功能。蒙脱石还可减慢肠细胞转变速度，促进肠细胞的吸收功能，减少其分泌，蒙脱石可通过和肠黏液分子间的相互作用，增加黏液凝胶的内聚力、黏弹性和存在时间，从而增强黏液屏障，保护肠细胞顶端和细胞间桥免受损坏。用于腹泻型 IBS 的治疗。用法为成人 3 次 /d，每次 1 袋；饭前服用，将本品溶于半杯温水中送服。

（5）碱式碳酸铋：有保护胃肠黏膜及收敛止泻作用，每次 0.3～0.9mg，3 次 /d，饭前服。

（6）中药制剂：谷参肠胺等对相当部分的腹泻患者有明显的疗效。

5. 导泻药

对便秘患者可酌情使用导泻药，但不宜长期使用。大黄和番泻叶等药物具有抑制肠腔水分吸收与增加水分分泌及促进肠动力的多重作用。这些药物导泻作用强，适用于短期、间歇使用。长期滥用会导致药物的依赖反而加重便秘的顽固性。一般宜采用作用温和、不良反应少、适宜长期使用的缓泻药。这些药物包括通泰胶囊、聚乙二醇（polyethyleneglycol，PEG；又称福松）、乳果糖、山梨醇等。这些药物主要通过水吸附作用或渗透作用增加肠腔水分，使粪便容积增加，对电解质平衡影响很少。一般不良反应为腹胀，但大多可以忍受。在使用这些药物的基础上指导患者建立定时排便的习惯，逐渐停用泻药。

6. 纠正内脏感觉异常的药物

（1）5-HT$_3$ 受体拮抗剂：5-H$_3$ 受体存在于肠神经元，通过释放 5-HT 增加神经介导运动、黏膜分泌和刺激内脏痛觉。因此，对 IBS 患者，尤其内脏痛觉阈下降而导致腹痛者，可试用 5-HT$_3$ 受体拮抗剂，如阿洛斯琼（alosetron）、恩丹西酮（ondensetron）及格拉司琼（granisetron）等。

（2）5-HT$_4$ 受体激动剂：替加色罗（tegaseron）研究发现该药选择性作用于 5-HT$_4$ 受体，具有促动力和降低内脏感觉敏感性的双重作用。已有临床试验证实，替加色罗可改善便秘型 IBS 患者的腹痛、腹胀和腹部不适等症状，可用于伴有明显腹痛的便秘型 IBS 患者。

（3）生长抑素及其类似物：生长抑素（samatostatin）及其类似物奥曲肽（octreotide）具有缓解躯体和内脏疼痛的作用，但对 IBS 的治疗作用尚待进一步的研究。有研究表明，奥曲肽可增强结肠感觉阈值，改善不适和疼痛，这种机制可能是通过作用于外周神经、中枢或肠黏膜中相关受体来完成的。

（4）鸦片肽受体激动剂 μ、δ、κ：鸦片肽受体激动剂均具有缓解内脏痛觉的作用，其中 κ 受体激动剂非多托嗪（fedotozine）无吗啡样中枢作用，不影响胃肠运动，是肠道感觉过敏而胃肠运动正常的 IBS 患者的较为理想的治疗药物。

7. 抗抑郁、焦虑 小剂量的抗抑郁药有中枢止痛、减少内脏的高敏感性、改变肠道的转运及减轻并存的抑郁等作用，可改善 IBS 患者的精神痛苦、情绪障碍，缓解 IBS 患者腹痛、腹泻、便秘等消化道症状。精神心理学的改善可诱导胃肠症状的缓解；抗抑郁药有与精神情绪作用无关的止痛作用；调节内脏胃肠痛觉的 5 羟色胺介质活性及其受体，同时对调节胃肠道动力有重要作用。

（1）地西泮（安定）：本品为抗焦虑药，具有抗焦虑、镇静、催眠及中枢性肌肉松弛作用，每次 2.5～10mg，口服，2～4 次/d。本品可致嗜睡、轻微头痛、乏力、运动失调，与剂量有关，老年患者更易出现上述反应。偶见低血压、呼吸抑制等，长期应用可致耐受性与依赖性、突然停药有戒断症状出现，宜从小剂量开始。

（2）多塞平[adapin，多虑平（doxepin）]：本品为三环类中镇静功能较强的抗抑郁药，有一定的抗焦虑作用，抗胆碱作用较弱。口服，每次 25mg，3 次/d。不良反应少，少数患者可有轻度兴奋、失眠、口干、便秘、视物模糊，某些症状可在继续用药中自行消失。青光眼患者、心肌梗死恢复期患者禁用。

（3）帕罗西汀（赛洛特）：是一种强有力的高选择性 5- 羟色胺再摄取抑制剂，可有效调节 5-HT 的功能，5-HT 通过不同亚型，不仅对精神神经功能具有重要的调节作用，而且是胃肠功能调节的重要递质，帕罗西汀类抗抑郁药可通过调整下丘脑 - 垂体 - 肾上腺（HPA）轴的稳态影响机体功能，减轻机体对外界应激反应的水平来缓解 IBS 临床症状。所以，应用帕罗西汀有助于阻断 IBS 躯体症状和精神心理障碍间的恶性循环，促进患者临床症状的长期缓解。帕罗西汀治疗以腹痛、腹泻为主且伴有明显抑郁心理障碍的 IBS 患者确有良好效果，由于它对去甲肾上腺素及多巴胺再摄取的影响极小，故三环类药物常见的抗胆碱能及心血管方面副反应较少。用法为口服，20mg，1 次/d。饭时服。连续用药 3 周，疗程为 8 周以上。

（4）氟西汀（百忧解）：也是选择性 5-HT 再摄取抑制剂，不良反应少，且患者依从性好，不似传统三环类抗抑郁药有较多的不良反应，且有高效、安全、方便、耐受性好的优点。用法为口服，每日 20mg，每日 1 次。

一般抗抑郁药起效时间较慢，需 14～20 天，应向患者解释清楚，坚持服药至起效。部分患者服抗抑郁药的开始几天胃肠症状明显甚至加重，这可能和其对胃肠神经直接作用有关，这时可降低抗抑郁药的用量，联用镇静药继续治疗，渡过诱导期，进入正常治疗。疗程不宜过短，需要服用一定的疗程（3～4 个月），症状控制后可逐步减量，稳定后才考虑停药。对症状顽固，反复发作，有明显精神心理异常者应延长疗程，甚至长期维持治疗。Kam 报道，三环类和 5- 羟色胺再摄取抑制剂对 IBS 症状改善率和完全缓解率分别为 89% 和 61%。

8. 益生菌治疗 双歧杆菌、乳酸杆菌、酪酸菌等制剂可纠正肠道菌群失调，对腹泻、腹胀有不同程度的缓解作用。

9. 中医治疗 泰乐冲剂（中药合剂，主要成分为返魂草、郁金、白芍、生麦芽等）治疗 IBS，结果疗效明显优于对照组。推测其可能通过抗乙酰胆碱的 M 受体和影响肠平滑肌的离子通道，以达到解痉、止痛、止泻的作用。

10. 针灸治疗 贴压疗法（取穴神门、肝、脾、肾区）、穴位贴敷疗法（取穴神阙）、电位治疗器结合针刺疗法（取穴足三里、上巨虚、三阴交）治疗 IBS，均取得满意结果，有效率为 95.8%、94%、92.5%。

（四）分型治疗

1. 以腹泻为主的治疗

（1）抗胆碱能药：如 654-2、贝那替秦（胃复康）等，因不良反应较多，渐被其他药物替代。目前推荐应用美贝维林（mebeverin）10mg；双环维林（双环胺，dicyclomine）10mg；普里芬努姆洛米特（prifineumbromide）30mg，每日 3 次，口服。此外，亦有应用溴化赛米托品（cimetropium bromide）50mg，餐前服，取得良好效果。

（2）盐酸醋丁酰心胺（lidanidine，HCE）：具有单一抗运动，无麻醉的抗胆碱能作用，用量为 2mg，每日3～4次。亦可用可乐定（氯压定）0.3～0.4mg，每日3次，口服，能促进小肠对液体物质吸收，增强结肠对电解质的吸收，以减慢小肠的转运时间，有较好的止泻效果。

（3）钙通道阻滞剂：硝苯地平（心痛定）10～20mg或维拉帕米（异搏定）40mg每日3次，口服，可抑制胃结肠反射，缓解腹痛，减少便次。

（4）阿片类止泻剂——洛哌丁胺（易蒙停，loperamide）：作用于肠壁的阿片受体，阻滞乙酰胆碱和前列腺素释放，抑制肠蠕动，增加水、电解质吸收。每次口服2mg，每日2～3次，每日用量不得超过10mg。便成形后可渐减用量至停药。有患者出现口干、腹胀，甚至呈假性肠梗阻等不良反应。此外，亦有服复方地芬诺酯（苯乙哌啶），本药系哌替丁衍生物，除有止泻效果外，尚有兴奋中枢神经的作用，大剂量有止痛和欣快感，长期使用有依赖性。

（5）微生态调节剂：是通过微生物学技术，将人体内正常菌群分离出来，经纯培养后，进行工业化生产，制成益生菌制品，再按原途径回归人体，调整微生态失常，达到防治疾病，增强免疫功能的作用。微生态调节剂除有益生菌制品（probiotics）外，尚有益生菌生长促进物质称益生元（prebiotcs）。益生菌制剂服后进入肠道，迅速定植于肠道黏膜，并迅速繁殖形成生物学屏障，分解葡萄糖产生乳酸，使肠道pH降低，抑制致病菌的繁殖生长，纠正肠道菌群失调，恢复和维持肠内微生物生态系统稳定，改变肠道运动功能。

常用益生菌制剂有：①双歧三联活菌（培菲康，bifico），为双歧杆菌、嗜酸乳杆菌、粪链球菌等组成，对抗生素、化疗药物具有抵抗性的乳酸菌制剂，使患者服用抗生素、化疗药后，肠内菌群保持平衡，消除由菌群失调引起的一些症状。每次服2～4粒，2～3次/d。②乐托尔（lactel），主含嗜酸乳杆菌及其代谢产物，具有抑制肠道致病菌的生长，阻止细菌、病毒与肠绒毛黏附作用。每次1粒，3～4次/d。③聚克通，主要含嗜酸乳杆菌、乳酸乳杆菌及乳链球菌3种乳酸菌，对多种抗生素有抵抗性。每次2粒，3次/d。④佳士康（gastrferm），主要为活性粪肠球菌，能耐受多种抗生素。每次1～2粒，2～3次/d。⑤米雅BM（miya-BM），为宫入菌（酪酸菌），是芽孢厌氧梭状杆菌，在体内不受胃酸、胆汁等影响，是一体内正常菌群，可阻止有害菌定植，纠正肠内菌群紊乱，每服2片（含宫入菌40mg），3次/d。此外，尚有丽珠肠乐、整肠生、金双歧、回春生、乳酸菌素、乳酶生等，均属此类药物。

2. 以便秘为主的治疗

（1）饮食调整：进食有软化和扩大粪便容积的食物，如粗纤维多的食物，适量多饮水，定时排便。

（2）莫沙必利：刺激肠肌神经丛5-HT$_4$受体，引起副交感神经末梢乙酰胆碱的释放，与平滑肌上毒蕈碱受体结合增加，引起消化道运动增强。人类肌层胃体部、幽门部、结肠和直肠均有5-HT$_4$受体分布，故可引起上述部位平滑肌收缩，使运动增强。通过兴奋节前神经元的5-羟色胺4（5-HT$_4$）受体，并作用于肠肌丛神经节细胞使乙酰胆碱释放，增加胃肠推动力，促进排便。每次5～10mg，3次/d，餐前半小时服。

（3）盐酸伊托必利［itopride hydrochloride，为力苏（eithon）］：本品具有多巴胺D$_2$受体拮抗活性和乙酰胆碱酯酶抑制活性，通过两者的协同作用发挥胃肠促动力作用。由于拮抗多巴胺D$_2$受体活性的作用，因此尚有一定抗呕吐作用。

（4）普卢卡必利（prucalopride）：普卢卡必利为苯丙咪唑类药物，选择性作用于肠道感觉神经元的5-HT$_4$受体，加速结肠传输和近端结肠排空，同时可调节肠道的不协调运动。另有发现普卢卡必利对胃、小肠和结肠均有促动力作用。对正常传输型和慢传输型便秘均有治疗作用。对慢性便秘患者有很好的疗效和安全性。普卢卡必利2mg，1次/d，12周为一个疗程。

（5）乳果糖：口服20ml/d，可增加便次，使粪便变软，缓解排便困难。但有过敏者应慎用。

（6）甘露醇：2～4g，3次/d；或服葡甘聚糖1g，3次/d。

3. 以腹痛为主的治疗 注意情绪与腹痛的关系，必要时暗示疗法或局部热敷、理疗、按摩或封闭。近年报道，钙通道阻滞剂有良好作用，对胃肠平滑肌有松弛作用，尤其对食管及结肠作用为佳，腹痛患者可试用硝苯地平及解痉镇痛剂等。

选择胃肠道钙通道抑制剂能解除胃肠道平滑肌痉挛，抑制餐后结肠运动反应。对IBS患者腹痛治疗效果较好，对腹泻和便秘亦有一定疗效。常用选择性钙通道拮抗剂有匹维溴铵（得舒特）每次50mg，每日

3 次；双环维林（dicyclomine）每次 10～20mg，3～4 次 /d；硫代溴化铵（cimetropiumbromide）每次 50mg，每日 3 次，口服。新近又应用复方枸橼酸阿尔维林（乐健素）通过阻断 Ca^{2+} 内流缓解平滑肌痉挛，还能通过 5-HT_{1A} 受体阻断作用降低内脏高敏状态，可有效缓解 IBS 患者腹痛、腹胀主要症状。据报道，治疗 IBS 患者腹胀 / 直肠肛门不适疗效高于匹维溴铵。

（池肇春）

参 考 文 献

[1] TAHARA T，SHIHATA J，WANG F，et al. Genetic polymorphisms of molecules associated with innate immune responses，TRL2 and MBL2 genes in Japanese subjects with functional dyspepsia[J]. J Clin Biochem Nutr，2010，47（3）：217-223.

[2] MIRBAGHERI S A，KHAJAVIRAD N，RAKHSHANI N，et al. Impact of Helicobacter pylori infection and microscopic duodenal histopathological changes on clinical symptoms of patients with functional dyspepsia[J]. Dig Dis Sci，2012，57（4）：967-972.

[3] OSHIMA T，OKUGAWA T，TOMITA T，et al. Generation of dyspeptic symptoms by direct acid and water infusion into the stomachs of functional dyspepsia patients and health subjects[J]. Aliment Pharmacol Ther，2012，35（1）：175-182.

[4] STEC-MICHALSKA K，PECZEK L，MICHIALSKI B，et al. Influence of cigarette smoking on the level of Mrna of somatostatin receptor3（SSTR3）in the gastric mucosa of patients with functional dyspepsia[J]. Adv Med Sci，2010，55（1）：53-58.

[5] JUNG H X，KEUM B R，JO Y J，et al. Diagnosis of functional dyspepsia：a systematic review[J]. Korean J Gastroenterol，2010，55（5）：296-307.

[6] MIWA H，GHOSHAI U C，GONLACHANVIT S，et al. Asia consensus report on functional dyspepsia[J]. J Neurogastroenterol Motil，2012，18（2）：150-168.

[7] LAN L，YU J，CHEN Y L，et al. Symptom-based tendencies of Helicobacter pylori eradication in patients with functional dyspepsia[J]. World J Gastroenterol，2011，17（27）：3242-3247.

[8] STANGHELLINI V，CHAN F K L，HASLER W L，et al. Gastroduodenal disorders[J]. Gastroenterology，2016，150（6）：1380-1392.

[9] DROSSMAN D A. Functional gastrointestinal disorders：history，pathophysiology，clinical features，and rome Ⅳ[J]. Gastroenterology，2016.

[10] SUZUKI H，MOAYYEDI P. Helicobacter pylori infection in functional dyspepsia[J]. Nat Rev Gastroenterol Hepatol，2013，10（3）：168-174.

[11] ZHAO B，ZHAO J，CHENG W F，et al. Efficacy of Helicobacter pylori eradication therapy on functional dyspepsia：a meta-analysis of randomized controlled studies with 12-month follow-up[J]. J Clin Gastroenterol，2014，48（3）：241-247.

[12] 刘文忠. "幽门螺杆菌胃炎京都全球共识"解读 [J]. 胃肠病学，2015，20：449-456.

[13] 中华医学会消化病学分会胃肠动力学组. 中国功能性消化不良专家共识意见（2015 年，上海）[J]. 中华消化杂志，2016，36：217-229.

[14] MALFERTHEINER P，MEGRAUD F，O'MORAIN C A，et al. Management of Helicobacter pylori infection-the Maastricht Ⅳ/Florence consensus report[J]. Gut，2012，61（5）：646-664.

[15] MIRBAGHERI S A，KHALAVIRAD N，RAKHSHANI N，et al. Impact of Helicobacter pylori infection and microscopic duodenal histopathological changes on clinical symptoms of patients with functional dyspepsia[J]. Dig Dis Sci，2012，57（4）：967-972.

[16] LACY B E，SAITO Y A，CAMILLERI M，et al. Effects of antidepressants on gastric function in patients with functional dyspepsia[J]. Am J Gastroenterol，2018，113（2）：216-224.

[17] TALLEY N J，FORD A C. Functional dyspepsia[J]. N Engl J Med，2015，373（19）：1853-1863.

[18] ENCK P，AZPIROZ F，BOECKXSTAENS G，et al . Functional dyspepsia[J]. Nat Rev Dis Primers，2017，3：17081.

[19] CORSETTI M，FOX M. The management of functional dyspepsia in clinical practice：what lessons can be learnt from recent literature?[J]. F1000Res，2017，6：1778.

[20] HELGELAND H，FLAGSTAD G，GRØTTA J，et al. Diagnosing pediatric functional abdominal pain in children（4-15 years old）according to the Rome III criteria：result from a Norwegian prospective study[J]. J Pediatr Gastroenterol Nutr，2009，49（3）：309-315.

[21] VAN TILBURG M A，CHITKARA D K. The clinical approach to chronic abdominal pain and irritable bowel syndrome in children[J]. Minerva Podiatr，2010，62（2）：179-186.

[22] LI B U. Functional abdominal pain in children：new understanding，diagnostic criteria，and treatment approaches[J]. Pediatr Ann，2009，38（5）：241-242.

[23] OSHIMA T，NAKAJIMA S，YOKOYAMA T，et al. The G-protein beta 3 subunit 825TT genotype is associated with epigastric pain syndrome-like dyspepsia[J]. BMC Med Genet，2010，11：13.

[24] 池肇春，邹全明，高峰玉，等. 实用临床胃肠病学 [M]. 2 版. 北京：军事医学科学出版社，2015.

[25] NOZU T，KUDAIRA M. Altered rectal sensory response induced by balloon distention in patients with functional abdominal pain syndrome[J]. Biopsychosoc Med，2009，3：13.

[26] CHIOU E，NURKO S. Management of functional abdominal pain and irritable bowel syndrome in children and adolescents[J]. Expert Rev Gastroenterol Hepatol，2010，4（3）：293-304.

[27] KONTUREK P C，BRZOZOWSKI T，KONTUREK S J. Stress and the gut：pathophysiology，clinical consequences，diagnostic approach and treatment options[J]. J Physiol Pharmacol，2011，62（6）：591-599.

[28] VLIEGER A M，RUTTEN J M，GOVERS A M，et al. Long-term follow-up of gut-directed hypnotherapy vs. standard care in children with functional abdominal pain or irritable bowel syndrome[J]. Am J Gastroenterol，2012，107（4）：627-631.

[29] DEVANARAYANA N M，RAJINDRAJITH S，RATHANMALALA N，et al. Delayed gastric emptying rates and impaired antral motility in children fulfilling Rome III criteria for functional abdominal pain[J]. Neurogastroenterol Motil，2012，24（5）：420-425.

[30] XING L，QU L，CHEN H，et al. Clinical effect of traditional Chinese spinal orthopedic manipulation in treatment of Functional Abdominal Pain Syndrome[J]. Complement Ther Med，2017，32：19-24.

[31] GROVER M. When is irritable bowel syndrome not irritable bowel syndrome？Diagnosis and treatment of chronic functional abdominal pain[J]. Curr Gastroenterol Rep，2012，14（4）：290-296.

[32] MICHAEL C. Peripheral mechanisms in irritable bowel syndrom[J]. N Engl J Med，2012，367（17）：1792-1802.

[33] ANAND P，AZIZ Q，WILLERT R，et al. Peripheral and central mechanisms of visceral sensitization in man[J]. Neurogastroenterol Motil，2007，19（1 Suppl）：29-46.

[34] LACY B E，MEARIN F，LIN C，et al. Bowel disorders[J]. Gastroenterology，2016，150：1393-1407.

[35] LARAUCHE M. Novel insights in the role of peripheral corticotropin-releasing factor and mast cells in stress-induced visceral hypersensitivity[J]. Neurogastroenterol Motil，2012，24（3）：201-205.

[36] LARAUCHE M，MULAK A，TACHÉ Y. Stress-related alterations of visceral sensation：animal models for irritable bowel syndrome study[J]. J Neurogastroenterol Motil，2011，17（3）：213-234.

[37] VERNE G N，PRICE D D，CALLAM C S，et al. Viscerosomatic facilitation in a subset of IBS patients，an effect mediated by N-methyl-D-aspartate receptors[J]. J Pain，2012，13（9）：901-909.

[38] PHILLIPS K，CLAUW D J. Central pain mechanisms in chronic pain states--maybe it is all in their head[J]. Best Pract Res Clin Rheumatol，2011，25（2）：141-154.

[39] WILLOT S，GAUTHIER C，PATEY N，et al. Nerve growth factor content is increased in the rectal mucosa of children with diarrhea-predominant irritable bowel syndrome[J]. Neurogastroenterol Motil，2012，24（8）：734-739.

[40] WONG B S，CAMILLERI M，CARLSON P，et al. Increased bile acid biosynthesis is associated with irritable bowel syndrome with diarrhea[J]. Clin Gastroenterol Hepatol，2012，10（9）：1009-1015.

[41] CHASSARD C，DAPOIGNY M，SCOTT K P，et al. Functional dysbiosis within the gut microbiota of patients with constipated-irritable bowel syndrome[J]. Aliment Pharmacol Ther，2012，35（7）：828-838.

[42] CARROLL I M，RINGEL-KULKA T，SIDDLE J P，et al. Alterations in composition and diversity of the intestinal microbiota

in patients with diarrhea-predominant irritable bowel syndrome[J]. Neurogastroenterol Motil，2012，24（6）：521-530.

[43] SERGHINI M，KAROUI S，BOUBAKER J，et al. Post-infectious irritable bowel syndrome[J]. Tunis Med，2012，90（3）：205-213.

[44] STECK N，MUELLER K，SCHEMANN M，et al. Republished：bacterial proteases in IBD and IBS[J]. Postgrad Med J，2013，89（1074）：25-33.

[45] KUMAR S，RANJAN P，MITTAL B，et al. Serotonin transporter gene（SLC6A4）polymorphism in patients with irritable bowel syndrome and healthy controls[J]. J Gastrointestin Liver Dis，2012，21（1）：31-38.

[46] WANG Y M，CHANG Y，CHANG Y Y，et al. Serotonin transporter gene promoter region polymorphisms and serotonin transporter expression in the colonic mucosa of irritable bowel syndrome patients[J]. Neurogastroenterol Motil，2012，24（6）：560-565.

[47] CAMILLERI M，KATZKA D A. Irritable bowel syndrome：methods，mechanisms，and pathophysiology. Genetic epidemiology and pharmacogenetics in irritable bowel syndrome[J]. Am J Physiol Gastrointest Liver Physiol，2012，302（10）：G1075-G1084.

[48] CHEN Y，LI Z，YANG Y，et al. Role of glucagon-like peptide-1 in the pathogenesis of experimental irritable bowel syndrome rat models[J]. Int J Mol Med，2013，31（3）：607-613.

[49] EL-SALHY M，OSTGAARD H，GUNDERSEN D，et al. The role of diet in the pathogenesis and management of irritable bowel syndrome（Review）[J]. Int J Mol Med，2012，29（5）：723-731.

[50] STIERSTORFER M B，SHA C T，SASSON M. Food patch testing for irritable bowel syndrome [J]. J Am Acad Dermatol，2013，68（3）：377-384.

[51] DIDARI T，MOZAFFAR S，NIKFAR S，et al. Effectiveness of probiotic in irritable bowel syndrome：Updated systematic review with meta-analysis[J]. World J Gastroenterol，2015，21（10）：3072-3084.

[52] GEOFFREY C W，GINELLE A B，MICHELLW M B，et al. Irritable bowel syndrome：A concise review of current of current treatment concept[J]]. World J Gastroenterol，2014，20（27）：8796-8806.

[53] LI C Y，LI S C. Treatment of irritable bowel syndrome in China：A review[J]. World J Gastroenterol，2015，21（8）：2315-2322.

[54] MANZOLI L，FLACCO M E，MARZUILLO C，et al. Prevalence of severe irritable bowel syndrome among Italian adults. A meta-analysis[J]. Eur Rev Med Pharmacol Sci，2017，21（24）：5751-5764.

[55] CHATILA R，MERHI M，HARIRI E，et al. Irritable bowel syndrome：prevalence，risk factors in an adult Lebanese population[J]. BMC Gastroenterol，2017，17（1）：137.

[56] CHANDAR A K. Diagnosis and treatment of irritable bowel syndrome with predominant constipation in the primary-care setting：focus on linaclotide[J]. Int J Gen Med，2017，10：385-393.

第28章 炎症性肠病引起慢性腹痛的诊断、鉴别诊断与治疗

第1节 概　　述

炎症性肠病（inflammatory bowel disease，IBD）包括克罗恩病（Crohn's disease，CD）与溃疡性结肠炎（ulcerative colitis，UC），为一种非特异性炎症。病因未明，可能与感染、免疫异常及遗传等因素有关。近5年内中国IBD发病态势稳中有升，逐渐成为我国常见的消化系疾病，全国尚无流行率报告，据曾志荣报道广东中山UC发病率为2.05/10万，CD发病率为1.09/10万，该发病率比我国香港和日本稍高，比韩国稍低。我国UC患者发病部位以左半结肠最常见，CD为回结肠型，与西方国家IBD临床特征相似。但亚洲IBD患者有家族史比例很低。有关IBD危险因素分析发现，母乳喂养（>12个月）习惯（饮茶、咖啡）、抗生素使用、健康运动对IBD发病起到保护效应。我国发病率逐年增高，从遗传背景研究，遗传基因位点很难在国人中体现，那么我国过去10~20年中IBD发病率增加，与肠道微生态改变、工业化进程、环境污染等有无相关性，值得今后研究。

老年与青年IBD患者在临床特征上有些差异。遗传因素对老年患者影响较小，与年轻患者相比，便血、腹痛、腹泻等症状相对少见。老年患者疾病较轻，疾病行为相对缓和，瘘管等疾病相关并发症较少，但由于合并其他疾病、症状隐匿等因素，老年患者相对预后较差。老年新发IBD需要与缺血性结肠炎、感染性肠炎以及淋巴瘤等进行鉴别诊断。

虽然病理检查是最直接的诊断方法，但IBD并非肿瘤性疾病，没有特异性表现，因此病理诊断多为倾向性诊断，仍需医师综合症状、体征以及各项检查结果进行综合判断。

2012年我国第四次提出《中国炎症性肠病诊断治疗规范的共识意见》，这是指导我们诊治IBD的指导性文件。

2014年提出我国《炎症性肠病组织病理诊断共识意见》，目的在于统一我国病理医师对于炎症性肠病的认识，规范诊断标准，提高病理诊断质量，更好地为临床服务。本共识的要点包括：①炎症性肠病病理诊断的常规技术程序；②外科手术切除标本的大体和组织学特点；③内镜活检标本的组织学特点；④病理诊断和鉴别诊断的标准；⑤疾病活动度和异型增生（dysplasia）程度的组织学特点。

2016年建立《我国炎症性肠病诊治中心质量控制指标的共识》，参考国际先进水平并结合我国当前及各地的实际情况，提出一套我国IBD诊治中心的质量控制的基本指标，既有助于促进现有IBD诊治中心的发展，亦有助于促进新的IBD诊治中心的建立。

第2节 克 罗 恩 病

克罗恩病病变好发于回肠末端与邻近结肠，但从口腔至肛门任何部位均可受累。常呈节段性非对称性分布。临床上突出表现为腹痛、腹泻、腹部包块、瘘管及肛门病变，并可有肠梗阻。病程长而严重者，

可伴发热、贫血、营养障碍等。本病在欧美多见，我国报道也日见增多，有报道认为亚洲人中病情较轻，肠外表现较少，并发症也少。

一、诊断与鉴别诊断

（一）诊断

克罗恩病时腹痛是一个重要的症状表现。其特点为：①腹痛特征：多数病例有腹痛，呈慢性反复发作性疼痛，出现持续性腹痛和明显压痛，提示炎症波及腹膜或腹腔内脓肿形成。②腹痛部位与病变部位相对应，克罗恩病超过半数发生在回肠末端与邻近右结肠，因此多数患者疼痛部位多在右下腹部，若病变发生在食管或胃则可为胸骨后痛或上腹部痛，若病变发生在空肠或结肠则可有上腹部、中腹部或下腹部疼痛不等。③疼痛的性质：腹痛的发生可能与肠内容物通过炎症、狭窄肠段，引起局部疼挛有关。腹痛亦可由不完全性或完全性肠梗阻引起。疼挛性疼痛可于餐后发生，一般为疼挛性阵痛，伴肠鸣增多，排便后暂时缓解。如发生穿孔、肠梗阻并发者，则可出现持续性剧痛。一般克罗恩病肠腔狭窄引起单纯性机械性肠梗阻，常为阵发性剧烈绞痛，系由肠梗阻以上部位的肠管剧烈蠕动所致。此时腹痛有以下特点：①波浪式的由轻而重，然后又减轻，经过一平静期而再次发作。②腹痛发作时有气体下降感，到某一部位突然停止，此时腹痛最为强烈，然后有暂时缓解。③腹痛发作时可出现肠型或肠蠕动波，患者自觉似有包块移动。④腹痛时可听到肠鸣音亢进。除腹痛外，常有呕吐，腹胀，停止排便、排气等症状伴随。腹部检查腹壁软、按压腹胀的肠管有轻压痛，肠管内含有液体的气体，可闻振水音。

临床上引起腹痛疾病很多，因此单靠腹痛不能对克罗恩病做出诊断，必须结合其他临床表现，如腹泻、腹部肿块、瘘管形成、肛门直肠脓肿形成及肛裂。此外，可有发热、营养障碍、体重下降等全身症状及肠外表现，如关节炎、结节性红斑、坏疽性脓皮病、口腔黏膜溃疡、虹膜睫状体炎、硬化性胆管炎、慢性肝炎等，根据以上表现为诊断提供依据。X线检查和结肠镜检查具有辅助诊断价值。

中华医学会消化病学分会于 2012 年第 4 次提出克罗恩病诊断标准，介绍如下：

1. 诊断标准

（1）临床表现：呈多样化。消化道症状主要有腹痛和腹泻，可有血便；全身性表现主要有体质量减轻、发热、食欲缺乏、疲劳、贫血等，青少年患者可见生长发育迟缓；可有皮肤、黏膜、关节、眼和肝胆等的肠外表现。并发症常见的有瘘管、腹腔脓肿、肠狭窄和梗阻、肛周病变（肛周脓肿、肛周瘘管、皮赘、肛裂等），较少见的有消化道大出血、急性穿孔。病程长者可发生癌变。

（2）内镜检查：

1）结肠镜检查：节段性、非对称性的黏膜炎症性反应，其中具特征性表现为非连续性病变、纵行或阿弗他溃疡和鹅卵石样改变。可有肠腔狭窄和肠壁僵硬等，病变呈跳跃式分布。超声内镜有助于确定范围和深度，发现腹腔内肿块或脓肿。

2）小肠胶囊内镜检查（small bowel capsule endoscope，SBCE）：对发现小肠黏膜异常相当敏感，主要适用疑诊 CD 但结肠镜及小肠放射影像检查阴性，SBCE 阴性倾向于排除 CD。

3）小肠镜检查：主要适用于其他检查发现小肠病变；或尽管上述检查阴性，但临床高度怀疑小肠病变，需进行确认及鉴别诊断。

4）胃镜检查：少部分病变累及食管、胃和十二指肠时进行。

（3）影像学检查：

1）CT 或磁共振肠道显像（CTE/MRE）：活动期 CD 典型的 CTE 表现为肠壁明显增厚（>4mm），肠黏膜明显强化伴肠壁分层改变，黏膜内环和浆膜外环明显强化呈"靶征"或"双晕征"；肠黏膜血管增多、扩张、扭曲，呈"木梳征"；相应系膜脂肪密度增高、模糊；肠系膜淋巴结肿大等。

2）小肠钡剂造影：已被 CTE 或 MRE 代替，但对无条件行 CTE 检查的单位则仍是小肠病变检查的重要技术。X线所见为多发性、跳跃性病变，病变处见裂隙状溃疡、卵石样改变、假息肉、肠腔狭窄、僵硬，可见瘘管。

此外，WHO 结合临床、X线、内镜和病理表现，推荐的 6 个诊断要点见表 28-1。

表 28-1 WHO 推荐的诊断要点

项目	临床表现	X 线表现	内镜表现	活检	切除标本
a. 连续性或节段性病变		+	+		+
b. 铺路石样表现或纵行溃疡		+	+		+
c. 全壁性炎症病变	+	+	+		+
	（腹部肿块）	（狭窄）	（狭窄）		
d. 非干酪性肉芽肿			+		+
e. 裂沟、瘘管	+	+			+
f. 肛门部病变	+		+		

在排除肠结核、阿米巴痢疾、耶尔森菌感染等慢性肠道感染，肠道淋巴瘤，憩室炎，缺血性肠炎以及白塞病（Behcet's disease）等的基础上，可按下列标准诊断 CD：①具有 WHO 诊断要点 a、b、c 者为疑诊，再加上 d、e、f 三项中之任何一项者可确诊。有 d 项者，只要加上 a、b、c 三项中的任何两项亦可确诊。②根据临床表现，若影像学、内镜及病理符合，可以诊断为本病。③根据临床表现，若影像学或内镜符合，可拟诊为本病。④临床表现符合为可疑，应安排进一步检查。⑤初发病例、临床与影像或内镜及活检改变难以确诊时，应随访观察 3~6 个月。如与肠结核混淆不清者，应按肠结核作诊断性治疗，以观后效。

2. 疾病评估 包括疾病活动度、严重度、病变范围、全身表现及并发症。诊断成立后，对疾病的活动度、严重度、病变范围和并发症应予列出。

（1）活动度：CD 活动指数（CDAI）可正确估计病情及评价疗效。临床上采用较为简便实用的 Harvey 和 Bradshow 标准（简化 CDAI，表 28-2）。

表 28-2 简化 CDAI 计算法

观察项目	记分方法
1. 一般情况	0 分：良好
	1 分：稍差
	2 分：差
	3 分：不良
	4 分：极差
2. 腹痛	0 分：无
	1 分：轻
	2 分：中
	3 分：重
3. 腹泻	稀便每日 1 次记 1 分
4. 腹部肿块（医师认定）	0 分：无
	1 分：可疑
	2 分：确定
	3 分：伴触痛
5. 并发症（关节痛、虹膜炎、结节性红斑、坏疽性脓皮病、阿弗他溃疡、裂沟、新瘘管及脓肿等）	每个 1 分

注：<4 分为缓解期；5~8 分为中度活动期；9 分以上为重度活动期。

（2）CD 的严重度：可参考 CDAI 做出。可将无全身症状、腹部压痛、包块与梗阻者定为轻度；明显腹痛、腹泻及全身症状与并发症定为重度；界乎其间者定为中度。

（3）病变范围：参考影像及内镜结果确定，如肠道病变者可分为小肠型、结肠型、回结肠型。

（4）全身表现及并发症：肠外可有口、眼、关节、皮肤、泌尿及肝胆等系统受累；并发症可有肠梗阻、瘘管、炎性包块或脓肿、出血、肠穿孔等。

3. 诊断举例 克罗恩病小肠型、中度、活动期、肛周脓肿。

4. 疗效标准

（1）临床缓解：治疗后临床症状消失，X线或结肠镜检查炎症趋于稳定。

（2）有效：治疗后临床症状减轻，X线或结肠镜炎症减轻。

（3）无效：治疗后临床症状、X线、内镜及病理检查无改善。

（二）鉴别诊断

克罗恩病诊断时应与引起腹痛、腹泻、发热、体重下降和瘘管形成的疾病进行鉴别。

1. 结核 肠结核与克罗恩病好发部位一致，临床表现相似，并发症相仿，且X线表现、肠镜检查也很相似，故需很好鉴别。肠结核患者常有结核病史，尤其是肺结核，有结核中毒症状，如乏力、下午发热、食欲减退，且抗结核治疗有效。如有肠瘘、肠壁或器官脓肿、肛门直肠周围病变、活动性便血、肠穿孔等并发症或病变切除后复发等，应多考虑克罗恩病（表28-3）。

表28-3　克罗恩病与肠结核的鉴别

鉴别要点	克罗恩病	肠结核
结核病史	无	常有
发病机制	与感染、免疫、遗传有关	结核分枝杆菌感染引起渗出、干酪样坏死及增殖性组织反应
结核中毒表现	无	常有
病理	非特异性炎症、黏膜下水肿、肠腔非干酪性肉芽肿性炎症，黏膜肌层出现裂隙和破裂、肠黏膜面纵行溃疡，病变呈节段性分布，无干酪样坏死	干酪坏死性肉芽肿或溃疡形成、组织渗出、增生、干酪样坏死
抗酸杆菌	无	有
结核菌素试验	阴性	常阳性
瘘管形成	可有	少见
肛门直肠脓肿形成与肛裂	可有	无
抗结核治疗	无效	有效
腹外合并疾病（慢性肝炎、硬化性胆管炎、关节炎等）	可有	无

2. 急性阑尾炎或慢性阑尾炎急性发作 需与CD起病或慢性活动期患者相鉴别。阑尾炎一般腹泻少见，主要为麦氏点压痛，腰大肌征、闭孔内肌征（+），压痛及反跳痛明显，发病急、病程短、发热、白细胞总数及中性白细胞均增加。鉴别有困难时应剖腹探查。

3. 小肠恶性淋巴瘤 原发性小肠恶性淋巴瘤根据组织来源分为Western型和α链病（alpha chain disease）两型。两者在病理上和临床上有差异，治疗和预后也不同。Western型原发性小肠淋巴瘤属非霍奇金淋巴瘤。临床表现主要由肠梗阻、肠套叠和肠穿孔引起。多数患者以外科急腹症为首发症状，常为间歇性腹痛，病变累及十二指肠及回肠上段时，腹痛可呈溃疡样发作。弥漫性肠壁浸润及进行性肠梗阻时多为痉挛性疼痛，常伴有恶心、呕吐。肠套叠及穿孔时则可引起剧烈腹痛，并有腹膜炎体征。1/3患者有腹胀、腹泻或脂肪泻。发热、贫血、低蛋白血症、体重减轻比CD常见且明显，淋巴瘤扩散或广泛转移或穿孔伴腹膜炎时则可有高热。疾病进展快，病程短。查体腹部或右下腹可触及肿块和压痛，有广泛转移者有肝、脾肿大，甚至发生腹水。而CD一般无肝、脾肿大，也不出现腹水。鉴别有困难时可作小肠镜或胶囊胃镜检查。可与CD作鉴别。小肠淋巴瘤内镜下形态表现多形性，大多呈球形分布，皱襞不明显，黏膜面上有多个米粒大小半球黄色隆起，亦可见糜烂及溃疡，溃疡底部硬，凹凸不平管腔狭窄、变形、蠕动差。CT或MR可了解淋巴瘤的大小、位置及其与周围组织的关系，可见肠壁增厚，肠壁和淋巴结受累。CD主要发生在回肠末端，因此多作结肠镜检查，其特征为病变呈节段性分布，见纵行或匐行性溃疡，溃疡周围黏膜正常或增生呈鹅卵石样，肠腔狭窄，非干酪坏死性炎性息肉，病变肠段之间黏膜外观正常，如为空肠、十二指肠或 CD 则作 X 线检查，可见黏膜皱襞粗乱，纵行溃疡或裂沟、鹅卵石征、假息肉、多发性狭窄、瘘管形成等，根据上述所见可将淋巴瘤与 CD 鉴别。

α 链病又称地中海淋巴瘤，是一种原发性弥漫性肠道淋巴瘤。多发生在 10～30 岁人群。病变常累及空肠，并向十二指肠和回肠扩张，有肠道吸收障碍，常表现腹痛、腹泻、呕吐和体重减轻，疼痛时好时坏，呈慢性经过。杵状指、肝、脾肿大常见，晚期可扪及腹部肿块，可伴有肠梗阻或肠穿孔，因此与 CD 常不易鉴别。但 α 链病有血清 α 链蛋白增高，在 α_1 至 β_2 后区可测出异常沉淀线，血清中 IgG 和 IgM 常降低，而 CD 则 α 链蛋白正常，血中 IgG 和 IgM 常增高。X 线、CT 及 MR 可见淋巴瘤所在部位，病变范围和管腔狭窄。

4. 非肉芽肿性溃疡性空肠回肠炎 腹痛、腹泻为本病的突出表现。体重下降、吸收不良和低蛋白血症比 CD 更为明显。小肠活检病变为弥漫性，绒毛变平和增厚，基底膜炎症浸润，黏膜溃疡。

5. 溃疡性结肠炎（UC） CD 和 UC 统称为炎症性肠病。病理与发病机制相似，有人认为是一种疾病的不同表现，临床表现上也有许多相同之处，如均有下腹痛、腹泻、发热、穿孔及肛门直肠疾病。结肠镜和 X 线检查具有重要鉴别诊断价值（表 28-4）。

表 28-4 克罗恩病与溃疡性结肠炎的鉴别

鉴别点	克罗恩病	溃疡性结肠炎
发热	常见	不常见
便血	少见	极常见
腹泻	较少	常见
腹痛	痉挛性、肠梗阻时为持续性剧痛	有疼痛，便意，便后缓解规律，中毒性巨结肠或累及腹膜时剧痛
腹部肿块	常见	无
瘘管形成	常见	极少见
肠穿孔	常见，为局限性穿孔	少见，多与中毒性巨结肠有关
中毒性巨结肠	罕见	可有，发生率为 2.5%～15%
肠梗阻	常见	罕见
黏液脓血便	少见	有，常见
癌变	一般无	可有
病理	肠壁全层炎，呈节段性跳跃式分布，病变肠段之间黏膜正常，常见非干酪性肉芽肿，隐窝脓肿少见。病变之间黏膜增生呈卵石样，一般不癌变	弥漫性炎症，病变为连续性，溃疡浅，多累及黏膜及黏膜下层，无干酪性肉芽肿，隐窝脓肿常见。炎症性假性息肉可癌变，杯状细减少
结肠镜		
直肠受累	少见	绝大多数受累
末端回肠受累	多无	少见
肠腔狭窄	多见，偏心性	少见，中心性
病变特征	纵行或匐形溃疡或卵石样改变	浅溃疡，黏膜弥漫性充血、水肿

6. 盲肠或右半结肠癌 均有腹痛、腹泻或黏液便，但盲肠或右半结肠癌患者年龄多较大，多在 40 岁以上；腹泻多不明显；进展较快；腹部肿块硬，有结节感；X 线钡灌肠见钡剂充盈缺损，病变肠壁僵硬，结肠袋不规则或消失，肠壁狭窄或扩张，结肠镜见息肉样病变呈卵圆形，表面有浅表溃疡，浸润型肿瘤侵及肠管全圈，使局部肠壁增厚，形成环状狭窄。根据以上特征与 CD 鉴别并不困难，如为结肠、盲肠癌肿块活检可确诊。

7. 急性出血性坏死性肠炎 急性出血性坏死性肠炎是小肠的节段性出血性坏死性炎症，起病急骤、病情重。我国南方发病率较北方为高，儿童比成年人发病率高，男性发病率高于女性。因有发热、腹痛、腹泻、便血等,易与急性型 CD 混淆。出血性坏死性肠炎病情轻重不一,轻者可仅为腹痛、腹泻,重者可在一二日后大量便血,并出现休克、高热等中毒症状,儿童或少年突然腹痛、腹泻、便血和呕吐,伴发热或突然腹痛后出现休克,应考虑急性出血性坏死性肠炎可能(表 28-5)。

8. 缺血性肠炎 主要与急性 CD 或 CD 急性发作鉴别,缺血性肠炎以缺血性结肠炎为最多见,多因肠系膜动脉狭窄或闭塞、非闭塞性肠动脉缺血等原因引起。多发生在 60 岁以上的患者,以往无结肠疾病史,而突然出现急腹症表现,发病骤急,来势凶猛,表现为腹痛、腹泻及便血、出血量少,疼痛常发作急骤,为痉挛性,多局限于左下腹,迅速发生脓毒症、休克的临床表现。X 线钡灌肠指压征或假瘤征是本病的典型表现。发病 72 小时以内结肠镜见黏膜充血水肿,多见散在出血点、浅溃疡,这些改变与 CD 迥然不同。非闭塞性肠系膜动脉缺血(低流量综合征)多因冠心病、心肌病、心律失常或低血容休克所致,因此了解既往史对缺血性肠炎诊断有帮助。

表 28-5 急性克罗恩病与急性出血性坏死性肠炎的鉴别

鉴别点	急性克罗恩病	急性出血性坏死性肠炎
病因	可能与感染、免疫、遗传因素有关	C 型产气荚膜梭菌感染、胰蛋白酶减少或活性降低、饮食不当、变态反应
发病季节	无季节性	夏、秋季多见
发病	较急	骤急
腹痛	多为痉挛性、多在右下腹	常为并发症状,疼痛位于脐部、左腹、右腹或全腹,为阵发性绞痛
腹泻、便血	少见	腹痛后发生腹泻,3～7 次/d,多者 20 余次,血水样便、高粱米样便、果酱样便,可有严重出血
休克、高热、昏迷、抽搐	一般无	常见
腹部体征	右下腹压痛,一般无反跳痛	腹部胀满,脐周、上腹或全腹压痛,麻痹性肠梗阻时肠鸣音减弱
病理	肠壁全层炎,呈节段性跳跃式分布,常见非干酪性肉芽肿	主要为肠壁小动脉内类纤维蛋白沉着,血栓形成造成小肠坏死、出血。黏膜水肿、片状出血、溃疡形成

9. 放射性肠炎 多因肿瘤患者放射治疗引起。放射反应临床上分为早期及晚期反应。早期包括急性、亚急性,急性是从放疗开始头 3 个月内,亚急性为 3～6 个月。晚期反应发生在 6 个月以上。15%～30% 有多个器官放射受累,此类患者病死率增加。早期反应是由于肠道黏膜更新体系的内环境稳定状态被打破,绒毛表面得不到充足的上皮细胞供应而出现裸露,导致水、电解质及蛋白质丢失。临床上表现为痉挛性腹痛、水样泻,伴恶心、呕吐。在急性期症状之后经过一段无症状的潜伏期,如果放射时损伤较重,可出现晚期并发症,如肠粘连、肠狭窄,以肠梗阻最常见。临床上表现为腹痛、恶心、呕吐、血性腹泻、脂肪泻、营养障碍、消瘦等。盆腔放射剂量过大可发生膀胱阴道瘘、直肠阴道瘘及肠瘘等严重并发症。值得注意的是,由于恶性肿瘤的复杂性和多种治疗,因此往往不能把所有上述表现都归咎于放疗。放射损伤最早的改变之一是盆腔内肠袢的固定。有肠梗阻症状及放疗后 3 个月以上仍有腹痛、腹泻、便血及吸收不良者,应想到有小肠与大肠放射损伤的可能,此时应作小肠钡餐透视,可发现放射影内的小肠黏膜增厚,肠蠕动的减弱与钡剂在肠内存留。由于水肿出现充盈缺损或"指压迹"。肠系膜纤维化可致肠袢拉扯并产生类似癌瘤的征象。盆部放射后大肠的损害主要限于直肠与乙状结肠,有报道有炎症性肠病可使放疗反应加重。6 个月后主要是直肠出血,肛门或会阴部痛,腹痛或慢性穿孔伴脓肿或瘘形成。常用双重对比钡灌肠可协助诊断。MRI 也有利于诊断,直肠放射改变 MRI 最早的发现为 T_2 加权像上黏膜下信号强度增加,而外肌层保持正常低信号强度。当直肠型增厚超过 6mm 时则在 T_2 加权像上外肌层显示高信号强度。如有放疗及肿瘤史,出现上述变化或原有 CD 放疗后病情加重,则应考虑放射性肠炎可能。

10. 耶尔森菌(*Yersinia*)回肠炎 本病在世界各国广泛分布,病原菌常在家畜体内繁殖。因耶尔森菌肠炎好发在末端回肠，且有腹痛、腹泻、便血、发热等表现，有时可能与 CD 混淆。耶尔森菌回肠炎病变以末端回肠、阑尾和肠系膜淋巴结的炎症为主。与 CD 不同点有：①耶尔森菌肠炎主要症状为急性水泻，10%～20% 儿童粪便可带血；②突然发热，甚至腹痛或压痛，外周白细胞增多，难与急性阑尾炎鉴别；③肠炎后 1～2 周有 10%～30% 患者可继发关节炎，出现膝、髁、趾、指、腕等关节疼痛，甚至肿胀；④成人患者发热、腹痛、腹泻后可并发结节性红斑、脉络膜炎、心肌炎、甲状腺炎、溶血性贫血和肾小球肾炎；⑤如为老年患者或有糖尿病、慢性肾衰竭、肝硬化和免疫抑制状态患者，肠炎易并发肝炎、腹膜炎、肺脓肿和败血症。

二、治疗

（一）治疗目标

诱导缓解和维持缓解，防治并发症，改善生活质量。

（二）营养治疗

CD 患者摄入不足，肠道吸收障碍、丢失增加等均造成营养不良，进而影响药物治疗效果。因此，加强营养、纠正代谢紊乱、改善贫血和低蛋白血症具有积极治疗价值。宜进高营养、含多种维生素、易消化的食物。完全胃肠外营养（TPN）仅用于严重营养不良、肠瘘及短肠综合征患者。既能纠正 CD 患者的各种营养不良，又可使肠道完全休息，有助于病灶修复。在有并发症的重症 CD 患者，TPN 的效果更加明显，但应用时间不宜太长。长期 TPN 可引起胃肠绒毛萎缩，胃肠道功能衰退。从 TPN 过渡到肠内营养必须逐步进行，大致可分为 4 个阶段：①肠外营养与管饲结合；②单纯管饲；③管饲与经口摄食结合；④正常膳。TPN 不能骤然停止，宜逐渐过渡到肠内营养，以使残余肠道细胞得到再生及适应。当患者开始耐受肠内喂养，先采用低浓度、缓速输注要素膳或非要素膳，监测水、电解质平衡及营养素摄入量（包括肠外与肠内的），以后逐渐增加肠内量而降低肠外量，直至完全撤销 TPN，进而将管饲与经口摄食结合，最后至正常膳。此外，还可常有铁、叶酸、维生素 B_{12} 和其他维生素和微量元素缺乏，也应适当给予补充。

（三）药物治疗

1. 氨基水杨酸制剂

（1）水杨酸偶氮磺胺吡啶（SASP）：本品系由一种抗生素（磺胺吡啶）与水杨酸盐即 5 氨基水杨酸（5-ASA）通过偶氮键结合而成。进入结肠后，偶氮键在肠内细菌作用下分裂后，SASP 在肠内分解为 5- 氨基水杨酸（5-ASA）与磺胺吡啶。后者可产生胃肠道症状和血白细胞减少、皮疹等不良反应，而 5-ASA 则是有效成分，具有抑制前列腺素和白三烯合成作用，从而减轻炎症。SASP 对轻、中度结肠克罗恩病有效。用法为活动期 4～6g/d，分 4 次服用，3～4 周可见疗效，有效率 64%～77%。维持量 1～2g/d，一般维持 1～2 年。SASP 不能预防克罗恩病的复发，本病在静止期无需服药，SASP 对于单独回肠病变无效。

常见不良反应有恶心、食欲减退、粒细胞减少、头痛与肌痛、皮疹等，而溶血、变态反应、胰腺炎、肺炎、肝炎则少见。此外，约 80% 男性患者服药后可发生可逆性精子动力学与形态学的异常。SASP 偶尔可导致叶酸缺乏症，因此，长期服药者宜口服补充叶酸（1mg/d）。

对 SASP 过敏时可用小剂量（每 2～3 日 25mg，甚至 1mg/d 开始）脱敏。

（2）5-ASA 缓释剂：5-ASA 是 SASP 在结肠分解后产生的发挥治疗作用的成分，近年来采用 5- 氨基水杨酸（5-ASA）治疗 IBD。但 5-ASA 口服后容易吸收，因此，到达结肠的浓度不高，故目前正研究多种 5-ASA 新制剂，即 5-ASA 的各种控释、缓释制剂、pH 依赖制剂以各种载体取代磺胺的制剂，都是为了加强局部抗感染效果、减少不良反应。

常用的口服制剂有：①美沙拉嗪（asacol），又称艾迪沙（etiasa），为丙烯酸树脂膜包裹的 5-ASA 微粒压片，在 pH > 6 时溶解，使 5-ASA 在末端回肠及结肠中缓慢释放，800mg 相当于 ASAP 1.5～2.0g。不良反应少，可有头痛、恶心、呕吐。②颇得斯安（pentasa），系 5-ASA 微颗粒，包以半渗透性的乙基纤维素，对结肠病变疗效尤佳，3 次 /d，每次 0.5g，是另一种缓慢释放形式的 5-ASA，1.5g 相当于 SASP 3g。③奥柳氮（olsalazine），其结构中由重氮键取代磺胺吡啶，并结合两分子 5-ASA，药物到达结肠后在肠菌的重氮还原酶作用下，破坏重氮键分出 5-ASA，因此，该药在结肠中产生很高浓度的 5-ASA，疗效确切。

④沙尔福（salofalk，美沙拉嗪肠溶片），750mg 相当于 SASP 1.5～2.0g，也是 5-ASA 缓释剂。claveral（马沙拉嗪）即 salofalk，由 5-ASA 和碳酸钠、甘油混合成片，外包树脂（eudragit-L），作用介于颇得斯安和第二代新型 ASA 制剂 acacol（亚沙可）之间。⑤ acacol，5-ASA 包以树脂（eudragit-S）。⑥巴柳氮（basalazide，巴柳嗪），是一种将 5-ASA 以重氮基连接在不起作用的携带物上的化合物，这种新的 5-ASA 化合物同样需要经细菌的偶氮基还原酶降解，方可释放出 5-ASA。

据报道，这些柳氮磺胺吡啶类似物不良反应较小，患者易耐受。口服 5-ASA 的不良反应主要为水样腹泻，罕见的不良反应有胰腺炎、心包炎、脱发、肾毒性。

另外，采用 5-ASA 肛栓剂或灌肠用药，也可提高直肠和远端结肠内药物浓度，并维持较长时间，明显提高了疗效，而全身不良反应轻微，且发生率明显降低。其不良反应主要为肛门刺激症状。肛栓剂用法为 0.2～1.0g，塞入肛门，2～3 次/d，对阿司匹林过敏者避免使用。

SASP 和新型 5-ASA 制剂除口服外，可作灌肠或滴注（如 SASP 2g 或颇得斯安 1g）。

水杨酸也可和其他药物（肾上腺皮质激素等）联合或前后使用。

2. 肾上腺皮质激素 对中至重度 CD 有效，活动性 CD 治疗反应率 >75%，因其能降低毛细血管通透性，稳定细胞及溶酶体膜，调节免疫功能，减少白三烯、前列腺素和血栓素等炎性介质生成，具抗感染、抗毒等作用，目前仍是控制克罗恩病最有效的药物。用于急性发作或症状重的患者，大多可使症状明显减轻，病情好转。常予以口服或静脉注射，也可用于保留灌肠。重症病例静脉用药过渡到口服，口服过渡到氨基水杨酸类药物时宜有一段重叠时间，以防疾病复发。长期应用皮质类固醇可引起严重不良反应，如电解质紊乱、高血压、骨质疏松、感染等。为减少不良反应，应尽量减少药物剂量或改用氨基水杨酸来维持缓解，或采用隔日疗法，或用灌肠方式代替口服治疗。亦可改用一种全身生物利用度较低的新药。新型肾上腺糖皮质类固醇制剂有丙酸氯地米松、丁地去炎松（triamcinolone，泼尼松龙、曲安奈德）和巯氢可的松（hydromercaptosone）等，局部使用效果尤佳。皮质类固醇治疗 CD 的禁忌证为肠穿孔、腹膜炎。常用药物包括：

（1）泼尼松 30～60mg，10～14 天，有 75%～90% 病例症状缓解，以后减量以 5～15mg/d 维持，维持剂量因人而异。

（2）6- 甲泼尼龙开始给 48mg/d，逐渐减至 12mg/d，先后 2 年。

（3）氢化可的松 200～400mg/d 或 ACTH 40～60μg/d，静脉滴注，14 天后口服泼尼松维持。

皮质类固醇药物对急性活动期克罗恩病有效，但对静止期无效，亦不能预防复发。有些外科切除病灶的病例，不论有无残留病变，每日给以 7.5mg 泼尼松，前后 3 年。

直肠病变则宜直肠保留灌肠或滴注，如倍他米松（5mg）或氢化可的松琥珀酸盐（20～100mg），灌肠时此类激素尚可与 SASP、锡类散等药物合并使用。此外，尚有泼尼松龙和氢化可的松半琥珀酸盐作肛栓者。克罗恩病使用肾上腺皮质激素时应警惕紧急外科并发症，防止肠穿孔、大出血和继发感染。

一些新型激素也正在研制中。布地奈德（budesonide）是一种糖皮质激素，因其针对 CD 的好发部位，在回肠和右半结肠缓慢释放，且因其能迅速在肝脏内失活，故虽有很强的肠道内抗感染作用，全身激素样不良反应却很少。

3. 免疫调节剂 对肾上腺皮质激素与水杨酸类药物无效者，可使用硫唑嘌呤和 6- 巯基嘌呤（6-MP）。甲氨蝶呤（MTX）、环孢素 A（CSA）等。

（1）硫唑嘌呤（azathioprine，AZA）和 6- 巯基嘌呤（6-mercaptopurine，6-MP）：主要用于对类固醇有依赖性和静止的 CD 患者，新近报道对活动性 CD 也有疗效。硫唑嘌呤迅速吸收且置换为 6-MP，然后代谢为作用终末产物，硫代次类核苷（thioinosinic acid）抑制核苷酸（ribonucletide）合成和细胞增殖，这些药物也改变免疫反应途径，抑制自然杀伤细胞活性和抑制细胞毒细胞功能。硫唑嘌呤剂量为 2.0～2.5mg/（kg·d），6-MP 1.0～1.5mg/（kg·d），分 2 次口服。4 个月后 56% 患者有治疗反应，应用 1～3 年缓解率为 56%～84%。虽 CD 患者对硫唑嘌呤和 6-MP 常能耐受，但确实不良反应大，有报道 92% 患者有白细胞减少。3%～5% 患者于治疗的几周内发生胰腺炎，药物撤除后迅速消失。其他毒副反应尚有恶心、发热、皮疹、肝炎和骨髓抑制。过去认为长期用药可致癌，新近研究认为硫唑嘌呤、6-MP 长期治疗并无致癌的危险性增加。

（2）甲氨蝶呤（methotrexate，MTX）：MTX 抑制二氢叶酸还原酶引起 DNA 合成受损，IL-1 产生减少，T 细胞吞噬作用降低。可用于短期及长期治疗对肾上腺皮质激素产生抵抗和依赖的克罗恩病患者，每周 25mg，肌内注射或皮下注射可使肾上腺皮质激素完全停药，治疗至 16 周时 39% 患者病情缓解维持。治疗的毒副反应有粒细胞缺乏、肝纤维化、恶心、呕吐、腹泻，过敏性肺炎发生率低，联合应用叶酸可使反应减少。MTX 可致畸胎和流产，因此妊娠妇女禁用。

（3）环孢素 A（cyclosporine，CSA）：CSA 可改变免疫炎症级联放大，有力地抑制 T 细胞介导反应，抑制 Th 细胞产生 IL-2，降低细胞毒细胞的募集反应，阻止其他细胞因子，包括 IL-3、IL-4、IFN-γ 和 TNF-α 的释放，与硫唑嘌呤、6-MP、MTX 相比较，CSA 开始作用比较迅速，适用于病情较重或对类固醇有抵抗的 CD 患者。常用量 CSA 4mg/（kg•d），口服 5.0～7.5mg/（kg•d）。CSA 对瘘管形成患者静脉内注射 4mg/（kg•d）平均 7.9 天可获疗效，慢性活动性 CD 口服 CSA 7.5mg/（kg•d）治疗有效。口服 5mg/（kg•d）可预防 CD 复发。治疗的不良反应为高血压、牙龈增生、多毛症、感觉异常、震颤、头痛和电解质异常，肾毒性是 CSA 的重要首发症，一旦发生，应减量或停药。偶有并发癫痫。机会感染如卡氏肺孢子虫肺炎也偶见。

类似 CAS 新制剂他克莫司（tarcrolimu，FK506）对儿童难治性 IBD 及成人广泛小肠病变患者治疗有效，且不良反应很小。另一种新制剂麦考酚酸酯（骁悉）可抑制淋巴细胞中肌苷单磷酸，从而抑制具有细胞毒性的 T 细胞增殖及 B 细胞抗体产生。500ml、2 次/d 或 15mg/（kg•d）可改善 CD 症状，耐受性较好，还可减少肾上腺皮质激素的用量。

4. 细胞因子和细胞因子拮抗剂 目前抗 TNF-α 抗体、IL-2 抗体、抗 CS$_4$ 抗体、IL-10 及白细胞去除疗法等已试用于临床，并取得了一些令人振奋的结果。重组抗 TNF 单克隆抗体（商品名为 inflimixmab，IFX，英夫利昔；或称 remicade）在治疗炎症性疾病（包括类风湿性关节炎与克罗恩病等）中的明显疗效受人注目。一般剂量为 5mg/kg，单次注射，可使难治性克罗恩病缓解 4 个月。IFX 起效快，通常 2 周内就发挥作用，单次治疗后可持续 30 周。但是大多数患者在抗体从血清中消失即 8～12 周后复发。每隔 8 周输注 IFX 可以维持疗效并达到 1 年缓解。IFX 是唯一能迅速控制克罗恩病瘘管的药物，但是连续 3 次输注（第 0、2、6 周）的效果不理想。复发的中数时间为 12 周。临床试验 IFX 治疗克罗恩病相当安全，最常见的不良反应包括轻微的头痛、呕吐、上呼吸道感染和急性的输液反应。用 IFX 治疗过的患者中大约 13% 会发生 IFX 抗体，即 HACA（人类抗嵌合性抗体）。目前认为这些抗体的产生可能与输注反应有关。

人体化的抗 TNF-α 单克隆抗体 CDP571 已开始在克罗恩病患者中研究试用，其他 TNF 抑制性治疗，包括核因子 κB（NF-κB）反义寡核苷酸 P65 亦已开始在克罗恩病患者中研究试用。

5. 抗生素类药物 虽然感染病因学说至今未被证实，但近年来甲硝唑治疗克罗恩病肛周和结肠病变取得很大成功。其作用机制可能与甲硝唑能对抗厌氧菌，且具有人体免疫调节作用有关。甲硝唑已是治疗克罗恩病性结肠炎、小肠炎、肛周疾病的一线用药，并能预防术后复发。常用剂量为 10～20mg/（kg•d），疗程一般在 2 个月以上。国内多家报道，用甲硝唑口服或灌肠均收到较好效果。不良反应有胃肠功能紊乱和周围神经病变等。广谱抗生素氨苄西林 4～8g/ d，适用于出现并发症或病情严重时，近年提倡应用。喹诺酮类抗生素，如环丙沙星、氧氟沙星等，可单用或与甲硝唑联用。抗菌药物可与皮质类固醇或硫唑嘌呤合用。

6. 调整肠道菌群 已表明，调整肠道菌群可有益于 IBD 的治疗。促生疗法（probiotic therapy）现已认为是 21 世纪的一种治疗 IBD 的概念，即通过口服 Nissle 株大肠埃希菌来预防克罗恩病和溃疡性结肠炎的复发。最近有研究进一步表明，某些乳酸杆菌（lactobacillus）株可通过上调肠道 IgA 及抗炎细胞因子（IL-6、IL-10）的分泌而发挥保护性免疫调节作用，已用于慢性 IBD 患者的治疗。亦有使用多种促生态制剂（乳酸杆菌、双歧杆菌）缓解疾病发作的报道。

7. 奥曲肽及其类似物 伐普肽（vapreotide）、P 物质拮抗剂及利多卡因胶灌肠剂通过影响肠血管通透性、肠道分泌，直接作用于免疫活性细胞，改变细胞因子释放或激活和促使肥大细胞脱颗粒反应，对 IBD 发挥治疗作用。

8. 中医中药 在 CD 的治疗中显示其独有的魅力。中医已形成初步的独特理论体系，报道的有效治疗方法逾百种，亟待进一步筛选、总结和推广。

CD 患者药物治疗的选择见表 28-6。

表 28-6 CD 患者药物治疗的选择

疾病程度及情况	选择药物
轻度	SASP 或 5-ASA、口服氨基水杨酸、甲硝唑或环丙沙星、布地奈德
中度	SASP 或 5-ASA、口服皮质类固醇(布地奈德)、硫唑嘌呤或 6-MP
重度	infliximab(英夫利昔单抗)、全身使用皮质类固醇、静脉或皮下应用甲氨蝶呤
难治性	静脉内使用 infliximab
肛周疾病	口服抗生素(甲硝唑或环丙沙星)静脉内使用 infliximab、口服硫唑嘌呤或 6-MP
缓解	口服皮质类固醇、SASP 或 5-ASA 或甲硝唑、口服硫唑嘌呤或 6-MP

(四)活动性克罗恩病的内科治疗

1. 根据疾病部位和活动度来考虑用药

(1)如为轻度活动性局灶性回盲部 CD:首选布地奈德 9mg/d(2a,B),5-ASA 益处有限(1a,B),不推荐使用抗生素(1b,A)。一些轻症患者无须治疗(5,D)。

(2)中度活动性局灶性回盲部 CD:首选布地奈德 9mg/d(1a,A);或全身肾上腺皮质激素治疗(1a,A),如果怀疑出现脓毒血症,可加用抗生素(5,D)。

(3)重度活动性局灶性回盲部 CD:首选全身皮质激素(1a,A),对于复发病例,应加用硫唑嘌呤或 6-MP(1a,B),如果患者不能耐受,可考虑甲氨蝶呤(1a,B),对皮质激素或免疫调节剂难治性或不能耐受的患者,可加用英夫利昔单抗(infliximab)(1b,A),也可考虑外科手术治疗。

(4)结肠 CD:①轻度活动性结肠 CD:可采用 SASP(1b,A),或全身皮质激素治疗(1a,A);②复发 CD:加用硫唑嘌呤或 6-MP(1a,B),如果患者不能耐受,可考虑用甲氨蝶呤(1a,B);③难治性 CD:对皮质激素或免疫调节剂难治性或不能耐受的患者,或加用 infliximab(1b,B),也可考虑外科手术治疗。

(5)广泛性小肠 CD:中、重度小肠 CD 采用全身皮质激素(1a,B),推荐使用硫唑嘌呤或 6-MP,若患者不能耐受,可考虑用甲氨蝶呤(1b,B),同时给予营养支持(4,C)如果治疗失败,加用 infliximab(1b,B),也可考虑外科手术治疗。

(6)食管和胃及十二指肠 CD:质子泵抑制剂治疗效果最值(5,D),必要时合并全身用皮质激素(4,D),对难治性患者可选用 infliximab。如有梗阻症状,应采用扩张术或外科治疗(4,C)。

2. 对皮质激素依赖性、难治性治疗

(1)皮质激素依赖性 CD:可采用硫唑嘌呤或 6-MP(1a,A),如果患者不能耐受或无效,可用甲氨蝶呤,如果上述治疗失败,加用 infliximab(1a,A),也可考虑外科手术治疗。

(2)皮质激素难治性 CD:采用硫唑嘌呤或 6-MP(1a,B),如果患者不能耐受或无效,考虑用甲氨蝶呤(1b,B)。如果免疫调节剂治疗失败,或需要快速获得缓解,可加用 infliximab(1b,B),也可采用手术治疗。

3. 药物诱导缓解后的治疗 infliximab 治疗获得缓解后,硫唑嘌呤,6-硫基嘌呤或甲氨蝶呤均可用于维持治疗(2a,B)。如果上述治疗失败,可考虑采用 infliximab 定期输注维持治疗(1b,B),对局限性病变应考虑外科手术治疗(4,D)。应用 5-ASA 获得缓解的患者应完全缓解后持续用药 2 年停药(5,D),对广泛性结肠炎患者,应考虑长期治疗以降低结肠癌发生的危险性(4,D),应用硫唑嘌呤维持治疗的患者,应于完全缓解后 4 年停药(2b,C)。

4. 复发患者的治疗

(1)局灶性回盲部 CD 复发:如果患者复发,应加强维持治疗,可考虑手术治疗,皮质激素不应用于维持缓解。

(2)广泛性 CD 复发:推荐用硫唑嘌呤维持缓解。

（3）复发前用硫唑嘌呤或 6-MP 治疗患者的处理：复发时应加大硫唑嘌呤或 6-MP 的剂量，前者为 >2.5mg/（kg·d），后者 >1.5mg/（kg·d），对局灶性病变应考虑外科手术治疗。

证据级别：分 1、2、3、4、5 级，每 1 级又分 a、b 二级，如 1a、2b。

推荐级别：分 A、B、C、D 级。

（五）手术治疗

1. 适应证　目前内外科医师已达到共识：外科治疗不能改变 CD 的基本病程，仅适用于其他疗法无效的并发症和多次复发者。适应证主要包括：①肠狭窄、肠梗阻；②腹腔脓肿及炎性包块；③下消化道大出血；④疑有癌变；⑤腹壁肠瘘或肠内瘘；⑥急性腹痛诊断不明时应行探查手术；⑦并发肠穿孔；⑧积极内科治疗效果差者有相对适应证；⑨肛门部有病变。

2. 手术方式选择

（1）肠梗阻：主要手术方式有 3 种。

1）病变肠段切除术：切除范围应包括近侧正常肠管 5～15cm，因术后吻合口瘘和复发多在近端肠管。对于小肠多发病灶，既可分段切除，又可整段切除，但应注意保留正常小肠不少于 1.5m，以免发生术后短肠综合征。系膜肿大淋巴结切除与否并不影响 CD 的复发，故不必全部切除。如结肠病变呈多发性而直肠病变轻微，可选择结肠全切除、回肠直肠吻合术，但保留直肠的复发率高于结直肠切除术。所以有人提出如直肠严重受累或肛周病变明显者，宜行全结肠直肠切除、回肠造口术。由于 CD 复发，因此不应行回肠储袋肛门吻合术。如果仅局限于直肠或肛门，可行经腹会阴直肠肛管切除、结肠永久性造口术。

2）病变肠段旷置转流术：如因粘连或炎症（除有困难时），可将病变肠段旷置、行捷径转流术。为防止盲祥综合征，切断梗阻近端正常肠管后，断端与结肠端侧吻合，再将远侧断端缝闭。以根据患者情况，再决定是否做二期手术。

3）病变肠段狭窄成形术：狭窄成形术有两种主要术式。一种为 Heineke Mikutltz 手术，即沿纵轴切开后横向缝合，主要用于较短的狭窄；另一种为 Finncy 术，即纵向切开后作长的侧侧吻合式缝合，适用于较长的狭窄，但都难于解决多处的或较长的狭窄。十二指肠的 CD 采用狭窄成形术的疗效不如转流术。Raebler 应用布地缩松和硫唑嘌呤联合内镜下球状扩张可提高缓解狭窄的长期疗效。

（2）腹腔脓肿及炎性肿块：对于腹部包块，首先要通过 X 线钡剂造影或 B 型超声、CT 检查，以判断是否有肿块。继发于 CD 的脓肿多可经皮穿刺置管引流治疗。行手术治疗时，为避免切口直接与脓腔相通而引起切口裂开和外瘘，一般主张作肿块对侧腹部切口，进入腹腔后找出脓腔的两端肠管再作短路手术，注意封闭输入肠祥远侧断端，术后脓肿有可能缩小或愈合。对脓肿较大、中毒症状明显者，可在短路手术的同时行脓肿引流，引流应避开切口，在脓腔表面腹壁另作小切口。

（3）肠瘘：单独以肠瘘手术的 CD 并不多，但约 1/3 的 CD 手术中可见到肠瘘。回肠是肠瘘的好发部位，可形成各种类型的内、外瘘。术前应通过放射影像学检查明确瘘口部位以及瘘的解剖关系。多数情况下，只剪除瘘口周围发硬组织，单纯缝合即可。对少数腹腔感染严重和／或营养状况较差者，宜先将近端肠管造口，待情况改善后再行二期手术。低流量肠瘘对生理影响不大，不必手术。

（4）出血：需要反复输血的肠道出血占 2%～3%。可在出血时行选择性肠系膜血管插管造影，以明确出血部位，用药物灌注或栓塞治疗多能止血。无效时应急诊手术切除出血病变肠段，行肠吻合术。

近年来发现，在 CD 中癌变的发生率也较高，并发生在旷置的肠祥内，其中 86% 发生在原来炎症病变的部位。这提示在手术时如果可能，应尽量将病变切除，特别是对年轻患者。另外，有时 CD 病变形成大的假性息性或高度增生的肉芽组织颇似肿瘤，应注意鉴别，必要时作冰冻切片检查。

高新技术的发展使 CD 的手术治疗步入微创，近 10 多年来，腹腔镜和吻合器的广泛应用，CD 外科治疗有很大发展，在治疗观念上有较多的更新。腹腔镜或在腹腔镜协助下可治疗 CD：①暂时性或永久性回肠造口转流；②狭窄肠段成形；③回盲部切除；④肠段切除吻合等。同时，并不增加术后并发症和复发率。随着研究的进展和临床实践的不断发展，腹腔镜在 CD 中具有良好的应用前景。

第3节　溃疡性结肠炎

溃疡性结肠炎（ulcerative colitis，UC）又称非特异性结肠炎，是一种病因不明的以结肠黏膜和黏膜下层炎症为特征的慢性炎症性疾病，与克罗恩病一起统称为炎症性肠病（inflammatory bowel disease，IBD）。病变好发在直肠和结肠。任何年龄均可发病，多见于 20～40 岁，亦可见于儿童和老年。男女发病差异不大。主要症状有腹痛、直肠出血、腹泻、黏液血便或脓血便、里急后重、乏力等。

一、诊断与鉴别诊断

（一）诊断

溃疡性结肠炎腹泻多见，其发生主要与炎症导致大肠黏膜对水、钠吸收障碍以及结肠运动功能失常有关。黏液脓血便则为炎症渗出和黏膜糜烂及溃疡所致。大便次数轻者 2～4 次，重者每天 10 余次，脓血患者甚至大量便血。粪质多数为糊状，重可至稀水样。UC 时腹痛不如 CD 多见和严重。轻症患者可无腹痛，较重患者为轻至中度腹痛。多位于左下腹或下腹的痉挛性腹痛，也有疼痛 - 便血、便后缓解的规律。新近 Irving 等认为，急性肠系膜梗死是 UC 引起腹痛的重要原因。若病情重或有并发症发生则腹痛也加重，可为持续性剧烈腹痛。见于：①中毒性巨结肠：发生率为 15%，国内较低，约 2.5%。多发生在暴发型或重症患者。一般以横结肠最为严重。常因低钾、钡剂灌肠、使用抗胆碱能药或鸦片酊而诱发。表现为整个结肠或部分结肠扩张，腹胀，腹痛加剧，腹部压痛，反跳痛，肠鸣音消失。结肠扩张易引起溃疡穿孔，并发腹膜炎。患者呈刀割样腹痛，持续性加剧，常伴发低血压、出汗，甚至发生休克。②肠穿孔：除上述中毒性巨结肠因素外，与应用皮质激素也有关。可有剧烈腹痛。③结肠狭窄和肠梗阻：由于结肠黏膜增厚，假息肉成团阻塞肠腔所致。表现为恶心、呕吐、阵发性剧烈腹痛、不排便排气等急腹症症状。④结肠、肛周疾病：少见。包括痔核、肛裂、肛周脓肿、瘘管及脱肛等，均有不同程度腹痛或肛门直肠痛。

1. 临床表现　UC 是一种慢性、间歇性、反复发作的疾病，发病高峰年龄为 20～40 岁。男女性别差异不大。症状轻重不一，发病初期病情常较隐匿，需数周，甚至数月才能明确诊断。当病变仅限于直肠时，常表现为便中带血，很多患者主诉便秘而不是腹泻。当病变逆行向上进展时，开始出现腹泻伴不同程度便血、排便急迫和里急后重。

（1）消化系统：多有腹泻和黏液脓血便。黏液脓血便是最常见及活动期重要表现。大便次数及便血程度与病情轻重有关，轻者排便 2～4 次 /d，便血轻或无；重者 >6 次 /d，脓血易见，甚至大量便血。粪质多数为糊状，重者可呈稀水样。多数患者可有轻至中度腹痛，为左下腹或下腹阵痛，亦可累及全腹。常有里急后重，便后腹痛缓解。轻者可表现为腹部不适。重者可持续剧烈腹痛。其他可出现食欲缺乏、恶心、呕吐等。

（2）全身反应：发热一般出现在中、重症患者的活动期，呈低至中度，高热多提示严重感染、出现并发症或病情进行进展。重症或病情持续活动者可出现消瘦、贫血、低蛋白血症、水及电解质紊乱等。

（3）体征：轻至中度患者，体查通常无明显异常，或仅有左下腹轻压痛，有时可触及痉挛的肠管。直肠指检可指套染血。重症患者常有明显压痛甚至肠型，可出现贫血、发热、心动过速等。若出现腹肌紧张、反跳痛、肠鸣音减弱等应注意中毒性巨结肠、肠穿孔等并发症。

（4）肠外表现：与西方相比，亚洲患者肠外表现较少见，且存在区域差异。但亦有同时出现多种肠外表现，包括皮肤黏膜表现（如口腔溃疡、结节性红斑和坏疽性脓皮病）、关节损害（如外周关节炎、脊柱关节炎等）、眼部病变（如虹膜炎、巩膜炎、葡萄膜炎等）、肝胆疾病[如脂肪肝、原发性硬化性胆管炎（PBS）、胆石症等]及血栓栓塞性疾病等。

2. 并发症

（1）中毒性巨结肠：是最严重的并发症之一，主要见于重度患者，病死率高达 44%。常因低钾、钡剂灌肠、使用胆碱能药物或阿片类药物等因素诱发。其临床特征为全身性中毒症状以及节段性或全结肠非梗阻性扩张>6cm,腹部有压痛,甚至反跳痛,肠鸣音减弱或消失,可引起溃疡穿孔并发急性弥漫性腹膜炎。

（2）肠穿孔：是最严重的并发症之一,常因结肠镜操作不当或中毒性巨结肠引发,病死率约为50%。UC患者自发性肠穿孔发生率约为2%,多与中毒性巨结肠有关。结肠穿孔可引起慢性或急性弥漫性腹膜炎。

（3）肠出血：少量出血很常见,大出血的发生率为0～6%。出血量与疾病严重程度相关,严重出血者多为广泛结肠炎。

（4）上皮内瘤变和癌变：为远期并发症,亚太地区癌变风险为0.3%～1.8%。瑞典一项研究显示,确诊后10年、20年、25年结直肠异型增生累积风险分别为2%、5%和10%。病程大于10年,全结肠型溃疡性结肠炎合并上皮细胞异型增生为癌变危险因素。

（5）其他并发症：贫血、结肠息肉、急性缺血坏死性结肠炎、凝血功能障碍（如静脉血栓形成）、原发性胆汁性胆管炎（primary biliary cholangitis,PBC）、脊髓增生异常综合征等。肠梗阻少见。

3. 实验室和其他检查诊断

（1）血液：血红蛋白是反映UC严重程度的指标之一,重度患者血红蛋白小于75%正常值。在严重溃疡性结肠炎活动期,白细胞数增加,C反应蛋白升高,血沉加快,血小板数升高。严重者白蛋白降低。

（2）粪便：粪便检查是溃疡性结肠炎排除性诊断的重要依据。肉眼观常见血液、黏液脓血。涂片镜检可见红细胞、白细胞和坏死组织。粪钙卫蛋白（FCP）、乳铁蛋白、溶菌酶、M2型丙酮酸激酶（M2-PK）是UC活动性的评价指标,可辅助的诊断以及预后、疾病活动性评估。当疑诊本病时,应连续大便培养3次及涂片检查排除感染性疾病。

（3）自身抗体：外周血中性粒细胞胞质抗体（pANCA）可能为其特异性抗体,有助于与CD的鉴别。

（4）内镜：结肠镜检查并活检是诊断及鉴别诊断的重要手段。但重度UC宜暂缓,以防诱发肠穿孔、中毒性巨结肠等并发症的发生。

结肠镜下病变多从直肠开始,呈连续性、弥漫性分布。表现为：①黏膜血管纹理模糊、紊乱或消失、充血、水肿、质脆、自发性或接触性出血和脓性分泌物附着,亦常见黏膜粗糙、呈细颗粒状；②病变明显处可见弥漫性、多发性糜烂或溃疡；③缓解期可见结肠袋变浅、变钝或消失以及假息肉、黏膜桥等。

色素内镜通过内镜钳道喷洒或口服,对胃肠道黏膜导入色素,使病变黏膜与正常黏膜的颜色对比更明显,有助于辨认传统内镜下难以发现的病灶及协助定点活检。2015年3月《IBD不典型增生的监测与管理国际专家共识》（简称SCENIC国际共识）推荐临床使用色素内镜作为IBD患者伴不典型增生的筛查手段。色素内镜+放大内镜下,正常肠道黏膜腺管开口排列整齐,着色均匀,UC轻度活动期黏膜腺管开口排列紊乱,UC中重度活动期黏膜完全不被亚甲基蓝染色,中重度UC黏膜与不典型增生黏膜形态相似,区分困难。

放大内镜下见隐窝破坏、粗绒毛状结构,是UC黏膜病变的典型形态之一,具有特征性诊断意义。隐窝融合和筛网状结构形成是炎症活动、黏膜明显破坏的特征性改变,发现典型筛网状结构即可内镜诊断UC。并在正常肠段黏膜可见正常腺管开口,炎症活动早期可见正常隐窝减少、隐窝变形,活动期可见隐窝肿大和细颗粒样结构,并可见隐窝广泛破坏融合后可形成不规则的表浅溃疡。

胶囊内镜是一种无创性检查,在排除禁忌证后可通过检查进行随访,以指导治疗。

超声内镜、电子染色内镜及共聚焦激光显微内镜（CLE）等新技术为提高活检率、疾病活动度判断及癌变监测提供了新方法。

（5）X线钡剂灌肠：结肠镜检查可以取代钡剂灌肠检查。无条件行结肠镜检查时可行钡剂灌肠检查。

主要改变为：黏膜粗乱和/或颗粒样改变；肠管边缘呈锯齿状或毛刺样改变,肠壁有多发性小充盈缺损；肠管缩短,囊袋消失呈铅管样。但急性期,尤其是重度UC患者应暂缓进行,以免诱发中毒性巨结肠或穿孔。

（6）CT：对急性并发症,如梗阻和穿孔,CT检查可在不作肠道准备的情况下进行。

（7）MRI：对早期黏膜病变的显示有一定局限性,但可提供UC疾病活动性的信息以指导治疗,可鉴别炎症与纤维化引起的狭窄,对肠外并发症如脓肿有很高的敏感性。能准确评估炎症,且无电离辐射,对于需反复成像者,是一种比 CT 更理想的选择。CT 或 MRI 结肠显像可以显示结肠镜检查未及的部位。

(8)病理检查:镜下活检及手术切除标本病理检查可见上述 UC 活动期或缓解期改变,结合临床,可报告符合 UC 病理改变。宜注明为活动期或缓解期。如有隐窝上皮异型增生(上皮内瘤变)或癌变,应予注明。

4. 诊断要点 UC 缺乏诊断的"金标准",主要结合上述临床、内镜和组织病理学表现进行综合分析,在排除感染性和其他非感染性结肠炎的基础上,按以下要点做出诊断:

(1)具有上述典型临床表现者为临床疑诊,安排进一步检查。

(2)同时具备上述结肠镜和/或放射影像特征者,可临床拟诊。

(3)如再加上上述黏膜活检和/或手术切除标本组织病理学特征者,可以确诊。

(4)初发病例如临床表现、结肠镜及活检组织学改变不典型者,暂不确诊 UC,应予随访。

5. 临床类型和病情评估

(1)按病程经过分为 4 型:①初发型,为初次发病,既往无类似病史;②慢性持续型,病变范围广,病变持续半年以上;③慢性复发型,多见,病变范围小,症状轻,往往有缓解期,但易复发,预后好;④急性暴发型,少见,起病急骤,腹部及全身症状严重,可出现中毒性巨结肠、肠穿孔、脓毒血症等并发症。除暴发型外,各型可相互转化(慢性型不转化为初发型)。

(2)按病情严重程度分为 3 型:①轻度,腹泻<4 次/d,便血轻或无,无发热、脉搏加快和贫血,血沉正常;②中度,介于轻度和重度之间;③重度,腹泻>6 次/d,明显黏液血便,体温在 37.5℃以上,脉搏90 次/min 以上,血红蛋白<100g/L,血沉>30mm/h(表 28-7)。

表 28-7 改良 Truelove 和 Witts 严重程度分型

严重程度分型	排便/(次·d⁻¹)	便血	脉搏/(次·min⁻¹)	体温/℃	血红蛋白	红细胞沉降率/(mm·h⁻¹)
轻度	<4	轻或无	正常	正常	正常	<20
重度	≥6	重	>90	>37.8	<75% 正常值	>30

注:中度为介于轻度与重度之间。

(3)病变范围:直肠炎,直肠乙状结肠炎,左半结肠炎,右半结肠炎,全结肠炎,区域性结肠炎。目前仍推荐采用蒙特利尔分类(表 28-8)。

表 28-8 溃疡性结肠炎病变范围的蒙特利尔分类

分类	分布	结肠镜下所见炎性病变累及的最大程度
E1	直肠	局限于直肠,未达乙状结肠
E2	左半结肠	累及左半结肠(脾曲以远)
E3	广泛结肠	广泛病变累及脾曲以远乃至全结肠

(4)病态分期:分为活动期和缓解期。

(5)肠外表现及并发症:肠外表现可有关节、皮肤、眼、口、肝胆等系统受累,多与病变活动和自体免疫反应有关;并发症可有大出血、中毒性巨结肠、穿孔、癌变等,多见于范围较广的活动性病变。

6. 疗效评定

(1)临床疗效评定:适用于临床工作,不适用于科研。分为缓解(临床症状消失,结肠镜复查见黏膜大致正常或无活动性炎症)、有效(临床症状基本消失,结肠镜复查见黏膜轻度炎症)、无效(临床症状、结肠镜复查、病理检查均无改善)。

(2)改良的 Mayo 评分(表 28-9):适用于科研,亦可用于临床的疗效评价。

(3)复发:自然或经药物治疗进入缓解后再次出现临床症状并在内镜下证实。复发分为偶发(≤1 次/年)、频发(≥2 次/年)及持续型(症状持续存在,不能缓解)。早期复发指经先期治疗进入缓解期的时间<3 个月。

表 28-9　评估 UC 活动性的改良的 Mayo 评分系统

项目	0分	1分	2分	3分
排便次数	排便次数正常	比正常排便次数增加 1～2 次 /d	比正常排便次数增加 3～4 次 /d	比正常排便次数增加 5 次 /d 或以上
便血	未见出血	不到一半时间内出现便中混血	大部分时间内为便中混血	一直存在出血
内镜发现	正常或无活动性病变	轻度病变（红斑、血管纹理减少、轻度易脆）	中度病变（明显红斑、血管纹理缺乏、易脆、糜烂）	重度病变（自发性出血、溃疡形成）
医师总体评价	正常	轻度病变	中度病变	重度病变

注：每位受试者作为自身对照，从而评价排便次数的异常程度。每日出血评分代表 1 天中最严重出血情况。医师总体评价包括 3 项标准——受试者对于腹部不适的回顾、总体幸福感，以及其他表现如体检发现和受试者表现状态。评分≤2 分且无单个分项评分 >1 分为临床缓解，3～5 分为轻度活动，6～10 分为中度活动，11～12 分为重度活动。有效定义为评分相对于基线值的降幅≥30% 及≥3 分，而且便血的分项评分降幅≥1 分或该分项评分为 0 或 1 分。

（4）与糖皮质激素（简称激素）治疗相关的特定疗效评价：激素无效，经相当于泼尼松 0.75mg/（kg·d）治疗超过 4 周，疾病仍处于活动期。激素依赖，虽能保持缓解，但激素治疗 3 个月后，泼尼松仍不能减量至 10mg/d；或在停用激素 3 个月内复发。

7. 预后　UC 的预后好坏取决于病变类型、有无并发症和治疗的情况。UC 第一次发作的严重程度、病程长短、发病年龄在发作后的病死率、缓解率等方面均有显著性差异，对疾病预后的影响很大。有严重并发症（如中毒性巨结肠、大量便血、肠穿孔）的病死率高，低钾血症、低蛋白血症、重度贫血以及长期发热亦提示预后不良。病程漫长、病程广泛病例有并发结肠癌风险。

（二）鉴别诊断

1. UC 与克罗恩病鉴别　参见本章第 2 节表 28-4。

2. 慢性细菌性痢疾　急性菌痢后迁延不愈，病程超过 2 个月，患者持续有轻重不等的痢疾症状，如腹痛、腹泻、脓血便，可与 UC 混淆。慢性菌痢有急性细菌性痢疾病史，粪便可培养出痢疾杆菌。结肠镜检查病变处黏膜充血水肿，有散在粗糙颗粒，可见溃疡、瘢痕和息肉，在肠镜下取溃疡部位渗出物作细菌培养，阳性率高于粪便培养。UC 时结肠镜所见也呈黏膜多发溃疡、黏膜弥漫性充血、水肿、黏膜血管模糊，质脆易出血，有假息肉形成，因此单纯从结肠镜所见有时将两者不易鉴别。慢性菌痢用抗菌药物治疗有效。

3. 慢性阿米巴痢疾　慢性阿米巴痢疾是急性阿米巴痢疾未经彻底治疗的延续，有腹泻、腹痛，大便一日 3～5 次，呈黄色糊状，带少量黏液及血，临床表现与 UC 相似。病程持续数月或数年不愈，久病者常伴有贫血、乏力、溃疡等。由于黏膜增生，在盲肠、乙状结肠及直肠等处，可扪及移动性球形肿块、有轻压痛，而乙状结肠镜或纤维结肠镜可见烧瓶状溃疡，从溃疡处刮取渗出物或腔内带黏液的血性大便可找到滋养体，且抗阿米巴治疗有效，可与 UC 鉴别。

4. 慢性血吸虫病　慢性血吸虫病表现以腹泻最常见，大便 2～3 次 /d，稀薄或带黏液和血液等，病程长者可出现肠梗阻，引起剧烈腹痛，伴有贫血及消瘦。有疫水接触史，常有肝、脾肿大，粪便检查可发现血吸虫卵，孵化毛蚴阳性，直肠镜检查可发现息肉、瘢痕、充血、水肿、溃疡等病变，对病变黏膜进行活检，找到虫卵的阳性率很高。

5. 大肠癌　多见于青年以后，腹泻不明显，可有大便带黏液混有血，有的排便频而粪不多，大便可成形。直肠癌肛诊时可扪及包块，硬、表面不光滑。肠镜及活检或 X 线、钡灌肠可得到诊断。值得注意的是，UC 与结肠癌并存，且 UC 可癌变。

6. 肠易激综合征　为一种肠动力障碍疾病，主要症状为腹痛、腹胀、腹泻、便秘或两者交替出现，粪便有黏液，但无脓血，虽长期或反复发作但多数患者健康状况良好，常伴全身神经官能症和心理障碍，多次粪检无炎症表现。肠镜、钡灌肠检查黏膜无异常改变。

7. 缺血性肠炎　缺血性肠炎应与重度或急性暴发型 UC 鉴别。缺血性肠炎多见于 60 岁以上老年人，有动脉粥样硬化发生，多因肠系膜动脉狭窄或闭塞或非闭塞性肠系膜动脉缺血等原因引起，以肠系膜上、下动脉末梢吻合部易发生，故脾区多见，也可见于直肠，突然发病、剧烈腹痛、血性腹泻或便血，重者可发生肠坏死、穿孔，并引起腹膜炎。内镜下可见由黏膜下出血造成的暗紫色隆起，黏膜剥离出血及溃疡等，与正常黏膜有明显分界。而 UC 则发病较缓，以腹痛、腹泻、黏液血便为主要表现，而结肠镜可见广泛黏膜充血、水肿、呈颗粒状，多发生浅溃疡，伴有脓性分泌物，可见假息肉形成，故与缺血性肠炎鉴别并不难。

8. 肠结核 亚太地区结核病患病率较高，UC 须与肠结核鉴别。肠结核患者既往有或现有并存的肠外结核病，临床表现少有肠瘘、腹腔脓肿、肠出血和贫血。常有腹泻不伴脓血、里急后重。可有结核毒血症症状。鉴别诊断有困难者建议先行抗结核治疗，如治疗 4 周左右患者临床症状明显好转、2～3 个月后结肠镜复查发现肠黏膜病变明显改善，则支持肠结核的诊断，仅有临床症状好转不能作为支持肠结核诊断的有力证据。

实验室检查粪便中可见少量脓细胞及血细胞。结核菌素试验呈强阳性或结核感染 T 细胞斑点实验（T-SPOT）阳性有助诊断。亦可作结核分枝杆菌培养、血清抗体监测或采用结核特异性引物行酶链反应（PCR）测组织中结核分枝杆菌 DNA。

影像检查钡餐检查病变肠段激惹征象、肠壁不规则、锯齿状改变或不全肠梗阻等表现。X 线、CT 检查可发现肠外结核改变。

结肠镜检及活检有助诊断，内镜检查病变节段性改变不明显，溃疡多为横行，浅表且不规则，好发部位为回盲部、回肠末段和近段升结肠以及肛周等。组织病理学检查对鉴别诊断最有价值，肠壁和肠系膜淋巴结内大而致密的、融合的干酪样肉芽肿和抗酸杆菌染色阳性是肠结核的特征。

9. 急性出血性坏死性肠炎 须与 UC 出血并发症及直肠出血相鉴别。起病急，发病前有不洁饮食史，如摄入变质肉类、腐烂水果、生甘薯等。便血为本病特征之一，但无黏液和脓液，无里急后重，有特殊腥臭味。突发腹痛，阵发性加剧，明显而持久，在血便消失后减轻。发热一般在 38～39℃，少数可高热抽搐，多于 4～7 天渐退。粪便培养部分病例可有产气荚膜梭菌生长。影像学、内镜检查腹部 X 线片可见局限性小肠积气及液平面。肠镜可见肠腔内大量新鲜血液，但未见病灶，并可见回盲瓣口有血液涌出。

10. 假膜性肠炎（抗生素相关性肠炎） 患者有广谱抗菌药物应用史，患者症状较重，主要为腹泻、腹胀、腹痛，伴发热，腹泻每日数次至数十次的水样便，罕见带血，重症者可为海蓝色水样便，混有脱落的假膜，甚至假膜管型，疼痛剧烈，类似急腹症，持续使用抗生素症状加重。重症及暴发型患者外周血白细胞可高达（20～60）×10^9／L。粪便检查，肉眼可见假膜，多数无血便及黏液便，镜下见假膜由纤维素、黏蛋白、脱落的黏膜上皮细胞等组成。粪便作厌氧菌培养，发现难辨梭状芽孢杆菌。粪便难辨梭状杆菌的细胞毒素试验，1∶100 以上有诊断意义。

内镜下可见典型的假膜。在病变的早期，假膜可呈黄白色或黄绿色的圆形或卵圆形（类似口腔鹅口疮样病变），散在病灶间黏膜正常，在病变进展期，假膜可由点状逐渐融合成不规则的片状，严重时可发生剥脱性改变及渗血。组织病理学可见由白细胞、纤维素、慢性炎症细胞、坏死脱落上皮碎片形成假膜，假膜内偶见阳性粗大杆菌（难辨梭状杆菌），活检黏膜培养可见艰难梭菌。病变处黏膜及黏膜下层正常或轻度炎症。

11. 肠道黏膜相关淋巴样组织淋巴瘤 本病发展缓慢，往往以消化道受侵为首要及主要表现。出现与 UC 相似的腹痛、腹泻、血便、腹部包块、肠梗阻等。

气钡双重对比造影表现单发或多发结节充盈缺损、浸润性改变、息肉型病变、腔内外肿块形成或肠系膜侵犯等。CT 检查，浸润型、肠腔内肿块型和动脉瘤样扩张型是三种典型的小肠淋巴瘤。伴有肠系膜淋巴结肿大，尤其是伴"夹心面包征"样肠系膜淋巴结肿大的肠道病变，伴有"动脉瘤样"肠腔扩张的肠壁环形增厚，单发或多发结节或肿块，受累增厚的肠段较长或见多发节段性病灶等征象。肿块向肠壁外生长时，可有溃疡甚至穿孔而形成瘘管。

内镜及组织病理检查是诊断的可靠方法，确诊有赖病理细胞学检查及免疫组化检查。内镜下见黏膜相关淋巴样组织淋巴瘤多表现为隆起性病变和隆起性溃疡，溃疡为大小不等，周围黏膜明显隆起，底部可见平坦或颗粒状，有苔，病灶之间黏膜正常。组织病理检查见淋巴滤泡边缘区有中心细胞样细胞肿瘤性增生；淋巴细胞浸润在腺上皮之间，形成淋巴上皮病变；肿瘤性滤泡和反应性滤泡可同时存在；中心细胞样细胞有向浆细胞分化倾向。免疫组化检查淋巴细胞共同抗原 CD45（LCA）、CD20（L26）、CD45RO（UCHL-1）可阳性。

12. 显微镜下结肠炎 包括淋巴细胞性与胶原性结肠炎两种，主要症状均为慢性非血性水样泻，可伴夜间肠蠕动增加、恶心、疲劳、体重减轻、关节痛等非特异性表现。实验室及影像检查无特异性表现。内镜、病理检查、结肠镜检查一般也无明显异常，或可见非特异性炎性改变。但内镜下黏膜活检可见固有层淋巴细胞浸润及胶原带沉着。淋巴细胞性结肠炎可见上皮细胞及固有层内淋巴细胞浸润，每100个上皮细胞中 >20 个淋巴细胞。胶原性结肠炎最主要的组织学特征是黏膜下层可见一条宽度 >10μm 的纤维条带（正常为 0～3μm），最高可达 30μm，伴毛细血管增生及轻度至中度的淋巴细胞和浆细胞浸润。

13. 结肠憩室炎 结肠憩室病在年龄 <40 岁人群少见，多见于 >60 岁人群。通常憩室性疾病患者的临床表现是疼痛，主要是左下腹或右下腹的局限性压痛、包块和发热。可有消化道出血，急性穿孔时多有腹膜刺激征。直肠指检触及脓肿或炎块有利于定位。憩室炎伴发结肠周围脓肿是，可有关节炎、坏死性脓皮病等肠外表现。实验室检查示白细胞增高，憩室膀胱瘘时尿中可出现大量红细胞。

钡灌肠低张气钡双重对比造影显示憩室大小、形态、数目及分布，合并脓肿或炎症性肿块时，可表现为腔内或腔外肿块压迫征象，肠腔外出现走行破棉线状钡影时提示存在瘘管。但急性炎症期或出现穿孔则是检查的禁忌证。腹部 CT 检查能够发现结肠壁增厚、水肿、结肠周围渗出、周围脓肿以及穿孔导致的结肠周围气体影，可作为早期诊断的依据。

憩室炎急性期禁忌行全结肠镜检查。一般情况下，纤维结肠镜检查对此病诊断很有帮助，镜下可见到憩室的开口，一般为多发，大小不一、数量不等，多者全结肠可达数百个。憩室开口直径多 <1cm，大者可达 6～27cm。憩室炎时开口及附近黏膜充血、水肿、糜烂或有炎性渗出物。

二、治疗

（一）一般治疗

注意休息、饮食和营养。活动期患者应充分休息，以减轻患者的精神和体力负担，开始给予流质饮食，待病情好转后改为营养少渣饮食。重症或暴发型患者应住院治疗，给予对症治疗，包括纠正水与电解质平衡失调，输血和输白蛋白等，以纠正贫血和低蛋白血症。病情重，伴高热，不能进食的患者可考虑完全胃肠外营养治疗，给患者提供营养素和热量。对腹痛、腹泻的对症治疗必须慎重，使用抗胆碱药或止泻药如复方地芬诺酯（苯乙哌酸）或洛哌丁胺剂量过大时，易诱发中毒性巨结肠发炎。抗生素一般不主张应用，但对重症有继发感染者则应积极应用广谱抗生素治疗。

（二）药物治疗

1. 水杨酸偶氮磺胺吡啶（salicylazosulfapyridine，SASP；或 sulfasalazine） 又称柳氮磺胺吡啶，该药是 5- 氨基水杨酸（5-aminosalicylic acid，5-ASA）和磺胺吡啶（sulfapyridine，SP）经一个偶氮键连接而成。口服在上胃肠道很少吸收，达结肠后在细菌偶氮还原酶的作用下，偶氮键断裂，分解成 5-ASA 和 SP 两个部分。SP 迅速吸收，在肝代谢，经尿排出。5-ASA 主要（约70%）由粪排出，约 25% 从结肠吸收，在血中大多以乙酰化的 N- 乙酰 -5-ASA 存在。有些乙酰化是在肠腔内经细菌乙酰转换酶作用而发生，但大多数是在结肠上皮细胞质中进行乙酰化和非乙酰化的 5-ASA，均经小便排出。

现已明确，5-ASA 是治疗 UC 的有效成分，作用于炎症黏膜，抑制白三烯、前列腺素等炎性介导物质生成，并抑制黄嘌呤氧化酶或白细胞介导的氧自由基生成，从而消除肠道炎症和损伤。SP 是 5-ASA 的载体，使 SASP 到达结肠后释出 5-ASA 而发挥治疗作用。SASP 的许多不良反应与 SP 有关。

SASP 是治疗 UC 的基本药物，用于轻、中度病变患者，但治疗活动性病变不如皮质类固醇好，主要用于活动性炎症消退后的维持缓解。此认识最初（1965）由 Misiewicz 及其同事提出，并被其后其他研究所肯定。其维持治疗可持续多年，然而不良反应较高，可见于近 1/3 的患者。

SASP 的不良反应有与量相关和无关两类，前者有恶心，呕吐，腹泻，食欲缺乏，叶酸吸收不良，头痛及秃头。一般消化道反应，当从 0.5/d 小剂量开始，6～8 日内剂量逐渐增加，患者常可转为耐受。与剂量无关的不良反应有过敏性皮疹(偶有光敏性)、溶血性贫血(Heinz 小体,变性珠蛋白小体)、粒细胞缺乏、肝炎、纤维性肺泡炎、肺嗜酸性粒细胞增多症、男性不育等。男性不育一旦停药,仍然可逆。过敏性皮疹患者可从每日数毫克开始,数周内逐渐增加剂量而脱敏。非乙酰表型的患者,更倾向出现量相关性不良反应。

2. 5- 氨基水杨酸(5-ASA) 5-ASA 是需与结肠病变黏膜直接接触而起治疗作用的,但口服后在空肠可被迅速吸收,不能达到预期目的。因此,学者们采用两种方法以避免 5-ASA 在上胃肠道的吸收。一种方法是在药外包被树脂或半透膜外衣。此类制剂活性成分释放不受细菌影响,外衣材料对 pH 敏感,主要受 pH 控制,在 pH 为 6 或更高时,外衣溶解,释出 5-ASA,在结肠可达高浓度。以聚甲基丙烯酸酯 S(eudragit S)包被的制剂有亚沙可(asacol);以 eudragit L 材料为外衣的制剂有 salotalk(美沙拉嗪灌肠剂)和 claversal(马沙拉嗪)等,而颇得斯安(pentasa)则以半透膜包被。这些 5-ASA 新药均称为美沙拉嗪(mesalazine)制剂。另一种方法是改变原制剂结构,用两分子 5-ASA 以偶氮键连接,或 5-ASA 与另一个惰性载体 4- 氨基苯甲酰 -3- 丙氨酸(4-aminobenzoyl-3-alanine,4-ABA)连接,分别生成奥沙拉嗪(olsalazine)和巴柳氮(balsalazide,巴柳嗪)两种新制剂,为 5-ASA 的前体(前药)。其药代动力学与 SASP 相似,仍需细菌酶离解。4-ABA 吸收少,从肾脏排泄快,从粪便中排泄比尿中高 5 倍左右,故不良反应少。5-ASA 在治疗活动性 UC 和维持缓解方面与 SASP 一样有效,但不良反应少,少于 5%。对 SASP 不能耐受的大多数患者可以耐受。有些药物(奥沙拉嗪、颇得斯安)最初为提高疗效而逐渐增加剂量未见引起不良反应。这些新药均可引起稀便,偶尔出现明显腹泻,特别是奥沙拉嗪。如药量逐渐增加,并随食物服下,则可避免。因美沙拉嗪制剂的树脂外衣在小肠可能有部分消解,血中 5-ASA 浓度比服用奥沙拉嗪或巴柳氮时为高。因此,应用美沙拉嗪制剂患者需定期了解肾功能。治疗轻、中度结肠炎、巴柳氮(2.25g,3 次 /d)和美沙拉嗪(0.8g,3 次 /d)比较,在第 4、8 和 12 周,症状和肠镜缓解率,前者明显好于后者,并且症状迅速缓解,而不良反应很少。

服用有包衣的新制剂,切莫咀嚼或咬破,并注意食物、饮料及同服的其他药物(特别是碱性药物)对 pH 的影响。SASP 或其新制剂也可用于局部治疗(栓剂或保留灌肠)。

3. 免疫抑制剂

(1)硫唑嘌呤:为巯嘌呤的衍生物。免疫活性细胞在抗原刺激后快速增殖,需嘌呤类物质参与。而硫唑嘌呤口服后在肝转化为 6-MP,并继之转化为硫肌苷酸,后者损害嘌呤生物合成,从而抑制细胞增殖,特别是 T 细胞,进而抑制 UC 的炎症反应。由于其骨髓毒性较大,不作为 UC 的一线治疗,适于慢性活动性病变和维持缓解。主要用于皮质类固醇治疗无效或对其依赖(停药复发)或与皮质类固醇并用以减少其剂量的患者。国外报道,适量(2.0~2.5mg/kg)应用,不良反应不大。不良反应包括恶心、发热、关节痛、腹泻、胰腺炎和肝功损害。骨髓抑制罕见。用药期间需监测血常规、肝功能。

(2)环孢素 A:为一种强效免疫抑制剂,是 11 个氨基酸组成的环状多肽,直接作用于活化的 T 细胞,并抑制其分泌的 IL-2 及 T 细胞生成因子,对细胞免疫和体液免疫均有抑制作用。国外越来越多地用于 UC 的治疗。在严重病例口服效果不大,静注(2~4mg/kg)效果较好。有报道在严重发作对静注皮质类固醇疗效不好的患者,连续小量环孢素 A 输注,60%~80% 的患者避免了结肠切除,不良反应很少,但机会感染应予注意。也用于难治性远端结肠炎、直肠炎的保留灌肠,疗效亦佳,但停药后倾向复发。直肠给药血浓度很低,提示结肠吸收很少。本药价格昂贵,限制了其应用。

4. 生物治疗 生物治疗包括英夫利昔单抗(remicade)、戈利木单抗(simpon)及阿达木单抗(humira)。适用证为成年中重度活动性 UC 患者,这些患者对常规治疗包括激素类、巯嘌呤或硫唑嘌呤治疗无效,或不能耐受以及存在常规治疗禁忌证。自治疗起每 12 个月或治疗失败(包括需要手术)需要重新评估。三者均为 TNF-α 的单克隆抗体,能中和 TNF-α 的促炎症作用。最近发现,临床上部分患者对 IFX 等生物制剂原发性无效,可能与患者基因型有关。基因型的检测正逐渐成为趋势。

英夫利昔单抗(infliximab,IFX)尚能用于 6~17 岁儿童及青少年重度活动性溃疡性结肠炎。英夫利昔的注射应避免在妊娠最后 3 个月内进行,以避免其通过胎盘。是一种鼠源性抗 TNF-α 的单克隆抗体,能中和 TNF-α 的促炎症作用,溶解 TNF-α 并诱导活化的巨噬细胞和 T 淋巴细胞凋亡,与 TNF-α 结合后也可抑制 Th1 型细胞因子分泌。IFX 的具体使用方法为 5mg/kg 静脉滴注，分别在第 0、2、6 周以及之后每 8 周使用。由于 IFX 为鼠源性抗 TNF-α 制剂，虽然其免疫原性较强，患者因过敏而不耐受现象较多。其他不良反应包括乙肝病毒激活、充血性心力衰竭、严重感染、系统性红斑狼疮、脱髓鞘疾病、肝胆管病变、淋巴瘤。

阿达木（adalimumab）是一种人源化的 IgG I 类单克隆抗 TNF 抗体，阿达木单抗在儿童患者的研究中也获得了满意的疗效和安全性。阿达木单抗在诱导期第 0 周使用 160mg 以及第 2 周 80mg 皮下注射，以后每隔 2 周 40mg 皮下注射。不良反应主要为感染、注射部位反应、头痛、肌肉骨骼疼痛、乙肝病毒激活、各种恶性肿瘤和严重血液学、神经和自体免疫反应。

戈利木（golimumab）皮下注射，剂量根据患者体重调整，体量不超过 80kg 的患者，初始剂量为 200mg，第 2 周 100mg，以后每 4 周以 50mg 维持治疗。体重在 80kg 或以上的患者，初始剂量为 200mg，第 2 周 100mg，以后每 4 周 100mg 维持治疗。每 12～14 周评估疗效。不良反应包括感染、脱髓鞘疾病、淋巴瘤、乙肝病毒激活、充血性心力衰竭和反应性血液疾病。

5. 抗生素 多用于重症 UC 或有严重并发症的中毒性巨结肠病例。UC 肠道菌群发生明显改变，尤其以致病性的肠球菌、变形杆菌、酵母菌的增加和益生菌双歧杆菌的减少为特征，在临床上多采用抗厌氧菌药物及广谱抗生素，常用药物为喹诺酮类和抗厌氧菌的甲硝唑或替硝唑。近年来甲硝唑临床应用较广泛，研究发现该药可抑制肠内厌氧菌，并有免疫抑制、影响白细胞趋化等作用，对 UC 效果良好且能预防复发，目前作为二线药物在 GCS 或 SASP 无效时可考虑使用。

6. 肠道菌群调节剂 肠道菌群失调和腔内抗原刺激是胃肠道炎症的主要刺激因素，微生态制剂可补充肠道正常存在的细菌，抑制致病菌的生长，减少肠道内毒素的产生，维持肠道菌群平衡，达到控制肠道炎症及维持缓解的目的，有益于 UC 的治疗。肠道菌群调节的方法主要包括：抗菌药物、益生菌、益生元、合生元制剂及健康人类便微生物移植（fecal microbiota transplantation，FMT）。益生菌被定义为活的微生物，当摄入足够数量时能发挥对人体健康有益的作用，常见有乳酸菌、双歧杆菌、非致病性酵母菌和复合益生菌等。微生态疗法安全、有效，无明显不良反应，作为 UC 的辅助用药其临床应用前景良好。

7. 其他药物治疗 针对 UC 免疫反应、炎症反应的各个环节及其细胞因子、炎症介导因子进行阻断、抑制，以中止和减轻反应和损伤。研究较多的是肿瘤坏死因子 α（TNF-α），因其在 T 细胞依赖的肠道炎症中起着重要的促进作用，为细胞因子网络中关键因子或祸首因子。1993 年已开始了 TNF-α 单抗临床试验，疗效达 80%（对照组 21%），该药已投放欧美市场。LTB$_4$ 也为一种强力炎症介导因子，在炎症黏膜发现白介素浓度增加，提示 LTB$_4$ 抑制剂治疗 UC 的可能。LTB$_4$ 受体拮抗剂促进 LTB$_5$ 合成而不是 LTB$_4$，使后者减少，从而抑制炎症反应。但初步证据表明，似无明显疗效。其他如血小板活化因子（亦为一种炎症强介导因子）抑制剂、肥大细胞稳定剂（如酮替芬）以及羟氯喹等药物正在观察中。

（三）药物选择、用法及治疗原则

要按照分期（活动、缓解）、分级（轻、中、重）、分段（病变范围）进行药物选择、剂量确定，并选择用药方法和途径。

1. 活动性结肠炎 治疗以尽快控制炎症、缓解症状为主要目的。

（1）直肠炎：首推皮质类固醇或其泡沫剂保留灌肠，或栓剂肛塞，1～2 次/d，或与口服 SASP 或 5-ASA 制剂联合应用。亦可 5-ASA 栓剂与皮质固醇保留灌肠联合。如无反应或症状严重者，可肛滴或静脉滴注皮质类固醇。症状严重而持续者还可用头孢素 A 保留灌肠。顽固性直肠炎的大多数患者，常出现严重的近段肠便秘，可引起明显的不适、腹胀和恶心，渗透性通便剂不仅可明显缓解症状，而且也能明显改善炎症。

（2）轻度活动性病变：泼尼松（prednisone）30mg/d，分次口服，持续 2～3 周，症状缓解后减量、停药；或与 SASP 3～4g/d，或相当量的 5-ASA 联合应用，或在泼尼松减量时加入水杨酸制剂继服。远段结肠炎者，可用琥珀酸钠氢化可的松 100～200mg，或用 SASP 2～3g 或相当量的 5-ASA 制剂保留灌肠，每晚 1 次，持续 2～4 周。灌肠液一般不少于 100ml（以接触较多结肠面），不多于 200ml（太多不好保留）。用 SASP 及 5-ASA 前药灌肠者，不宜加用抗生素。此外，也可用中药灌肠，出血多者灌肠液中可加入中西药止血剂。有直肠炎症状者，可加用水杨酸类或皮质类固醇栓剂肛塞，2 次 /d。SASP 或不同类型 5-ASA 制剂，推荐剂量见表 28-10。

表 28-10　氨基水杨酸制剂用药方案

药品名称	结构特点	释放部位	剂型	推荐剂量
SASP	5-ASA 与磺胺吡啶的偶氮化合物	结肠	口服：片剂	3～4g/d，分次口服
5-ASA 前体药				
巴柳氮	5-ASA 与 P- 氨基苯甲酰 β 丙氨酸的偶氮化合物	结肠	口服：片剂、胶囊、颗粒剂	4～6g/d，分次口服
奥沙拉秦	两分子 5-ASA 的偶氮化合物	结肠	口服：片剂、胶囊	2～4g/d，分次口服
5-ASA				
美沙拉嗪	a. 聚甲基丙烯酸酯控释 pH 依赖，如 claversal（马沙拉嗪）或 salofalk（美沙拉嗪肠溶片）	回肠末端和结肠（pH 依赖）	口服：片剂、颗粒剂 局部：栓剂、灌肠剂、泡沫剂、凝胶剂	2～4g/d，分次口服或顿服 局部：根据远端结肠炎用药
	b. 乙基纤维素半透膜控释时间依赖，如彼得斯安（pentasa）	远端空肠、回肠、结肠（纤维素膜控释时间依赖）		

注：以 5-ASA 含量计，SASP、巴柳氮、奥沙拉秦各 1g 分别相当于美沙拉嗪 0.4g、0.36g 和 1g。

（3）中度 UC：

1）氨基水杨酸类制剂：仍是主要药物，用法同上。

2）激素：足量水杨酸类制剂反应不佳（一般 2～4 周），尤其是病变范围较广者及时改用激素，按泼尼松 0.75～1mg/（kg•d）（其他类型全身作用激素的剂量按相当于上述泼尼松剂量折算）给药。达到症状缓解后再逐渐减量，如泼尼松剂量 <30mg/d 时，减量宜更缓，每减 5mg 约间隔 2 周。最小维持量达 10mg/d 左右为理想，但要个体化。

3）硫嘌呤类药物：包括硫唑嘌呤（AZA）和 6- 巯基嘌呤（6-MP）。适用于激素无效或依赖者。

4）英夫利昔：当激素及免疫抑制剂治疗无效或激素依赖或不能耐受上述药物治疗时，可静脉滴注英夫利昔单抗治疗。国外研究已肯定其疗效，我国正在进行上市前的Ⅲ期临床试验。

5）局部用药：对病变局限在直肠或直肠乙状结肠者，强调局部用药（病变局限在直肠用栓剂、局限在直肠乙状结肠用灌肠剂），口服与局部用药联合应用疗效更佳。抗菌药物仅在怀疑合并败血症时使用。

（4）重度 UC：一般病变范围较广，病情发展较快，做出诊断后需要及时处理。

1）一般治疗：补液、补充电解质，防治水、电解质及酸碱平衡紊乱，特别是补钾。贫血者纠正贫血。病情严重者暂禁食，予以胃肠外营养。有高热伴脓血便次数较多的患者，考虑到肠道有混合感染时，可加用广谱抗生素或对 G⁻ 或厌氧菌有效的抗生素，如头孢类抗生素、喹诺酮类、甲硝唑等，如合并艰难梭菌及 CMV 感染则做相应处理。有时可发生肠菌群紊乱，则需用一些微生态制剂。慎用止泻剂、抗胆碱能药物、阿片制剂及 NSAIDs 等药物以免诱发结肠扩张。

2）静脉用激素：为首选治疗。静脉滴注琥珀酸氢化可的松 300～400mg/d 或甲泼尼龙 40～60mg/d，剂量再大不会增加疗效，但剂量不足却会降低疗效。直肠型、左半结肠型可加用美沙拉嗪 1～2g/d、琥珀酸氢化可的松 100～200mg/d 或布地奈德 2mg/d 保留灌肠。病情好转后，先将静脉剂量减量，同时与口服制剂短期交替，再改为口服剂量，继续使用一段时间（不应超过 6 个月），逐渐过渡到硫嘌呤类药物维持治疗。如静脉应用激素 5 天仍然无效，考虑转换治疗方案。

2. 缓解期维持治疗　临床治疗失败的主要原因多是治疗剂量不足或疗程不够。

（1）维持治疗的对象：除轻度初发病例、很少复发且复发时为轻度而易于控制者外，均应接受维持治疗。

（2）维持治疗的药物：激素不能作为维持治疗药物。维持治疗药物选择视诱导缓解时用药情况而定。

1) 氨基水杨酸制剂：由氨基水杨酸制剂或激素诱导缓解后以氨基水杨酸制剂维持，用原诱导缓解剂量的全量或半量，如用 SASP 维持，剂量一般为 2～3g/d，并应补充叶酸。远段结肠炎以美沙拉嗪局部用药为主（直肠炎用栓剂每晚 1 次；直肠乙状结肠炎灌肠剂隔天至数天 1 次），加上口服氨基水杨酸制剂更好。

2) 硫嘌呤类等免疫抑制剂：用于激素依赖者、氨基水杨酸制剂不耐受者。剂量与诱导缓解时相同，注意剂量要足。硫唑嘌呤宜在皮质激素减至小量前先期应用，因其充分起效要数个月后。环孢素治疗重症 UC 诱导缓解后，AZA 或 6-MP 用作维持疗法具有较肯定的疗效。开始剂量可为 50mg/d，然后 AZA 逐步增至 2～2.5mg/(kg·d) 或 6-MP 逐步增至 0.75～1.5mg/(kg·d)。也可一开始即给予目标剂量，用药过程中进行剂量调整。迄今尚无资料表明 AZA 或 6-MP 两者中哪一种更优，但 AZA 应用出现不适（恶心或腹痛）时，可换用 6-MP。但如发生胰腺炎等严重不良反应时，则不宜再换用另一种药。

严密监测 AZA 的不良反应：不良反应以服药 3 个月内常见，又尤以 1 个月内最常见。但骨髓抑制可迟发，甚至有发生在 1 年及以上者。用药期间应全程监测定期随诊。最初 1 个月内每周复查 1 次全血细胞，第 2～3 个月内每 2 周复查 1 次全血细胞，之后每个月复查全血细胞，半年后全血细胞检查间隔时间可视情况适当延长，但不能停止；最初 3 个月需每个月复查肝功能，之后视情况复查。

欧美的共识意见推荐在使用 AZA 前检查硫嘌呤甲基转移酶（TPMT）基因型，对基因突变者避免使用或严密监测下减量使用。TPMT 基因型检查预测骨髓抑制的特异性很高，但敏感性低（尤其在汉族人群），应用时须充分认识此局限性。

在达到目标剂量之前，如白细胞 > 10 000 个 /mm³，剂量可予以增加。然后控制剂量，直到激素停用为止。在用药的首先 3 个月内，不宜递减激素剂量。3 个月后，如果患者递减激素过程中不能避免复发，则仍应维持足够的激素剂量，而将 AZA 剂量每 2 周增加 25mg，直到白细胞计数介于 3 000～5 000 个 /mm³为止。如果患者 6 个月内不能停用激素（尽管白细胞发生中度减少，约 3 000 个 /mm³），则应视为 AZA 治疗无效，可考虑采用结肠切除术。

3) IFX：以 IFX 诱导缓解后继续 IFX 维持，诱导缓解的剂量和维持的剂量一致，均为 5mg/kg。使用 IFX 前接受激素治疗时应继续原来治疗，在取得临床完全缓解后将激素逐步减量直至停用。对原先使用免疫抑制剂无效者，无必要继续合用免疫抑制剂；但对 IFX 治疗前未接受过免疫抑制剂治疗者，IFX 与 AZA 合用可提高撤离激素缓解率和黏膜愈合率。

维持治疗期间复发者，查找原因，如为剂量不足，可增加剂量或缩短给药间隔时间；如为抗体产生，可换用其他生物制剂（目前我国尚未批准）。目前尚无足够资料提出确切疗程。对 IFX 维持治疗达 1 年，维持撤离激素缓解伴黏膜愈合和 CRP 正常者，可考虑停用 IFX，继以免疫抑制剂维持治疗。对停用 IFX 后复发者，再次使用 IFX 可能仍然有效。

4) 其他：肠道益生菌和中药治疗维持缓解的作用尚有待进一步研究。白细胞洗涤技术国外有成功报道，国内尚未开展。

（3）维持治疗的疗程：氨基水杨酸制剂维持治疗的疗程为 3～5 年或更长。硫嘌呤类药物及 IFX 维持治疗的疗程暂未有共识，视患者具体情况而定，可能为无限期应用。对较轻的初发型，如控制较顺利，有人提出病情稳定后维持治疗至少 1 年。对反复发作的患者要长期，甚至终生用药。其他类型的都需要应用药物维持治疗。

（四）外科治疗

1. 绝对手术指征 大出血、穿孔、癌变及高度疑为癌变。

2. 相对指征

（1）积极内科治疗对积极药物治疗无反应的严重发作。

（2）严重的并发症：穿孔、中毒性巨结肠，大出血不止。

（3）慢性持续病变，体能下降，生活质量损害。

（4）明确癌变或高度怀疑肿瘤；组织学有重度异型增生或肿块性病变中出现轻、中度异型增生。

（5）合并坏疽性脓皮病、溶血性贫血等肠外表现者。

（池肇春）

<h2 style="text-align:center">参 考 文 献</h2>

[1] SONNENBERG A，MELTON S D，GENTA R M，et al. Frequent occurrence of gastritis and duodenitis in patients with inflammatory bowel disease[J]. Inflamm Bowel Dis，2011，17（1）：39-44.

[2] KOSOVAC K，BRENMOEHL J，HOLLER E，et al. Association of the NOD2 genotype with bacterial translocation via altered cell-cell contacts in Crohn's disease patients[J]. Inflamm Bowel Dis，2010，16（8）：1311-1321.

[3] RAHMAN M K，MIDTLING E H，SVINGEN P A，et al. The pathogen recognition receotor NOD2 regulates human FOXP3[+] T cell surviral[J]. J Immunnol，2010，184（12）：7247-7256.

[4] EASTAFF-LEUNG N，MABAMACK N，BARBOUR A，et al. FOXP3[+] T cell，Th17 effector cells，and cytokine environment in inflammatory bowel disease[J]. J Clin Immunol，2010，30（1）：80-89.

[5] AHMED M A，JACKSON D，SETH R，et al. CD24 is upregulated in inflammatory bowel disease and stimulates cell motility and colony formation[J]. Inflamm Bowel Dis，2010，16（5）：795-803.

[6] MCGOVEM D P，GARDET A，TORKVIST L，et al. Genome-wide association identifies multiple ulcerative colitis susceptibility loci[J]. Nat Genet，2010，42（4）：332-337.

[7] POPESCU F，WYDER M，GUTNER C，et al. Susceptibility of primary human endothelial cells to C. perfringens beta-toxin suggesting similar pathogenesis in human and porcine necrotizing enteritis[J]. Vet Microbiol，2011，153（1-2）：173-177.

[8] 池肇春，毛伟征，孙方利，等. 消化系统疾病鉴别诊断与治疗学 [M]. 2 版. 济南：山东科学技术出版社，2017.

[9] 池肇春，邹全明，高峰玉，等. 实用临床胃肠病学 [M]. 2 版. 北京：军事医学科学出版社，2015.

[10] HARB W J. Crohn's Disease of the Colon，rectum，and anus[J]. Surg Clin North Am，2015，95（6）：1195-1210.

[11] SABE V T，BASSON A R，JORDAAN E，et al. The association between environmental exposures during childhood and the subsequent development of Crohn's disease：A score analysis approach[J]. PLoS One，2017，12（2）：e0171742.

[12] BARREIRO-DE ACOSTA M，MARÍN-JIMÉNEZ I，PANADERO A，et al. Recommendations of the Spanish Working Group on Crohn's Disease and Ulcerative Colitis（GETECCU）and the Association of Crohn's Disease and Ulcerative Colitis Patients（ACCU）in the management of psychological problems in Inflammatory Bowel Disease patients[J]. Gastroenterol Hepatol，2018，41（2）：118-127.

[13] VANDE CASTEELE N，FEAGAN B G，VERMEIRE S，et al. Exposure-response relationship of certolizumab pegol induction and maintenance therapy in patients with Crohn's disease[J]. Aliment Pharmacol Ther，2018，47（2）：229-237.

[14] COSNES J，SOKOL H，BOURRIER A，et al. Adalimumab or infliximab as monotherapy，or in combination with an immunomodulator，in the treatment of Crohn's disease[J]. Aliment Pharmacol Ther，2016，44（10）：1102-1113.

[15] KO J K，AUYEUNG K K. Inflammatory bowel disease：etiology，pathogenesis and current therapy[J]. Curr Pharm Des，2014，20（7）：1082-1096.

[16] OOI C J，FOCK K M，MAKHARIA G K，et al. The Asia-Pacific consensus on ulcerative colitis[J]. J Gastroenterol Hepatol，2010，25（3）：453-468.

[17] DANESE S，FIOCCHI C. Ulcerative colitis[J]. N Engl J Med，2011，365（18）：1713-1725.

[18] 中华医学会消化病学分会炎症性肠病学组. 炎症性肠病诊断与治疗的共识意见（2012 年·广州）[J]. 胃肠病学，2012，12：763-781.

[19] JUDD T A，DAY A S，LEMBERG D A，et al. Update of fecal markers of inflammation in inflammatory bowel disease[J]. J Gastroenterol Hepatol，2011，26（10）：1493-1499.

[20] CIOFFI M，ROSA A D，SERAO R，et al. Laboratory markers in ulcerative colitis：Current insights and future advances[J]. World J Gastrointest Pathophysiol，2015，6（1）：13-22.

[21] LICHTENSTEIN G R，RUTGEERTS P. Importance of mucosal healing in ulcerative colitis[J]. Inflamm Bowel Dis，2010，16（2）：338-346.

[22] KORELITZ B I. Mucosal healing as an index of colitis activity：back to histological healing for future indices[J]. Inflamm Bowel Dis，2010，16（9）：1628-1630.

[23] 朱维铭，胡品津，龚剑峰. 炎症性肠病营养支持治疗专家共识（2013•深圳）[J]. 胃肠病学，2015，2：97-105.

[24] BITTON A，BUIE D，ENNS R，et al. Treatment of hospitalized adult patients with severe ulcerative colitis：Toronto consensus statements[J]. Am J Gastroenterol，2012，107（2）：179-194.

[25] SILVERMAN J，OTLEY A. Budesonide in the treatment of inflammatory bowel disease [J]. Expert Rev Clin Immunol，2011，7（4）：419-428.

[26] HOLD G L，SMITH M，GRANGE C，et al. Role of the gut microbiota in inflammatory bowel disease pathogenesis：what have we learnt in the past 10 years? [J]. World J Gastroenterol，2014，20（5）：1192-1210.

[27] COLMAN R J，RUBIN D T. Fecal microbiota transplantation as therapy for inflammatory bowel disease：A systematic review and meta-analysis[J]. J Crohns Colitis，2014，8（12）：1569-1581.

[28] VAN GENNEP S，DE BOER N K，D'HAENS G R，et al. Thiopurine treatment in ulcerative colitis：A critical review of the evidence for current clinical practice[J]. Inflamm Bowel Dis，2017，24（1）：67-77.

[29] ZHANG S L，WANG S N，MIAO C Y. Influence of microbiota on intestinal immune system in ulcerative colitis and its intervention[J]. Front Immunol，2017，8：1674.

[30] HARBORD M，ELIAKIM R，BETTENWORTH D，et al. Corrigendum：Third European Evidence-based Consensus on Diagnosis and Management of Ulcerative Colitis. Part 2：Current Management[J]. J Crohns Colitis，2017，11（12）：1512.

第29章 结肠疾病引起慢性腹痛的诊断、鉴别诊断与治疗

第1节 缺血性结肠炎

缺血性肠炎是由于肠道供血不足或回流受阻使肠壁缺血、缺氧从而引起的肠道炎症。这是一种较常见的消化道血管病变，常见于老年女性，青年人也可以发生。缺血性结肠炎的主要发病因素就是老龄，发病率从40岁以下的1.1/10万飙升到80岁以上的107/10万。其他重要危险因素有低血压、高脂血症、冠心病、糖尿病。此外，还有一些因素如房颤、慢性阻塞性肺病、肠易激综合征、吸烟等。

一、引起腹痛的临床特点与诊断

缺血性肠炎由于多数病例病程短，和炎性肠病等其他肠道疾病相比，缺乏典型的症状和体征，较容易误诊。缺血性肠炎的临床症状主要是腹痛、腹泻、血便。该病对病情的评估至关重要，严重患者需要立即急诊手术。根据病情的严重程度，本病可分为坏疽性结肠炎和非坏疽性结肠炎两类。对于多数非闭塞性缺血的患者，由于动脉硬化、主动脉手术等因素导致短暂的血压降低，突发的血容量不足导致营养结肠壁的小动脉灌注不足。其他诱因有口服避孕药、遗传性凝血功能障碍、剧烈运动、巨细胞病毒和大肠埃希菌病原菌感染等。另外，便秘、高尿酸血症、吸烟是年轻患者常见的病因。由于结肠的毛细血管网比小肠稀疏，并且结肠蠕动本身也会使血流减少，所以结肠比小肠更容易受到缺血的损伤。

在解剖学部位上，结肠有两处易受到缺血的影响：一处是脾曲，一处是直肠乙状结肠交界。这两处和结肠大动脉的联系相对其他部位较少，更易受到低血流灌注的损伤。但是缺血性肠炎并非仅仅发生在左半结肠，右半结肠也可能发生。该病还可根据解剖分布，分成左半结肠和右半结肠两种类型：左半结肠型多由于冠心病、腹主动脉手术等因素导致的血容量降低，临床表现为急性腹痛、下消化道出血；右半结肠型的患者多与肠系膜上动脉狭窄或闭塞有关，常常发生在慢性肾功能衰竭透析治疗以及严重的慢性心脏病，特别是主动狭窄的患者中，临床症状有剧烈的腹痛，但较少出现血便。

按照病理严重程度，缺血性肠炎可以分为短暂性缺血、慢性缺血和肠坏死。如果缺血仅局限在肠黏膜层，结肠黏膜层更容易受到损伤，这种类型的缺血性肠炎病程较短，可以完全愈合。更严重的缺血会影响到肠黏膜固有肌层，会引起瘢痕及慢性狭窄。一旦缺血影响到肠壁全层，会引起肠壁坏死及穿孔，最终导致粪性腹膜炎及脓毒败血症。对于没有出现腹膜炎的患者，结肠镜检查可以用来评估肠黏膜坏死的程度。一旦影像学检查没有发现典型结肠病变，需要在发病48小时内进行结肠镜检查。结肠镜下表现为黏膜水肿，黏膜质地脆，阶段性红斑，出血性结节，点状出血，散在糜烂以及纵行溃疡等。病情较轻的患者，结肠镜多见散在的出血点和局灶性黏膜苍白、水肿或者浅表溃疡。逐渐地，伴随病情加重，会出现节段性的红色黏膜，伴有或不伴有溃疡，黏膜常有活动性出血，表现提示缺血性肠炎。孤立的阶段性纵行溃疡长度超过5cm或炎性条索状黏膜红斑是结肠镜下一种比较独特的表现，称为结肠单条纹征。这种镜下征象往往提示缺血损伤较轻，镜下缺血较重的表现多数出现结肠袋消失，结肠肠壁出现发绀，甚至坏死。

二、鉴别诊断

1. 溃疡性结肠炎 以中青年发病为主，多有慢性腹泻、腹痛、血便史，病情反复发作，病变部位以左半结肠多见，呈弥漫性分布，黏膜溃疡较浅，病理可见隐窝脓肿、杯状细胞减少等改变。

2. 克罗恩病 多见于中青年，有慢性腹痛、腹泻或便血史，病变可累及小肠、回肠末端及结肠，病变分布呈阶段性、跳跃性，肠黏膜可见卵石征、纵行溃疡，病理可见非干酪样肉芽肿。

3. 细菌性肠炎 发病于任何年龄，大便培养可见病原菌，病变部位与非病变部位界限不明显，抗生素治疗有效。

4. 肠结核 有肺结核或淋巴结核史，伴全身结核中毒症状，病变好发于回盲部，以增殖性病变为主，溃疡多呈环形浸润，病理可见干酪性肉芽肿。

三、治疗

缺血性肠炎的治疗根据病情不同的严重程度，对于大部分病情较轻的患者给予保守治疗即可，对于病情较重的患者需要住院进一步观察。较重的患者需要静脉输液，一旦出现肠梗阻，就需要禁饮食、置鼻胃管、胃肠减压，如果禁食时间较长，就需要提供肠内营养。如果患者出现明显的结肠扩张，就有必要插入肛管减压或内镜减压。动物实验结果显示，应用抗生素可以防止细菌通过损伤的肠黏膜移位，从而缩短治疗时间和减缓病情进一步加重。

对于急性缺血性肠炎表现的患者，尚没有明确的证据表明应用抗凝及抗血小板治疗能够防止疾病复发以及减少死亡。抗血小板药物虽然在急性心肌梗死和脑卒中有控制损伤的缺血组织和再灌注损伤的作用，但是对于具有相似病理生理学机制的急性缺血性肠炎还待进一步验证。糖皮质激素对缺血性肠炎没有明显的效果，反而会掩盖病情加重的症状，干扰和延迟诊断。

血管扩张剂治疗缺血性肠炎还缺乏临床依据。动物研究发现，西地那非（万艾可）、左旋精氨酸（一种一氧化氮的前体物质）等多种血管扩张剂可以减轻组织损伤、促进组织愈合。静脉应用前列腺素 E1 可以扩张缺血性肠炎动物模型结肠黏膜的血管，增加血流量。动脉扩张剂罂粟碱虽然可以治疗急性肠系膜缺血，但还没有治疗缺血性肠炎的研究报道。

缺血性肠炎患者的病情判断至关重要，一旦考虑有如下的可能，如肠坏死、急性爆发性结肠炎、腹膜炎、肠穿孔、消化道出血，内镜下出现结肠黏膜坏死，临床病程超过 2～3 周保守治疗后临床症状恶化等，就需要手术治疗。根据患者的全身情况决定是否做先期造瘘，二期还纳手术。

（鞠　辉　魏良洲）

第 2 节　显微镜结肠炎

显微镜结肠炎（microscopic colitis，MC）是慢性腹泻的常见原因。过去 20 年，MC 的流行率呈迅速增加趋势，引起了消化医师们的密切关注。MC 的病因不明，免疫异常是主要的发病机制，其次是与某些药物密切相关。临床上以慢性水样、非血性腹泻，痉挛性腹痛，体重下降与乏力为其特征，结肠镜检查正常或基本正常，但结肠活检黏膜呈炎症改变或上皮下出现胶原带增厚，作为诊断的依据。目前对 MC 尚无特效治疗，主要用类固醇激素布地奈德和免疫抑制剂，其他药物治疗的疗效尚不完全肯定。本病预后良好，属自限性疾病，研究指出 MC 对结肠有保护作用，可抵抗结直肠癌变发生，但最近研究又指出先天免疫异常可能有致癌作用，值得今后重视与研究 MC 与肿瘤的相关性。

一、流行率

显微镜结肠炎（microscopic colitis，MC）首次报道于 1976 年。MC 的真正发病率尚不清楚。过去 20 年，MC 发病率显著增加，在慢性腹泻患者研究 MC 的发生率为 10%～30%。现在认为 MC 是一种常见病，组织与临床上分胶原性结肠炎（collagenous colitis，CC）和淋巴细胞性结肠炎（lymphocytic colitis，LC）两个亚型。与过去相比，CC 和 LC 的发病率和流行率均增加。胶原性结肠炎和淋巴细胞性结肠炎人群流行率为 3/1 万～5/1 万。我国尚无 MC 流行率和发病率的系统报道。有研究 MC 有地域性变化的流行率，Danid 等以人群为基础研究发现，MC 流行率从 2004 年的 4.6/10 万增加至 2014 年的 24.7/10 万。Olmsted 人群流行率从 1980 年的 1.1/10 万增加至 2014 年的 19.6/10 万。最近 10 年的流行病学研究报道，CC 平均发生率为 1.8/（10 万·年）～5.4/（10 万·年），LC 平均发生率为 1.3/（10 万·年）～4.5/（10 万·年）。新近流行病学研究每年发病率稳定在 21.0/（10 万·年）～24.7/（10 万·年）。Kane 等从 2010—2015 年报告 MC 540 例，平均发病率为 11.3/（10 万·年），其中 291 例为 CC（53.9%），每年发生率为 6.1/10 万；203 例为 LC（37.6%），每年发生率为 4.2/10 万。最近北美研究显示，CC 发生率为 7.1/（10 万·年），LC 发生率为 12.6/（10 万·年）。从类型比较，CC 占 39.3/10 万，LC 占 63.7/10 万。有关流行率变化的原因一直不明了，可能与不同的人群背景、环境暴露、保健监护系统、转诊方式、研究计划、诊断标准不同或发病因子的广泛暴露有关。

显微镜结肠炎风险因子包括女性、老年、伴有自身免疫性疾病、恶性病、器官移植史、用药史等。女性是一个重要的风险因子，根据人群研究，LC 的女性与男性比例为（4.4～7.9）∶1；CC 为（1.8～5.0）∶1。MC 流行率随年龄增长而增加，有人提出年龄分布可能有偏见，因为儿童或年轻成人很少做结肠镜，也更少做活检，所以很可能低估了年轻人 MC 的发生率。有 30%～50% MC 患者至少相伴一种自身免疫疾病，10%～20% 伴甲状腺疾病，5%～15% 乳糜病患者伴 MC，恶性病伴发 MC 较少见，但恶性病时 CC 的发生率比一般人群高 50 倍。新近报道，少年强直性脊椎炎或 SAPHO（滑膜炎 - 痤疮 - 脓疱病 - 骨肥厚 - 骨髓炎）综合征伴有 MC 发生。

二、发病机制

（一）基因遗传学机制

现在的研究提出，MC 对疾病易感。MC 是一种免疫介导疾病，是对抗原易感个体由免疫失调引起。现已确定基因多态性可伴有 MC 发生。IL-6-174 基因多态性如 IL-6GG 基因型在 LC 与 CC 均较多见。此基因多态性可能与 IL-6 产生增加有关，对 MC 的发病机制起作用。IL-6 是一个潜在炎症前分子，能促进 T 和 B 淋巴细胞变异，导致巨噬细胞募集到炎症部位，而且 IL-6 是前纤维化细胞因子，促进纤维化发生。

以前的研究评估 MC 与 HLA-DQ 单倍体型之间相关。Fernandez-Banares 等提出，DQ2 异源二聚体或 DQ2/DQ8 等位基因和 LC 的诊断呈正相关。在 DQ2 阳性组比 DQ2 阴性组 LC 的流行率几乎高 3 倍。根据上述的观察，许多作者提出 *HLA-DQ2* 基因与 MC 的发病机制有关。HLA-Ⅱ分子的主要功能是作为 T 细胞介导免疫反应开始的信号。所以在 MC 时有 HLA 与抗原肽结合异常，且结肠腔抗原（或是细菌抗原）可触发 HLA- 免疫调控炎症过程。研究发现，CC 和 LC 伴有 HLA-DR3-DQ2 单倍体和携带 TNF2 等位基因。

基质金属蛋白酶（MMPs）的不同表达也与 MC 的发病机制有关。MMPs 主要在各种炎症情况表达。Madisch 等评估 MMPs 基因位点 -1、-7、-9 基因多态性在一个病例对照试验发现对 CC 易感。单核苷酸多态性基因型的研究显示，在 *MMP-9* 基因携带 GG 等位基因时发生 CC 的风险增加。有关这个基因多态性的功能作用尚不明了，可能是 MMP-9 激活缺陷引起胶原降解异常所致。

5- 羟色胺（5-HT）和 5-HTT（5- 羟色胺再摄取运输）表达可降低实验性结肠炎发生。5HTTLPR 的 LL 基因型多态性和 MC 之间有显著相关性。综上提出，5HTTLPR 在 MC 的发病机制上是一个潜在的候选基因。5-HT 调节肠蠕动和分泌，在 MC 和 UC 患者 5-HT 水平比健康对照组显著增高。

（二）适应免疫反应

免疫组化分析显示，固有层 CD4[+] T 细胞表达 Th2 转录因子 GATA-3，而 CD8[+] T 细胞表达 GATA-3 和 Th1 转录因子 T-bet（一种新型 T-box 基因家族转录因子，选择性地表达于 Th1 细胞，多数 CD8[+] T IELs（上皮内淋巴细胞）表达 T-bet，仅 <20% 表达 GATA-3。细胞流测定仪分析和免疫组化研究指出，CC 和 LC 患者的黏膜有严重 CD8[+] T 细胞浸润。CD4[+] 和 CD8[+] 在固有层和上皮内活性增加也证实，CD45RO（白细胞共同抗原）和 Ki-67（增殖细胞相关核抗原，其功能与有丝分裂密切相关）的表达也增加。

Th1/Tc1（辅助性 T 细胞 1 和毒性 T 细胞）刺激细胞介导免疫。Th17/Tc17 产生抗细菌蛋白，在黏膜屏障抗菌免疫和中性粒细胞的聚集上起重要作用，且在 CC 和 LC 患者中得到证实。证明提出，IFN-γ 驱动 MC 发病机制中发挥关键作用。它调节上皮内淋巴细胞吸引趋化因子的产生，且激活巨噬细胞与释放炎症前细胞因子，如 TNF-α、IL-1 和 IL-6，它们将维持和增加局部炎症反应。

各种白细胞介素在免疫的发生和发展中在不同阶段发挥作用。例如，IL-12 是 Th1 最有力的极化细胞因子。IL-21 是被 Th17 和 Tc17 细胞分泌的一种细胞因子，IL-21、IL-22 和 IFN-γ 转录水平与 MC 患者临床活动显著相关。IL-23 在 CC 和 LC 增加，在诱导 CD4$^+$ T 细胞与产生 IL-17 上发挥重要作用。IL-22 是另一个 Th17 细胞因子，在 CC 和 LC 两者均表达，其作用有两面性，一方面诱导上皮细胞和结肠成纤维产生细胞 IL-8、TNF-α，诱导增殖和凋亡途径以及产生抗菌肽，防止组织破坏和协助组织修复；另一方面激活结肠肌成纤维产生，引起过多的胶原产生和储存。

（三）先天（固有）免疫反应

先天免疫主要是与肠屏障机制的改变有关。黏膜抗菌蛋白溶酶体表达在 CC 的结肠隐窝和在 LC 固有层细胞上调，再次证明 MC 的黏膜和肠微生物之间相互作用，且发现 CC 和 LC 仅有轻微的分子不同特征。在 CC 和 LC 肠黏膜显示 iNOS（诱导型 NO 合酶）和 NO 显著增加。另外，在内皮细胞上，NO 影响肠上皮细胞的紧密联结引起细胞旁渗透性增加，导致腹泻和电解质失衡发生。

（四）药物引起 MC

过去 10 年提出药物引起 MC。药物作为抗原，进入肠固有层引起免疫和炎症反应。非甾体抗炎药（NSAIDs）是引起 MC 最常见的药物。据报道，长期摄取 NSAIDs 患者 60%～70% 存在无症状肠病，伴有急性腹泻风险增加。在结肠 NSAIDs 解耦线粒体氧化磷酸化，引起细胞内 ATPI 水平下降，此反过来引起细胞骨架紧密联结调控丧失，并增加细胞旁渗透性，致使肠抗原通过引起免疫反应而导致 MC 发生。

新近研究强调暴露 PPI 和 MC 发生相关。在结肠 PPI 可影响局部电解质平衡，损伤液体酸化，影响结肠黏膜的免疫反应。长期暴露 PPI 降低肠道对镁的吸收，引起低镁血症。PPI 也引起肠道 pH 改变，从而影响离子通道和紧密联结功能，最后 PPI 抑制 H$^+$-K$^+$-ATP 酶，肠内 pH 增高，引起宿主防御能力降低，可直接影响细胞生长，引起肠道生态失衡或细菌过度生长发生。其他与 MC 发生相关的药物有抗血小板、阿卡波糖、β 受体阻滞剂和他汀类药物等。

（五）MC 与结直肠癌

有关 MC 与结直肠癌相关性的研究刚刚起步。研究发现，MC 患者比无 MC 患者但有慢性腹泻患者引起结直肠损害的风险低（4.4% *vs.* 17.9%，*P*=0.035），认为炎症对机体有保护作用，可抵抗结肠癌变发生。适应免疫系统有监视肿瘤发生作用，保护组织细胞不向恶性转化。但先天免疫异常可能有致癌作用。先天免疫受体常引起 NF-κB 激活，影响肿瘤促进子 M2 和肿瘤抑制基因 M1- 巨噬细胞。新近认为，巨噬细胞的特异性分化是结肠炎相关癌的开始，另需要进一步肯定 T 淋巴细胞驱动 MC 的性质。

三、诊断与鉴别诊断

（一）临床表现

CC 和 LC 症状非常相似，也无特异性症状或临床特征。主要依靠结肠镜组织活检进行确诊。典型临床表现为慢性复发性水样、非血性腹泻，一日 5～10 次不等，持续 5～20 年。腹泻常发生在夜间，伴有痉挛性腹痛，易误诊为肠易激综合征。但少数患者症状从急性开始，虽腹泻为中至重度，但发生电解质紊乱或脱水者少见。其他症状有关节病、大便失禁、乏力、体重减轻，部分患者与 IBS 并存。一般预后良好，多数患者为自限性。

（二）诊断

由于 MC 常与 IBS、IBD、感染性结肠炎等临床症状相似或并存，因此首先应与上述疾病鉴别。放射自显影和实验室检查有助于排除。单从临床表现难以做出诊断，对可疑患者应做结肠镜，并在全结肠多处进行活检，并推荐有经验的内镜医师和病理学家进行检查，以免漏诊。

结肠镜检查一般黏膜正常，新近提出非特异性改变，包括异常的血管标记、黏膜出现红斑或水肿，这些改变的意义尚不清楚。Koulaouzidis 等报道 607 例 CC,见黏膜红斑 / 水肿占 15%,黏膜缺陷占 2%,黏膜瘢痕占 0.82%。超过 90% 的 MC 通过直肠和左半结肠活检获得诊断。CC 和 LC 组织病理特征见表 29-1。

表 29-1　CC 和 LC 组织病理特征

	组织病理特征
CC	1. 上皮下胶原层增厚 >10μm
	2. 固有层炎症,主要是淋巴细胞和浆细胞
	3. 上皮损伤,如细胞压扁和分离
	4. 上皮内淋巴细胞可存在,但对诊断 CC 不需要
LC	1. 上皮内淋巴细胞 ≥20/100 个上皮细胞
	2. 固有层炎症,主要是淋巴细胞和浆细胞
	3. 上皮损伤,如细胞压扁和分离
	4. 上皮下胶原层不存在或 <10μm

近年研究指出,生化标记在 MC 的诊断中具有一定价值。血清标记包括抗核抗体、抗酿酒酵母 IgG 抗体、抗甲状腺过氧化物、抗核周中性粒细胞胞质抗体、抗谷氨酸脱羧酶等,它们的流行率分别为 14%、13%、14%、5% 和 5%,且这些抗体 CC 患者比 LC 患者高。另一个来自 Holstein 等的研究发现,15% CC 患者 ASCA(一种快速自适应聚光算法)IgA 和 IgG 阳性,一般来自肠屏障功能破坏。抗线粒体抗体等自身抗体也常增加,可作为 MC 的血清学标记,然而特异性和敏感性低,临床应用价值不大。

MC 时粪便蛋白增加,包括:①中性粒细胞来源类蛋白:中性粒细胞衍生髓过氧化物酶(myeloperoxidase,MPO)为一种溶酶体过氧化物酶,有强大的抗菌活性,在 CC 活动性患者常增加。网钙蛋白(calprotectin)是一种钙结合蛋白,有抗菌、抗细胞增殖和免疫调节作用。它构成 2/3 细胞质蛋白,储存于中性粒细胞。活动性 MC 患者中性粒细胞在黏膜浸润时,粪网钙蛋白(FC)显著增加。乳铁蛋白(FL)也是一种肠的炎症标记,MC 时常增高。②嗜酸性细胞类蛋白:嗜酸性阳离子蛋白(ECP)、嗜酸性蛋白 X(EPX)在 CC 患者大便标本中显著增加,有一定诊断价值。③神经内分泌细胞类蛋白:MC 时结肠神经内分泌细胞呈高活性,CC 患者嗜铬核蛋白 A(CgA+)增高。上述这些生化标记尚未在临床诊断中广泛应用,它们的诊断价值也需进一步确定。

(三)鉴别诊断

1. 与器质性疾病鉴别　消化道器质性疾病、系统性疾病和药物等均可引起,易与 IBS 相混淆的症状,故应注意与下列疾病鉴别:①便秘型 IBS,应与结肠憩室病、结肠腺癌、妇科疾病(子宫肿瘤、子宫内膜异位症)、阑尾炎、消化性溃疡、胆囊炎以及代谢性疾病(糖尿病、甲状腺功能减退)鉴别;②腹泻型 IBS,应与溃疡性结肠炎、克罗恩病、感染性腹泻、假膜性肠炎、甲状腺功能亢进、慢性肾上腺皮质功能减退、胃泌素瘤、类癌以及吸收不良或乳糖不耐受等病症鉴别。以腹痛为主者,应与引起腹痛的疾病相鉴别。

2. 感染性肠病　包括细菌性疾病、肠结核、阿米巴病、血吸虫病等。这些病多有急性感染史,虽经抗感染治疗,但未治愈,而表现为慢性腹泻、腹痛等 IBS 临床症状。在鉴别诊断中,应依据感染病史、确切的粪便病原体检查阳性结果和抗感染治疗效果而定。目前国内多在诊断未明时即盲目应用肠道抗生素,有时导致肠道菌群失调,而使腹泻加剧,病情迁延。有些 IBS 患者由于滥用肠道抗生素,而存在不同程度的肠道菌群失调。

慢性细菌感染时,多次粪便常规及培养有阳性发现以及充分、有效的抗生素系统性治疗,症状改善明显,可明确诊断。慢性阿米巴痢疾多次大便找阿米巴及甲硝唑试验治疗可明确诊断。血吸虫感染,血吸虫疫区患者可作乙状镜检查,取直肠黏膜找血吸虫卵或用粪便孵化法和其他方法加以鉴别。

3. 肠易激综合征　IBS 和 MC 两者症状相似,尤其是有两者并存的病例。IBS 临床表现较复杂,缺乏特异性诊断方法。因此,对 IBS 的诊断首先应排除各种器质性疾病。应特别注意不符合 IBS 诊断的情况。下列症状不是诊断所必备,但属 IBS 的常见症状,这些症状越多,越支持 IBS 的诊断:①排便频率的异常(每天 >3 次或每周 <3 次);②大便性状异常(大便干结呈羊粪状 / 块状或大便稀烂,甚至呈水样);

③排便过程异常(排便费力、急迫感、排便未尽感);④黏液便;⑤胃肠胀气和腹部膨胀感。

4. 缺血性肠病 常见于中老年人,由于肠道动脉供血不足导致缺血而出现腹痛、腹胀。腹痛部位较固定,多在左上腹,腹痛与进餐有关,严重者便血。X 线钡剂灌肠造影,典型者可见"指压痕征",选择性血管造影有助于明确诊断。

5. 甲状腺疾病 有些甲状腺功能亢进症患者以腹泻表现明显,而易误诊,故原因尚不明的腹泻应进行甲状腺功能检查。甲状旁腺功能亢进可出现便秘。可作甲状腺、甲状旁腺功能检查以进行鉴别。

四、治疗

治疗前应确定或排除其他疾病,撤除与 MC 相关的药物,如 NSAIDs、PPI 等。饮食中应避免咖啡、乳糖。对 MC 目前尚无特效药物治疗,主要应用类固醇激素和免疫抑制剂,对症状轻的患者洛哌丁胺(易蒙停)2~16mg/d,可作为一线治疗,但组织学改善不明显。

随机对照试验指出,类固醇布地奈德(budesonide)对调整严重的 CC 和 LC 是一个有效的标准治疗,治疗后可使临床症状缓解和维持缓解,同时组织炎症也显著改善,常用 9mg、1 次 /d 或 3mg、3 次 /d。因应用 2 周后停用复发率高达 61%~80%,所以提议维持治疗,即 6mg/d,用 26 周。目前尚不清楚 26 周后如何持续或撤除治疗。

其他药物治疗大部分是无对照试验或为回顾性分析或个案病例报道。药物有免疫抑制剂、硫唑嘌呤或氨甲蝶呤、抗 TNF、乳香浸膏、益生菌、己酮可可碱、维拉帕米、奥曲肽、抗菌治疗等。一个安慰对照随机临床试验用水杨酸铋治疗 MC,结果显示 100% 组织学和临床缓解。另一个回顾性分析提出用 5-ASA(美沙拉嗪)800mg、3 次 /d,50% 患者症状改善。有报道美沙拉嗪与考来烯胺 4g/d 联用,2 周后腹泻消失率为 84%,维持治疗超过 6 个月 LC 患者临床和组织学缓解率为 85%,LC 为 91%,值得进一步研究。最近报道对布地奈德难治患者用抗 TNF 治疗,但治疗复发率高达 66%~100%。最近报道 CC 患者用粪细菌移植(FMT)治疗有效,用流式细胞仪评价 FMT 的免疫调节治疗作用,并可调节肠道菌群。目前尚有待进一步临床研究。

外科手术干预是最后的治疗手段,适用于有严重症状、对药物治疗无反应的患者,包括次切结肠切除、乙状结肠切除、分流回肠切开术。

五、总结

显微镜结肠炎是一个涵盖性术语,是一种免疫介导性疾病,由基因易感性引起,其中适应免疫反应失调起关键作用。多发生在成年人,尤其是老年人,女性多于男性,流行率有地域和种族差异。尽管 CC 和 LC 临床表现极相似,但应该说还是两种不同的实体。鉴于 MC 流行率不断上升,今后应当有计划开展流行病学调查,加强发病机制的研究,前瞻性临床安慰对照试验,结合我国中医特色,总结出一条有效的治疗途径,以填补国内空白。

(池肇春)

第3节 肠壁囊样积气症

肠壁囊样积气症(pneumatosis cystoids intestinalis,PCI)又称肠气囊症,是指在肠黏膜下或浆膜下存在多发性含气囊肿。肠壁囊样积气症在临床上较少见,多见于成年人,男性多于女性,小肠多发,其次为结肠,偶可见于胃,肠系膜、大网膜及腹膜也可累及。大多数患者是在进行腹部平片或肠镜等检查时偶然被发现的。

关于肠壁囊样积气症的发病机制目前尚不十分明确。常见的有机械学说、肺原学说、细菌学说等。机械学说认为,当肠黏膜破损时(如消化性溃疡、肠梗阻等),肠道内的气体可经过破损处进入肠壁,聚集形成多发含气囊腔。肺原学说认为,在患有肺气肿、哮喘的患者中,部分肺泡破裂后释放出的气体可通过纵隔和腹膜后腔进入肠壁内,从而形成肠壁囊样积气症。细菌学说认为,肠道产气细菌(如肠杆菌属、梭菌属)定植在肠壁黏膜层,代谢产生大量气体,聚集形成含气囊肿。

一、引起腹痛的临床特点与诊断

肠壁囊样积气症患者一般无症状,有症状者无明显特异性,可表现为腹痛、腹胀、腹泻、便秘,甚至便血等症状,部分患者可发生肠梗阻、肠出血、肠穿孔及腹膜炎等严重并发症。肠壁囊样积气症可为原发性,即不伴发其他疾病,但多为继发性,患者常伴发肺气肿、哮喘、结肠癌、消化性溃疡、胆囊结石、结肠炎等疾病。

肠壁囊样积气症的诊断方法主要包括腹部 X 线片、CT、结肠镜、超声内镜等。腹部 X 线片示肠道气体积聚或沿肠壁线性排列的囊状透光区。腹部 CT 可见肠壁内多个囊样透光影,可与肠腔内气体、黏膜下脂肪相鉴别。结肠镜可见肠黏膜表面多发圆形或椭圆形隆起,表面光滑,透明或半透明状,可密集或散在分布,活检钳压之有弹性,钳破后可见气囊塌陷。超声内镜可见病变区黏膜层回声正常,黏膜下层可见混合回声病灶,其内有无回声囊状结构,其内可见分隔,囊后壁显示不清。肠壁切除活检,病理显示含气囊肿位于黏膜下层或浆膜下,囊壁薄,可内衬或无扁平上皮细胞,囊壁内可见炎性细胞浸润。

二、鉴别诊断

1. 肠源性囊肿　肠源性囊肿主要发生在回肠远端,位于肠壁内,多见于儿童,且一般为单发肿物,无明显症状。

2. 结肠息肉、恶性肿瘤　主要依靠 X 线钡餐和内镜检查。X 线钡剂检查时,息肉或肿瘤引起的充盈缺损不因钡剂充盈量的多少而发生大小和形态的改变,且其密度较含气囊肿所致充盈缺损为高。结肠镜及活组织检查可确诊。

三、治疗

肠壁囊样积气症患者无明显症状时可进行观察,以治疗原发病为主,如对肺气肿、慢性支气管炎、肠梗阻等进行相应的针对性治疗。研究表明,维生素 B 类药物可使肠壁囊样积气症状的症状缓解甚至消失,有较好的疗效。

当患者症状明显时,可给予高流量氧疗治疗,多数患者症状可缓解,连续高浓度的氧气(70%~75%)吸入,可使血液内氧分压升高,而置换肠壁囊样积气症内的气体,从而使囊肿消失。近年来,内镜下注射无水乙醇也得到应用,含气囊肿注射乙醇后可塌陷、缩小或消失,而不出现出血、穿孔、感染等并发症。若出现严重并发症,如肠梗阻、肠穿孔、肠扭转等,则需外科干预治疗,手术切除病变的肠段。

(鞠　辉　魏良洲)

第4节　先天性巨结肠

先天性巨结肠是常见的肠道畸形,是由于肠壁肌间神经丛和黏膜下神经丛内的神经节细胞缺如或不足所致。由于神经节细胞缺如,导致病变肠管不能松弛,引起痉挛,粪便通过障碍,近端肠管肌肉逐渐肥厚、扩张而形成巨结肠的改变。本病从新生儿至老年人均可发病,但多见于婴幼儿,>14 岁发病则称为成人先天性巨结肠。

一、引起腹痛的临床特点与诊断

成人先天性巨结肠的症状多起于婴幼儿时期。多数自幼便出现顽固性便秘、腹胀,症状常轻微而未能诊治。症状可进行性加重,需要长期使用口服泻药或灌肠协助排便。多数成人先天性巨结肠以腹痛、腹胀、恶心、呕吐、肛门停止排气排便等肠梗阻表现就诊,常被误诊为便秘、肠易激综合征、肠粘连、肠道肿瘤等。由于患者长期排便困难，导致进食较差及营养吸收障碍，患者常有贫血、营养不良的表现。

钡剂灌肠是诊断先天性巨结肠的重要手段。钡灌肠可直观地显示肠管的狭窄段、近端的扩张段、中间的移行段（多呈漏斗形），扩张段可见肠炎表现，成人先天性巨结肠有时不显示移行段。腹部 X 线片可表现为腹部肠管明显积气、扩张。CT 可发现腹腔内肠管扩张的部位及程度，增强扫描可显示代偿性肠壁肥厚的程度，强化是否均匀。病理结果是诊断先天性巨结肠的确诊标准，活检示神经节细胞缺如或神经节细胞减少。

二、鉴别诊断

成人先天性巨结肠常以腹痛、腹胀、恶心、呕吐、肛门停止排气排便等肠梗阻表现就诊，常被误诊为肠梗阻、便秘、肠易激综合征、肠粘连、肠道肿瘤等疾病，可结合肠镜、腹部 CT、钡灌肠等检查鉴别。

三、治疗

先天性巨结肠的治疗包括非手术治疗和手术治疗。

非手术治疗主要是调节饮食，保持大便通畅，可采用定时用等渗盐水灌肠，扩肛、甘油栓、缓泻药，避免粪便在结肠内淤积。

手术治疗是治疗成人先天性巨结肠的主要手段，手术方式与小儿先天性巨结肠相似，目前常用的术式有 Swenson 手术、Duhamel 手术、Torre 手术、Soave 手术、Rehbein 手术等。Swenson 手术切除整个受累部位，并且将正常肠管吻合在近肛门水平。Soave 手术直肠内膜整个拉出，将保留的受累直肠外层套入正常的肠道内。Duhamel 手术在肛门水平通过钳夹将未受累肠端吻合到直肠。手术的基本要求是切除缺乏神经节细胞的肠段和明显扩张、肥厚的近端结肠，将两断端吻合，应尽量保留肛门括约肌功能，以免大便失禁。

（鞠　辉　魏良洲）

第5节　结肠憩室

结肠憩室是指结肠黏膜经肠壁肌层缺损处向外突出形成的囊状结构，存在多个憩室时则称为结肠憩室病。结肠憩室分真性憩室和假性憩室，真性憩室的囊壁包含肠壁各层结构，较少见；假性憩室为结肠黏膜、黏膜下层穿过肌层向外膨出，较常见。结肠憩室病多见于老年人，女性多于男性，好发部位与国家、种族有关，西方国家好发于左半结肠，尤以乙状结肠最常见，而我国则大多发生于盲肠、升结肠。结肠憩室的发病机制是多因素的，如肠壁有薄弱缺陷、各种原因引起肠腔内压力增高等。另外，流行病学表明，低纤维饮食、高脂饮食与结肠憩室的发生也密切相关。

一、引起腹痛的临床特点与诊断

结肠憩室大多无临床症状，多在钡灌肠、肠镜或尸检中被发现，只有当出现并发症时，才会出现相应的临床症状。结肠憩室常见的并发症有憩室炎、憩室穿孔、憩室出血等。憩室出血是下消化道出血的常见原因，常有腹痛、便血等症状，肠镜下较容易诊断。憩室炎是结肠憩室最常见的并发症，可表现为腹痛、腹泻、发热等症状，不容易与其他疾病相鉴别。由于结肠憩室内易滞留粪便，从而引起细菌滋生，细菌毒素可引起憩室颈部水肿、狭窄甚至阻塞，憩室内压增高，使肠内细菌渗入肠壁发生炎症、化脓、穿孔。憩室炎可自行消退，但也可反复发作形成慢性炎症，形成周围胀肿、穿孔、窦道形成、出血、肠梗阻、腹膜炎等并发症。

结肠气钡双重对比造影是诊断结肠憩室的常见手段，可发现憩室的大小、形态、数目以及分布情况。单纯结肠憩室病的 X 线表现为向腔外突出的圆球形或乳头状影；当憩室内有粪块时，可呈环形、水泡状或烧瓶状；当粪块堵于憩室底部时，可呈杯状或抱球状。近年来，结肠镜在临床上应用日益广泛，能够很好地诊断结肠憩室病,内镜下可了解有无憩室以及憩室有无炎症或出血,并且可排除其他肠道疾病。当发生憩室炎时,腹部CT能够发现结肠病变部位的肠壁增厚情况、水肿、结肠周围渗出、脓肿等。

二、鉴别诊断

1. 阑尾炎 当盲肠憩室、乙状结肠憩室发生炎症时,由于位于右下腹,可出现类似阑尾炎症状。但阑尾炎较憩室炎更为常见,多有转移性腹痛的特点,腹部B超可明确阑尾炎的诊断。

2. 结肠癌 结肠癌与憩室病有较多相似之处,临床症状相似,如大便习惯改变、下腹痛、梗阻或穿孔。结肠癌多发生在老年人,发病较慢,可行结肠镜检查明确诊断。

3. 炎性肠病 炎性肠病和憩室炎均可出现腹痛、大便习惯改变、便血和发热等症状。结肠镜检查可明确诊断溃疡性结肠炎、克罗恩病。

三、治疗

单纯憩室无症状的患者无需治疗。主要是注意调节生活饮食习惯,多食高纤维饮食,保持大便通畅。急性憩室炎无并发症时主要以内科治疗为主,包括禁食、胃肠减压、静脉补液、应用广谱抗生素及止痛等治疗。一般情况下,胃肠减压仅在有呕吐或有结肠梗阻证据时才使用。有些急性憩室炎即使不用抗生素,也可自行消退。大多数病例经内科治疗其症状将迅速减轻。

当结肠憩室反复发生憩室炎或出现穿孔、脓肿形成、弥漫性腹膜炎、大出血、急性憩室炎内科治疗无效、窦道形成、肠梗阻时,则需要尽早手术治疗。目前常用的手术指征:①急性憩室炎初次发作,且内科治疗无效者;②急性复发性憩室炎,即使第一次发作时经内科治疗获满意效果,但当复发时应考虑做选择性切除术;③年龄<50岁,曾有一次急性憩室炎发作并经内科治疗获得缓解,可行选择性手术,以免以后急症手术;④由于免疫缺陷的患者发生憩室炎时无法激起足够的炎性反应,从而发生穿孔、破裂入游离腹腔者极常见,为此对以往有一次急性憩室炎发作的患者,当需要进行长期免疫抑制治疗前,应先做选择性切除手术,解除憩室炎复发以降低发生各种并发症的风险;⑤急性憩室炎并发脓肿或蜂窝织炎者;⑥急性憩室炎伴弥漫性腹膜炎者;⑦急性憩室炎并发瘘管形成者;⑧急性憩室炎并发结肠梗阻者。

(鞠 辉 魏良洲)

第6节 肠 扭 转

肠扭转是临床上常见的急腹症,是一段肠襻沿肠系膜长轴旋转或两段肠襻扭缠成结而造成闭襻性肠梗阻,易发生肠管缺血、坏死、穿孔,病死率较高。肠道的解剖因素是发生肠扭转的先决条件,如肠先天旋转不良,肠系膜过长;而物理因素及机械因素则是诱因,如剧烈活动、重体力劳动、手术后粘连、肿瘤、餐后运动、长期便秘等。

一、引起腹痛的临床特点与诊断

肠扭转多发生在小肠,其次为乙状结肠,其症状及体征有以下特点:①主要表现为急性机械性肠梗阻,多呈突发剧烈腹部绞痛,持续性发作,阵发性加剧,部位多在脐周,腹痛可牵涉至腰背部。患者常因剧烈腹痛而采取蜷曲或胸膝位。②早期无腹胀,晚期由于梗阻以上肠段扩张,肠襻内肠腔积液、积气出现腹胀,不对称腹胀是该病重要特征。

肠扭转的诊断主要依靠影像学检查,发生乙状结肠扭转时,X线片可表现为腹部偏左可见一个巨大的双腔充气孤立肠襻自盆腔直达上腹或膈肌,降、横、升结肠和小肠可有不同程度的胀气。X线钡灌肠可见钡剂止于直肠上端,呈典型的"鸟嘴"样或螺旋形狭窄。目前,CT检查(特别是增强CT)已经被广泛应用于肠扭转的诊断,为首选的影像学方法,可表现为"漩涡征、鸟喙征、靶环征、肠壁增厚"等征象。

二、鉴别诊断

1. 肠梗阻　肠梗阻的症状主要表现为恶心、呕吐，肛门停止排气、排便，肠鸣音亢进或呈气过水声，腹部 X 线片示多发气液平面。

2. 缺血性结肠炎　大部分坏疽型缺血性结肠炎起病急，腹痛剧烈，伴有严重的腹泻、便血和呕吐，早期即可出现明显的腹膜刺激征。结肠镜检查是诊断缺血性结肠炎最有效的检查方式。

三、治疗

肠扭转的治疗分为非手术治疗和手术治疗。非手术治疗只适用于某些症状、体征轻，明确无肠坏死的乙状结肠扭转。治疗手段包括禁食、胃肠减压，也可用纤维结肠镜或乙状结肠镜通过梗阻部位，并置肛管减压。当乙状结肠扭转经置管减压缓解后，应择期手术，切除过长的结肠。

肠扭转经内科治疗后，如出现腹膜刺激征或 B 超、CT 发现腹腔积液，应积极行剖腹手术。术中若无肠坏死，可将扭转复位，对过长的乙状结肠最好不行一期乙状结肠切除和吻合，以后择期行乙状结肠部分切除术。若术中发现已有肠坏死或穿孔，则切除坏死肠袢，近端外置造口，远端造口或缝闭，以后择期行吻合手术，多不主张一期吻合。

（鞠　辉　魏良洲）

第 7 节　结肠假性梗阻

急性结肠假性梗阻（colonic pseudo-obstruction，ACPO）即 Ogilvie 综合征，是一类功能性结肠梗阻性疾病。无结肠器质性病变，但可表现为机械性肠梗阻的症状和体征。结肠假性梗阻是一种结肠蠕动功能紊乱，其病理生理机制目前并不完全清楚，许多研究认为其可能与交感神经过度兴奋和 / 或副交感神经抑制所导致的功能性远端结肠梗阻和近端结肠无力有关。目前许多临床医师对本病的特点认识不足，常导致漏诊及误诊。

一、引起腹痛的临床特点与诊断

结肠假性梗阻发病前常有手术、创伤、感染、心脑血管等疾病史，其临床表现与机械性肠梗阻相似，可表现为腹胀、腹痛、便秘、腹泻、发热，其中严重腹胀是主要症状，同时伴有下腹部的痉挛性疼痛。恶心、呕吐不常见，查体可闻及肠鸣音活跃，腹部可有轻压痛。由于肠腔内的压力持续增高，可造成结肠出血、穿孔，严重时可危及生命。结肠假性梗阻常合并其他急诊情况，且临床表现同常见的机械性肠梗阻极为相似。另外，老年人发病时，腹部 X 线片见结肠中断症时常被考虑为结肠肿瘤，因此结肠假性梗阻患者常被误诊而行剖腹探查术。

结肠假性肠梗阻的诊断关键在于需排除机械性肠梗阻。在腹部 X 线片上，可表现为结肠扩张、充气，有时可见气液平面，但在鉴别机械性肠梗阻的意义不大。不过，腹部 X 线片可动态地观察结肠的扩张程度，从而选择合理的治疗方案。CT 检查可见近端结肠扩张，在结肠脾曲或接近脾曲处存在中间过渡带，与机械性结肠梗阻明显不同的是，没有见到器质性病变。纤维结肠镜检查对于结肠假性梗阻的患者既可明确诊断，又可作减压治疗，是目前诊断该病的常用手段，但疑有肠穿孔、腹膜炎时应慎用。

二、鉴别诊断

1. 机械性肠梗阻　常有相关肠道疾病史，表现为恶心、呕吐，肛门停止排气、排便，肠鸣音亢进或呈气过水声，腹部 X 线片示多发气液平面。

2. 其他相关疾病鉴别　结肠假性梗阻还应与乙状结肠扭转、中毒性巨结肠、急性胃扩张和胃假性梗阻等相鉴别。

三、治疗

结肠假性梗阻一般不需外科干预。早期治疗常采用保守疗法,包括禁食、胃肠减压、抗感染、营养支持、使用新斯的明、低压灌肠、肛管插管排气等。

严密的观察和连续的腹部 X 线摄片是避免出现严重并发症的重要方法。盲肠和结肠直径为 9～10cm 可采取非手术治疗。当盲肠直径小于 12cm 时,一般不会发生肠穿孔,当盲肠直径大于 12cm 且结肠扩张超过 6 天时,肠穿孔的风险和结肠直径呈正相关,结肠扩张的同时也影响肠壁的血运。如果保守治疗无效或有腹膜炎的表现者,可以选择手术治疗。手术方式包括行肠造瘘术,或术中发现结肠坏死可行肠切除术等。对于结肠假性梗阻,结肠镜检查是常用的有效治疗方法,在明确有无肠道内的梗阻因素的同时,结肠镜还可吸除肠道内的气体和液体,改善患者症状,降低肠穿孔风险。但当患者病情重,没有充分的肠道准备时,操作上较为困难。

(鞠 辉 魏良洲)

参 考 文 献

[1] MISIAKOS E P, TSAPRALIS D, KARATZAS T, et al. Advents in the diagnosis and management of ischemic colitis[J]. Front Surg, 2017, 4: 47.

[2] SUN D, WANG C, YANG L, et al. The predictors of the severity of ischaemic colitis: a systematic review of 2823 patients from 22 studies[J]. Colorectal Dis, 2016, 18(10): 949-958.

[3] NIKOLIC A L, KECK J O. Ischaemic colitis: uncertainty in diagnosis, pathophysiology and management[J]. ANZ J Surg, 2018, 88(4): 278-283.

[4] BONDERUP O K, WIGH T, NIELSEN G L, et al. The epidemiology of microscopic colitis: a 10-year pathology-based nationwide Danish cohort study[J]. Scand J Gastroenterol, 2015, 50(4): 393-398.

[5] WICKBOM A, BOHR J, ERIKSSON S, et al. Stable incidence of collagenous colitis and lymphocytic colitis in Örebro, Sweden, 1999-2008: a continuous epidemiologic study[J]. Inflamm Bowel Dis, 2013, 19(11): 2387-2393.

[6] VERHAEGH B P, JONKERS D M, DRIESSEN A, et al. Incidence of microscopic colitis in the Netherlands. A nationwide population-based study from 2000 to 2012[J]. Dig Liver Dis, 2015, 47(1): 30-36.

[7] COTTER T G, PARDI D S. Current approach to the evaluation and management of microscopic colitis[J]. Curr Gasytroenterol Rep, 2017, 19(8): 65.

[8] KANE J S, ROTIMI O, FORD A C. Macroscopic findings, incidence and characteristics of microscopic colitis in a large cohort of patients from the United Kingdom[J]. Scand J Gastroenterol, 2017, 52(9): 988-994.

[9] PISANI L F, TONTINI G E, MARINONI B, et al. Biomarkers and microscopic colitis: an unmet need in clinical practice[J]. Front Med(Lausanne), 2017, 4: 54.

[10] WENDLING D, VERHOEVEN F, VUITTON L, et al. SAPHO syndrome and collagenous colitis[J]. Joint Bone Spine, 2012, 80: 343-344.

[11] PISANI L F, TONTINI G E, VECCHI M, et al. Microscopic colitis: what do we know about pathogenesis? [J]. Inflamm Bowel Dis, 2016, 22(2): 450-458.

[12] MADISCH A, HELIMIG S, SCHREIBER S, et al. Allelic variation of the matrix metalloproteinase-9 gene is associated with collagenous colitis[J]. Inflamm Bowel Dis, 2011, 17(11): 2295-2298.

[13] SIKANDER A, SINHA S K, PRASAD K K, et al. Association of serotonin transporter promoter polymorphism(5-HTTLPR) with microscopic colitis and ulcerative colitis[J]. Dig Dis Sci, 2015, 60(4): 887-894.

[14] KUMAWAT A K, STRID H, ELGBRATT K, et al. Microscopic colitis patients have increased proportions of Ki67(+) proliferating and CD45RO(+) active/memory CD8(+) and CD4(+)8(+) mucosal T cells[J]. J Crohns Colitis, 2013, 7(9): 694-705.

[15] KUMAWAT A K, STRID H, TYSK C, et al. Microscopic colitis patients demonstrate a mixed Th17/Tc17 and Th1/Tc1

mucosal cytokine profile[J]. Mol Immunol，2013，55（3-4）：355-364.

[16] KIM K，KIM G，KIM J Y，et al. Interleukin-22 promotes epithelial cell transformation and breast tumorigenesis via MAP3K8 activation[J]. Carcinogenesis，2014，35（6）：1352-1361.

[17] PASTORELLI L，DE SALVO C，PIZARRO T T，et al. Central role of the gut epithelial barrier in the pathogenesis of chronic intestinal inflammation：lessons learned from animal models and human genetics[J]. Front Immunol，2013，4：280.

[18] BARMEYER C，ERKO I，FROMM A，et al. Ion transport and barrier function are disturbed in microscopic colitis[J]. Ann N Y Acad Sci，2012，1258：143-148.

[19] LUCENDO A J. Drug exposure and the risk of microscopic colitis：A critical update[J]. Drugs R D，2017，17（1）：79-89.

[20] ROSEN R，HU L，AMIRAULT J，et al. 16S community profiling identifies proton pump inhibitor related differences in gastric，lung，and oropharyngeal microflora[J]. J Pediatr，2015，166（4）：917-923.

[21] LAW E H，BADOWSKI M，HUNG Y T，et al. A association between proton pump inhibitors and microscopic colitis[J]. Ann Pharmacother，2017，51（3）：253-263.

[22] MORI S，KADOCHI Y，LUO Y，et al. Proton pump inhibitor induced collagen expression in colonocytes is associated with collagenous colitis[J]. Worid J Gastroenterol，2017，23（9）：1586-1593.

[23] TONTINI G E，PASTORELLI L，SPINA L，et al. Microscopic colitis and colorectal neoplastic lesion rate in chronic nonbloody diarrhea：a prospective，multicenter study[J]. Inflamm Bowel Dis，2014，20（5）：882-891.

[24] PARDI D S. Diagnosis and management of microscopic colitis[J]. Am J Gastroenterol，2017，112（1）：78-85.

[25] KOULAOUZIDIS A，YUNG D E，NEMETH A，et al. Macroscopic findings in collagenous colitis：a multi-center，retrospective，observational cohort study[J]. Ann Gastroenterol，2017，30（3）：309-314.

[26] MACAIGNE G，LAHMEK P，LOCHER C，et al. Over 90% of cases of Microscopic Colitis can be diagnosed by performing a short colonoscopy[J]. Clin Res Hepatol Gastroenterol，2017，41（3）：333-340.

[27] VON ARNIM U，WEX T，GANZERT C，et al. Fecal calprotectin：a marker for clinical differentiation of microscopic colitis and irritable bowel syndrome[J]. Clin Exp Gastroenterol，2016，9：97-103.

[28] EL-SALHY M，GUNDERSEN D，HATLEBAKK J G，et al. Chromogranin a cell density as a diagnostic marker for lymphocytic colitis[J]. Dig Dis Sci，2012，57：3154-3159.

[29] CLARA A P，MAGNAGO F D，FERREIRA J N，et al. Microscopic colitis：A literature review[J]. Rev Assoc Bras（1992），2016，62（9）：895-900.

[30] MUNCH A，FERNANDEZ-BANARES F，MUNCK L K. Azathioprine and mercaptopurine in the management of patients with chronic，active microscopic colitis[J]. Aliment Pharmacol Ther，2013，37（8）：795-798.

[31] OKAMOTO R，NEGI M，TOMII S，et al. Diagnosis and treatment of microscopic colitis[J]. Clin J Gastroenterol，2016，9（4）：169-174.

[32] MUNCH A，IGNATOVA S，STRÖM M. Adalimumab in budesonide and methotrexate refractory collagenous colitis[J]. Scand J Gastroenterol，2012，47（1）：59-63.

[33] PARK T，CAVE D，MARSHALL C. Microscopic colitis：A review of etiology，treatment and refractory disease[J]. World J Gastroenterol，2015，21（29）：8804-8810.

[34] GÜNALTAY S，RADEMACHER L，HULTGREN HÖRNQUIST E，et al. Clinical and immunologic effects of faecal microbiota transplantation in a patient with collagenous colitis[J]. World J Gastroenterol，2017，23（7）：1319-1324.

[35] MOORE S W，ZAAHL M. Clinical and genetic correlations of familial Hirschsprung's disease[J]. J Pediatr Surg，2015，50（2）：285-288.

[36] JANSSEN LOK M，RASSOULI-KIRCHMEIER R，KÖSTER N，et al. Development of nerve fibre diameter in young infants with hirschsprung disease[J]. J Pediatr Gastroenterol Nutr，2018，66（2）：253-256.

[37] 中华医学会小儿外科学分会肛肠学组，新生儿学组. 先天性巨结肠的诊断及治疗专家共识 [J]. 中华小儿外科杂志，2017，11：805-815.

[38] BĂLĂEŢ C，COCULESCU B I，MANOLE G，et al. Gamma-glutamyl transferase，possible novel biomarker in colon

diverticulosis: a case-control study[J]. J Enzyme Inhib Med Chem, 2018, 33（1）: 428-432.

[39] MIZRAHI I, AL-KURD A, CHAPCHAY K, et al. Long-term outcomes of sigmoid diverticulitis: a single-center experience[J]. J Surg Res, 2018, 221: 8-14.

[40] 林桂河, 廖晓燕. 结肠憩室病 42 例诊断及治疗分析 [J]. 临床合理用药杂志, 2017, 34: 123-124.

[41] BARRAL M, LASSALLE L, DAUTRY R, et al. Volvulus of the sigmoid colon is associated with hypotrophy of the left lateral segment of the liver and the absence of sigmoid diverticulum[J]. Diagn Interv Imaging, 2018, 99（4）: 247-253.

[42] 龙腾河, 崔惠勤, 罗焕江, 等. 成人肠扭转 MSCT 的诊断价值 [J]. 临床放射学杂志, 2015, 34: 756-758.

[43] 葛吉祥. 腹部 CT 影像中肠系膜血管漩涡征对肠扭转的诊断价值 [J]. 影像研究与医学应用, 2018, 2: 208-209.

[44] LIANG J T, CHEN T C. Pneumatosis cystoides intestinalis[J]. Asian J Surg, 2018, 41（1）: 98.

[45] WELLS C I, O'GRADY G, BISSETT I P. Acute colonic pseudo-obstruction: A systematic review of aetiology and mechanisms[J]. World J Gastroenterol, 2017, 23（30）: 5634-5644.

[46] CHUDZINSKI A P, THOMPSON E V, AYSCUE J M. Acute colonic pseudoobstruction[J]. Clin Colon Rectal Surg, 2015, 28（2）: 112-117.

[47] 奚春华, 沙杜, 孙跃明. 急性结肠假性梗阻的诊治进展 [J]. 中华结直肠疾病电子杂志, 2015, 4: 648-652.

[48] 池肇春. 显微镜结肠炎研究进展与现状 [J]. 世界华人消化杂志, 2017, 25: 2858-2865.

第 1 节　病毒性肝炎

一、病毒性肝炎引起腹痛的机制

病毒性肝炎时，不管是急性或慢性，绝大多数病例表现为肝区不适与肝痛，多为胀痛、刺痛或钝痛不适，劳累后加重，休息后减轻。仅有少数急性病毒性肝炎患者呈剧烈右上腹痛，酷似胆绞痛。个别病例呈急腹症样腹痛。

引起腹痛的机制可能为：①肝大，累及肝包膜，表现肝大、肝有压痛和肝区疼痛；②肝细胞炎症坏死，间质充血、水肿刺激神经末梢，引起肝痛或右上腹痛，常为跳痛、胀痛或搏动性疼痛；③病毒性肝炎致肝细胞癌，也可引起肝区疼痛不适，可为剧痛，平卧休息后可减轻，一个慢性病毒性肝炎患者突然发生食欲不振、体重减轻，伴有肝痛不适，甚至影响睡眠者应作肝脏 B 超、CT 作进一步诊断，检查血清 AFP，以了解有无发生肝癌可能；④肝癌破裂，表现为突发性右上腹痛，患者面色苍白、血压下降，甚至发生休克，可因出血过多迅速致死；⑤急性重型肝炎与重症慢性肝炎，部分患者可有肝区痛；⑥并发胆囊炎、胆石症，病毒性肝炎时因常有黄疸，故引起胆囊炎和胆色素结石的机会增加，故可有右上腹痛甚至呈现胆绞痛；⑦并发消化性溃疡，慢性肝炎进展为肝硬化后发生消化性溃疡的发生率比对照组增加数倍，因此可呈现消化性溃疡的慢性、节律性、周期性上腹部痛。通过内镜检查即可确诊。有肝炎病毒感染史，血清病毒标记阳性，有或无肝功能改变，B 超或 CT 有肝实质性炎症影像声像改变，又能排除其他导致腹痛的病因即可诊断。诊断时应仔细鉴别，以免延误诊断和治疗。包括排除药物、中毒性肝炎、脂肪肝、胆石症、胆囊炎、胆囊术后综合征、慢性胰腺炎、胰腺癌等。上述疾病有各自不同的病史、症状与体征，鉴别并不困难。

二、急性病毒性肝炎

（一）甲型肝炎

目前已确知引起肝炎的病毒有 A、B、C、D、E 五种，引起肝炎后，部分病例都以肝区疼痛为主，引起剧烈腹痛者少见。甲型病毒性肝炎时，有腹痛者占 20%，以右上腹或肝区疼痛不适为主，历时都较短。黄疸型肝炎大多为上腹或右上腹疼痛，此时肝脏肿大于右肋下 1~3cm，肝区有压痛及叩击痛。根据吃毛蚶、银蚶、泥螺、蛤类等食物史，如上海市 1988 年 3 月及此前发病的 3 520 例甲肝中，3 051 例（86.7%）有生食毛蚶史。食蚶量多少与病情的轻重无明显关系，根据临床表现和甲型肝炎血清抗 HAV-IgM 阳性，恢复期出现 HAV-IgG 阳性，急性期 HAV RNA 阳性，则可诊断。但接种甲型肝炎疫苗后 2~3 周，8%~20% 接种者可产生抗 HAV-IgM，应注意鉴别。诊断时应与下列疾病鉴别：

1. 急性乙型肝炎　起病缓慢或隐匿，血清病样症状如关节病、多关节炎、血管炎、皮疹等肝外多系统表现较常见，较少发热，出现黄疸的较少，ALT 升高幅度不如甲肝高，血清转氨酶及胆红素升降徐缓，病程较长，部分患者呈慢性化，乙肝血清标记阳性，尤其是由血液或血制品污染后引起的肝炎，基本上认为不属甲型肝炎，甲型肝炎是由消化道传播引起。

2. 慢性重型肝炎 多见由乙型或丙型肝炎引起，甲型肝炎一般无慢性化。过去有肝炎或黄疸史，血清转氨酶及胆红素升高程度较轻，持续较久，血清球蛋白增加而白蛋白减少，抗 HAV-IgM 阴性，具慢性肝炎体征，如肝掌、蜘蛛痣及生化异常改变有助于与甲肝鉴别。

3. 急性戊型肝炎 有粪-口途径传播的生水饮用进食史。临床表现两者相似，但晚期孕妇流产和死胎者戊肝较甲肝为多见。ALT 中度增高。抗 HEV-IgM 阳性。

4. 与引起肝区痛或右上腹痛的疾病鉴别 如肝细胞癌、胆系炎症、结石和肿瘤、胰腺疾病等，参见本书有关章节。

治疗与预后：甲型肝炎预后好，病死率极低，为 0.008%，3/4 病例症状在 3 周内消失，黄疸持续 6 周，一般无慢性化病例。治疗强调休息与饮食，适当给予甘利欣、门冬氨酸钾镁、胸腺肽、苦参素、氨基酸等，对缩短病程和促进肝细胞恢复有一定疗效。

（二）急性乙型病毒性肝炎

1. 临床表现与诊断 乙型病毒性肝炎在临床上一般可分为 4 型：急性肝炎、慢性肝炎、重型肝炎和淤疸型肝炎。急性乙型肝炎时腹痛或肝痛不是主要的临床表现。黄疸型肝炎腹痛的发生率各作者报道差别甚大，为 5.1%～81%，其原因尚不清楚，大多作者报道无肝痛。无黄疸型肝炎腹痛发生率比黄疸型稍低，为 22%～67.3%。腹痛发生机制可能为炎症时肝大、累及包膜所致，轻者表现为右上腹或肝区不适，重者为胀痛、刺痛不等，少数患者疼痛向后背或肩放射。

急性重型肝炎又称暴发性肝炎或急性坏死型肝炎。发病初期可能有肝区不适或肝痛，但病情发展迅猛，黄疸迅速加深，肝脏迅速缩小，突出表现为中枢神经系统症状，如嗜睡、烦躁、精神错乱、昏迷、抽搐等，一般无腹痛或肝痛表现。亚急性重型肝炎，亦称亚急性肝坏死，以高度乏力、高度食欲缺乏、恶心、呕吐，高度腹胀为突出表现，黄疸急剧加深。一般不表现腹痛或肝痛。

淤疸型肝炎分急性和慢性胆汁淤积两型，以后者为多见。是由于胆汁分泌和排泄功能障碍所引起。主要表现为皮肤瘙痒，尿呈浓茶色，大便灰白，可有肝、脾肿大，但消化道症状和全身症状比黄疸型肝炎普通型为轻。

2. 急性乙型病毒性肝炎鉴别诊断 急性乙型肝炎的诊断根据临床表现、HBV 血清标记阳性和肝功能异常。鉴别诊断包括：

（1）与其他原因引起的肝炎相鉴别：

1）药物性肝炎：据统计，对肝脏有毒的药物已多达 600 余种，其发病机制尚不明了。急性药物性肝病包括急性肝细胞坏死、淤胆型肝炎或两者并存的混合性肝病三型。除一般肝炎表现外，常有黄疸、乏力、肝区不适或腹痛。有服药史，乙肝血清标记阴性，可资鉴别。

2）感染中毒性肝炎：如伤寒、钩端螺旋体病、急性血吸虫病、麻疹、风疹均可有肝大及肝功能异常，以上疾病有各自的病因和临床特征，乙肝血清标记阴性。

（2）与其他原因引起的黄疸鉴别：淤胆型肝炎应与急性黄疸型肝炎、肝外梗阻性黄疸、药物引起的肝内胆汁淤积、原发性肝硬化等疾病鉴别。

1）与肝外胆汁淤积鉴别：两者可从临床表现、生化改变及组织学 3 个方面进行鉴别（表 30-1）。

2）与肝细胞坏死鉴别：见表 30-2。

3）与肝细胞性和肝前性黄疸鉴别：见表 30-3。

（3）与引起腹痛的有关疾病鉴别：乙型肝炎如以腹痛或肝区痛为突出表现，据报道有剧烈右上腹剧痛，呈急性胆管炎、胆结石表现者，因应与急性胆囊炎、胆石症或胰腺疾病引起腹痛相鉴别。

3. 治疗 腹痛本身一般无需治疗。主要是治疗乙型肝炎。对急性乙型肝炎的治疗，除一般休息、饮食及护肝治疗外，主要是采用抗病毒治疗，首选干扰素与利巴韦林（病毒唑）联合治疗。也可用拉米夫定、阿地福韦酯、恩替卡韦治疗。也可依具体病情应用免疫调节剂治疗。

表 30-1　肝内与肝外胆汁淤积鉴别

	肝内		肝外	
	急性	慢性	急性	慢性
临床表现				
黄疸	++	+++	+++	++
瘙痒	+	+++	+	+++
脂肪泻	−	+	−	+
皮肤色素沉着	−	+	−	+
黄色瘤	−	+	−	+
生化改变				
结合胆红素	++	+++	+++	+
胆固醇	±	+++	+	+++
AKP、5'-T、LAP、γ-GT、AST、ALT	+++	+++	+++	+++
凝血酶原时间延长	+	++	+	+
对维生素 K 反应	+	+	+	+
组织学改变				
门脉胆管胆汁	+	±	−	−
门脉血管外胆汁	+	+	−	−
胆汁栓	+	+	−	−
胆汁瘘	+	+	−	−
胆管炎	+	±	±	−
中性粒细胞及淋巴细胞	−	−	+	+
假性黄色瘤细胞（巨大泡沫状细胞）	±	+	±	+
肝界板纤维	−	+	−	−

表 30-2　肝内胆汁淤积与肝细胞坏死的鉴别诊断

项目	肝内胆汁淤积	肝细胞坏死（肝炎）
年龄	常见于年轻患者	常见于年轻者
瘙痒感	早期出现，或与黄疸先后出现	罕见
肝区痛	常见并发于早期	肝区钝痛，常见
黄疸特点	多变，通常轻微	发生快，恢复时黄疸消失缓慢
肝大	稍肿大，质韧或硬	肝大并有压痛，质软或韧
脾大	可有或无	常见，约20%
灰白色粪便	常有，但多为间歇性	无
血清胆红素	主要为结合型	主要为结合型
尿胆原尿	一定时间内无	通常增加
血清胆固醇	通常增高并与胆固醇酯平行	通常稍高，但与胆固醇比值下降
血清 ALP	与胆红素或比例上升	轻度上升
ALT、AST	<100	>100
血清蛋白电泳	β_1 球蛋白常增加	通常白蛋白低，γ 球蛋白升高
凝血酶原时间	延长，但对注射维生素反应迅速	通常延长，对注射维生素 K 反应不佳
血清铁	正常	常在早期上升
肝扫描	正常	弥漫性异常

表 30-3　主要黄疸类型鉴别

鉴别项目	溶血性黄疸	肝细胞性黄疸	淤胆性黄疸		
			肝内淤胆	肝外结石阻塞	肝外肿瘤阻塞
发病	先天性后天性	急、慢性	急、慢性	急性、反复发作	渐进性
发热	−～+（溶血危象	+～−	+～−	−～++	−～+
腹痛	−	+～−	−～±	+～++（绞痛）	+（持续隐痛）
黄疸	柠檬黄色 轻度～中度	金黄色 多为一过性	金黄～黄绿色 持续时间不等	深黄～黄绿色 间歇性	暗黄～黄绿色 进行性
瘙痒	−	−～+	+～+++	−～+	+～++
贫血	+～++				−～+
白陶土粪	−	−	−～+（短时）	+（间歇性）	+（持续性）
腹水	−	−～+（重肝、肝硬化）	−		−～+（血性）
肝大	−	+（有压痛）	+～++	−～+	+（无压痛）
胆囊大	−	−	−	−～+	±～++（无压痛）
脾大	−～+（血管外溶血）	±～+	−～+	−	−
TB	+～+++ 非结合性	+～+++ 主要是结合性	++～+++ 主要为结合性	+～++ 主要为结合性	+～+++ 主要为结合性
UB	+～+++	+～++	+～++	+	+
CB	−～+	+～+++	++～+++	++～+++	++～+++
ALT	−～+	++～+++	+～++	−～+	+～−
ALP	−	−～+	+～++	+～++	++～+++
γ-GT	−	+～++	++～+++	+～++	++～+++
总胆固醇	−	正常～↓	+～++	正常～↑	+～++
LP-X	−	−	+	−～+	+
尿胆红素	−	+	+	+	+
B超	−	无胆管扩张	无胆管扩张	肝内外胆管扩张、结石	肝内外胆管扩张、占位肿物
ERCP	−	−	−	可见结石影、肝内胆管扩张	可见肿瘤阻塞、肝内胆管扩张
泼尼松治疗	无效	部分有效	有效	无效	无效

注：TB：胆红素总量；UB：结合胆红素；CB：非结合胆红素。

预后：HBV 感染后约 80% 完全恢复，5% 呈携带状态，5%～10% 演变为慢性肝炎，1%～4% 呈急性重型肝炎，<1% 发展为肝硬化或原发性肝细胞癌。

（三）急性丙型肝炎

急性丙型病毒性肝炎也分黄疸型、无黄疸型和急性淤胆型三型。黄疸型占绝大多数，全身症状和消化道症状的出现率也低，表现腹痛者更为少见。此外，也可有重型病毒性肝炎或急性重型肝炎，其发生率比乙型肝炎为低。诊断为临床有急性肝炎，血清或肝内 HCV RNA 阳性或抗 HCV 阳性，但无其他型肝炎病毒的急性感染标志。

（四）丁型病毒性肝炎

急性丁型肝炎系指丁肝病毒（HDV）与 ABV 同时感染或重叠感染。HDV 是依赖于 HBV 而存在的缺陷病毒。临床上表现乏力、厌食、尿黄、黄疸、腹痛、肝痛及肝大。部分患者有双峰型 ALT 增高，两峰相间 2～4 周，于前一个峰期可测得 HDVAg 阳性，于后一个峰期出现抗 HDV 阳性。测定血清抗 HDV 是最主要的诊断手段，HDV RNA 测定是目前确定 HDV 病毒血症最敏感的方法。急性 HDV 与 HBV 同时感染，除急性 HBV 血清标记阳性外，血清抗 HDV-IgM 阳性，抗 HDV-IgG 低滴度阳性，或血清和 / 或 HDVAg 及 HDV RNA 阳性。HDV、HBV 重叠感染是指在性乙肝的基础上感染了 HDV，因此血清 HDV RNA 阳性或抗 HDV-IgM 和抗 HDV-IgG 阳性。

（五）戊型肝炎

本型肝炎发病与临床表现极为相似，开始有上呼吸道感染症状，60%～70% 患者出现进行性全身倦怠、无力，同时出现食欲缺乏、恶心、呕吐、腹泻及腹痛等消化道症状，腹痛从黄疸前期开始，至黄疸期逐渐减轻，直至消失。至恢复期全部自觉症状消失。也有发生淤胆型或重型患者，但少见。除上述表现外，血清中抗 HEV 阳性或反转录 PCV（RT-PCR）检测血清或从患者粪便中检出 HEV RNA 阳性可确诊。

三、慢性病毒性肝炎

尽管甲型、丁型及戊型肝炎也可发生慢性病例，但终归少见，因此本节主要介绍慢性乙型肝炎和丙型肝炎引起腹痛的情况，就其诊断、鉴别诊断和治疗作一介绍。

（一）慢性乙型肝炎

分慢性肝炎和慢性重型肝炎两大类型。

慢性乙型肝炎时为反映肝功能损害程度和 B 超检查所见，分为轻度、中度和重度。

慢性重型乙型肝炎时为了便于判定疗效及估计预后，根据其临床表现分为早、中、晚 3 期。

1. 早期　符合重型肝炎的基本条件，如严重乏力及消化道症状，黄疸迅速加深，血清胆红素大于正常 10 倍，凝血酶原活动度 >30% 但≤40%，或经病理证实无肝性脑病和脱水出现。

2. 中期　有Ⅱ度肝性脑病或明显腹水、出血倾向，凝血酶原活动 >20% 但≤30%。

3. 晚期　有难治性并发症，如消化道大出血、肝肾综合征、严重出血倾向、严重感染、难以纠正的电解质紊乱或Ⅱ度以上肝性脑病、脑水肿、凝血酶原活动度≤20%。慢性乙型肝炎时腹痛表现不多见，多表现为食欲缺乏、乏力、肝区不适或肝痛，如腹痛，大多因与胆囊炎、胆石症并存所引起。慢性重型乙肝时引起腹痛者更少见。多在慢性肝炎基础上病变活动加重所致。值得提出的是，妊娠合并病毒性肝炎的发生率为 1.6%，并以乙型肝炎居多，如在慢性乙型肝炎基础上合并妊娠，则极易发展为重型肝炎。可突然发生腹痛、头痛、持续性呕吐、脉速。黄疸迅速加深，皮肤黏膜出血或出现消化道出血，呕吐咖啡样物伴黑便。常导致肝性脑病发生。一般于症状出现后 10 天内分娩早产儿，常为死婴，而产妇在昏迷后致死亡。

慢性乙型肝炎的鉴别诊断主要与其他原因引起肝损害、黄疸疾病作鉴别，与其他引起右上腹痛的疾病作鉴别。可参考本节急性乙型肝炎鉴别诊断和本书有关章节。

慢性乙型病毒性肝炎并发脑病或肝区痛无特殊治疗。由于不剧烈，一般不需用镇痛剂。主要治疗肝炎本身。慢性乙型肝炎治疗的总体目标是：最大限度地长期抑制或消除 HBV，减轻肝细胞炎症坏死及肝纤维化，延缓和阻止疼痛进展，减少和防止肝脏失代偿、肝硬化、肝细胞癌及其并发症的发生，从而改善生活质量和延长生存期限。因此治疗主要包括抗病毒、免疫调节、抗感染保肝、抗纤维化和对症治疗，其中抗病毒治疗是关键。

抗病毒治疗的适应证：① HBV DNA≥10^5 拷贝 /ml（相当于 20 000U/ml）（HBeAg 阴性者为≥10^4 拷贝 /ml）（相当于 2 000U/ml）。② ALT≥2×ULN（正常值上限），如用干扰素治疗，ALT 应≤10×ULN，血总胆红素水平应 <2×ULN，但肝组织学显示 Knodell HAI≥4、炎症坏死≥G_2 或纤维化≥S2。一般采用联合用药。慢性乙肝抗病毒治疗流程见图 30-1。

当前 CHB 治疗策略的主要概念和特点见表 30-4。

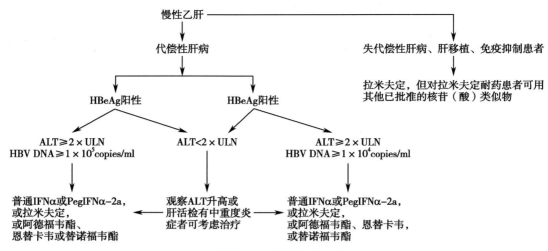

图30-1　慢性乙型肝炎的抗病毒治疗流程图

表30-4　当前CHB治疗策略的主要概念和特点

特点	PEG-IFN-α	ETV、TDF、TAF
用药途径	皮下注射	口服
疗程	48周	长疗程直至HBsAg清除。部分病例也可治疗数年后考虑停用
耐受性	低	高
成药安全	精神性、神经性、内分泌性等治疗中不良事件的持久性很罕见	很可能没有（NAs相关肾功能不全和骨病具有不确定性）
禁忌证	多（失代偿期肝病、并存病）	无（但需根据eGFR调整剂量）
疾病抑制水平	中等（应答模式多样）	通常较高
对HBsAg的清除效应	中等（据基线特点而异）	第1年较低，长期治疗时升至中等
对HBsAg水平的影响	据基线特点而异（总体高于NAs）	低：在HBeAg阳性患者随疗程而缓慢升高；在HBeAb阴性患者通常很低
治疗终止后的复发风险	治疗终止后6～12个月为持久应答者复发风险低	HBeAg血清学转换后再经巩固治疗后停药者复发风险中等，HBeAg阴性复发风险高
早期停药规则	有	无
耐药风险	无	很低或无

（二）慢性丙型肝炎

慢性丙型肝炎多由急性丙型肝炎演变而来，慢性化率一般为40%～50%，甚至高达70%，远比乙型肝炎慢性化率高。慢性重型丙型肝炎临床较少见，多由慢性丙型肝炎基础上病变活动发展而来。临床表现与慢性重型乙肝相似，有黄疸加深，腹水和出血倾向或有严重并发症。血清胆红素＞170μmol/L而ALT由高值下降至正常，出现胆酶分离，凝血酶原时间延长，血清白蛋白减少，A/G倒置，血氨升高等。

慢性丙型肝炎发展为肝硬化和肝癌的发生率高，往往超过慢性乙型肝炎。据报道，丙型肝炎后10年有8%～22%患者发展为肝硬化，而肝硬化的年癌变率达7%，于感染后15年即可进展为肝硬化。

慢性丙型肝炎本身引起腹痛者少见，大多表现为肝区不适或肝痛。除非并存胆系、胰腺或肝内胆管结石或酒精性肝病，一般不引起右上腹痛。

慢性丙型肝炎的治疗，其治疗方法与慢性乙型肝炎基本相同。抗病毒治疗仍为治疗的主要方法。

1. 适应证

（1）ALT增高或正常。

（2）肝活检所见有炎症坏死和纤维化。

（3）HCV RNA 阳性。

（4）肝外表现：肾病、冷球蛋白血症，迟发性皮肤卟啉病（porphyria cutanea tarda）。

2. 绝对禁忌证

（1）严重不能控制的抑郁症。

（2）不稳定性心脏病。

（3）不能控制的伴随病。

（4）妊娠。

（5）溶血病。

（6）肾病；肌酐 > 176.8μmol/L。

（7）癫痫。

3. 相对禁忌证

（1）药物作用和饮酒。

（2）中等度抑郁或有自杀念头。

（3）失代偿肝硬化。

（4）自身免疫性疾病。

目前采用 IFN 与 RBV 联合治疗，PEG（派罗欣，pegasys，聚乙二醇干扰素 α）和 RDV 联合治疗。其疗效与 HCV 基因型有关。IFN 与 RBV 联用持续病毒应答（SVR）基因 2、3 型为 62%，基因 1 型为 29%，疗效比前者为差。PEG 和 RBV 联用，PEG-IFN-2α 和 PEG-IFN-2b 与 RBV 联用，SVR 分别为 56% 和 44%，而单用 PEG-IFN 组为 29%。

近年 HCV 治疗的新突破是用索非布韦（sofosbuvir）抗病毒治疗，2013 年经美国 FDA 批准上市，目前已成功治愈了 80 多万例 HCV 感染者。2017 年该药我国也已引进上市，也必将改变丙肝患者的预后。

第 2 节　肝 细 胞 癌

原发性肝癌（primary liver cancer，PLC）主要包括肝细胞癌（HCC）、肝内胆管细胞癌（ICC）和肝细胞癌 - 肝内胆管细胞癌混合物型等不同病理类型。由于其中 HCC 占 90% 以上，故本文主要介绍 HCC。PLC 又称原发性肝细胞癌（primay hepatocellular carcinoma，PHC）或称肝细胞癌（hepatic celluler cancer，HCC），是最常见的恶性肿瘤之一。据 2015 年最新估计，2012 年全球新发肝癌患者 78.25 万例（居癌症发病第 6 位），死亡患者 74.55 万例（居癌症死亡第 2 位）。其中，42.5% 发生在中国。在我国，肝癌居三大癌症（胃癌、食管癌、肝癌）中的第 3 位，在农村仅次于胃癌，在城市则次于肺癌。全国每年约有 130 000 人死于肝癌。根据全国 11 个地区 3254 例肝癌资料分析，本病可发生于 2 个月婴儿至 80 岁老人，平均患病年龄为 43.7 岁，最多发生于 40～49 岁。此外，发病率有逐渐上升趋势。HBV 或 HCV 血清标记阳性、有肝硬化或肝炎病史、35 岁以上男性是肝癌发病的高危人群，对这些人定期监测是早期发现肝癌的主要途径。

Chen 等在 93 993 随访人年（PYFU）中，176 例诊断 HCC，HCC 的发病率由 HCV DNA < 300 拷贝 /ml 者的（1～15）/10 万 PYFU，增加至 HBV DNA ≥ 10^6 拷贝 /ml 者的 1 149/10 万 PYFU（$P < 0.000\,1$）。

HCC 分子水平的研究进展很快。对 HCC 病因、发病机制、诊断等方面进行了广泛研究，尤其免疫遗传方面研究最多。新近 An 等均报道小肝癌细胞的肿瘤不均一性，伴有细胞增殖活性增加、P53 和 β-catenin（连环蛋白）基因的过度表达，认为这种过度表达可能与细胞增殖活性和肝细胞的分化有关。根据单核苷酸多态性，可对 HCC 的发生进行风险分层，涉及氧化应激与解毒通路、铁代谢、炎症细胞因子系统及 DNA 合成修复机制，细胞突变激活端粒酶反转录酶启动子。HCC 复发的风险分层涉及原发病灶的转移、肝硬化结节中新发病灶、癌周肝组织基因突变、微血管侵犯、白细胞介素 6 和增殖分子的表达。研究发现，HCC 时除基因序列的改变外，DNA 甲基化、组蛋白修饰 miRNA 表达谱等表观遗传修饰异常也参与 HCC 发生发展的病理生理过程,并在此理论机制研究的基础上开辟了 HCC 治疗的新策略——表观遗传治疗。

一、肝细胞癌时腹痛发生机制

肝区疼痛是 HCC 最多见的症状,根据国内 3 254 例的资料,起病症状以肝区痛为最多,占 57.2%,其他依次为上腹肿块、食欲减退、乏力、消瘦、腹胀、发热、腹泻、急腹症等。产生肝区痛的原因:①肿瘤生长迅速,使肝包膜膨胀所致;②肿瘤位于近肝表面,肿块破裂,血液刺激腹膜,可有剧烈腹痛,位于肝左叶巨块型肝癌破裂时除引起上腹部剧痛外,并可刺激左膈神经反射到左肩背部疼痛;③肿块压迫肝管或邻近胃肠道或直接浸润腹壁而产生;④门静脉癌栓。不管是肝癌生长迅速或肝癌破裂所致肝区疼痛,性质均较剧烈,多为胀痛或刺痛,重者呈刀割样。用一般止痛剂不能止痛,常需用鸦片类镇痛剂。

二、鉴别诊断

(一)甲胎球蛋白阳性肝癌的鉴别诊断

AFP 是一种糖蛋白,提纯的分子量为 72 000,含有 3%~4% 糖类,由丝氨酸、丙氨酸、脯氨酸等 18 种氨基酸组成,主要由肝细胞粗面内质网上的核糖体合成,也可由卵黄囊和胃肠道合成。在胎儿生长期,肝细胞有合成 AFP 的能力且分泌进入到血,胎龄 10~20 周达高峰,以后逐渐减少;出生后 1 周消失。正常成人在血中仅有微量浓度的 AFP,一般低于 10~30μg/L。但在临床上有许多肝脏良性肝胆病,如新生儿 ABO 溶血、肝内胆管结石、急性黄疸型肝炎、暴发性肝衰竭、急性重型肝炎、慢重肝、肝硬化等时也可有 AFP 增高,但增高程度较低,一般在 200μg/L 以下,个别病例也有高达 1 500μg/L 者。此外,一些肿瘤,如生殖腺胚胎性肿瘤(如精原细胞瘤)、前列腺癌、胃癌和胰腺癌或伴肝转移也可有轻度 AFP 增高,尚有报道妊娠时也可有 AFP 增高。因此,当血清 AFP 增高时除肝癌外,应想到上述疾病的可能。鉴别时应着重抓住以下几个方面:

1. 动态观察 AFP 变化　大量临床资料表明,AFP 动态变化对肝癌,小肝癌诊断具有重要意义。AFP 动态变化一般分为:①高浓度稳定型;②急剧上升型;③持续上升型;④马鞍型;⑤持续低浓度型;⑥反复波动型;⑦先高后低型;⑧急剧下降型。前 4 种类型常见于肝癌,后 3 种类型常见于急、慢性肝病。

(1)肝细胞癌:有 72%~90% 患者 AFP 阳性,其中 70% 患者 AFP>400~500μg/L。肝癌细胞分化过低或过高者可为阴性,胆管细胞癌大多为阴性,如同时有 ALT 增高,应进行动态观察,并与肝炎鉴别。

(2)慢性肝病:如肝炎、肝硬化,应对患者的血清 AFP 水平进行动态观察。肝病活动时 AFP 多与 ALT 同向活动,且多为一过性升高或呈反复波动性,一般不超过 400μg/L,同时也较短暂。应结合肝功能检查,作全面观察分析。重型肝炎时 AFP 可明显增高,甚至有高达 500μg/L 或更高者。AFP 与肝炎预后有关,即 AFP 显著增高者较 AFP 正常者预后为好,提示 AFP 增高可能反映肝细胞再生。慢性活动性肝炎 AFP 可有轻至中等度升高,一般在 50~300μg/L。比肝癌增高的幅度低,且不持续增高,经治疗后可恢复正常。如果 AFP 与 ALT 两者的曲线分离,AFP 上升而 ALT 下降,即 AFP 与 ALT 异向活动和 / 或 AFP 持续上升达高浓度,则应警惕 HCC 的可能。

(3)新生儿肝炎:30% 新生儿肝炎可测出 AFP,发生率随病情的严重度增加,大多明显增高,此可与先天性胆道闭锁相鉴别,后者大多正常。

(4)肝硬化:多数患者 AFP 正常,少数增高。AFP 的合成可能反映肝细胞损害和病变活动的程度,大多低于 300~400μg/L,如持续大于 400~500μg/L,则要考虑癌变的可能。

(5)转移性肝癌:AFP 正常或轻至中等度增高,>500μg/L 者少见。消化系肿瘤,如胃癌、胰腺癌无肝转移时绝大多数为阴性,仅个别胃、胰、大肠癌病例 AFP 可阳性。

(6)消化系统肿瘤:某些发生于胃肠以及胰腺的腺癌也可引起血清 AFP 升高,称为肝样腺癌(hepatoid adenocarcinoma)。鉴别诊断时,除了详细了解病史、体检和影像学检查外,测定血清 AFP 异质体有助于鉴别肿瘤的来源。如为肝样腺癌时,AFP 以扁豆凝集素非结合型为主。

(7)其他:肝损伤、充血性肝大、共济失调毛细血管扩张症、先天性酪氨酸病、孕妇(3~6 个月)、睾丸或卵巢胚胎性肿瘤（如精原细胞瘤、恶性畸胎瘤、卵巢癌等）也常有 AFP 增高。最近报道对产妇作羊水内 AFP 测定，有助于产前诊断畸形，以便及时行人工流产。

2. AFP 异质体 胚胎 AFP 和肝癌 AFP 的免疫性虽未见差异，但其糖链结构可有不同，即实验室采用亲和交叉免疫电泳自显影法，根据 AFP 对刀豆凝集素（Con-A）和小扁豆凝集素（LCA）亲和性的差异，可将 AFP 分成两种异质体——Con-A 结合型（AFP-R-C）、非结合型（AFP-N-C）AFP，以及 LCA 结合型（AFP-R-L）、非结合型（AFP-N-L）AFP。肝细胞癌 AFP 为结合型，其他疾病产生的 AFP 为非结合型，这样使 AFP 假阳性率由 18% 下降至 2%，不少学者提出 LCA 结合性 AFP 亚型是早期诊断 HCC 相当有用的标记物。

3. AFP 与另一项或多项肿瘤标记物联合检测 AFP 与另一项或多项肿瘤标记物联合检测可互补诊断，尤其可提高甲胎蛋白阴性肝癌的诊断率。常用的联合形式有：AFP+FT（铁蛋白）、AFP+GGT-Ⅱ（γ- 谷氨酰转肽酶同工酶）、AFP+DCP（脱 γ 羧基凝血酶原）。多项联合形式有：AFP+GGT-Ⅱ+醛缩酶同工酶 A（ACD-A）+岩藻糖苷酶（AFU）+ALP-1、AFP+GGT-Ⅱ+α_1-AT（α_1- 抗胰蛋白酶）、AFP+AFP 异质体+GGT-Ⅱ+α_1-AT、AFP+CEA+SF（血清铁蛋白）+CA-50。

（二）甲胎蛋白阴性肝癌的鉴别诊断

原发性肝癌时有 10%～20% 为 AFP 阴性，此时应与 AFP 阴性肝病相鉴别，以免漏诊或误诊，特别是排除肝癌诊断应慎重，除外 AFP，可结合其他肿瘤标记物检测，临床表现和影像学所见全面综合分析后进行鉴别。

1. 肝海绵状血管瘤 肝海绵状血管瘤为肝血管瘤中最多见的良性肿瘤，发病率女性多于男性，以右叶多见，其次为肝左叶、尾、方叶。肿瘤生长缓慢、病程较长，半数患者无症状。肿瘤增大，可有上腹隐痛不适、厌食、恶心、呕吐、瘤体内出血、血栓形成或感染，可有发热、寒战，肿瘤压迫胃肠可有腹胀、腹痛、呃气，压迫门静脉可引起门静脉高压，膨胀的血管瘤体破裂引起剧烈腹痛、内出血、休克。半数以上患者腹部可扪及包块，有囊性感，无压痛。表面多光滑，软硬不一，随呼吸上下移动，有的包块可听到血管杂音。影像学检查可确诊。与肝癌的鉴别见表 30-5。

表 30-5 原发性肝癌与肝海绵状血管瘤鉴别

鉴别要点	原发性肝癌	肝海绵状血管瘤
性别	男性多见	女性多见
病程	较短	长
合并肝硬化	多，80% 以上	极少
肿块特点	质硬、压痛、无压缩性	质软或中等硬，多无压痛
肝功能	中、晚期多有变化	正常
AFP	阳性	阴性
血清酶	可升高	无并发症一般正常
肝血池扫描	病变区放射性减低	病变区放射性增强
CT	增强后病变区更明显	增强后病变区缩小

2. 肝囊肿 肝囊肿占肝良性及瘤样病变的 1/2，随着 B 超、CT 等影像检查的普及，发病率近年有明显上升趋势。肝囊肿病因不同，通常分为先天性、炎症性、创伤性和肿瘤性 4 类，其中以先天性占绝大多数。先天性囊肿多见于女性，生长缓慢，早期可无任何不适，直至壮年和老年期，随囊肿增大，始被诊断，40～60 岁者约占患者总数的 78%，一般肝囊肿小者可无任何症状，直径 >10cm 时可引起各种压迫症状，压迫肝脏则出现右上腹或肝区隐痛或胀痛、阻塞性黄疸、门脉高压症等。压迫邻近器官可引起呼吸困难、机械性肠梗阻，伴有多囊肾者可有肾功能衰竭发生。确诊依靠影像学诊断。

3. 继发性肝癌 胃肠道的癌瘤如胃、胰、胆道、结肠、直肠癌等约半数经门静脉系统转移到肝，胃、胰腺癌也可经淋巴道或直接蔓延至肝。肺、乳腺、甲状腺等部位的癌瘤、皮肤或眼部的黑色素瘤等，亦可经肝动脉而播散至肝。

临床上以原发癌瘤为主要表现,临床表现常较轻,病程发展亦较缓慢。与肝癌的鉴别主要靠 AFP 和影像学诊断,绝大多数继发性肝癌 AFP 阴性。少数患者轻度增高。

4. 肝良性腺瘤 临床上极少见,按细胞来源分肝细胞性、胆管细胞性和混合性腺瘤 3 种。多为孤立结节,肿瘤呈球形向肝表面膨出,以直径 5~15cm 多见。

肝腺瘤多见于中年女性,发病年龄在 15~45 岁。有慢性或轻度发作性腹痛,部分患者呈急腹痛,70% 患者有腹腔内出血。AFP 阴性和一般无肝炎病史可与肝癌鉴别。肝腺瘤常需通过病理才能确诊。

5. 肝母细胞瘤 临床上少见,多发生于婴幼儿,2 岁以下占半数,为肝原发性恶性肿瘤。早期可打及右上腹包块,质地坚硬而无明显压痛,继而发现贫血、消瘦、发热,少数患者有黄疸,可合并性早熟。恶性程度高,进展快,首先在肝内转移。临床上应与小儿肝细胞癌鉴别。确诊依靠病理。

6. 肝血管肉瘤 肝血管肉瘤又称肝血管内皮肉瘤、库普弗细胞肉瘤等,为一种肝脏间质性肿瘤,少见。恶性程度高,常不伴肝硬化,也无病毒性肝炎病史,临床上难与 AFP 阴性肝癌鉴别。

三、止痛药的应用

机体在伤害性刺激下可产生内源性阿片类物质内啡肽。阿片类药物的应用是对机体内源性阿片类物质的补充,发挥有效镇痛作用。鸦片镇痛剂的合理用药可减少毒副反应,而又提高镇痛疗效。根据 WHO 三阶梯止痛原则以及鸦片类用药的原则,即选择口服途径用药、按时用药、按阶梯治疗。口服用药可最大限度避免药物依赖和滥用;消化道可把药物毒性及其对人体的伤害降到最低;口服药还可随时根据患者具体情况进行剂量调整,方便患者服药,最大限度提高患者依从性。按时用药而非按需用药,可避免两次用药间隔期间发生疼痛,有助于改善治疗质量,减轻耐药性或减少发生过量。按照阶梯治疗原则及时、适时应用阿片类药物,而非等到终末期才开始应用。一旦疼痛达到中度和重度,应及时应用强效鸦片类药物。在开始阿片类药物治疗时,应该严格遵循从低剂量开始的原则,根据疼痛强度逐渐调整,摸索个体化剂量。只要不良反应得以耐受或控制,鸦片类药物可以根据疼痛需要长期应用,对药物无依赖和成瘾性,使用非常安全。

1. 奥施康定(oxycontin) 是羟考酮的新型控释口服片剂。在体内,片剂中的 1/3 成分即刻释放而迅速起效,大多数患者服用后 1 小时内达到镇痛作用,其余 2/3 成分缓慢释放,镇痛作用可持续 12 小时。奥施康定的镇痛作用高于吗啡,属强镇痛剂。开始常用 5mg,12 小时服一片。以后改用 10mg,每天 2 次。常见不良反应有便秘、恶心、呕吐、头晕、瘙痒、头疼、口干、多汗、嗜睡和乏力。呼吸抑制、颅脑损伤、麻痹性肠梗阻、急腹症、肺心病、支气管哮喘、中重度肝功能障碍、慢性便秘患者禁用。

2. 丁丙诺啡(buprenorphine) 每次 0.2~0.8mg,每 6~8 小时一次,舌下含服。不良反应有头晕、嗜睡、恶心、呕吐。颅脑损伤及呼吸抑制、老弱患者慎用。本药有一定依赖性。

3. 美施康定(mscontin) 为含硫酸吗啡制剂,开始剂量 10~20mg,每 12 小时一次,不良反应有恶心、呕吐、呼吸抑制、嗜睡、便秘、排尿困难、胆绞痛等。有呼吸抑制、颅脑损伤、肺心病、支气管哮喘、甲减、肾上腺皮质功能不全、前列腺肥大、肠梗阻、孕妇、哺乳期妇女禁用。

吗啡一直是癌痛治疗的"金标准"。欧洲姑息治疗学会(EAPC)推荐,口服吗啡是治疗中、重度癌痛的首选药物。口服吗啡初始剂量的选择应个体化,采用即释吗啡处理暴发痛,控缓释吗啡治疗基础疼痛。口服吗啡剂量应从小到大。如有必要,每 24 小时调整剂量一次。采用吗啡控缓释制剂治疗癌痛能减少用药次数,方便患者长期服用,延长药物有效作用时间,由于血药浓度保持相对平稳,从而减少不良反应和耐药性的发生,更不易成瘾。因此口服控缓释吗啡更适合慢性癌痛长期治疗,吗啡口服易吸收,血浆半衰期约 3 小时,是最常选用的强阿片镇痛药。

老年癌症患者由于基础疾病多,器官功能差,对抗癌治疗顺应性差,对姑息治疗的依赖性较大,因此老年肿瘤患者的镇痛治疗显得尤为重要。

准确进行癌痛评估是控制疼痛的第一步。治疗开始前,必须对疼痛作详尽、全面的记录和诊断,同样遵循 WHO 三阶梯止痛原则,也要考虑到老年药物代谢特征及癌痛特征,做到合理用药。奥施康定无毒性代谢产物,疗效佳,耐受性好,对老年疼痛患者是更好选择。需要口服吗啡日剂量在60mg以上时,可考虑使用芬太尼贴剂,老年人应用时应警惕发生呼吸抑制。另外,老年人也不主张推荐使用美沙酮、哌替啶。老年人使用阿片类药物应从小剂量起始,缓慢加量。起始剂量一般为年轻人的50%~75%。当出现暴发痛时,需要的解救剂量也较年轻人小,全天总解救剂量应为每日总剂量的5%,分次给予。以美施康定为例,老年人初始剂量从10mg、每12小时一次开始,同时处方即释吗啡片以控制暴发痛。如果暴发痛次数≥5次,应考虑增加美施康定剂量。根据老年人缓慢加量的原则,按25%的幅度增加剂量。

第3节 细菌性肝脓肿

细菌性肝脓肿是细菌所致的肝脏化脓性疾病。近年来,由于诊断技术的进步、有效抗生素品种增多以及创伤性较小的经皮穿刺脓肿置管引流术的应用,治愈率有显著提高,预后也大有改观。

一、感染途径

1. 胆道感染 胆道逆行感染是细菌性肝脓肿的主要病因。如肝内外胆管结石、化脓性胆管炎、肝内胆囊炎、急性胰腺炎。其中,20%与胆总管、胰腺管、壶腹部恶性肿瘤,胆囊癌等疾病有关。多系分布于肝脏两叶的多发性脓肿。

2. 直接蔓延或感染 由胃、十二指肠溃疡或胃癌性溃疡穿透至肝,膈下脓肿、胆囊积脓直接蔓延至肝而发病。经肝动脉插管灌注化疗药物引起肝动脉内壁或肝组织损伤、坏死等也可引起。

3. 门静脉血源性感染 20世纪30年代以前,细菌性肝脓肿最主要原因是化脓性阑尾炎,细菌沿门静脉血流到达肝脏而引起,由此所致的肝脓肿现已少见。此外,多发性结肠憩室炎、克罗恩病、肠瘘也可经门脉导致肝脓肿发生,但国内少见。

4. 肝动脉血源性感染 体内任何器官或部位的化脓性病灶、菌血症,如金黄色葡萄球菌败血症都有可能经肝动脉而致细菌性肝脓肿。此种肝脓肿常被原发病掩盖而漏诊。

5. 转移性肝癌 胰腺癌、胆道癌、前列腺癌出现坏死时,经血行也可引起细菌性肝脓肿。

6. 腹部创伤 除肝脏直接受刀、枪弹伤外,肝区挫伤也可引致发病。有既往腹部手术史。

7. 隐源性 据估计,约有15%的细菌性肝脓肿的起因为隐源性。

8. 其他因素 近年发现老年人细菌性肝脓肿有所增多,这可能与糖尿病、心血管疾病、肿瘤、胰腺炎等在老年人发病率高有关。

二、致病菌

从胆系和门静脉入侵多为大肠埃希菌、肺炎克雷伯菌或其他革兰氏阴性杆菌;从肝动脉入侵多为革兰氏阳性球菌,如链球菌、金黄色葡萄球菌等;厌氧菌,如微需氧性链球菌,脆弱杆菌,梭状芽孢菌也有发现。在长期应用激素治疗免疫功能减退患者中,经化学治疗的肝转移癌患者中,也有霉菌引起的霉菌性肝脓肿。多数细菌性肝脓肿由单种细菌,20%由两种细菌甚至多种细菌混合感染。

三、临床表现与诊断

临床表现轻重不一,与脓肿的数量、体积、肝脏受累的范围、是否有并发疾病有关。发热、寒战最常见,体温多在38.0℃以上,呈稽留型、弛张型或不规则热,伴大汗。右上腹、肝区或右下胸部疼痛。多为持续性钝痛,可放射至右侧腰背部,于咳嗽或深呼吸时加剧。表现为恶心、呕吐,腹泻,食欲缺乏,消瘦,乏力,全身衰弱等脓毒症表现。多发性肝脓肿患者易出现黄疸。

肝脏肿大,有叩击痛。有时似可触及非实性包块。胸部听诊偶可发现胸膜或心包摩擦音,肺部湿啰音或胸腔积液征象。部分伴有轻度脾脏肿大。

贫血常见,白细胞增高,多>10×10^9/L,中性粒细胞明显升高。50%患者转氨酶增高,可有总胆红素增高，90% 患者碱性磷酸酶升高。不少患者白蛋白 < 30g/L，球蛋白增高。

胸部 X 线检查可见患侧膈肌抬高，运动受限，少量胸腔积液等。腹部超声可了解病变部位、大小、性质等。CT 能发现 2cm 以上的病灶，为低密度不均匀，形态多样化，单发或多发边界较清楚的圆形病灶。MRI 能发现 1cm 以上的病灶，多数微小脓肿可获早期诊断。对于不典型的肝脓肿，进行肝穿刺活检可提供重要的诊断线索。

四、鉴别诊断

1. 阿米巴肝脓肿 阿米巴肝脓肿与细菌性肝脓肿有很多相似之处，临床上有时易于混淆。阿米巴肝脓肿可有阿米巴肠病史，发病年龄较轻，起病多数缓慢，毒血症相对较轻，肝肿大多数显著。右侧胸腔积液明显或有右侧胸、胸膜支气管瘘者应多考虑为阿米巴肝脓肿。阿米巴肝脓肿的脓液呈棕褐色，具有特征性。< 50% 查到阿米巴滋养体，血清阿米巴抗原阳性，抗阿米巴治疗有效。细菌性肝脓肿多有胆道感染病史、败血症、腹部化脓感染，或有并发糖尿病、肿瘤；发病急，病情重笃。肝穿抽出黄白色脓液或有臭味，抗生素治疗有效。

2. 右膈下脓肿 常发于腹腔化脓性感染，如急性病阑尾炎穿孔、胃及十二指肠穿孔和腹部手术后，有右季肋部疼痛和叩痛，肝不肿大，也无触痛。B 超检查肝内无液性暗区，但膈下方可探及扁球形液性暗区，X 线检查示心膈角模糊多为肝脓肿，肋膈角模糊多为膈下脓肿。

3. 肝内胆管结石并感染 表现为高热、上腹痛、黄疸、白细胞增高等与肝脓肿易混淆。一般无绞痛，有肝区或剑突下持续性钝痛，伴间歇性发热，发热 2~3 周后体温可自行下降，历时 1 周再次上升。肝大及触痛不明显，但有叩击痛。B 超、CT 影像检查胆管结石时肝内胆管见高回声影，而肝内无脓肿征象，可协助诊断。

五、治疗

腹痛本身不需特殊治疗，细菌性肝脓肿可采用以下治疗措施：

（一）抗菌治疗

脓肿穿刺尽力获得病原学结果。穿刺标本常规及厌氧菌培养，细菌革兰染色涂片，还应依据临床加做真菌培养。根据菌种和药敏结果选用抗生素。革兰氏阴性杆菌感染常用药物为碳青霉烯类、三代头孢＋酶抑制剂；厌氧菌感染可选用替硝唑、哌拉西林等；肠球菌感染常用万古霉素、替考拉宁等；对致病菌尚未明确时，可针对革兰氏阴性杆菌及革兰氏阳性球菌进行联合治疗。

（二）经皮穿刺排脓或置管引流

穿刺排脓不但可以帮助确定诊断，还可为置管引流作准备。先超声定位穿刺点，避开血管、胆道和重要器官，患者屏住呼吸，穿刺针在超声引导下进入脓肿内，置入导引钢丝，再在钢丝外套入猪尾巴导管，导管先端位于脓肿的最低部位后固定好导管。先抽脓，后作闭式持续引流。脓液过于黏稠时，用盐水或含抗生素液间断冲洗。脓腔过大脓液过多而影响排脓时，换用管腔较大的导管，或在原引流导管附近再放置一个导管。以后观察脓腔大小的改变，直至闭合为止。对多发性脓肿可同时一次多处穿刺引流排脓治疗。

穿刺置管引流术的侵袭性小，较安全，在有效的抗菌治疗配合下，治愈率高。置管引流失败的原因有引流导管放置位置欠佳，引流不畅；脓液黏稠，堵塞导管或脓液过多，此时需换用较粗的引流管进行排脓；脓腔多发，深部脓腔未能引流；或脓腔壁纤维化增厚以致脓腔不能塌陷闭合。

（三）手术切开引流

20 世纪 60 年代前，细菌性肝脓肿主要采用手术切开引流，病死率高，可达 40%。近年来认为，对胆道有病变而直接种植引起的或已经置管引流而脓腔久治不愈合者，可考虑手术切开引流。切开引流术前应了解脓肿的数目及部位，并进行详细的超声检查，以明确肝内外胆道系统有无病变。无论采用前方或侧腹部切口，经腹膜腔或腹膜外途径，都应充分暴露肝叶的前面及后面，不致将深部小脓肿遗漏。对置管或切开引流效果较差的慢性厚壁性脓肿，或有出血危险的左叶脓肿者，可作部分肝切除术。

第 4 节　阿米巴肝脓肿

中华人民共和国成立前,肠阿米巴病在我国各地流行,由此引起的阿米巴肝脓肿也常见。中华人民共和国成立后,随着对肠阿米巴病流行的控制,阿米巴肝脓肿现已罕见。

人感染溶组织内阿米巴包囊后,阿米巴原虫侵入肠黏膜下层,随之进入黏膜下小血管和淋巴管,再随血流和淋巴液迁徙到肝脏形成肝脓肿。

阿米巴肝脓肿可仅数毫米至数厘米大,若延迟治疗,脓肿体积可扩大,直径可达 10cm 以上。脓肿中心为果酱色、浑浊、黏稠的液体,由液化溶解的肝细胞等组成,一般无气味。继发感染后呈黄色脓样,有臭味。液体的周围为残存的肝基质。外层为脓肿壁及其周围的正常肝组织,可发现有阿米巴虫体侵蚀其间。多数脓肿位于右叶,左叶仅占 15% 左右。

一、临床表现

多见于青壮年男性农民。发病缓慢,多数无典型肠阿米巴病史,甚至无腹泻病史。

肝的神经来自腹腔丛、左右迷走神经和右膈神经的纤维形成肝丛,随血管和肝管进入肝,在肝内主要分布于血管和胆管,传入纤维分布于伴行的血管和胆管,同时也分布于肝的被膜。肝区疼痛或不适是最常见症状,多为钝痛,肝顶部脓肿疼痛可放射至右肩背部,呼吸、咳嗽时加重。肝脏肿大,有压痛及叩击痛。右叶包膜下肝脓肿常致邻近肋间隙饱满,微隆起,肋间隙增宽,表面皮肤水肿,隆起最高处常压痛最明显。畏寒、发热,很少有寒战发作。热型多不规则,可呈弛张热,少数无发热或仅轻微体温升高。呼吸道症状可有刺激性咳嗽,咳白色黏痰;右下胸膜炎,右下肺呼吸音减低等。其他如恶心、食欲下降、腹胀、乏力等常见,黄疸少见,贫血和下肢水肿可见于重症患者。

实验室检查有白细胞及中性粒细胞增高,与细菌性肝脓肿相似,阿米巴肝脓肿继发细菌性感染时更高。肝功能试验大致正常,脓肿巨大时,血清白蛋白可明显降低。

二、病原学检查

1. 粪便检查　收集粪样的容器要洁净,应选择有黏液、脓、血的粪便取样送检,粪便检到溶组织内阿米巴包囊或滋养体时,只能作为带虫者或肠阿米巴病患者诊断依据,不能直接诊断为阿米巴肝脓肿。

2. 血清学检查　可用间接血凝试验、间接荧光抗体试验、酶联免疫吸附试验等。血清学检查阴性临床意义大,可排除阿米巴肝脓肿或现症阿米巴肠病感染,而阳性只能作为阿米巴肝脓肿的诊断提供线索。

三、诊断

胸部 X 线检查可见右膈抬高,肝影增大,膈肌运动受限,其征象与细菌性肝脓肿不易区分。B 型超声检查与细菌性肝脓肿超声图像也不易区分。脓液积聚时,阿米巴肝脓肿的脓腔中心为无回声区或低回声区。中心液体周围为一圈异常组织反应区,呈现边界不清晰、不规则的低回声区。脓腔壁毛糙、不规则,并有不同程度后方增强。在 B 型超声引导下定位穿刺抽脓可确定诊断。典型脓液呈巧克力或果酱色浑浊液体,一般为无菌。显微镜下所见为细胞碎片或无定形物,不含或少含脓细胞。检测脓肿壁穿刺得到的标本,较容易发现阿米巴滋养体。

四、鉴别诊断

1. 细菌性肝脓肿　常见有近期胆系感染或败血症、化脓性阑尾炎等病史,起病较急,黄疸较多见。脓肿为多个且细小,肝大不明显。肝穿刺时仅能得到少量黄白色脓液,甚或仅有针头上脓点附着,取其涂片革兰染色可发现细菌,脓液细菌培养可获阳性结果。抗生素治疗有效。

2. 肝细胞癌　大多数患者有病毒性肝炎病史,近年发现代谢相关脂肪性肝炎是肝细胞癌的新病因,已经引起广泛重视。发热出现较晚，至中晚期肝区痛、进行性体重减轻、乏力、发热、黄疸等症状明显，若扪及肝大，肝质坚硬，凹凸不平，压痛不显著，有结节感或腹水征阳性。甲胎蛋白测定、CT 或 MR 检查可确诊。

3. 膈下脓肿 多继发于内脏穿孔或腹部外伤之后，胸壁疼痛和压痛明显，疼痛常向右肩放射，肝脏可向下推移，肝上界多降低。B 超、CT、MR 可协助诊断，但确诊常有赖于手术探查。

五、治疗

（一）一般治疗

患者应卧床休息，高热时给物理降温，尽量不用退烧药，中毒症状严重者在抗生素治疗下可适加用激素。注意出入量，给予高蛋白饮食，补充多种维生素，有贫血者可适当给予输血。

（二）抗阿米巴治疗

甲硝唑是治疗阿米巴肝脓肿最安全而有效的药物。剂量是甲硝唑 0.4～0.6g，3 次 /d，口服。可连续服用 3～4 周，根据脓肿体积消长调整剂量。

（三）肝穿刺排脓

国外报道，阿米巴肝脓肿无需经皮肝穿刺置管引流，而只用药物治疗即可痊愈，国内多数人认为肝穿刺排脓有加速愈合、缩短住院治疗天数的作用。但反复穿刺必须注意无菌操作，避免继发感染。对于巨大的肝脓肿，位于肝表浅的脓肿或有穿破先兆者，应行肝穿刺排脓，以预防严重合并症发生。

（四）手术

适应证：①内科治疗无效的左叶脓肿；②脓肿穿破其他脏器，引流不畅或已形成化脓性腹膜炎者；③继发细菌感染，脓液内坏死组织较多，影响穿刺引流者；④向心包穿破，已形成缩窄性心包炎，或脓肿穿破胸腔形成支气管瘘者；⑤多发性肝脓肿，排脓困难者。

第5节 肝 结 核

肺外结核病例中，肝结核实非少见，由于临床表现轻重程度相差很大，无特异征象，如无肺结核同时存在则临床诊断非常困难。国内尸检资料显示，慢性结核病患者中肝结核的发生率为 50%～80%，必须引起重视。

肝结核由 4 种情况引起：①原发综合征早期血行播散；②原发阶段早期血行播散灶的再度活动；③原发的淋巴结核或其他部位结核病灶破溃，进入血循环，到达肝；④局部结核病灶的直接感染，如腹腔结核或脊柱结核直接扩散到肝脏而引起肝结核。

肝结核的病理包括粟粒性结核、结核瘤、结核性肝脓肿、结核性胆管炎、肝包膜结核、结核性肉芽肿。其基本病理变化为肉芽肿，分粟粒型和孤立型。粟粒型结节小，但分布广，可累及包膜；孤立型为小结节融合形成，结节大，中央往往有干酪样坏死，有时形成脓肿。

一、临床表现

（一）症状与体征

肝结核可能没有任何症状。多数起病缓慢已经确诊的病例，其症状与体征并无特异性。发热者有 80%～98%，多为低热和弛张热，少数为稽留热，畏寒，少有寒战。表现为消瘦，食欲缺乏，上腹胀痛，肝区痛，恶心、呕吐，盗汗等。腹痛多在右上腹，可有轻微隐痛或不适感或剧烈刺痛，并可放射至右肩，个别病例类似胆绞痛发作。其发生可能与腹腔结核和结核病的中毒症状有关。如有肝内结核脓肿形成、肝痛及压痛明显、脓肿破裂时，常有剧烈腹痛、休克和腹膜炎表现。

10%～35% 出现黄疸，黄疸高低与肝脏受损的严重程度相关，可发生阻塞性黄疸，个别病例还出现黄色瘤。无黄疸的病例自觉症状很少，而且较轻。

肝脏肿大者有 76%～100%，可因结核性肝脓肿、结核瘤、结核性肉芽肿、非特异性反应性肝炎、脂肪肝、淀粉样变等引起。肝多属轻度肿大，个别病例肝大平脐，有的病例肝大可触到结节，多数病例肿大的肝脏有触痛，1/4～1/2 的病例脾脏肿大，其中有的并有触痛。此外，还可出现门静脉高压，并因食管静脉曲张出血而死亡，并发脾功能亢进、出血倾向或昏迷。

（二）实验室检查

常有轻度贫血，白细胞计数多数正常或偏低，少数病例可能增高，个别病例出现类白血病反应。血沉多数加快，白蛋白减少，丙种球蛋白增多，絮状试验阳性，转氨酶升高，ICG 潴留量增加，胆红素升高，淤胆患者血清 ALP 及 γ-GT 升高，胆固醇升高，约 1/4 的患者凝血试验异常。约 9% 的病例肝活检组织中可能发现结核分枝杆菌，对肝穿刺所抽吸的内容进行培养，可提高阳性率，或动物接种则可能引起典型的结核病变。

结核菌素试验（PPD）为结核体液免疫检测。肝结核患者结核菌素试验一般为强阳性，但阴性结果不能排除结核，因为重症病例、合并糖尿病、酒精中毒、营养不良及老年人均可出现假阴性，60 岁以上的老年结核患者阳性率约 80%，每增加 10 岁，阳性率下降 10%。如果原来阴性的病例以后转为阳性，则具有重要的诊断价值。

（三）影像学检查

胸部 X 线片大部分可发现不同程度的肺结核现象，但有 1/4～1/3 的病例胸部 X 线片正常，对胸部 X 线片未见结核者应定期复查，可能在以后的胸部 X 线片中发现肺结核。腹部 X 线片可能发现肝内钙化灶。腹部 CT 或 MRI 联合应用，可为诊断各型肝结核提供更准确的诊断依据。B 超检查可确定肝脏大小，发现较大的结节、钙化灶和脓肿。胆道阻塞时，可发现阻塞的部位及其上游的胆管扩张。此外，还可以引导穿刺的部位和方向。

（四）腹腔镜检查

通过腹腔镜可见到肝表面有大小不等的结核结节，呈乳酪色或白垩样白色，有时可见到突起的块物，收集腹水标本进行肝穿刺活检。

（五）结核细胞免疫检测

如特异性结核抗原刺激 T 细胞分泌 γ 干扰素试验，包括 γ 干扰素释放分析试验（IGRA）、释放 γ 干扰素的特异性 T 细胞检测（T 细胞斑点试验，T-SPOT）等。IGRA 和 T-SPOT 在鉴别结核分枝杆菌感染和卡介苗接种影响及非结核分枝杆菌感染方面比 PPD 皮试更有意义。体液免疫检测与细胞免疫检测结果可以互相补充，但不能互相替代。

二、诊断

肝结核的诊断很难。如无肺结核或其他肺外结核存在，诊断就更困难，特别是老年患者，因而误诊率很高，常误诊为肝炎、肝硬化、肿瘤、胆石症、胆囊炎、肺炎、败血症、白血病、伤寒、肝脓肿或结缔组织病等。以下情况为肝结核确诊提供了重要线索：①原因不明的发热，伴有消瘦、乏力、食欲缺乏、上腹部胀痛及盗汗。②肝大并有压痛，肝功能异常。③中等贫血，白细胞计数正常或稍低，血沉加快。④发现肺结核或其他肺外结核；结核菌素试验（PPD）为结核体液免疫检测，肝结核患者结核菌素试验一般为强阳性，但阴性结果不能排除结核。⑤结核菌素试验强阳性或由阴性转为阳性者。⑥结核细胞免疫检测结果阳性；⑦试验性抗结核治疗后，症状与体征有改善者。

最可靠的诊断依据是活检获得病理诊断。肝穿刺有禁忌证者，可经肝静脉途径活检，寻找组织学特征性变化，穿刺抽吸到的内容可能是干酪样坏死物质或脓，干酪化本身为结核的特点，将抽吸到的内容物进行结核分枝杆菌培养或动物接种引起典型的结核病变，均支持结核的诊断。

三、鉴别诊断

1. 与其他原因引起的黄疸疾病鉴别 当患者出现黄疸时，应与病毒性肝炎、自身免疫性肝病、肝硬化、胆囊炎、胆石症、肝脓肿、胆汁淤积疾病、钩端螺旋体病、败血症等疾病鉴别。

2. 与肝癌、肝脓肿、血液病鉴别 当出现肝大、高热、贫血、恶病质时，应与肝癌、肝脓肿、急性白血病鉴别。

3. 与肝脾肿大、高热、黄疸、贫血、恶病质疾病鉴别 当出现肝脾肿大、高热、黄疸、贫血、恶病质时，应与淋巴瘤、急性白血病、恶性组织细胞病相鉴别。可查骨髓象和淋巴结活检进行鉴别。恶性组织细胞病的主要特征为骨髓检查出现异形组织细胞、多核巨组织细胞或吞噬性组织细胞。

4. 其他 需鉴别的疾病尚有胆囊疾病、肝梅毒、纵隔肿瘤、肺炎、慢性菌痢、原因不明发热等。

四、治疗

（一）基础治疗

注意休息，增加营养，保护肝脏避免加重肝损伤的因素，密切观察病情演变，防治合并症以及对症治疗。

（二）抗结核治疗

根据药物的作用分3级：

一级：为强有力的杀菌药（包括细胞内细菌），如异烟肼、利福平。

二级：虽有杀菌作用，但受细胞内外菌群和血清药物浓度等的限制，影响疗效，如乙胺丁醇、链霉素、卡那霉素、卷曲霉素、吡嗪酰胺、乙硫异烟胺和环丝氨酸等。

三级：仅有抑菌作用而无杀菌作用，如对氨水杨酸钠、氨硫脲等。

选用药物时，应当兼顾结核分枝杆菌对药物的敏感性和患者的耐受性，以减少药物的不良反应。表30-6列举了抗结核药的用法用量和主要的不良反应。

表30-6 抗结核药的用法用量和主要的不良反应举例

药品	用法与用量	主要不良反应
异烟肼	300mg/d 顿服或分次服	神经炎、肝炎
链霉素	0.75～1g 每日或隔日肌内注射	听神经、前庭损失，肾损伤
利福平	450～600mg/d，分次服	肝炎
乙胺丁醇	前3个月25mg/(kg·d)，以后15mg/kg	视神经炎
酰胺	1.5～2g/(k·d)，1次或分3次服	肝炎，高尿酸血症
卡那霉素	1g/d，1次或分2次肌内注射	听神经及肾损伤
卷曲霉素	0.75～1g/d，分2次肌内注射	听神经及前庭神经损伤
乙硫异烟胺、丙硫异烟胺	0.5～1g/d，分4次服	胃肠症状，肝损伤
紫霉素	0.5～1g/d，肌内注射	听神经及肾损伤
结核胺	100～150mg/d，1次或分次服	胃肠症状，肝损伤，皮疹
环丝氨酸	15mg/(kg·d)，分3～4次服	中枢神经毒性反应
对氨水杨酸钠	8～12g/d，分次服	胃肠刺激，肝炎、皮炎和肾损伤

治疗用药最好是选择作用机制不同的2种以上的药物联用，可提高疗效，减少耐药。因为大多数耐药菌只耐受1种药，同时2种以上药物耐药者少见。对肝结核以联合用3种药为宜，治疗1～2个月后病情好转，可考虑减少1种，继续用2种药，总疗程不宜少于18个月。治疗中应注意药物性肝损伤，严密观察病情，反复检查肝功能，如治疗中症状加重或出现黄疸，转氨酶超过200IU/L，则应停药；联合用药应当注意药物之间的相互关系，例如利福平具有广谱抗菌作用，还是诱导剂，能促进药物代谢，与异烟肼同用可能增加对对肝脏的毒性，利福平还进入肠肝循环，停药后还继续发挥作用。

（三）手术治疗

肝结核一般不需手术，具有下列情况之一者，可考虑手术：①肝结核瘤，结核结节融合形成较大的干酪性脓肿，药物治疗不能消除，或向胆系穿破，引起胆道出血者；②并发门静脉高压、食管静脉曲张出血，或有脾结核与脾功能亢进者；③肝门部淋巴结结核阻塞胆管者；④肠结核并发穿孔者；⑤诊断不明，必需剖腹探查时。

（四）其他治疗措施

1. 中医药　传统中医并无"肝结核"一词，但发热、黄疸、腹水及肺结核等辨证方法可以借鉴。近代发现有些中草药具有抗结核作用，如酒花素、石吊兰素、百部、狼毒、星秀花、白花蛇舌草、卷柏、黄连、柴胡、防风、连翘、萑草、蒺藜等，可作为选方择药的参考。

2. 糖皮质激素　有报道加用糖皮质激素治疗肝结核取得较好效果，如患者毒血症状明显又无明显的禁忌，可在有力的抗结核治疗的基础上，慎重进行短程治疗。

3. 增强免疫力　结核患者细胞免疫功能降低，特别是老年患者，可应用转移因子、胸腺素及维生素 C 等。实验证明，白细胞介素 2、异丙肌苷（isoprinosine）及左旋咪唑（levamisole）等均有提高免疫功能的作用。中药黄芪、党参、灵芝等不仅有增强单核巨噬细胞系统的吞噬作用，而且能增强异烟肼、利福平等的作用。

第 6 节　代谢相关脂肪性肝病

代谢相关脂肪性肝病（metabolic-associated fatty liver disease，MAFLD）是指除外酒精和其他明确的损肝因素所致的、以弥漫性肝细胞大泡性脂肪变性为主要特征的临床病理综合征，是与胰岛素抵抗（insulin resistance，IR）和遗传易感密切相关的代谢应激性肝病。该病包括单纯性脂肪肝（simple fatty liver，SFL）和代谢相关脂肪性肝炎（metabolic-associated steatohepatitis，MASH）两种。MASH 严重的病例可发生肝纤维化与肝硬化，甚至引起肝癌。因此对 MASH 已引起广泛重视，对单纯性脂肪肝已往认为是一类预后良好的良性疾病，但现在越来越多的证据表明，它在代谢综合征以及 2 型糖尿病的发展过程中起关键作用，而且它也是许多其他肝脏疾病的辅助致病因素。在世界范围内，代谢相关脂肪性肝病的流行率可达 20%～30%，近年来随着人们生活水平的提高，我国代谢相关脂肪性肝病的流行率不断攀高，在我国上海、广州和香港这些大城市，其发病率可达 15%～20%，使之成为一个严重的公共健康问题。

一、诊断

（一）诊断标准

《中国非酒精性脂肪性肝病诊疗指南（2010 年修订版）》推荐的 MAFLD 临床诊断标准：①无饮酒史或饮酒折合乙醇摄入量每周 <140g（女性每周 <70g）；②除外病毒性肝炎、药物性肝病、全胃肠外营养、肝豆状核变性、自身免疫性肝病等可导致脂肪肝的特定疾病；③肝活检组织学改变符合脂肪性肝病的病理学诊断标准。其核心是组织学检查提示脂肪肝，并排除其他因素引起的肝脂肪变性。但鉴于肝组织学难以推广施行，故制订了 MAFLD 工作定义：①肝脏影像学表现符合弥漫性脂肪肝的诊断标准且无其他原因可供解释；和 / 或②有代谢综合征相关组分的患者出现不明原因的血清 ALT 和 / 或 AST、GGT 持续增高半年以上，即需综合病史、临床表现、影像学及实验室检查来诊断 MAFLD，并对其严重程度进行评估。

MAFLD 患者大多无症状，通常是因其他原因就医，检查发现肝功能异常或超声提示肝脏脂肪变而偶然发现此病。我国 2013 年版《脂肪性肝病诊疗规范化专家建议》指出下述人群需进行脂肪肝的筛查及评估：①超声发现有脂肪肝或肝脏脂质沉积；②有不明原因的肝功能异常；③肥胖、高脂血症、2 型糖尿病等高危人群。

2018 年 3 月中华医学会肝病学分会脂肪肝和酒精性肝病学组、中国医师协会脂肪性肝病专家委员会发布了《非酒精性脂肪性肝病防治指南（2018 年更新版）》（简称"新版指南"），提出 MAFLD 为我国第一大慢性肝病，是肝功能异常的最常见原因。MAFLD 患病率处于中上水平（>25%），正常成人（瘦人）患病率亦 >10%。新版指南更新 MAFLDT 和 MetS 的相关定义和术语，并以表格的形式呈现，简洁清晰。将

MAFLD 疾病谱分为非酒精性肝脂肪变、MASH 及其相关肝硬化，最终 1%～2% 患者发生肝细胞癌。新版指南更新 MAFLD 危险因素与转归，特别增加 MAFLD 的危险因素，如高尿酸血症、红细胞增多症、甲状腺功能减退、垂体功能减退、睡眠呼吸暂停综合征、多囊卵巢综合征等。另外，更新 MAFLD 治疗目标与研究展望：保肝、抗感染、改变生活方式。新版指南为广大消化科与肝病科及其相关科室医师提供了 MAFLD 诊断与治疗的理论依据，介绍了 MAFLD 防治的最新进展，为我国做好 MAFLD 的防治工作提出了指导性意见。

根据我国国情，结合国外各国 MAFLD 的诊治指南，提出如下诊断标准：

1. 肝脂肪变诊断 "非酒精性"是指无过量饮酒史（男性饮酒折合乙醇量 <30g/d，女性 <20g/d 和其他可导致脂肪肝的特定原因。需要除外酒精性肝病（ALD）、基因 3 型 HCV 感染、自身免疫性肝炎、肝豆状核变性等可导致脂肪肝的特定肝病，并除外药物［他莫昔芬、胺碘酮（乙胺碘呋酮）、丙戊酸钠、甲氨蝶呤、糖皮质激素等］、全胃肠外营养、炎症性肠病、乳糜泻、甲状腺功能减退症、库欣综合征、β 脂蛋白缺乏症、脂质萎缩性糖尿病、Mauriae 综合征（具有巨肝、糖尿病、生长阻滞、肥胖和面部粗俗）等导致脂肪肝的特殊情况。

病理学上显著的肝脂肪变和影像学诊断的脂肪肝是 MAFLD 的重要特征，肝脂肪变及其程度与肝脏炎症损伤和纤维化密切相关。B 型超声是临床应用范围广泛的诊断工具，根据肝前场回声增强（"明亮肝"）、远声回声衰减以及肝内管道结构显示不清楚等特征诊断脂肪肝。然而，B 型超声对轻度脂肪肝诊断的敏感性低，特异性也有待提高。受控衰减参数（CAP）是一项超声的肝瞬时弹性成像平台定量诊断脂肪肝的新技术，CAP 能够检出 5% 以上的肝脂肪变，准确区分肝脂肪变与中至重度肝脂肪变。然而，CAP 与 B 型超声相比，容易高估肝脂肪变程度，当 BMI >30kg/m^2，皮肤至肝包膜距离 >25mm，CAP 的四分位间距（IQR）≥40dB/m 时，CAP 诊断脂肪肝的准确性下降。CAP 区分不同程度肝脂肪变的诊断阈值及其动态变化的临床意义尚待明确。CT 和 MRI 检查诊断脂肪肝的准确性不优于 B 型超声，主要用于弥漫性脂肪肝伴有正常肝岛以及局灶性脂肪肝与肝占位性病变的鉴别诊断。磁共振波谱分析（MRS）能够检出 5% 以上的肝脂肪变，准确性很高，缺点是花费高和难以普及。

2. 代谢相关脂肪性肝炎的诊断 鉴于 MASH 是单纯性脂肪肝进展至肝硬化和 HCC 的中间阶段且难以自行恢复，在 MAFLD 患者中，识别 10%～30% 的 MASH 更具临床意义。然而，现有影像学技术和实验室检查用无创方法不能准确诊断 MASH。对于 MAFLD 初诊患者，详细了解 BMI、腰围、代谢性危险因素、并存疾病和血清生物化学指标，可以综合判断是否为 MASH 高危人群。MetS、血清 ALT 和细胞角蛋白 -18（CK-18）（M30 和 M65）水平持续增高，提示 MAFLD 患者可能存在 MASH，需要进一步的肝组织检查结果证实。血清 ALP 正常并不意味着无肝脏炎症损伤，ALT 增高亦未必是 MASH。尽管存在创伤和并发症以及取样误差和病理观察者之间差异等缺点，肝活组织检查至今仍是 MASH 的"金标准"。肝活组织检查可准确评估肝脂肪变、肝细胞损伤、炎症坏死和纤维化程度。肝脂肪变、气球样变和肝脏炎症合并是诊断 MASH 存在的必备条件。

3. 肝纤维化评估 鉴于肝纤维化是唯一准确预测肝脏不良结局的肝病理学改变，在 MAFLD 患者中诊断显著肝纤维化和肝硬化对预后判断的价值大于区分单纯性脂肪肝与 MASH。许多因素可以影响 MAFLD 患者肝纤维化的动态变化，应用临床参数和血清纤维化标志物不同组合的多种预测模型可粗略判断有无显著肝纤维化（≥F2）和进展期肝纤维化，其中 MAFLD 纤维化评分（发动机）的诊断效率可能最高。然而，现有的肝纤维化无创预测模型并不符合"诊断准确性报告标准"对诊断性检测的质量要求。近年来，影像学技术进展显著提高了肝纤维化的无创评估能力。基于 FibroScan 振动控制瞬时弹性成像（VCTE）检测的肝弹性值（LSM）对 MAFLD 患者肝纤维化的诊断效率优于 NFS\APRI\FIB-4 等预测模型，有助于区分无 / 轻度肝纤维化（F0、F1）与进展期肝纤维化（F3、F4），但至今仍无公认的阈值用于确诊肝硬化。肥胖症会影响 FibroScan 检测成功率，高达 25% 的患者无法通过 M 探头成功获取准确的 LSM 值。此外，LSM 值判断各期纤维化的阈值需要与肝病病因相结合；重度脂肪变（CAP 值显著增高）、明显的肝脏炎症（血清氨基酸转移酶 >5× 正常值上限）、肝淤血和胆汁淤积等都可高估 LSM 值判断肝纤维化的程度。基于 MRI 的实时弹性成像（MRE）对 MAFLD 患者肝硬化诊断的阳性预测值与 VCTE 相似，但 MRE 阴性预计值更高。当无创方法检测结果高度疑似存在进展期肝纤维化时，需要肝组织活检验证，病理学检查需要明确描述肝纤维化的部位、数量以及有肝实质的重建和假小叶。高度可疑或确诊肝硬化包括 MASH 肝硬化、MAFLD 肝硬化以及隐源性肝硬化。

（二）临床表现

与脂肪变程度相同的酒精性肝病患者不同，MAFLD 患者通常无明显肝病症状，仅 1/3 的患者就诊时主诉右上腹饱胀感或不适，右上腹不适与肝包膜牵张有关，常与胆石症相混淆。肝大是最常见的肝脏相关体征，却常常因为肥胖而无法在腹部触诊中发现。MAFLD 进展缓慢，出现蜘蛛痣和肝掌等慢性肝病表现的患者并不多见，主要为老年人。失代偿性肝硬化少见，多为老年患者，可出现黄疸、门静脉高压、出凝血障碍等表现。但如果在儿童期即罹患 MAFLD，其并发症出现更早，程度更重。据报道，2 岁儿童即可出现 MAFLD，8 岁即可出现 MASH 相关肝硬化。尽管 MAFLD 并没有太多明显的肝病表现，却会出现全身症状。据统计，25% MAFLD 患者患有慢性疲劳综合征，20% 患有慢性疼痛综合征。疲乏、懒散、倦怠、精力不佳是最常见的症状，一些患者甚至还伴有肌肉酸痛。

MASH 并发肝硬化失代偿时患者常主诉肝区隐痛，此与肝大、累及包膜有关。当出现明显腹痛时，注意是否合并肝癌、原发性腹膜炎、胆道感染、消化性溃疡等，应认真加以鉴别。有脾周围炎时，可有左上腹疼痛。

MASH 并发肝细胞癌时可有肝区痛和急腹痛，见于肿瘤生长迅速、肿瘤侵及肝包膜、血液刺激腹膜可有剧烈腹痛。门静脉癌栓时可引起胀痛或刺痛，重者呈刀割样（参见本章第 2 节）。

（三）超声诊断

根据声像图表现，弥漫均匀性脂肪肝可分为轻、中、重 3 度（表 30-7）。

表 30-7 脂肪肝超声诊断分度

		肝脏深部回声	出肝光带	管道结构	多普勒血流信号
轻度		稍增粗、增高	稍减低	存在	清晰可见，内径容易测量	门静脉主干及一级分支可显示，肝静脉间断显示
中度		增粗、增高	减低	提高增益可显示	模糊可见，内径可测量	门静脉主干模糊显示，肝静脉无显示
重度		明显增粗、增高	明显减低、消失	消失	较粗，管道显示模糊或不可见，管壁难以辨识，内径难以测量	门静脉及肝静脉均不显示

（四）瞬时弹性成像

在脂肪肝患者中，联合运用 M 和 XL 探头，体重指数大于 $40kg/m^2$ 的患者中检测失败率可从 59% 降低至 4.9%，总体检测失败率为 3.2%，可靠检测比例达到 97.6%。XL 型探头检测的硬度值较 M 型探头平均偏低 2.3kPa（中位数偏低 1.4kPa），诊断 MAFLD F2 以上纤维化的硬度值分别为 6.4kPa 和 7.8kPa，诊断 MAFLD 肝硬化的硬度值分别为 16.0kPa 和 22.3kPa。目前，FibroScan 具备了 VCTE 和 CAP 两种检测模块，一次操作可同时检测肝硬度值和肝脂肪变程度，临床应用十分广泛，也为研究 MAFLD 患者中脂肪变对肝硬度值的影响提供了便利。目前尚无 FibroScan 诊断 MAFLD 纤维化分期的统一标准。

（五）肝纤维化指标

反映纤维化的血清学指标有直接指标和间接指标两种。直接指标是肝星状细胞产生的肝脏细胞基质成分和参与肝纤维化调节的分子，包括透明质酸（hyaluronic acid，HA）、Ⅳ型和Ⅵ型胶原、Ⅲ型前胶原氨基末端肽（N-terminal procollagen Ⅲ propeptide，PⅢNP）、基质金属蛋白酶（matrix metalloproteinase，MMP）和基质金属蛋白酶抑制剂 -1（tissue metal lopeptidase inhibitor 1，TIMP1）。间接指标包括反映肝脏炎症（转氨酶等）、肝脏合成功能（凝血功能、胆固醇）等。目前多采用多个血清学指标的组合（panel）评估肝纤维化较单个血清学指标更准确（表 30-8）。

表30-8 常用MAFLD肝纤维化血清学评估组合

名称	时间/年	组分
FibroTest	2001	性别、年龄、TB、GGT、α_2M、HP、Apo A1
ELF	2004	HA、TIMP1、PⅢNP
HepaScore	2005	性别、年龄、TB、GGT、α_2M、HA
MAFLD-Fibrosis Score	2007	年龄、BMI、AST/ALT 比值、ALB、PLT、高血糖
FibroMeter MAFLD	2009	年龄、体重、ALT、AST、PLT、血糖、铁蛋白
PNFI	2009	年龄、腰围、TG
FIB-4	2011	年龄、ALT、AST、PLT

注：HP: haptoglobin，结合珠蛋白；Apo A1: apolipoprotein A-1，载脂蛋白 A1；α_2M: α_2 macroglobulin，α_2 巨球蛋白；HA: hyaluronic acid，透明质酸；TIMP1: tissue metal lopeptidase inhibitor 1，基质金属蛋白酶抑制剂 -1；PⅢNP: N-terminal procollagen Ⅲ propeptide，Ⅲ型前胶原氨基末端肽。

二、鉴别诊断

1. 药物性肝病 随着药物种类的不断增多，药物性肝损伤（drug-induced liver injury，DILI）的发生率也不断增加。目前大约有 1 100 多种药物能引起 DILI。药物性脂肪肝是 DILI 的一种基本临床病理类型，其发病率也不断上升。一般认为，药物性脂肪肝与线粒体功能障碍和肝脏脂肪代谢的相关环节受到影响有关。其发病机制与 MAFLD 的部分相同，临床上有时很难区分是药物导致的脂肪肝还是药物使潜在的 MAFLD 恶化。

药物性脂肪肝的发生率越来越高。对于疑有药物性脂肪肝的患者，应注意排除过量饮酒、全胃肠外营养、肝豆状核变性、Wilson 病、糖原贮积病、自身免疫性肝病等可能导致脂肪性肝病的特定疾病。因 MAFLD 高发是 DILI 患者肝活检经常发现脂肪肝的重要原因，药物性脂肪肝与 MAFLD 发病机制存在交叉，临床表现类似，甚至某些患者是由于使用药物使原本处于隐匿状态的脂肪肝被发现或加重。因而，将其与 MAFLD 进行鉴别并不容易。

2. MAFLD 与 ALD 的诊断鉴别 虽然 MAFLD 与 ALD 之间存在差异（表30-9），但其鉴别诊断方面目前仍尚存在较多问题，难以鉴别，如过多地依赖并不可靠的饮酒史、临床表现没有特异性、缺乏有效的生物学标志物、影像学检查无法鉴别及肝组织活检较难获取等。

表30-9 代谢相关脂肪性肝病与酒精性脂肪性肝病的区别

	代谢相关脂肪性肝病	酒精性脂肪性肝病
饮酒史	无饮酒史或酒精摄入量：男 <140g/ 周，女 <70g/ 周	长期饮酒史，且酒精摄入量：男 >140g/ 周，女 >70g/ 周
性别	女性为主	男性为主
超重或肥胖	常有	有或无
高血压、糖尿病等代谢性疾病	常有	常无
AST、ALT	以 ALT 增高为主，常见 ALT/AST >1	以 AST 增高为主，常见 AST/ALT >2
甘油三酯	常异常增高明显	异常增高或正常
空腹血糖	异常增高多见	异常增高或正常

3. 急性妊娠脂肪性肝病 妊娠急性脂肪肝（acute fatty liver of pregnancy，AFLP）是一类临床少见，但疾病严重的肝病综合征。其特征为多发生在初次妊娠（占45%），好发在妊娠最后 3 个月（妊娠晚期）即妊娠的 30～36 周期间或产后发病。近 10 余年来，由于对 AFLP 认识和诊断水平的提高，治疗得当与及时，病死率由原来的80%下降至20%～30%。Pockros 等统计 10 年产妇 AFLP 的发生率为 1/13 328。近年有人报道为 1/1 万～1/10 万。本病多发生于妊娠最后 3 个月，平均 36 周左右，初产妇占45%，子痫或先兆子痫者占40%，其中 14% 为孪生妊娠妇女。

主要的和独特的肝组织学特征为小叶中央肝细胞有微泡脂肪浸润，此组织学改变与 Reye's 综合征、牙买加人呕吐、丙戊酸（抗癫痫药）肝中毒、四环素肝中毒、中和长链乙酰 CoA 脱氢酶缺乏所致脂肪肝极相似。

妊娠急性脂肪肝的病因至今尚不明了，但一致认为它不是感染，也不是遗传性疾病，损害特征为肝细胞有微泡脂肪浸润和线粒体异常，提出本病与脂肪代谢异常有关。近年提出妊娠急性脂肪肝与先天免疫异常有关。先天性线粒体内 β 氧化缺陷患者出现肝微囊泡或大泡性脂肪变性。近年来的观察证实，母体病变与隐性遗传性脂肪氧化障碍有关，即缺乏长链 3- 羟酰 CoA 脱氢酶（LCHAD），胎儿 LCHAD 可导致孕妇肝脏脂肪积聚。此外，还发现 AFLP 与 HELLP（hemolysis-elevated liver enzymes-low platelets，溶血、肝酶增高、血小板减少）综合征相关。代谢相关脂肪性肝病与急性妊娠脂肪肝的鉴别诊断见表 30-10。

表 30-10　代谢相关脂肪性肝病与急性妊娠脂肪肝的鉴别诊断

	代谢相关脂肪性肝病	急性妊娠脂肪肝
病因	与代谢、遗传、基因和各种细胞因子有关	与脂肪代谢障碍、凝血病理异常和先天免疫异常有关
流行率	高，10%～39%，平均20%	低，少见，1/1 万～1/10 万
病理	肝细胞呈气球样变，肝细胞内铁颗粒沉积、肝内胆汁淤积、肝细胞坏死，肝窦状隙扩张，肝纤维化	肝细胞弥漫性气球样变，细胞内脂肪小滴形成微泡及巨大空泡，肝细胞溶解和萎缩引起小黄肝，炎症和肝细胞坏死并不常见
发病机制	表观遗传，胰岛素对抗，代谢综合征，氧化应激，基因及其受体，细胞因子，肠菌生态失衡	脂肪代谢障碍，先天性免疫异常，先天性线粒体内 β 氧化缺陷，LCHAD 基因变异，ROS 介导线粒体凋亡是 AFLP 发病机制的关键
起病方式	渐进	突然
与妊娠相关性	无关	多在妊娠30～36周，少数于产后发病
临床特征		
上腹痛	有	多无
发热	无	有，与黄疸同时发生
肝大	一般无	少见，无触痛
肥胖	常见	一般无
高血压	可有	可有
急性肾衰	可有	
肝性脑病	可有	多见
与代谢综合征并存	常见	无
实验室检查		
有核细胞	无	有
白细胞	一般正常	明显增高
凝血酶原时间	可延长	延长
APTT	可延长	延长
血小板降低	有门脉高压时可出现	降低
抗凝血活酶Ⅲ	正常	下降
3P 试验	阴性	阳性
凝血因子Ⅴ、Ⅶ、Ⅷ下降	少见	常见
AST	轻至中度增高	轻至中度增高
ALT	轻至中度增高	增高
AST/ALT	<1	>1
ALP	增高少	轻至中度增高
血氨	可增高	常增高
血清胆红素	轻度增高	轻至中度增高
血尿酸	可增高	常增高
肌酐	可增高	晚期增高
BUN	轻至中度增高	晚期增高
血糖	常增高	低血糖时有发生

4. 自身免疫性肝炎 自身免疫性肝炎（AIH）是一种异常免疫反应介导的针对肝细胞的肝内炎症性疾病。AIH 以不同程度的血清转氨酶升高、高 γ 球蛋白血症、血清特征性自身抗体阳性、肝组织学特征性改变和对免疫抑制治疗应答为特征。目前认为，遗传与环境因素在 AIH 的发病中起重要作用，正常的免疫调节发生紊乱，发生针对肝细胞成分抗原的免疫反应是其主要的发病机制。病毒感染、药物和环境因素则是 AIH 常见的诱发因素。AIH 可以发生于世界范围内任何地区和种族，流行率至少在 1:10 000 以上，多见于女性，男女比例约为 1:4。AIH 是一种严重的进行性疾病，约 40% 未经治疗的患者在诊断 AIH 后 6 个月内死亡。经免疫抑制剂治疗后，80%~90% 的患者可获得临床和生物化学缓解，获得临床缓解的患者预期寿命与健康人群无差别。AIH 患者 10 年总体生存率在 82%~95%，20 年总体生存率约为 48%。AIH 肝脏相关死亡或移植率与就诊时是否有肝功能失代偿和是否发展至肝硬化紧密相关。一般情况下，突然起病、严重发作并伴有持续性胆汁淤积、结肠炎、肝性脑病、腹水和广泛小叶坏死的患者预后较差，病死率较高。而起病隐匿且无黄疸或在发病初期较平稳者预后较好。死亡主要原因为肝衰竭、食管静脉曲张破裂出血和感染。

AIH 患者起病隐匿，最常见的症状是嗜睡或极度疲劳、不适、恶心、呕吐、上腹部不适或疼痛、关节痛、肌痛、皮疹等。10%~20% 的 AIH 患者没有明显症状，只是在生化筛查时意外发现血清转氨酶水平升高才被发现。少数患者表现为急性、亚急性甚至暴发性起病。本病常伴有肝外免疫性疾病，如自身免疫性甲状腺炎、类风湿性关节炎、干燥综合征等。

AIH 患者血清生化异常主要表现为 IgG 升高引起的高 γ 球蛋白血症。AIH 的其他生化异常表现为肝炎性改变，主要为天门冬氨酸氨基转换酶（AST）、丙氨酸氨基转换酶（ALT）活性和胆红素浓度升高；而血清碱性磷酸酶正常或轻微升高，γ-谷氨酰转肽酶可能升高，但并不显著。血清 α_1-抗胰蛋白酶、铜蓝蛋白和铜浓度一般正常。

单纯性脂肪肝因无临床症状，肝功能无异常，因此临床上主要是 MASH 与 AIH 鉴别（表 30-11）。

表 30-11 代谢相关脂肪性肝炎与自身免疫性肝炎鉴别要点

	MASH	AIH
起病方式	慢性过程，急进加剧	慢性迁延性
发病率	高，1.1%~2.6%	低，0.1/10 万~1.2/10 万
性别	女:男 =2:1	女性多见，占 70%
年龄	中年人多见	青年人多见，10~20 岁约占 50%
种族差异	有，西班牙人最高	不明
病因与发病机制	表观遗传，胰岛素对抗，代谢综合征，氧化应激，基因及其受体，细胞因子，肠菌生态失衡	自身免疫，遗传易感性，生物、病毒、物理或化学因素激发自身抗原的改变
病理	肝细胞呈气球样变，肝细胞内铁颗粒沉积，跨度或重度界面炎症，伴或不伴小叶性肝炎，中央汇管区桥接坏死，不伴有胆管病变	肝内胆汁淤积、肝细胞坏死，肝窦状隙扩张，肝纤维化
临床特征		
慢性肝炎表现	有	有
发热	一般无	常有
黄疸	少见，多为胆汁淤积性，轻至中度	有，反复发生，进行性加深，轻至中度
关节痛、肌痛	一般无	常有
肝外表现	肥胖、2 型糖尿病、高血压、动脉硬化、心肌梗死、肾衰竭、心律失常	关节疾病、皮疹、皮下出血、贫血、白细胞和血小板降低、肺不张、肺间质纤维化、肾小球肾炎、肾小管酸中毒、类库欣病、甲状腺炎、黏液性水肿或甲状腺功能亢进症、风湿病、溃疡性结肠炎

续表

	MASH	AIH
实验室检查		
血小板、白细胞降低	一般无	常见
转氨酶	ALT 持续增高,一般不超过正常 8 倍	持续反复增高,常为正常值的 3～10 倍,急性期 ALT 高于 AST,慢性期 AST 高于 ALT
脂肪代谢试验(TG、FFA、磷脂、脂蛋白)	多数增高	正常
空腹血糖	常增高	正常
血清铁蛋白	与 MS 并存时增高	正常
ALP	轻至中度增高	轻度增高
γ-GT	轻至中度增高	轻度增高
低蛋白血症	一般无	可有
凝血酶原时间	大多正常	延长
血清 IgG	正常	明显增高
自身抗体		
ANA	−	+(60%～80%)
抗 SMA	−	+
LKM	−	+(2 型 AIH 患者 95%～100% 增高)
LC-1(肝细胞溶质)抗体	−	+(多见于 2 型患者,阳性率 50%)
SLA/LP(肝 - 胰自身抗体)	−	+(阳性率 75%)
ANCA	−	+(特异性差)
治疗	改变生活方式和饮食结构是主要治疗手段,基因和靶向治疗正在开发中	主要通过抑制致病性免疫应答进行治疗。泼尼松联合硫唑嘌呤
预后	良好	良好。10 年总体生存率在 82%～95%,20 年总体生存率约为 48%

三、治疗

我国《非酒精性脂肪性肝病防治指南(2018 年更新版)》提出,对于 3～6 个月生活方式干预未能有效减肥和控制代谢危险因素的 MAFLD 的患者,建议根据相关指南和专家共识应用 1 种或多种药物治疗肥胖症、高血压、T_2DM、血脂紊乱、痛风等疾病,目前这些药物对患者并存的 MASH,特别是肝纤维化都无肯定的治疗效果。

对腹痛本身无特殊治疗,腹痛严重者除病因治疗外,可用镇痛麻醉剂。

单纯 MAFLD 患者通过改善生活方式即可延缓或阻止病情进展,无需药物治疗。MASH 患者肝病进展的风险很高,往往需要更加严格的生活方式改善,一旦改善生活方式疗效不佳,可考虑药物治疗。

(一)改变生活方式

改变生活方式是 MAFLD 治疗的基石。主要是通过饮食调整、增加锻炼及行为干预等方式减轻患者体质量。低脂肪、低糖类饮食能使体重下降,改善胰岛素抵抗和降低血清 ALT。MAFLD 患者应减少正常饮食热量摄入的 25%;鼓励每周 3～4 次锻炼(达到基于年龄的心率上线的 60%～70%)。推荐将包含控制与有氧运动 / 耐力训练逐渐增加。饮食和体育锻炼能够改善儿童 MASH 的脂肪变性和肝脏炎症,但对纤维化无效。

(二)药物治疗

药物治疗适用于进展期 MASH(桥接纤维化和肝硬化)、纤维化进展风险增加的早期 MASH(年龄 > 50

岁、糖尿病、代谢综合征、ALT 升高）或炎症活动程度较高的活动期 MASH。目前没有药物用于Ⅲ期临床试验，也没有药物被管制机构批准用于 MASH。目前 MAFLD 药物治疗的总趋势是药物治疗的有效性不肯定，需要大数据的随机临床试验。二甲双胍治疗 MASH 的组织学证据不足，熊去氧胆酸仅表现出生化改善，而无组织学改善；法尼酯 X 受体激动剂奥贝胆酸，能够改善 2 型糖尿病的 IR，但引起低密度脂蛋白胆固醇升高和瘙痒症，使应用受到限制。己酮可可碱和奥利司他的数据有限或不确定。降脂药的数据有限，而他汀类没有充分验证。

MAFLD 的药物治疗主要包括 4 个方面：

1. 针对脂肪蓄积和引起代谢应激 这一组药物包括过氧化酶体增殖物活化受体激动剂吡格列酮、elafibranor、saroglitazar、obeticholic。

elafibranor 是一种新型过氧化酶体增殖物活化受体激动剂。针对胆汁酸法尼酯衍生物 X 受体（FXR，famesoid X receptor；是一种胆汁酸受体，在胆汁酸代谢和胆固醇代谢中发挥重要作用），elafibranor 与其他 PPAR 受体激动剂的区别在于它不会激活 PPARγ 受体。因此，它不会引起与 PPARγ 受体激活相关的不良反应，如体重上升、水肿和液体潴留，这可能增加患者的心血管疾病风险。

saroglitazar 是一种具有 PPARα/γ 活性的激动剂，可改善 MASH 疾病。与单纯的 PPARα 激动剂非诺贝特和 PPARγ 激动剂吡格列酮相比，saroglitazar 的效果更好。

临床上应用 FXR 激动剂 obeticholic（奥贝胆酸，一种鹅脱氧胆酸衍生物）治疗 MAFLD。抑制新脂肪生成用 aramchol、incretins（肠促胰岛素，liraglutide，利拉鲁肽）和成纤维细胞生长因子（FGF）-21 或 FGF-19。

2. 代谢应激后靶向氧化应激、炎症和损伤 这一组药物包括抗氧化剂（维生素 E），靶向肿瘤坏死因子 α 途径药 emricasan、pentoxifylline（己酮可可碱）。emricasan 是一种新型半胱氨酸蛋白酶抑制剂，可改善炎症和肝功能。另外，还有免疫调节剂如氟来占诺（amlexanox）、cenicriviroc，是口服的强效免疫剂，150mg，1 次 /d。cenicriviroc 是 CCR2 和 CCR5 双重抑制剂，是 MASH 中导致肝损伤和疾病的信号通路的关键调节因子，是 MASH 和肝纤维化治疗新选择，治疗后可以阻止趋化因子受体引起的肝损害和肝脏疾病。

3. 靶向在肠 包括抗肥药如奥利司他（orlistat）或肠微生物调节剂如 IMM-124e（LSP 抗体）、粪菌移植、solithromycin（索利霉素）。solithromycin 是第 4 代大环内酯类抗生素，属氟酮内酯类药。

4. 抗纤维化治疗 simtuzumab 是一种聚乙二醇人源化 Fab 片段的抗 TNF-α 单克隆抗体，初次、第 2 周、第 4 周 400mg，以后每隔 1 周 200mg。维持给药每 4 周 400mg，一般用 24 周。此外，也可用 GR-MD-02，它是 galetin3（半乳糖凝集素 -3）抑制剂。在纤维化细胞尚未出现前能预防胶原沉积，还有减少脂肪、坏死、炎症等作用。

（池肇春）

参 考 文 献

[1] BURTON M J，VOLUSE A C，PATEL A B，et al. Measuring adherence to hepatitis C direct-acting antiviral medications: using the VAS in an HCV treatment clinic[J]. South Med J，2018，111（1）：45-50.

[2] SIRIWARDANA R C，NIRIELLA M A，DASSANAYAKE A，et al. Association of serum ferritin with diabetes and alcohol in patients with non-viral liver disease-related hepatocellular carcinoma[J]. Liver Cancer，2017，6（4）：307-312.

[3] KIM G A，LEE H C，CHOE J，et al. Association between non-alcoholic fatty liver disease and cancer incidence rate[J]. J Hepatol，2017.

[4] VAN ZONNEVELD M，FLINK H T，VERHEV E，et al. The safety of pegylated interferon alpha-2b in the treatment of chronic hepatitis B: predictive factors for dose reduction and treatment discontinuation[J]. Aliment Pharmacol Ther，2005，21（9）：1163-1171.

[5] DAVID D，RAGHAVENDRAN A，GOEL A，et al. Risk factors for non-alcoholic fatty liver disease are common in patients with non-B non-C hepatocellular carcinoma in India[J]. Indian Gastroenterol，2017，36（5）：373-379.

[6] SHIGEFUKU R，TAKAHASHI H，NAKANO H，et al. Correlations of hepatic hemodynamics，liver function，and fibrosis

markers in nonalcoholic fatty liver disease：Comparison with chronic hepatitis related to hepatitis C virus[J]. Int J Mol Sci，2016，17（9）：1545.

[7] CRISMALE J F，WARD S C，AHMAD J. An unusual cause of abdominal pain and biliary obstruction in a patient with hepatocellular carcinoma[J]. Gastroenterology，2018，154（6）：e18-e19.

[8] INAYAT F，UR RAHMAN Z，HURAIRAH A. Hepatocellular carcinoma in nonalcoholic fatty liver disease[J]. Cureus，2016，8（8）：e754.

[9] VASUDEVAN A，SPANGER M，LUBEL J S. Abdominal pain following drug-eluting bead transarterial chemoembolisation [J]. J Clin Exp Hepatol，2015，5（1）：105.

[10] OHYAMA H，NAKASHO K，YAMANEGI K，et al. An unusual autopsy case of pyogenic liver abscess caused by periodontal bacteria[J]. Jpn J Infect Dis，2009，62（5）：381-383.

[11] SHI S H，FENG X N，WANG Z Y，et al. Pyogenic liver abscess related to intrahepatic bile duct stones：difficulties in infectious control and diagnosis of concomitant cholangiocarcinoma[J]. J Gastroenterol Hepatol，2018，33（5）：1092-1099.

[12] GONZÁLEZ-ALCAIDE G，PERIS J，RAMOS J M. Areas of research and clinical approaches to the study of liver abscess[J]. World J Gastroenterol，2017，23（2）：357-365.

[13] BÉLARD S，HEUVELINGS C C，BANDERKER E，et al. Utility of point-of-care ultrasound in children with pulmonary tuberculosis[J]. Pediatr Infect Dis J，2018，37（7）：637-642.

[14] MCMULLAN G S，LEWIS J H. Tuberculosis of the liver, biliary tract, and pancreas[J]. Microbiol Spectr，2017，5（1）.

[15] 池肇春，毛伟征，孙方利. 消化系统疾病鉴别诊断与治疗 [M]. 济南：山东科学技术出版社，2017.

[16] 中华医学会肝病学分会脂肪肝和酒精性肝病学组，中国医师协会脂肪性肝病专家委员会. 非酒精性脂肪性肝病防治指南（2018 年更新版）[J]. 临床肝胆病杂志，2018，34：947-957.

[17] 曾静，范建高. 非酒精性脂肪性肝病更名的临床意义 [J]. 临床肝胆病杂志，2020，36：1205-1207.

[18] 薛芮，范建高. 代谢相关脂肪性肝病新定义的国际专家共识简介 [J]. 临床肝胆病杂志，2020，36：1224-1227.

[19] 高鑫. 非酒精性脂肪性肝病更名带来的新思考 [J]. 临床肝胆病杂志，2020，36：1201-1204.

第 1 节　胆囊运动功能障碍性疾病

一、原发性胆囊运动功能障碍

（一）病因与类型

原发性胆囊功能障碍是指无任何明显胆囊器质性病变的一种动力障碍疾病，包括胆囊运动功能障碍、胆道张力异常和胆道协同失调。原因不明，依动力障碍的特点分为 4 型：①运动功能亢进型，对运动反射亢进，脂肪餐后 15 分钟，胆囊排空速度比正常快，但胆囊的紧张功能及形态均正常。②紧张功能亢进型，多见。空腹时胆囊比正常小，脂肪餐后排空可能正常。③胆囊运动功能低下型，紧张功能正常，空腹时胆囊形态和大小正常，但脂肪餐后胆囊排空缓慢。④胆囊紧张后运动功能低下型，空腹时胆囊比正常大，颈部不清楚，脂肪餐后排空缓慢，正常脂肪餐胆囊排空时间常为 30～45 分钟，此类患者常在 1 小时以上。

（二）诊断与鉴别诊断

临床表现轻重不一。最常见的症状为右上腹或上腹部疼痛，多在饭后发生，一般比胆绞痛轻，有时疼痛向右肩部放射，但也有上腹或右上腹剧痛者，甚至墨菲征阳性。此时应与急性胆系疾病相鉴别。此外，有恶心、呕吐、上腹胀满、上腹不适、腹泻等消化不良症状。患者对脂肪饮食不耐受，常因进食而引起上述症状的出现。一般无明显体征或有右上腹压痛。

诊断时应与下列疾病鉴别：

1. 无结石性胆囊炎　本病易发生于非胆系疾病的大手术、严重创伤、败血症及长期胃肠外营养的危重患者。其主要临床表现为发热、右上腹痛伴有恶心、呕吐、右上腹压痛，有时可扪及肿大胆囊，白细胞计数增高。B 超或 CT 显示胆囊增大，胆囊壁增厚水肿。根据手术史或重度感染或创伤史、发热、血常规增高和 B 超或 CT 所见，与胆囊功能障碍鉴别不难。

2. 十二指肠炎　十二指肠炎以球部最多，因此又称为十二指肠球炎。本病很少独立存在，多数伴慢性胃炎、胃溃疡等，占 94.8%，其发病可能与胃酸、蛋白酶、酒精及幽门螺杆菌感染有关。临床上有上腹痛、消化不良症状，有时与胆囊功能障碍性疾病易于混淆。但十二指肠炎上腹部痛可有饥饿痛、夜间痛、进食缓解的特点，尤其高脂肪饮食可缓解疼痛。胃镜检查可确定诊断。而胆囊运动障碍性疾病进脂肪饮食不耐受，甚至进脂肪饮食使症状加重。

3. 功能性消化不良（FD）　是胃的动力障碍性疾病。患者有持续和反复发作的腹部胀满、嗳气、早饱、恶心、呕吐、上腹痛、烧心和厌食等。可有饥饿痛、夜间痛，胃排空迟缓或有胃潴留，有时与肠易激综合征、胃食管反流病同时并存。胃镜检查仅有轻度胃炎或无异常发现。患者常有心理障碍因素存在。根据上述特点，可与胆囊运动障碍疾病相鉴别。值得提出的是，功能性消化不良也可引起胆囊运动障碍，称为继发性胆囊运动功能障碍，FD 则是病因。

（三）治疗

首先应避免精神紧张，打消各种顾虑，生活规律、加强锻炼。对运动功能亢进和张力增高的患者，应少食脂肪多的食品。对运动功能减退和张力降低的患者，可不必严格限制脂肪摄入。腹痛重者可适当应用镇痛剂或解痉剂。近年有学者提出，用硝酸盐类如异山梨酯（消心痛）、硝酸甘油治疗运动功能亢进的患者可收到一定疗效。经内科治疗无效的患者，可考虑作胆囊切除术。

二、继发性胆囊运动功能障碍

（一）病因

继发性胆囊运动功能障碍由许多原因引起。常见的病因有糖尿病、胃手术后、肠易激综合征、迷走神经切除术后、功能性消化不良、妊娠、全胃肠外营养、肥胖等。迷走神经病变或切除后，引起胆囊容积增大，静息压力升高，脂肪餐后胆囊排空减慢；迷走神经功能异常，也引起胆囊排空迟延；胃窦切除后幽门-胆囊反射弧破坏，造成胆囊收缩功能减弱；胆囊收缩素（CCK）释放减少或释放迟延，引起胆囊收缩障碍。

（二）诊断与鉴别诊断

1. 诊断 由糖尿病所致者有糖尿病史、血糖增高，除原有糖尿病表现外，表现为右上腹痛、饱胀、对脂肪食物不耐受等。通过 B 超、核素闪烁扫描等可确诊。胃手术后胆囊排空功能减弱，空腹胆囊容积明显增大，但其综合胆囊收缩功能与术前相比无明显差异。肠易激综合征患者空腹胆囊容积、最小残余容积、2 小时末的容积明显低于正常人；最大收缩所需时间比正常人明显长，而其最大收缩率明显低于正常人。功能性消化不良时应排除各种器质性的肝、胆、胰和胃肠疾病，且有胆囊收缩延缓。全胃肠外营养患者有胆囊排空明显降低，胆石症的发生率增高。晚期妊娠妇女的空腹胆囊容积、餐后残余容积以及全天胆囊容积均为正常对照的 2 倍，餐后胆囊排空减慢，为与黄体酮水平增加影响胆囊平滑肌收缩所致。不管由何原因所致，当胆囊功能障碍发生后，可有上腹或右上腹痛、恶心、上腹部饱胀或有消化不良等表现。

2. 鉴别诊断 主要与原发性胆囊运动障碍性疾病鉴别，同时与十二指肠炎、慢性胆囊炎相鉴别。慢性胆囊炎中 95% 合并结石，所以过去有胆绞痛病史，临床表现为消化不良、厌食油腻、上腹饱胀、打嗝、呃气、反胃等，B 超是诊断慢性胆囊炎的重要手段，可见胆囊壁增厚或萎缩，胆囊内有结石和沉积物，有胆囊积液者胆囊增大。此外，尚应与慢性胃炎鉴别。慢性胃炎分浅表性和萎缩性两种。临床表现为上腹不适、饱胀、恶心、呕吐、上腹痛、反酸、嗳气等症状，通过胃镜可确定胃炎类型，病变程度及幽门螺杆菌是否阳性等，而 B 超检查胆囊大小、胆囊排空及胆囊壁厚度正常，可与继发性胆囊运动障碍相鉴别。

（三）治疗

主要是针对不同病因进行病因治疗。糖尿病患者首先控制血糖，治疗各种并发病，做好饮食控制。及时应用消炎利胆药和促进胆囊动力药物，如消炎利胆片、曲匹布通（舒丽通）、羟甲烟胺（利胆素）、保胆健素、胆宁等。红霉素、西沙比利（普瑞博思）、莫沙必利\伊托必利、曲美布汀等具有促进胆囊收缩，提高胆囊排空指数的作用。功能性消化不良的治疗目前争议问题较多。2005 年胃肠病学杂志发表美国胃肠学会发布消化不良诊疗指南，对无高危症状且年龄≤50 岁的患者，可作两种治疗选择：①用已确定有效的非侵入性方法检查并治疗幽门螺杆菌感染，如根治成功但症状未缓解，则行酸抑制试验；或②用质子泵抑制剂（PPI）行经验性抑酸治疗 4～8 周，根除 *H. pylori* 治疗效果显著优于安慰剂组。目前 *H. pylori* 感染常用根治方法是联用 PPI（标准剂量，2 次 /d），阿莫西林 1g、2 次 /d，克拉霉素 0.5g、2 次 /d，疗程 7～10 天，7 天疗程适于雷贝拉唑；10 天疗程适于兰索拉唑、奥米拉唑、泮托拉唑和埃索米拉唑，如果患者对青霉素过敏，可用甲硝唑 400mg、2 次 /d。消化不良患者应通过进食高脂饮食和可诱发症状的特定食物，少食多餐可能对他们会有一定帮助。如能对患者的病情进行解释，消除患者顾虑，许多患者并不需药物治疗。但也有一些作者认为，抑酸剂和黏膜保护剂治疗的效果并不优于安慰剂组，一方面是由于 FD 的疗效评价难以掌握，另一方面也表明还需要设计严格的大样本量的临床研究，才能做出较客观和肯定的评价。

对术后患者用利胆药可改善胆囊排空功能。近年 Zoli 报道,快速静脉注射不含电解质的复方氨基酸能提高血浆中 CCK 浓度,促进胆囊排空,对全胃肠营养的患者可防止结石的形成。

第 2 节 Oddi 括约肌运动功能障碍

Oddi 括约肌运动障碍(sphincter of Oddi dysfunction,SOD)又称胆道运动功能障碍、胆囊切除术后综合征等,可由多种病因引起。SOD 属功能性动力疾病,主要影响 Oddi 括约肌(SO)的胆道部分,引起间歇性腹痛。Oddi 括约肌由 4 个部分组成,即胆总管括约肌(BS)、胰管括约肌(PS)、壶腹括约肌、中间纤维。近几年来,随着 ERCP、Oddi 括约肌测压(SOM)、超声检查、核素扫描等诊断手段的开展,发现 SOD 并非是十分罕见的疾病。但至今难以建立 SOD 的正确诊断和缺乏特异的客观指标,以决定其治疗方法。

一、病因与发病机制

(一)病因

1. 囊切除术 胆囊切除术后 SOD 发病率为 0.88%。在美国每年约有 70 万人进行胆囊切除术,其中 6 100 例发生 SOD。我国胆石症行胆囊切除术的病例很多,估计 SOD 病例也不会少,但尚缺乏统计资料。

2. 继发于其他疾病 如系统性硬皮症、糖尿病或慢性假性肠梗阻。

3. 特发性 病因不明者。

4. 药物 能升高括约肌张力的药物有胆碱能激动剂、α- 激动剂、H_1 激动剂、阿片类药物。

(二)发病机制

1. 对 CCK 的反应性变化 胆囊是 CCK 的靶器官,胆囊切除后作用于胆道包括 Oddi 括约肌的 CCK 水平相对增加,局部神经 - 体液调节功能紊乱而造成 Oddi 括约肌痉挛,使胆管内压力增高,出现右上腹痛等症状。

2. VIP 能神经元的病变 Oddi 括约肌分布有大量的 VIP 能神经元,对 Oddi 括约肌起抑制作用。有学者应用经皮神经刺激(TENS)对 SOD 患者研究发现,TENS 后血浆 VIP 水平升高,SO 压力降低。推测 SOD 患者的上述改变系 VIP 神经分布在 SO 水平损害所致,导致 Oddi 括约肌失弛缓症。

3. 内脏痛阈降低

二、SOD 的 Milwaukee 分类

SOD 根据发病机制,分为 SO 狭窄和 SO 动力障碍两大类。狭窄由炎症、创伤、感染、结石、瘢痕等因素引起,SO 动力障碍为 SO 的功能性失调,引起胆管或胰管的间歇性梗阻、括约肌痉挛,影响平滑肌功能可能是动力障碍的一个机制。根据 SOD 的发生部位与病因,分为胆 SOD 和胰 SOD 两种。

(一)胆管型 SOD

1. Ⅰ型(胆管狭窄) 胆源性腹痛、肝功能异常(ALT、AST 或 AKP 增高 > 正常 2 倍以上)、胆总管扩张 >12mm;胆管排空时间延长 >45 分钟。

2. Ⅱ型(胆源性腹痛) 胆型痛伴有下列 1 项或 2 项:①肝功能试验异常(肝酶 > 正常的 2 倍以上);②胆总管扩张 >12mm;③胆管排空时间延长 >45 分钟。

3. Ⅲ型 仅有胆源性腹痛。

(二)胰管型 SOD

1. Ⅰ型(胰源性腹痛) 淀粉酶 / 脂肪酶 > 正常的 2 倍以上;胰管扩张,头部直径 >6mm,体部 >5mm;胰管排空时间延长 >9 分钟。

2. Ⅱ型(胰源性腹痛) 胰型痛伴有下列 1 项:①淀粉酶 / 脂肪酶 > 正常的 1.5～2 倍以上;②胰管直径头部 >6mm,体部 >5mm;③胰管排空时间延长 >9 分钟。

3. Ⅲ型 仅有胰源性腹痛。

三、诊断与鉴别诊断

（一）临床特征

1. 胆 SOD 胆囊切除后胆痛与 SOD 是同义词，然而多数患者胆囊切除后有胆痛而无 SOD 存在。从理论上，胆囊切除后胆囊储存胆汁功能丧失，引起胆道压增高与括约肌收缩，但其发生机制尚不明了。SOD 的发生率，胆囊切除术后为 1%～2%，而 10%～20% 患者胆囊切除后胆痛症状持续，此时应与 SOD 相鉴别。美国每年作胆囊切除术的患者超过 700 000 人，但很少有发生 SOD。

典型的 SOD 多发生在 40～60 岁女性，且在 5 年内有胆囊切除史和存在胆痛。胆痛的特征表现为：①严重的、不变的右上腹疼痛，每次持续 2～5 小时；②疼痛病程常存在 3 个月；③每次发作持续不少于 24 小时；④主要发生在膳食后，常伴有恶心、呕吐和不安。然而这些特征也见于不累及胆囊和胆管的其他疾病，因此并无特异性，从症状上给诊断带来一定困难。

2. 罗马 Ⅳ 共识胆源性疼痛的诊断标准 必须包括局限于上腹和 / 或右上腹的疼痛发作及以下所有条件：

（1）发作持续 30 分钟或更长。

（2）间隔不同时间（不是每天）症状复发。

（3）疼痛足以影响患者的日常活动或者需要到急诊科就诊。

（4）排便后疼痛无明显缓解（＜20%）。

（5）改变体位或使用抗酸药疼痛无明显缓解（＜20%）。

支持诊断的标准，疼痛可以伴有以下 1 条或多条：①恶心和呕吐；②疼痛放射至背部和 / 或右侧肩胛下区；③夜间被痛醒。

3. 罗马 Ⅳ 共识胆管 SOD（Oddi 括约肌功能障碍）诊断标准 必须包括以下 3 条：

（1）符合胆道疼痛的诊断标准。

（2）肝酶升高或胆管扩张，但两者不并存。

（3）无胆管结石或其他结构性病变。

支持诊断的标准：①正常的淀粉酶或脂肪酶；②Oddi 括约肌压力异常；③肝胆闪烁扫描。

4. 胰 SOD 胰 SOD 的临床特征酷似胰腺炎，呈急性复发性或慢性胰腺炎表现和疼痛，但胰痛并无一致的特征。Ⅲ 型患者仅有胰痛，疼痛本身可能是功能性腹痛综合的表现。Sherman 等报道，胰 SOD 时 90% Ⅰ 型患者和 35% Ⅲ 型患者呈括约肌压力增高。新近 Chen 证明，使用卡巴胆碱（拟胆碱药）引起 SO 一过性梗阻，可引起急性胰腺炎。

5. 罗马 Ⅳ 共识胰管 SOD（Oddi 括约肌功能障碍）诊断标准 必须包括以下 4 条：

（1）复发性胰腺炎（腹痛伴随淀粉酶或脂肪酶高出正常 3 倍以上，或影像学检查有急性胰腺炎）。

（2）排除其他原因引起的胰腺炎。

（3）内镜超声阴性。

（4）Oddi 括约肌测压异常。

（二）SO 测压（SOM）

SOM 是诊断 SOD 的"金标准"，且在疑诊 SOD 患者的处理上是一个重要的诊断手段，为治疗提供依据。可测定括约肌基础压、SO 时相收缩压、频率、传导方向及高压带的长度。多数 SO 时相收缩波幅为顺行的约占 60%，逆行的可见于正常人。基础压 ＞40mmHg 提示 SO 狭窄，SO 动力障碍患者 SO 收缩相逆行的波幅增高。有时增高显著，称为 SO 过速。一致认为，SOM 对胆 SOD 的诊断有很高价值。SOD Ⅰ 型 80%～90% 患者基础压增高，Ⅱ 型功能障碍患者约 1/2 有 SOM 异常，Ⅲ 型 SOD 时 SOM 异常发生率低，为 7%～30%。一项报道 593 例胰腺炎或胰胆痛患者分别进行胰和胆括约肌压测定。结果显示，60% 患者发现括约肌功能异常，18.9% 胰括约肌功能障碍测压增高，11.4% 胆括约肌压力增高。特发性胰腺炎时 SOD 的发生率为 72%，且胆 SOD 和胰 SOD 同时发生。值得注意的是，SOM 后胰腺炎发生率为 6%～31%，因此 SOM 的检查由于技术上的复杂性和有一定的危险性，使应用受到一定限制。同时应指出一次测压不增高，不能排除 SOD，应重复作 ERCP 测括约肌压，如果患者症状持续，临床上又高度怀疑 SOD，多次 SOM 检查可提高 SOD 的检出率。

（三）放射线检查（胆系闪烁图检查和超声影像检查）

当前 $^{99}Tc^m$ 用于疑诊 SOD 患者的诊断。注射 CCK 可增加试验的敏感性。通过电子计算机、定量计分系统来估计胆囊排空。OS 功能正常者积分为 0～4 分，SOD 患者积分为 5～12 分。本检查的缺点是有些结果与正常个体重叠影响临床的评价。

脂肪餐超声诊断主要利用脂肪刺激胆流，SO 功能正常的患者胆管直径减小或无改变，而在 SOD 患者则见胆管扩张，用 Lipomul 注射后 45 分钟进行超声影像检查和测定共通胆管直径，认为胆管直径增加 2mm 或更多为异常。

虽放射检查为非侵入性，似乎比 ERC、SOM 和内镜括约肌切开术为好，但临床实际中发现相关性并不高。Rosenblatt 等报道疑诊 SOD 300 例，用 SOM、脂肪餐超声和肝胆核素扫描诊断，提出 SOM 基础压 >40mmHg，活动相和收缩频率增加，逆行的收缩超过 50%，脂肪餐 45 分钟胆管扩张 >2mm，而核素扫描则显示清除参数增加，出现上述指标考虑为异常。SOM 为诊断 SOD 的"金标准"，脂肪餐敏感性增加到 53%，其中以 I 型相关指数最高达 90%，而 II 型或 III 型相关指数为 50% 或 <50%。另外，在治疗上，脂肪餐超声和核素扫描可预测 SO 切开术的反应，两种异常的患者进行 SO 切开术 85% 患者长期有反应。

四、治疗

（一）内科治疗

迄今为止尚未发现对 SOD 的特效药物治疗。目前临床上多应用平滑肌松弛剂如亚硝酸盐和钙离子拮抗剂，亚硝酸盐在动物和人中证实可松弛 SO，可能使症状消失。钙离子拮抗剂可松弛各种组织平滑肌，包括 SO，但疗效持续时间短。新近提出 SOD 的新治疗即电针刺治疗，针刺胆囊 -34（GB-34）穴（此穴位于右小腿侧面），可降低 SO 基础压，且增加 SO 波幅频率且持续，由于血浆 CCK 水平增加伴有 SO 收缩抑制。有学者认为，系通过神经影响 CCK 分泌和 SO 动力起到治疗作用。

动物实验肉毒杆菌毒素注入 SO，可使 SO 基础压显著降低。也用在疑诊 SOD 的患者。III 型 SOD 反应率为 55%，复发性胰腺炎患者反应率为 80%，反应持续几个月。此外，还可预测对括约肌切开术的治疗反应。

（二）外科治疗

最常采用的是手术括约肌切开术，它比内镜括约肌切开术的复发率低，但疗效并不比内镜括约肌切开术高，在胆痛和复发性胰腺炎患者治疗反应率为 40%～70%，目前多数作者主张内镜括约肌切开术可替代手术括约肌切开术或括约肌成形术。

（三）内镜处理

对于 SOD 患者来说，内镜括约肌切开术（EST）是最常应用和有效的治疗方法，尤其是胆 SOD 治疗反应率为 30%～70%。I 型胆 SOD 对 EST 有反应，且推荐不需要作 SOM，II 型和 III 型 SOD 患者为了预测 EST 的疗效，应先作 SOM，SO 基础压增高的患者 EST 的疗效为 91%，疗效可持续 4 年。SO 基础压不增高的患者做或不做 EST 之间在症状改善上无任何差别。上述提示，SO 压力正常或动力障碍患者进行 EST 疗效差。多数 III 型胆 SOD 患者，有些报道显示括约肌高压的发生率高，因此 EST 疗效与 II 型胆 SOD 相似。

胰性括约肌高压用 EST 治疗有某些程度减轻，复发性胰腺炎患者对胆括约肌切开术无疗效，胰 SOD 用胰括约肌切开术治疗几乎 2/3 病例呈阳性反应，术后作鼻胆管引流发生胰腺炎的危险性很低，是较为安全和理想的一种治疗方法。Linder 等报道 33 例疑诊 SOD 作 SOM，19 例发现有 SOD，行 EST 治疗，与疑诊 SOD 而 SOM 压力高的患者作比较，前者症状获改善，但仍持续有疼痛症状，提出胆痛由多种因素引起，不能由单纯压力增高来解释。

第3节　胆囊管综合征

胆囊管综合征亦称为胆囊管运动功能障碍，是由各种原因引起的非结石性、部分性和机械性胆囊管梗阻所致。此时胆汁从胆总管进入胆囊，进食脂肪或用 CCK 后，由于胆总管的梗阻或狭窄胆汁不能通畅地从胆囊排出，导致胆囊的剧烈收缩和疼痛。最常见的原因为缩窄带或炎性粘连、压迫，胆囊管过长和/或邻近器官粘连并发生扭转，引起胆囊管和胆囊连接部角度过小；也可能为原发性或先天性狭窄或纤维化所致。胆囊可有轻度炎性存在，部分患者可有 Oddi 括约肌狭窄并存。

一、诊断与鉴别诊断

胆囊管综合征多见于女性。临床表现主要为右上腹或上腹部疼痛，向背部放射。常因脂肪餐而诱发，有的呈胆绞痛发作，每次发作长达数小时。胆囊区可有不痛或叩击痛，发作期偶可扪及肿大胆囊，墨菲征可阳性。如果合并黄疸，常提示合并 Oddi 括约肌狭窄。影像学对本征诊断价值颇大，CCK 胆囊造影术，在 CCK 作用显示胆囊收缩强烈，伴有胆囊区疼痛，可见胆囊管狭窄或造影剂中断，胆总管显示不清或完全不显影。ERC 可见胆囊管不显影或狭窄、变形，胆囊 B 超检查可排除胆管内小结石，有助于本征诊断。诊断时应与胆石症、慢性胆囊炎、Oddi 括约肌功能障碍相鉴别（表 31-1）。

表 31-1　胆囊管综合征鉴别诊断

鉴别要点	胆囊管	胆囊管结石	慢性胆囊炎	胆囊无力症	Oddi 括约肌功能障碍综合征
右上腹疼痛特点及压痛	有右上腹痛，一般无压痛，偶有绞痛	发作性右上腹绞痛，可有压痛	疼痛轻、胀痛或刺痛，一般无压痛	多为钝痛，无压痛	右上腹痛、一般无压痛，痛可持续2～3个月，主要发生在餐后
上腹部饱胀不适	可有	可有	常有	少有	可有
恶心、呕吐	无	无	可有	无	常有
消化不良	一般无	无	常有	可有	可有
CCK 胆囊造影	胆囊管狭窄，造影剂中断	胆囊管狭窄或造影剂中断	胆囊充盈不佳	充盈良好，无收缩	胆囊管显影清楚，直径>6mm
B 超	胆囊增大或正常，胆囊管狭窄	可见胆囊管小的结石增强光团	胆囊壁增厚或萎缩，胆囊内有结	胆汁排空迟延	胆管扩张，共能胆管直径增大
Oddi 括约肌压力	正常	正常	正常	正常	增高，胰管压力也增高

二、治疗

因本综合征多为器质性病变引起，尤其是有粘连、狭窄者药物治疗无效，故一旦确诊即应作胆囊切除术，如果同时伴有 Oddi 括约肌狭窄，应行括约肌切开术。

第4节　慢性胆囊炎、胆囊结石

慢性胆囊炎45%合并结石，已往均有不同程度胆绞痛史，可以认为是急性结石性胆囊炎发展的结局。

一、诊断与鉴别诊断

（一）诊断

慢性胆囊炎绝大多数有右上腹部疼痛史。疼痛多发生于进油腻餐后3～4小时，也可见于半夜或凌晨，疼痛剧烈时向背部或右肩胛骨下角放射，随后较为持续并局限于右上腹胆囊区。由于炎症累及胆囊邻近腹膜，使疼痛局限于胆囊的确切部位；疼痛也可沿右侧肋缘向肩胛骨角或肩胛骨放射，炎症刺激膈肌时可有右肩部疼痛，因此其发作期表现如同结石性胆囊炎，如为胆绞痛，右上腹剧痛可持续数小时，如感染伴有发热、畏寒，而间歇期仅表现为消化不良、厌食油腻，上腹饱胀、打嗝、反胃等。体检少有阳性体征，偶见右上腹轻度压痛，对有胆囊管梗阻者，可扪及胀大的胆囊。B超诊断是最重要的，可见胆囊壁增厚或萎缩，胆囊内有结石和沉淀物，有胆囊积液者可见胆囊增大。慢性结石性胆囊炎主要表现为右上腹隐痛或不适，厌食油腻，可突然发生胆绞痛，部分胆囊结石可以一直无症状或无明显症状，即所谓无声结石。白细胞数常增高，中性白细胞也增高。如总数超过 $2 \times 10^9/L$ 考虑胆总管内感染严重或有积脓，甚至胆囊有坏死或穿孔的可能。若同时出现寒战、高热、黄疸，应考虑胆管炎。

（二）鉴别诊断

1. 慢性胃炎 常有消化不良，如恶心、呕吐、饱胀不适、上腹部隐痛、呃气等，与慢性胆囊炎临床上极为相似，从临床症状上也难以区别。有胆囊炎并胆结石史，多数患者有胆绞痛史。真正的鉴别靠胃镜和胆囊B超，慢性胃炎时内镜见胃黏膜充血、水肿，红白相间，糜烂或有浅在溃疡，黏液多，反光强，可有灶状出血，80% 以上患者幽门螺杆菌阳性，而胆囊B超见胆囊壁光滑、不增厚，也无异常结石光团存在。不过值得注意的是，慢性胆囊炎与慢性胃炎并存的病例也常有见到。

2. 十二指肠炎 为十二指肠黏膜非特异性炎症，是常见病、多发病。国内根据 4 篇 12 849 例报道，占消化道内镜检查的 17.4%，常与慢性胃炎并存。病因和发病机制不明。临床上表现为反酸、嗳气、食欲缺乏、呃逆、上腹饱胀等消化不良症状，与慢性胆囊炎极易混淆。十二指肠炎时 80% 以上患者有不同程度的上腹痛，部分患者有饥饿痛、夜间痛，与十二指肠球部溃疡相似，而不少患者则表现为食管后上腹痛加重。部分患者发生上消化道出血，发生率为 3.4%～35.5%。与胆囊炎的鉴别可通过胃镜和B超。慢性十二指肠炎胃镜所见球部黏膜点片状充血、水肿、反光增强或红白相间，以红为主；点片状糜烂、出血；绒毛变平或丧失，黏膜苍白，血管网显露；黏膜粗大、不平，呈颗粒状或结节状隆起；十二指肠球部变形，球腔缩小。X线钡餐检查可见十二指肠球部激惹、痉挛、变形、皱襞粗大及紊乱。B超检查发现胆囊壁光滑，壁不增厚。

3. 消化性溃疡 消化性溃疡时可有腹胀、厌食、嗳气、泛酸等症状，有时可疑似慢性胆囊炎，但消化性溃疡典型病例有慢性周期性、节律性上腹痛史，对诊断疑似病例作胃镜和B超即可将两者鉴别。内镜检查可确定溃疡部位、大小、性质、范围和病期。80% 以上病例幽门螺杆菌阳性。而胆囊B超无异常发现。

4. 慢性肝炎 本病属病毒性、药物性或中毒性肝病，病毒性占慢性肝炎的 70% 以上，少数由遗传性、免疫性引起。常有恶心、呕吐、食欲减退、上腹饱胀、上腹痛、乏力等症状，酷似慢性胆囊炎，但本病常有病因可查，可有肝大、叩击痛、肝功能减退的临床表现，如蜘蛛痣、肝掌、黄疸等，肝功能有异常改变。B超检查肝左叶轻至中度肿大，肝缘变钝、表面欠光滑、平整、肝内回声稍升高，致密性低下，光点粗大，略显稀疏并欠均匀，常有轻度脾大。以上特征可与慢性胆囊炎鉴别。

5. 慢性胰腺炎 常有上腹饱胀、食欲减退和消化不良表现，症状与慢性胆囊炎相似，但慢性胰腺炎可有急性胰腺炎和慢性发病史。主要临床表现为慢性反复上腹痛，占 60%～100%，进食及饮酒可诱发腹痛，患者表现为内分泌不足，1/3 患者引起糖尿病。胰腺的外分泌功能试验可协助诊断。粪便低倍镜检查可见肌纤维大于 10 个，高倍镜下可见脂肪球达 100 个，口服 BT-PABA（N- 苯甲酰 -L- 酪氨酸 - 对氨基苯甲酸）0.5g，如 6 小时尿 PABA 排出量低于 50%，胰泌素试验收集 80 分钟胰液分泌量 <2ml/kg，碳酸氢钠浓度 <90mmol。血糖增高，血浆胰高糖素水平降低，血浆胰多肽明显降低。ERCP 可见胰管扩张，不规则狭窄，胰管内结石，钙化影或粗细不均，呈串珠状改变。B超和CT具有重要诊断价值。腹部B超有钙化、无胰管扩大，管壁回声增强，胰实质回声不均匀或有钙化。CT检查有局灶性胰腺增大、皮质萎缩、钙化、胰管扩张、假性囊肿等。

二、治疗

对于慢性压痛炎、胆囊结石患者，应按是否有症状、是否有并发症分别进行个体化治疗。治疗目标为控制症状、预防复发、防治并发症。

（一）无症状的慢性胆囊炎、胆囊结石治疗

1. 饮食调整　建议有规律、低脂、低热量饮食，并提倡定量、定时的规律饮食方式。

2. 利胆治疗

（1）熊去氧胆酸：是一种亲水的二羟胆汁酸，具有扩充胆汁酸池、促进胆汁分泌、调节免疫、细胞保护等作用机制。对于胆石症患者，使用熊去氧胆酸有助于降低胆源性疼痛的发生风险，避免急性胆囊炎的发生，改善胆囊平滑肌收缩性和炎性浸润。

（2）阿嗪米特：可促进胆汁合成和分泌，同时提高胰酶的活性，促进吸收糖类、脂肪和蛋白质。临床可供应用的复方阿嗪米特肠溶片，其成分中的胰酶、纤维素酶具有促进消化的作用，而二甲硅油可促进胃内气体排出，改善腹胀等不适。

（3）茴三硫：具有促胆汁分泌和轻度促进胆道动力作用。

3. 预防性胆囊切除　用于：①易患胆囊癌的高危人群；②器官移植后免疫抑制的患者；③体质量迅速下降的患者；④"瓷化"胆囊导致胆囊癌风险增加者。

（二）有症状的慢性胆囊炎、胆石症治疗

治疗以控制症状、消除炎症反应为主。

1. 解痉止痛　可用硝酸甘油酯 0.6mg，舌下含服，每 3～4 小时一次，或阿托品 0.5mg，肌内注射，每 4 小时 1 次，可同时用异丙嗪 25mg，肌内注射；镇痛剂哌替啶 50～100mg，肌内注射，与解痉药合用可增强镇痛效果。

2. 缓解胆源性消化不良症状　慢性胆囊炎中普遍存在炎症刺激和胆囊慢性纤维化等改变，容易导致患者出现消化不良症状，对于有明显胆囊结石的消化不良患者，10%～33% 症状可在胆囊切除术后得到缓解，但由于胆源性消化不良还具有胆囊外消化系统功能紊乱的发病机制（可能与胆道动力学及 Oddi 括约肌张力有关），因此需要在消化不良出现的早期应用复方阿嗪米特或其他胰酶等有助于改善胆源性消化不良症状的药物，以提高消化道内胰酶的深度，增强消化能力，改善腹胀症状和营养水平。

3. 抗感染治疗　根据慢性胆囊炎患者胆汁培养结果、患者感染严重程度、抗生素耐药性和抗菌谱以及患者的基础疾病，特别是对于肝、肾功能有损害等情况，在慢性胆囊炎、胆道感染的治疗中合理应用抗生素具有重要意义。据报道，胆汁中革兰氏阴性菌对第三代、第四代头孢菌素和氟喹诺酮药物的耐药率高达 56.6%～94.1%。因此，推荐使用哌拉西林/他唑巴坦、头孢哌酮/舒巴坦治疗。

（三）外科治疗

慢性胆囊炎胆石症出现以下症状和表现，需考虑外科治疗：①疼痛无缓解或反复发作，影响生活和工作者；②胆囊壁逐渐增厚达 4mm 及以上；③胆囊结石逐年增多和增大，合并胆囊功能减退或障碍；④胆囊壁呈陶瓷样改变。

（四）常见并发症处理原则

慢性胆囊炎急性发作或出现并发症，如急性腹膜炎、急性胆囊穿孔、重症急性胰腺炎等急腹症时，应及时请外科医师会诊及处理，如果暂时不适合手术或有手术禁忌证时，可考虑超声或 CT 引导下胆囊穿刺引流术或经内镜逆行胰胆管造影（ERCP）。

自 1987 年 Philipe Mouret 首先应用腹腔镜行胆囊切除术以来，近 30 年来此方法在世界范围内已广泛被使用和认同。一般认为，开腹胆囊切除术适用于所有的胆囊病变，而腹腔镜胆囊切除术主要用于结石性胆囊炎和胆囊动力学异常的无结石性胆囊炎。但新近也有不少报道，胆囊切除后大肠癌的发病率患者增高，值得重视和研究。

传统的开腹胆囊切除术主要适用于：①急性发作，病程在 72 小时内；②反复发作的胆囊结石；③并发胆囊管狭窄，胆囊积水、积脓者；④虽无症状，但胆囊功能明显丧失者。

不能作胆囊切除术的病例，也可考虑作胆囊造口术，适用于：①胆囊坏疽、穿孔、限局或弥漫性腹膜炎；②高龄、全身情况差，难以耐受较大手术者；③局部炎症、粘连严重、解剖不清、分离困难者。

第5节 胆 系 肿 瘤

胆系肿瘤以恶性者居多,良性者较少见,可发生于胆系的任何部位。腹痛是其重要症状之一。恶性肿瘤中以胆囊癌最多见,占胆系肿瘤的64.7%,其次是胆管癌和肝胰壶腹癌;良性肿瘤中则以胆囊息肉为多见,其中又以非肿瘤性息肉占绝大多数,如胆固醇息肉、炎症息肉、腺肌瘤样息肉等。

一、胆囊癌

(一)诊断

胆囊癌系胆系恶性肿瘤中最常见的一种,占胃肠道恶性肿瘤的第5位。其发病率近年有明显上升趋势。以50岁以上的女性多见,男女之比为3:1,病因至今不明。Kanoh等研究认为,反复发作的慢性胆囊炎可能为导致肿瘤的早期病变。与胆结石也有关,国内资料显示胆囊癌伴结石者有20%～82.6%,其中1%～3%可发生癌变,国外报道胆囊癌患者中69%～100%存在胆结石。Diehl随访发现,胆结石患者有0.2%～0.5%发生胆囊癌。胆囊癌也可发生在其他胆囊良性病变的基础上,如胆囊息肉、腺瘤、胆囊腺肌病、瓷样胆囊等,可能为其癌前病变,由单纯黏膜上皮增生发展为不典型增生,部分患者最终可发展为癌。胆囊息肉发生胆囊癌的流行率为5.6%,发现息肉年龄分布与胆囊癌的发生无关。50～70岁时息肉发生率下降,而胆囊癌的发生率增加。

胆囊癌症状多不典型。在慢性胆囊炎、胆石症病例中,虽有右上腹痛和恶心、呕吐、食欲减退、呃逆等消化不良症状,常认为是胆囊炎、胆石症的表现,很少从胆囊癌方面诊断。到了中、晚期患者有进行性黄疸加重,持续右上腹痛、体重减轻时方考虑胆囊癌的诊断。因此,为了提高警惕,能早期做出诊断,提出慢性胆囊炎、胆石症病例中,经手术治疗长期不见好转,而出现下列情况者应提高警惕进行随访:①右上腹包块或黄疸及体重减轻者;②有胆管炎表现者;③有肝门及周围器官受侵犯者;④>50岁的女性患者。对胆囊息肉样病变应加强随访。日本学者为提高其早期诊断率,提出了直径在15mm以上的隆起性病变几乎都是恶性肿瘤病变。

影像学诊断具有最重要的诊断价值。B超可检出胆囊息肉和早期胆囊癌,后者诊断率达80%以上,肿块直径>10mm:胆囊呈不均匀增厚,蕈伞状肿块向胆囊腔内突出,基底宽,边缘不规则,不伴声影且不随体位变动;胆囊腔消失,充满弱回声或粗大不均的回声,胆囊区显示一个不均匀的实质性包块,如伴有强回声光团,说明有结石存在。超声内镜(EUS)可发现胆囊癌为乳头状低回声肿块,可清楚了解病变有无侵犯黏膜下或肌层。CT或磁共振胆囊造影(MRCP)可进一步明确诊断,可分为厚壁型、腔内结节型和肿块型。经皮经肝胆囊双重对比造影(percutaneous transhepatic double contrast cholecystography,PTDCC)、经皮经胆囊镜检查(percutaneous transhepatic cholecystoscopy,PTCCS),正确诊断高达90%。结节型胆囊癌PTDCC呈现明显的凸出隆起性病变,小结节状,凹凸不平的不规则形钡斑与黏膜缺损。PTCCS呈正常黏膜区隆起凹凸不平,有糜烂及散在出血。胆囊动脉造影能显示胆囊动脉扩张,胆囊壁血管不规则和中断,胆囊壁有不规则的增厚和新生血管包绕的肿块。近年报道CA125是胆囊癌强有力的肿瘤标记,有报道血CA199高于100U/ml是一个有价值的标志,但特异性不高。另首次报道,表皮生长因子受体基因在胆囊癌时突变。

(二)鉴别诊断

1. 急性胆囊炎 胆囊癌早期无特异症状,当病变侵及胆囊管则出现急性胆囊炎症状,胆区疼痛,右上腹触痛,有时在右上腹可扪及包块。B超与CT有助于鉴别诊断,胆囊炎是整个胆囊壁均匀一致的连续性增厚,一般不超过3.5mm,而胆囊癌则厚壁不均且欠规则,呈不连续的增厚或局限性增厚。

2. 慢性胆囊炎、胆石症 如前所述,胆囊癌并发慢性胆囊炎、胆石症的发生率很高,因此胆囊癌早期的表现可能被胆囊炎、胆石症所掩盖或重叠两者难以区别,如果患者转为持续性隐痛或钝痛并加重,有明显的消化不良症状,进行性体重减轻;近期出现梗阻性黄疸或右上腹扪及包块者,应作B超、CT或腹腔镜检查，对胆囊炎、胆石症与胆囊癌进行鉴别。

3. 右上腹部包块 结石嵌塞或肿瘤侵及胆囊管，均可引起胆囊积液、积水，使胆囊胀大、光滑而有弹性者属良性，硬而结节状多为胆囊癌。

（三）治疗

主要为手术治疗。但由于手术前确诊率低，一般多在手术时发现或在手术切除的胆囊病理中确定。对于无症状的良性息肉，包括硬性息肉>1cm、年龄>50岁有手术指征。息肉直径>18mm应做开放式胆囊切除，手术切除范围一般根据病理分级。胆囊分期标准对于手术治疗具有重大意义（表31-2）。

表31-2 胆囊癌分期标准

分期	改良Nevin分期	日本分期	AJCC/TNM（第5版）	AJCC/TNM（第6版）
Ⅰ期	原位癌	局限于胆囊	黏膜或肌层侵犯：$T_1N_0M_0$ 穿透胆囊壁：$T_2N_0M_0$	黏膜或肌层侵犯：$T_1N_0M_0$
Ⅱ期	黏膜或肌层侵犯	N_1：淋巴结转移或者小的肝与胆道受侵	穿透胆囊壁：$T_2N_0M_0$ 淋巴结转移：$T_{1\sim3}N_1M_0$	单器官局部侵犯：$T_3N_0M_0$
Ⅲ期	穿透胆囊壁并侵犯肝脏	N_2：淋巴结转移或明显肝和胆道受累	<2cm的肝侵袭或者N_1淋巴结转移：$T_3N_0M_0$或任何T、N_1M_0	局部进展型（T_4、任何N、M）
Ⅳ期	淋巴结转移	远处转移	<2cm的肝侵袭：T_4、任何N、M_0 远处转移：任何T、N_2或M_1	远处转移：任何T、任何N、M_1
Ⅴ期	远处转移			

注：T，原发肿瘤；N，区域淋巴结；M，远处转移。T_1指肿瘤侵及黏膜或黏膜肌层；T_2指肿瘤侵及肌层结缔组织，但未突破浆膜或侵犯肝脏；T_3指肿瘤突破浆膜层（腹膜脏层），或直接侵犯一个邻近脏器（浸润肝脏深度少于2cm）；T_4指肿瘤浸润肝脏深度>2cm和/或侵及两个以上邻近脏器。N_0指无区域淋巴结转移；N_1指胆囊管、胆总管周围和/或肝门部淋巴结已有转移；N_2指胰头旁、十二指肠旁、肝门静脉周围、腹腔动脉和/或肠系膜上动脉周围有淋巴结转移。M_0指无远处转移；M_1指已有远处转移。

胆囊术中肉眼所见疑为早期癌者，作胆囊切除术加第1站淋巴结清扫；术中确定为病变已侵及浆膜层，应行扩大根治术，如病变侵及十二指肠和胰腺，行胰、十二指肠切除；如胰及十二指肠、胰头皆有浸润，可行肝、胰十二指肠切除；如同时侵及十二指肠系膜者，行肝、十二指肠系膜、胰十二指肠切除术；如肿瘤已扩散至胆总管、肝脏，则根治术已无必要，可行姑息手术以改善症状，提高生活质量。

面对不能切除的比率太高，姑息治疗就显得格外重要。对黄疸患者，通过各种方法，包括手术、内镜、支架等行胆道引流、胆道吻合解决梗阻；对肝门部晚期病例，第Ⅲ段肝空肠吻合术可以避开恶性梗阻。化疗和放疗也有一定的延长生存期限的作用。

二、胆管癌

胆管癌是指原发于左、右肝管至胆总管下端的肝外胆管癌。发病率无确切统计，本病男稍多于女，年龄以40～70岁为多见。根据病变发生的解剖部位分为：①高位胆管癌，上1/3包括自肝门至胆囊管，占50%～75%；②中位胆管癌，中1/3为自胆囊管至胰腺上缘，占10%～25%；③下位胆管癌，下1/3为胰腺上缘至壶腹，占10%～20%。

（一）高位胆管癌

进展较慢，当肿瘤沿胆管内外浸润阻塞胆管或侵犯胆管周围神经，可表现为黄疸、上腹胀痛、食欲减退、倦怠乏力等应疑及胆管癌。影像学检查可确定诊断。腹部B超可见肝内胆管明显扩张，肝门部有团块状强回声，胆囊多不胀大，胆总管直径不超过12mm，若病变位于肝总管则见肝总管扩张。经皮经肝胆管造影（PTC）和内镜逆行胰胆管造影（ERCP）可显示肝内胆管扩张，当肝门部胆管已完全阻塞时，可显示肝总管充盈缺损及梗阻以下胆管、胆总管正常。CT能显示肝内胆管扩张的范围及肝门肿块的大小。

绝大多数肝门部胆管狭窄和黄疸患者为胆管癌，但也有10%～15%的患者可能由胆囊癌、Mirizzi综合征和原发性良性局限性狭窄引起。要区别胆囊癌与肝门部胆管癌是较难的，肥厚的、不规则的胆囊，侵及肝胆Ⅳ和Ⅴ段,有时累及门静脉根部或内镜下胆道造影见肝总管梗阻伴胆囊管阻塞,皆提示胆囊癌。Mirizzi 综合征是由于大的胆石嵌于胆囊颈的结果,由于胆囊周围和胆管周围的炎症和纤维性变可以阻断近端胆管,这时很难与恶性相区别;因此无明显的禁忌证,对所有疑有肝门部病变的患皆宜行剖腹探查。

治疗以手术为主。肿瘤较局限于肝总管者,可行肝门部肝外胆管切除、肝门部胆管空肠 Roux-en-Y 吻合术;肿瘤位于肝管分叉处,可行肝门部肝部分切除、肝外胆管切除、肝门部肝内胆管空肠吻合术;如肿瘤已侵及肝门周围组织而未累及门静脉、肝动脉及其分支者,可行肝方叶切除、肝管空肠吻合术;高位胆管癌无法作治愈性切除者,可行肝移植术。此外,放疗和化疗也有一定疗效。

姑息疗法适用于高位胆管癌无法做治愈性切除者。具体方法包括胆道减压、姑息性放疗、光动力疗法等。

(二)中下位胆管癌

症状多变,约 90% 患者有黄疸,程度不等,伴有瘙痒,50% 患者有腹痛及体重减轻,腹痛不剧烈,并有胆管炎时伴有发热、畏寒,当胆管阻塞时,黄疸与腹痛加重,可扪及胀大的胆囊。胆道造影可确定肿瘤位置,PTC 可看清病变扩展的情况。B 超可见梗阻近端胆管扩张和肿大的胆囊。EUS 可确定肿瘤位置及有无壁外浸润。CT 有助于了解肿瘤的位置和扩展情况。

中位胆管癌多采用肿瘤段局部切除,下位胆管癌一般采用 Whipple 手术为主。对不能切除的病例行姑息疗法,有经皮肝穿刺胆管引流(PCBD)、经皮肝胆道内置管引流(PTTIBD)、内镜下经乳头置支架引流(ERBD)包括金属支架引流(EMBE)等。

三、肝胰壶腹癌

肝胰壶腹癌为发生在十二指肠乳头及其周围十二指肠黏膜、壶腹由胆管侧黏膜、胰管开口处黏膜的肿瘤,以乳头状腺癌为多见。本病男多于女,年龄以 40～70 岁最为多见。早期症状隐袭,可有体重减轻、间歇性上腹部不适或隐痛,进食后加重,如肿瘤位于胆总管开口处可形成梗阻,出现梗阻性黄疸的临床表现,当肿瘤破溃、腐脱使梗阻暂时缓解,黄疸也一度减轻。可有肝大,1/3 患者可扪及肿大的胆囊,可有轻压痛。

特殊检查,EUS 和内镜多普勒超声(EDUS)可显示病变范围。CT 能明确胰头部有无肿瘤,并提示梗阻的原因。MRI 可进一步明确壶腹周围肿瘤。PTC 能显示胆管梗阻的近端,并确定是胰头癌或壶腹癌。腹腔镜可直视十二指肠乳头部、胰头部病变,并能进行活检。

治疗以手术为主,根治手术为胰十二指肠切除术。术后 3～5 年生存率较胰头癌为高。对不能切除或肿瘤已侵犯肠系膜上血管或已有肝转移者,可行姑息性手术或作内或外引流。若条件允许,也可辅以化疗或放疗。

(池肇春)

参 考 文 献

[1] 中华消化杂志编辑委员会. 中国慢性胆囊炎、胆囊结石内科诊疗共识意见(2014 年,上海)[J]. 临床肝胆病杂志,2015,31(1):7-11.

[2] 池肇春. Oddi 括约肌功能障碍诊治进展 [J]. 临床肝胆病杂志,2005,21:134-136.

[3] 池肇春,邹全明,高峰玉,等. 实用临床胃肠病学 [M]. 2 版. 北京:军事医学科学出版社,2015.

[4] 池肇春,毛伟征,孙方利,等. 消化系统疾病鉴别诊断与治疗学 [M]. 济南:山东科学技术出版社,2017.

[5] SCHULMAN A R,POPOV V,THOMPSON C C. Randomized sham-controlled trials in endoscopy: a systematic review and meta-analysis of adverse events[J]. Gastrointest Endosc,2017,86(6):972-985.e3.

[6] COSTAMAGNA G. Sphincter of Oddi dysfunction: the never-ending story has come to a conclusion[J]. Gastrointest Endosc,2018,87(1):211-212.

[7] TARNASKY P R. Post-cholecystectomy syndrome and sphincter of Oddi dysfunction: past, present and future[J]. Expert Rev Gastroenterol Hepatol,2016,10(12):1359-1372.

[8]   BANGASH M, ALVI A R, SHAHZAD N, et al. Factors associated with premalignant epithelial changes in chronic calculous cholecystitis: A case-control study[J]. World J Surg, 2018, 42（6）: 1701-1705.

[9]   CHHODA A, JAIN D, SINGHAL S. Sex-related differences in predicting choledocholithiasis using current American Society of Gastrointestinal Endoscopy risk criteria[J]. Ann Gastroenterol, 2017, 30（6）: 682-687.

[10]   GHAZANFOR R, LIAQAT N, CHANGEEZ M. Choledocholithiasis: treatment options in a tertiary care setup in Pakistan[J]. Cureus, 2017, 9（8）: e1587.

[11]   CASTELO BRANCO M, ESTEVINHO F, CORREIA PINTO J, et al. Gallbladder cancer: complete resection after second line treatment in stage IV disease[J]. J Gastrointest Cancer, 2019, 50（3）: 564-567.

[12]   ZHANG L F, HOU C S, GUO L M, et al. Surgical strategies for treatment of T1b gallbladder cancers diagnosed intraoperatively or postoperatively[J]. Beijing Da Xue Xue Bao Yi Xue Ban, 2017, 49（6）: 1034-1037.

[13]   KRASNICK B A, JIN L X, DAVIDSON J T, et al. Adjuvant therapy is associated with improved survival after curative resection for hilarcholangiocarcinoma: A multi-institution analysis from the U.S. extrahepatic biliary malignancy consortium[J]. J Surg Oncol, 2018, 117（3）: 363-371.

[14]   SAENTAWEESUK W, SILSIRIVANIT A, VAETEEWOOTTACHARN K, et al. Clinical significance of Galnacylated glycans in cholangiocarcinoma: Values for diagnosis and prognosis[J]. Clin Chim Acta, 2018, 477: 66-71.

[15]   CHINCHILLA-LÓPEZ P, AGUILAR-OLIVOS N E, GARCÍA-GÓMEZ J, et al. Prevalence, risk factors, and survival of patients with intrahepatic cholangiocarcinoma[J]. Ann Hepatol, 2017, 16（4）: 565-568.

[16]   BANSAL A, DALAL V, KAUR M, et al. Periampullary carcinoma: unusual sites of metastasis[J]. Ochsner J, 2017, 17（4）: 426-429.

[17]   KULKARNI M M, KHANDEPARKAR S G S, JOSHI A R, et al. Clinicopathological study of carcinoma of the ampulla of Vater with special reference to MUC1, MUC2 and MUC5AC Expression[J]. J Clin Diagn Res, 2017, 11（5）: EC17-EC20.

[18]   OSTOJIC S M, KNEZEVIC D R, PERISIC M, et al. The importance of choice of resection procedures in T1 and T2 stage of carcinoma of the ampulla of Vater[J]. J Buon, 2015, 20（5）: 1206-1214.

第 1 节 慢性膀胱炎

一、概述

（一）慢性细菌性膀胱炎

1. 尿路感染（UTI） 即泌尿系统感染，指病原体侵犯尿路黏膜或组织引起的尿路炎症。在感染疾病中的发病率仅次于呼吸道感染。根据感染发生的部位分为上尿路感染和下尿路感染，前者常并发后者，而后者则可单独发病。其中上尿路感染包括肾盂肾炎和输尿管炎，下尿路感染包括膀胱炎和尿道炎。

2. 膀胱炎（cystitis） 占尿路感染的 60% 以上，临床根据起病的快慢以及病程的长短将膀胱炎分为急性膀胱炎和慢性膀胱炎。急性膀胱炎已在前文相关章节介绍，本节着重介绍慢性膀胱炎。

3. 慢性膀胱炎 根据致病微生物的不同，可分为特异性和非特异性，前者为结核分枝杆菌感染，后者为非特异性细菌感染，又称慢性细菌性膀胱炎（chronic bacterial cystitis），是以革兰氏阴性杆菌（如大肠埃希菌）为主的非特异性感染引起的膀胱壁慢性炎症性疾病，致病菌除大肠埃希菌外，还可见副大肠埃希菌、变形杆菌、铜绿假单胞菌、粪链球菌以及金黄色葡萄球菌等。

4. 易感因素 慢性膀胱炎的诱因多样，包括：①可为急性尿路感染（急性上尿路感染或急性膀胱炎）迁延所致；②可继发于多种下尿路病变，如膀胱结石或异物、膀胱肿瘤、前列腺增生、慢性前列腺炎、尿道旁腺炎、尿道狭窄、处女膜伞、尿道口处女膜融合等疾病；③多见于机体抗病能力减弱者，如糖尿病患者、妊娠、老年患者、慢性病患者及长期免疫抑制剂应用者等；④可由医源性因素导致，如长期留置导尿管、造瘘管等；⑤性别因素：女性由于尿道较短，易发生上行感染，尤其是经期、更年期女性，故慢性膀胱炎患者女性多于男性。综上所述，慢性膀胱炎在治疗过程中，必须积极寻找并治疗原发病。

5. 临床表现 慢性膀胱炎由于感染反复发作，膀胱刺激征长期存在，症状虽不如急性膀胱炎剧烈，但患者仍可持续尿频、尿急、尿痛，尿液浑浊，少数可见终末血尿，并有下腹部耻骨上膀胱区不适感，当膀胱充盈时，不适可转为疼痛，造成患者慢性腹痛。全身症状一般不明显，患者常体温正常，少数可见间断低热。

（二）间质性膀胱炎

间质性膀胱炎（interstitial cystitis，IC）又称膀胱疼痛综合征（painful bladder syndrome，PBS）、Hunner's 溃疡，是一种特殊的慢性膀胱炎，以膀胱区和 / 或盆腔区疼痛为主要特征，伴有其他泌尿系统症状的慢性疾病。

IC 的发病机制目前尚不完全清楚，主要有自身免疫、感染因素、神经源性机制、肥大细胞浸润、黏膜上皮通透性改变等几种学说。因患者血清内常可检出间质性膀胱炎的特异性抗体，故而自身免疫学说目前被最多学者所认同。

临床表现，患者主诉膀胱区或下腹部、耻骨上疼痛，可合并会阴部疼痛，疼痛性质多为钝痛、下坠痛或放射样抽痛,部分患者在发作急性期也可表现为绞痛或烧灼样痛,伴尿道口针刺样痛。此外,患者常有其他一些泌尿系统症状,如尿频、尿急、尿痛、排尿困难和/或夜尿增多等。

二、诊断

(一)慢性细菌性膀胱炎

慢性细菌性膀胱炎根据病史、临床症状以及实验室检查不难诊断,但必须查出感染反复发作或持续存在的原因,积极治疗原发病,否则难以根治。例如,男性患者需除外前列腺炎、精囊炎等;女性患者则需排除尿道炎、尿道憩室、膀胱膨出、阴道炎和尿道口处女膜伞或融合等情况。

实验室诊断主要包括尿常规检查和尿细菌学检查。慢性膀胱炎发作时,尿常规检查常见白细胞阳性,重者可见镜下血尿或蛋白尿。尿细菌学检查包括尿涂片和尿培养,反复多次培养可检出致病菌。若标本为清洁中段尿,当细菌定量培养≥105/ml 时,称为真性菌尿,可诊断尿路感染;当细菌定量培养为104～105/ml 时,称为可疑阳性,要确诊还需复查;当细菌定量培养≤104/ml 时,则认为是标本污染,不能确定致病菌。若标本来自膀胱穿刺,则只要细菌定性培养有细菌生长,便为真性菌尿。随后进行药敏试验,以指导抗生素的选用。若中段尿细菌培养始终为阴性,则应考虑泌尿系结核或间质性膀胱炎的可能。

影像学检查:超声、CT、磁共振、静脉肾盂造影等影像学检查可分辨有无尿路结石、梗阻、畸形、肿瘤等易导致尿路感染反复发作的因素。

(二)间质性膀胱炎

多发于中年妇女,其特点主要是膀胱壁纤维化,并伴有膀胱容量减少,诊断主要依靠症状和病史的询问以及膀胱镜检查。

实验室检查:尿常规检查大多无明显异常,少部分患者可出现镜下血尿;反复清洁中段尿培养多无细菌生长;肾功能指标大多正常,仅当膀胱纤维化导致膀胱输尿管反流或梗阻时才有可能出现改变。

影像学检查:影像学检查一般无明显异常,当纤维化导致膀胱体积减小时,尿路造影等检查可见到肾盂积水、膀胱输尿管反流等表现。

膀胱镜检查:是诊断间质性膀胱炎的重要方法,也是用来鉴别同本病一样,均以反复出现膀胱刺激征为主要临床表现的几种疾病,如膀胱原位癌、腺性膀胱炎等疾病的重要途径。检查发现 Hunner's 溃疡有助于确诊,但大多数患者没有溃疡。多数患者镜下可见膀胱黏膜变薄,尤其是在膀胱舒缩程度最大的部位,有些患者可见到小的裂痕或溃疡。由于肌层纤维化,膀胱镜检查可发现膀胱容量缩小,一些患者膀胱容量可减少至 50～60ml,需在麻醉下施行液体膀胱扩张,术中可见膀胱顶部小片状淤斑、出血,有的可见到瘢痕、裂隙或渗血,未经治疗者膀胱黏膜外观尚属正常或仅有慢性炎症改变,有时顶部可见有小出血点。需要注意的是,如术中过度充盈膀胱,则可能导致黏膜破裂、出血。

三、鉴别诊断

1. 慢性细菌性膀胱炎与间质性膀胱炎 两者临床表现均为下腹部耻骨上膀胱区不适感或疼痛以及反复出现的膀胱刺激症状,但二者病因、病理不同,通过辅助检查即可鉴别。前者有真性菌尿,后者尿培养多无细菌生长,且无白细胞尿;前者影像学检查常可发现结石、梗阻、畸形、肿瘤等原发疾病,后者多一般无明显异常,仅在重症患者可见膀胱体积改变及因此造成的反流或积水;膀胱镜检查及病理活检可区分二者。

2. 结核性膀胱炎 常继发于肾结核,少数由前列腺结核蔓延而来,多与泌尿生殖系结核同时存在。早期病变为炎症、水肿、充血和溃疡,晚期发生膀胱挛缩。病变累及输尿管口发生狭窄或闭锁不全,导致肾、输尿管积水,肾功能减退。结核性膀胱炎多数患者的最初症状为尿频,之后尿频逐渐加重并伴有尿急、尿痛、血尿。如果膀胱症状加重,黏膜有广泛溃疡或膀胱挛缩,容量缩小,则排尿次数每天可达数十次,甚至尿失禁,严重影响患者生活质量。尿液中有大量红细胞和脓细胞,如未合并细菌感染,中段尿细菌培养阴性,结核分枝杆菌培养 60% 可呈阳性。由于本病常继发于肾结核,膀胱镜检查早期可见输尿管口周围有水肿充血和结核结节,之后逐渐蔓延到三角区和对侧输尿管口,甚至是全膀胱;亦可见结核结节破溃，形成肉芽创面，有坏死出血；病变黏膜与正常膀胱黏膜之间可发现明显界线。

3. 腺性膀胱炎　较少见，一般见于中青年女性，常被误诊为尿道综合征。正常人的膀胱黏膜由移行上皮构成，但在各种理化因素炎症、梗阻等的慢性刺激下，局部黏膜组织演变成腺上皮，从而导致腺性膀胱炎。大多数学者认为，腺性膀胱炎本身是一种良性病变，但存在恶变可能，被视为一种癌前病变，若不及时处理，约 4% 的患者几年后会演变为膀胱癌。主要临床表现为尿频、尿急、尿痛、肉眼血尿及下腹部隐痛。确诊主要通过膀胱镜检查及病理活检。

4. 尿道综合征　多见于女性。除有尿频、尿急、尿痛症状外，多伴有下腹部或耻骨上区疼痛，外阴痒。可由于饮水少、性交后或劳累诱发。膀胱镜检查膀胱黏膜光滑，色泽较暗，血管清晰，有的虽然模糊，但尚能辨认，三角区血管模糊不清，结构紊乱，由于反复炎症损害而变苍白。排泄性尿路造影，肾脏无异常改变，尿细菌学检查阴性。

5. 膀胱占位　亦可出现膀胱刺激征及下腹部不适，通过多种影像学检查及膀胱镜活检均可做出鉴别。

6. 膀胱结石　由于结石的刺激和损伤，本病亦可表现为尿频、尿急、尿痛及下腹部耻骨上膀胱区不适，但本病可见特征性排尿困难，其特点为突然尿中断，改变体位后排尿困难改善或疼痛缓解。X 线、超声、膀胱镜等检查均可做出诊断。

四、治疗

（一）慢性细菌性膀胱炎

1. 一般治疗　注意休息，增进营养，多饮水，多排尿，不要穿紧身的衣物等。对于膀胱刺激征明显的患者，可口服枸橼酸钾、碳酸氢钠等碱性药物碱化尿液，降低酸性尿液对膀胱的刺激，从而缓解症状，抑制细菌生长。除此之外，维拉帕米等钙离子通道拮抗剂可通过缓解膀胱痉挛，达到改善患者症状的目的。

2. 抗感染治疗　慢性膀胱炎急性发作时建议采用短疗程疗法（三日疗法），磺胺类、喹诺酮类、头孢类或半合成青霉素类等抗生素，任选一种，连用 3 天。半年内尿路感染发生 2 次及以上，或 1 年内发生 3 次及以上的患者，推荐长疗程低剂量抑菌治疗，即根据以往药敏结果及患者过敏史选择抗生素，每晚临睡前排尿后小剂量口服，推荐疗程 6～12 个月。

3. 处理诱发因素　慢性膀胱炎在治疗过程中必须积极寻找并治疗原发病，如膀胱结石或异物、膀胱肿瘤、前列腺增生、慢性前列腺炎、处女膜伞等，必要时手术治疗。糖尿病、妊娠或老年等机体抗病能力减弱者，应注意增进营养，改善免疫功能，必要时可选用胸腺肽治疗。

（二）间质性膀胱炎

虽然目前间质性膀胱炎治疗方法较多，但都无法获得根治。

1. 一般治疗　避免食用辛辣、酸性食物及酸性饮料，在一定程度上可改善症状。频繁排尿会使膀胱长期处于低容量状态，成为造成膀胱容量减小的原因之一。进行膀胱训练，定时排尿、延时排尿能扩大膀胱容量、降低膀胱敏感性，从而使尿频、尿急症状得以缓解。此外，推拿、针灸等物理治疗也可改善症状。

2. 口服药物治疗　口服药物包括多硫戊聚糖钠、盐酸阿米替林、羟嗪、抗胆碱类药物、环孢霉素 A 和止痛药等，但目前尚无药物疗效的长期随访观察。

（1）戊聚糖多硫酸钠：是一种人工合成的硫酸化多糖类物质，口服后 3%～6% 以肝素原型随尿液排入膀胱，可在膀胱黏膜上逐渐形成类似黏多糖的物质，以修补黏多糖层。但近年来大样本长期临床随机对照研究显示，其疗效与安慰剂并无显著性差异。

（2）盐酸阿米替林：是三环类抗抑郁药，其治疗机制包括阻断胆碱能受体、抑制 5- 羟色胺和去甲肾上腺素的再摄取、抗焦虑作用等。如能降低不良反应发生率，口服阿米替林治疗间质性膀胱炎的长期效果良好。

（3）羟嗪：是一种非苯二氮䓬类抗焦虑药物，具有抗焦虑、镇静、中枢性肌肉松弛等作用，治疗本病的机制是阻断肥大细胞释放刺激神经组织物质和血管活性物质。但亦有实验证明，与安慰剂相比，其并不能明显改善患者症状。

（4）环孢霉素 A：是一种钙依赖磷酸酶抑制剂，通过阻断细胞活素基因复制，抑制 T 细胞激活，稳定肥大细胞，从而实现抑制免疫系统的效果。

（5）非甾体抗炎药：可以缓解患者疼痛症状，而疼痛是患者尿频的原因之一，故此类药物可用来治疗本病。

需要注意的是，抗生素并不能明显改善间质性膀胱炎引起的尿频、尿急等症状，研究表明抗生素与安慰剂效果对比并无显著性差异，且不良反应较多。

3. 药物灌注治疗 间质性膀胱炎患者尿路上皮细胞存在不同程度的功能失调，药物灌注使高浓度药物有效成分直接作用于上皮细胞，同时控制灌注时间，减少膀胱壁对药物的吸收，从而可降低药物对全身的不良影响。与口服药物治疗相比，采用膀胱药物灌注治疗方法，其膀胱内有效药物浓度高，但对全身影响却较小，具有一定优势，故本法是治疗间质性膀胱炎的重要方法之一。可选用的灌注药物有二甲亚砜、透明质酸、肝素、戊聚糖多硫酸钠、利多卡因、奥昔布宁等。二甲亚砜治疗本病的机制多认为是因其具有抗感染、镇痛、松弛肌肉、促进胶原溶解的作用，具体可选用 50% 二甲亚砜 50ml，经尿道插管灌注，保留 10～20 分钟，根据病情轻重，可每周 1 次，亦可每个月 1 次，约 50% 患者治疗后症状可明显改善。透明质酸钠能覆盖膀胱表面，保护膀胱黏膜免受有害物质的刺激和损害，并具有清除自由基的作用，因此亦可被用来治疗本病，具有一定疗效，且无明显不良反应。肝素是一种阴离子聚电解质的黏多糖层衍生物，也可用于治疗本病，但需注意的是，肝素因具有抗凝作用，对于症状严重的患者，不能在膀胱保留时间过长，否则可能造成因过度憋尿而破裂的血管无法止血。戊聚糖多硫酸钠除可口服外，也可用于膀胱灌注，且效果更好，起效更快，可考虑口服与灌注同用，提高疗效。利多卡因是临床常用的局部麻醉药物，膀胱腔内灌注利多卡因可以缓解患者疼痛和尿频的症状，但其持续时间较短。奥昔布宁是一种抗胆碱药物，具有局部麻醉、解痉、抗胆碱的作用，采用奥昔布宁进行膀胱灌注也可取得一定疗效。

4. A 型肉毒毒素注射 A 型肉毒毒素可以减少末端传入神经对降钙素基因相关肽的释放，而降钙素基因相关肽是痛觉及痛觉过敏产生所必需的物质。注射部位一般可选逼尿肌、膀胱三角区或尿道周围，对患者症状的改善有一定的作用。

5. 非药物治疗

（1）水扩张治疗：间断麻醉下行膀胱镜膀胱注水扩张治疗，可明显改善患者的症状，短期疗效满意，但效果维持时间不长。而有研究表明，水扩张后行膀胱训练，可以明显延长症状改善持续的时间。其疗效的机制可能是人工制造神经源性膀胱局部类似体，由于扩张破坏了穿入膀胱黏膜的神经末梢，症状得以缓解。具体方法一般是采用生理盐水进行膀胱灌注，直至膀胱内压达到 80～100cmH$_2$O（灌注液瓶在患者耻骨联合上方 80～100cm），持续时间并无统一标准，3～60 分钟。采用膀胱水扩张，在诊断性水扩张后立即进行治疗性水扩张，简单易行。但必须注意的是，当灌注压力过高或水扩张时间太长时，可能产生膀胱破裂或感染等并发症。

（2）外科手术治疗：当保守治疗失败后，可选用外科手术治疗，包括溃疡等离子电灼术、经尿道溃疡电切术、经尿道溃疡激光切除术、膀胱部分切除术、膀胱扩大成形术以及尿道改流术等。

第 2 节 慢性前列腺炎与精囊炎

一、概述

（一）慢性前列腺炎

慢性前列腺炎（chronic prostatitis）为多种病因引起的前列腺组织的慢性炎症，包括慢性细菌性前列腺炎与慢性非细菌性前列腺炎。

1. 慢性细菌性前列腺炎 主要为病原体逆行感染所致。大多数患者并无急性炎症过程。其致病菌主要为葡萄球菌属，其次为大肠埃希菌、棒状杆菌属及肠球菌属等，也可由淋病奈瑟菌感染诱发。患者多有反复尿路感染发作史，若后尿道有感染，射精时大量致病菌被挤向周围层（前列腺分为内层与周围层，内层腺管呈顺行，周围层腺管呈逆行倒流）；排尿不畅时，感染的尿液会经前列腺管逆流至前列腺组织内，形成前列腺结石；前列腺腺上皮含类脂质膜，对抗生素进入腺泡具有一定阻挡作用。以上均是致病菌长期持续存在、感染反复发作难以根治的原因。

本病主要临床表现为排尿异常和疼痛。患者会出现尿频、尿急、尿痛，尿道不适或灼热感，排尿后及排便后可见白色分泌物自尿道口流出。疼痛感主要表现为会阴部及下腹部隐痛不适，部分患者有时可见腰骶部、耻骨上、腹股沟区酸胀感。除此之外，患者亦可见勃起功能障碍、早泄等性功能减退症状；头晕、乏力、失眠、焦虑等精神神经症状；关节炎、虹膜炎、神经炎等变态反应症状。

2. 慢性非细菌性前列腺炎　大多数慢性前列腺炎患者属于此类型。病程缓慢，迁延不愈。病因十分复杂，发病机制主要有以下几种可能。

（1）病原体感染：为除细菌外的其他病原体感染所致，如沙眼衣原体、支原体、寄生虫、滴虫、病毒、真菌等。临床某些难治性以慢性炎症为主，反复发作或加重的"无菌性"前列腺炎，均应考虑是否有上述病原体感染。

（2）尿液反流：各种原因造成的尿液反流，不仅可以将病原体带入前列腺，也可直接刺激前列腺，诱发无菌的"化学性前列腺炎"，引起骨盆区域疼痛和/或排尿异常等症状。

（3）免疫因素：近年来许多研究表明，免疫因素在慢性非细菌性前列腺炎的发生、发展和病程演变中起着非常重要的作用，因此也有病例应用免疫抑制剂治疗本病。

（4）心理因素：经久不愈的慢性前列腺炎患者中多数存在明显的精神心理障碍，如焦虑、抑郁、癔症，甚至可能有自杀倾向。这些精神心理问题可引起自主神经功能紊乱，导致后尿道神经肌肉功能失调，造成骨盆区域疼痛及排尿功能障碍。改善精神心理障碍可在一定程度上缓解症状，甚至痊愈。但目前尚不能解释精神心理因素究竟是本病的诱因，还是继发表现。

（5）氧化应激学说：正常情况下，机体内氧自由基的产生和清除处于动态平衡状态，而本病患者氧自由基的产生过多，且清除减少，从而导致患者抗氧化应激作用减弱，氧化应激作用的产物、副产物增多，这也可能是发病因素之一。

本病临床表现类似慢性细菌性前列腺炎，主要为尿频、尿不尽，长期反复的会阴部及下腹部等区域不适或疼痛，伴不同程度的性功能障碍、精神心理障碍等症状。二者的区别在于本病一般无反复发作的尿路感染。

（二）慢性精囊炎

精囊炎多与前列腺炎同时存在，为男性常见感染性疾病之一。发病年龄多在20～40岁，根据起病的缓急与病程的长短，有急性与慢性之分，本节着重介绍慢性精囊炎。

致病菌多为金黄色葡萄球菌、溶血性链球菌及大肠埃希菌等。感染途径主要有逆行感染、淋巴感染和血行感染。其中最常见的为逆行感染，细菌经尿道、射精管上行蔓延至精囊致病。由于精囊存在许多黏膜皱襞及曲折，致使分泌物易于淤积，引流不畅，故而临床上急性精囊炎易转为慢性精囊炎，而慢性精囊炎常反复发作、迁延不愈。

本病与慢性前列腺炎常同时存在。临床症状类似，患者主要表现为会阴部及耻骨上区隐痛或不适感，射精时疼痛加剧或有血精排出。此外，患者还有尿频、尿急、排尿不适或灼热感以及性功能障碍等表现。

二、诊断

（一）慢性细菌性前列腺炎

1. 病史采集　本病的诊断需详细询问病史，明确患者有反复的尿路感染发作。

2. 体格检查　直肠指检可了解前列腺大小、质地、有无结节、有无压痛、盆底肌肉的紧张度、盆壁有无压痛。本病患者直肠指检可见前列腺饱满增大、质软、轻度压痛，而病程长者，前列腺可缩小、变硬、软硬不均，有小硬结。

3. 前列腺液检查　前列腺液白细胞＞10个/高倍视野（患者症状的严重程度与白细胞的多少无相关

性），卵磷脂小体减少，可诊断为前列腺炎。

4. 分段尿及前列腺液培养（四杯法）

（1）充分饮水，取初尿 10ml（VB1）。

（2）排尿 200ml，后取中段尿 10ml（VB2）。

（3）进行前列腺按摩，收集前列腺液（EPS）。

（4）最后再排尿 10ml（VB3）。

4 次标本均送检细菌培养及菌落计数，若细菌培养 VB1 和 VB2 为阴性，EPS 和 VB3 为阳性，则可确诊慢性细菌性前列腺炎；若菌落计数 EPS 或 VB3 大于 VB1 和 VB2 10 倍以上，亦可确诊本病。

5. 其他 慢性前列腺炎患者超声可见前列腺组织结构界限不清、混乱；膀胱镜检查可见后尿道、精阜充血肿胀。

（二）慢性非细菌性前列腺炎

慢性非细菌性前列腺炎患者大多没有反复发作的尿路感染病史。直肠指检前列腺质较软，稍饱满，轻度压痛。前列腺液细菌培养阴性，但可能检出其他病原体。结合疼痛等慢性前列腺炎症状可诊断。

（三）慢性精囊炎

慢性精囊炎患者精液可呈红色、粉红色或带有血块，伴性欲减退、遗精、早泄、射精痛等症状。精液常规检查可见大量红细胞、白细胞，细菌培养呈阳性。直肠指检可触及肿大的精囊，并伴有触痛。触诊可见下腹部、会阴部及耻骨上区轻压痛。精囊造影及超声等检查可见到慢性炎症改变，有助诊断。

三、鉴别诊断

1. 慢性细菌性前列腺炎与慢性非细菌性前列腺炎 两者临床症状相似，均有排尿改变、疼痛、性功能减退及精神神经症状等表现，但前者有反复发作的尿路感染病史，而后者没有；前者前列腺液细菌培养阳性，而后者为阴性，可资鉴别。

2. 慢性精囊炎与慢性前列腺炎 慢性精囊炎多与慢性前列腺炎同时发生，症状类似，难以区分。但慢性精囊炎除有类似前列腺炎症状外，还有血精及射精疼痛的特点。

3. 良性前列腺增生 前列腺增生是中老年男性常见疾病之一，储尿期症状可见尿频、尿急、尿失禁以及夜尿增多，排尿期主要表现为排尿踌躇、排尿困难以及间断排尿，由于常合并尿路感染，亦可见血尿、真性菌尿，超声检查及直肠指检可助鉴别。

4. 慢性附睾炎 临床表现多样，患者可仅有轻微局部不适、坠胀感或阴囊疼痛，疼痛可放射至下腹部及同侧大腿内侧；也可表现为剧烈持续的疼痛，射精时症状可加重。查体可触及患侧附睾肿大、变硬，或仅能触及附睾上有一个硬块，无压痛或有轻压痛。超声检查可助鉴别。

5. 精索静脉曲张 精索静脉回流受阻或静脉瓣膜失效，血液反流导致精索蔓状静脉丛迂曲、扩张，患者可见阴囊局部持续或间歇坠胀疼痛、隐痛或钝痛，可向下腹部、腹股沟区或后腰部放射，劳累或久站后及行走时症状加重，平卧休息后症状减轻或消失。通过触诊和超声检查可鉴别。

四、治疗

慢性前列腺炎与慢性精囊炎常同时并存或互为诱因，临床症状类似，治疗方法也大致相同，但治疗效果往往不理想，因此临床治疗目标主要为缓解疼痛、改善排尿症状和提高生活质量，疗效评价也应以患者症状的改善为主。

（一）一般治疗

患者应进行自我心理疏导，保持乐观积极的生活态度，戒烟、酒，避免辛辣、刺激的食物，避免憋尿、久坐或长时间骑车，注意保暖，养成良好、规律的生活习惯，加强体育锻炼，劳逸结合。

（二）抗感染治疗

在治疗慢性前列腺炎的临床实践中，抗生素为最常用的一线药物，但事实上，只有约 5% 的慢性前列腺炎患者能够明确诊断为细菌感染。

慢性细菌性前列腺炎：可根据细菌培养结果决定抗生素的选用，也可选用具有较强穿透力的抗生素，如红霉素、多西环素等。可联合用药或交替用药，疗程一般为4～6周，其间可对患者进行阶段性的疗效评价。

慢性非细菌性前列腺炎：当明确致病原为衣原体或支原体时，可选用米诺环素、多西环素等，若不能确定致病原，可尝试性选用红霉素、甲硝唑、氟喹诺酮类等药物，大多为经验性治疗，其理论基础是推测某些常规培养阴性的致病原导致了该型炎症的发生。一般推荐治疗2～4周，然后根据疗效反馈决定是否继续抗感染治疗，若临床症状确有减轻，推荐继续治疗至总疗程为4～6周。

慢性精囊炎：精囊为男性生殖器的附属腺体，位于膀胱底后方，输精管壶腹的外侧，形状为上宽下窄，前后稍扁，表面凹凸不平，上端游离，较膨大为精囊底，下端细直，为其排泄管，由于其特殊的结构特点，发生炎症后很难彻底治愈。临床应根据细菌培养回报或药物的穿透力选择恰当的抗生素，疗程一般在4周以上。

（三）α受体阻滞剂

α受体阻滞剂能松弛前列腺和膀胱等部位的平滑肌而改善下尿路症状和疼痛，可根据患者的情况选择不同的α受体阻滞剂，如多沙唑嗪、坦索罗辛、特拉唑嗪等，这些药物对患者的排尿症状、疼痛及生活质量等均有不同程度的改善。

（四）植物制剂

植物制剂主要指植物提取物或花粉类制剂，不良反应较小，常用的有普适泰、沙巴棕等，可起到非特异性抗感染、抗水肿、促进尿道平滑肌松弛等作用，疗程通常以月为单位。

除上述药物外，在无禁忌证的情况下，还可应用非甾体抗炎药、M受体阻滞剂改善患者症状。对于合并焦虑、抑郁等心理障碍的患者，可选择使用抗焦虑、抗抑郁药进行治疗，不仅可以改善患者心理障碍的相关症状，还可在一定程度上缓解排尿异常与疼痛等躯体症状。此外，中药治疗也可很大程度上缓解患者症状，口服汤药或外洗坐浴均可，一般选用活血化瘀和清热解毒的药物。

（五）理疗

1. 前列腺按摩 是传统的治疗方法之一，可以促进前列腺腺管排空、增加局部的药物浓度，进而缓解慢性前列腺炎患者的症状。

2. 生物反馈治疗 生物反馈合并电刺激治疗可松弛盆底肌和外括约肌，从而缓解患者的排尿症状及会阴部不适。

3. 热疗 利用各种物理方法产生热效应，以增加组织血液循环，加速新陈代谢，有利于消炎和消除组织水肿，缓解盆底肌痉挛，短期内可在一定程度上缓解症状。

4. 针灸 中医针灸治疗亦可帮助患者减轻症状，其作用机制尚不完全明确。

第3节 慢性盆腔炎

一、概述

慢性盆腔炎是指女性内生殖器（卵巢、输卵管）及其周围结缔组织、盆腔腹膜的慢性炎症，多见于已婚妇女，可由急性盆腔炎失治迁延而来，亦可无急性病史。

病因包括：①免疫因素：当机体免疫功能下降、内分泌发生变化时，外源性致病菌极易侵入，导致感染的发生。②邻近组织器官炎症蔓延：慢行盆腔炎可因急性盆腔炎未得到彻底治疗，病程迁延而致，也可由邻近器官炎症直接蔓延，比较常见的是发生阑尾炎、腹膜炎时，由于与女性内生殖器官毗邻，炎症可以通过直接蔓延播散，引起女性盆腔炎症；慢性宫颈炎患者，其炎症也可能通过淋巴循环，最终导致盆腔结缔组织炎症。③不良卫生习惯：下生殖道的性传播疾病，如淋病奈瑟菌性宫颈炎、衣原体性宫颈炎以及细菌性阴道病等可以通过下生殖道与盆腔的连接，逆行感染导致盆腔炎症的发生。尤其是月经期间，子宫内膜剥脱，宫腔内血窦开放，并有凝血块存在，这为细菌滋生提供了良好条件。如果在月经期间不注意卫生，使用卫生标准不合格的卫生巾、卫生纸，或盆浴，或进行性生活，均会给致病原提供逆行感染的机会，导致盆腔炎症的发生。④产后、流产后以及妇科手术后感染：妇女产后或流产后体质虚弱，宫颈口经过扩张尚未很好地关闭，此时阴道、宫颈中存在的病原体有可能上行感染盆腔，若宫腔内尚有胎盘或胎膜残留，则感染的概率更高。一些妇科手术，如人工流产术、宫腔镜检查、放环或取环手术、输卵管造影术、子宫内膜息肉摘除术等对盆腔有一定损害的手术或侵入性检查，或者没有严格遵守无菌原则，或者患者既往有生殖系统慢性炎症病史等，均有可能导致生殖道黏膜损伤、出血甚至坏死，造成下生殖道内源性病原体上行感染。除此之外，若患者术后不注意个人卫生，或术后不遵医嘱，有性生活，同样可以造成上行感染，导致盆腔炎。

盆腔炎的范围主要局限于输卵管、卵巢及盆腔结缔组织，一般分为以下 3 个类型：①输卵管炎：输卵管黏膜及间质因炎症破坏，导致输卵管增粗、纤维化，并出现卵巢、输卵管与周围组织器官粘连，形成质硬而固定的肿块，是盆腔炎中最为常见的类型；②慢性盆腔结缔组织炎：当炎症蔓延到宫旁结缔组织，局部组织增厚、变硬、向外呈扇形散开直达盆壁，此时子宫固定不动或被牵向患侧；③输卵管积水与输卵管卵巢囊肿：输卵管受累发炎后，伞端粘连闭锁，管壁渗出浆液性液体，潴留于管腔内则形成输卵管积水，若同时累及卵巢则形成输卵管卵巢囊肿。

长期慢性炎症造成的瘢痕粘连以及盆腔充血，会导致慢性下腹部坠胀、疼痛及腰骶部酸痛，迁延不愈，且常在劳累、性交后及月经前后加剧；由于盆腔瘀血，患者可见月经量增多；卵巢功能损害可致月经失调；输卵管粘连阻塞可致不孕或异位妊娠。全身症状多不明显，患者仅表现为易感疲倦，少数可有间断低热。由于病程时间较长，反复发作，迁延难愈，部分患者可出现精神不振、周身不适、失眠等神经衰弱症状。此外，当患者抵抗力较差时，可能出现急性或亚急性发作。

二、诊断

一般根据患者病史、症状、体征及相关妇科检查即可诊断慢性盆腔炎，但部分患者自觉症状较多，且无明显的盆腔炎病史及阳性体征，需综合各种辅助检查进行诊断。

慢性盆腔炎患者查体多可见宫颈举痛、子宫压痛或附件压痛。患者多子宫后倾、活动受限或粘连固定；输卵管增粗、压痛，或触及囊性包块；子宫旁片状增厚、压痛等。

检查诊断包括：

1. 分泌物涂片和培养　取阴道分泌物、宫颈管分泌物、尿道分泌物或腹腔液（可经阴道后穹窿穿刺取液），进行涂片和培养，可明确病原体，指导抗感染药物的选择。

2. 影像学检查　超声检查或磁共振成像检查等可显示输卵管壁增厚、管腔积液、盆腔积液，以及输卵管、卵巢及周围组织器官发生粘连而形成的包块或脓肿等炎性肿物。对于慢性盆腔炎造成不孕的患者，输卵管造影可显示输卵管阻塞的情况，明确阻塞部位和程度，以指导治疗。

3. 其他　阴道镜、腹腔镜、组织病理学检查等也有助于慢性盆腔炎的诊断，对其病程进展进行判断。

三、鉴别诊断

1. 子宫内膜异位症　子宫内膜异位指有活性的内膜细胞种植在子宫内膜以外的位置。内膜细胞本该生长在子宫腔内，但由于子宫腔通过输卵管与盆腔相通，内膜细胞可经由输卵管进入盆腔异位生长。主要临床表现为渐进性痛经、慢性盆腔痛、月经异常和不孕。妇科检查可触及特征性小结节，实验室检查可见 CA125、抗子宫内膜抗体升高，超声、磁共振、腹腔镜检查均可见到相应改变，可助鉴别。

2. 盆腔淤血综合征　又称卵巢静脉综合征，是由于各种原因造成的盆腔静脉充盈、淤血所引起的一种临床综合征。主要表现为盆腔坠痛、低位腰痛、性交痛，月经多、白带多，但妇科检查阳性体征少，子宫及附件无异常，与盆腔炎的症状、体征不符，盆腔静脉造影可以确诊。

3. 卵巢恶性肿瘤　卵巢恶性肿瘤是女性生殖器官常见的恶性肿瘤之一，发病率仅次于子宫颈癌和子宫体癌而列居第 3 位。临床症状主要表现为疼痛和月经不调，查体可见盆腔包块，与周围粘连、不活动,有压痛,与慢性盆腔炎导致的炎性包块易混淆。但卵巢恶性肿瘤病情发展迅速,疼痛为持续性,与月经周期无关。超声、磁共振、组织活检等可助鉴别。

四、治疗

(一)一般治疗

注意饮食调护,加强营养,提高机体免疫力,锻炼身体,注意劳逸结合,养成良好的生活习惯,避免再次感染或者感染范围扩散。同时,重视解除患者的思想顾虑,增强治疗信心,保持良好的心理状态。

(二)药物治疗

1. 抗感染药物　慢性盆腔炎急性发作时,建议予以药物抗感染治疗,但非急性期长期或反复多种抗菌药物的联合治疗有时并不能显著改善患者症状。

2. 其他　糜蛋白酶或玻璃酸酶(透明质酸酶)可促进粘连分解和炎症的吸收,一般肌内注射,隔天1次,7~10次为1个疗程,若患者出现过敏反应则停药;也可适量应用激素,如口服地塞米松等,改善患者症状。

(三)手术治疗

部分慢性盆腔炎患者由于长期的炎症刺激,造成周围组织器官粘连,抗感染药物难以进入,致使病情反复发作,可采用手术治疗;输卵管积水或输卵管卵巢囊肿时可外科手术治疗,但应注意,育龄期妇女应尽量保留其卵巢功能。

(四)中医治疗与物理治疗

温热的良性刺激可以促进盆腔局部血液循环,加速新陈代谢,改善组织营养状态,有利于炎症的吸收和消退。中药坐浴、热敷、熏洗、离子导入、灌肠等疗法均可改善患者症状。此外,口服中药汤药、刺络拔罐、针灸治疗以及穴位贴敷等均可用于慢性盆腔炎的治疗。

第4节　慢性肾盂肾炎

一、概述

肾盂肾炎(pyelonephritis)是指发生在肾脏和肾盂的炎症。大部分因细菌感染引起。根据起病快慢和病程长短,分为急性肾盂肾炎和慢性肾盂肾炎。急性肾盂肾炎在相关章节已有所介绍,本节重点介绍慢性肾盂肾炎。一般认为,慢性肾盂肾炎是指病程超过半年或1年的肾盂肾炎,常由于复杂性尿路感染迁延不愈导致,是慢行肾功能不全的重要病因之一。

尿路感染根据有无尿路结构或功能的异常,分为复杂性尿路感染和非复杂性尿路感染。众多研究表明,慢性肾盂肾炎与尿路复杂情况密切相关,在无尿路复杂情况时,慢性肾盂肾炎极少见,患者在没有复杂性尿路情况下,大部分多次再发的尿路感染随访多年后仍没有发展为慢性肾盂肾炎。

常见的尿路复杂情况包括反流性肾病和梗阻性肾病。反流性肾病(RN)是指由于膀胱输尿管反流,导致肾脏形成瘢痕等肾实质损伤的疾病。梗阻性肾病是指由于各种原因,如前列腺增生、尿路结石、尿路肿瘤等,引起尿液流动障碍,从而导致肾实质损伤。二者均极易合并感染,长期迁延不愈可引起肾脏纤维化和变形,即慢性肾盂肾炎,最终影响肾脏功能。因此,慢性肾盂肾炎常根据基础病因的不同分为3个类型,即伴有反流的慢性肾盂肾炎(反流性肾病)、伴有阻塞的慢性肾盂肾炎(梗阻性慢性肾盂肾炎)、特发性慢行肾盂肾炎。

慢性肾盂肾炎与急性肾盂肾炎相比,其发病和病程经过较隐蔽,主要临床表现可分为3个阶段:

1. 尿路感染表现　大部分患者可表现为间歇性尿频、尿急、尿痛等下尿路感染症状,腰腹部酸痛不适,间歇性低热。亦有部分患者表现为间歇性无症状细菌尿,即有真性细菌尿,而无尿路感染的症状。还有极少数患者可见间歇性症状性肾盂肾炎。

2. 慢性间质性肾炎表现　患者可出现肾小管受损的表现，如多尿、夜尿增多、低比重尿，甚至脱水、肾小管酸中毒等。

3. 慢性肾功能不全表现　慢行肾盂肾炎最终可导致肾功能的损伤，造成慢行肾功能不全，甚至肾衰竭，患者可见全身乏力、水肿、贫血以及食欲缺乏等消化道症状。

二、诊断

有上述临床症状者，且静脉肾盂造影呈特征性改变，即局灶、粗糙的皮质瘢痕，伴附属肾乳头收缩、肾盏扩张变钝等，即可临床诊断。病理诊断一般要求除慢性间质性肾炎改变外，还有肾盏、肾盂炎症、纤维化及变形，且在病史或细菌学上有尿路感染的病史。

（一）实验室检查诊断

1. 尿常规检查　可见白细胞尿、血尿、蛋白尿。尿沉渣镜检白细胞＞5 个 /HP，即为白细胞尿，对尿路感染最具诊断意义。慢行肾盂肾炎急性发作且病情较重时，还可见到白细胞管型。

2. 尿细菌学检查　若标本为清洁中段尿，当细菌定量培养≥105/ml 时，则为真性菌尿；当细菌定量培养为 104～105/ml 时，则为可疑阳性，要确诊还需复查；当细菌定量培养≤104/ml 时，则认为是标本污染，不能确定致病菌。若标本来自膀胱穿刺，则只要细菌定性培养有细菌生长，便为真性菌尿。尿细菌培养能够确定致病菌株，联合药敏试验，指导抗生素的选用，提高治疗效果。

3. 其他　当病情较重，出现全身感染症状时可见相应血常规改变；当本病造成慢行肾功能不全时，可见血肌酐、尿素氮、胱抑素 C、β_2 微球蛋白等指标升高，内生肌酐清除率下降，低比重尿等。

（二）影像学检查诊断

除上文提到的静脉肾盂造影外，超声检查也可见到肾脏形态的改变，可见肾脏外形凹凸不平、两肾大小不等，集合系统结构紊乱，肾盂分离或扩张，后期可出现皮质回声增强、变薄等表现。

三、鉴别诊断

1. 肾结核　肾结核多发于 20～40 岁，男性发病率略高于女性，在泌尿生殖系统结核中占有重要地位。泌尿生殖系统其他器官结核大多继发于肾结核，如前文介绍过的膀胱结核。

在疾病初期，病变仅局限于肾脏的某一部分，临床症状较少，但化验检查尿中可找到结核分枝杆菌。随着疾病的发展，泌尿生殖系统可多部位受累，最常继发结核性膀胱炎，此时患者可出现膀胱刺激征，这是多数肾结核患者最早出现的症状。当膀胱黏膜出现结核性炎症时，患者排尿次数开始增加，可由每天数次增加至数十次，直至尿失禁。出现尿频的同时会伴随出现尿急、尿痛、脓尿、憋尿困难，排尿终末时尿道和 / 或耻骨上膀胱区有灼痛感。70%～80% 患者有血尿症状，多数为镜下血尿，少部分为肉眼血尿，多为终末血尿，少有全程血尿。病情严重者，因出现结核性脓肾，可引起腰部疼痛，当血块或脓块通过输尿管时可能引起肾绞痛。除泌尿系统症状外，患者还可见消瘦、乏力、低热、盗汗等全身症状。

肾结核是泌尿系的特异性感染，尿普通细菌培养应为阴性，但事实上，很大一部分肾结核患者存在泌尿系统的混合性感染，尿普通细菌培养可呈阳性，这类患者占 30%～50%。因此，临床上要注意与慢行肾盂肾炎相鉴别，尿结核分枝杆菌培养对肾结核的诊断具有决定性作用，尿培养结核分枝杆菌阳性即可诊断，但由于存在一定的假阴性率且培养周期较长，一般还需静脉肾盂造影、膀胱镜检查以及结核菌素试验等帮助鉴别。

2. 慢性肾小球肾炎　慢性肾小球肾炎简称慢性肾炎，多为免疫因素诱发，病情迁延，病变缓慢进展，肾功能逐渐减退，最终发展为尿毒症。其病理类型多样，如膜性肾病、系膜增生性肾小球肾炎、系膜毛细血管性肾小球肾炎、局灶节段性肾小球硬化、微小病变等，不同病理类型好发年龄各异。慢性肾小球肾炎与慢性肾盂肾炎均可见蛋白尿、血尿，但肾盂肾炎以白细胞尿为主，且患者有长期低热等全身感染表现，加之尿培养可见真性菌尿，因此一般不难鉴别。但当慢性肾盂肾炎出现慢性间质性肾炎表现及慢性肾功能不全表现时，或慢性肾小球肾炎并发尿路感染时，两者容易混淆，需详细询问病史，结合临床特点及各项检查回报加以鉴别。

3. 慢性细菌性膀胱炎 慢性细菌性膀胱炎前文已有所详述，以长期存在的膀胱刺激征为主要表现，患者可持续存在尿频、尿急、尿痛，尿液浑浊，并下腹部耻骨上膀胱区不适感。当膀胱充盈时，不适可转为疼痛，造成患者慢性腹痛，需与慢行肾盂肾炎相鉴别。二者虽均可见膀胱刺激征，尿培养均可为真性菌尿，但慢性膀胱炎患者全身症状一般不明显，患者常体温正常，极少数可见间断低热，而多数慢性肾盂肾炎患者均有间断低热等全身感染表现，且随着病情的进展，患者会出现慢性间质性肾炎表现及慢性肾功能不全表现，配合影像学检查可以鉴别。

四、治疗

慢性肾盂肾炎治疗的关键在于积极寻找并祛除诱发因素，急性发作时的治疗同急性肾盂肾炎。

（一）一般治疗

嘱患者注意休息，多饮水，多排尿，有利于炎性产物的排出。积极治疗诱发因素，如前列腺增生、尿路结石、输尿管畸形、反流性肾病等。

（二）对症治疗

可予碳酸氢钠、枸橼酸钾等碱性药物口服以碱化尿液，降低酸性尿液对膀胱的刺激，缓解尿频、尿痛等膀胱刺激症状，并抑制细菌生长。维拉帕米等钙离子通道拮抗剂可通过缓解膀胱痉挛，达到改善患者症状的效果。对于有发热等全身感染症状的患者，予相应对症支持治疗。

（三）抗感染治疗

慢性肾盂肾炎急性发作时的治疗同急性肾盂肾炎。由于存在各种基础疾病，如尿路梗阻、糖尿病等，急性感染时易出现肾周脓肿、肾脏皮髓质脓肿、肾盂积脓，甚至肾乳头坏死等严重并发症。因此，在留取尿细菌学检查标本后，需立即开始抗感染治疗，根据经验选取广谱抗生素，如第三、四代头孢以及碳青霉烯类等，此后根据患者病情变化和药敏回报，及时调整治疗方案，用药72小时后症状改善者可继续当前用药，无需换药，而症状无改善者则需要根据药敏回报更改抗生素，疗程至少2周。对于半年内急性发作2次及以上，或1年内发生3次及以上的患者，推荐长疗程低剂量抑菌治疗，即每晚临睡前排尿后口服小剂量抗生素，抗生素的选择可根据以往药敏结果及患者过敏史决定，推荐疗程为6～12个月。

（四）疗效判断

1. 临床治愈 即症状消失，停药72小时后，每隔2～3天做尿常规及细菌培养，连续3次阴性。

2. 痊愈 临床治愈后，每个月复查1～2次尿常规及细菌培养，连续半年均呈阴性。

（五）预防

1. 养成良好的生活习惯，注意会阴部的清洁，坚持多饮水、勤排尿。

2. 尽量避免使用尿路器械，若必需应用，应严格遵循无菌操作，若必须留置导尿管，应预防性给予抗生素，可延迟或避免感染急性发作。

3. 膀胱-输尿管反流的患者，应注意二次排尿，即每次排尿后隔数分钟，再排一次，也可预防感染。

（李月红）

参 考 文 献

[1] 韩锋，杨锦建. 上尿路梗阻与伴发慢性膀胱炎的相关性临床分析 [J]. 中国医药指南，2013，11：413-414.

[2] BOSCH P C. A randomized, double-blind, placebo-controlled trial of certolizumab pegol in women with refractory interstitial cystitis/bladder pain syndrome[J]. Eur Urol, 2018, 74（5）：623-630.

[3] 何肃妹，林扇，刘曼华. 膀胱水扩张联合透明质酸钠灌注综合治疗间质性膀胱炎的临床研究 [J]. 吉林医学，2018，39：849-851.

[4] 刘哲，周航，谢科，等. 间质性膀胱炎病因学及治疗 [J]. 湖南中医药大学学报，2009，29：70-72，78.

[5] 徐磊，车宪平，古军，等. 热淋清颗粒联合多沙唑嗪和左氧氟沙星治疗慢性细菌性前列腺炎的疗效观察 [J]. 中华中医药学刊，2018，36：1711-1713.

[6] 李新伟，张绍辉，郭大勇，等. 精囊镜探查技术在慢性精囊炎诊治中的应用价值 [J]. 现代医药卫生，2018，34：1714-1716.

[7] ANDRADE-ROCHA F T. Editorial comment to chronic bacterial seminal vesiculitis as a potential disease entity in men with chronic prostatitis[J]. Int J Urol，2015，22（5）：512-513.

[8] 周爱红. 西医药剂联合中医治疗慢性盆腔炎的效果 [J]. 中外医学研究，2018，16：43-44.

[9] 陈磊. 慢性肾盂肾炎的临床及 CT 表现 [J]. 现代医用影像学，2018，27：496-497.

第33章　内分泌与代谢疾病引起慢性腹痛的诊断、鉴别诊断与治疗

第1节　腺垂体功能减退症

腺垂体功能减退症（anterior pituitary insufficiency）是垂体因各种原因被全部或绝大部分毁坏后，可产生一系列的内分泌腺功能减退的表现，主要累及的腺体为性腺、甲状腺及肾上腺皮质，最常见的病因为产后垂体缺血性坏死及垂体肿瘤。其临床表现多种多样，视垂体损伤程度、不同病因、发展速度而定，大多是多种垂体激素缺乏所致的复合征群，也可是单个激素缺乏的表现。

一、腹痛发生的机制及临床特点

垂体前叶功能减退症主要表现为性腺、甲状腺、肾上腺皮质功能不足等引起多系统的症状，其中胃肠道症状有食欲减退、恶心、呕吐、消化不良、腹泻及腹痛等。腹痛可位于上腹部，系隐痛，似消化性溃疡。以腹痛为主要表现的肾上腺皮质功能不全临床少见，极易误诊，腹痛的原因可能与皮质醇分泌不足使胃酸、胃蛋白酶分泌减少有关。病理检查可以看到胃黏膜萎缩。当高热、感染、手术、分娩或败血症并DIC时，造成双侧肾上腺出血或静脉血栓形成，导致肾上腺危象。临床除原发病症外，伴严重的恶心、呕吐、腹泻、剧烈弥漫性腹痛，酷似急腹症。此疾病被误诊为慢性消化道疾病的原因：询问病史不详细，本病常伴有激素减退的症候群，例如女性会具有诊断意义的绝经史及产后出血史；查体不仔细，忽视了皮肤粗糙无弹性、乳房萎缩、毛发稀少等表现；诊断思路较局限，忽略了少见的以胃肠道症状为主要表现的内分泌系统疾病。

二、诊断与鉴别诊断

（一）临床表现

常有明确的原发病因：产后大出血、垂体肿瘤、垂体手术或放射治疗、颅脑外伤、感染或炎症（结核、梅毒、脑膜脑炎）、全身性疾病（白血病、淋巴瘤、脑动脉硬化、营养不良）以及免疫性垂体炎等。腺垂体功能减退的严重程度与垂体被毁的程度有关。腺垂体多种激素分泌不足的现象大多逐渐出现，一般先出现泌乳素、生长激素、促性腺激素分泌不足的症状，继而促甲状腺激素，最后为促肾上腺皮质激素分泌不足的症状。

1. 泌乳素分泌不足　在分娩后表现为乳房不胀，无乳汁分泌。

2. 生长激素分泌不足　在成人主要表现为容易发生低血糖。

3. 促性腺激素分泌不足　女性患者表现为闭经、性欲减退或消失、乳腺及生殖器明显萎缩，丧失生育能力。男性患者表现为第二性征退化，如阴毛稀少、声音柔和、皮下脂肪增多，以及睾丸萎缩，外生殖器、前列腺缩小，性欲减退等。

4. 促甲状腺激素分泌不足　面色苍白，眉发稀疏，腋毛、阴毛脱落，皮肤干燥、细薄而萎缩；表情淡漠，反应迟钝，音调低沉，智力减退，蜷缩畏寒，懒言少动。

5. 促肾上腺皮质激素分泌不足 虚弱、乏力，食欲减退，恶心、呕吐，上腹痛，体重降低，心音微弱，心率缓慢，血压降低，不耐饥饿，易出现低血糖表现，机体抵抗力差，易于发生感染，感染后容易发生休克、昏迷。

（二）辅助检查

1. 垂体分泌激素水平低下 包括 GH、PRL、FSH、LH、TSH、ACTH 等。

2. 靶腺激素水平低下 包括甲状腺激素、性激素及肾上腺皮质激素。

3. 下丘脑释放激素兴奋试验 用于判断病变是在下丘脑还是在垂体本身，如 GnRH（LHRH）兴奋试验，TRH 兴奋试验、CRH 兴奋试验。一般来说，下丘脑病变上述各试验可出现延迟反应（连续刺激 3 天后有反应），而垂体本身病变始终不反应。

4. 靶腺功能低下引起的相应改变 如红细胞及血红蛋白水平多降低、低血糖、低血钠、高血脂等。

（三）鉴别诊断

1. 原发单个靶腺功能减退 出现单个靶器官功能减退的临床表现，实验室检查单个靶腺激素水平下降，相应垂体促激素水平升高，其他靶腺激素水平及促激素水平正常。

2. 多个靶腺功能原发衰竭 常合并其他自身免疫疾病，如糖尿病、甲状旁腺功能减退等。

3. 慢性消耗性疾病 如肿瘤、肝病、结核、严重营养不良等，这些疾病可影响下丘脑释放激素的分泌，导致不同程度的内分泌功能减退，但一般较轻，阴毛、腋毛不脱落，且有各自原发病的表现，可根据相应病史、体征、实验室检查加以鉴别。

三、治疗

（一）一般治疗

注意休息，保持身心健康，冬季加强保暖，尽量避免感染、过度劳累与精神激动等应激状态。多予高能量饮食，多食含高蛋白、多种维生素的食物，适当补充电解质。慎用或禁用巴比妥类安眠药、氯丙嗪等中枢神经抑制药、胰岛素和降糖药、吗啡等麻醉剂。

（二）病因治疗

如果是肿瘤引起的腺垂体功能减退症，可通过手术、放疗或药物等措施对肿瘤进行处理。但很多情况下，腺垂体功能减退一经形成，就无从作病因治疗（如产时或产后大出血以及垂体手术引起的腺垂体功能减退）。

（三）激素替代治疗

主要是补充靶腺激素。

1. ACTH 不足的治疗 首选氢化可的松，25～50mg/d，清晨和午后 2 次服用，清晨剂量宜稍大于午后。也可选用泼尼松，5～10mg/d。如遇到应激（发热、感染、创伤等），应酌情加大剂量。

2. TSH 不足的治疗 甲状腺激素替代治疗应从小剂量开始，逐渐增加剂量。常用左甲状腺素钠，从 50μg/d 开始，在数周内渐增至 100～200μg/d。一般需要量不超过 200～300μg/d。药量可根据季节调整，冬季气候寒冷剂量宜稍大，夏季可略小。如单用甲状腺激素，可加重肾上腺皮质功能不足，故在用甲状腺激素之前或至少同时，应合用肾上腺皮质激素。

3. LH/FSH 不足的治疗 LH/FSH 不足的治疗比较复杂，其治疗方案应根据年龄（少年还是成年）、性别、有无生育要求而确定。青春期前起病者，无论男女，其治疗的目标都是让患者获得正常的性发育，并保持有效的性能力和生育能力。

（四）危象和昏迷的治疗

垂体功能减退性危象（垂体危象，pituitary crises）是内分泌科急危重症之一，常在应激状态下发生，若不及时抢救，往往危及患者生命。垂体危象是发生在腺垂体功能减退基础之上的临床症候群。未经确诊的垂体功能减退症在各种应激反应激治疗不当时，病情发生急剧变化，出现意识模糊、昏迷或休克等危重表现。一旦诊断为垂体危象，立即给予氢化可的松 200～300mg/d 静脉滴注，病情稳定后逐渐减量。当危象解除后，可用替代剂量的维持量，对于低血糖型同时给予葡萄糖液以纠正低血糖，对于低血钠型以血容量不足为表现者,以静脉滴注 5% 葡萄糖生理盐水为主,低血压者须用升压药。治疗过程中注意抗感染、抗休克以及对症支持治疗,注意血压、体温、血糖、血钠等的变化,危象期过后开始加用小剂量甲状腺激素治疗,逐渐递增到需要的维持量。若为低温型垂体危象,则尽快使用甲状腺激素。如果为育龄期妇女,还加用人工周期药物口服以保持第二性征及有较高的生活质量。

(牟维娜　刘元涛)

第 2 节　甲状旁腺功能亢进症

甲状旁腺功能亢进症(hyperparathyroidism)简称甲旁亢。原发性甲状旁腺功能亢进症的发病率,在欧美国家自采用血钙筛选检查后,有报道达 1%。女性较男性多见,女与男之比例为(2～4):1。尸体病理检查的材料表明,老年人 7% 有甲状旁腺腺瘤。有腺瘤、增生和腺癌 3 种,腺瘤最多见,占 78%～90%。大多为单个腺瘤,少数有 2 个或 2 个以上腺瘤,增生占 10%～20%,多数 4 个甲状旁腺腺体都增生、肥大。腺癌约占 3%,瘤体比腺瘤大,往往在颈部可以摸到,发展缓慢,切除后可再生长,可有淋巴结和远处转移,可侵及肺、肝和骨等脏器。约 3% 的患者患多发性内分泌腺瘤,其中合并垂体瘤和胰腺肿瘤者称多发性内分泌腺瘤Ⅰ型;合并甲状腺髓样癌和嗜铬细胞瘤者称多发性内分泌腺瘤Ⅱ型。

一、腹痛发生的机制及临床特点

由于甲状旁腺大量分泌 PTH,使骨钙溶解释放入血,引起高钙;PTH 还可在肾促进 $25(OH)D_3$ 转化为活性更高的 $1,25(OH)_2D_3$,后者促进肠道钙的吸收,进一步加重高钙血症。同时,肾小管对无机磷再吸收减少,尿磷排出增多,血磷降低。由于肿瘤的自主性,血钙过高不能抑制甲状旁腺 PTH 的分泌,故血钙持续增高。如肾功能完好,尿钙排泄量随之增加,出现高尿钙。所以,甲状旁腺功能亢进症患者表现为高钙血症与低磷血症、高尿钙、高尿磷。骨基质分解,黏蛋白、羟脯氨酸等代谢产物自尿排泄增多,形成尿路结石或肾钙盐沉着症,加重肾脏负荷,影响肾功能,甚至发展为肾功能不全。由于持续增多的 PTH 引起广泛骨吸收脱钙等改变,严重时可形成纤维囊性骨炎(棕色瘤)。血钙过高还可发生钙在软组织沉积,导致迁徙性钙化,如肺、胸膜、胃肠黏膜下、血管内、皮肤等,如发生在肌腱与软骨,可引起关节部位疼痛。PTH 还可抑制肾小管重吸收碳酸氢盐,使尿呈碱性,进一步促使肾结石的形成,同时还可引起高氯血症性酸中毒,后者使血浆白蛋白与钙结合减少,游离钙增加,加重高钙血症症状。高浓度钙离子可刺激胃泌素的分泌,胃壁细胞分泌胃酸增加,形成高胃酸性多发性胃及十二指肠溃疡;激活胰腺管内膜蛋白酶原,引起自身消化和胰腺的氧化应激反应,发生急性胰腺炎。本病患者,特别是伴有骨吸收严重或纤维囊性骨炎者,血清碱性磷酸酶常增高,提示成骨细胞活性增加。这些患者尿羟脯氨酸排出增加,后者是骨基质的主要成分。血清碱性磷酸酶增高与尿羟脯氨酸排出增加提示骨转换增加。

因此,引起腹痛的原因与甲状旁腺功能亢进症引起高钙血症有关。高钙血症可引起食欲缺乏、腹痛、恶心、呕吐、便秘等表现。

1. 消化性溃疡　甲状旁腺功能亢进症时发生消化性溃疡的因素增加。动物实验指出,血浆 Ca^{2+} 增加可刺激胃泌素和胃酸分泌,认为这是发生消化性溃疡的一个机制。甲状旁腺功能亢进症时消化性溃疡的发生率为 10%～25%,比一般人群发生率为高。多数患者并发十二指肠球部溃疡,以女性多见,临床症状比较严重。用牛奶和制酸剂治疗不但无效,反之由于使血钙增高,可诱发甲状旁腺功能亢进症危象的发生。甲状旁腺腺瘤切除后溃疡可获治愈。

2. 胰腺炎　甲状旁腺功能亢进症时胰腺炎的发生率很高,为 2.6%～19%。临床上表现为急性复发性、亚急性复发性和慢性胰腺炎。表现为恶心、呕吐、腹痛、糖尿病与脂肪泻等。

3. 甲状旁腺功能亢进症危象　为 PTH 分泌过多,急性和进行性高钙血症所引起。血清钙一般在 4.25～4.5mmol/L 以上,迅速发生恶心、呕吐、厌食、腹痛、腹泻、腹水、极度衰弱和肌无力、体重减轻、精神错乱,部分患者并发胰腺炎也可引起腹痛。

二、诊断与鉴别诊断

（一）临床表现

本病的主要临床表现为高钙血症，血钙增高所引起的症状可影响多个系统。

1. 中枢神经系统　可出现记忆力减情绪不稳定，轻度个性改变，抑郁，嗜睡，有时由于症状无特异性，患者可被误诊为神经症。

2. 神经肌肉系统　可出现倦怠，四肢无力，以近端肌肉为甚，可出现肌萎缩，常伴有肌电图异常，临床上可误诊为原发性神经肌肉疾病。神经系统症状的轻重与高钙血症的程度有关。当血清钙超过 3mmol/L 时，容易出现症状。严重时可出现明显精神症状，如幻觉、狂躁，甚至昏迷。

3. 消化系统　可出现食欲减退、腹胀、消化不良、便秘、恶心、呕吐；可引起急性胰腺炎；也可引起顽固性消化性溃疡。除十二指肠球部外，还可发生胃窦、十二指肠球后溃疡，甚至十二指肠降段、横段或空肠上段等处溃疡。软组织钙化影响肌腱、软骨等处，可引起非特异性关节痛。皮肤钙盐沉积可引起皮肤瘙痒。

4. 骨骼系统　患者早期可出现骨痛，主要位于腰背部、髋部、肋骨与四肢，局部有压痛。后期主要表现为纤维囊性骨炎，可出现骨骼畸形与病理性骨折，身材变矮，行走困难，甚至卧床不起。部分患者可出现骨囊肿，表现为局部骨质隆起。X线检查发现除弥漫性脱钙外，可有指骨内侧骨膜下皮质吸收与颅骨斑点状脱钙，对本病有诊断价值。此外，尚可有多发性骨折、牙槽骨吸收等改变。早期患者可仅表现为骨转换率增加，骨的吸收超过骨的形成，骨的矿物质日渐减少，可通过 CT 扫描或骨密度计监测骨密度改变，以发现有无进行性骨质减少。

5. 泌尿系统　长期高钙血症可影响肾小管的浓缩功能，出现多尿、夜尿、口渴等，还可出现肾实质钙化。肾结石主要为草酸钙与磷酸钙组成。可出现反复发作的肾绞痛与血尿，发现结石可为双侧性，可在短期内增多或增大。尿路结石可诱发尿路感染或引起尿路梗阻，如不及时治疗，可演变成慢性肾盂肾炎，进一步影响肾功能。肾钙质沉着症可导致肾功能逐渐减损，最后可引起肾功能不全。

甲状旁腺功能亢进症患者可有家族史，常为多发性内分泌腺瘤病（MEN）的一部分。可与垂体瘤及胰岛素细胞瘤同时存在，即 MEN1 型；也可与嗜铬细胞瘤及甲状腺髓样癌同时存在，即 MEN2 型。有时，有家族史的甲状旁腺功能亢进症患者可不伴有其他内分泌腺疾病，常为甲状旁腺增生所致。

（二）实验室检查与辅助检查

1. 血钙降低、血磷增高、血 ALP 正常或稍低；血镁可增高或降低；尿钙、尿磷均减少；血 PTH 降低（激素缺乏性），正常或升高（激素抵抗性）。影像学检查可发现基底结节钙化，骨密度常增高或正常。心电图示 ST 段延长、QT 间期延长和 T 波异常，可出现脑电图异常。X 线片上所见的主要改变为：①骨膜下皮质吸收、脱钙；②囊肿样变化较少见；③骨折和 / 或畸形。全身性骨骼，如骨盆、颅骨、脊柱或长短骨等处的脱钙、骨折和畸形等改变，均常见于本病，但以指骨内侧骨膜下皮质吸收、颅骨斑点状脱钙，牙槽骨板吸收和骨囊肿形成为本病的好发病变（阳性率为 80%），有助于诊断。少数患者尚可出现骨硬化和异位钙化，这种骨骼的多形性改变可能与甲状旁腺激素对破骨细胞和成骨细胞的作用，降钙素的代偿和病变的腺体呈间歇性活动有关。X 线检查尚可见到多发性反复发生的尿结石及肾钙盐沉着症，对诊断均有价值。

2. 甲状旁腺功能亢进诊断

（1）血清 PTH>100ng/L，血钙 >2.7mmol/L，血磷低，尿钙 >200mg/24h。

（2）X 线检查显示骨质稀疏、变薄、变形，骨内有多个透明的囊肿影。

（3）B 超、CT 是显示腺瘤的首选定位方法，检查中发现颈部甲状腺后方肿物有助于诊断及定位。

（4）甲状旁腺放射性核素扫描显像可明确病变甲状旁腺累及腺体数目及部位，并能了解有无存在异位甲状旁腺。

（三）鉴别诊断

要与可引起高钙血症的有关疾病鉴别：恶性肿瘤性高钙血症、多发性骨髓瘤、原发性甲状旁腺功能亢进、结节病、维生素 A 或 D 中毒、甲状腺功能亢进、继发性甲状旁腺功能亢进、假性甲状旁腺功能亢进、钙受体病等。并发消化性溃疡或胰腺炎时,应与其他原因所致者加以鉴别。

三、治疗

(一)手术治疗

多数仍施颈部手术切除,少数则需剖开胸骨切除异位甲状旁腺,后者在纵隔的概率为2%～20%,偶见于甲状腺内或心包。手术并发症很少,约1%,如喉返神经损伤、永久性甲状旁腺功能减低等。手术病死率几乎是0。无症状仅有轻度高钙血症的病例应追随观察。若有以下情况要考虑手术治疗:血钙高,血PTH高于正常值2倍以上;骨病X射线表现;活动性尿路结石;肾功能减退;严重的精神病、溃疡病、胰腺炎、高血压。甲状旁腺手术后可出现低钙血症,轻者手、足、唇、面部发麻,重者则手足搐搦。一般手术前血碱性磷酸酶很高,又有纤维性囊性骨炎者,手术后易出现严重的低钙血症。原因为:①骨饥饿和骨修复:切除异常甲状旁腺组织后,血中PTH浓度骤降,大量钙迅速沉积于脱钙的骨中,以致血钙降低;②甲状旁腺功能减低:切除异常甲状旁腺组织后,剩余的甲状旁腺组织因过去长期受到高血钙的抑制而功能低减尚未恢复,多数为暂时性的。低血钙症状可出现于手术后24小时内。大部分患者在术后1～2个月之内,血钙可恢复。治疗低血钙时应补充钙剂和维生素D,必要时需静脉注射或点滴葡萄糖酸钙。若有持续性和难治性低钙血症,应考虑合并有低镁血症的可能,可同时补充镁。

(二)药物治疗

足量饮水和适当运动,忌用噻嗪类利尿药,饮食中钙摄入量以中等度为宜;西咪替丁可阻滞PTH的合成和／或分泌,故PTH浓度可降低,血钙也可降至正常,但停药后可出现反跳升高。用量每次300mg,3次/d。术后对骨病及尿结石仍需进一步处理,以期恢复劳动力:骨病变于术后宜进高蛋白、高钙、磷饮食,并补充钙盐,每日3～4g;尿路结石应积极排石或于必要时做手术摘除。

(牟维娜 刘元涛)

第3节 甲状腺功能亢进症

甲状腺功能亢进症(hyperthyroidism),简称甲亢,是由于甲状腺腺体本身功能亢进,合成和分泌甲状腺激素增加所导致的甲状腺毒症。甲状腺毒症(thyrotoxicosis)是指血循环中甲状腺激素过多,引起以神经、循环、消化等系统兴奋性增高和代谢亢进为主要表现的一组临床综合征。弥漫性甲状腺肿(graves diseases,GD)是其中最常见的类型,多见于20～50岁年龄组。男女之比约1:(4～6)。大多数甲状腺功能亢进症依靠其典型的临床表现,结合实验室结果多不难进行诊断。但有一部分特殊类型的甲状腺功能亢进症,因其临床表现不典型,常造成诊断的困难,其中较为常见的是淡漠型甲状腺功能亢进症,多见于老年患者,由于甲状腺腺体逐渐萎缩,甲状腺功能亢进症时血中甲状腺素不一定明显升高,或者由于年迈而伴发的疾病可改变各器官组织对过量甲状腺激素的反应等多种因素,从而使老年甲状腺功能亢进症临床表现复杂而不典型,没有典型的高代谢症候,甚至出现淡漠、反应低下等相反的症状,或以某一单独症状就诊,容易误诊。

一、腹痛发生的机制和临床特点

一般来说,甲状腺功能亢进症患者很少单独出现消化系统症状。个别患者也可以消化系统不适就诊,如腹痛、腹泻、恶心、呕吐等。甲状腺功能亢进症引起腹痛的原因并不明确,可能与下列因素有关:可能是由于甲状腺激素过多,出现神经及激素调控异常,自主神经功能紊乱,内脏感觉异常,痛阈降低,加上肠道平滑肌活动增强,易出现肠道平滑肌痉挛所致。也有报道认为可能与高胃泌素血症继发消化性溃疡有关,甲状腺功能亢进症患者可有空腹高胃泌素血症,甲状腺功能亢进症治愈后,血清胃泌素恢复正常,其机制不明。高胃泌素血症可导致胃酸分泌增多。也有学者报道,甲状腺功能亢进症患者并发消化性溃疡的发生率为1%～20%。

二、鉴别诊断

甲状腺功能亢进症腹痛往往部位不固定，性质不定，持续性疼痛及间歇性疼痛都有发生，应与其他原因所致胃炎、消化性溃疡和慢性肝病以及外科急腹症相鉴别。另外，甲状腺功能亢进症患者可同时合并上述疾病，因此对于发生急腹症的患者，应密切观察，注意分辨甲状腺功能亢进症是原发病还是伴发疾病，在控制甲状腺功能亢进症的同时，进行有关急腹症的必要检查，以免漏诊及误诊延误治疗。

三、治疗

（一）抗甲状腺药物（ATD）治疗

常用的有硫脲类的丙硫氧嘧啶、咪唑类的甲巯咪唑，适用于：①轻中度病情；②甲状腺轻中度肿大；③孕妇、高龄或由于其他严重疾病不适宜手术者；④手术前和 ^{131}I 治疗前的准备；⑤手术后复发且不适宜 ^{131}I 治疗者。

本病总的疗程一般认为以 1.5～2 年为宜，个别可以更长，但本病疗程有明显的个体化差异。大致分为 2 个阶段：①治疗期：丙硫氧嘧啶初用每次 50～150mg，2～3 次 /d，或甲巯咪唑 10～20mg/d。每 4 周复查血清甲状腺激素水平。当症状显著减轻，体重增加，心率降至 80～90 次 /min，T_3、T_4 接近正常时，可酌情每 2～3 周递减药量一次，硫脲类每次减少 50mg，咪唑类每次减少 5mg，不宜过快，应尽量保持甲状腺功能正常和病情稳定。②维持期：当血清甲状腺激素水平达到正常后，维持剂量每日丙硫氧嘧啶用量为每次 50mg，2～3 次 /d，或甲巯咪唑 5～10mg/d。维持时间 12～18 个月，每 2 个月复查血清甲状腺激素水平。治疗期间不主张佐用左甲状腺素。不良反应主要有白细胞减少、肝功能异常以及皮疹，严重时出现粒细胞缺乏症。常见于开始服药 2～3 个月内，在初治阶段宜每周检查白细胞及分类、肝功能，以后每 2～3 周一次。β 受体阻滞剂可以改善心悸、心动过速、精神紧张、震颤、多汗等交感神经兴奋性明显增高的症状。常用制剂为美托洛尔（倍他乐克）。

（二）放射碘治疗

此法简便、安全、治愈高、复发率低。已成为近年较多采用的治疗方法。

适应证：①甲状腺肿大Ⅱ度以上；②对 ATD 过敏；③ ATD 治疗或者手术治疗后复发；④甲状腺功能亢进症合并心脏病；⑤甲状腺功能亢进症伴白细胞减少、血小板减少或全血细胞减少；⑥甲状腺功能亢进症合并肝、肾等脏器功能损伤；⑦拒绝手术治疗或有手术禁忌证；⑧浸润性突眼。

禁忌证：妊娠和哺乳期妇女。

（三）手术治疗

甲状腺次全切能使 90% 以上患者得到痊愈，且可使免疫反应减弱，但手术可引起不少并发症，且属不可逆性破坏性治疗，必须慎重选择病例。

适应证：①甲状腺显著肿大，有压迫症状；②中重度甲状腺功能亢进症，长期服药无效，或停药复发，或不能坚持服药者；③胸骨后甲状腺肿；④细针穿刺细胞学检查怀疑恶变；⑤ ATD 治疗无效或过敏的妊娠患者，手术需要在妊娠 4～6 个月施行。

禁忌证：①中度活动性 Graves 眼病；②合并较重心、肝、肾疾病，不能耐受手术者；③妊娠 T_1 和 T_3 期。

（四）甲状腺功能亢进症时消化系统症状的处理

关键在于治疗原发病，如食欲亢进或减退随着甲状腺功能亢进症的好转而可转为食欲正常。轻度大便次数增多也无需对症处理，若腹泻较严重，可选用次碳酸钠、矽碳银、鞣酸蛋白、复方地芬诺酯（止泻宁）、洛哌丁胺（易蒙停）、复方樟脑酊及诺氟沙星（氟哌酸）等。便秘者可用健脾润肠丸、通便灵等。甲状腺功能亢进症伴胃酸低者可给 1% 稀盐酸、胃蛋白酶合剂等。伴高胃泌素血症者可应用氢氧化铝凝胶、胃泌素受体拮抗剂如丙谷胺，伴恶心、呕吐时可用促胃动力药如多潘立酮，合并消化性溃疡者除用抗甲状腺功能亢进症药外，可同时应用制酸剂：①中和胃酸：氢氧化铝等。②抑制胃酸分泌：质子泵抑制剂，如奥美拉唑（洛赛克）、兰索拉唑（达克普隆）等；以及 H_2 受体拮抗剂，能阻止组胺与其 H_2 受体相结合，使壁细胞胃酸分泌减少，常用的有西咪替丁、雷尼替丁和法莫替丁等。③胃黏膜保护剂：硫糖铝、前列腺素

E、枸橼酸铋钾（胶体次枸橼酸铋）等。④抗幽门螺杆菌药：三联或四联疗法。甲状腺功能亢进症本身可造成肝功能损害，若血 ALT 不超过 80U（以 40U 为正常值），则不妨碍用抗甲状腺功能亢进症药物（如丙硫氧嘧啶、甲巯咪唑等）。即使不用护肝药物，单用抗甲状腺功能亢进症药后血 ALT 可以降至正常范围。合并活动性肝炎者或肝功能损害的治疗可参见本书有关章节。

（赵蕙琛　刘元涛）

第4节　血 卟 啉 病

血卟啉病（porphyria）又称血紫质病，系由卟啉产生和排泄异常所引起的代谢性疾病，多有遗传因素。主要病理生理为卟啉或其前体如 δ- 氨基 -r- 酮戊酸（ALA）和胆色素原（PBG）生成和排泄增多，并在组织中蓄积。其临床表现主要有光感性皮肤损害、腹痛及神经精神症状。卟啉主要在红骨髓和肝内合成，根据卟啉代谢紊乱出现的部位，血卟啉病可分成 2 大类。

1. 细胞生成性卟啉病　过多的血红素前体主要来自骨髓，所以也称骨髓性血卟啉病。骨髓内幼红细胞和红细胞中有过量及不正常的卟啉生成。按生成的卟啉不同，又分为以下 3 型：①原卟啉型；②尿卟啉型；③粪卟啉型。以原卟啉型较为多见。

2. 肝性卟啉病　过多的血红素前体主要来自肝脏。主要为卟啉前体（ALA 和 PBG），常有肝功能损害主要来自肝脏。根据不同临床表现又可分以下 4 型：①急性间歇型；②迟发性皮肤型；③混合型；④遗传性粪卟啉病。其中，以急性间歇型最多见。

一、腹痛的发病机制

卟啉是由亚甲基桥连接 4 个吡咯环而成的环状化合物。因每个吡咯环侧链的替代基团不同，而形成尿卟啉、粪卟啉、原卟啉等。又因基团在侧链排列的位置不同，组成 I 型及 III 型异构体。卟啉是血红素合成过程中的中间产物。卟啉异常代谢过程中产生的尿卟啉 I 和 III、粪卟啉 III 并无生理功能，它们是离开了正常的血红素合成途径的不正常的代谢中间产物。血卟啉病系由遗传缺陷造成血红素合成途径中有关的酶缺乏导致卟啉产生和排泄异常所引起的代谢性疾病。根据卟啉代谢紊乱的部位，分为红细胞生成性血卟啉病、肝性血卟啉病。卟啉主要在红骨髓和肝内合成，由于体内血红素合成酶的突变，活性降低，使卟啉及卟啉前体产生、排泄增加，在体内堆积。卟啉代谢产物引起多器官功能受损，故临床症状多样。

平时多无症状，患者表现为间歇性腹痛，可伴有呕吐、便秘。腹痛往往骤然发生，可异常剧烈，部位不定，变化多端，持续时间可由数小时达数日，极易误诊为急腹症，但无明显腹部体征。疼痛是由于自主神经病变使部分胃肠道痉挛与扩张所致。神经精神症候群一般在腹痛后出现，多表现为低热、出汗、血压波动、心动过缓、发作性心动过速，甚至有心前区疼痛；周围神经有病变者，严重可出现肢体弛缓性瘫痪；病情严重患者，腹痛后出现延髓麻痹症群，主要为下咽困难、呃逆、声音嘶哑、心动过速，呼吸麻痹是本病的主要致死病因。患者经过治疗，症状可缓解，一般无后遗症。可因感染、创伤、饮酒、饥饿、服用一些药物如巴比妥类药、抗癫痫药、磺胺药、磺脲类降糖药、苯异丙胺、灰黄霉素、雌激素、避孕药或月经来潮而诱发。

二、诊断与鉴别诊断

（一）临床表现

血卟啉病主要临床表现为腹部症状、神经精神症状及皮肤综合征。

1. 腹部症状　表现为腹痛，急性作期并无特征性临床表现，急性剧烈腹痛是最常见的临床症状，呈进行性加重的腹部绞痛，可有腹肌紧张、反跳痛，伴或不伴膀胱区及后背部放射痛，难以定位但中腹部较常见，持续数小时至数天不等，可伴有恶心、呕吐、便秘等，便秘可能与膀胱肌麻痹尿潴留有关，腹膜刺激征少见。其特征有：腹痛剧烈周期性发作，伴有恶心、呕吐；异常精神或神经过敏；便秘长期发作；神经 -

肌肉功能减退，有较高的病死率。

2. 周围神经症状　主要表现为周围感觉运动神经病及多发性周围神经病，感觉减退、肌肉无力或肌肉疼痛，以弛缓性瘫痪常见，起初可先出现双下肢肌无力，逐渐进展至双上肢，进而出现吞咽困难，呼吸肌无力导致呼吸困难，甚至危及生命。

3. 中枢神经系统　可表现为瘫痪、延髓性麻痹、精神错乱、神经衰弱、癔症，谵妄、定向力障碍、狂躁，严重者抽搐伴意识丧失、大小便失禁，甚至昏迷。自主神经功能紊乱可表现为低热、出汗、脱水、电解质失衡、血压升高或直立性低血压、心动过速、低血钠等。神经系统症状女性多见于男性，并且在青春期前及绝经后少见。患者尿液暴露于空气中，在光照和加温作用下颜色逐渐加深至暗红色或红葡萄酒色。血卟啉病患者体内卟啉类化合物并无明显增高，故无光感性皮肤损害，遗传型粪卟啉病大约60%的患者可出现光感性皮损。急性发作前可有前驱症状，如行为改变、焦虑、失眠、坐立不安等。疾病与机体内环境紊乱及内分泌激素有关，饥饿、脱水、手术、应激、感染、糖类摄入减少、精神压力、劳累及合并其他疾病，含细胞色素P450酶诱导活性的药物如过量酒精、巴比妥类、雌孕激素类、乙内酰脲类、磺胺类，麻醉类药物如硫喷妥钠、依托咪酯、戊唑新等，以上均是血卟啉病急性发作的常见诱因。

4. 以光照导致皮肤损伤为主要特点　铁负荷过重、酒精、雌激素、肝脏疾病能诱发加重光感性皮肤损害。损伤病灶常见于易光照暴露的皮肤，如手背部、面颈部、腿、足等，夏季和秋季损伤较其他季节严重，可有口水疱、粟粒疹、色素沉着、溃烂等，常继发感染。红细胞生成性血卟啉病主要临床表现是光感性皮肤损害，伴灼热、刺痛、瘙痒、水肿、红斑等，多发于婴幼儿期，成人较少见，主要临床表现是光感性皮损及慢性溶血、脾功能亢进。

（二）实验室检查

二甲氨基苯甲醛试验是检查PBG的一种简单、可靠的方法。PBG与二甲氨基苯甲醛发生反应而变成深红色。尿胆原或吲哚与此试剂也产生红色，但这两种物质加氯仿或丁醇振摇后，红色被这种溶剂提去，而PBG的红色仍在水层中。本病急性发作时，此试验经常呈强阳性反应；在缓解期通常也是阳性的，但有时也可阴性；隐性病例此试验的结果为弱阳性或阴性。最可靠的诊断依据是用层析法测定尿中ALA及PBG的含量，特别是对发作间歇期和隐性病例。在急性发作期，PBG排泄量为50～200mg/d（正常范围为0～4mg/d），ALA排泄量为20～100mg/d（正常范围为0～7mg/d）。ALA和PBG测定值常随临床症状改善而下降。对发作期病例，在临床工作中如能得到二甲氨基苯甲醛试验的阳性结果，就能确立诊断。血卟啉病是一种多基因疾病。就急性间歇性卟啉病（AIP）而言，目前发现的变异类型超过25种。基因检测主要用于血卟啉病患者的家族成员，以早期发现基因携带者，避免药物及其他诱发因素引起的发作。

三、治疗

目前血卟啉病尚无特效药物治疗。急性期临床对症处理包括控制感染、控制心率、纠正水及电解质平衡紊乱，如低钠血症等，保证能量供应，尤其是糖类的补充，葡萄糖能抑制ALA合成酶活性，急性发作时5%～10%葡萄糖静脉滴注，配合高糖饮食能迅速缓解症状。

当出现癫痫、抽搐等症状时可静脉给予硫酸镁，腹痛剧烈时可给予适量镇痛药物，如哌替啶、阿司匹林、对乙酰氨基酚等，严重呕吐时可给予止吐药氯丙嗪等，顽固性便秘时可给予乳果糖、番泻叶等通便，出现窦性心动过速时可给予适量β受体阻滞剂以控制心率。

急性发作期紧急静脉输注血红素能减少内源性血红素的合成，反馈抑制ALAS合成，从而减少ALA、PBG的分泌蓄积，是目前最有效的特异性治疗措施，4mg/（kg·d）连续3～5天静脉输注，临床症状一般48小时内改善。急性期一旦出现呼吸功能不全，应立即给予机械通气，必要时气管插管。严重的AIP患者进行肝脏移植后临床症状明显改善。大部分患者可发生一次或数次急性发作期，后期可完全缓解，只有极少数患者反复急性发作，避免上述诱发因素可预防疾病发作。

卟啉病患者需行手术时术前应慎重选择麻醉药，尽量控制住手术期的禁食时间，及时补充葡萄糖，术后易出现自主神经紊乱，如心动过速、高血压或者直立性低血压等。迟发皮肤性卟啉病患者应禁忌饮酒,尽量避免暴露于光照,必要时可采用皮肤防护措施。如果患者不合并遗传性血红蛋白病,每周 2 次给予小剂量氯喹 100～200mg,可加快卟啉化合物的肝脏代谢及尿液排泄,患者病情完全缓解需要 6～12 个月,但大部分患者预后较好,为了预防复发,患者需监测尿中卟啉浓度、铁负荷及肝功能。

EPP 患者除了上述皮肤防护外,部分患者口服 β 胡萝卜素可提高皮肤光照耐受性,肝功能损伤进展严重时可考虑肝移植。主要代谢紊乱相关基因表达在骨髓红细胞系统,明显基因表型表达的患者可以通过同种异体骨髓移植治愈,有研究在动物模型中发现,自体干细胞基因治疗也是一种有效的基因治疗方法,然而临床上个别基因治疗的患者出现肿瘤性病变或细胞异常增殖。目前基于代谢紊乱相关机制的阐明,许多研究致力于基因遗传类疾病的药物治疗。硼替佐米是一种已批准进入临床应用的蛋白酶体抑制剂,研究发现,在动物模型中用硼替佐米治疗 *UROSp248Q* 基因表型的先天性红细胞生成性血卟啉病,能明显减少循环红细胞内及尿液中卟啉类化合物的蓄积,缓解皮肤的光敏性损害,为药物治疗替代骨髓移植的研究开辟路径。

卟啉病在临床上少见且症状多样,极易误诊为皮肤病、神经系统疾病、外科急症等。因此,在临床上不明原因的反复腹痛伴周围神经损害,且症状重、体征轻、不能用常见病解释的患者,应想到卟啉病的可能,应详细询问有关家族史及诱发因素,同时检查尿中 PBG 以明确诊断。

(年维娜　刘元涛)

第 5 节　糖尿病酮症酸中毒

一、概述

糖尿病酮症酸中毒(diabetic ketoacidosis,DKA)是糖尿病患者常见的严重急性并发症,也是常见的内科急症。糖尿病患者因体内胰岛素分泌缺乏,拮抗激素如胰高血糖素、肾上腺素、糖皮质激素及生长激素相对较多,出现糖、蛋白质及脂肪的代谢紊乱,产生的高血糖(血糖 > 16.7mmol/L)、高酮血症(血酮体 > 5mmol/L)、脱水、电解质紊乱及代谢性酸中毒(pH < 7.3),严重者可发生昏迷,危及生命。发生本病的原因是脂肪动员和分解加速,大量脂肪酸在肝脏经 β 氧化生成酮体(包括乙酰乙酸、β 羟丁酸及丙酮),当酮体超过肝外组织的利用能力时,增高的酮体从尿中排出,称为酮尿,临床上统称酮症。酮体明显升高时,消耗体内大量储备碱,病情早期尚不发生酸中毒,当增高的酮体超过机体的代偿能力时则发生代谢性酸中毒,此时称为糖尿病酮症酸中毒。

1. 诱因　常见诱因有感染、中断降糖治疗、体内代谢负荷剧增、应激状态、精神因素、饮食失调及胃肠道疾病等,无明显诱因也可突然发病。

2. 临床表现

(1) 原发病加重:临床表现多样,典型临床表现为糖尿病"三多一少"(烦渴、多饮、多尿、体重减轻)、乏力症状较前明显加重,随着代谢紊乱的持续加重,出现脱水、周围循环衰竭及中枢神经功能障碍的表现。

(2) 诱发疾病的表现:除原发病表现外,同时存在诱发因素疾病的相应临床症状,如肺部感染患者表现为发热、咳嗽、痰多、气促等。

(3) 脱水:由于血糖升高加重渗透性利尿,加上进食减少、呕吐等原因出现不同程度的脱水征,皮肤干燥弹性差,眼球下陷,口干唇红(樱桃红),舌红无苔,呼吸深快并呼气中有烂苹果味(酮味)。

(4) 周围循环衰竭:病情进一步发展至严重脱水,血流量减少,加之酸中毒引起微循环障碍,最终导致低血容量休克,表现为四肢厥冷,脉搏细弱,血压下降,少尿或无尿,甚至肾衰竭危及生命。

(5) 中枢神经功能障碍:由于脱水,体内酮体(乙酰乙酸)过多,血浆渗透压升高使脑循环障碍,造成脑细胞缺氧以及酮体对中枢神经系统的抑制作用,而表现为头痛、头晕、精神萎靡、烦躁不安、嗜睡、昏迷等。

(6) 消化道症状:DKA 患者经常出现不同程度的腹痛、腹泻、腹胀、恶心、呕吐、食欲减退等消化道症状。国内外报道提示,以腹痛为首发症状的酮症酸中毒占全部 DKA 患者的 5%～6%,常以青少年为主，无性别差异，腹痛呈阵发性，伴腹胀、恶心、呕吐等消化道症状，腹部压痛及反跳痛等体征不明显。可有血、尿淀粉酶轻度增高，少数患者可合并急性胰腺炎。

3. 发病机制　DKA 患者腹痛的原因国内外文献报道不一，认为可能与以下因素相关：①渗透性利尿使 K^+ 排出增多，酸中毒时细胞内 K^+ 向细胞外转移，细胞内低钾，加上低氯、低钠等电解质紊乱可导致胃肠道平滑肌痉挛，胃扩张，甚至发生麻痹性肠梗阻。②H^+ 升高，酮体等酸性代谢产物刺激胃黏膜，引起胃肠功能紊乱，甚至溃疡而出现腹痛。③血容量不足，腹腔内脏微循环障碍，形成假性腹膜炎而引起腹痛；另外，血容量不足可导致微循环低灌注，甚至损伤胰腺，引起胰腺炎。④糖尿病患者常出现胃肠自主神经功能紊乱，胃肠动力失调，胃排空延迟；应急状态时刺激 Oddi 括约肌收缩，胆囊及胆管内压力增高，出现腹痛。

二、诊断

对于原因不明的腹痛患者，尤其是呼吸有酮味（烂苹果味）、血压低而尿量多者，不管有无糖尿病病史，均应立即查末梢血糖，尿糖、尿酮，同时抽血查血糖、血酮、β- 羟丁酸、尿素氮、肌酐、电解质、血气分析等以确诊或排除 DKA。对于临床上出现高血糖、酮症和酸中毒表现之一者都需要排除 DKA。如血糖 >11mmol/L 伴酮尿和酮血症，血 pH<7.3 和 / 或血碳酸氢根<15mmol/L 可诊断为 DKA。

1. 血糖测定　明显升高，一般为 16.7～33.3mmol/L，也可高达 55.5mmol/L。

2. 血酮体测定　明显升高，大于 1.0mmol/L 即为高血酮，大于 3.0mmol/L 则提示可能存在酸中毒。现使用的测定方法对乙酰乙酸最敏感，在缺氧时，产生乙酰乙酸较 β- 羟丁酸少，故酮体可阴性，酮症酸中毒纠正后缺氧状态改善，酮体可反而呈阳性。

3. 血气分析　实际碳酸氢根（HCO_3^-）及标准 HCO_3^- 均下降，二氧化碳（CO_2）结合力下降，酸中毒失代偿后血 pH 下降；剩余碱负值升高，阴离子间隙升高，与 HCO_3^- 降低的幅度基本相等。血钾可正常，也可偏高，因胰岛素缺乏及酸中毒致血钾向细胞内转移减少，导致高血钾。如果补钾不及时，可出现严重低钾血症。血钠、血氯降低。

4. 血常规　无论是否合并感染，因受应激、酸中毒及脱水等的影响，白细胞数和中性粒细胞比例可轻度升高。

5. 尿常规　尿酮体阳性，可有泌尿系统感染的变化，如蛋白尿、管型尿、白细胞增多等，尿渗透压可轻至中度升高。

6. 其他　血尿素氮 / 肌酐可正常或轻度升高。血浆渗透压轻度上升。部分不合并胰腺炎的患者，血清淀粉酶及脂肪酶也可轻度升高，治疗后数天可恢复正常。

三、鉴别诊断

DKA 的腹痛症状与外科急腹症十分相似，尤其是无糖尿病病史的患者，极易误诊，甚至导致不必要的手术。一般来说，DKA 引起的腹痛无明显压痛及反跳痛，一般无明显腹腔渗出，解痉药镇痛效果差，但是经积极补液、胰岛素治疗，纠正酸中毒后，腹痛症状可逐渐缓解至消失，而外科急腹症腹痛持续时间很长，控制难度大。40%～70% 的 DKA 患者血尿淀粉酶和血脂肪酶升高，有些患者则升高显著，尽管 DKA 患者胰腺炎的发病率较高，但是淀粉酶升高并不意味着并发了急性胰腺炎，需行上腹部 CT 等检查（急性胰腺炎患者上腹部 CT 显示胰腺肿大，边界模糊或有渗出），脂肪酶升高对胰腺炎诊断的特异性较高，因此淀粉酶与脂肪酶均升高对胰腺炎更有意义。肝酶（ALT、AST、LDH）升高在 DKA 患者中较常见，可能与肝脏血流灌注减少，糖尿病患者易合并发脂肪肝有关。

四、治疗

治疗原则为补液纠正脱水状态，纠正电解质及酸碱平衡紊乱，降低血糖，消除诱因。主要治疗包括有补液、补钾、补碱、胰岛素治疗以及针对病因治疗。DKA 患者经积极治疗数小时后腹痛症状可逐渐缓解至消失。

1. 补液 第 1 小时输入等渗盐水，速度为 15～20ml/(kg·h)(一般成人需 1～1.5L)。随后根据脱水的程度、电解质水平、尿量来调整补液速度。原则上先快后慢、先盐后糖、见尿补钾。要在第一个 24 小时内补足预先估计的液体丢失量(4 000～5 000ml，严重失水者可达 6 000～8 000ml)。对于心功能正常的患者，前 4 个小时可补总脱水量的 1/3～1/2，如严重脱水的患者最初 2 小时每小时输入 1 000ml 等渗盐水。对合并心肾功能不全者，应注意补液量及补液速度，防止出现补液过多过快。当血糖降至 13.9mmol/L 左右时，改用 5% 葡萄糖盐水。

2. 补钾 一般在开始胰岛素治疗或有尿后即开始补钾。24 小时静脉补钾量 6～8g。过程中应根据血钾、尿量及心电图变化来调整补钾量及补钾速度。高血钾、肾功能不全或尿量少于 40ml/h，应暂缓补钾。

3. 胰岛素治疗 补液约 1 小时后根据血钾水平决定是否开始补充胰岛素。如果补液前给予胰岛素治疗，可能会加重循环衰竭。血钾低于 3.3mmol/L 情况下，暂时不用胰岛素治疗，应先补钾，以避免进一步加重低钾，导致心搏骤停及呼吸肌无力。因 DKA 患者严重失水能力减弱，目前主张小剂量胰岛素持续静脉滴注，速度为 0.1U/(kg·h)。重度 DKA 患者也可 0.1U/kg 首次负荷量后在进行 0.1U/(kg·h) 输注。如果前 2 小时血糖下降不明显，胰岛素剂量则需加倍。血糖宜每小时下降 2.8～5.6mmol/L，否则易发生脑水肿。最初 4～5 小时，血糖不宜降至 11.1mmol/L 以下，之后需维持血糖 8.3～11.1mmol/L。当血糖降至 11.1mmol/L 以下，胰岛素以 2～3U/h 滴注。血糖降至 13.9mmol/L 时，改用 5% 葡萄糖溶液或 5% 葡萄糖盐水补液，应按葡萄糖∶胰岛素 =(2～4)∶1 兑冲。如果患者一般情况改善，尿酮阴性，酸中毒已纠正，可改用皮下注射后逐渐过渡至平日治疗方案。

4. 纠正酸中毒 血 pH≥6.9 则不需补碱，但在严重酸中毒(血 pH<6.9)时予以补碱。补碱速度不宜过快，以 200ml/h 速度滴注至少 2 小时，直至血 pH 维持 7.0 以上，此后，可每 2～4 小时测定 1 次静脉血电解质和 pH。酸中毒纠正后，应及时调整胰岛素剂量，以避免低血糖的发生。

5. 消除诱因、治疗并发症 抗感染、抗休克、保护肝肾功能、防治脑水肿、心功能不全等。

(赵蕙琛　刘元涛)

第6节　糖尿病性胃轻瘫

一、概述

胃轻瘫(gastroparesis)是非机械性梗阻引起的胃动力障碍，排空延迟引起的一系列症状，主要表现为早饱、腹胀、腹痛、嗳气、恶心、呕吐、体重减轻等，进餐后症状明显，严重者表现为胃潴留、胃扩张等。当糖尿病患者自主神经病变累积胃肠道时可导致"糖尿病性胃轻瘫"，此概念是于 1958 年由 Kassander 提出的。是糖尿病患者的常见并发症之一，1/3 左右的糖尿病患者出现胃轻瘫，老年糖尿病患者发病率更高，约 70%，1 型糖尿病患病率为 27%～58%，2 型糖尿病患者患病率为 30%。胃排空功能障碍会影响食物及降糖药物的吸收和代谢，从而直接影响血糖，是糖尿病患者血糖不稳定及无法解释低血糖的原因，严重影响患者的生活质量。

糖尿病胃轻瘫可能的发病机制有：①自主神经病变：自主神经包括迷走神经及交感神经。糖尿病患者迷走神经及交感神经发生退行性改变，进而引起胃肠蠕动功能与分泌功能下降，导致胃排空延迟。②胃肠内分泌功能失调：长期血糖控制不佳，糖尿病患者出现自主神经功能障碍时，出现高胃泌素血症，胃动素分泌下降，影响胰升糖素、胆囊收缩素、胰多肽等的分泌，影响胃肠的水分吸收、肠道蠕动等，影响胃肠内食物残渣排空，进而导致胃肠道症状。③血糖：胃排空与血糖水平呈负相关，血糖水平升高常伴胃窦收缩减慢，幽门收缩增强，延迟胃排空。糖尿病患者血糖控制不佳与胃排空功能障碍形成一个恶性循环，严重影响其预后。④微血管病变：糖尿病性微血管病变造成局部缺血、缺氧，导致胃平滑肌细胞变性，从而影响胃平滑肌正常的舒缩功能。⑤其他：正常人消化期间的胃活动可根据自发性胃收缩的频率

与幅度分为 Ⅳ 期，研究证实糖尿病胃轻瘫的患者缺乏胃窦 Ⅲ 期波形，严重者十二指肠、空肠亦缺乏，造成食物停滞。同步观察各期胃动素水平变化，发现糖尿病胃轻瘫可能与胃动素受体敏感性下降有关。

二、诊断

目前诊断糖尿病胃轻瘫尚无统一的标准，目前普遍认为诊断需满足以下条件：

1. 有明确的糖尿病病史（常＞5 年，可合并周围神经病变、肾脏病变或视网膜病变），除外胃肠道自身的器质性病变、其他系统疾病和药物反应、精神因素等影响。排除其他改变胃排空的原因，如使用阿片类药物或 GLP-1 受体激动剂等。

2. 进食后存在明显的腹胀、早饱、厌食、反酸、恶心、呕吐等症状＞2 个月。

3. 双核素固体和液体食物排空时间检查是诊断糖尿病胃轻瘫的"金标准"，或使用 ^{13}C- 辛酸呼吸试验测定等，有报道 B 超和胃肠电图也可做出诊断，但首先需经胃镜等检查，排除消化道器质性病变及其他全身性疾病。

三、鉴别诊断

与其他疾病引起的继发性胃轻瘫相鉴别。胃轻瘫的临床症状多样且无特异性，引起胃轻瘫的原因亦较多，甲状腺功能减退及亢进、甲状旁腺功能减退、Addison 病均可出现胃轻瘫，迷走神经损伤是手术后胃轻瘫发生的主要原因，通常发生于胃、食管和 / 或胰腺 - 十二指肠及胃成形术或旁路手术后。继发性胃轻瘫诊断主要依据患者明确的疾病史、系统性硬化或迷走神经切断术等病史做出诊断，如患者无此类疾病病史，可考虑原发性胃轻瘫。如果患者近期有较明确的感染、电解质代谢紊乱的病史或用药史，应考虑急性胃轻瘫的可能。排除这些情况，可诊断为糖尿病性胃轻瘫。

与其他疾病相鉴别。如出现胃排空障碍的临床表现，应首先进行内镜及放射学检查以排除机械性原因，然后明确是否存在胃排空障碍以明确诊断。长时间的呕吐患者需注意排除妊娠、颅内压增高、反刍综合征、进食障碍（如神经性厌食症、神经性暴食症）、周期性呕吐综合征、功能性胃肠病等。

四、治疗

（一）首先控制血糖

症状典型者推荐使用胰岛素控制血糖，因双胍类及 α- 葡萄糖苷酶抑制剂的胃肠道不良反应较大，尽量不使用。因普兰林肽、胰高血糖素样肽 -1 受体激动剂（GLP-1R）、二肽基肽酶 Ⅳ（DPP-4）抑制剂类降糖药有延缓胃排空的作用，应停用。糖尿病胃轻瘫患者因胃排空延迟，食物消化吸收速度减慢，餐后血糖峰值延后，与胰岛素起效时间不一致，可能导致餐后低血糖或高血糖，因此应监测血糖，调整用药时间，使降糖药物曲线与血糖变化曲线一致，使血糖平稳。

（二）饮食治疗

低脂肪、低膳食纤维饮食，少食多餐，充分咀嚼食物，饭后保持直立和行走。对于症状较重的患者可选择流质、半流质食物饮食，也可将食物研磨成颗粒状。因随机对照试验（RCT）证实颗粒状的食物可部分缓解腹胀、恶心、呕吐上消化道不适症状。

（三）营养神经治疗

可用 B 族维生素营养神经治疗。

（四）药物治疗

治疗糖尿病胃轻瘫的有效的方法仍极为有限。首先应停用影响胃动力的药物，如鸦片类制剂、抗胆碱类药物、三环类抗忧郁剂。严重胃轻瘫的患者需要药物干预，常用的药物有：

1. 多巴胺 D_2 受体拮抗剂　唯一被 FAD 批准的治疗胃轻瘫的促胃动力药物是甲氧氯普胺（胃复安）。有关该药治疗胃轻瘫的临床证据较少，同时有抗胆碱能及抗多巴胺能的作用，有止吐的作用，同时也有促进 $5-HT_4$ 受体的激动作用，但是容易透过血脑屏障而出现锥体外系不良反应，包括张力障碍、药物引起的帕金森症、静坐不能、迟发性运动障碍等，FAD 建议使用不超过 12 周，因不良反应常限制其使用时间，只用于其他方法治疗无效的患者。一般治疗量为 10～20mg、3 次 /d。多潘立酮（吗丁啉）可拮抗多巴胺受体，其止吐及促胃动力的作用与甲氧氯普胺相近，但不易透过血脑屏障，不容易出现锥体外系的不良反应。常用剂量为 10～20mg、3 次 /d，可引起导致 QT 延长，增加心源性猝死的风险以及出现泌乳等不良反应。因此，使用前应检查心电图，如果 QT 间期超过 470 毫秒（男性）或 450 毫秒（女性），则不宜使用，使用后还应随访心电图，以确保没有 QT 延长发生。

2．选择性 5-HT$_4$ 受体激动剂　如莫沙必利为选择性 5-HT$_4$ 受体激动剂，主要作用于胃肠肌间神经丛末的 5- 羟色胺受体，促进结节后神经纤维释放乙酰胆碱，从而促进胃排空，长期治疗有效。目前在临床上应用比较广泛。

3．盐酸伊托必利　本品具有多巴胺 D$_2$ 受体拮抗活性和乙酰胆碱酯酶抑制活性，通过两者的协同作用发挥胃肠促动力作用。由于拮抗多巴胺 D$_2$ 受体活性的作用，因此，尚有一定抗呕吐作用。成人每次 50mg，3 次 /d，餐前口服。根据患者年龄和症状，可相应调整剂量。若用药 2 周后症状改善不明显，宜停药。

4．呕吐剧烈伴有脱水患者，应止吐的同时积极纠正水、电解质紊乱。可应用三环类抗抑郁药治疗胃轻瘫伴顽固恶心、呕吐的患者，需注意该类药物有延迟胃排空的风险。

5．其他　RM-131 是一种五肽的胃饥饿素受体激动剂，Ⅱ期药物临床试验显示，RM-131 可改善 1 型糖尿病患者的胃排空及上消化道症状。GSK962040 为一种新型胃动素受体激动剂，其可通过激活 β- 抑制蛋白途径来诱导胃动素受体表达增加，Ⅱ期药物临床试验证实有效，还需进一步验证其疗效。

（五）胃电起搏治疗

即使用胃电起搏器，刺激胃体起搏点，使其恢复正常的节律及波幅，其临床疗效已在临床试验中得到肯定，可用于顽固性恶心、呕吐的患者。

（六）内镜及手术治疗

曾有报道内镜下幽门内注射肉毒杆菌毒素、幽门扩张治疗可缓解幽门痉挛促进胃排空。基于随机对照研究，不推荐该治疗。近年来，有内镜下肌切开术用于治疗糖尿病胃轻瘫的报道，长期疗效仍需观察。保守治疗无效的严重病例可行胃造口术、空肠造口术、幽门成形术、胃切除术，均为减轻临床症状的方案。对术后胃轻瘫临床症状持续存在、药物治疗失败的患者可考虑行全胃切除术。外科幽门成形术或胃空肠造口术可用于顽固性胃轻瘫的治疗，但需进一步观察其疗效。胃部分切除术及幽门成形术临床很少应用，需谨慎。

（七）其他补充替代治疗

中医的理气药物、方剂及针灸等具有促进胃排空的作用，临床证实有效。有些患者需要进行必要的心理支持治疗。

（赵蕙琛　刘元涛）

参 考 文 献

[1] WHITCOMB D C. Genetic aspects of pancreatitis[J]. Annu Rev Med，2010，61：413-424.

[2] WU W，SUN Z，YU J A. Clinical retrospective analysis of factors associated with apathetic hyperthyroidism[J]. Pathobiology，2010，77（1）：1448-1449.

[3] MOORADIAN A D. Asymptomatic hyperthyroidism in older adults：is it a distinct clinical and laboratory entity?[J]. Drugs Aging，2008，25（5）：371-380.

[4] 王华，胡永兰，朱燕. 以腹痛、呕吐为首发症状的甲状腺功能亢进症误诊 1 例 [J]. 临床医学，2009，29：113.

[5] BONKOVSKY H L，GUO J T，HOU W，et al. Porphyrin and heme metabolism and the porphyrias[J]. Compr Physiol，2013，3（1）：365-401.

[6] ELDER G，HARPER P，BADMINTON M，et al. The incidence of inherited porphyrias in Europe[J]. J Inherit Metab Dis，2015，36（5）：849-859.

[7] ANDERSEN J，GJENQEDAL E，SANDBERG S，et al. A skin disease，a blood disease or something between? An exploratory focus group study of patients' experiences with porphyria cutanea tarda[J]. Br J Dermatol，2015，172（1）：223-229.

[8] 余彩英. 以腹痛为首发症状的糖尿病酮症酸中 13 例临床分析 [J]. 华夏医学，2012，4：538-540.

[9] 李风华. 以腹痛为首发症状的糖尿病酮症酸中毒 8 例分析 [J]. 医护论坛，2009，9：162-163.

[10] 王聪敏，孟新科，石少权，等. 以酮症首发症状的成人糖尿病 56 例临床分析 [J]. 实用心脑肺血管病杂志，2010，5：566-568.

[11] 中华医学会糖尿病学分会. 中国高血糖危象诊断与治疗指南 [J]. 中华糖尿病杂志，2013，5：449-461.

[12] 中华医学会内分泌学分会. 中国糖尿病血酮监测专家共识 [J]. 中华内分泌代谢杂志，2014，3：177-183.

[13] 孟文玉，冯菲，王惠，等. 糖尿病胃轻瘫检测方法的研究进展 [J]. 中华糖尿病杂志，2017，9：529-530.

[14] PASRICHA P J，CAMILLERI M，HASLER W L，et al. Gastroparesis：clinical and regulatory insights for clinical trials[J]. Clin Gastroenterol Hepatol，2017，15（8）：1184-1190.

[15] 许樟荣. 2017 美国糖尿病学会有关《糖尿病神经病变立场声明》的解读（下）[J]. 中华糖尿病杂志，2017，9：206-208.

[16] 张幸，史冬涛，张德庆，等. 内镜下幽门肌切开术治疗糖尿病胃轻瘫一例 [J]. 中华消化内镜杂志，2016，11：804-806.

第1节 伤 寒

一、概述

伤寒（typhoid fever）是由伤寒沙门菌引起的急性消化道传染病。潜伏期为 8～14 天，一般为 4 周。食物型暴发流行可短至 2 天，而水源性暴发流行可长达 30 天。病理组织改变主要为全身单核 - 巨噬细胞系统的增生性反应，以回肠下段淋巴组织的病变最明显。临床上以持续发热、表情淡漠、相对缓脉、玫瑰疹、腹部胀气、特殊中毒症状、肝脾肿大和白细胞减少等为特征，可出现肠出血和肠穿孔等并发症。

伤寒沙门菌（*Salmonella typhi*）又称伤寒杆菌，属沙门菌属 D 族（组），革兰染色阴性，呈短杆状，长 1.0～3.5μm，宽 0.5～0.8μm，有鞭毛能运动，不形成芽孢，无荚膜，在普通培养基上能生长，但含有胆汁的培养基中更有利于其繁殖。

伤寒沙门菌在菌体裂解时释放的内毒素在疾病的发生和发展过程中起着重要的作用。伤寒沙门菌具有脂多糖（lipopolysaccharide）、胞壁抗原（cell wall, O 抗原）、鞭毛抗原（flagellar, H 抗原）和表面多糖毒力抗原（polysaccharide virulence antigen, Vi 抗原），可刺激机体产生特异性 IgM 和 IgG 抗体，但这些抗体并非保护性抗体。以血清凝集试验（肥达反应）检测"O"及"H"的抗体效价有助于本病的临床诊断。Vi 抗原能干扰血清中的杀菌效能和吞噬功能，是决定伤寒沙门菌毒力的重要因素，但其抗原性不强，所产生的"Vi"抗体的凝集效价一般较低。

本病全年可见，发病率在夏、秋季明显升高，儿童及年青壮年多见，性别无明显差别。世界各地都有发生和流行，以热带及亚热带地区多见。临床上以持续发热、玫瑰疹、脾大、腹部胀气、特殊中毒症状、白细胞减少等为特征。伤寒一般不引起腹痛，在极期可有右下腹痛，一般并发肠穿孔、肠出血时可有剧烈腹痛，伴发中毒性肝炎时有肝区痛。

二、诊断

（一）临床表现

典型伤寒的自然病程为 4～5 周，可分为 4 期：

1. 初期 相当于病程的第 1 周，起病缓慢，最早出现的症状是发热，发热前可伴有畏寒，但寒战少见，退热时出汗不多。体温呈阶梯状上升，于 3～7 天内达 39～40℃，常伴有全身不适、乏力、食欲减退、头痛、咽痛、咳嗽与腹泻或便秘等表现，病情逐渐加重。

2. 极期 相当于病程的第 2～3 周，出现了伤寒的典型表现。

（1）持续发热：多数（50%～75%）呈稽留热型，少数呈弛张热型或不规则热型，一般为 10～14 天，如果没有进行有效的抗菌治疗，可持续 2 周以上。

（2）消化系统症状：食欲缺乏明显，舌尖与舌缘的舌质红，苔厚腻（即所谓伤寒舌），约半数患者可出现腹部隐痛和不适，腹胀、便秘多见，10%的患者可表现为腹泻，多为水样便，由于肠道病变位于回肠末段与回盲部，故右下腹可有轻度压痛。

（3）神经系统症状：患者可出现表情淡漠、呆滞、反应迟钝、耳鸣、重听或听力下降，严重者可有谵妄、昏迷，出现脑膜刺激征（虚性脑膜炎），这些症状多随着体温下降而逐渐恢复。神经系统症状与疾病的严重程度成正比，是由于伤寒沙门菌内毒素作用中枢神经系统所致。

（4）循环系统症状：常有相对缓脉（20%～73%），有时出现重脉是本病的临床特征之一，但并发中毒性心肌炎时，相对缓脉不明显。

（5）玫瑰疹：约一半的患者在病程7～13天皮肤出现淡红色小斑丘疹，称为玫瑰疹（rose spots），直径为2～4mm，压之退色，10个左右，分批出现，主要分布于胸、腹及肩背部，四肢罕见，多在2～4天内消失。出汗较多者，水晶形汗疹也不少见。

（6）肝脾肿大：病程第6天开始，60%～80%的患者可触及肿大的脾脏，质软或伴压痛。30%～40%的患者肝脏亦可肿大，质软可伴压痛，重者可出现黄疸，肝功能有明显异常者，提示中毒性肝炎的存在。肠出血和肠穿孔等并发症常发生于本期。

3. 缓解期 相当于病程的第4周。随着机体对伤寒沙门菌的免疫力逐渐增强，体温逐步下降，食欲逐渐好转，腹胀消失，脾肿开始回缩。由于本期小肠仍处于溃疡期，有发生肠出血或肠穿孔的危险，应提高警惕。

4. 恢复期 相当于病程的第5周。患者体温恢复正常，食欲好转，症状消失，肝脾回缩至正常，一般在1个月左右完全康复。

上述为典型伤寒的自然病程，由于实行预防接种和得到了及时的诊断和有效治疗，这种典型伤寒的发病过程已不多见。

除典型伤寒外，根据发病年龄、人体免疫状态、致病菌的毒力与数量、病程初期不规则应用抗菌药物以及有无基础疾病等因素，伤寒又可分为下列几种临床类型：①轻型：多见于儿童及发病前曾接受伤寒菌苗注射或发病初期使用过有效抗菌药物治疗的患者。全身毒血症状轻，病程短，1～2周内可痊愈。由于病情轻，症状不典型，易致漏诊或误诊。②暴发型：急性起病，毒血症状严重，有畏寒、高热或体温不升，腹痛、腹泻，常并发中毒性脑病、心肌炎、中毒性肝炎、肠麻痹和休克等。皮疹明显，也可并发DIC。③迁延型：常见于原有慢性乙型肝炎、胆道结石和慢性血吸虫病等基础疾病的患者。起病与典型伤寒相似，但由于人体免疫功能低下，发热持续不退，可持续5周至数月之久。发热常为弛张热或间歇热，肝脾肿大较明显。④逍遥型：起病初期症状不明显，患者可照常工作、学习，部分患者出现肠出血或肠穿孔时才被发现。

小儿伤寒一般年龄越小，症状越不典型；年龄越大，临床表现越类似于成人。常急性起病，持续发热，食欲缺乏、腹泻等消化道症状明显，肝脾肿大多见，而相对缓脉及玫瑰疹少见。白细胞计数常不减少。较少出现肠出血、肠穿孔等并发症，但容易并发支气管炎或肺炎。病程一般较短，有时仅2～3周即自然痊愈。

老年伤寒体温多不高，症状多不典型，易出现虚脱现象。常有持续的肠功能紊乱和记忆力减退，易并发支气管肺炎与心功能不全，病程迁延，恢复期长，病死率较高。

（二）不典型伤寒患者的特征

1. 症状不典型和轻型化 起病急骤者超过半数，突然寒战起病者占80%左右，热型以弛张热和不规则热为多见。玫瑰疹少见。轻型病例占多数。出现上述情况可能与细菌毒力下降、早期诊断、早期治疗、广泛开展预防接种等多种因素有关。

2. 伤寒沙门菌耐药率增长 耐药常有逐年增高趋势。有耐药性的菌株常呈多重耐药现象，除氯霉素外，对庆大霉素、复方新诺明、氨苄西林、链霉素、四环素、卡那霉素等均有不同程度的耐药。

3. 重型病例增加 重型病例是指有严重毒血症状、意识障碍或休克等表现。增加的主要原因是耐药菌株的出现，毒力变异之故。

4. 并发症发生率高 随着耐氯霉素等菌株发生，有报道并发症发生率又回到氯霉素应用之前的情况，是死亡的主要原因。伤寒脑病病例近年也增加,包括脑炎、脑膜炎、意识障碍、感染性精神病、周围神经炎等多种表现。

5. 伤寒肝炎的发生率显著增高 据报道,肝炎的发生率由过去的20%上升到50%或以上,其临床表现与其他原因所致肝炎相似。多发生在病程的2～3周。其发生认为系伤寒沙门菌聚集于单核吞噬系统,产生大量的内毒素引起肝脏炎症,形成伤寒肉芽肿所致。

(三)实验室诊断

1. 血常规 白细胞减少,一般在$(3～5)×10^9/L$,中性粒细胞增多。

2. 伤寒沙门菌培养

(1)血培养:以病程第1周阳性率为70%～80%。

(2)粪培养:以第3～5周阳性率最高,可达85%。

(3)骨髓培养:第1周阳性90%,第5周阳性率仍可达50%左右。

(4)尿培养:于病程3～4周行尿培养,阳性率5%左右。

3. 免疫学诊断

(1)肥达反应:一般认为"O"凝集价＞1:80;"H"凝集价＞1:160;甲、乙、丙副伤寒沙门菌"H"凝集价各＞1:80才有诊断价值。一般"O"抗体比"H"抗体出现为早,后者存在时间较长。

(2)被动血凝试验(PHA):阳性率为98.35%,假阳性率低,诊断伤寒的特异性与敏感性优于肥达反应。

(3)酶联免疫吸附试验(ELISA):用ELISA法检测伤寒患者Vi抗原,用双抗体夹心ELISA法检测伤寒沙门菌蛋白抗原,敏感性为7.7%,特异性为9.04%。

(四)复发与再燃

在症状消失后1～3周,临床表现再度出现,血培养阳性称为复发。复发的症状一般较轻,病程较短,与胆囊或网状内皮系统中潜伏的病原菌大量繁殖,再度侵入血液循环有关。在疗程不足,机体抵抗力低下时容易发生。少数患者可复发2～3次。再燃是指在缓解期体温还没有下降到正常时又重新升高,持续5～7天后方正常。可能与伤寒沙门菌菌血症未得到完全控制有关,有效和足量的抗菌药物治疗可减少或杜绝再燃的发生。

(五)并发症

1. 肠出血 为常见并发症,发生率为2%～15%,多发生于病程的第2～3周,是由于肠壁淋巴组织溃疡侵犯血管所致。常有饮食不当、活动过多、腹泻及用力过度排便等诱因。少量出血时可无症状或仅有轻度头晕、心率加快等,大便柏油样或隐血阳性;大量出血时可出现体温骤降、脉搏细速,并伴有头晕、面色苍白、烦躁、手足冰冷、血压下降等休克表现。

2. 肠穿孔 为最严重的并发症,发生率为1%～4%,多见于病程的第2～3周。肠穿孔常发生于回肠末段。穿孔前可有腹胀、腹泻或肠出血等先兆,临床表现为突发右下腹剧痛,伴有恶心、呕吐、四肢冰冷、脉搏细数、呼吸急促、体温与血压下降等休克表现,经1～2小时后腹痛及其他症状暂时缓解,但不久体温又迅速上升并出现腹膜炎征象,表现为腹胀、持续性腹痛、腹肌紧张、满腹压痛及反跳痛,移动性浊音阳性,肠鸣音减弱或消失;白细胞数升高,腹部X线检查发现膈下有游离气体。

3. 中毒性心肌炎 发生率为3%～5%,常见于病程的第2～3周。患者有严重的毒血症状,临床特征为心率加快,第一心音低钝,心律失常,心电图显示PR间期延长、T波改变、ST段偏移及心肌酶学改变等。

4. 中毒性肝炎 发生率为10%～50%,常见于病程的第1～3周。主要表现为肝大,伴有压痛,少数可出现轻度黄疸,转氨酶轻到中度升高,发生肝功能衰竭者少见。

5. 支气管炎和肺炎 支气管炎常见于初期,肺炎多发生于极期。多数患者为继发细菌感染所致,少数为伤寒沙门菌引起。

6. 溶血性尿毒综合征 发生率有增加趋势,可达12%～13%,一般见于病程的第1～3周。与伤寒沙门菌的内毒素诱发肾小球微血管内凝血、红细胞破裂、肾血流受阻有关。主要表现为溶血性贫血、黄疸和少尿、无尿,严重的可发展为急性肾功能衰竭。

除上述并发症外,还可有急性胆囊炎、骨髓炎、肾盂肾炎、脑膜炎和血栓性静脉炎等。

三、鉴别诊断

伤寒在第 1 周的临床表现缺乏特征性，应与病毒感染、疟疾、钩端螺旋体病、急性病毒性肝炎等鉴别。伤寒在第 2 周以后多数病例无典型伤寒表现，须与败血症、粟粒性肺结核、结核性脑膜炎、恶性组织细胞病等鉴别。

1. 病毒感染　病毒感染常有发热、白细胞减少或有腹痛、腹泻，如见于上呼吸道感染、肠病毒感染，这些病例一般肝脾不大，无玫瑰疹，也无伤寒的中毒症状，病程不超过 1～2 周。抗病毒治疗有效。

2. 病毒性肝炎　重型病毒性肝炎时常有白细胞减少、消化道症状、转氨酶增高等，与伤寒易于混淆，但病毒性肝炎时除转氨酶增高外尚有其他肝功能损害，常伴有黄疸、出血倾向，一般脾不大，肝大有叩击痛。病程较长，恢复较慢，可并发肝性脑病。病毒性肝炎血清标记阳性。

3. 钩端螺旋体病　有疫水接触史。起病急骤，发热伴有寒战、腓肠肌痛与压痛、眼结合膜充血，部分病例有尿少、尿蛋白及管型、白细胞数增高，并有核左移。血、尿接种豚鼠可分离出病原体。

4. 斑疹伤寒　本病多发生于冬、春季节，有被虱叮咬史。起病急、高热伴寒战、脉搏较快、皮疹出现较早，第 5～6 天出现，至第 8 天达高峰，且广泛而密集，多为出血性，压之不退色。白细胞正常或稍高。外斐反应（变形杆菌 OX_{19} 凝聚反应）阳性，病程约 2 周，发热多急退。

5. 肺结核　有结核病史或与结核病患者密切接触史。发热较不规则，以下午为著，盗汗或有结核中毒症状。常有呼吸系统症状，血沉加快，白细胞正常，淋巴细胞常增高。胸部 X 线片示肺部可见结核灶。

6. 败血症　起病急，有寒战及不规则高热或稽留热，常有皮下出血，白细胞总数及中性粒细胞多增高。可有皮肤感染外伤史，或拔牙、手术史，或有胆道、呼吸道、肺病等原发病灶，血培养可发现致病菌而得到确诊。

7. 传染性单核细胞增多症　有不规则发热，颈部及他处表浅淋巴结肿大，活动而有轻压痛，肝大或伴肝功能异常，淋巴细胞和单核细胞占 50%，异形淋巴在 10% 以上，嗜异性凝集试验阳性反应在 112 倍以上，也可出现皮疹，血沉加快。

8. 恶性网状细胞病　患者有不规则高热，进行性贫血，继之白细胞和血小板减少，脾肿大较明显，淋巴结肿大，病程通常为数月。骨髓检查可见异常网状细胞和 / 或多核巨型网状细胞，可与伤寒鉴别。

9. 疟疾　患者有发热、肝脾肿大、白细胞减少与伤寒相似，但有流行病学病史，寒战明显，退热时出汗较多，红细胞和血红蛋白降低，外周血或骨髓涂片可找到疟原虫。

四、治疗

（一）一般治疗与对症治疗

患者入院后按消化道传染病进行隔离，临床症状消失后每隔 5～7 天送检粪便培养，连续 2 次阴性可解除隔离。

发热期患者应卧床休息，退热后 2～3 天可在床上稍坐，退热后 1 周可由轻度活动逐渐过渡到正常活动量。应给予高热量、高营养、易消化的饮食，包括足量糖类、蛋白质及各种维生素，应减少豆奶、牛奶等容易产气的食物；发热期间宜用流质或无渣半流饮食，少量多餐。退热后可逐渐进食稀饭、软饭，忌吃坚硬多渣食物，以免诱发肠出血和肠穿孔，一般热退后 2 周才恢复正常饮食。

患者高热时可物理降温，使用冰袋冷敷和 / 或 25%～30% 的乙醇四肢擦浴，发汗退热药如阿司匹林等有时可引起低血压，应慎用，只用 1/2～1/3 的量。便秘时可用生理盐水 300～500ml 低压灌肠，无效则可改用 50% 甘油 60ml 或液状石蜡 100ml 灌肠，禁用高压灌肠和泻药。腹胀可采用松节油涂擦或肛管排气，禁用新斯的明等促进肠蠕动的药物。应选择低糖低脂肪的食物以减少腹泻，酌情给予小檗碱口服，一般不使用鸦片酊，以免引起肠蠕动减弱，产生鼓肠。

有严重毒血症状者可在足量有效抗菌药物治疗下使用糖皮质激素。常用氢化可的松 25～50mg 或地塞米松 1～2mg，1 次 /d，静脉缓慢滴注；或口服泼尼松 5mg，3～4 次 /d，疗程不超过 3 天。对兼有毒血症状和明显鼓肠、腹胀的患者，应慎重使用激素，以免肠出血和肠穿孔的发生。

（二）病原治疗

1. 喹诺酮类 第三代喹诺酮类药物具有口服吸收良好，在血液、胆汁、肠道和尿道的浓度高，能渗透进入细胞内作用于细菌 DNA 旋转酶影响 DNA 合成发挥杀菌的药效，与其他抗菌药物无交叉耐药性，对氯霉素敏感、耐药的伤寒沙门菌以及多重耐药的伤寒菌株均有良好的抗菌活性，是治疗伤寒的首选药物。但因其影响骨骼发育，孕妇、儿童和哺乳期妇女慎用。此外，近年来部分地区对喹诺酮类药物耐药率明显升高，应根据药敏结果来选择用药。近来国外研究也指出，现有的药敏试验对环丙沙星的可靠性不够，要求同时做萘啶酸药敏试验，如果对萘啶酸耐药的话，尽管菌株对部分喹诺酮类敏感，但疗效也有可能降低，此时环丙沙星、氧氟沙星不宜作为首选，可选用第三代头孢菌素、阿奇霉素等。

目前常用的有氧氟沙星 300mg、2 次 /d 口服，或 200mg、1/8～12 小时静脉滴注，疗程为 10～14 天。环丙沙星 500mg、2 次 /d 或 1/8 小时，口服或静脉滴注，疗程为 10～14 天。

2. 第三代头孢菌素 第三代头孢菌素在体外对伤寒沙门菌有强大抗菌活性，毒副反应低，尤其适用于孕妇、儿童、哺乳期妇女以及氯霉素耐药菌所致伤寒。可用头孢曲松，成人 1～2g，1 次 /12 小时，静脉滴注，儿童 100mg/（kg·d），疗程为 14 天；头孢噻肟，成人 1～2g，1 次 /8～12 小时，静脉滴注，儿童 100～150mg/（kg·d），疗程为 14 天。

3. 氯霉素 氯霉素治疗伤寒已有 50 余年的历史，曾被作为治疗伤寒的首选药物。但随着耐药菌株的出现，目前已呈现多重耐药性。伤寒沙门菌耐氯霉素的基因大部分位于质粒，少部分位于染色体，或二者兼有。多重耐药伤寒沙门菌株的形成机制还有待进一步研究。

氯霉素可用于氯霉素敏感株。剂量为 25mg/（kg·d），2～4 次 /d，口服或静脉滴注，体温正常后剂量减半，疗程为 2 周。新生儿、孕妇和肝功能明显损害者忌用，还应注意其不良反应，经常复查血常规，白细胞低于 2.5×10^9/L 时须停药。

4. 氨苄西林（或阿莫西林） 该药毒性反应小，在肝胆系统浓度高，孕妇、婴幼儿、白细胞低及肝肾功能损害者仍可选用。氨苄西林成人 2～6g/d，儿童 100～150mg/（kg·d），3～4 次 /d，口服或静脉滴注。阿莫西林成人 2～4g/d，3～4 次 /d，口服，14 天为一个疗程。本药效果不太理想，故疗程宜长，以减少复发及慢性排菌。此外，一旦出现药疹，应及时停药。

5. 复方磺胺甲噁唑 口服吸收完全，但与氯霉素相似，耐药现象比较严重，且胃肠道反应和皮肤过敏较为明显，影响其在伤寒治疗中的广泛应用。成人 2 片，2 次 /d。口服，儿童 SMZ 40～50mg/（kg·d），TMP 10mg/（kg·d），2 次 /d，口服，14 天为一个疗程。

综上所述，在没有伤寒药物敏感性试验结果之前，伤寒经验治疗的首选药物推荐使用第三代喹诺酮类药物，儿童和孕妇伤寒患者宜选用第三代头孢菌素。治疗开始以后，应密切观察疗效，尽快取得药物敏感性试验的结果，以便决定是否需要进行治疗方案的调整。

（三）带菌者的治疗

1. 氨苄西林（或阿莫西林） 成人氨苄西林 4～6g/d 或阿莫西林 4g/d，或加丙磺舒 2g/d，分 3～4 次 /d，口服，疗程为 6 周。

2. 氧氟沙星或环丙沙星 成人氧氟沙星 300mg，2 次 /d，环丙沙星 500～750mg，2 次 /d，口服，疗程为 6 周。

（四）并发症的治疗

1. 肠出血 绝对卧床休息，严密观察血压、脉搏、神志变化及便血情况；暂禁食或进少量流质；可静脉滴注葡萄糖生理盐水，注意电解质平衡，并加用维生素 K、卡巴克洛（安络血），抗血纤溶芳酸或止血粉等止血药；根据出血情况酌量输血；如患者烦躁不安，可注射镇静剂，如地西泮、苯巴比妥钠，禁用泻剂及灌肠；经积极治疗仍出血不止者，应考虑手术治疗。

2. 肠穿孔 除局限者外，肠穿孔伴发腹膜炎的患者应及早手术治疗，同时加用足量有效的抗生素。

3. 中毒性心肌炎 严格卧床休息，加用肾上腺皮质激素、维生素 B_1、ATP，静注高渗葡萄糖液。如出现心力衰竭应积极处理，可使用洋地黄和呋塞米（速尿）并维持至临床症状好转，但患者对洋地黄耐受性差，故用药时宜谨慎。

4. 中毒性肝炎　除护肝治疗外,可加用肾上腺皮质激素。肝损害一般在 2～3 周内恢复正常,无须特殊治疗,也可用些护肝药。

5. 胆囊炎　按一般内科治疗。

6. 溶血性尿毒综合征　控制伤寒沙门菌的原发感染可用氨苄西林或阿莫西林;还应输血、补液,使用糖皮质激素如地塞米松、泼尼松龙等,使用后可迅速缓解病情,尤其是儿童患者。抗凝疗法,可用小剂量肝素 50～100μg/(kg·d),静脉推注或滴注,必要时可行腹膜或血液透析以及时清除氮质血症,促进肾功能恢复。

7. DIC　给予抗凝治疗,酌情输血,并积极控制原发感染。

第2节　日本血吸虫病

一、概述

血吸虫病(schistosomiasis)是一种流行历史悠久,严重危害人类健康的全球性寄生虫病。现流行于非洲、亚洲、美洲及中东地区的 77 个国家。2009 年全球感染血吸虫人口数为 2.39 亿人,将近 8 亿人受其感染威胁。

中华人民共和国成立初期,日本血吸虫病在我国长江流域及其以南的 12 个省、市、自治区共 373 个县(市)流行。经半个多世纪的有效防治,我国血吸虫病流行状况发生了举世瞩目的变化。现主要分布在湖南、湖北、江西、安徽、江苏等 5 省湖区及四川、云南山区。根据地理环境、钉螺分布和流行病学特点,我国血吸虫病流行区分为湖沼型、山丘型和水网型。湖沼型流行最为严重,分布于长江中下游两岸及其邻近湖泊地区,钉螺呈大片状分布。居民常因防洪抢险、打湖草、捕鱼捉蟹、游泳等感染,易引起急性血吸虫病。山丘型钉螺沿山区水系自上而下呈线状分布。地广人稀,患者较少而分散。水网型主要分布于长江三角洲平原。钉螺沿河沟呈网状分布,居民大多因生产或生活接触疫水而感染。本病的传染源为患者和动物保虫宿主。粪便入水、钉螺的存在和接触疫水是本病传播的 3 个重要环节。人对血吸虫普遍易感,患者以农民、渔民为多。男多于女。感染多在夏、秋季,与经常接触疫水有关。通过采取以传染源控制为主的综合防治措施,包括加强农业机械化,实施以机代牛;有螺地带封洲禁牧,家畜圈养;改善家庭卫生条件;加强流动人群(如渔民等)的粪便管理,将有可能基本消除日本血吸虫对环境的污染,有效控制血吸虫病。

急性血吸虫病患者约半数以上病例出现腹痛。慢性血吸虫病结肠增殖型患者有经常性腹痛、腹泻、便秘或腹泻与便秘交替,大便变细或不成形。伴有不全性肠梗阻时有剧烈腹痛,或并发阑尾炎、结肠癌时也出现急腹痛。

二、诊断

(一)临床表现

根据病期、感染程度、虫卵沉积部位及人体免疫应答的不同,临床上可分为急性、慢性、晚期血吸虫病和异位损害。

1. 急性血吸虫病　多发生于夏、秋季,以 7～9 月为常见,男性青壮年与儿童居多。潜伏期为 2 周至 3 个月,平均 40 天。期间可出现疫水接触处皮肤瘙痒、红色小丘疹、咳嗽、胸痛等尾蚴性皮炎和童虫移行损伤。常因症状轻微而被忽视。起病多急,有发热等全身症状。

(1)发热:急性期患者都有发热。热度高低、热型、热程及全身反应视感染轻重而异。体温多数在 38～40℃,热型以间歇型为多见,其次为弛张型,午后升高,伴畏寒,午夜汗出退热。无明显毒血症症状。但重度感染者高热持续不退,可有精神萎靡、意识淡薄、重听、腹胀等,可有相对缓脉,易误诊为伤寒。发热期限短者 2 周,重症者可长达数月,伴贫血、消瘦,多数患者热程在 1 个月左右。

（2）过敏反应：以荨麻疹较多见，其他尚有血管神经性水肿、全身淋巴结肿大、出血性紫癜、支气管哮喘等。血中嗜酸性粒细胞常显著增多，对诊断具有重要参考价值。

（3）腹部症状：半数以上患者病程中有腹痛、腹泻，每日2～5次，粪便稀薄，可带血和黏液，部分患者可有便秘。重型患者由于虫卵在结肠浆膜层和肠系膜大量沉积，可引起腹胀、腹水、腹膜刺激征。

（4）肝脾肿大：90%以上患者有肝脾肿大，伴不同程度压痛，尤以左叶为著。黄疸少见。约半数患者有轻度脾肿大。

（5）肺部表现：半数以上患者有咳嗽、气喘、胸痛。大多轻微，仅有轻度咳嗽、痰少。体征不明显，可有少许干、湿啰音。危重患者咳嗽较重、咳血痰，并有胸闷、气促等。呼吸系统症状多在感染后2周内出现。胸部X线检查可见肺纹理增加，散在性点状、粟粒样浸润阴影、边缘模糊，以中下肺部为多。胸膜变化亦常见。一般于3～6个月内逐渐吸收消散，未见钙化现象。

（6）肾脏损害：少数患者有蛋白尿，管型和细胞则不多见。动物实验提示，血吸虫病性肾炎与免疫复合物有关。

急性血吸虫病病程一般不超过6个月，经杀虫治疗后，患者常迅速痊愈。如不治疗，则可发展为慢性甚或晚期血吸虫病。

2. 慢性血吸虫病　患者可无任何症状或体征，常于粪便普查或因其他疾病就医时发现。有症状者以腹痛、腹泻为多见，每日1～2次，便稀、偶带血，重者有脓血便，伴里急后重。常有肝脾肿大，早期以肝肿大为主，尤以左叶为主。随着病情进展，脾渐增大，一般在肋下2～3cm，无脾功能亢进和门静脉高压征象。但随病情进展，每有乏力、消瘦、劳动力减退，进而发展为肝纤维化。胃与十二指肠血吸虫病很少见，多在手术或胃镜检查活检发现虫卵而确诊。

3. 晚期血吸虫病　系患者长期反复感染未经有效病原治疗发展而致。临床表现主要与肝脏和肠壁纤维化有关。营养不良和其他夹杂症，如乙型肝炎等，使病情复杂化。根据其主要临床表现，晚期血吸虫病可分为巨脾型、腹水型、结肠增殖型和侏儒型血吸虫病。

（1）巨脾型：最常见。患者常主诉上腹逐渐增大的物块、伴重坠感，一般情况和食欲尚可，并尚保存部分劳动力。肝功能可处于代偿期。脾肿大甚者过脐平线，或其横径超过脐平线，质地坚硬、表面光滑，内缘常可扪及明显切迹。脾肿大程度与门静脉高压程度并不一致，胃底食管下端静脉曲张的发生率及严重程度和脾肿大程度亦不一定成正比关系。

（2）腹水型：是严重肝硬化的重要标志，约占25%。腹水由门静脉高压、肝功能失代偿和水钠代谢紊乱等诸多因素引起。腹水随病情发展逐渐形成，亦可因并发感染、严重腹泻、上消化道出血、劳累及手术等而诱发。腹水可长期停留在中等量以下，但大都呈进行性加剧，致腹部高度膨隆、下肢重度水肿、呼吸困难、难以进食、腹壁静脉怒张、脐疝和巨脾。因上消化道出血，促使肝衰竭、肝性脑病或感染败血症而死亡。

有证据表明，巨脾型和腹水型的患者合并感染乙型肝炎或丙型肝炎病毒会加重疾病的进展。

（3）结肠增殖型：除有慢性和晚期血吸虫病的其他表现外，肠道症状较为突出。大量虫卵沉积肠壁，因虫卵肉芽肿纤维化、腺体增生、息肉形成及反复溃疡、继发感染等，致肠壁有新生物样块形成、肠腔狭窄与梗阻。患者有经常性腹痛、腹泻、便秘或腹泻与便秘交替，大便变细或不成形。可有不全性肠梗阻。左下腹可扪及痞块或痉挛性条索状物。结肠镜检见黏膜增厚、粗糙、息肉形成或肠腔狭窄。本型有并发结肠癌的可能。

（4）侏儒型：儿童期反复感染血吸虫后，内分泌腺可出现不同程度萎缩和功能减退，以性腺和垂体功能不全最为明显。性腺功能减退主要继发于垂体前叶功能受抑制，故表现为垂体性侏儒。除有晚期血吸虫病的其他表现外，患者身材成比例性缩小，性器官不发育，第二性征缺如，但智力无减退；X线检查示骨骼生长成熟显著迟缓；女性骨盆呈漏斗状等。经有效病原治疗后，大部分垂体功能可恢复。此型现已很少见。上述各型可交互存在。

4. 异位损害

（1）肺型血吸虫病：多见于急性患者。在肺部虫卵沉积部位，有间质性病变、灶性血管炎和血管周围炎。呼吸道症状多轻微,常为全身症状所掩盖(详见急性血吸虫病中"肺部表现")。

(2)脑型血吸虫病:是流行区局限性癫痫的主要原因。病变多位于大脑顶叶与枕叶。临床上可分为急性与慢性两型。急性多见于急性血吸虫病,表现为脑膜脑炎,脑脊液检查正常或蛋白质与白细胞轻度增多。慢性型多见于慢性早期患者,主要症状为局限性癫痫发作,可伴头痛偏瘫等,无发热。颅脑 CT 或 MRI 显示单侧多发性高密度结节阴影或异常信号,数厘米大小,其周围有脑水肿。内脏病变一般不明显。粪检可找到虫卵。若能及时诊治,预后多良好,患者大多完全恢复,无需手术。

(二)并发症

1. 肝纤维化并发症 以上消化道出血为最常见。晚期患者并发食管下段或胃底静脉曲张者占 2/3 以上,曲张静脉破裂引起上消化道出血者占 16%～31%,可反复多次发生。临床上有大量呕血和黑粪,可引起出血性休克,极期病死率约 15%,出血后可出现腹水或诱发肝性脑病,但后者较门脉性肝硬化或坏死性肝硬化为少。此外,并发原发性腹膜炎和革兰氏阴性杆菌败血症者亦不少见。

2. 肠道并发症 血吸虫病并发阑尾炎者颇为多见。流行区后者切除的阑尾标本中找到虫卵者可达 30%。血吸虫病并发急性阑尾炎时易引起阑尾穿孔、局限性脓肿或腹膜炎。血吸虫病结肠肉芽肿可并发结肠癌,多为腺癌,恶性程度较低、转移较晚,早期手术预后较好。

3. 感染

(1)乙型肝炎:血吸虫病患者,尤其是晚期病例,合并病毒性肝炎者较为常见。国内报道晚期病例乙肝感染率可达 31%～60%,明显高于慢性血吸虫病患者和自然人群。此类患者肝功能损害较为严重,临床症状改善较慢,肝功能可长期不正常,病理变化常呈混合性肝硬化。

(2)伤寒、副伤寒:伤寒合并血吸虫病时,临床表现特殊,患者长期发热,中毒症状一般不显著,血嗜酸性粒细胞一般不低,单用抗生素治疗效果不显著,需同时治疗血吸虫病才能控制病情。

(三)实验室检查和辅助检查诊断

1. 血常规 急性期患者白细胞总数为(10～30)×10^9/L,嗜酸性粒细胞一般占 20%～40%,高者可达 90%,但重症者反可减少,甚至消失,而中性粒细胞增多,为病情凶险之兆;慢性患者嗜酸性粒细胞常在 20% 之内;晚期患者因有脾功能亢进,白细胞及血小板减少,并有不同程度的贫血,嗜酸性粒细胞增多不明显。

2. 肝功能试验 急性患者血清 ALT 可轻度升高,γ 球蛋白可轻度增高;慢性患者肝功能大多正常;晚期患者血清白蛋白降低,并常有白/球蛋白比例倒置现象。近年来开展血、尿羟脯氨酸,脯氨酸,透明质酸,胶原(Ⅰ、Ⅲ、Ⅳ、7S、Ⅵ型等)的测定,有利于了解肝纤维化的动态变化。

3. 肝脏影像学检查

(1)超声显像检查:可判断肝纤维化程度。应用超声扫描仪确定肝脾和腹部血管的病变。观察肝实质病理分级,Ⅰ级指灶性致密回波区散在分布、无明确界限;Ⅱ级指较强的光带形成鱼鳞状,致密回波区直径>20mm;Ⅲ级指致密回波带形成相连的网络。

(2)CT 扫描:晚期患者可显示肝包膜增厚、钙化,与肝内钙化中隔相垂直。重度肝纤维化可显示龟背样图像。

4. 血清免疫学检查 血清学诊断建立在抗原 - 抗体反应的基础上。

(1)抗体检测:

1)环卵沉淀试验(COPT):此法敏感性可达 85%～97%,假阳性反应一般在 0.5%～8.3%。仍为疫区广泛应用的血清学方法。

2)间接血凝试验(IHA):本法灵敏度可达 90% 以上,但与肺吸虫交叉反应率较高为其缺点。

3)酶联免疫吸附试验(ELISA):本试验的灵敏度在 90%～100%。假阳性反应在 0～2.3%。近年来建立了适用于现场的简便、快速的 ELISA 方法。其主要特点包括用聚氯乙烯(PVC)凹孔薄膜代替 PS 板作载体;抗原预固相与载体上;增大反应系统浓度,缩短孵育时间;以抗人 IgG 单抗代替羊抗人 IgG 制备酶结合物;用无毒底物 TMB 替代 OPD,该法只需 20 分钟左右即可完成全过程。与经典 ELISA 相比无显著差异,且稳定性和重现性较好。

4）其他：还有尾蚴膜试验、间接荧光抗体试验、免疫酶染色试验（IEST）、酶联免疫印渍试验（ELIB）、胶乳凝集试验（LA）、放射免疫测定（RIA）等。尽管近年来血清免疫学诊断方法的研究进展显著，但由于患者血清中抗体在治愈后持续时间长，不能区别既往感染与现症患者，对药物治疗考核价值不大。

（2）抗原检测：检测抗原的明显优点为循环抗原（CAg）的存在表明活动性感染。血清和／或尿中CAg水平一般与粪虫卵计数有较好相关性。治疗后CAg较快消失，故有可能用于考核药物疗效。近年来开展单克隆抗体（单抗）技术，使检测CAg的灵敏度提高了10倍。检测抗原的种类有来源于成虫的肠相关抗原和表膜抗原，以及来源于虫卵的热休克抗原等。检测方法以反向间接血凝和ELISA为主。用单抗斑点酶联法（Dot ELISA）检测急、慢性血吸虫病患者血清循环抗原，敏感性分别约为90%和85%，特异性为98%，正常人均为阴性。单克隆抗体技术的应用已为血吸虫循环抗体的检验提供了特异性很强的探针工具。然而，免疫复合物的形成、血吸虫循环抗原表位血清学的复杂性和宿主体内自动抗独特型抗体的存在等因素，必须在发展实用循环抗原检测技术和解释检测结果时予以考虑。

5. 粪便检查　常用粪检方法为尼龙绢集卵孵化法。集卵后取沉渣孵化可节省人力、时间、器材和用水量，并提高检出阳性率。同时可取沉渣3～4滴置载玻片上，抹成涂片置低倍镜下检查虫卵。虫卵计数可采用加藤（kato-katz）集卵透明法。以每克粪便虫卵数（EPG）<100为轻度感染，100～400为中度，>400为重度感染。实验表明，EPG>4时，阳性检出率为96%～100%。在流行病学调查时，本法可测知人群感染率、感染度，又可考核防治效果。

6. 直肠黏膜活体组织检查　一般于粪检多次阴性，而临床上仍高度怀疑血吸虫病时进行。以距肛门8～10cm背侧黏膜处取材阳性率最高。通过直肠或乙状结肠镜，自病变处或可疑病变处取米粒大小黏膜，置于两块玻片之间，光镜下检查，发现虫卵的概率很高，但所见虫卵大多为远期变性的黑色死卵和龟裂虫卵，或空壳卵，含成熟毛蚴者极少。近期与远期变性卵不易区别，故不能作为考核疗效或再次治疗的依据。有出血倾向或痔疮、肛裂以及极度衰弱者，均不宜作本检查。

三、鉴别诊断

1. 急性血吸虫病　有时可与伤寒、副伤寒、阿米巴肝脓肿、粟粒性结核、结核性腹膜炎、败血症等混淆，需认真加以鉴别。

2. 慢性与晚期血吸虫病　肝脾肿大型应与慢性病毒肝炎相鉴别，有时两者可同时存在。以腹泻、便血为主要表现者易与慢性痢疾、阿米巴痢疾、结肠癌等混淆，直肠镜检时对后者有重要意义。流行区的癫痫患者，应考虑脑型血吸虫病的可能。晚期患者应与其他原因引起的肝硬化鉴别。在流行区的癫痫患者应与脑血吸虫病鉴别。

四、治疗

（一）病原治疗

多种抗血吸虫药物，如酒石酸锑钾、没食子酸锑钠等锑剂，六氯对二甲苯（血防846）、呋喃丙胺（F-30066）与敌百虫、硝硫氰胺等曾先后应用于血吸虫病的治疗，在我国血吸虫病防治中起过一定作用，但均有较严重不良反应。自1977年国内引进吡喹酮后，上述药物均已被替代。

吡喹酮（praziquantel，pyquiton）为异喹啉吡嗪化合物，为无色无臭结晶粉末，性质稳定，易溶于氯仿和二甲亚砜，微溶于乙醇，不溶于水。吡喹酮口服后，80%从肠道吸收，血药浓度于2小时左右达峰值，血中生物半衰期为1～1.5小时。主要在肝内代谢转化，其代谢产物无杀虫作用，大多在24小时内从肾脏排出，在体内无蓄积作用。肝脏对吡喹酮有很强的首次通过效应，在门脉血中药物浓度较外周血中高10倍以上。吡喹酮为一种广谱抗蠕虫药，对各种血吸虫均有良好杀虫作用，对日本血吸虫的作用尤强。血吸虫与药物接触后，立即发生痉挛性麻痹而迅速肝转移，部分虫体在门脉血中即死亡。应用扫描电镜观察发现吡喹酮对虫体皮层产生明显损伤，皮层褶嵴肿胀，继而出现许多泡状或球状物，溃破、糜烂、剥落，雌虫体壁损伤尤著。虫体抗原暴露后，易遭宿主的免疫攻击，白细胞吸附其上，并侵入虫体，引起死亡。此外，吡喹酮亦使虫体糖原、碱性磷酸酶及RNA显著减少，导致能源耗竭而使虫体死亡。吡喹酮对移行期童虫无杀灭作用，但对成熟的虫卵有毒性作用，未成熟的虫卵则不受影响。近来研究表明，吡喹酮可使血吸虫感染宿主肝组织内可溶性虫卵抗原（SEA）水平下降，从而抑制虫卵肉芽肿病变。吡喹酮为一种外消旋化合物，由左旋和右旋光学异构体各半组成，右旋吡喹酮的毒性显著高于左旋吡喹酮。左旋吡喹酮的疗效明显优于消旋吡喹酮，而右旋吡喹酮几乎无作用。以左旋吡喹酮替代消旋吡喹酮似较为合理。动物实验表明，维持一定时间的血药浓度可提高疗效。临床应用吡喹酮缓释片，顿服 40mg/kg，治疗血吸虫病患者，与普通同剂量顿服双盲对照观察，疗效无显著差异，而缓释片的不良反应则显著低于普通片，是值得注意的进展。

吡喹酮治疗各型血吸虫病的剂量与疗程：

1. 急性血吸虫病　成人总剂量为 120mg/kg（儿童为 140mg/kg），4～6 天疗法，每日剂量分 2～3 次服，一般病例可给 10mg/kg，3 次 /d，连服 4 天。

2. 慢性血吸虫病　住院患者总剂量为 60mg/kg，体重以 60kg 为限，4～6 次 /d，餐间服。连用 2 天为一个疗程。儿童体重 <30kg 者，总剂量为 70mg/kg。现场大规模治疗，轻、中流行区用总剂量为 40mg/kg，一剂疗法；重流行区可用 50mg/kg，一天等分 2 次，口服。

3. 晚期血吸虫病　晚期病例多数伴有各种夹杂症。药代动力学研究表明，慢性与晚期患者口服吡喹酮后，药物吸收慢、在肝脏首次通过效应差、排泄慢、生物半衰期延长，且药物可由门静脉经侧支循环直接进入体循环，故血药浓度明显增高。因而药物剂量宜适当减少。一般可按总剂量 40mg/kg，1 次或分 2 次服，1 天服完。吡喹酮治疗血吸虫病有良好疗效。急性患者按上述剂量治疗，粪便孵化于第 18～20 天转阴，6～12 个月时为 90%；但在重流行区可能由于重复感染，远期疗效为 68%～85%。药物不良反应一般轻微且短暂，无需特殊处理，多可自行消退。以神经肌肉和消化系统反应为多见，如头痛、肌肉酸痛、乏力、眩晕、步态不稳；恶心、腹胀、腹泻，偶有食欲减退、呕吐、肝痛等，少数发生便血（多见于接受 1 次顿服疗法者）。个别患者出现黄疸、弛缓性瘫痪（补充钾盐后迅速恢复）、共济失调等。少数患者有心悸、胸闷、期前收缩，心电图示 T 波改变、ST 段压低、QT 延长，偶见房颤、结性逸搏、室上性心动过速、各种传导阻滞等。此外，有个别患者发生惊厥、精神失常、精神病复发、癔症或癫痫发作等。大多为时短暂。极少数（1.1‰）有延迟反应，表现为乏力、头晕、头痛、四肢酸软、失眠、心悸、食欲缺乏等，大多为可逆性。对伴有严重心律失常或心力衰竭未获控制、晚期血吸虫病腹水、肝功能失代偿或肾功能严重障碍者，一般暂缓治疗；对精神病及癫痫患者，用吡喹酮治疗亦应极其慎重，并做好相应措施。总之，吡喹酮具有疗效高、毒性低、不良反应轻微、口服方便、疗程短、适应证广泛等优点，是迄今治疗血吸虫病较理想的药物。

（二）对症治疗

1. 巨脾症　巨脾型超过脐线，有明显脾功能亢进，胃底 - 食管静脉曲张及上消化道出现史者，应积极改善全身情况，为外科治疗创造条件。为降低门静脉高压、消除脾亢，巨脾型可做脾切除加大网膜腹膜后固定术或静脉断流术，脾 - 肾静脉分流术也可选择性采用。脾切除能降低人的抗感染免疫力，故对仅有脾肿大者一般不主张即行脾切除术。

2. 上消化道出血　应予补充血容量，纠正循环衰竭，输血或冷冻血浆，气囊压迫止血。以 6～8℃ 盐水洗胃降低胃壁温度，减少胃壁血流量，灌洗后随即吸出；也可在 100ml 盐水中加去甲肾上腺素 8mg，在洗胃后灌注。垂体后叶素可降低门静脉压力，以 20U 稀释于 100ml 5% 葡萄糖液中静脉滴注，于 10～20 分钟内滴完，止血后以 0.1～0.2U/min，持续滴注维持 1 天，有高血压、冠心病和肝功能衰竭者慎用。奥曲肽（octreotide，善得定）0.2mg 加入 5% 葡萄糖液 500ml，以 25μg/h 的速度静脉滴注能选择性地降低门静脉血流与压力，可取代垂体后叶素。三腔管双气囊压迫止血或近期内曲张静脉出血复发者可通过纤维胃镜作硬化剂注射疗法，或作静脉断流术。

3. 腹水　控制钠盐和水分摄入。轻型患者对钠、水均能耐受，限制日钠盐摄入量低于 2g，一般无需限制水分摄入。中度腹水患者尿钠排泄明显降低，多数仍保持正常排水能力，限制日钠盐摄入量于 1～2g，入水量控制在 1 000ml 左右，并结合使用利尿剂，维持钠负平衡。重度腹水患者，对水、钠均不能耐受，如钠摄入量 >0.75g（相当于 NaCl 2g）即可能引起水潴留，此类患者钠摄入量不宜超过 0.5g，并适当限制入水量。利尿剂以间歇使用为宜，常用为螺内酯（安体舒通），可酌量加用呋塞米（速尿）或氢氯噻嗪（双氢克尿噻）。对顽固性腹水病例，可行浓缩回输治疗或放腹水治疗。此外，积极防治感染与全身支持疗法亦很重要。

4. 腹痛 对腹痛本身无需特殊处理，主要针对导致腹痛的病因进行治疗。

第 3 节 阿米巴痢疾

一、概述

肠阿米巴病（intestinal amebiasis）又称阿米巴痢疾（amebic dysentery），是由致病性溶组织内阿米巴（*Entamoeba histolytica*，*E. histolytica*）侵入结肠壁后所致的、以痢疾症状为主的消化道传染病。肠阿米巴病为世界范围内流行的疾病，平均感染率为 10%。我国近年来已少见，但个别地区仍有散发病例。肠阿米巴病若及时治疗，预后良好。

二、诊断

1. 流行病学资料 与阿米巴肠炎患者有密切接触史或去过阿米巴病暴发性流行区。

2. 临床特征 多起病缓慢，全身中毒症状轻，常无发热，腹痛轻微，腹泻，每日便次多在 10 次左右，量中等，带血和黏液，血与坏死组织混合均匀呈果酱样，具有腥臭味。多无里急后重感。腹部压痛以右侧为主。暴发型者起病急骤，有明显中毒症状，恶寒、高热、谵妄、中毒性肠麻痹等。常因脱水致外周循环障碍或伴意识障碍，甚至出现肠出血、肠穿孔、腹膜炎等并发症，出现剧烈腹痛，而慢性型者则为下腹部胀痛，乏力、贫血及营养不良。右下腹可触及增厚结肠，轻度压痛；肝脏可肿大伴有压痛等。粪便内可混有脓血、滋养体，有时有包囊。

3. 粪便常规检查 典型大便多呈暗红色或紫红色糊状，带血和黏液，具有腥臭味，镜检可见黏液中含较多黏集成团的红细胞和较少的白细胞，有时可见夏科 - 莱登晶体（Charcot-Leyden crystals，为无色透明两端尖的八面形晶体，来自嗜酸细胞）为其特征之一。这些特点可与细菌性痢疾的粪便相区别。

4. 病原学检查 通常以查到大滋养体者作为现症患者，而查到小滋养体或包囊者只作为感染者。

5. 乙状结肠镜检查 可见大小不等的散在潜行溃疡、边缘略隆起、红晕、溃疡间黏膜大多正常。自溃疡面刮取标本镜检，查到滋养体可确诊。

6. X 线钡剂灌肠检查 慢性病例有肠道狭窄、阿米巴瘤时有一定诊断价值。

7. 血清学检查

（1）抗原的检测：应用单克隆抗体已经证明 Gal/GalNAc（半乳糖 /N- 乙酰氨基半乳糖）凝集素抗原的存在与 *E. histolytica* 感染高度相关。用 ELISA 法检测血清及唾液中 Gal/GalNAc 凝集素抗原是侵袭性阿米巴病的重要标志。

（2）抗体检测：*E. histolytica* 感染人后，无论是否出现临床症状都会诱发明显的体液免疫应答，其中94%～100% 的人血清抗体为强阳性，高滴度的特异性抗体是 *E. histolytica* 感染的重要指标。特异性抗体主要是 IgM、IgA 和 IgG。血清 IgM 出现最早，具有早期诊断价值。

三、鉴别诊断

1. 细菌性痢疾 起病急，全身中毒症状严重，抗生素治疗有效，粪便镜检和细菌培养有助于诊断。

2. 血吸虫病 起病较缓，病程长，有疫水接触史，肝脾肿大，血中嗜酸粒细胞增多，粪便中可发现血吸虫卵或孵化出毛蚴，肠黏膜活组织中可查到虫卵。

3. 肠结核 大多有原发结核病灶存在，患者有消耗性热、盗汗、营养障碍等；粪便多呈黄色稀粥状，带黏液而少脓血，腹泻与便秘交替出现。胃肠道 X 线检查有助于诊断。

4. 结肠癌 患者年龄较大，多有排便习惯的改变，大便变细，有进行性贫血，消瘦。晚期大多可扪及腹部肿块，X 线钡剂灌肠检查和纤维结肠镜检查有助于诊断。

5. 慢性非特异性溃疡性结肠炎 临床症状与慢性阿米巴病不易区别，但大便检查不能发现阿米巴，且经抗阿米巴治疗仍不见效时可考虑本病。

四、治疗

（一）一般治疗

急性期必须卧床休息，必要时给予输液。根据病情给予流质或半流质饮食。慢性患者应加强营养，以增强体质。肠道隔离至症状消失、大便连续 3 次查不到滋养体和包囊。

（二）病原治疗

1. 硝基咪唑类药物 甲硝唑（metronidazole，又称灭滴灵）对阿米巴滋养体有较强的杀灭作用且较安全，适用于肠内肠外各型的阿米巴病，为目前抗阿米巴病的首选药物。剂量为每次 400～800mg，口服，3 次/d，连服 10 天；儿童为 50mg/（kg·d），分 3 次服，连续 10 天。静脉用药以 15mg/kg，继之以 7.5mg/kg，每隔 8～12 小时重复给药。疗效达 100%。服药期间偶有恶心、食欲减退、腹痛、头晕、心慌、口中金属味、排尿困难等。不需特殊处理。有器质性中枢神经系统疾病、血液病患者、妊娠 3 个月以内及哺乳妇忌用。对一般硝基咪唑类药物过敏者禁用。

替硝唑（tinidazole，又名甲硝磺酰咪唑）是硝基咪唑类化合物的衍生物。剂量为 2g/d；儿童为 50mg/（kg·d），清晨 1 次服，连服 5 天。偶有食欲减退、腹部不适、便秘、腹泻、恶心、瘙痒等。疗效与甲硝唑相似或更佳。注意事项同甲硝唑。

2. 盐酸依米丁（吐根碱） 对组织内滋养体有高效的杀灭作用，但对肠腔内阿米巴无效。本药控制急性症状极有效，但根治率低，需要与卤化喹啉类药物等合用。剂量按 1mg/（kg·d）计，成人不超过 60mg/d，一般每次 30mg，2 次/d，深部肌内注射，连用 6 天。但本药毒性较大，治疗过程中应卧床休息，每次注射前应测血压及脉搏，注意心律及血压下降。毒性反应有呕吐、腹泻、腹绞痛、无力、肌痛、心动过速、低血压、心前压痛、心电图异常，偶有心律失常。幼儿、孕妇、有心血管及肾脏病者禁用。如需重复治疗，至少隔 6 周。

3. 卤化喹啉类 主要作用于肠腔内而不是组织内阿米巴滋养体。对慢性、排包囊者有效，对重型常与依米丁或甲硝唑联合应用。

（1）碘仿（chiniofon）：成人每次 0.5g～1.0g，3 次/d，口服，连服 10 天；亦可加用 1% 碘仿溶液 100～150ml 作保留灌肠。

（2）双碘喹啉（diiodohydroxyquinoline）：成人每次 0.6g，3 次/d，10～15 天为一个疗程。主要不良反应为腹泻，偶有恶心、呕吐和腹部不适。对碘过敏和有甲状腺病、严重肝病及视神经病变者、孕妇等均禁忌使用。

（3）二氯尼特（diloxanide）：通常用其糠酸酯（diloxanide furoate），又称二氯尼特（安特酰胺），是目前最有效的杀包囊药。口服后主要靠其未吸收部分杀灭阿米巴原虫的包囊前期，对于无症状或仅有轻微症状的排包囊者有良好疗效。对于急性阿米巴痢疾，在用甲硝唑控制症状后再用二氯尼特肃清肠腔内的小滋养体，可有效地预防复发。成人每次 0.5g，3 次/d，10 天为一个疗程。不良反应轻微，偶有呕吐和皮疹等。很大剂量时可致流产，但无致畸作用。

4. 其他 巴龙霉素，又称巴母霉素，主要通过抑制肠道共生细菌而影响阿米巴的生长繁殖，尤其对肠阿米巴病伴发细菌感染时效果尤佳。剂量为成人 1.5～2.5g/d，儿童 15～20mg/（kg·d），分 4 次口服，5～10 天为一个疗程。本药口服后几乎不吸收，所以不良反应少，仅见食欲减退、恶心、呕吐、腹部不适及轻度腹泻和头晕。治疗后第 2～3 天，大便次数可增加，一般不影响治疗，停药后即可恢复正常，偶可引起吸收不良综合征。长期口服后，也有可能引起肾脏损伤及听力损害，故肾功能不良者禁用。

泛喹酮（安痢平）对肠内阿米巴滋养体及包囊均有效，成人口服，每次 0.1g，3 次/d，连服 10 天。本药毒性轻，偶有胃肠道不适，如恶心、呕吐及腹泻等症状。

5. 中草药 鸦胆子，取仁 15～20 粒，装胶囊内口服，3 次 /d，连续 7 天；大蒜，6g/d，分次生吃，连续 10 天；白头翁，15～20g 制成煎剂，分 3 次服，连续 10 天。

急性肠阿米巴病治疗原则应采用组织内杀阿米巴药，同时加用肠腔内抗阿米巴药。疗程结束后定期追踪粪便检查，连续 3 个月，达到彻底清除的目的。首选甲硝唑或替硝唑，在甲硝唑无效或禁忌时偶可使用而依米丁。对于暴发型，可静脉给予甲硝唑，同时与抗生素（如四环素等）联合，并对症治疗。对于慢性型，根据病情轻重，适当选用二氯尼特、甲硝唑或双碘喹啉治疗。对于无症状型和轻型（排包囊或肠腔内有小滋养体），予二氯尼特、双碘喹啉（或喹碘方）或甲硝唑治疗。

（三）并发症的治疗

在积极有效的甲硝唑、依米丁治疗下，一切肠道并发症可得到缓解。暴发型患者有细菌混合感染，应加用抗生素。大量肠出血者，可输血。肠穿孔、腹膜炎等必须手术治疗者，应在甲硝唑和抗生素治疗下进行。

第 4 节 弯曲菌肠炎

一、概述

弯曲菌肠炎（*Campylobacter jejuni* enteritis）是由弯曲菌属引起的急性肠道传染病。临床以发热、腹痛、血性便、粪便中有较多中性白细胞和红细胞为特征。弯曲菌属共分 6 个种及若干亚种。弯曲菌属（*Campylobacter genus*，*C. genus*）包括胎儿弯曲菌（*C. fetus*）、空肠弯曲菌（*C. jejuni*）、结肠弯曲菌（*C. colic*）、幽门弯曲菌（*C. pybridis*）、唾液弯曲菌（*C. sputorum*）及海欧弯曲菌（*C. laridis*）。

对人类致病的绝大多数是空肠弯曲菌及胎儿弯曲菌胎儿亚种，其次是结肠弯曲菌，为革兰氏阴性微需氧杆菌。

弯曲菌经口感染后，在小肠上部的胆汁和微氧环境中增生，发病机制迄今尚未完全明了，目前较为明确的是，可溶性蛋白 PEB1 和趋化蛋白（chemotactic protein）在该菌的黏附和定植中发挥作用，认为是该菌致肠道病变的主要因素；此外，有些菌株还能产生肠毒素，类似霍乱肠毒素，能引起患者稀水样腹泻。细菌破裂后释放大量内毒素，可引起发热等全身症状。

二、诊断

（一）临床表现

潜伏期为 1～10 天，平均 5 天。食物中毒型潜伏期可仅 20 小时。初期有头痛、发热、肌肉酸痛等前驱症状，随后出现腹泻、恶心、呕吐。骤起者开始发热、腹痛、腹泻。发热占 56.3%～60%，一般为低到中度发热，体温 38℃左右。个别可高热达 40℃，伴有全身不适。儿童高热可伴有惊厥。腹痛、腹泻为最常见症状。表现为整个腹部或右下腹疼挛性绞痛，剧者似急腹症，但罕见反跳痛。腹泻占 91.9%，一般初为水样稀便，继而呈黏液或脓血黏液便，有的为明显血便。腹泻次数，多为 4～5 次，频者可达 20 余次。病变累及直肠、乙状结肠者，可有里急后重。轻症患者可呈间歇性腹泻，每日 3～4 次，间有血性便。重者可持续高热伴严重血便，或呈中毒性巨结肠炎或为伪膜性结肠炎及下消化道大出血的表现。纤维结肠镜检和钡灌肠检查提示全结肠炎。部分较重者常有恶心、呕吐、嗳气，食欲减退。多数 1 周内自愈。轻者 24 小时即愈，不易和病毒性胃肠炎区别；20% 的患者病情迁延，间歇腹泻持续 2～3 周或愈后复发或呈重型。

婴儿弯曲菌肠炎多不典型，表现为：①全身症状轻微，精神和外表似无病；②多数无发热和腹痛；③仅有间断性轻度腹泻，间有血便，持续较久；④少数因腹泻而发育停滞。

肠道外感染弯曲菌也可引起肠道外感染，故有弯曲菌病之称。肠道外感染多见于 35～70 岁的患者或免疫功能低下者。常见症状是发热、咽痛、干咳、荨麻疹、颈淋巴结肿大或肝脾肿大，黄疸及神经症状。部分经血行感染，发生败血症、血栓性静脉炎、心内膜炎、心包炎、肺炎、脓胸、肺脓肿、腹膜炎、肝脓肿、胆囊炎、关节炎及泌尿系感染。少数还可发生脑血管意外，蛛网膜下腔出血、脑膜脑炎、脑脓肿、脑脊液呈化脓性改变。

孕妇感染者常见上呼吸道症状、肺炎及菌血症。可引起早产、死胎或新生儿败血症及新生儿及新生儿脑膜炎。病死率不高，老年人偶可发生。

（二）实验室诊断

1. 大便常规　外观为黏液便或稀水便。镜检有较多白细胞，或有较多红细胞和脓细胞。

2. 病原学检查

（1）直接涂片检查病菌：方法是在一张玻片上涂一薄层粪便，并慢慢地加热固定。然后把涂片浸于 1% 碱性品红液中 10～20 分钟，继之用水彻底漂洗。镜检涂片上显示细小、单个或成串，海鸥翼形、S 形、C 形或螺旋形两端尖的杆菌为阳性。阳性率为 70%。

（2）可取患者大便，肠拭子或发热患者的血液、穿刺液等为检材，用选择培养基，在厌氧环境下培养，分离病菌。若具有典型的菌落形态及特殊的生化特性即可确诊。

（3）血清学检查：取早期及恢复期双份血清做间接凝血试验，抗体效价呈 4 倍或以上增长，即可确诊。

三、鉴别诊断

1. 细菌性痢疾　发病季节及年龄与弯曲菌肠炎相似，多有发热、腹痛、腹泻、大便有脓血，里急后重，在临床上不易鉴别。典型菌痢有高热、腹痛、腹泻、脓血便。腹痛在下腹或左下腹，左下腹明显压痛，且有肠索，伴明显里急后重。粪检有较多脓细胞、吞噬细胞。重者常脱水。这都有利于和弯曲菌肠炎区别。粪便培养出痢疾杆菌可进行鉴别。

2. 大肠埃希菌肠炎　有发热及黏液便，也可表现为稀水样大便。主要功能鉴别需依靠大便培养分离并鉴定致病菌型。

3. 细菌性食物中毒　集体发病，起病较急，发热轻，里急后重少见，常有阵发性腹痛。大便常为黄色水样便或脓血便，早期常有发热及其他中毒症状。可有进食被污染的海产品史。确诊亦需病原体分离。

4. 病毒性肠炎　患者常伴有上呼吸道感染及低热，流行时同一地区有较多较轻病例出现，腹泻次数多，多无呕吐，大便为黄水或稀便。

5. 急性出血性坏死性肠炎　多见于青少年。有发热、腹痛、腹泻及血便。脓毒症严重，可于在短期内发生休克。大便镜检以红细胞为主，常有全腹压痛及严重腹胀，大便培养无致病菌生长。

四、治疗

（一）一般治疗

消化道隔离，对患者的大便应彻底消毒，隔离期从发病到大便培养转阴。发热、腹痛、腹泻重者给予对症治疗，并卧床休息。饮食给易消化的半流食，必要时适当补液。

（二）病原治疗

该菌对庆大霉素、红霉素、氯霉素、链霉素、卡那霉素、新霉素、四环素族、林可霉素均敏感。对青霉素和头孢菌素有耐药。临床可据病情选用。肠炎可选红霉素，成人 0.8～1.2g/d，儿童 40～50mg/（kg·d），口服，疗程 2～3 天。喹诺酮类抗菌药，如诺氟沙星疗效也佳，但对幼儿可影响骨骼发育。细菌性心内膜炎首选庆大霉素。脑膜炎首选氯霉素。重症感染疗程应延至 3～4 周，以免复发。

第 5 节　致病性大肠埃希菌感染

一、概述

致病性大肠埃希菌感染（pathogenic *Escherichia coli* infection）是由致病性大肠埃希菌感染人体后引

起的以腹泻为主的一组急性肠道传染病。大肠埃希菌一般多不致病，为人和动物肠道中的常居菌，在一定条件下可引起肠道外感染和肠道内感染。

致病性大肠埃希菌感染主要引起腹泻，由于肠道急性炎症，故腹痛也与腹泻同时发生。能引起人发生腹泻的致病性大肠埃希菌中，按其致病机制可分为 5 类：①产肠毒素大肠埃希阿勒泰菌（enterotoxigenic *E. coli*，ETEC）；②肠致病性大肠埃希菌（enteropathogenic *E. coli*，EPEC）；③肠侵袭性大肠埃希菌（enteroinvasive *E. coli*）；④肠出血性大肠埃希菌（enterohemorrhagic *E. coli*，EHEC），其中包括 O_{157}：H_7；⑤肠聚集性黏附大肠埃希菌（enteroaggregative *E. coli*，AggEC）。世界各地广泛存在致病性大肠埃希菌感染。在婴儿腹泻中检出率可高达 70%，在成人中亦可呈散发或暴发流行，表现为旅游者腹泻或食物中毒。

二、诊断

（一）临床表现

产肠毒素性大肠埃希菌所致腹泻为婴儿腹泻的重要病因，也是儿童、成人以及旅游者腹泻的病因之一。产肠毒素性大肠埃希菌所致疾病的特点是水样泻。腹泻可以很轻，也可呈霍乱样腹泻并导致脱水。发生于旅游者的产肠毒素性大肠埃希菌相关疾病通常在到达疫区 5～15 天发病，潜伏期为 14～50 个小时。大便呈水样，黄色、无黏液、脓液，无白细胞。本病通常呈自限性，持续不超过 5 天，少数病例可持续达到 3 周以上。腹痛呈中等程度或没有腹痛，一般没有发热。产肠毒素性大肠埃希菌感染也特别好发于短期和长期营养不良的婴儿和儿童。产肠毒素性大肠埃希菌感染不仅造成急性腹泻和正常喂养的中断，还会影响远期发育。

肠致病性大肠埃希菌也是发展中国家婴儿腹泻的主要病因，粪便呈黄水样，带酸气味，粪质较少。在婴儿有时带少许黏液并可伴有呕吐、发热、腹胀等表现。有时可并发尿路感染。

肠侵袭性大肠埃希菌主要在大儿童及成人中致病。新生儿对此菌易感性差，至今未有在小婴儿中暴发的报道。临床表现酷似菌痢，发热，大便呈黏状、糊状或带血，并可有腹痛。

肠出血性大肠埃希菌为小儿出血性肠炎的重要病原。大多数由 O_{157}、H_7 血清型所致。临床表现有腹痛、腹泻。粪便初呈水样，继而呈血性，鲜红色，量中等。病程为 7～10 天，10% 患者有低热。腹痛有时较重，可呈痉挛性，甚至误诊为阑尾炎。乙状结肠镜检查见肠黏膜充血、水肿，肠壁张力低下。钡剂灌肠 X 线检查可见升结肠及横结肠黏膜下水肿。部分患者在腹泻起病后的 2～14 天内发生溶血性尿毒综合征（HUS）。

肠黏附性大肠埃希菌最常见的表现是水泻伴或不伴血或黏液、腹痛、恶心、呕吐和低热，引起急性和迁延性腹泻（超过 14 天）。营养不良者由于无法修复被损害的黏膜，容易形成迁延性或慢性腹泻。

大肠埃希菌肠外感染常见于婴儿、年老体弱、免疫力低下者。可有尿道炎、膀胱炎、肾盂肾炎、上行性尿道感染、腹膜炎、胆囊炎、阑尾炎，严重者大肠埃希菌可侵入血流，引起败血症。

（二）实验室诊断

1. 常规检查

（1）血常规：白细胞总数可以减少、正常或增高，中性粒细胞增多。有各种慢性疾病者可有不同程度贫血。

（2）大便常规：大便镜检可见少数红、白细胞，偶可满视野，有大量脂肪球。

2. 病原学检查　自血、尿、粪便、脓液、脑脊液、痰等标本中可分离出大肠埃希菌。腹泻流行时可从多数患者中分离出同一血清型的大肠埃希菌，且和可疑食物中分离者一致。因此，若为某种类型的致病性大肠埃希菌。可结合临床做出诊断。

三、鉴别诊断

1. 急性病细菌性痢疾　临床上常见有发热，大便为黏液、脓血便，量少，有腹痛及里急后重。大便镜检有大量脓细胞。大便培养出痢疾杆菌可资鉴别。

2. 胃肠型食物中毒　多数起病急骤，有不洁食物中毒史，同餐者往往集体发病，常先有呕吐而后腹泻，排便前常有肠鸣、阵发性腹部剧痛，大便不明米泔样，常为水样或似痢疾样脓血便，个别重型患者大便呈清水样或洗肉水样，鉴别依靠细菌学检查。

3. 霍乱 为无痛性吐泻，先泻后吐为多，不发热，大便呈米泔水样。大便涂片荧光抗体染色镜检及培养找到霍乱弧中埃尔托弧菌可确诊。

4. 急性出血性坏死性肠炎 多发生于儿童及少年，临床上有 4 个特点：突发的腹绞痛、腹泻、便血、毒血症。大便初为黄水样，渐变为红色或鲜红色糊状便，混有坏死组织，具特殊臭味。常于 1～2 天后衰弱无力、面色苍白、寒战、发热。大便培养常阴性。

5. 病毒性胃肠炎 可由多种病毒引起，以急性小肠炎为特征，潜伏期 24～72 小时，主要表现为发热、恶心、呕吐、腹胀、腹痛及腹泻，水样便或稀便，吐泻严重者可发生水、电解质及酸碱平衡失调。粪便培养阴性。

四、治疗

致病性大肠埃希菌引起的腹泻通常非常严重，有致命危险。治疗致病性大肠埃希菌腹泻患者的重点是预防和纠正水及电解质紊乱。大多数患者可通过口服补液治疗。但是，有些致病性大肠埃希菌感染患者有严重呕吐或大量水分丢失，且不能通过口服途径纠正，需要静脉补液治疗。对多数致病性大肠埃希菌感染患者，早期进食以防止或逆转急性或慢性腹泻引起的营养状况迅速下降。低龄婴儿，在水分补足后应尽早重新开始乳汁或不含乳糖的配方喂养。大一些的婴儿和儿童应该服用高热量的食物。在某些致病性大肠埃希菌腹泻病例中，随着进食，腹泻量也有增加，说明腹泻原因除了严重微绒毛丧失引起的营养吸收障碍外，还有渗透机制参与。对这些患者，除了纠正和预防水、电解质和营养失衡的非特异性治疗外，还应采取措施来缓解腹泻症状，在有条件的情况下应使用 TPN 以预防或纠正营养缺失。抗生素在治疗致病性大肠埃希菌感染中的作用还不清楚。已发现对致病性大肠埃希菌引起的迁延性腹泻患者应用抗生素治疗有益。

大多数由产肠毒素性大肠埃希菌引起的腹泻不需要抗生素治疗，因为本病的病程短，口服补液治疗安全、有效，并已有商品化制剂。最重要的是纠正和维持液体平衡。轻、中度失水可采用口服补液，口服补液溶液中含有 35～90mmol/L 钠，并加入了葡萄糖、钾和碳酸氢盐，已证实相当有效。重者住院静脉输液，维持水、电解质及酸碱平衡。旅游者腹泻可用抗生素，氟喹诺酮类是目前首选的药物，可采用环丙沙星，500mg 每 12 小时一次，1 天，通常 24 小时缓解。

肠致病性大肠埃希菌及肠侵袭性大肠埃希菌治疗主要是对症，止泻药一般不用于治疗婴儿急性腹泻。成人患者使用止泻药如洛哌丁胺可以减少排便量并能减轻症状。有脱水者予以纠正。庆大霉素、阿米卡星、阿莫西林、诺氟沙星等有效。但氟喹诺酮类药物不宜用于严重大肠埃希菌感染，亦不宜用于小儿及孕妇患者。研究显示，四环素可稍微缩短自然感染的成人腹泻的病程。采用甲或苄啶-磺胺甲噁唑进行早期治疗（第三次稀便之后），能显著缩短腹泻的病程。有关次水杨酸铋的临床研究显示，其对产肠毒素性大肠埃希菌腹泻有效。

值得注意的是，肠出血性大肠埃希菌治疗抗生素的使用可以促使肠出血性大肠埃希菌释放毒素，从而使患者并发继发溶血性尿毒症综合危险性增加，因此不主张使用抗生素。一旦并发溶血性尿毒症综合，应立即停用抗生素，肾上腺皮质激素的治疗效果不佳，此时患者应作重症监护，对症治疗，必要时采用血浆灌输、血浆置换、抗血栓形成、静脉注射免疫球蛋白、应用志贺毒素抑制剂等治疗方法。

肠黏附性大肠埃希菌病程通常自限，口服补液治疗有效。旅游者腹泻和儿科腹泻的抗生素治疗依据个体情况而定，经验治疗为主。药物敏感性依地区不同而异，一些报道对氨苄西林、四环素、TMP、SMZ 和氯霉素呈中高水平耐药。大多数地区对氟喹诺酮类、阿奇霉素、利福昔明、阿莫西林/克拉立维酸和萘啶酸敏感。

（马素真）

参 考 文 献

[1] GOEL A，BANSAL R. Massive lower gastrointestinal bleed caused by typhoid Ulcer: conservative management[J]. Euroasian J Hepatogastroenterol，2017，7（2）：176-177.

[2] TRAN VU THIEU N，TRINH VAN T，Tran Tuan A. An evaluation of purified *Salmonella typhi* protein antigens for the serological diagnosis of acute typhoid fever[J]. J Infect，2017，75（2）：104-114.

[3] KOSEK M，YORI P P，GILMAN R H，et al. Facilitated molecular typing of *Shigella* isolates using ERIC-PCR[J]. Am J Trop Med Hyg，2012，86（6）：1018-1025.

[4] CASABUONO A C，VAN DER PLOEG C A，ROGÉ A D，et al. Characterization of lipid A profiles from *Shigella flexneri* variant X lipopolysaccharide[J]. Rapid Commun Mass Spectrom，2012，26（17）：2011-2020.

[5] MARATHE S A，LAHIRI A，NEGI V D，et al. Typhoid fever & vaccine development: a partially answered question[J]. Indian J Med Res，2012，135（2）：161-169.

[6] OLIVEIVA F M，NEUMAN E，GOMES M A，et al. Entamoeba dispar: could it be pathogenic[J]. Trop Parasitol，2015，5（1）：9-14.

[7] WANG L D，CHEN H G，GUO J G，et al. A strategy to control transmission of Schistosoma japonicum in China[J]. N Engl J Med，2009，360（2）：121-128.

[8] ZHONG F，LIU C，ZHANG X. Guideline adherence for the treatment of advanced schistosomiasis japonica in Hubei，China[J]. Parasitol Res，2014，113（12）：4535-4541.

[9] COLTART C，WHITTY C J. Schistosomiasis in non-endemic countries[J]. Clin Med（Lond），2015，15（1）：67-69.

[10] CAO Z，HUANG Y，WANG T. Schistosomiasis japonica control in domestic animals: progress and experiences in China[J]. Front Microbiol，2017，8：2464.

[11] LAGO E M，XAVIER R P，TEIXEIRA T R，et al. Antischistosomal agents: state of art and perspectives[J]. Future Med Chem，2018，10（1）：89-120.

[12] WATANABE K，GILCHRIST C A，UDDIN M J，et al. Microbiome-mediated neutrophil recruitment via CXCR2 and protection from amebic colitis[J]. PLoS Pathog，2017，13（8）：e1006513.

[13] NGOBENI R，ABHYANKAR M M，JIANG N M，et al. Entamoeba histolytica-encoded homolog of macrophage migration inhibitory factor contributes to mucosal inflammation during amebic colitis[J]. J Infect Dis，2017，215（8）：1294-1302.

[14] ICHIKAWA H，IMAI J，MIZUKAMI H，et al. Amoebiasis presenting as acute appendicitis[J]. Tokai J Exp Clin Med，2016，41（4）：227-229.

[15] FLEMING R，COOPER C J，RAMIREZ-VEGA R，et al. Clinical manifestations and endoscopic findings of amebic colitis in a United States-Mexico border city: a case series[J]. BMC Res Notes，2015，8：781.

[16] FUNG C C，OCTAVIA S，MOONEY A M，et al. Vinulence variations in *Shigella* and enteroinvasive *Escherichia coli* using the *Caenorhabditis elegans model*[J]. FEMS Microbiol Lett，2015，362（3）：1-5.

[17] SUN X，THREADGILL D，JOBIN C. Campylobacter jejuni induces colitis through activation of mammalian target of rapamycin signaling[J]. Gastroenterology，2012，142（1）：86-95. e5.

[18] ROSNER B M，SCHIELKE A，DIDELOT X. A combined case-control and molecular source attribution study of human Campylobacter infections in Germany，2011-2014[J]. Sci Rep，2017，7（1）：5139.

[19] MAGAZ MARTÍNEZ M，GARRIDO BOTELLA A，PONS RENEDO F，et al. Fatal *Campylobacter jejuni* ileocolitis[J]. Rev Esp Enferm Dig，2016，108（10）：662-663.

[20] FITZGERALD C. Campylobacter[J]. Clin Lab Med，2015，35（2）：289-298.

[21] KABIR M R，HOSSAIN M A，PAUL S K，et al. Multiplex polymerase chain reaction for rapid identification of diarrheagenic *Escherichia coli*[J]. Mymensingh Med J，2012，21（3）：404-410.

[22] RODRÍGUEZ-CATURLA M Y，VALERO A，GARCÍA-GIMENO R M，et al. Development of a risk-based methodology for estimating survival and growth of enteropathogenic *Escherichia coli* on iceberg-lettuce exposed at short-term storage in

foodservice centers[J]. J Microbiol Methods，2012，90（3）：273-279.

[23] OCHOA T J，CONTRERAS C A. Enteropathogenic *Escherichia coli* infection in children[J]. Curr Opin Infect Dis，2011，24（5）：478-483.

[24] ALZAHRANI K E，NIAZY A A，ALSWIELEH A M. Antibacterial activity of trimetal（CuZnFe）oxide nanoparticles[J]. Int J Nanomedicine，2017，13：77-87.

[25] TARR G A M，SHRINGI S，PHIPPS A I. Geogenomic segregation and temporal trends of human pathogenic *Escherichia coli* O157：H7，Washington，USA，2005-2014[J]. Emerg Infect Dis，2018，24（1）：32-39.

[26] ZHU J，HU J，MAO Y F，et al. A multicenter，retrospective study of pathogenic bacteria distribution and drug resistance in febrile neutropenic patients with hematological diseases in Shanghai[J]. Zhonghua Xue Ye Xue Za Zhi，2017，38（11）：945-950.

[27] HUA Y，JU J，WANG X，et al. Screening for host proteins interacting with *Escherichia coli* O157：H7 EspF using bimolecular fluorescence complementation[J]. Future Microbiol，2018，13：37-58.

[28] BETTS J，NAGEL C，SCHATZSCHNEIDER U，et al. Antimicrobial activity of carbon monoxide-releasing molecule [Mn（CO）$_3$（tpa-$\kappa^3 N$）]Br versus multidrug-resistant isolates of Avian Pathogenic *Escherichia coli* and its synergy with colistin[J]. PLoS One，2017，12（10）：e0186359.

[29] MAGISTRO G，MAGISTRO C，STIEF C G. The high-pathogenicity island（HPI）promotes flagellum-mediated motility in extraintestinalpathogenic *Escherichia coli*[J]. PLoS One，2017，12（10）：e0183950.

第1节　系统性红斑狼疮

一、概述

系统性红斑狼疮(systemic lupus erythematosus，SLE)是累及全身多器官系统的非器官特异性慢性自身免疫性结缔组织病，好发于育龄期女性，我国的患病率约为 70/10 万。临床表现多种多样，除了皮疹、关节痛、口腔溃疡外，还常出现肾脏、心脏、肺脏、血液、神经系统、胃肠道等系统受累，是一种极其复杂的系统性疾病。

SLE 时 25%～50% 的患者可出现腹痛等消化系统症状，其中约 10% 为 SLE 的首发症状。一项队列研究显示，有 62% 的 SLE 患者腹痛是由狼疮疾病本身引起，其中肠系膜血管炎(lupus mesenteric vasculitis，LMV)占 45.5%，肝脏、胆管疾病占 18.8%，急性胰腺炎占 10.8%，假性肠梗阻占 3.3%。其余部分 SLE 患者腹痛常由药物的不良反应和合并症引起。

LMV 是 SLE 血管炎累及胃肠道的表现，好发于由肠系膜上动脉支配的空肠和回肠，是引起 SLE 患者消化道症状的最常见原因。LMV 可进展为肠坏死、肠穿孔等严重并发症，早期诊治十分重要。

SLE 相关性腹痛尚无统一的诊断标准。为提高临床医师对 SLE 相关性腹痛的认识，本文将以 LMV 为重点从诊断、鉴别诊断与治疗 3 个方面对 SLE 相关性腹痛进行阐述。

二、诊断

SLE 相关性腹痛首先应符合 SLE 诊断标准。目前临床应用的 SLE 诊断标准主要有 1982 年 ACR 的 SLE 分类标准、2009 年系统性红斑狼疮国际合作组(SLICC)的 SLE 分类标准和 2017 年 EULAR/ACR 的 SLE 分类标准，且除外消化道本身疾病(如感染、炎症、肿瘤等)等因素时方可考虑由 SLE 引起的腹痛。

(一)LMV 的诊断

LMV 是 SLE 患者腹痛的最主要原因，其消化道症状缺乏特异性，且缺乏特异性诊断指标，需要结合临床表现及相关检查并除外其他消化道疾病方可诊断。临床上对于 SLE 出现急性腹痛的患者，应警惕有 LMV 的可能，如能早发现、早诊断、早治疗，可避免肠缺血坏死、肠穿孔等并发症的发生，降低病死率，改善患者的预后。

1. 临床表现　LMV 的主要临床表现为腹痛，可伴有腹泻、腹胀、恶心、呕吐等，严重者可有消化道出血。若治疗不及时，可引起肠缺血性坏死或肠穿孔等急腹症，病死率可高达 50%。

2. 实验室检查　SLE 患者出现抗核抗体阳性，常伴有抗双链 DNA 抗体、抗 Sm 抗体、抗核小体抗体等阳性；血常规可出现三系减少；尿常规可出现蛋白尿、血尿、管型尿；大便常规可出现隐血阳性；多数伴有 ESR、CRP 升高，补体 C3、C4 下降；可出现血脂及免疫球蛋白异常。

3. 病理　LMV 组织病理可见小血管壁免疫复合物及补体沉着并伴有炎性细胞浸润，也可有小血管内血栓形成，导致消化系统炎症、溃疡、梗阻、出血、蠕动异常、肠系膜血管栓塞及腹膜炎。

4. 腹部影像学诊断 LMV 的腹部增强 CT 特征：①肠壁异常，肠壁水肿、增厚，肠腔扩大，呈"靶形征"或"双晕征"样改变；②肠系膜血管增粗，呈"梳齿状"或"栅栏样"排列（图 35-1）。

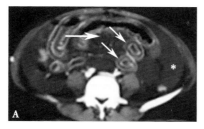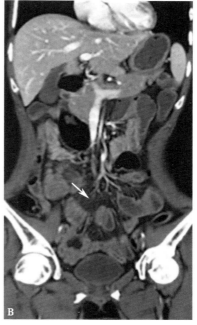

图 35-1 LMV 的腹部增强 CT 表现

A. 肠管呈"靶形征"样改变（短箭头），肠系膜血管呈"梳齿状"排列（长箭头），并伴腹腔积液（星号）；B. 腹部 CT 的冠状面，肠系膜血管呈"梳齿状"排列（箭头）。

另外，超声、血管造影、消化道造影、胶囊内镜、肠系膜血管三维 CT 造影等对 LMV 的诊断有一定的价值。

（二）SLE 相关治疗药物所致腹痛的诊断

患者确诊 SLE，服用非甾体抗炎药、糖皮质激素、部分改善病情药物等，均可能出现腹痛等消化道不良反应，在排除消化道本身疾病的基础上，停用或减量相关药物后，腹痛症状消失或减轻者，考虑诊断成立。

（三）肝胆胰及假性肠梗阻等所致腹痛诊断

SLE 患者累及肝胆胰，或出现假性肠梗阻均可出现腹痛，在排除消化道本身疾病的情况下，考虑 SLE 消化道受累性腹痛。

三、鉴别诊断

1. 克罗恩病 早期肠壁出现阿弗他溃疡，发展期出现纵横交错的裂隙状和透壁性溃疡、纵行溃疡、鹅卵石样水肿为其特征，一般出现肠腔狭窄，且多不会出现自身抗体、补体等免疫指标异常，不会出现血尿等多系统损害。

2. 肠结核 多有结核等伴随症状，如低热、消瘦、盗汗等。好发于回盲部，内镜可见环形、鼠咬状溃疡。PPD、T-SPOT.B 及病理等结核相关检查可资鉴别。

3. 其他 需与其他可以导致腹痛的结缔组织病（白塞病、Ig4 相关性疾病等）、原发性小肠淋巴瘤、血栓栓塞性疾病、机械性肠梗阻、急性胰腺炎、酮症酸中毒、宫外孕等所致腹痛相鉴别。病史、症状、体征及特异性抗体等实验室检查可协助鉴别。

四、治疗

SLE 相关性腹痛危害性大，特别是 LMV，病死率高，一旦确诊需立即进行治疗。

（一）基础治疗

停用或减量可疑性药物，必要时禁饮食，给予胃肠减压、静脉补液、营养支持、抑制胃酸分泌、促胃肠动力等对症治疗。

（二）原发病治疗

1. 糖皮质激素 首选大剂量糖皮质激素，对于重症患者可采用甲泼尼龙 1g/d，冲击治疗 3～5 天。多数 LMV 患者对大剂量激素治疗的反应效果好，待病情控制后激素可逐渐减量。

2. 免疫制剂 环磷酰胺冲击疗法用于激素疗效欠佳或复发的 LMV 患者疗效较好，环磷酰胺的使用可减少 LMV 的复发。对于难治性复发的 LMV 患者，可考虑应用吗替麦考酚酯、硫唑嘌呤等免疫抑制剂。

3. 生物制剂 对于激素和免疫抑制剂疗效欠佳的 LMV 患者，可采用利妥昔单抗进行治疗，但疗效还需要大规模 RCT 进一步证实。

（三）抗菌药物预防性治疗

LMV 患者本身存在免疫功能紊乱和肠黏膜屏障的破坏，且大剂量激素可导致免疫抑制及可能引起细菌移位，因此必要时应予抗菌药物预防治疗。

（四）手术治疗

若 LMV 患者对药物治疗反应欠佳或症状反复，则需尽快行外科手术治疗，避免肠缺血坏死、肠穿孔等并发症的发生。特别是对于保守治疗无效的腹痛患者，应尽快行开腹探查，早发现、早治疗，改善患者的预后，降低病死率。

（孙焕霞）

第2节 血 管 炎

一、概述

血管炎（vasculitis）是因血管壁炎症和坏死导致多系统损害的一组复杂的自身免疫性疾病。不仅累及血管本身，还累及血管所支配的组织和脏器，从而出现系统性损害。血管炎是风湿病中最复杂的一类疾病，血管炎种类繁多、分类困难、临床表现复杂多样、多脏器受累且无特异性，常见的共同的临床表现包括全身症状，如乏力、发热、厌食、体重减轻、各种皮疹、关节痛及肌肉疼痛等，亦可累及肺脏、肾脏、胃肠道、神经系统等。

血管炎消化道受累并不少见，主要见于白塞病（BD）、ANCA 相关性血管炎中的嗜酸性肉芽肿性多血管炎（EGPA）及肉芽肿性多血管炎（GPA）、大动脉炎、结节性多动脉炎等。其中，BD 消化道受累发生率为 10%～50%。EGPA 消化道受累发生率约 31%，其中小肠受累占 53.5%，大肠受累占 29.11%，胃及十二指肠受累占 16.6%，胰腺炎和胆囊炎发生率为 6.3%，病死率约 11.9%。

本章节将以腹痛受累常见的血管炎 BD、EGPA 相关性腹痛为重点，从诊断、鉴别诊断与治疗 3 个方面对血管炎相关性腹痛进行阐述。

二、诊断

血管炎相关性腹痛的诊断需要根据临床表现、实验室检查、病理活检及影像学资料等综合判断，并除外消化道本身疾病（如感染、炎症、肿瘤等）所致腹痛。血管炎相关性腹痛首先符合血管炎诊断标准。

（一）肠型 BD 的诊断

BD 引起消化道损害为主要表现时称为肠型白塞病。肠型 BD 首先符合 BD 诊断标准，BD 采用 1989 年国际白塞病研究组分类标准、2014 年 BD 的国际标准。肠型白塞病的消化道症状一般在白塞病发病 4～5 年以后出现，基本的病变是多发性溃疡，可发生于自食管至降结肠的任意部位。由于病程迁延，症状出现间隔时间长，消化道症状缺乏特异性，早期诊断较困难。因此，接诊时应详细询问病史及仔细体格检查,把握白塞病的特征性表现,如反复口腔溃疡、生殖器溃疡、皮肤损害、眼部病变、关节疼痛及反复发热等。

1. 临床表现　肠型 BD 的临床表现以腹痛、腹泻、腹胀、便血等症状为主要表现,腹痛是最常见的消化道症状,发生率为 76.6%,疼痛部位以右下腹最多见。大多数病例以腹痛为消化道首发表现。严重者可出现消化道出血、肠穿孔、瘘管形成、肠梗阻等并发症,以消化道出血最多见。出血、穿孔的部位主要集中在回盲部及回肠末端,瘘管形成主要为肠内瘘,肠梗阻主要发生在小肠,提示回盲部及回肠的病变较重。

2. 实验室检查　无特异性血清学检查。大便常规多出现隐血阳性;抗核抗体谱、ANCA、抗磷脂抗体常无异常;补体及循环免疫复合物多正常;时有轻度球蛋白增高,ESR 轻至中度增快。PPD 试验可阳性。

3. 病理诊断　肠型 BD 的基本病变是多发性溃疡。多表现为消化道黏膜组织非特异性急性或慢性炎、炎性细胞浸润、溃疡及炎性肉芽组织形成、炎性组织坏死等改变。亦有血管炎表现,血管增多、管壁增厚、纤维素样坏死、炎性细胞浸润等改变。

4. 影像学诊断　胃肠 X 线钡餐造影、纤维内镜或手术探查可发现多发性溃疡,以回盲部最为多见。影像学病变类型包括多发性不规则龛影、黏膜皱襞粗大不规则、肠腔狭窄、充盈缺损、肠壁僵硬、肠壁水肿、瘘管形成,其中以多发性不规则龛影最多见。内镜及手术探查主要以阿弗他浅溃疡及不规则溃疡多见,其次为孤立深大溃疡,溃疡直径为 0.2~5.0cm,单发或多发,以圆形或椭圆形居多,深而大的溃疡周围黏膜隆起,覆白苔。其他镜下表现包括黏膜充血、水肿、糜烂,结节样增生,息肉或憩室形成,血管瘤等。

(二) EGPA 相关性腹痛的诊断

EGPA 的诊断多采用 1990 年 ACR 分类标准及 2017 年 EULAR/ACR 分类标准。EGPA 相关性腹痛的诊断需符合 EGPA 诊断,并结合临床表现、实验室检查等进行综合判断。

1. 临床表现　消化系统受累同样无特异性临床表现。大量嗜酸性粒细胞浸润胃肠道时,可引起嗜酸细胞性胃肠炎,表现为腹痛、腹泻、恶心、呕吐、便血等,严重者可出现肉芽肿形成,出现结节性肿块,压迫肠腔,导致肠梗阻、缺血、梗死。若累及浆膜,可出现腹膜炎。

2. 常规检查　缺乏特异性血清学指标。GPA 中可出现 ESR、CRP 增高,白细胞升高、轻度贫血、轻度免疫球蛋白升高、RF 低滴度阳性、c-ANCA 及 AECA 阳性,且 AECA 滴度的消长与疾病活动性相关;EGPA 中外周血及受累组织嗜酸性粒细胞增多,部分患者血清 IgE 升高,p-ANCA 可阳性。大便潜血可阳性,可出现尿潜血、尿蛋白。

3. 病理诊断　具有呈节段性分布的非免疫复合物性小血管炎的基本病理特征,可出现坏死性微小肉芽肿,常伴有嗜酸性粒细胞浸润及部分中性粒细胞浸润。

4. 胃肠镜　受累部位可出现黏膜充血、轻度糜烂、肉芽肿形成。

(三) 血管炎相关治疗药物所致腹痛的诊断

血管炎的治疗需要非甾体抗炎药、糖皮质激素、改善病情药物等几大类药物,上述药物均可能在一定程度上导致腹痛等消化道不良反应,在排除消化道本身疾病的前提下,停用或减量可疑药物后,腹痛症状消失或减轻者,考虑原发病治疗药物相关性腹痛。

三、鉴别诊断

(一) 肠型 BD 鉴别诊断

1. 炎症性肠病　主要包括溃疡性结肠炎和克罗恩病,一般有持续或反复发作的腹泻、黏液脓血便并伴有不同程度不同部位的腹痛、里急后重和不同程度的全身症状。结肠镜检查、影像学的检查以及黏膜组织学检查有助于鉴别。

2. 大肠癌　多见于中年以后,经直肠指检可触及肿块,结肠镜及 X 线钡剂灌肠检查对诊断有价值。

3. 肠结核　主要累及回盲部,有时累及邻近结肠,但不呈节段分布,瘘管及肛门直肠周围病变少见;结核菌素试验阳性。

（二）EGPA 相关性腹痛鉴别诊断

1. 阿米巴肠炎 主要侵袭右半结肠，也可累及左侧结肠，结肠溃疡较深，边缘潜行，溃疡间黏膜多正常，粪检多可找到阿米巴滋养体/包裹，抗阿米巴治疗有效。

2. 小肠淋巴瘤 往往长时间内局限在小肠和/或邻近肠系膜淋巴结，部分患者肿瘤可呈多灶性、节段性分布，裂隙状溃疡，鹅卵石征，若检查见一肠段内广泛侵蚀，呈较大的压指痕或充盈缺损，B 超或 CT 检查肠壁明显增厚，腹腔淋巴结肿大较多则支持小肠恶性淋巴瘤的诊断。

3. 克罗恩病 好发于末端回肠和右半结肠，主要表现为腹痛、腹泻、肠梗阻，伴有发热、营养障碍等肠外表现，又称肉芽肿性肠炎。结肠镜检查以及黏膜组织学检查有助于鉴别。

四、治疗

（一）一般治疗

停用或减量可疑性药物，应用镇静药、解痉药或者一般的镇痛药，必要时禁饮食、胃肠减压、静脉补液、营养支持、抑制胃酸分泌等对症治疗。

（二）原发病治疗

血管炎的治疗可分为诱导缓解治疗和维持缓解治疗。糖皮质激素是基础用药，还应据病情尽早加用免疫抑制剂，如环磷酰胺、沙利度胺等。对于传统药物治疗疗效欠佳者，还可选用生物制剂、丙种球蛋白、免疫吸附等治疗。

（三）手术治疗

如果出现消化道穿孔，需要及时手术治疗。血管炎导致消化道穿孔，文献报道即使行积极外科治疗，术后多数患者因感染性休克导致多器官衰竭死亡。

（孙焕霞）

第 3 节 系统性硬化病

一、概述

系统性硬化病（systemic sclerosis，SSc）又称硬皮病，是一种复杂的自身免疫性疾病，以血管损伤、免疫功能失调及多器官纤维化为主要病理机制。表现为皮肤变硬、发紧、萎缩，还可以引起胃肠道、肺脏、心脏、肾脏等内脏损伤，严重者可出现致死性损害的肺动脉高压、肺纤维化、肾危象等，严重影响患者的生活质量和生命安全。SSc 的分布遍及全世界，根据地域和种族间的差异，其患病率为 7/100 万～700/100 万，对于大多国家来说属于罕见病。SSc 患者群体面临严重的诊疗困境，已经成为一个重要的公共卫生问题。

20%～60% 的 SSc 患者出现消化道异常，食管受累最常见，而空肠、回肠、结肠、直肠部位的下消化道肠道症状容易被忽视。SSc 胃肠道受累发生率非常高，而且在疾病的任何阶段均可发生。食管和胃肠黏膜下层及肌层明显纤维组织增生而导致全胃肠低动力，蠕动减缓，甚至消失，导致肠管扩张、肠道憩室、假性肠梗阻。胃肠道受累提示 SSc 预后不良，与病死率有显著相关。早期诊治至关重要。但因 SSc 下消化道受累表现复杂多样，缺乏特异性，且患者及医师对于肠道症状与硬皮病的相关性意识不强，多数患者从出现下消化道症状到明确诊断之间经历了很长时间，不能做到早期诊断。

二、诊断

SSc 相关性腹痛的诊断尚无统一标准，诊断存在困难，需要依据患者各自的临床征象和特点及相关检查，做出具体分析，必要时结合病理改变。在符合 SSc 诊断基础上，排除消化道本身疾病所致腹痛，尚可诊断。目前 SSc 诊断多采用 1980 年 ACR 的分类标准及 2013 年 ACR/EULAR 关于 SSc 的新分类标准。

（一）SSc相关性腹痛诊断

1. 临床表现 无特异性临床特征，主要表现为严重腹痛、腹胀及呕吐，偶有肠道憩室穿孔则可出现急腹症。胃部和肠道受累可出现毛细血管扩张，引起消化道出血。

2. 实验室诊断 抗拓扑异构酶Ⅰ抗体是其特异性抗体，阳性率为20%～56%。90%以上的ANA阳性。ESR可轻度升高，可有免疫球蛋白增高。常伴有大便潜血阳性。

3. 病理诊断 受累胃肠道可表现为胃壁平滑肌间大量纤维组织增生，小肠黏膜自溶，黏膜下层纤维组织增生，结肠黏膜下层大量纤维组织增生。

4. 腹部X线片、胃肠造影和内镜诊断 腹部X线片显示肠腔显著扩张，可见多发气液平面；造影及内镜显示胃肠毛细血管扩张，内镜下胃部黏膜下毛细血管扩张呈宽条带，被称为"西瓜胃"，又因纤维化，其蠕动明显减低，亦被称为"皮革胃"。

（二）SSc相关治疗药物所致腹痛的诊断

同其他风湿病类似，SSc的治疗亦需要非甾体抗炎药、糖皮质激素及改善病情药物等治疗，患者出现腹痛等消化道不良反应时，停用或减量后腹痛症状消失或减轻者，且排除消化道本身疾病，尚考虑治疗药物相关性腹痛诊断。

三、鉴别诊断

1. 功能性消化不良 是指由胃和十二指肠功能紊乱导致的上腹痛、上腹胀、早饱、嗳气、食欲缺乏、恶心、呕吐等不适，而无器质性疾病的一组临床综合征。纤维内镜、腹部CT等影像学检查可资鉴别。

2. 慢性胃炎 多数患者无明显症状，部分患者可出现上腹痛、腹胀、食欲缺乏等消化不良症状，纤维内镜及组织学检查是诊断的关键，可表现为胃黏膜非糜烂性炎症改变，显著炎症细胞浸润、上皮增殖异常、胃腺萎缩及瘢痕形成等特点。

3. 急性胰腺炎 急性胰腺炎是多种病因导致胰酶在胰腺内被激活后引起胰腺组织自身消化、水肿、出血甚至坏死的炎症反应，临床以急性上腹痛、恶心、呕吐、发热和血胰酶增高等为特点。可有血尿淀粉酶、血清脂肪酶的明显升高，腹部B超或CT可见胰腺肿大，胰内及胰周围回声异常利于诊断。SSc导致肠道憩室穿孔出现的急腹症，应注意与急性胰腺炎相鉴别。

四、治疗

1. 一般治疗 停用或减量可疑性药物，予以质子泵抑制剂（PPI）类药物、促胃动力药物、间歇或轮换使用抗生素以及病灶处的激光消融术治疗或有助于治疗SSc消化道受累症状。

2. 原发病治疗 硬皮病的临床表现及进展轻重差异较大，需要注重个体化治疗。可根据2017年EULAR会议关于硬皮病治疗建议的总结介绍不同临床表现的针对性治疗，主要包括免疫制剂、生物制剂等相关治疗。经过规范性治疗，原发病缓解的基础上消化道受累症状亦可缓解。

3. 手术治疗 若出现消化道溃疡导致出血及经正规内科保守治疗无效的重症假性肠梗阻时，需要考虑外科手术治疗。

（孙焕霞）

第4节 干燥综合征

一、概述

干燥综合征（Sjögren syndrome，SS）是慢性系统性自身免疫性疾病。除了累及唾液腺和泪腺外，胃肠道和胰腺也是外分泌腺体丰富的器官，消化系统的受累也逐渐受到重视，患者可出现萎缩性胃炎、小肠吸收功能和胰腺外分泌腺功能减退，25%的患者可出现原发性胆汁性肝硬化等。目前发病机制不详，可能与遗传、病毒感染、性激素异常等因素引起的细胞免疫及体液免疫紊乱有关。临床主要表现有口干、口苦、腮腺肿大、咀嚼或吞咽干性食物时需用水服下或频繁饮水，还可出现腹痛、腹泻、恶心、呕吐、食欲减退、出血、血便，慢性胰腺炎时常表现为反复发作的或持续性上腹痛，可向背部或前胸放射，伴食欲减退、腹胀、腹泻等，急性胰腺炎时腹痛剧烈。

二、诊断

干燥综合征相关性腹痛首先符合干燥综合征诊断，并需要结合临床表现、相关实验室检查、影像学检查等综合确定，且须排除消化系统本身疾病所致腹痛。目前干燥综合征的诊断多采用 2002 年的国际分类标准以及 2012 年干燥综合征 ACR 分类标准，另 2016 年 ACR/EULAR 原发性干燥综合征分类新标准逐渐应用于临床。

1. 内镜诊断　通过消化道内镜检查，可比较直观地观察到胃黏膜病变情况。胃镜下表现为慢性浅表性胃炎、萎缩性胃炎或肥厚性胃炎。病理为胃黏膜慢性炎症、炎症细胞浸润或腺体萎缩，主要为 T 淋巴细胞。

2. 腹部超声和超声内镜诊断（EUS）　可同时显示胰腺及胰周的组织器官，EUS 探头更接近胰腺组织，可提供更准确的信息。

3. 腹部 CT 诊断　可显示胰腺形态、大小、钙化、胰管扩张及假性囊肿等改变。

4. 内镜逆行胰胆管造影术（ERCP）及磁共振胆胰管成像（MRCP）诊断　ERCP 是慢性胰腺炎形态学诊断和分期的重要依据，MRCP 可显示胰管扩张程度，且无创，逐渐取代 ERCP。

三、鉴别诊断

1. 消化性溃疡　为慢性上腹痛，发作有明显的周期性及节律性，通过胃镜检查及消化道钡餐检查，可予以鉴别。

2. 急性胆囊炎　为常见的急腹痛病因，主要表现有寒战、发热、恶心、呕吐、胀气与右上腹痛，也可出现黄疸。查体发现墨菲征阳性，腹部 B 超可予以鉴别。

3. 缺血性结肠炎　也有关于文章报道 SS 伴发缺血性结肠炎，急性剧烈的上腹痛是其特点之一，伴恶心、呕吐、便血，结肠镜检查可见肠壁广泛充血、水肿，呈结节状改变，表面发绀，伴糜烂、坏死。

4. 白塞病　10%～15% 白塞病可以累及肠道，表现为腹痛、腹泻、发热等。白塞病诊断无特异性标记，其肠镜下表现与克罗恩病相似，结合其他症状如口腔溃疡、外阴溃疡、针刺反应阳性，可予以鉴别。

5. 其他　尚需与肠系膜血管栓塞、腹膜炎、肠梗阻、急性心肌梗死、宫外孕等鉴别。

四、治疗

目前尚无根治方法，主要为缓解患者症状、阻止疾病的发展和延长患者生存期。对原发病的治疗主要以激素及免疫抑制剂为主，糖皮质激素是自身免疫性胰腺炎的有效方法，慢性萎缩性胃炎只需对症治疗。

（一）一般治疗

戒烟、禁酒，避免过量高脂、高蛋白饮食，长期脂肪泻患者可适当补充维生素及微量元素。

（二）原发病治疗

原发病轻重程度相差较大。主要根据病情选择糖皮质激素及免疫抑制剂，包括甲氨蝶呤、环磷酰胺等。对于传统治疗疗效差者，可选用生物制剂，国内外研究发现，部分生物制剂可明显改善 SS 患者症状、唾液腺流率、炎症指标及其他系统损害。

（三）质子泵抑制剂

适度抑制或中和胃酸，保护胃黏膜，缓解腹痛症状。

（李　霞　孙焕霞）

第5节　腹型过敏性紫癜

一、概述

过敏性紫癜（Henoch-Schonlein purpura，HSP）又称为 IgA 血管炎，是一种白细胞脆裂性血管炎。其特点是明显的紫癜、关节炎、胃肠道和肾脏表现。50%～75% 的患者出现胃肠道损害，如腹痛、呕吐和胃肠道出血。如腹部受累为主，即为腹型过敏性紫癜（abdominal type of Henoch-Schonlein purpura，AHSP）。

AHSP 的病因、发病机制至今仍不明确。目前多认为，可能的诱因与细菌或病毒感染、接种疫苗、遗传易感性、食物及药物过敏、大量活动、肿瘤性病变、注射疫苗等相关。炎症介质、IgA 及 IgA 相关的自身免疫抗体等参与疾病的发生、发展过程。其主要病理变化为活动性炎症，以全身毛细血管炎和坏死性小动脉炎为病理基础。本病各个年龄段均可出现，多见于 3～10 岁儿童。部分严重病例可出现肠坏死、胃肠穿孔等外科急腹症，消化道出血是 AHSP 的严重并发症，甚至可出现失血性休克。

二、诊断

AHSP 目前尚无特异性的诊断方法。HSP 患者伴有腹部受累，可诊断为 AHSP。

2006 年欧洲抗风湿病联盟和欧洲儿科风湿病学会制定了 AHSP 的诊断标准（EULAR/PReS 统一标准），即可触性（必要条件）皮疹伴如下任何一条：①弥漫性腹痛；②任何部位活检示 IgA 沉积；③关节炎 / 关节痛；④肾脏受损表现：血尿和 / 或蛋白尿。相关辅助检查有助于了解及判断病情。

（一）实验室诊断

1. 外周血检查　白细胞计数正常或升高；胃肠道出血严重时，可有血红蛋白降低。ESR 可正常或增快、CRP 升高；血小板、凝血功能检查正常。

2. 免疫学检查　部分患者血清免疫球蛋白 IgA 升高，IgA 型类风湿因子和 ANCA 也可升高。

（二）影像学诊断

1. 超声诊断　在皮疹等典型症状出现之前，超声检查对于 AHSP 的早期诊断和鉴别诊断起重要作用。急性期肠道损害显示病变肠管节段性扩张、肠壁全层不均匀增厚、增厚肠壁血流信号丰富，肠系膜淋巴结大，肠间隙有积液。

2. 腹部 CT 诊断　受累肠管横断位肠管呈环形增厚、密度减低，轮廓模糊不清，呈"双环"征表现，切线位管壁肿胀、增厚，肠腔均匀性狭窄；可见肠管周围渗出、少量腹腔积液。但 CT 表现并非特异性，对于排除急性胰腺炎、肠梗阻、消化道穿孔等急腹症有一定的帮助。

3. 内镜诊断　能比较直观地观察 AHSP 的胃肠道改变，其内镜特征表现包括黏膜充血水肿、红斑、黏膜下出血、糜烂和溃疡。典型者为紫癜样斑点、孤立性出血性红斑、微隆起，病灶间可见相对正常黏膜。病变多呈节段性改变，主要累及胃、十二指肠、小肠和结肠，但往往以小肠为重，很少累及食管。侵犯部位以十二指肠黏膜改变最为突出，十二指肠降段不规则溃疡可能也是 AHSP 在胃肠道的典型表现。内镜检查需强调胃镜检查要到达十二指肠，肠镜检查应尽可能观察回肠末段。

（三）病理诊断

内镜下对病变部位取活检，行病理学检查可见黏膜及黏膜下层中到大量中性粒细胞浸润，小血管壁纤维素性坏死，灶性出血、糜烂及溃疡形成。

三、鉴别诊断

1. 克罗恩病　多累及末段回肠及邻近的结肠，病变呈节段或跳跃式分布。内镜下可见阿弗他溃疡或纵行溃疡，黏膜呈鹅卵石样改变，肠腔狭窄或肠壁僵硬，炎性息肉等，病变之间黏膜外观正常。病理活检为非干酪样肉芽肿、黏膜下淋巴细胞聚集。

2. 肠白塞病　白塞病累及胃肠道时可出现腹痛,以右下腹痛常见,伴局部压痛、反跳痛。基本病变为多发性溃疡,可见于食管至降结肠的任何部位。病理活检为血管炎改变,血管周围有炎性细胞浸润。

3. 肠结核　病变主要位于回盲部,内镜下可见回盲部等处黏膜充血、水肿、溃疡形成,炎性息肉,肠管变窄等。活检发现肉芽肿、干酪样坏死或抗酸杆菌,可予鉴别。

四、治疗

(一)一般治疗

在 AHSP 胃肠道损害时需注意控制饮食,严重腹痛或呕吐者需要营养要素饮食或暂时禁食并胃肠外营养支持治疗。

(二)糖皮质激素

应用激素能有效缓解腹部症状,明显减轻腹痛,提高 24 小时内的腹痛缓解率,可能减少肠套叠、肠出血的发生风险。

(三)免疫抑制剂

糖皮质激素治效果不佳或激素依赖者、有脏器损害或严重并发症的患者,需加用或换用免疫抑制剂(如吗替麦考酚酯、环磷酰胺、环孢素 A、他克莫司等)。

(四)静脉用丙种球蛋白

能明显改善严重腹痛等胃肠道症状、坏死性皮疹、脑血管炎等症状。

(五)其他

如血浆置换、白细胞去除法,对于糖皮质激素及 IVIG 治疗无效时可使用,但目前疗效不明确。

(李　霞)

参 考 文 献

[1] 蒋明. 图解风湿病学 [M]. 北京:中国协和医科大学出版社,2017.

[2] YUAN S,YE Y,CHEN D,et al. Lupus mesenteric vasculitis:clinical features and associated factors for the recurrence and prognosis of disease[J]. Semin Arthritis Rheum,2014,43(6):759-766.

[3] JU J H,MIN J K,JUNG C K,et al. Lupus mesenteric vasculitis can cause acute abdominal pain in patients with SLE[J]. Nat Rev Rheumatol,2009,5(5):273-281.

[4] MURDACA G,CONTATORE M,GULLI R,et al. Genetic factors and systemic sclerosis[J]. Autoimmun Rev,2016,15(5):427-432.

[5] ROECKEN M,KANDOLF R,GAWAZ M,et al. Clinical and histopathological features of patients with systemic sclerosis undergoing endomyocardial biopsy[J]. PLoS One,2015,10(5):e0126707.

[6] 董怡,张奉春. 干燥综合征 [M]. 北京:人民卫生出版社,2015.

[7] KANG Y,PARK J S,HA Y J,et al. Differences in clinical manifestations and outcomes between adult and child patients with Henoch-Schönlein purpura[J]. J Korean Med Sci,2014,29(2):198-203.

[8] PRATHIBA RAJALAKSHMI P,SRINIVASAN K. Gastrointestinal manifestations of Henoch-Schonlein purpura:A report of two cases[J]. World J Radiol,2015,7(3):66-69.

[9] TENG X,GAO C,SUN M,et al. Clinical significance of fecal calprotectin for the early diagnosis of abdominal type of Henoch–Schonlein purpura in children[J]. Clin Rheumatol,2018,37(6):1667-1673.

[10] PUREVDORJ N,MU Y,GU Y,et al. Clinical significance of the serum biomarker index detection in children with Henoch-Schonlein purpura[J]. Clin Biochem,2018,52:167-170.

儿童腹痛是患儿最常见的一个症状。引起儿童腹痛的原因多种多样，腹痛的表现形式也各不相同，有的腹痛很严重，有的则较轻。由于儿童年龄小，往往陈述不清，发生腹痛时又常大哭大闹，让医师或家长束手无策。儿科疾病引起的腹痛可分为由腹部疾病引起的腹痛和全身性疾病引起的腹痛两大类。儿科腹部疾病引起的腹痛根据病变性质不同又常分为功能性腹痛和器质性腹痛两种。

第1节 儿童功能性疾病

根据 2016 年罗马 IV 儿童功能性胃肠病（functional gastrointestinal disorders，FGID）标准并结合我国目前儿童腹痛特点，提出儿童功能性腹痛（functional abdominal pain，FAP-NOS）的定义。根据婴幼儿功能性腹痛的特点，分为婴儿绞痛、功能性消化不良（functional dyspepsia，FD）、肠易激综合征（irritable bowel syndrome，IBS）、腹型偏头痛、非特异性功能性腹痛。

一、婴儿绞痛

婴儿绞痛是指 1～4 个月龄婴儿出现的长期哭闹和非特异难以安抚的一种行为综合征。哭闹的发作往往并无明显的诱因。其特征为长时间的哭闹主要发生在下午或傍晚，至 3～4 个月龄逐渐缓解，早产儿为纠正胎龄后于 3～4 个月龄缓解。婴儿哭闹 4～6 周龄达到高峰，12 周龄逐渐减少。

（一）诊断标准

必须满足下列所有条件：①症状起始和停止时婴儿必须 <5 个月龄；②无明显诱因长时间的反复哭闹、烦躁或易激惹，家长难以阻止和安抚；③无生长迟缓、发热或器质性疾病的证据。

（二）鉴别诊断

1. 肠套叠 一般是近端肠管套入远端肠管，儿童 85% 是在回盲段回肠入结肠中，婴幼儿回盲部较游动，2 岁以内小儿多见。临床表现主要为腹痛、血便及肿物。由于小儿不会说腹痛，故表现哭闹。钡或气灌肠检查，X 线下可见钡柱或气体在结肠套入部受阻。B 超检查肠套叠的横断面呈"同心圆"或"靶环"影像，纵断面呈"套筒"影。发病 48 小时内，全身情况良好时可用空肠压力灌肠法保守治疗，发病超过 48 小时，全身情况不良，有高热脱水者手术治疗。

2. 肠旋转不良 国内占消化道畸形的第 4 位。74% 发生于新生儿期，男孩多发。病因与胚胎期中肠的发育有关，系胚胎期肠管发育过程中因某种因素影响，使中肠以肠系膜上动脉为轴心的正常逆时针方向旋转运动和系膜附着固定发生障碍，造成肠管解剖位置的异常或肠系膜不固定，导致十二指肠受压、中肠扭转等肠梗阻表现。临床主要表现为急性高位肠梗阻，出生后有胎便排出，生后 3～5 天开始呕吐。立位腹部 X 线片显示胃和十二指肠扩大，且有液平面呈双泡征，小肠内仅有少量气体甚至完全无气体。需要手术治疗。

3. 巨结肠 又称无神经节细胞症，是由于直肠或结肠远端无神经节细胞而发生痉挛性收缩，丧失蠕动和排便功能，使近端结肠蓄便、积气，而继发扩张、肥厚。久不大便患儿哭闹。轻症患儿温盐水灌肠。重症者可选择手术根治。

4. 坏死性小肠结肠炎 是新生儿期的一种严重威胁患儿生命的疾病，由早产、感染、缺氧缺血及喂养不当引起。临床以腹胀、呕吐、腹泻、便血，严重者发生休克及多系统器官功能衰竭，腹部 X 线片以肠壁囊样积气为特征。治疗需重症监护，禁食，胃肠减压，预防肠道损伤，纠正水、电解质和酸碱紊乱，抗感染。

（三）治疗

1. 在超过 90% 的病例中，治疗的目的并不是治愈绞痛，而是帮助患儿父母顺利度过婴儿发育过程中的这个阶段。

2. 为了给家庭提供持续的可行的治疗方法，临床医师需要评估患儿父母的精神状态和抑郁状态以及是否缺乏社会帮助。

3. 婴儿日记类的前瞻性的记录婴儿哭闹和其他行为的日志是最准确和有效的评估方法。

4. 补充益生菌。如果不能成功的缓解患儿的哭闹，患儿父母可能会出现焦虑和挫败感。当患儿父母不能理解时，这种情况更容易发生。长期的精神压力可能会削弱患儿父母安抚婴儿的能力，进而使他们怀疑自己的育儿能力。因无法安抚婴儿产生的对抗或疏远的感情易导致"婴儿摇晃综合征"和其他形式虐待的发生。婴儿绞痛也可能成为临床急诊疾病。

二、功能性消化不良

功能性消化不良（functional dyspepsia，FD）是一种常见的功能性胃肠疾病（functional gastrointestinaldisorders，FGID）。其定义为在缺乏可解释症状的器质性、系统性或代谢性疾病证据的情况下，起源于胃、十二指肠区域的消化不良症状表现，包括餐后饱胀感、早饱、上腹痛或烧灼感等，并依据不同病理生理学基础和患者的主要症状，将 FD 分为餐后不适综合征（postprandial distress syndrome，PDS）和上腹痛综合征（epigastric pain syndrome，EPS）两种亚型，具有慢性、复发性和难以缓解性的特点，是一种无器质性病变发现、非溃疡性胃肠功能性疾病，在消化不良中占 50% 以上。一项美国以社区为基础的流行病学研究显示，5%～10% 的健康青少年存在消化不良症状。

（一）罗马Ⅳ诊断标准

1. 诊断前至少 2 个月内符合以下 1 项或多项条件，且每个月至少 4 天是有症状的：①餐后饱胀；②早饱；③上腹疼痛或烧灼感，与排便无关；④经过适当评估，症状不能用其他疾病来完全解释。

2. 亚型

（1）餐后不适综合征，即餐后饱胀不适或早饱感，影响正常进食。支持诊断的标准：上腹胀气、餐后恶心或过度打嗝。

（2）上腹痛综合征，必须包括以下所有条件：①严重上腹疼痛或烧灼感，影响日常生活；②疼痛非全腹，局限于腹部其他部位或胸肋部区域；③排便或排气后不能缓解。

3. 支持诊断的标准

（1）疼痛可能为烧灼样，但不包括胸骨后疼痛。

（2）疼痛通常由进食诱发或缓解，但也可在空腹时发生。

（二）病理生理特点

FD 发病机制包括胃运动功能的异常和由中枢或外周致敏、低度炎症和遗传易感性导致的内脏感觉过敏。进食后胃舒张能力下降所引起的胃适应性舒张功能障碍已得到证实。对胃电图和胃排空进行研究，有 50% 的 FD 患儿胃电图异常，47% 的患儿胃排空延迟。

（三）鉴别诊断

1. 感染因素引起的消化不良 如轮状病毒感染后，患儿大便需 2 周左右恢复正常。主要原因是感染因素导致的肠黏膜的病变和菌群失调，大便常规无红、白细胞，仅表现大便次数增多和性状改变。

2. 肠吸收不良综合征 分为糖、脂肪、蛋白质吸收不良。糖吸收不良也称乳糖不耐受，主要是小肠黏膜缺乏双糖酶。表现为渗透性腹泻，水样便，有酸臭味，酸性粪便刺激皮肤易致红臀。脂肪吸收不良又称脂肪泻，系脂肪吸收过程障碍导致，表现为腹泻，粪便色淡，臭味重，灰白色，可见脂肪漂浮于水面，伴腹胀、腹痛，食欲缺乏，发育落后，贫血。蛋白质吸收不良一般在肠黏膜广泛受损害时发生，也可以是炎症性肠病，可通过测定粪便中 α_1 抗胰蛋白酶证实。

（四）治疗

1. 应避免引起症状加重的食物（如含咖啡因、辛辣、多脂肪的食物）和非甾体抗炎药。

2. 心理疏导　对能加重症状的心理因素加以疏导。

3. 药物治疗　对以疼痛为主要症状的患儿，组胺受体拮抗剂和质子泵抑制剂（PPI）抑酸。疑难病例：低剂量的三环抗抑郁药物，如阿米替林和丙咪嗪。恶心、饱胀和早饱：促动力药如西沙比利和多潘立酮。赛庚啶在一项回顾性、开放性的研究中有效。

4. 胃电刺激　或许是一个有前景的选择。

三、肠易激综合征

肠易激综合征（irritable bowel syndrome，IBS）是一种常见的肠道功能紊乱性疾病，其主要症状为腹痛、腹胀、排便习惯改变。IBS 是一种十分常见的疾病，据西方国家统计，IBS 在欧美人群的发病率为 9%～22%，其中仅 14%～50% 患者曾去医院就诊。尽管相当数量的 IBS 患者未曾就医，但 IBS 在门诊患者中患病率仍达年发病率 1.06%，居门诊就诊人数的第 7 位。在小儿 IBS 也不少见。资料显示，美国儿童 IBS 患病率为 1.2%～2.9%。

（一）诊断标准

诊断前至少 2 个月必须符合以下所有条件：

1. 每个月至少有 4 天出现腹痛，且符合以下至少一项：①与排便相关；②发作时伴有排便频率改变；③发作时伴有大便性状改变。

2. 伴有便秘的儿童，疼痛不会随着便秘的好转而缓解（如疼痛缓解则为功能性便秘，而不是 IBS）。

3. 经过适当评估，症状不能用其他疾病来完全解释。

儿童 IBS 可按类似成人的亚型进行分型，反映了主要的排便模式，如便秘型、腹泻型、便秘和腹泻交替的混合型和未定型 IBS。

（二）病理生理特点

IBS 被认为是一种脑 - 肠轴功能紊乱。对于患病个体而言，症状（如腹泻和便秘、疼痛的严重程度、心理困扰）反映了脑 - 肠轴受影响的部位及影响程度。IBS 患儿可表现为直肠高敏感性而不是胃的痛觉过敏，这与 FAP-NOS 患儿正好相反。内脏感觉过敏可能与患儿的心理困扰（焦虑、抑郁、冲动、愤怒）有关。

（三）鉴别诊断

1. 肠道蛔虫病　随着人民生活的提高和卫生条件的改善，肠道蛔虫病临床上已很少见。肠道蛔虫病可引起婴幼儿腹部隐痛。疼痛部位不固定，同时伴有消瘦、营养不良和贫血等症状。当蛔虫进入胆道时，会出现右上腹肋沿下剧烈绞痛，面色苍白，甚至休克。腹部超声可以诊断。

2. 乳糖不耐受症　如婴幼儿自幼以牛奶为食物后就出现复发性腹痛者，就要考虑乳糖不耐受症。这些婴幼儿小肠黏膜分泌的乳糖酶不足或缺乏，不能把牛奶中的乳糖分解成单糖吸收。这种情况下，牛奶在肠道反成为刺激物，引起腹部不适或疼痛。此外，少数对食物过敏者（如对大豆蛋白、牛奶蛋白过敏等），进食这类物质时亦会引起腹痛。除了腹痛外，还伴有较强肠鸣和腹泻等症状。

3. 牛奶蛋白过敏　我国儿童发病率为 5%～8%，过敏特点：进食牛奶类食品即发病，停止禁食牛奶类食品临床症状即消失，可通过 2 周内饮食日记提供可靠的病史资料。临床表现：胃肠道症状有口周瘙痒、腹泻、呕吐、腹痛、血便；皮肤症状有皮疹、湿疹、荨麻疹、水肿；呼吸系统症状有鼻塞、咳嗽、喘鸣、气促；全身表现有低血压、休克。

（四）治疗

有数据支持益生菌的应用。一个小样本的儿童前瞻性、双盲试验报道了薄荷油在降低疼痛程度方面所取得的疗效。最近一项儿童 IBS（包括所有亚型）双盲交叉试验显示了限制发酵短链糖类（FODMAP）

饮食的疗效，即减少发酵低聚糖、双糖、单糖和多元醇的摄入。与 FAP-NOS 的治疗相类似，行为疗法也可用于儿童 IBS 的治疗。

四、腹型偏头痛

腹型偏头痛的患病率为 1%~23%。

（一）诊断标准

诊断前至少 6 个月内有 2 次腹痛发作，且符合以下所有条件：①持续 1 小时或更长时间的突发急性脐周、中线或弥漫性剧烈腹痛（最严重和最痛苦的症状）；②发作间隔数周或数月；③疼痛难以忍受，影响正常活动；④患儿有特定的发病模式和症状；⑤疼痛可伴随以下 2 种或多种症状：厌食、恶心、呕吐、头痛、畏光、面色苍白；⑥经过适当评估，症状不能用其他疾病来完全解释。

（二）病理生理特点

腹型偏头痛、脑血管痉挛、偏头痛可能有同样的病理生理机制，兴奋性氨基酸活性增加。目前仍有一小部分儿童癫痫发作表现为腹痛伴头痛，本病多见于儿童，男女发病率无明显差异。表现为突然发作性腹痛，部位多在脐周围及上腹部，少数可放射至下腹部及腹侧面，疼痛多较剧烈，如绞痛或刀割样，持续时间几分钟，也可持续几小时以上。发作时常伴有一定程度的意识障碍，如定向障碍、知觉障碍或精神模糊等，但无完全的意识丧失。常伴有食欲缺乏、恶心、呕吐、腹泻等胃肠道症状。此外，还可有其他自主神经功能失调症状，如面色苍白、皮肤潮红、出汗、血压不稳、体温低或发热、眩晕、晕厥等。脑电图检查可见异常，包括阵发性快波或慢波，弥漫性快波或慢波。脑电图表现有颞叶局灶性改变，为本病的典型表现。

（三）治疗

治疗方案是由腹型偏头痛发作的频率、严重程度和对儿童和家庭日常生活的影响决定的。一项 14 例儿童的双盲、安慰剂对照交叉试验表明口服苯噻啶的预防效果，苯噻啶是一种具有抗 5- 羟色胺和抗组胺作用的药物。预防用药如阿米替林、普萘洛尔和赛庚啶已经取得较好疗效。抗癫痫药物首选药物为苯妥英钠，丙戊酸钠也有一定的疗效。

五、非特异性功能性腹痛（FAP-NOS）

（一）诊断标准

在美国社区的儿童患病率是 1.2%。

1. 诊断标准　诊断前至少 2 个月症状符合以下所有条件，且每个月至少发生 4 次腹痛：①发作性或持续性腹痛，不完全与生理事件（如进食、月经期）相关；②不符合 IBS、FD 或腹型偏头痛的诊断标准；③经过适当评估，症状不能用其他疾病来解释。

2. 病理生理特点　把 FAP-NOS 独立于 IBS 的研究表明，与 IBS 患儿相比，FAP-NOS 患儿通常没有直肠高敏感性。据报道，FAP-NOS 患儿与健康对照组相比，有较弱的胃窦收缩力和较慢的液体排空速度。

3. 鉴别诊断　儿童阑尾炎腹痛为小儿急性阑尾炎的主要症状，开始是脐周和上腹部疼痛，数小时后转移至右下腹部。疼痛为持续性，阑尾穿孔引起弥漫性腹膜炎后，则全腹有持续性疼痛。腹部体征对诊断价值最大，因年龄小而不合作者，须多次反复检查，进行腹部左、右、上、下对比，必要时可给镇静剂待患儿入睡后再进行检查。右下腹固定压痛是最可靠的体征。小儿阑尾解剖位置不一定在麦氏点下方，有时偏上腹近脐部或在盲肠后，其压痛点随之而有变化。血常规示白细胞及中性粒细胞增高。右下腹超声及 CT 有时可有帮助。

（二）治疗

一项小样本的阿米替林试验证实了其疗效，而一项大样本的多中心研究却没有发现疗效。最近一项大样本的西酞普兰的研究发现，与安慰剂组比较，西酞普兰对 FAP 患儿的治疗有效。但临床医师、患儿监护人应该意识到美国食品药品管理局对应用西酞普兰发出的黑框警告，即青少年自杀意愿的风险增加。催眠疗法和认知行为疗法给这些患儿提供了即时的和长期的益处。

第 2 节 胃 炎

儿童胃炎是一种或几种有害因子包括物理性、生物性、化学性作用胃黏膜，引起炎症性改变。我国小儿人群中胃炎的发病率各家报道不一，为 23.5%～51.9%。近 10 余年，由于儿童纤维内镜检查技术的进步，小儿胃炎已经成了儿科消化系统疾病的多发病。在 2017 年 10 月在美国佛罗里达州奥兰多举行的世界胃肠病学大会上对胃炎的分类仍沿用以往的分类方法，由组织学和内镜两部分组成。胃炎的三种基本诊断：急性胃炎、慢性胃炎、特殊类型胃炎。

一、急性胃炎

病因可分为药物性及饮食性胃炎、应激性胃炎、腐蚀性胃炎、感染性胃炎。病理表现胃黏膜充血、水肿、渗出等卡他性炎症，重症糜烂、出血甚至浅表性溃疡。

临床表现：急性起病，表现为上腹饱胀、疼痛、嗳气、恶心及呕吐，呕吐物可带血呈咖啡样，也可发生较多出血，表现为呕血和黑便，甚至是首发表现，如应激性胃炎、阿司匹林引起的胃炎。感染性胃炎伴有腹泻时称急性胃肠炎，有的患者可伴发热等感染中毒症状。呕吐严重可引起脱水、酸中毒。失血可致休克。

治疗：①病因治疗，如药物性者停用相关药物，应激性胃炎积极治疗原发病，感染性胃炎可选用适当抗生素；②卧床休息，进食清淡流质或半流质饮食，必要时停食 1～2 餐；③有脱水者纠正水、电解质紊乱；④严重出血时补充血容量，给予抗组胺 H_2 受体拮抗剂或质子泵抑制剂，必要时内镜止血。

二、慢性胃炎

慢性胃炎（chronic gastritis）是指由多种病因引起的慢性胃黏膜炎症病变，多数慢性胃炎患者无任何症状，有症状者主要为消化不良，且为非特异性。可出现上腹痛、饱胀等，一般预后良好。

小儿绝大部分是慢性胃炎。吕庆杰等报道 161 例小儿胃黏膜标本病理组织学检查发现，慢性非萎缩性胃炎占 74.5%，慢性萎缩性胃炎占 1.9%。病因与幽门螺旋杆菌感染、十二指肠胃反流、药物、饮食习惯、免疫因素等有关。

病理组织学改变可见上皮细胞变性、小凹上皮细胞增生、固有膜炎细胞浸润和腺体萎缩。炎性细胞主要是淋巴细胞和浆细胞。根据炎性细胞浸润的深度和有无腺体萎缩，分为慢性非萎缩性胃炎和萎缩性胃炎。慢性非萎缩性胃炎又分为轻、中、重三度。轻度是指炎性细胞浸润较轻，只限于表层的上 1/3；中度是指病变范围界于轻至重之间；重度是指炎性细胞浸润表层 2/3 以上，炎症的影响导致上皮细胞变性、坏死，重者可以剥脱形成糜烂甚至出血。*H. pylori* 相关性慢性胃炎主要表现为慢性炎症伴淋巴滤泡增生。

（一）引起腹痛的临床特点与诊断

1. 症状 腹痛、腹胀、呃逆、反酸、恶心、呕吐、食欲缺乏、腹泻、无力、消瘦等。反复腹痛是小儿就诊的常见原因，然而小儿对腹痛的性质、部位往往叙述不清，年长儿多可指出上腹痛，多发于餐后，幼儿和学龄前儿童多指脐周不适。年长儿可以自述腹痛、腹胀、嗳气、恶心等。家长经常述说患儿食欲缺乏、消瘦症状。在临床上见到有这些症状的患儿，除外其他系统疾病以后，建议给患儿做胃镜。目前，儿童胃镜普及率非常高，由有胃镜资质的儿科医师操作。随着胃镜检查的普及，胃及十二指肠疾病的检出率越来越高。通过胃镜进行组织学检查是诊断胃炎的可靠依据。

2. 体征 无明显特殊体征，部分患儿可表现为面色苍黄、舌苔厚腻、上腹或脐周轻度压痛。慢性胃炎有贫血面容，大便隐血阳性。

3. 胃镜检查 是小儿上消化道疾病安全、可靠的检查方法，较为直观。正常胃黏膜表面光滑、柔软、色泽淡红，被覆一层透明黏液。3 岁以内小儿胃角发育不全，胃腔似球形。病理类型以上述病理分型为主。

（二）鉴别诊断

1. 先天性肥厚性幽门狭窄 是新生儿期最常见的消化道畸形。由于神经节细胞发育数目减少或退行性病变，使幽门括约肌长期处于痉挛状态，幽门括约肌肉肥厚、增生。表现为呕吐、脱水、电解质紊乱、胃蠕动波及腹部肿物。超声检查示幽门肌长径≥16mm，厚度≥4mm，直径≥15mm。内镜检查示幽门管呈菜花样狭窄，镜头不能通过幽门管，有胃潴留。

2. 胃结块症 年长儿多见。大量进食柿子后几小时出现症状，上腹不适和疼痛，进食后加重，恶心、呕吐，呕吐物为水样或黏液及食物残渣，量不多，可有咖啡样物。体检上腹可触及肿块及压痛，有幽门梗阻表现。腹部X线片可发现密度增高影。

3. 儿童上消化道异物 临床表现为吞服异物后即可感到嵌顿或停留部位的不适、疼痛，尤其是在做吞咽动作时症状明显，有持续性异物感或血性唾液，进食哽噎。硬质较大的异物在食管内滞留时间过长，有造成食管壁受压、穿孔，甚至发生主动脉食管瘘的危险。可根据病史、临床表现和X线透视或钡剂检查以及内镜检查得出诊断。内镜是诊断消化道异物的主要工具，也是主要治疗方法。

治疗：内镜取异物前应行颈部及胸部X线正侧位片、腹部X线片，必要时做腹部CT，以确定异物的位置、大小、形状及有无穿孔，勿行吞钡检查，以免影响视野，延误取异物时机，患者应禁食6小时。

并发症及其处理：注意消化道黏膜损伤及出血，消化道炎症及溃疡，窒息及吸入性肺炎。

（三）治疗

1. 抗幽门螺杆菌治疗 有 *H. pylori* 感染的患儿，应抗 *H. pylori* 治疗，抗生素选择对 *H. pylori* 具有杀灭作用的抗生素有阿莫西林（amoxycillin）、克拉霉素（clarithromycin）、甲硝唑（metronidazole）或替硝唑（tinidazole）。实验证明，单用任何一种抗生素的治疗效果都不满意，易产生耐药性。

目前罗马Ⅳ推荐联合用药方案：①以铋剂为主 + 两种抗生素。②以质子泵抑制剂（PPI）或 H_2 受体拮抗剂（H_2 receptor antagonist，H_2RA）为主 + 两种抗生素。初治患儿和耐药患儿可选四联疗法或序贯治疗方法，以减少药物不良反应，四联疗法即铋剂 + PPI 或 H_2RA + 两种抗生素；序贯疗法即铋剂 + PPI 或 H_2RA + 一种抗生素5天，然后铋剂 + PPI 或 H_2RA + 另一种抗生素用5天。儿科推荐用药剂量：枸橼酸铋钾（CBS）6～8mg/（kg·d），阿莫西林 30～50mg/（kg·d），替硝唑 10mg/kg（kg·d），克拉霉素 15～20mg/（kg·d），以上抗生素全日量分2次口服。雷尼替丁（ranitidine）4～6mg/（kg·d），日服2次。奥美拉唑（omeprazole）0.6～0.8mg/（kg·d），日服1次。联合用药的不良反应有恶心、腹痛、咽痛、便秘、皮疹、真菌感染等。

2. 饮食治疗 养成良好的饮食习惯及生活规律，少吃生冷及刺激性食物。

3. 药物治疗

（1）对症治疗：有餐后腹痛、腹胀、恶心、呕吐者，用胃动力药，多潘立酮（domperidone，吗丁啉 motilium）每次 0.3mg/kg，每日 3～4 次，餐前 15～30 分钟口服。腹痛明显者给予抗胆碱能药，以缓解胃肠平滑肌痉挛，硫酸阿托品每次 0.01mg/kg，皮下注射。溴丙胺太林（probanthine）每次 0.5mg/kg，口服。

（2）黏膜保护剂：枸橼酸铋钾（colloidal bismuth subcitrate，CBS）。大量铋剂对肝、肾和中枢神经系统有损伤，故连续使用一般限制在 4～6 周。磷酸铝在胃内形成保护膜，抑制 H^+ 对胃黏膜的浸润，可以缓解腹痛，每次 5～10g，年长儿可每次 20g，饭前 30 分钟口服，每日 2～3 次，肾功能不全者慎用。

（3）抗酸剂：反酸者可给予中和胃酸药，如氢氧化铝凝胶，于餐后 1 小时口服。

（4）抑酸剂：用于治疗急性胃炎或慢性胃炎伴有溃疡病、严重反酸或出血者用 PPI 治疗。

第3节 消化性溃疡

一、概述

消化性溃疡（peptic ulcer，PU）或消化性溃疡病（peptic ulcer disease）是指胃肠黏膜在某种情况下被胃酸或胃蛋白酶消化而造成的溃疡，最常发生在胃或十二指肠球部，少数也可以发生在食管下段、胃肠吻合口及其附近的肠袢,消化性溃疡的病因和发病机制至今仍未完全阐明,但黏膜损害因素和黏膜防御因素失衡学说被广大学者所认同,传统的"无酸即无溃疡"的学说仍一直运用。近年发现幽门螺杆菌感染与溃疡病关系密切,是溃疡病尤其是十二指肠溃疡的一个最重要的致病相关因素。此外,非甾体抗炎药也是常见致病相关因素之一。胃溃疡(GU)病和十二指肠溃疡病(DU)在病因和发病机制方面存在明显的差别,胃黏膜防御功能的削弱可能占主要的位置。攻击因素的增强可能是导致十二指肠溃疡的重要原因。所以,十二指肠溃疡的病因和发病机制与胃溃疡有明显的不同。

随着小儿消化内镜检查方法的广泛使用,小儿消化性溃疡检出率明显提高。胃酸的消化作用是本病形成的基本因素。消化性溃疡以胃和十二指肠发生率最高。病理改变:十二指肠溃疡多位于球部,以胃大弯和前壁多见,溃疡一般不超过 1.0cm,胃溃疡可见于胃窦、胃体和胃底部,以角切迹和胃窦多见。

二、引起腹痛的临床特点与诊断

(一)原发性消化性溃疡

小儿年龄不同,临床表现也不相同。由于语言表达能力有限,小儿不能表达自觉症状。新生儿多为急性溃疡,无性别差异,出生后 24～48 小时发病最多,可能与此时胃酸分泌增多有关。以呕血、便血、穿孔为最早出现症状。婴幼儿常表现为食欲差,反复呕吐,烦躁不安,以呕血、便血就诊。学龄前和学龄儿童,90% 患儿可述说腹痛,疼痛部位多位于上腹部或脐周,与进食无明显关系,且多伴有恶心、反酸、食欲缺乏、贫血、溃疡病溃疡自愈或治愈,*H. pylori* 阳性的溃疡病患者,根除 *H. pylori* 后复发率很低。

(二)继发性消化性溃疡

多与应激因素或服用非甾体抗炎药有关。小儿常见的应激因素有严重全身性感染、休克、败血症、手术、外伤等。严重烧伤引起的溃疡称柯林(Curling)溃疡,颅脑外伤引起的溃疡称库欣(Cushing)溃疡。常见表现有出血、穿孔、休克、疼痛、呕吐。继发性溃疡缺乏明显的临床症状,至出现出血、穿孔或休克时才被发现,所以病死率高达 10%～77%。常见并发症是出血、穿孔及幽门梗阻。

(三)小儿电子胃镜诊断

小儿电子胃镜诊断是目前诊断消化性溃疡最好的检查方法,既直观,还能取活检做组织病理检查。内镜直视下的溃疡多为圆形或椭圆形,可单发或多发,单发者直径一般小于 0.5cm,溃疡底部平整,表面覆以白色或灰白色苔,有出血者可伴有形状不规则的紫红色血痂,边缘充血、水肿或有皱襞集中。溃疡多位于胃窦和十二指肠球部。

三、鉴别诊断

主要与过敏性紫癜腹型鉴别。过敏性紫癜是儿童时期最常见的血管炎之一。以非血小板减少性紫癜、关节炎或关节痛、腹痛、胃肠道出血及肾炎为主要临床表现。因为有腹痛表现,儿童发病率高。病因由感染、食物(牛奶、鸡蛋、鱼虾等)、药物(抗生素、磺胺类、解热镇痛剂等)、花粉、虫咬及预防接种等作为致敏因素,使具有敏感素质的机体产生变态反应,主要是速发型变态反应和抗原-抗体复合物反应所致。

特点:①皮肤紫癜:四肢及臀部多见,对称分布,伸侧较多,分批出现。初起呈紫红色斑丘疹,高出皮面,压之不褪色。②胃肠道症状:约见于 2/3 的病例。由血管炎引起的肠壁水肿、出血、坏死或穿孔是产生肠道症状及严重并发症的主要原因。一般以阵发性剧烈腹痛为主,常位于脐周或下腹部,可伴呕吐,但呕血少见。部分患儿可有黑便或血便,偶见并发肠套叠、肠梗阻或肠穿孔者。偶有患儿以腹痛为首发症状,胃镜检查发现胃内紫癜,几天后患儿皮肤紫癜以进一步证实。③肾脏症状:30%～60% 的病例有肾脏受损的临床表现。多数患儿出现血尿、蛋白尿和管型尿,伴血压增高及水肿称为紫癜性肾炎;少数呈肾病综合征表现。

四、治疗

1. 一般治疗 创造良好的生活环境,减少或避免精神刺激,生活、饮食习惯要规律,注意食用含丰富营养、对消化道黏膜刺激性小的食物,提倡少量多餐,以减少胃的扩张和强烈蠕动,但不应过分限制饮食结构。避免服用损伤黏膜的药物，如非甾体抗炎药和肾上腺皮质类固醇。

2. 病因治疗　如对 *H. pylori* 阳性者，给予抗 *H. pylori* 治疗。

3. 对症治疗　腹痛时应用解痉剂，消化道出血时应禁食，可静脉滴注奥美拉唑 20～40mg/（kg·d），必要时输血。

4. 药物治疗

（1）抗酸药：能中和胃酸，降低胃蛋白酶活性。缓解胃痛症状，可作为治疗溃疡的辅助药。磷酸铝凝胶。

（2）PPI：奥美拉唑，每次 0.6～0.8mg/kg，每日 1 次，清晨顿服，疗程为 2～4 周。

（3）胃黏膜保护剂：硫糖铝、枸橼酸铋钾。

（4）呋喃唑酮（furazolidone，FZ）：治疗溃疡的机制为抑制单胺氧化酶，提高多巴胺活性，调节自主神经功能以及抗 *H. pylori* 感染。儿童剂量为 3～5mg/（kg·d），分 2～3 次口服，疗程为 2 周。

第4节　儿童腹泻病

一、概述

腹泻病（diarrhea）是一组由多病因、多因素引起的以大便次数增多和大便性状改变为特点的消化道综合征。其中，大多数患儿有腹痛表现。引起婴幼儿腹泻病的病因分为感染性因素及非感染性因素两大类。感染因素中病毒占 80%，主要的病原为轮状病毒（rotavirus，RV）、诺如病毒（norovirus）、柯萨奇病毒（coxsackievirus）、埃可病毒（echo virus）和冠状病毒（coronavirus）等。细菌感染所致腹泻的大肠埃希菌，已知菌株可分为 5 组，包括致病性大肠埃希菌、产毒性大肠埃希菌、侵袭性大肠埃希菌、出血性大肠埃希菌、黏附 - 集聚性大肠埃希菌。非感染因素有饮食因素、气候因素等。病程为 1 周左右，一般预后良好。

二、引起腹痛的临床特点与诊断

轻型常由饮食因素及肠道外感染引起。起病可急可缓，以胃肠道症状为主，表现为食欲缺乏，偶有溢乳或呕吐，大便次数增多，但每次大便量不多，稀薄或带水，呈黄色或黄绿色，有酸味，常见白色或黄白色奶瓣和泡沫。无脱水及全身中毒症状，多在数日内痊愈。重型多由肠道内感染引起。急性起病，除较重的胃肠道症状外，还有明显的脱水、电解质紊乱和全身感染中毒症状。胃肠道症状有食欲低下，常有呕吐，严重者可吐咖啡色液体；腹泻频繁，大便每日 10 余次至数十次，多为黄色水样或蛋花汤样便，含有少量黏液，少数患儿可有少量血便。

由于吐泻丢失体液和摄入量不足，使体液总量，尤其是细胞外液量减少，导致不同程度的脱水：①轻度脱水：3%～5% 的体重减少或相当于 30～50ml/kg 的体液减少。患儿精神稍差，略有烦躁不安。体检时见皮肤稍干燥，弹性尚可，眼窝和前囟稍凹陷；哭时有泪，口唇黏膜略干，尿量稍减少。②中度脱水：5%～10% 的体重减少或相当于 50～100ml/kg 的体液减少。患儿精神萎靡或烦躁不安。皮肤苍白、干燥、弹性较差；眼窝和前囟明显凹陷，哭时泪少，口唇黏膜干燥；四肢稍凉，尿量明显减少。③重度脱水：10% 以上的体重减少或相当于 100～120ml/kg 的体液减少。患儿呈重病容，精神极度萎靡，表情淡漠，昏睡甚至昏迷。皮肤发灰或有花纹、弹性极差；眼窝和前囟深凹陷，眼闭不合，两眼凝视，哭时无泪；口唇黏膜极干燥。因血容量明显减少可出现休克症状，如心音低钝、脉搏细速、血压下降、四肢厥冷、尿极少甚至无尿。由于腹泻患儿丧失的水和电解质的比例不尽相同，可造成等渗、低渗或高渗性脱水，以前两者多见。低渗性脱水时血清钠低于 130mmol/L；等渗性脱水时血清钠在 130～150mmol/L；高渗性脱水时血清钠大于 150mmol/L。重型腹泻病时常出现代谢性酸中毒、低钾血症等离子紊乱。

几种常见类型肠炎的临床特点：

1. 轮状病毒肠炎　是婴儿腹泻最常见的病原。传播途径：粪 - 口途径传播和气溶胶形式经呼吸道传播。潜伏期为1~3天，发病年龄为6~24个月。急性起病，病初有发热和上呼吸道感染症状，呕吐，随后腹泻，表现为大便次数和水分增多，呈黄色水样或蛋花汤样便，带少量黏液，无腥臭味。常并发脱水、酸中毒及电解质紊乱。此外，亦可侵犯多个脏器，包括神经、呼吸、心脏、肝胆、血液等多系统病变，如出现无热惊厥、心肌损害、肺炎、肝胆损害。本病为自限性疾病，自然病程为3~8天。大便检查偶见少量白细胞。

2. 诺如病毒肠炎 全年散发，爆发高峰多见于寒冷季节（11月至次年2月）。该病毒是集体机构急性暴发性胃肠炎的首要致病原，最常见的场所是餐馆、托幼机构、医院、学校、军营、游船、养老院等地点。潜伏期为12~36小时，急性起病，首发症状多为阵发性腹痛、恶心、呕吐、腹泻，全身症状有畏寒、发热、头痛、乏力和肌痛等。粪便及血常规检查一般无特殊发现。

3. 产毒性细菌引起的肠炎 多发生在夏季。潜伏期为1~2天，急性起病。轻症仅大便次数稍增多，性状也可有轻微改变。重症患儿腹泻频繁，大便量多，呈水样或蛋花汤样混有黏膜，镜检无白细胞。常伴呕吐，引起脱水、电解质和酸碱平衡紊乱。本病为自限性疾病，自然病程一般为3~7天。

4. 侵袭性细菌引起的肠炎 包括侵袭性大肠埃希菌、空肠弯曲菌、耶尔森菌、鼠伤寒沙门菌等引起的肠炎。多见于夏季，潜伏期长短不等。常引起志贺菌性痢疾样病变。根据病原菌侵袭的肠段部位不同，临床特点各异。一般表现为急性起病、高热，甚至发生高热惊厥。腹泻频繁，大便呈黏液状，带脓血，有腥臭味。常伴恶心、呕吐、腹痛和里急后重，可出现严重的中毒症状，如高热、意识改变，甚至感染性休克。大便镜检有大量白细胞及数量不等的红细胞。粪便细菌培养可找到相应的致病菌。其中，空肠弯曲菌常侵犯空肠和回肠，有脓血便，腹痛剧烈，易误诊为阑尾炎，亦可并发严重的小肠结肠炎、败血症、肺炎、脑膜炎、心内膜炎和心包炎等。

耶尔森菌小肠结肠炎多发生在冬季和早春，可引起淋巴结肿大，亦产生肠系膜淋巴结炎，症状与阑尾炎相似，也可引起咽痛和颈淋巴结炎。鼠伤寒沙门菌小儿结肠炎有胃肠炎型和败血症型，新生儿和<1岁婴儿尤易感染，新生儿多为败血症型，常引起暴发流行。患者可排深绿色黏液脓便或白色胶冻样便。

5. 出血性大肠埃希菌肠炎 大便次数增多，开始为黄色水样便，后转为血水便，有特殊臭味。大便镜检有大量红细胞，常无白细胞。伴腹痛，个别病例可伴发溶血尿毒综合征和血小板减少性紫癜。

三、鉴别诊断

1. 生理性腹泻 多见于6个月以内的婴儿，外观虚胖，常有湿疹，生后不久即出现腹泻，除大便次数增多外，无其他症状，食欲好，不影响生长发育。近年来发现，此类腹泻可能为乳糖不耐受的一种特殊类型，添加辅食后大便逐渐转为正常。

2. 乳糖不耐受症 如婴幼儿自以牛奶为食物后就出现复发性腹痛者，就要考虑是不是乳糖不耐受症。这些婴幼儿小肠黏膜分泌的乳糖酶不足或缺乏，不能把牛奶中的乳糖分解成单糖吸收。这种情况下，牛奶在肠道反成为刺激物，引起腹部不适或疼痛。

3. 肠道蛋白过敏 少数对食物过敏者（如对大豆蛋白、牛奶蛋白过敏等），进食这类物质时亦会引起腹痛。除了腹痛外，还伴有较强肠鸣和腹泻等症状。

4. 便秘 有些婴幼儿由于长期的娇生惯养，造成严重的偏食习惯，平时只吃肉类，蔬菜几乎一点不沾。由于结肠内潴积的大量秘结粪块激惹近端肠壁肌肉，会引起强力收缩造成结肠内高压；或由于气体及粪块所致的近端结肠扩张，诱发阵发性腹痛。间歇期因肠壁肌肉松弛，故而腹痛也就随之缓解。大便经常3~5天，甚至多天才解一次。

5. 细菌性痢疾 常有流行病学史，起病急，全身症状重。大便次数增多、量少，黏液脓血便，里急后重，大便镜检有较多脓细胞、红细胞和吞噬细胞，大便细菌培养有痢疾杆菌生长可确诊。

6. 坏死性肠炎 中毒症状较重，腹痛、腹胀、频繁呕吐、高热，大便呈暗红色糊状，渐出现典型的赤豆汤样血便，常伴休克。腹部X线摄片呈小肠局限性充气、扩张、肠间隙增宽、肠壁积气等。

四、治疗

治疗原则：调整饮食，预防和纠正脱水，合理用药，加强护理，预防并发症。

（一）饮食治疗

严重呕吐者可暂时禁食 4～6 小时（不禁水），尽快恢复母乳及原来已经熟悉的饮食，由少到多，由稀到稠，喂食与患儿年龄相适应的易消化饮食。病毒性肠炎可以有继发性乳糖酶缺乏，可喂食豆类、淀粉类食物或无乳糖奶粉，或每次奶前予外源性的乳糖酶。腹泻好转后逐渐恢复营养丰富的饮食，并每日加餐 1 次，共 2 周。

（二）纠正水、电解质紊乱及酸碱失衡

补钙：补液过程中如出现惊厥、手足搐搦，可用 10% 葡萄糖酸钙，每次 1～2ml/kg，最大≤10ml，用等量 5%～10% 葡萄糖液稀释后缓慢静脉推注。

补镁：在补钙后手足搐搦不见好转，反而加重时，要考虑低镁血症，可测定血镁浓度。同时用 25% 硫酸镁，每次 0.1～0.2ml/kg，深部肌内注射，每日 2～3 次，症状消失后停用。

（三）控制感染

1. 适应证 病毒和非侵袭性细菌感染，水样便，这类腹泻患者占 70%，对于这类患儿不用抗生素。如伴有明显中毒症状不能用脱水解释者，尤其是对重症患儿、新生儿、小婴儿和衰弱患儿（免疫功能低下）应选用抗生素治疗。

2. 黏液脓血便患者（约占 30%） 多为侵袭性细菌感染，应根据临床特点，针对病原经验性选用抗生素，再根据大便细菌和药物敏感试验结果进行调整。大肠埃希菌、空肠弯曲菌、耶尔森菌、鼠伤寒沙门菌所致感染选用抗革兰氏阴性杆菌和大环内酯类抗生素。金黄色葡萄球菌肠炎、假膜性肠炎、真菌性肠炎应立即停用原来使用的抗生素。根据症状，可选用苯唑西林钠、万古霉素、利福平、甲硝唑或氟康唑、伏立康唑。

3. 肠道微生态疗法 帮助恢复肠道正常菌群的生态平衡，抑制病原菌定植和侵袭，控制腹泻。常用双歧杆菌、嗜酸乳杆菌、酪酸梭状芽孢杆菌、粪链球菌、凝结芽孢杆菌、布拉氏酵母菌、枯草芽孢杆菌、腊样芽孢杆菌、鼠李糖杆菌等制剂。

4. 肠黏膜保护剂 黏膜保护剂能吸附病原体和毒素，维持肠细胞的吸收和分泌功能，与肠道黏液糖蛋白相互作用，可增强其屏障功能，阻止病原微生物的攻击，如蒙脱石散。

5. 抗分泌治疗 脑啡肽酶抑制剂消旋卡多曲可以通过加强内源性脑啡肽来抑制肠道水、电解质的分泌，可以用于治疗分泌性腹泻。

6. 补锌治疗 对于急性腹泻患儿，应每日给予元素锌 20mg（>6 个月），6 个月以下婴儿每日 10mg，疗程为 10～14 天，增加黏膜的修复功能。

（张瑞云）

参 考 文 献

[1] 胡亚美，江载芳. 诸福棠实用儿科学 [M]. 7 版. 北京：人民卫生出版社，2002.

[2] 申坤玲. 伯曼儿科决策 [M]. 北京：人民军医出版社，2015.

[3] BENNINGGA M A, SAMUEL N, CHRISTOPHE F, et al. 儿童功能性胃肠病罗马Ⅳ标准 [J]. 中华儿科杂志，2017，55（1）：4-14.

[4] 王卫平. 儿科学 [M]. 北京：人民卫生出版社，2016.

第37章 临床经典案例

第1节 食管、胃、肠、胰疾病

病例1 右下腹痛—阑尾炎—带状疱疹

【病例摘要】

患者男性,46岁,工人。

主诉 持续右下腹痛6天。

现病史 11天前原因不明出现右下腹痛,呈持续性刺痛,无不洁饮食史。发病前无外伤史,无上呼吸道感染史,无慢性腹痛、腹泻、脓血便史,无结核病史。发病后腹痛进行性加重,影响夜间入睡,但无腹泻、发热、恶心、呕吐,由于腹痛剧烈,诊断不明收医院急症科进一步诊治。

体格检查 体温36.5℃,血压120/70mmHg。神志清,痛苦面容。巩膜、皮肤未见黄染。浅表淋巴结不肿大及无压痛。头颈和心肺无特殊异常发现。腹部平坦,未见肠型和逆蠕动波,右下腹阑尾处有压痛,但反跳痛不明显,Rovsing征阴性,肝、脾未触及,肝区无叩击痛。

诊治经过 血常规示白细胞$8.9×10^9$/L,中性粒细胞58%,淋巴细胞39%,大便常规无异常发现。血淀粉酶127U/L(参考值:20～115U/L)。腹部CT检查无重要异常发现。阑尾B超检查显示阑尾轻度增大,解剖层次模糊,疑诊为急性阑尾炎。给予头孢曲松与甲硝唑联合静脉滴注,治疗3天腹痛不见减轻,病情不见好转,经消化内科会诊疑为带状疱疹,又请皮肤科会诊,确诊为带状疱疹并下腹壁皮神经炎。

【诊治体会与教训】

本例患者持续右下腹痛,阑尾区压痛,B超检查又疑为阑尾炎。因此,开始诊断阑尾炎并按阑尾炎保守治疗3天,病情不见好转才重新考虑诊断,经消化和皮肤科医师会诊,最后确诊为带状疱疹,对此病例延误了诊治时间。由于思维能力和观察不够仔细,在诊断上走了弯路,做了一些不必要的检查,造成资源浪费,也给患者带来不必要的经济负担。教训是深刻的。

腹痛是急性阑尾炎最重要和最常见的症状,约有98%急性阑尾炎患者以此为首发症状。70%～80%患者转移性腹痛是其特征。一般开始在上腹部或脐部痛,持续6～36小时后,疼痛转移至右下腹部,且疼痛加剧,此时大多患者伴恶心、呕吐、发热等周身症状。体温升高、白细胞总数和中性粒细胞均升高。右下腹压痛与反跳痛,腰大肌征、闭孔内肌征阳性。B超检查显示阑尾明显肿胀,阑尾各解剖层次消失不清,阑尾纵切面不规则管状低回声。CT检查也可协助确诊。回顾诊疗过程,本例无转移性腹痛,不发热、血常规正常,来诊时已是病程第6天,如果是阑尾炎应已化脓并发腹膜炎,但患者无局限性腹膜炎的症状与体征,而抗菌治疗病情不见好转。以上几点足以排除急性阑尾炎。

带状疱疹由水痘-带状疱疹病毒感染引起,原发感染为水痘,潜伏再度激活则引起带状疱疹。有亲神经和皮肤的特征。潜伏期为7～12天。症状表现为皮肤损害和神经受累两大方面。临床上也有部分患者仅有神经受累而无皮肤受损者,本例即属此型。神经受累:①以胸段肋间神经为多见,约占60%。

②累及面神经和三叉神经，引起面部带状疱疹；三叉神经第一支受累，引起眼部带状疱疹；头部带状疱疹。③病变累及前角运动神经元，可引起肌无力或相应部位的皮肤发生麻痹。④病毒直接从脊髓神经前、后根向上侵犯中枢神经系统时，可引起疱疹性脑脊髓膜炎及脑膜炎。⑤少见部位尚有额部、背部、腹部、臀部疱疹；侵犯口腔、阴道、膀胱黏膜引起疱疹。神经痛为本病明显特点之一。疼痛程度轻重不等，且与皮疹严重程度不平行。有些病例神经痛可持续数月甚至数年不等。

（池肇春）

参 考 文 献

[1] 池肇春，邹全明，高峰玉，等. 实用临床胃肠病学 [M]. 2 版. 北京：军事医学科学出版社，2015.

[2] CHEN L K，ARAI H，CHEN L Y，et al. Looking back to move forward：a twenty-year audit of herpes zoster in Asia-Pacific[J]. BMC Infect Dis，2017，17（1）：213.

[3] MARIN M，HARPAZ R，ZHANG J，et al. Risk factors for herpes zoster among adults[J]. Open Forum Infect Dis，2016，3（3）：ofw119.

病例2 溃疡性结肠炎—结直肠癌

【病例摘要】

患者女性，42 岁，工人。

主诉 持续左下腹痛伴脓血便 10 天。

现病史 患者于 20 年前因腹痛伴脓血便，经结肠镜确诊为溃疡性结肠炎。首次用美沙拉嗪 2g、3 次 /d，同时并用泼尼松 10mg、3 次 /d，培菲康 420mg、3 次 /d，2 周后泼尼松用量减半，以后逐渐减至维持量 5mg/d，8 周后停用。用药 2 周脓血便消失，1 个月后腹痛也消失，偶有左下腹不适或腹泻，持续用药 1 年后停，此后每年复发 1～2 次，严重时脓血便、剧烈腹痛，伴发热。此外，患者每经住院治疗后病情均获缓解。每 1～2 年肠镜复查一次。每当发作严重时，加用锡类散保留灌肠；或行中西医结合治疗。10 天前持续左下腹痛伴脓血便，在门诊服药治疗，这次疗效不明显，遂再次入院进一步诊治。

体格检查 体温 37.9℃，血压 110/75mmHg。一般情况尚可，呈轻度贫血貌，偏瘦。巩膜、皮肤未见黄染。浅表淋巴结不肿大，头颈部无异常发现。二尖瓣区闻及 I 级收缩期杂音，不传导。心率 110 次 /min，律齐。腹部平坦、软，肝、脾未触及。左下腹轻压痛，无反跳痛，无肌紧张。腹部未摸及包块。无腹水征。四肢及脊柱未见异常。

诊治经过 血常规示红细胞 2.68×10^{12}/L，血红蛋白 90g/L，白细胞 11.5×10^{9}/L，中性粒细胞 78%。结肠镜检进镜 16cm 时，前壁见一个 3cm×3.5cm 息肉样隆起肿块，上见 1cm×1cm 溃疡，表面糜烂，组织脆、触之易出血，周边呈结节状围堤，从肿块取活检，病理报告为乙状结肠腺癌。明确诊断后，进行手术切除肿瘤治疗。术后继用化疗。术后一般情况良好，半年后复查未发现复发，也未发现转移。目前仍在随访中。

【诊治体会与教训】

炎症性肠病（inflammatory bowel disease，IBD）是一组原因不明、与免疫遗传相关的慢性胃肠道炎症性疾病，通常包括克罗恩病（CD）与溃疡性结肠炎（UC）。我国 IBD 的发病率有逐年上升趋势。IBD-CRC（结直肠癌）首先在 1925 年报道。据新近 CRC 统计报道在所有 CRC 死亡病例中 IBD 患者占 10%～15%。流行病学研究指出，IBD 结肠炎患者发生 CRC 比一般人群高 6 倍。UC 患者比 CD 伴结直肠癌的危险率显著增高。UC 患者比一般人群发生结直肠癌的危险性高 20～30 倍。本例有 UC 史 20 年，逐步进展至直肠癌发生。UC 患者伴发癌与许多因素相关，其中最主要的因素是疾病持续时间和疾病范围。当病程小于 10 年，很少发生肠癌，以后患癌的危险性每年上升 0.5%～1%，并有较高的累积癌变率。人群调查中 UC 相关肠癌的发生率 10 年为 1%～5%，20 年为 5%～25%，30 年之后为 9%～42%。Shuno 等报道 97 例 UC 结肠切除患者，患者也接受次全结肠切除和回肠 - 直肠吻合（ileo-rectal anastomosis，IRA）或全直肠切除（proctocolectomy）和回肠肛门吻合术（ileal anal anastomosis，IPAA）。经内镜随访监视，发现4例不典型增生，其中2例是癌伴黏膜下浸润，1例是高度不典型增生，因此认为为了检出早癌，一方面提示术后内镜监视是有效的；另一方面可降低UC癌变发生率，改善UC患者的预后。

不典型增生是一种肿瘤样上皮改变，病变的浸润未达固有层。低度不典型增生进展至癌平均为6.3年。结肠镜监视检出高度不典型增生，预示将来可能发生CRC，但也可能已伴有恶性病变。对这样的病例，多数医师主张选择结肠切除术为好，也有一些作者主张低度或中度不典型增生均应作结肠切除术随访。

从结直肠癌总的发病率来看，由IBD所致的CRC比率是很小的。仅占所有结肠癌的1%～2%。但正如前所述，UC伴CRC在UC病死率中占有一定的比例，应当引起重视。

至今UC发生结肠癌的机制仍不完全明了。新近提出结肠炎伴CRC免疫细胞及其产物在CRC的初始和进展期起关键性作用。另外，免疫系统的激活引起不典型增生细胞消除和抑癌。因此，当肯定慢性炎症是结肠癌发生的危险因子时，不能完全排除可能在某些情况下激活黏膜免疫系统可有保护肠不典型增生的作用。因此，癌变的主要模式多数学者认为是炎症—不典型增生（低度、高度）—癌变。在这个过程中，炎症因子起着举足轻重的作用。大量研究显示，肿瘤坏死因子（TNF）、*Ras*基因、p53、Wnt信号通路等细胞因子在CRC的发生上都具有重要作用。

（池肇春）

参 考 文 献

[1] 池肇春，王青，许琳，等. 消化系统疾病癌前病变与肿瘤[M]. 北京：军事医学科学出版社，2013.

[2] RIZZO A，PALLONE E，MONTELEONE G，et al. Intestinal inflammation colorectal cancer：a gouble-edged sword?[J]. World J Gastroenterol，2011，17（26）：3092-3100.

[3] MATTAR M C，LOUGH D，PISHVAIAN M J，et al. Current management of inflammatory bowel disease and colorectal cancer[J]. Gastrointest Cancer Res，2011，4（2）：53-61.

[4] GUPTA S，PROVENZALE D，REGENBOGEN S E，et al. NCCN guidelines insights：genetic/familial high-risk assessment：colorectal，version 3. 2017[J]. J Natl Compr Canc Netw，2017，15（12）：1465-1475.

[5] RAMSEY M，KRISHNA S G，STANICH P P，et al. Inflammatory bowel disease adversely impacts colorectal cancer surgery short-term outcomes and health-care resource utilization[J]. Clin Transl Gastroenterol，2017，8（11）：e127.

[6] LU X，YU Y，TAN S. p53 expression in patients with ulcerative colitis-associated with dysplasia and carcinoma：a systematic meta-analysis[J]. BMC Gastroenterol，2017，17（1）：111

[7] WANG Y N，LI J，ZHENG W Y，et al. Clinical characteristics of ulcerative colitis-related colorectal cancer in Chinese patients[J]. J Dig Dis，2017，18（12）：684-690.

[8] AKIMOTO M，TAKENAGA K. Role of the IL-33/ST2L axis in colorectal cancer progression[J]. Cell Immunol，2019，343：103740.

病例3　腹痛—慢性胆囊炎—慢性胃炎

【病例摘要】

患者女性，42岁，工人。

主诉　间歇性上腹痛、腹胀、嗳气1年。

现病史　1年前患者开始出现上腹痛，与进食无关，常向后背放射，伴腹胀，有时烧心，不发热。腹部B超提示胆囊毛糙，无结石和声影。在外院诊断为慢性胆囊炎。用消炎、利胆药治疗。由于反复右上或上腹痛、腹胀、嗳气，也反复用各种消炎利胆药治疗，先后曾用消炎利胆片、托尼萘酸、曲匹布通（舒胆通）、胆宁片、去氧胆酸及熊去氧胆酸（熊脱氧胆酸）等。用药后症状有时自觉有所减轻，但常无效。多次胆囊B超未见胆囊结石，胆囊壁不厚，在2～2.5mm。3个月前又发生上腹痛、嗳气、烧心、反酸，来我院就诊疑诊慢性胃炎，作上消化道内镜检查，诊断为非萎缩性胃窦炎并十二指肠球炎。

诊治经过 诊断为非萎缩性胃炎并十二指肠球炎后,给予质子泵抑制剂雷贝拉唑、促动力药伊托必利、黏膜保护剂马来酸伊索拉定,配合用中成药四逆散、胃尔康、胃复春。治疗后症状明显好转。检查幽门螺杆菌 ^{13}C-UBT DOB 值为 36.5,给予抗 *H. pylori* 四联疗法治疗。1 个月后复查 ^{13}C-UBT DOB 值为 0.2,患者无任何不适,腹痛、腹胀、烧心症状消失。

【诊治体会与教训】

慢性胆囊炎与慢性胃炎是临床上最常见的两种消化道疾病,尽管预后都好,但患者往往因上腹痛、不适而烦心,而治疗往往也很不得力。因此,消化科医师应尽力为患者医治。慢性胆囊炎与慢性胃炎相互误诊的情况十分常见,慢性胃炎诊断为慢性胆囊炎更为多见,本例就是个例子。本例患者疼痛不向肩部放射,胆囊区无压痛,疼痛与进食无关,B 超多次检查无确诊胆囊炎证据,按胆囊炎治疗效果不佳,以上都不支持慢性胆囊炎的诊断,由于医师的粗心和未能全面询问病史,延误了慢性胃炎的诊断半年多,应当深刻反思。慢性胆囊炎多在右上腹痛,并向右肩放射,急性发作时有畏寒、高热、黄疸、恶心、呕吐、右上腹压痛、墨菲征阳性,体温常高达 39℃ 以上,白细胞增高,中性粒细胞也增高。伴胆结石时,可有胆绞痛。进食油腻食物后,腹痛、腹胀加重。若为慢性胃炎,则以上腹痛、反酸、嗳气、烧心、腹痛向背部放射为特征。因此,认真询问病史、体格检查鉴别并不困难,B 超和胃镜是各自诊断的证据,故鉴别有困难时可作 B 超或胃镜检查。但需注意的是,往往慢性胆囊炎和慢性胃炎并存,此时应根据患者的具体情况给予处理。慢性胃炎患者 *H. pylori* 阳性率高达 80% 以上,因此,预防和治疗 *H. pylori* 感染是慢性胃炎防治的重要环节。

(池肇春)

参 考 文 献

[1] 池肇春,毛伟征,孙方利,等. 消化系统疾病鉴别诊断与治疗学 [M]. 济南:山东科学技术出版社,2017.

[2] SIPPONEN P, MAAROOS H I. Chronic gastritis[J]. Scand J Gastroenterol, 2015, 50 (6): 657-667.

[3] SUN Y, WANG S, QI M, et al. Psychological distress in patients with chronic atrophic gastritis: the risk factors, protection factors, and cumulative effect[J]. Psychol Health Med, 2018, 23 (7): 797-803.

[4] ZAMANI M, VAHEDI A, MAGHDOURI Z, et al. Role of food in environmental transmission of *Helicobacter pylori*[J]. Caspian J Intern Med, 2017, 8 (3): 146-152.

[5] WOO Y, BEHRENDT C E, TRAPP G. Screening endoscopy finds high prevalence of *Helicobacter pylori* and intestinal metaplasia in Korean American with limited access to health care[J]. J Surg Oncol, 2017, 116 (2): 172-176.

[6] SGAMBATO D, MIRANDA A, ROMANO L, et al. Gut microbiota and gastric disease[J]. Minerva Gastroenterol Dietol, 2017, 63 (4): 345-354.

[7] RATANAPRASATPORN L, UYEDA J W, WORTMAN J R. Multimodality Imaging, including dual-energy CT, in the evaluation of gallbladder disease[J]. Radiographics, 2018, 38 (1): 75-89.

[8] BLACKWOOD B P, GRABOWSKI J. Chronic cholecystitis in the pediatric population: an underappreciated disease process[J]. Gastroenterol Hepatol Bed Bench, 2017, 10 (2): 125-130.

[9] GÓMEZ CABEZA DE VACA V, ALBA MESA F, PIÑERO GONZÁLEZ L, et al. Acute cholecystitis, chronic cholecystitis or gallbladder cancer?[J]. Gastroenterol Hepatol, 2017, 40 (10): 671-673.

[10] GUPTA A, LEBEDIS C A, UYEDA J, et al. Diffusion-weighted imaging of the pericholecystic hepatic parenchyma for distinguishing acute and chronic cholecystitis[J]. Emerg Radiol, 2018, 25 (1): 7-11.

病例4 上腹痛—食欲减退—乏力—消瘦—胃癌

【病例摘要】

患者男性,36 岁,干部。

主诉 上腹痛、食欲减退、乏力6个月。

现病史 6个月前原因不明开始上腹隐痛，与进食无关，伴上腹不适，无反酸、嗳气和烧心。时伴有中腹腹胀，偶有肠鸣，排便不成形，每日1～3次，无里急后重，排便后腹痛有所减轻。病后曾多次去某三甲医院就诊，疑诊功能性消化不良、肠易激综合征，给予PPI、米曲菌胰酶、双歧三联活菌（培菲康）、匹维溴铵、复方枸橼酸阿尔维林、泌特、铝碳酸镁等药物治疗，疗效不显著，后查^{13}C-UBT，结果为17.5，给予抗 *H. Pylori* 四联疗法。前后曾做过全消化道钡餐透视，诊断为慢性胃炎，肝胆CT发现肝囊肿，中下腹CT未发现明显病变。因进行性乏力、体重减轻入我院。

体格检查 体温36.7℃，血压100/70mmHg，体重56kg。神志清，呈极度乏力状。巩膜、皮肤无黄染。周身浅表淋巴结未扪及肿大。腹部轻度膨隆，未见腹壁静脉曲张，肝、脾未触及，无包块发现，腹部无压痛，有移动性浊音。

诊治经过 血常规示红细胞3.1×10^{12}/L，血红蛋白105g/L，白细胞11×10^{9}/L，中性粒细胞75%。内镜检查示胃窦小弯侧见3cm×4cm深凹溃疡高低不平病变，上布白苔，组织脆，触之出血，取溃疡组织活检，病理诊断为低分化腺癌（进展期）。CT显示多个腹腔淋巴结肿大，肝右叶发现多发转移灶；中等量腹腔积液。患者已失去手术机会，采取化疗保守治疗。

【诊治体会与教训】

本例从病史和症状来看存在功能性消化不良和肠易激综合征的诊断，但问题是通过治疗病情不见好转，时有上腹痛，并出现进行性体重减轻，未引起诊治医师的重视，对患者病情的严重性认识不足。如果病情加重时能及时做胃镜检查，对患者及时采取手术治疗，也许可避免这场严重灾难。患者被病魔夺去年轻的生命，教训是深刻的，后果是严重的。通过本例的诊治，医师应牢记：①视患者如亲人，要认真听取患者的陈诉，仔细观察病情变化，对患者的每一个细微的变化都应引起足够重视，认真地进行一一排查，决不能主观臆测，以防差错发生；②千万牢记诊断功能性疾病需十分慎重，一定要在排除器质性疾病基础上才考虑，不能有丝毫放松，还要严密观察病情进展，追踪定期复查。本例开始按胃肠功能性疾病进行诊治，未见疗效，症状持续不缓解，甚至出现体重减轻，此时就应该怀疑原始诊断，并作深入的检查，也许会避免严重后果的发生。

（池肇春）

参 考 文 献

[1] 池肇春. 消化系统疾病鉴别诊断与治疗学[M]. 济南：山东科学技术出版社，2017.

[2] BAE H I, SEO A N. Early Gastric Adenosquamous Carcinoma Resected Using Endoscopic Submucosal Dissection[J]. Case Rep Gastroenterol，2019，13（1）：165-172.

[3] KANESAKA T, NAGAHAMA T, UEDO N, et al. Clinical predictors of histologic type of gastric cancer[J]. Gastrointest Endosc，2018，87（4）：1014-1022.

病例5 腹痛—功能性腹痛—胰腺癌

【病例摘要】

患者男性，68岁，工人。

主诉 慢性上腹不适、腹痛2个月，进行性消瘦1个月。

现病史 患者2个月前开始上腹不适伴上腹痛，不适部位较深，性质模糊，表现为餐后腹胀不适、饱胀，伴有食欲缺乏，有时出现腹泻。疑诊功能性腹痛，上消化道内镜检查诊断慢性非萎缩性胃炎，未见溃疡和息肉。幽门螺杆菌阴性。胃窦黏膜活检病理显示慢性轻度黏膜炎症，无肠化。肝胆及胰腺B超未见异常。AFP、CA19-9、CEA阴性。空腹血糖6.4mmol/L。按功能性腹痛治疗，腹痛不见减轻。1个月前开始体重减轻，且腹痛、腹部不适进行性加重，疼痛有时放射至背部，尤以夜间为甚，蜷曲躯体、前俯坐位可获减轻。实验室检查示CA19-9 30U/ml；空腹血糖7.2mmol/L。因进行性腹痛、腹部不适、体重减轻、高血糖收入院进一步诊治。

体格检查　一般情况可，呈乏力状，巩膜和皮肤未见黄染，浅表淋巴结不肿大。胸部无异常发现。腹部平坦、软，腹部无压痛，无腹水征。

诊治经过　血常规正常。肝功能正常。AFP 阴性，CA19-9 200U/ml，空腹血糖 7.8mmol/L。胰腺 CT 见胰腺体部 1.5cm×2.0cm 密度不均块影。超声内镜（EUS）在胰体部发现主胰管回声不均 1.5cm×2.0cm 占位病变，近端主胰管轻度扩张，远端主胰管无明显狭窄，血管形态尚规则。综合上述检查结果，诊断为胰体癌继发糖尿病，给予手术切除肿瘤、术后化疗和支持疗法。术后 7 个月病情复发，先后出现腹腔、肝、胆囊、脑转移，救治无效死亡。

【诊治体会与教训】

胰腺癌（pancreatic cancer，carcinoma of the pancreas）主要是指胰外分泌腺的恶性肿瘤。胰腺癌主要起源于胰管上皮细胞，少数起源于胰腺腺泡细胞，分布于胰头、胰体及胰尾。胰腺癌是发病率和病死率几乎相等的恶性肿瘤，其病死率几乎达 100%，病死率与发病率之比达 0.95∶1。近年来，胰腺癌的发病率和病死率有逐渐增高的趋势。据《2013 年中国肿瘤登记年报》统计，胰腺癌位列我国男性恶性膨胀肿瘤发病率的第 8 位，人群恶性肿瘤病死率的第 7 位，均呈快速上升趋势。胰腺癌确诊时大多已有转移，主要由于胰腺周围无坚实的包膜，且胰腺血管、淋巴管丰富，故肿瘤发展快，容易早期转移；另外，胰腺位于腹膜后，发病隐匿，症状不明显，到有症状出现时多已转移。由于胰腺解剖位置较深，又缺乏较简便、准确的检查方法，即使临床出现了比较明显的症状，也常找不到确诊的证据。因此，胰腺癌的早期诊断十分困难。同时，胰腺与肝、胆的关系密切，很多肝、胆、胰腺疾病的症状相似，鉴别诊断问题也比较复杂。

近期内发生消瘦伴无法解释的上腹痛，尤其是老年的糖尿病患者；疼痛放射至背部，尤以夜间为甚，需蜷曲、前俯坐位或取胎儿样屈曲位始得缓解者；原来精神正常的老年人发生严重精神抑郁综合征者；不能以其他原因解释的持续不退的梗阻性黄疸，并伴有持续性腰痛或背痛者；老年人近期内发生持续性腰痛和背痛，伴有多发性静脉血栓形成，或游走性血栓性静脉炎者应高度怀疑胰腺癌的可能。

上腹不适为胰腺癌的早期临床表现。与进餐相关，可表现为餐后腹胀不适、饱胀，也可伴有食欲缺乏、消化不良的症状。腹痛可在胰腺癌发病的全程出现，但程度轻重不一。胰腺癌腹痛的特点：①呈进行性加剧的钝痛、钻痛或绞痛，饭后及夜间加重，一般解痉、止痛药物难以缓解；②腹痛与体位相关，仰卧、脊柱伸展时加重，俯卧、蹲位、膝胸位时腹痛减轻；③腹痛剧烈者有持续腰背部剧痛，上腹及心窝部疼痛可为体尾部癌的首发症状。10%～30% 胰腺癌以黄疸为首发表现，62%～90% 的胰头癌有黄疸，57%～79% 的患者在病程中出现黄疸，其中约 80% 为梗阻性黄疸，是由于胆总管下段受压迫或侵犯所致，少数为肝细胞性黄疸（含胰腺癌肝转移）。出现黄疸是胰头癌的典型症状，常为肝外阻塞性黄疸，呈持续进行性加重，伴有皮肤瘙痒，尿色如浓茶，粪便为白陶土色。90% 以上的患者出现明显而迅速的消瘦，亦为少数患者唯一的症状，其原因可能由于肿瘤消耗、食欲减退、胰液分泌不足、消化吸收不良，以及疼痛、焦虑、失眠等所致。1%～10% 胰腺癌患者可出现发热，表现为低热、高热、间歇或不规则热。近半数胰腺癌可触及肿大的胆囊。临床上无痛性梗阻性黄疸伴有胆囊肿大（Courvoisier 征）常提示胰头癌的可能，临床上只有 30%～60% 胰腺癌患者可触及肿大的胆囊。Courvoisier 征应结合临床考虑。如触及腹部包块，多属胰腺癌的晚期体征。

胰腺癌还可伴有以下症状：①糖尿病，常使糖尿病的临床表现或原有糖尿病加重；②血栓性静脉炎，多见于胰尾部癌和晚期患者；③精神症状，部分患者可出现焦虑、抑郁、幻想等个性改变；④胰腺外分泌功能不全，表现为腹泻、脂肪泻，腹胀、消化不良；⑤上消化道出血，表现为呕血、黑便或仅为大便潜血试验阳性；⑥胰腺癌常有不同程度的消化道症状，最常见的是消化不良和食欲缺乏，有时伴有恶心、呕吐。

胰腺癌肿瘤相关抗原是胰腺癌血清学诊断常用的指标，CEA、糖抗原（CA19-9、CA50、CA242、CA125）、胰腺癌相关抗原、胰腺癌胚抗原、胰腺特异抗原等标志物已用于临床多年。CA19-9 以其较高敏感性（79%～81%）和较高特异性（82%～90%）成为目前检测胰腺癌的常用指标。其阳性界值 >37U/ml。早期胰腺癌患者血清中 CA19-9 的水平不高，因此其对早期胰腺癌的检出价值有限。CA242 是一种黏蛋白类糖抗原，正常人体组织中含量甚微。血清中升高主要见于胰腺癌，其敏感性与 CA19-9 相似或略低，而特异性较高，并且不受胆汁淤积的影响，因此可作为能与 CA19-9 相匹配的有价值的胰腺癌标志物。

B超检查具有简便、价廉、无创、可反复操作等特点，被视为筛查小胰腺癌的首选方法。诊断胰腺癌的敏感性、特异性、准确性分别达到了98%、95.9%、95.9%。B超可直接显示胰腺及其周围脏器的超声影像，对于胰腺癌的诊断符合率可达到70%～82%。超声引导下可行细针穿刺细胞学检查，做病理诊断。螺旋CT扫描可清楚显示肿块的位置、大小及其与周围血管的关系，有无周围组织、淋巴结的转移，可用于胰腺癌术前有无血管侵犯及转移的判断。螺旋CT判断胰腺癌的准确率可达到80%～89%。

经内镜逆行性胰管造影（ERCP）能观察胰管和胆管的形态，以及胰头病变有无浸润十二指肠乳头区。确诊率可达85%～90%。早期癌ERCP影像学主要功能表现为主胰管扩张、狭窄或胰管内充盈缺损，部分病例仅有主胰管扩张。ERCP获得的胰液及细胞刷检标本，可进行细胞学、肿瘤标志物或基因工程检测，为提高早期诊断提供了依据。

超声内镜（EUS）可以探测到直径为5mm的小肿瘤。EUS在显示胰腺癌病灶全貌和侵及范围与程度等方面明显优于B超、CT及ERCP，尤其在显示小胰癌方面具有独到的优越性，诊断胰腺癌的敏感性、特异性分别为89%、97%，准确率达90%～95.6%或以上。内镜超声引导下细针穿刺（EUS-FNA）可获得病变部位组织进行病理诊断，提高了EUS对于胰腺疾病诊断及胰腺肿瘤分期的特异性。胰腺肿瘤的诊断准确率为60%～90%，对于良恶性淋巴结的鉴别准确率高于90%。在EUS引导下，可对直径仅5mm左右的病变进行穿刺。

磁共振胆胰管成像（MRCP）能清晰地显示胰胆管的细小结构，胰管或胆总管的完全性梗阻，适合梗阻性黄疸的病因诊断。MRCP显示胰管扩张的准确率为87%～100%，胰管狭窄准确率为78%。MRCP代替诊断性ERCP，可以避免内镜检查所带来的并发症，适用于那些病情较重、无法忍受ERCP或ERCP失败者。

本例早期因腹痛、腹部不适，查体和实验室无阳性发现，曾一度误诊为功能性腹痛。通过本例又一次告诫我们，在没有充分证据排除器质性疾病前，不要轻易做出功能性疾病的诊断，以免误诊或漏诊。

（池肇春）

参 考 文 献

[1] 池肇春，毛伟征，孙方利，等. 消化系统疾病鉴别诊断与治疗学 [M]. 2 版. 济南：山东科学技术出版社，2017.

[2] 中华医学会外科分会胰腺外科学组. 胰腺癌诊治指南（2014）[J]. 临床肝胆病杂志，2017，30：1240-1245.

[3] ZHANG D，LI L，JIANG H，et al. Tumor-stroma IL-1β-IRAK4 feedforward circuitry drives tumor fibrosis, chemoresistance, and poor prognosis in pancreatic cancer[J]. Cancer Res，2018，78（7）：1700-1712.

[4] CHEN W Q，LI H，SUN K X，et al. Report of Cancer incidence and mortality in China，2014[J]. Zhonghua Zhong Liu Za Zhi，2018，40（1）：5-13.

[5] HAMADA T，KHALAF N，YUAN C，et al. Statin use and pancreatic cancer risk in two prospective cohort studies[J]. J Gastroenterol，2018，53（8）：959-966.

[6] MOWBRAY N G，GRIFFITH D，HAMMODA M，et al. A meta-analysis of the utility of th neutrophil-to-lymphocyte ratio in predicting survival after pancreatic cancer resection[J]. HPB（Oxford），2018，20（5）：379-384.

[7] KAHLERT C，DISTLER M，AUST D. Early stage pancreatic cancer[J]. Chirurg，2018，89（4）：257-265.

病例6 腹痛—肠结核—克罗恩病

【病例摘要】

患者女性，58岁，退休工人。

主诉 慢性反复右下腹痛、腹泻1年，体重减轻半年。

现病史 1年前患者开始出现右下腹间歇性腹痛，发作与缓解交替，发作时呈痉挛性疼痛，伴恶心、腹泻，肠鸣，排便后腹痛减轻。开始腹泻为间歇性，后逐渐加重转为持续性，一日2～5次，粪便呈糊状，无脓血及里急后重。时有发热，下午为重，无夜间盗汗。半年前出现体重减轻，长期低热，持续腹痛或腹泻，血沉 42mm/h，肺 CT 右上纤维钙化病变，某院诊断为肠结核，给予抗结核治疗，病情不见好转而转入我院。已往有肺结核病史。

体格检查 体温 37.2℃，血压 110/70mmHg。一般情况尚可，呈乏力状，周身浅表淋巴结不肿大，头颈部和心肺无异常发现。腹部平坦，右下腹和右中腹部轻压痛，无肌紧张和反跳痛，未发现包块。无移动性浊音，肝、脾未触及。四肢、脊柱未见异常。

诊治经过 白细胞 10.1×10^9/L，血沉 36mm/h，结核菌素试验阴性。胸部 CT 见右上肺纤维钙化 0.2cm×0.3cm，无活动性结核病变发现。粪便检查见黏液样便，潜血试验阳性，白细胞 0～1 个/HP，红细胞阴性。结肠镜见回肠末端呈弥漫性糜烂性充血、水肿，呈节段性、非对称性分布，黏膜呈结节样隆起，见浅表圆形溃疡，病变肠段之间的肠黏膜正常，界线分明。组织活检病理诊断非干酪性结节性肉芽肿，符合克罗恩病诊断。CT 平扫回肠末端肠壁增厚呈节段性跳跃式分布。CT 增强扫描浆膜内和浆膜外环明显强化呈"双晕征"。综合上述资料排除肠结核，诊断回肠末端克罗恩。给予美沙拉嗪、布地奈德、益生菌和营养治疗，病情逐步好转，随访 1 年未见复发。

【诊治体会与教训】

克罗恩病（Crohn's disease，CD）为一种非特异性炎症，与慢性非特异性溃疡性结肠炎统称为炎症性肠病（inflammatory bowel disease，IBD）。病因未明，可能与感染、免疫异常及遗传等因素有关。病变好发于回肠末端与邻近结肠，但从口腔至肛门任何部位均可受累。常呈节段性非对称性分布。临床上突出表现为腹痛、腹泻、腹部包块、瘘管及肛门病变，并可有肠梗阻。病程长而严重者，可伴发热、贫血、营养障碍等。近 5 年内中国 IBD 发病态势稳中有升，逐渐成为我国常见的消化系疾病，全国尚无流行率报道。据曾志荣报道，广东中山 UC 发病率为 2.05/10 万，CD 发病率为 1.09/10 万，该发病率比我国香港、日本稍高，比韩国稍低。我国 UC 患者发病部位以左半结肠最常见，CD 为回结肠型，与西方国家 IBD 临床特征相似。但亚洲 IBD 患者有家族史比例很低。有关 IBD 危险因素分析发现，母乳喂养（>12 个月）、习惯（饮茶、咖啡）、抗生素使用、健康运动对 IBD 发病起到保护效应。我国发病率逐年增高，从遗传背景研究，遗传基因位点很难在中国人中体现，那么我国过去 10～20 年中 IBD 发病率增加，与肠道微生态改变、工业化进程、环境污染等有无相关性，值得今后研究。

临床上突出表现为腹痛、腹泻、腹部包块、瘘管及肛门病变，并可有肠梗阻。病程长而严重者，可伴发热、贫血、营养障碍等。

2012 年我国第四次提出《中国炎症性肠病诊断治疗规范的共识意见》，这是指导医师诊治 IBD 的指导性文件。

2014 提出我国《炎症性肠病组织病理诊断共识意见》，目的在于统一我国病理医师对于炎症性肠病的认识，规范诊断标准，提高病理诊断质量，更好地为临床服务。本共识的要点包括：①炎症性肠病病理诊断的常规技术程序；②外科手术切除标本的大体和组织学特点；③内镜活检标本的组织学特点；④病理诊断和鉴别诊断的标准；⑤疾病活动度和异型增生（dysplasia）程度的组织学特点。

2016 年建立《我国炎症性肠病诊治中心质量控制指标的共识》，参考国际先进水平并结合我国当前及各地的实际情况，提出一套我国 IBD 诊治中心的质量控制的基本指标。既有助于促进现有 IBD 诊治中心的发展，亦有助于促进新的 IBD 诊治中心的建立。

临床上引起腹痛的疾病很多，因此单靠腹痛不能对克罗恩病做出诊断，必须结合其他临床表现，如腹泻、腹部肿块、瘘管形成、肛门直肠脓肿形成及肛裂；此外，可有发热、营养障碍、体重下降等全身症状及肠外表现，如关节炎、结节性红斑、坏疽性脓皮病、口腔黏膜溃疡、虹膜睫状体炎、硬化性胆管炎、慢性肝炎等，根据以上表现为诊断提供依据。X 线检查和结肠镜检查具有辅助诊断价值。

在鉴别诊断中，最重要的是与肠结核鉴别，本例也曾一度误诊为肠结核。肠结核与克罗恩病好发部位一致，临床表现相似，并发症相仿，且 X 线表现、肠镜检查也很相似，故需很好鉴别。肠结核患者常有结核病史，尤其是肺结核，有结核中毒症状，如乏力、午后发热、食欲减退，且抗结核治疗有效。如有肠瘘、肠壁或器官脓肿、肛门直肠周围病变、活动性便血、肠穿孔等并发症或病变切除后复发等，多考虑克罗恩病。两者鉴别见表 37-1。

表 37-1 克罗恩病与肠结核的鉴别

鉴别要点	克罗恩病	肠结核
结核病史	无	常有
发病机制	与感染、免疫、遗传有关	结核分枝杆菌感染引起渗出、干酪样坏死及增殖性组织反应
结核中毒表现	无	常有
病理	非特异性炎症、黏膜下水肿、肠腔非干酪性肉芽肿性炎症，黏膜肌层出现裂隙和破裂、肠黏膜面纵行溃疡，病变呈节段性分布，无干酪样坏死	干酪坏死性肉芽肿或溃疡形成、组织渗出、增生、干酪样坏死
抗酸杆菌	无	有
结核菌素试验	阴性	常阳性
瘘管形成	可有	少见
肛门直肠脓肿形成与肛裂	可有	无
抗结核治疗	无效	有效
腹外合并疾病（慢性肝炎、硬化性胆管炎、关节炎等）	可有	无

（池肇春）

参 考 文 献

[1] 池肇春，毛伟征，孙方利，等. 消化系统疾病鉴别诊断与治疗学 [M]. 2 版. 济南：山东科学技术出版社，2017.

[2] 池肇春，邹全明，高峰玉，等. 实用临床胃肠病学 [M]. 2 版. 北京：军事医学科学出版社，2015.

[3] BARREIRO-DE ACOSTA M，MARÍN-JIMÉNEZ I，PANADERO A，et al. Recommendations of the Spanish Working Group on Crohn's Disease and Ulcerative Colitis（GETECCU）and the Association of Crohn's Disease and Ulcerative Colitis Patients（ACCU）in the management of psychological problems in Inflammatory Bowel Disease patients[J]. Gastroenterol Hepatol，2018，41（2）：118-127.

[4] VANDE CASTEELE N，FEAGAN B G，VERMEIRE S，et al. Exposure-response relationship of certolizumab pegol induction and maintenance therapy in patients with Crohn's disease[J]. Aliment Pharmacol Ther，2018，47（2）：229-237.

[5] COSNES J，SOKOL H，BOURRIER A，et al. Adalimumab or infliximab as monotherapy，or in combination with an immunomodulator，in the treatment of Crohn's disease[J]. Aliment Pharmacol Ther，2016，44（10）：1102-1113.

病例 7　腹内痛—腹壁痛—腹前皮神经卡压综合征

【病例摘要】

患者女性，19 岁，学生。

主诉　慢性右上腹痛 2 年。

现病史　2 年前原因不明发生右上腹痛，常为刺痛或闪电样剧痛，时好时坏，不咳嗽、无胸痛，无肝炎和外伤史。不发热。有时抬高上身疼痛可减轻。尽管剧烈腹痛不经常发生，但长期时有刺痛，给心理和精神带来一定压力，影响生活质量和学习质量。发病后曾去多个医院、多个专科，包括神经科、骨外科、腹部外科、消化科就诊均未明确诊断，因困扰达 2 年之久，前来就诊。

体格检查　一般情况良好，无营养不良和贫血。头颈部和胸部未见异常。腹部平坦、软，右肋下锁骨中线偏外有一个压痛点，深压时疼痛加重并向内扩大。Carnett's 试验阳性。四肢大小关节无红肿、畸形，活动不受限。

诊治经过　血常规正常，血沉 20mm/h。肝功能正常，未见免疫指标异常。肝胆胰脾肾 CT 未发现异常改变。胸腰椎 MR 无异常。诊断为腹前皮神经卡压综合征,会同普外科医师用 1% 利多卡因 5ml 局部麻醉,腹痛减轻,4 周后重复局部麻醉 1 次,腹痛完全消失,追访半年未再复发。

【诊治体会与教训】

慢性腹壁痛尽管在腹痛的鉴别诊断上是一个重要的要素,但因对其认识不足,因此易于误诊或漏诊,甚至进行一系列不必要的检查,造成医疗费用上的巨大浪费。如本例患者,因右上腹痛曾至多个医院、多个科室诊治,也做了许多检查,延误 2 年之久方被确诊。通过本例给我们一个深刻的教训,引起腹痛的疾病众多,包括腹内、腹壁、骨骼、胸部、血液、妇产科和肿瘤疾病,还见于系统风湿病、中毒、免疫性疾病和系统疾病。在众多的病因中,诊断时应抓住主诉,详细了解病史,重视查体发现。2%~3% 慢性腹痛患者由腹壁痛引起,已往患者诊断慢性腹痛,但未证实病理学异常,这样的病例可高达 30%,而有效的临床诊断试验不多,为了临床诊断提供依据可用 Carnett's 试验,它是鉴别腹内或是腹壁疾病引起腹痛的有力方法,至今临床医师广为应用。对慢性腹壁痛造成误诊或漏诊,主要原因是对慢性腹壁痛缺乏认识。

Carnett's 试验是鉴别腹内痛和腹壁痛的一种实用、可行的试验。一旦腹痛局限在一个特定部位,患者要求绷紧腹壁,或抬高下肢,或不借助手臂抬起上身,这样可使腹壁痛减轻。检查者用手指按压腹壁最痛点,使前腹壁肌收缩,通常疼痛逐渐加剧,即 Carnett's 试验阳性;反之,腹痛始于腹部内脏,当患者腹壁肌紧张时疼痛明显减弱,即 Carnett's 试验阴性。正确的测试需要对前腹壁肌进行充分的自愿收缩。为了明确诊断,在不同深度腹壁内注射 1% 利多卡因 5ml,局部麻醉后疼痛完全缓解,Carnett's 试验阴性,触发不再疼痛则腹壁痛可以成立。

据国外前瞻性研究报道,慢性腹壁痛的流行率为 3%~30%。我国目前尚无慢性腹壁痛的流行病学资料。慢性腹壁痛原因多种多样,其中以前皮神经卡压、腹壁肌筋膜痛、滑脱性肋骨综合征、胸神经根痛及带状疱疹等为多见。此外,盆神经痛引起腹壁痛,腹壁疝或腹部术后也较常见。诊断腹痛时首要的问题应把腹壁痛与腹内痛区别开。一般腹内痛特点有:①恶心、呕吐、体重减轻;②腹泻、便秘或排便习惯的改变;③通过进食或排便,腹痛不会好转或恶化;④出现黄疸或肝功能异常;⑤出血或贫血;⑥实验室检查可有白细胞计数增高、血沉加快、C 反应蛋白水平增高;⑦ Carnett's 试验阴性。

腹壁痛特点:①疼痛常是持续的或波动的,且比腹内痛少见;②疼痛强度与姿势有关(如躺着、坐着、站着);③疼痛与进食、肠道功能无关;④ Carnett's 试验阳性;⑤疼痛的压痛范围小,一般在几厘米范围内;⑥触痛点常发生在腹直肌外侧缘或肌肉或筋膜的附着处;⑦刺激触痛点引起疼痛或可使疼痛范围扩大。

前皮神经卡压综合征(anterior cutaneous nerve entrapment syndrome,ACNES)每年发生率为 22/10 万。急症科医师对腹痛患者实验室检查或影像学检查正常时就想到 ACNES 可能。发病机制为胸腹壁或腰背部的局部炎症、水肿、纤维化粘连等将胸 7~12 感觉神经的前皮分支卡住,随体位变化诱发和加重疼痛为其特点。有明显压痛点,当压中痛点时痛得发出尖叫或跳起来。腹壁筋膜综合征(myofascial pain syndrome)有腹壁肌筋膜炎症等病变,也很常见,检查时局部有明显压痛点。肋骨滑脱综合征(slipping rib syndrome)是下胸部及上腹部疼痛的少见原因,又名卡搭响肋、肋间综合征、创伤性肋间神经炎等,其发生为第 8、9、10 前肋软骨间关节异常活动致使某一肋骨滑脱所致。典型表现是在身体转动时出现上腹部针刺样疼痛和"卡搭响",手弯成钩形向前牵拉肋骨而发生疼痛。胸神经根痛(thoracic nerve radiculopathy)因背部或脊椎疾病、糖尿病、疱疹病毒感染等引起,当胸 7~12 神经根受累时即可出现腹壁痛。

(池肇春)

参 考 文 献

[1] KOOP H,KOPRDOVA S,SCHÜRMANN C. Chronic abdominal wall pain:A poorly recognized clinical problem[J]. Dtsch Arztebl Int,2016,113(4):51-57.

[2] VAN ASSEN T,BROUNS J A G M,SCHELTINGA M R,et al. Incidence of abdominal pain due to the anterior cutaneous nerve entrapment syndrome in an emergency department[J]. Scand J Trauma Resusc Emerg Med,2015,23:19.

[3] MUI J,ALLAIRE C,WILLAMS C,et al. Abdominal wall pain in women with chronic pelvic pain[J]. J Obstet Gynaecol Can,2016,38(2):154-159.

[4] AKHNIKH S，DE KORTE N，DE WINTER P. Anterior cutaneous nerve entrapment syndrome（ACNES）: the forgotten diagnosis[J]. Eur J Pediatr，2014，173（4）: 445-449.

[5] SIAWASH M I，MOL F I，TJON-A-TEN W Z，et al. Anterior rectus sheath blocks in children with abdominal wall pain due to anterior cutaneous nerve entrapment syndrome: a prospective case series of 85 children[J]. Paediatr Anaesth，2017，27（5）: 545-550.

[6] BOELENS O B，SCHELTINGA M R，HOUTERMAN S，et al. Anterior cutaneous nerve entrapment syndrome in a cohort of 139 patients[J]. Ann Surg，2011，254（6）: 1054-1058.

[7] OOR J E，ÜNLÜ C，HAZEBROEK E J. A systematic review of the treatment for abdominal cutaneous nerve entrapment syndrome[J]. Am J Surg，2016，212（1）: 165-174.

病例8 腹痛—消化性溃疡—胃癌

【病例摘要】

患者男性，46岁，教师。

主诉 上腹痛规律性消失2个月，腹痛持续加重1个月。

现病史 患者10年前因间歇性上腹痛、反酸、嗳气，在外院胃镜检查诊断慢性胃炎、肠上皮化生，快速尿素酶试验阳性，曾给PPI等药物治疗，用抗 *H. pylori* 三联根除 *H. pylori*，经治疗上述症状基本消失，以后治疗很不及时，也不规范。8年前胃镜发现胃窦小弯侧中部有一个2cm×1.5cm溃疡，胃窦萎缩性胃炎，按溃疡和胃炎进行了系统治疗。此后病情一直稳定，时有上腹痛、反酸，给予相应药物治疗。2个月前出现上腹痛节律性消失，近1个月来上腹痛持续加重，食欲减退，遂收入院进一步诊治。

体格检查 一般情况尚可，浅表淋巴结不肿大，头颈及胸部未见异常。腹部平坦，上腹部轻压痛，无肌紧张，未扪及包块。肝、脾不大，无腹水征。

诊治经过 胃镜检查见胃窦小弯侧前壁见一个2cm×3cm深凹溃疡，底布黄白苔，表面污秽，周围黏膜糜烂、出血、隆起呈堤状。蠕动差，壁较僵硬，在溃疡和周围组织取活检6块。胃窦黏膜充血、水肿，红白相间，以白为主。病理报告为胃角溃疡A1期，胃窦萎缩性胃炎，重度肠上皮化生，*H. pylori* 阴性。给予艾司奥美拉唑、替普瑞酮、枸橼酸铋钾、马来酸伊索拉定等治疗，症状基本消失出院。出院后1.5个月前来胃镜复查，见胃角溃疡明显缩小、变浅，见溃疡底部组织呈颗粒样隆起，取组织活检4块，病理报告为低分化腺癌，经患者和家属同意转外科手术治疗。

【诊治体会与教训】

本例患者10年前胃镜检查诊断为慢性萎缩性胃炎、肠上皮化生。8年前发现胃窦小弯溃疡，8年后溃疡复发，胃窦萎缩性胃炎，重度的上皮化生。治疗溃疡2个月胃镜复查溃疡明显缩小、变浅，取组织活检，病理报告为低分化腺癌。通过本例警示我们，对于溃疡患者，一定要警惕是否有溃疡性癌可能。本例演变过程为：慢性萎缩性胃炎、部分肠上皮化生→胃溃疡→胃溃疡复发→胃窦萎缩性胃炎、重度肠上皮化生、胃癌。早在1926年就有学者提出溃疡型癌的说法，溃疡边缘发生癌变时人们称为溃疡型癌。近年来我国学者报道，6%～18%的胃溃疡可以发生恶性变，有学者观察胃窦部溃疡10年，有8%发生恶变。慢性胃溃疡是否会癌变，目前尚有争议，多数学者认为胃溃疡癌变是存在的，其癌变率为2%～7%，胃溃疡癌变常发生于溃疡边缘，癌细胞可浸润于溃疡结缔组织之间。癌前病变有：①肠上皮化生（肠化），胃黏膜肠化具有高致癌风险。肠化指的是胃黏膜上皮和腺上皮在病理情况下转变为肠黏膜上皮及肠腺上皮，有相对不成熟性和向肠、胃方向分化的特点。虽肠化是不典型增生的前身，但大多数肠化生不进展为癌。肠化分大肠型（Ⅱ型）和小肠型（Ⅰ型）两种，Ⅰ型肠化（完全型）与小肠黏膜相似，故又称小肠肠化，因杯状细胞和潘氏细胞分泌盐酸黏液，故不易癌变。不完全类似结肠黏膜，故又称大肠肠化，是一种分化不成熟、恢复胚胎幼稚化的去分化或逆向分化的表现。主要为非吸收柱状细胞，含有少数杯状细胞。大肠型肠化分Ⅱa和Ⅱb两型，Ⅱa型杯状细胞主要含有盐酸黏液，癌变概率较小；Ⅱb型柱状细胞分泌硫酸化黏蛋白，而硫酸黏液的出现是杯状细胞的一种返祖现象，与胃癌关系密切，因此癌变率高；根除 *H. pylori* 可逆转萎缩，但不能逆转肠化。②不典型增生，包括细胞异型、结构紊乱、分化异常，分为轻、中、重3级，可互相转化，也都可发生癌变。重度不典型增生癌变率可达10%以上。

（池肇春）

参 考 文 献

[1] 池肇春，冯秋玲，王琳. 慢性胃炎肠化生内镜与病理的前瞻性研究 [J]. 中国消化病学杂志，2004，5：27-29.

[2] DORE M P，CIPOLLI A，RUGGIU M W，et al. *Helicobacter pylori* eradication may influence timing of endoscopic surveillance for gastric cancer in patients with gastric precancerous lesions: A retrospective study[J]. Medicine（Baltimore），2018，97（4）：e9734.

[3] HUANG K K，RAMNARAYANAN K，ZHU F，et al. Genomic and epigenomic profiling of high-risk intestinal metaplasia reveals molecular determinants of progression to gastric cancer[J]. Cancer Cell，2018，33（1）：137-150.e5.

[4] SPENCE A D，CARDWELL C R，MCMENAMIN Ú C，et al. Adenocarcinoma in risk gastric atrophy and intestinal metaplasia: a systematic review[J]. BMC Gastroenterol，2017，17（1）：157.

[5] HWANG Y J，KIM N，LEE H S，et al. Reversibility of atrophic gastritis and intestinal metaplasia after *Helicobacter pylori* eradication - a prospective study for up to 10 years[J]. Aliment Pharmacol Ther，2018，47（3）：380-390.

病例9 腹痛—十二指肠溃疡复发

【病例摘要】

患儿男性，11岁。

主诉 反复腹痛、呕吐2周余。

现病史 2周余前无明显诱因出现腹痛，多于夜间疼痛，以脐周、上腹为著，伴呕吐，呕吐物为食物及淡黄色液体，无咖啡样液体，大便2次/d，为黄糊样便。在家口服磷酸铝凝胶，每次20g，3次/d，每餐前30分钟口服。

于2018年4月12日入院，入院当日患儿腹痛加重，伴呕吐5次，呕吐物为胃内容物，再次至市立医院小儿科门诊就诊，查血常规＋CRP：白细胞 $14.4×10^9$/L，中性粒细胞82%，淋巴细胞9%，血红蛋白71g/L，血小板计数 $573×10^9$/L。为进一步治疗，以"腹痛待诊"收入院。

既往史 患儿2016年4月19日因反复腹痛、呕吐2个月在我院住院。近2个月按胃肠炎在多所医院治疗，疗效不佳。当时患儿9岁，反复腹痛、呕吐2个月，疼痛多于夜间发生，以脐周、上腹为著，伴呕吐，呕吐物为食物及淡黄色液体，无咖啡样液体，当时查血常规＋CRP：白细胞 $14.4×10^9$/L，中性粒细胞87%，红细胞 $3.42×10^{12}$/L，血红蛋白71g/L，血小板 $573×10^9$/L，网织红细胞2.24%，CRP 17.55mg/L（参考值：0～5mg/L）。铁蛋白<10.2μg/L。血清铁＋饱和铁：不饱和铁76.00μmol/L，血清总铁结合力78.00μmol/L，血清铁2.00μmol/L。胃镜（图37-1）：食管、胃底、胃体及胃角黏膜充血、水肿；十二指肠球部前壁见条索状溃疡，表面覆盖白色苔；十二指肠降段皱襞充血，未见异常，提示十二指肠球部溃疡。病理结果示十二指肠球部黏膜组织重度慢性炎，部分腺体有增生。HP（＋）。治疗上予阿莫西林抗感染，辅以奥美拉唑、西咪替丁抑酸、磷酸铝凝胶护胃治疗，病情好转，予出院。嘱出院口服叶酸、铁剂、维生素 B_{12}、维生素C，后患儿门诊随诊，贫血纠正。出院后2个月门诊复查胃镜（图37-2），溃疡愈合，HP（－）。

家族史 患儿Ⅰ、Ⅱ级亲属无同类病病史。

体格检查 体温37.0℃，脉搏120次/min，呼吸30次/min，血压100/50mmHg。神志清，精神可，呼吸平稳，皮肤黏膜略苍白，心、肺未见异常。腹软，剑突下、左上腹及脐周压痛，未触及包块，肝、脾肋下未触及，肠鸣音正常，四肢活动自如。

诊治经过 入院后完善相关检查：血常规＋CRP＋网织红示白细胞 $9.4×10^9$/L，中性粒细胞67%，红细胞 $3.38×10^{12}$/L，血红蛋白65g/L，血小板计数 $541×10^9$/L，CRP 7.85mg/L，网织红细胞3.24%。胃镜示食管、胃底、胃体及胃角黏膜充血、水肿；十二指肠球部前壁见条索状溃疡，表面覆盖白色苔；十二指肠降段皱襞充血，提示十二指肠球部溃疡。病理结果示十二指肠球部黏膜组织重度慢性炎，部分腺体有增生。

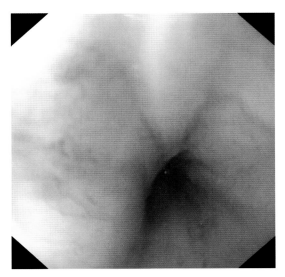

图 37-1　2016 年 4 月 19 日第 1 次胃镜

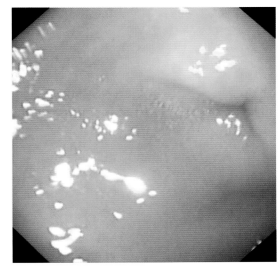

图 37-2　2016 年 6 月 26 日治疗 2 个月后复查

H. pylori（+）。治疗上予抗幽门螺旋杆菌 4 联治疗，辅以奥美拉唑抑酸护胃治疗，病情好转，予出院。嘱出院口服叶酸、铁剂、维生素 B_{12}、维生素 C，后患儿门诊随诊，贫血纠正。

【诊治体会与教训】

本例患者最初患病时是 9 岁的男孩，反复腹痛、呕吐 2 个月，多于夜间疼痛，以脐周、上腹为著，伴呕吐，呕吐物为食物及淡黄色液体，虽然无咖啡样液体，但查体可见贫血外观，红细胞 $3.42 \times 10^{12}/L$，血红蛋白 71g/L；体重 55kg，无营养不良，说明患儿肠道有失血。同时患儿白细胞 $14.4 \times 10^{9}/L$，中性粒细胞 87%，CRP 17.55mg/L，合并细菌感染。因此，开始诊断胃肠炎并治疗近 2 个月，病情不见好转才重新考虑诊断，经儿童电子胃镜检查最后才确诊为十二指肠溃疡，对此病例延误了诊治时间，由于思维能力和对儿童十二指肠发病认识不足，在诊断上走了弯路，做了一些不必要的检查，造成资源浪费，也给患者带来不必要的经济负担。教训是深刻的。

腹痛是腹部疾病最常见的症状，首都医科大学附属北京儿童医院消化性溃疡在儿童中发病率为 10.4%，北京大学第三医院为 16.9%。一般消化性溃疡中，十二指肠溃疡占 80%，胃溃疡占 20%。反复腹痛是小儿就诊的常见原因，然而小儿对腹痛的性质、部位往往叙述不清，年长儿多可指出上腹痛，多发于餐后，幼儿和学龄前儿童多指脐周不适。年长儿可以自述腹痛、腹胀、嗳气、恶心等。家长经常述说患儿食欲缺乏、消瘦症状。在临床上见到有这些症状的患儿，在除外其他系统疾病，应建议家长遵照医师的建议给患儿做胃镜。目前，儿童胃镜普及率非常高，由有胃镜资质的儿科医师操作，胃及十二指肠疾病的检出率越来越高。消化性溃疡往往有血液缓慢丢失，因此贫血比较明显。

儿童消化性溃疡复发率：消化性溃疡是消化系统的常见病，目前通过抗幽门螺杆菌及抑酸药物治疗，溃疡病的复发率已下降至 3%～10%，进一步去除诱发及易感因素，如非甾体抗炎药、吸烟、饮酒等，排除促胃液素瘤或其他疾病，彻底根除幽门螺杆菌和维持治疗是预防复发的主要措施。但有关资料表明，消化性溃疡的复发问题仍应值得重视，有研究还发现许多复发的消化性溃疡并无症状，只是在常规内镜复查时才被发现，其实际复发率可能高于该数值（图 37-3）。因此，可通过根除幽门螺杆菌、提高溃疡愈合质量、适当地

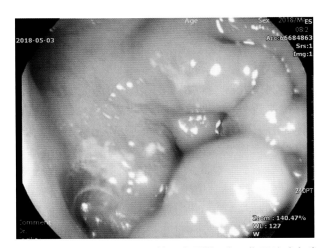

图 37-3　2018 年 4 月 12 日第 3 次胃镜：十二指肠溃疡复发

维持治疗、保持健康的生活方式来减少消化性溃疡的复发，以提高生活质量。

（张瑞云）

参 考 文 献

[1] 胡亚美，江载芳. 诸福棠实用儿科学 [M]. 7 版. 北京：人民卫生出版社，2002.

[2] BENNINGGA M A，SAMUEL N，CHRISTOPHE F，et al. 儿童功能性胃肠病罗马Ⅳ标准 [J]. 中华儿科杂志，2017，55（1）：4-14.

病例10　腹痛—胃肠炎—过敏性紫癜

【病例摘要】

患儿男性，11 岁。

主诉　腹痛、呕吐伴头晕半个月。

现病史　半个月前无明显诱因出现腹痛，呈阵发性，以脐周为主。呕吐，2～3 次 /d，非喷射性，呕吐物为胃内容物，伴胃胀。大便为黄色稀水样便，4～5 次 /d。初始发热 1 次，体温为 37.4℃，无畏寒、寒战，无抽搐，伴头晕、乏力，无胸闷、气促，无晕厥。就诊于我院门诊，予"思密达 + 宝乐安"口服 3 天，大便恢复正常，仍有呕吐，次数较前减轻，伴轻咳，为阵发性咳嗽，无喘息，无皮疹，先后就诊于我院及其他两所三甲医院，查电解质、生化全套、心脏彩超及心电图、颅脑 CT 均未见明显异常，门诊给予"阿糖腺苷、兰索拉唑"静脉滴注治疗 6 天后，患儿仍有腹痛、呕吐、头晕，体重明显下降，为明确诊治入我院儿科进一步诊治。

体格检查　体温 36.5℃，脉搏 96 次 /min，呼吸 24 次 /min，血压 100/60mmHg。神志清，精神好，呼吸平稳，皮肤红润，瞳孔等大等圆，无口、唇发绀，咽部充血，扁桃体无肿大，颈无抵抗，双肺呼吸音粗，未闻及干、湿性啰音。心率 96 次 /min，心音有力，律齐，未闻及病理性杂音。腹平软，无压痛，未触及包块，肝、脾肋下未触及。四肢肌张力正常，双侧巴氏征阴性。

诊治经过　白细胞 7.74×10⁹/L，中性粒细胞 35.00%，淋巴细胞 47.30%，嗜酸性粒细胞 8.70%，血红蛋白 136.00g/L，C 反应蛋白 <1mg/L。尿常规正常。生化全套示肝、肾功能，电解质均大致正常。腹部超声示肝胆胰脾、双肾、膀胱、前列腺结构未见明显异常。入院后给予奥美拉唑保护胃黏膜，金双歧改善肠道菌群等对症治疗，患儿腹痛无好转。予胃镜检查，胃镜可见黏膜出血点（图 37-4），提示过敏性紫癜。快蜡外检示（胃窦）非萎缩性轻度慢性胃炎，轻度活动，HP（−）。检测免疫球蛋白，免疫球蛋白 E 305IU/ml，明显增高，提示患儿有过敏体质。做完胃镜后 1 天患儿双踝关节周围有鲜红色的瘀点和紫癜，约 10 个紫癜，遂予甲泼尼龙抗感染、抗过敏，头孢呋辛抗感染等治疗。患儿病情好转，予出院。出院诊断为过敏性紫癜。

【诊治体会与教训】

本例患儿腹痛、呕吐、腹泻，腹部无明显压痛点，除胃镜检查外，辅助检查对诊断意义不大。经过门诊辗转 3 所三甲医院诊治，腹痛没有明显缓解，患儿半个多月没有出现紫癜，经电子纤维胃镜检查才最后确诊为过敏性紫癜，对此病例延误了诊治时间，由于思维局限，做胃镜时间延后，在诊断上走了弯路，做了一些不必要的检查，造成资源浪费，增加了患者的经济负担，患儿腹痛的痛苦时间延长，教训是深刻的。

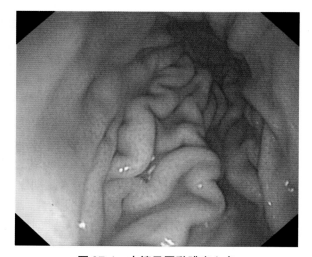

图 37-4　内镜见胃黏膜出血点

腹痛是过敏性紫癜的症状之一，约见于 2/3 的病例，但偶有患儿以腹痛为首发症状，胃镜检查发现胃内紫癜，几天后患儿皮肤紫癜以进一步证实。本患儿皮肤病变部明显，以腹痛、呕吐、腹泻为首发症状，易与儿科常见的急性胃肠炎（俗称胃肠感冒）相混淆。门诊及住院后给予抗病毒、质子泵抑制剂等治疗，疗效不佳。

过敏性紫癜由过敏原导致全身毛细血管炎，主要表现为皮肤紫癜、关节疼痛、腹痛甚至血便，部分病例后期也有肾脏病变。过敏性紫癜血管炎引起的肠壁水肿、出血、坏死或穿孔是产生肠道症状及严重并发症的主要原因。一般以阵发性剧烈腹痛为主，常位于脐周或下腹部，可伴呕吐，但呕血少见。部分患儿可有黑便或血便，偶见并发肠套叠、肠梗阻或肠穿孔者。

对于年长儿反复腹痛，属于过敏体质的患儿，应尽早儿童电子胃镜检查。

（张瑞云）

参 考 文 献

[1] 胡亚美，江载芳. 诸福棠实用儿科学 [M]. 7 版. 北京：人民卫生出版社，2002.

[2] BENNINGGA M A, SAMUEL N, CHRISTOPHE F, et al. 儿童功能性胃肠病罗马 IV 标准 [J]. 中华儿科杂志，2017，55（1）：4-14.

病例 11 功能性腹痛

【病例摘要】

患儿女性，5 岁 10 个月。

主诉　腹痛、呕吐 6 天，加重 4 天。

现病史　6 天前无明显诱因再次出现腹痛，阵发性脐周痛，伴恶心、呕吐，呕吐物初为胃内未消化食物，1 次 /d，量多，无发热、咳嗽、腹泻、皮疹，给予推拿治疗 2～3 天，效果欠佳，4 天前呕吐次数增多，腹痛加重，到市立医院小儿科门诊就诊，诊断为急性胃肠炎，在门诊先后给予静脉滴注阿糖腺苷治疗 3 天，头孢噻肟 2 天，补液对症治疗后效果欠佳，昨日开始呕吐物为绿色胆汁样物，偶有少许咖啡色液体，有口臭，伴有乏力，精神欠佳，进食少，小便少，为求进一步诊治收入院。患儿自发病以来饮食、睡眠差，近 4 天未排大便，小便量少，色黄。

既往史　反复发作性腹痛、呕吐 3 年余，并至市立医院小儿科住院治疗 2 次。患儿 2016 年 7 月 11 日曾因腹痛、呕吐于我院住院治疗，全腹部 CT 平扫（3 个部位）未见异常，病情好转后签字出院，出院诊断：急性胃炎，营养性消瘦，胃食管反流，胃溃疡？消化道先天性畸形？

2017 年 4 月 12 日再次因腹痛于市立医院小儿科住院治疗，完善检查：①胃镜检查示食管黏膜光滑，贲门开闭正常，贲门口部见黏膜充血，无糜烂，胃体、胃窦部黏膜光滑，十二指肠球部黏膜光滑，十二指肠降部、十二指肠乳头下方未见肠腔狭窄，周围黏膜无水肿，提示急性胃炎；②消化道（十二指肠）先天性发育异常（狭窄）？脑电图未见异常。上消化道造影示未见明显异常。病情好转后建议外科就诊，出院诊断：急性胃炎，十二指肠狭窄？营养不良，心肌损害，高尿酸血症，脂质代谢紊乱（高胆固醇血症），代谢性酸中毒，低钠血症，低钾血症。患儿家属携患儿就诊于小儿外科，患儿年龄小，暂未发现明确消化道狭窄，暂不考虑外科疾病，未予特殊处置。

体格检查　体温 37℃，脉搏 92 次 /min，呼吸 23 次 /min，血压 106/60mmHg，体重 15kg。神志清，精神欠佳，体型消瘦，营养不良貌，呼吸平稳，皮肤稍显苍白，弹性差，皮肤黏膜干燥，眼窝无明显凹陷。心率 92 次 /min，心音有力，律齐，未闻及病理性杂音。腹平软，脐周压痛，无反跳痛，无肌紧张，未触及包块，肝、脾肋下未触及，肠鸣音弱。四肢肌张力、肌张力正常。

诊治经过　此次入院后完善相关辅助检查：腹部 X 线立位片示双膈下未见游离气体，肠腔内见少量积气，未见气液平面，余未见异常。血常规 +CRP 示白细胞 10.00×10⁹/L，中性粒细胞 54.20%，淋巴细胞 37.20%，血红蛋白 131.00g/L，血小板 412×10⁹/L，C 反应蛋白 2.40mg/L，提示无感染血象。尿常规示尿潜血（+-）。生化全套示肝肾功能、心肌酶及电解质大致正常。大便常规 + 潜血示褐色稀便，大便消化不良，大便白细胞 0～1 个 /HP。电 + 肾（急）：钾 2.70mmol/L，钠 134.00mmol/L，葡萄糖 6.04mmol/L，提示低钾血症。入院后予治疗再发性腹痛赛庚啶每次 0.1mg/kg，每日 3 次，口服。纠正电解质紊乱，奥美拉唑及西咪替丁保护胃黏膜治疗；后复查血常规 +CRP、电解质正常，患儿病情明显好转，予出院。出院诊断为急性胃肠炎，再发性腹痛，低钾血症，脱水（轻度），营养不良。出院医嘱：易消化、半流质饮食。赛庚啶每次 0.1mg/kg，每日 3 次，口服 3 个月。如病情变化，随时门诊就诊。

【诊治体会与教训】

患儿女性，5 岁 10 个月，反复腹痛 3 年，营养不良外观，无贫血，3 年住院 3 次，每次发作均腹痛、呕吐，发作时进饮食后腹痛、呕吐加重，进食后上述症状缓解，每次发病均拍腹部 X 线立位片，从未发现气液平面，腹部也未触及过肿物，压痛点在脐周，肠鸣音有时减弱，做过 2 次胃镜，食管、胃及十二指肠未见到狭窄及炎症病变，2 次消化道钡餐透视没有发现明显狭窄。每次住院通过静脉滴注质子泵抑制剂、H₂ 抗组胺药物，有时抗感染，同时纠正和维持能量、液体、酸碱、电解质平衡，一般住院 1 周左右患儿症状改善，腹痛和呕吐停止，能正常进饮食后出院。

据报道，儿童腹痛在美国社区的患病率是 1.2%。依据诊断标准，诊断前至少 2 个月症状符合以下所有条件，且每个月至少发生 4 次腹痛：①发作性或持续性腹痛，不完全与生理事件相关（如进食、月经期）；②不符合 IBS、FD 或腹型偏头痛的诊断标准；③经过适当评估，症状不能用其他疾病来解释。病理生理特点：把 FAP-NOS 独立于 IBS 的研究表明，与 IBS 患儿相比，FAP-NOS 患儿通常没有直肠高敏感性。据报道，FAP-NOS 患儿与健康对照组相比，有较弱的胃窦收缩力和较慢的液体排空速度。

患儿目前的诊断还不是很完善，反复腹痛、呕吐，呕吐物没有宿食味，考虑是上消化道疾病。因此，患儿需要做胶囊小肠镜检。但因本患儿 5 岁 10 个月，且反复腹痛、呕吐，患儿体重只有 15kg。因此，做小肠胶囊肠镜存在不能把胶囊排除的风险。故还需随着本患儿的生长发育，进一步观察病情变化，保证患儿生命健康。

儿童腹痛疾病原因也很复杂，既有与成人腹部疾病相同之处，又有儿童自身的特点，需要丰富的临床经验和缜密的临床思维，更需要付出耐心和细致的观察，为儿童健康保驾护航。

（张瑞云）

参 考 文 献

[1] 胡亚美，江载芳 . 诸福棠实用儿科学 [M]. 7 版 . 北京：人民卫生出版社，2002.
[2] BENNINGGA M A，SAMUEL N，CHRISTOPHE F，et al . 儿童功能性胃肠病罗马Ⅳ标准 [J]. 中华儿科杂志，2017，55（1）：4-14.

病例 12　腹痛—胃内异物

【病例摘要】

患儿女性，7 岁。

主诉　腹痛 3 天。

现病史　入院前 3 天无明显诱因出现腹痛，为阵发性钝痛，口服止痛药不能缓解，就诊当地医院，未予特殊处理，后腹痛缓解。今日患儿再次出现腹痛，无明显呕吐，无腹泻，排便、排气正常。到市立医院小儿院门诊就诊，腹部触诊发现左上腹部包块，行腹部超声检查示胃内异物，为进一步诊治就诊我院，遂以"上腹部包块待诊：胃内异物？"收入院。

患儿自发病以来饮食、睡眠可，大小便无异常，家长及患儿均否认患儿不良嗜好，患儿母亲及患儿均多年留长发。

体格检查　体温 36.8℃，脉搏 84 次 /min。神志清，精神良好，面色红润。呼吸平稳，双肺呼吸音清，心音有力。腹平软，左上腹触及约 8cm×5cm 大小的包块，伴有触痛，边缘较清楚，肝、脾肋下未触及，肠鸣音正常。

诊治经过 患儿入院后上腹部 CT 平扫示，胃内见 4cm×7.5cm 内见疏松团块影，考虑胃石。血常规＋CRP 示白细胞 $7.77×10^9$/L，中性粒细胞 56.90%，血红蛋白 123.00g/L，血小板计数 $331.00×10^9$/L，C 反应蛋白 0.28mg/L。肝肾功能及心肌酶学检查未见异常。胃镜示食管黏膜光滑，色泽正常；贲门开闭可；经过贲门后可见胃腔内有毛发样团块（图 37-5），胃镜无法通过，未到达幽门部；应用异物钳夹住后向外牵拉，毛发团无法通过贲门。上述提示胃内异物，是否为胃石形成？给予可乐及碳酸氢钠交替饮用以促进胃内结石软化，适量静脉部分营养治疗。后患儿行多次胃镜，均未取出异物。后转外科行开胸手术取出异物，见大团毛发缠绕在一起，中间部分硬结。追问病史：患儿自诉吃头发多年，自己也不知道从什么时候开始吃头发，吃的是其母亲及本人的头发，每次吃 2～3 根，几乎每天都吃，不愿意让别人看见。患儿独生女，平素性格内向，上小学一年级，学习成绩良好。

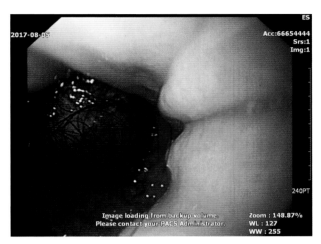

图 37-5 胃镜见胃腔内毛发团块

【诊治体会与教训】

本例患者是 7 岁女孩，独生子女，性格内向，家长没发现患儿异食癖，根据手术取出的头发数量，考虑患儿吃头发多年。患儿以腹痛为首发症状，医师发现患儿腹部包块，经儿童胃镜检查才发现患儿胃内大量头发，主要是家长发现太晚，长头发缠绕在一起，很难取出。形成的团块不是很大的时候，通过胃镜可以取出，但本患儿胃内团块太大，3 次经胃镜（包括 1 次全麻）取头发均告失败。胃镜取头发属于Ⅳ级手术，在胃内取异物手术中属于最困难的级别，本患儿经历了 3 次胃镜、1 次经腹手术，经受了很大的痛苦。教训是极其深刻的。

消化道异物是儿童较常见的急症，多见于上消化道，以腹痛发病的儿童胃疾患中异物发生率为 8.98%。由于患儿将异物放入口中误咽引起，消化内镜被广泛应用于上消化道异物的诊治，失败率仅仅 1%。

根据病史、临床症状及胸腹 X 线片，必要时行 CT 检查，可诊断大多数消化道异物及位置。消化道异物一旦确诊，必须决定是否需要治疗、紧急程度及治疗方法。本症的处理根据异物性质的不同而异：①钝性异物：可选用异物钳、鳄嘴钳、圈套器或者网篮轻松取出。②长方形异物：钳取有一定难度，可选用鳄嘴钳小心夹住异物一侧，调节长形物的方向与管腔平行，小心通过 3 个部位，分别是十二指肠水平部与降部交界处、幽门口及贲门，避免异物脱落。③尖锐异物：在食管内的尖锐异物，应该急诊治疗。尖锐异物如果已抵达胃或近端十二指肠，应采用内镜取出。对于连续在肠道中前行的尖锐异物，应考虑行手术治疗。在使用异物钳或圈套器内镜下取出尖锐异物时，为了防止黏膜损伤，使用外套管或在内镜端部装上保护兜，确定针尖方向。④纽扣电池：在食管中停留的纽扣电池会很快发生液化坏死和穿孔，导致致命性的并发症，使用网篮、三爪钳成功率高。

（张瑞云）

参 考 文 献

[1] 朱莉，刘文莉，靳萱，等. 儿童消化道异物的内镜处理 [J]. 中国实用儿科杂志，2010，23：1031-1033.

[2] LONGSTRETH G F, LONGSTRETH K J, YAO J F, et al. Esophageal food impaction Epidemiology and therpy. A retrospective, observational study[J]. Gastrointest Endosc, 2001, 53（2）: 193-198.

[3] ZHANG L, TIMOTHY K W, VINCENT G M, et al. Spectrum of ST-T-wave patterns and repolarization parameters in congenital long-QT syndrome: ECG findings identify genotypes[J]. Circulation, 2000, 102（23）: 2849-2855.

病例13 腹痛—阑尾炎

【病例摘要】

患儿男性,11岁。

主诉 腹痛3天。

现病史 患儿3天前无明显诱因出现腹痛,为全腹痛,上腹部疼痛为主,体温最高达38.2℃,无畏寒、寒战,无抽搐,伴有呕吐,呕吐物为胃内容物,有腹泻,就诊于三甲医院儿科门诊,给予甲氧氯普安及补液治疗1天,症状未减轻,后就诊于另一所二甲医院儿科门诊,查血常规+CRP示白细胞20.76×10⁹/L,中性粒细胞84.74%,CRP 196.7mg/L;大便常规示白细胞(+),红细胞2~5个,隐血试验(++)。给予哌拉西林他唑巴坦治疗1天,体温降至正常,呕吐、腹痛减轻。患病第3天就诊我院,完善腹部超声示腹腔肠系膜多发淋巴结,阑尾未见异常;复查血常规+CRP示白细胞12.06×10⁹/L,中性粒细胞78.20%,CRP 114.60mg/L。为求进一步诊治,门诊以"腹痛原因待诊:脓毒血症?"收入院。

患儿自发病以来饮食、睡眠可,大小便无异常。

体格检查 体温36.4℃,脉搏72次/min,呼吸23次/min,血压90/50mmHg。神志清,精神一般,呼吸平稳,皮肤弹性明显降低,面色红润,瞳孔等大等圆,咽部充血,扁桃体Ⅰ度肿大,颈无抵抗。双肺呼吸音粗,未闻及明显干、湿性啰音。心音有力,律齐,未闻及病理性杂音。腹肌略紧张,下腹略偏右侧压痛(+),反跳痛(+),未触及包块,肝、脾肋下未及。四肢肌张力正常。

诊治经过 大便常规检查未见明显异常。下腹部CT增强重建盆腔增强重建示腹腔肠管紊乱,阑尾明显增粗,强化较明显,周围脂肪间隙模糊,局部欠连续,周围可见斑片状低密度影环绕。右下腹部可见多发肿大淋巴结影。上述提示阑尾炎并发穿孔、周围脓肿形成可能性大。入院后给予头孢噻肟抗感染治疗,请儿外科会诊,阑尾炎诊断明确,转小儿外科。出院诊断为脓毒血症,急性阑尾炎,急性腹膜炎,阑尾炎伴穿孔。

【诊治体会与教训】

本例患儿11岁,病初全腹痛,且以上腹痛为主,血常规+CRP示白细胞20.76×10⁹/L,中性粒细胞84.74%,CRP 196.7mg/L;大便常规示白细胞(+),红细胞2~5个,隐血试验(++),腹痛并未固定在右下腹,而且大便常规有感染,因此门诊医师按急性胃肠炎在门诊治疗2天,这种现象在基层更多见,病后第3天,腹痛局限在右下腹而且出现了腹膜炎的改变,儿科医师最后才确诊为阑尾炎,同时也出现了穿孔和腹膜炎等并发症,贻误了手术时机,造成了一定后果,如患者腹膜炎日后肠粘连风险增加。由于思维能力和观察不够仔细,在诊断上走了弯路,导致患者住院时间延长,给患者带来不必要的经济负担和心理负担。教训是非常深刻的。

腹痛是急性阑尾炎最重要和最常见的症状,约有98%急性阑尾炎患者以此为首发症状。70%~80%患者转移性腹痛是其特征。一般开始在上腹部或脐部痛持续6~36小时后,疼痛转移至右下腹部,且疼痛加剧,此时大多患者伴恶心、呕吐、发热等周身症状。体温升高、白细胞总数和中性粒细胞升高。右下腹压痛与反跳痛,腰大肌征、闭孔内肌征阳性。本患儿病情确实符合上述这些规律,但毕竟是11岁儿童,肠管较成人薄,病情发展至48小时之后时阑尾已经穿孔。48小时后CT检查确定了本诊断。回顾诊疗经过,本例病初上腹部腹痛,发热、血常规高,大便有感染迹象,应该尽早做腹部B超或尽早做盆腔阑尾区CT。阑尾炎时B超检查显示阑尾明显肿胀,阑尾各解剖层次消失不清,阑尾纵切面不规则管状低回声。本患儿阑尾炎应已化脓穿孔并发腹膜炎,CT对于这种情况下的诊断优于B超。本患儿CT增强重建盆腔增强重建示腹腔肠管紊乱,阑尾明显增粗,强化较明显,周围脂肪间隙模糊,局部欠连续,周围可见斑片状低密度影环绕。右下腹部可见多发肿大淋巴结影。上述提示阑尾炎并发穿孔、周围脓肿形成可能性大。

腹痛为小儿急性阑尾炎的主要症状,开始是脐周和上腹部疼痛,数小时后转移至右下腹部。疼痛为持续性,阑尾穿孔引起弥漫性腹膜炎后,则全腹有持续性疼痛。腹部体征对诊断价值最大,因年龄小而不合作者,须多次反复检查,进行腹部左、右、上、下对比,必要时可给镇静剂,待患儿入睡后再进行检查。右下腹固定压痛是最可靠的体征。小儿阑尾解剖位置不一定在麦氏点下方,有时偏上近脐部或在盲肠后,其压痛点也随之变化。血常规示白细胞及中性粒细胞增高。右下腹超声及 CT 有时可有帮助。

(张瑞云)

参 考 文 献

[1] 胡亚美,江载芳. 诸福棠实用儿科学 [M]. 7 版. 北京:人民卫生出版社,2002.

[2] BENNINGGA M A, SAMUEL N, CHRISTOPHE F, et al. 儿童功能性胃肠病罗马 Ⅳ 标准 [J]. 中华儿科杂志,2017,55(1):4-14.

病例 14　右下腹痛—白塞病

【病例摘要】

患者女性,46 岁。

主诉　反复口腔、外阴溃疡 10 余年,右下腹痛半年余。

现病史　患者 10 余年前反复口腔溃疡,愈合慢,半个月至 3 周,用药后方可恢复,大部分呈圆形,形态多样,疼痛,伴外阴溃疡,难愈合,合并尿道瘘,经妇科会诊,疑诊为白塞病,但未进一步诊治。近半年出现右下腹痛,为阵发性、胀痛,无便血,曾外院检查提示轻度贫血,血小板略高,CT 提示盆腔部分小肠肠壁增厚,给予对症治疗,略有好转。半个月前到当地医院就诊,血常规提示白细胞略高,轻度贫血,CRP 31.5mg/L,超声提示右下腹部分肠管管壁增厚,回声减低,肠镜提示回肠末端大溃疡。现患者为求进一步治疗,门诊以"白塞病"收治入院。

患者自发病以来饮食、睡眠可,大小便正常,体重较前减轻 5kg。

体格检查　体温 36.5℃,血压 118/77mmHg。神志清,巩膜、皮肤未见黄染。浅表淋巴结不肿大及无压痛。头颈和心肺无特殊异常发现。腹部平坦,未见肠型和逆蠕动波,右下腹轻微压痛,无反跳痛,肝、脾未触及,肝区无叩击痛。

诊治经过　血红蛋白 94g/L,血小板 395×10^9/L,CRP 36.47mg/L。肝功能示白蛋白 35.43g/L。EB 病毒抗体分析示 EB 病毒衣壳抗原 IgG 7.36AU/ml,EB 病毒核抗原 IgG 30.81AU/ml。巨细胞病毒抗体定量测定示巨细胞病毒 IgG 抗体 29.20U/ml。肿瘤标志物、大便常规 + 隐血、风湿免疫相关检测、结核感染 T 细胞检测等无异常发现。胸部 CT 示双肺慢性炎症可能性大,甲状腺右叶低密度结节。上腹部 CT 动态增强扫描示肝右叶血管畸形可能性大,肝多发囊肿,腹部肠管改变。下腹部 CT 动态增强扫描示回肠末端及 6 组小肠局部肠壁增厚,强化明显,炎性肠病?回盲部多发重大淋巴结,腹部肠管轻度扩张、积液,双侧肾盂略扩张。电子胃镜检查示慢性非萎缩性胃炎(胃窦)。妇科超声示子宫小肌瘤;子宫前壁下段囊性回声,考虑子宫憩室;宫颈囊肿。治疗上给予补液、补充电解质、保胃、调节肠内菌群治疗,结合风湿免疫科意见,诊断为白塞病,给予泼尼松抗感染治疗。

【诊治体会与教训】

本例患者反复口腔、外阴溃疡 10 余年,右下腹痛半年余,疑诊为白塞病(贝赫切特综合征),入院后完善相关检查,排除其他疾病后,结合风湿免疫科意见确诊为白塞病,给予泼尼松抗感染治疗后患者症状缓解。

白塞病(Behçet's disease,BD)是主要表现为复发性口腔溃疡、生殖器溃疡、眼炎和皮肤损害的系统性血管炎。发病年龄大多为 16～40 岁青壮年,我国平均发病年龄为(38±13)岁。BD 常以复发性口腔溃疡为首发,伴有外阴溃疡、结节性红斑等皮肤黏膜病变为基本临床特征,可能"选择性"发生眼炎、胃肠道溃疡、神经损害、主动脉瓣反流、静脉血栓、动脉狭窄、动脉瘤关节炎及血细胞减少等 1～2 个器官损害的变异性血管炎。其中,消化道损害发生率占 BD 的 8.4%～27.5%,临床症状可表现为腹痛、腹泻、便秘、便血以及溃疡穿孔引起的突发剧烈腹痛等。大部分患者可无任何临床症状,而电子显微镜下发现消化道溃疡。常见于回盲部、横结肠和升结肠，少数见于胃和食管下段。BD 的典型消化道溃疡表现为回盲部单发或多发边界清晰的圆形或类圆形深浅并存溃疡。本例患者即存在腹痛、反复口腔、外阴溃疡，肠镜示回肠末端大溃疡，均符合白塞病表现。累及肠道的白塞病需特别与炎症性肠病鉴别：炎症性肠病可有眼部葡萄膜炎、皮肤红斑结节、黏膜溃疡及关节疼痛等，这些症状也可能在白塞病中出现，但是 BD 肠道损害好发于右半结肠回盲部，病变不连续，两种疾病的组织病理也不同，炎症性肠病常见肉芽肿样病变。本例患者动态 CT 检查也曾提示是否为炎症性肠病，但其他临床症状及肠镜检查支持白塞病的诊断。治疗目的在于控制现有症状，防治重要脏器损害，减缓疾病进展。可使用沙利度胺、糖皮质激素、秋水仙碱、柳氮磺胺吡啶、吗替麦考酚酯等治疗。对于 BD 预后，半数以上 BD 仅仅表现为口腔溃疡、外阴溃疡和皮肤损害，容易控制，预后良好，内脏损害如葡萄膜炎引起失明是最常见的致残因素，神经系统损害、动脉瘤破裂和肠穿孔是死亡的主要原因。

（李晓宇）

参 考 文 献

[1] 林果为，王吉耀，葛均波. 实用内科学 [M]. 15 版. 北京：人民卫生出版社，2017.

[2] 中华医学会风湿病学分会. 白塞病诊断和治疗指南 [J]. 中华风湿病学杂志，2011，15：483-486.

病例15 腹痛—克罗恩病

【病例摘要】

患者男性，54 岁。

主诉 间断腹胀、腹痛 6 年余。

现病史 患者 6 年前出现进食后腹胀、右下腹持续性剧烈疼痛，伴恶心、呕吐，呕吐后缓解，于外院进行剖腹探查及部分梗阻小肠切除术治疗，治疗后缓解。后分别于 7 个月余前、2 个月余前、1 个月余前、20 余天前症状复发，于外院进行输液、灌肠及药物治疗，治疗后有所好转。患者于 7 天前症状再次发作，发病前有高血压病史，无外伤史，无结核病史，无输血史，无食物、药物过敏史。本次发病后出现鲜血便 1~2 次，体重较之前下降 6kg，但无发热，无头晕、头痛，无胸闷、憋气，无关节疼痛。为求进一步诊断及治疗，就诊于我院急诊科。

体格检查 体温 36.8℃，血压 148/85mmHg。神志清，正常面容，巩膜、皮肤未见黄染，浅表淋巴结无肿大及压痛。头颈和心肺无特殊异常发现。腹部平坦，可见一个约 8cm 手术瘢痕，无胃肠型和蠕动波，右下腹压痛，无反跳痛，可触及异常包块，肝、脾肋下未触及，肝、肾区无叩击痛，肠鸣音亢进，5 次/min。

诊治经过 白细胞 2.48×10^9/L，中性粒细胞 65%，淋巴细胞 23%，大便常规无异常发现。行电子胃镜检查示慢性萎缩性胃炎、十二指肠降部憩室，可见胃体下部息肉样隆起。行上腹部 CT 检查示肝内囊性密度灶、胆囊内结节状钙质密度影并胆囊炎；下腹部 CT 及盆腔 CT 检查示部分小肠扩张，可见气液平面，腹腔内见少量液体密度影，其余未见明显异常；肠镜检查示回肠末端纵行溃疡。组织病理科会诊，结合患者症状、体征、病理、影像学、肠镜结果，诊断为克罗恩病。给予抑酸、补液，抗感染等对症治疗。组织营养科会诊，建议给予无渣流质饮食，加强肠内营养支持。给予柳氮磺吡啶、叶酸、泼尼松等药物治疗，嘱定期复查。

【诊治体会与教训】

克罗恩病的治疗以免疫抑制剂、抗生素和生物制剂为多见。部分患者因并发症而需手术治疗，但术后复发率高，常见并发症有完全性肠梗阻、瘘管与腹腔脓肿、急性穿孔或不能控制的大出血。本例患者在发病之初并未出现上述严重并发症即接受了部分梗阻小肠切除，为复发埋下隐患且术后效果不佳，给患者带来过多的经济和身体负担，需吸取教训：治疗前应全面评估患者，制定合理的治疗方案。

克罗恩病是一种慢性炎性肉芽肿性疾病，多见于末端回肠和邻近结肠，但各段消化道均可受累，呈节段性或跳跃式分布。腹痛、腹泻、体重下降 3 大症状是克罗恩病的主要临床表现，重症患者迁延不愈，预后不良。本病的临床表现复杂,临床上需仔细鉴别。结合患者临床表现、影像学检查、病理学检查等做出诊断,并需与肠结核、小肠恶性淋巴瘤、炎症性肠病、急性阑尾炎及血吸虫病等鉴别诊断。

本病经治疗后好转,部分患者病情反复发作、迁延不愈。改变作息时间、生活及饮食习惯(戒烟等)以及改善生活环境有助于预防此病。

(李晓宇)

参 考 文 献

邢智浩,杨翔. 克罗恩病诊断技术研究进展 [J]. 局解手术学杂志,2017,12: 913-916.

病例16　腹痛、腹胀、全身皮肤紫癜伴腹痛

【病例摘要】

患者男性,49 岁。

主诉　腹胀 21 天,全身皮肤紫癜伴腹痛 14 天。

现病史　患者 21 天前无明显诱因出现腹胀,伴嗳气,无反酸、烧心、腹痛、腹泻,无寒战、发热、胸闷、憋气。有外出旅游及海鲜服用史。14 天前无明显诱因出现双下肢紫癜,伴腹痛、剑突下为著,伴腹胀、嗳气,偶有腕关节及踝关节疼痛,5 天前腹痛加剧,进食后加重,伴腹泻,为黑色稀水样便,排便后疼痛不缓解,尿色发红,遂就诊于我院急诊。

体格检查　体温 36.3℃,脉搏 62 次 /min,呼吸 16 次 /min,血压 110/75mmHg。神志清,正常面容,皮肤、巩膜无黄染,全身浅表淋巴结无肿大及压痛。头颈及心肺无特殊异常表现。腹部平软,未见胃肠型和蠕动波,无压痛及反跳痛,肝、脾肋下未触及。

诊治经过　血常规示白细胞 11.74×10^9/L,中性粒细胞 8.83×10^9/L;尿常规示隐血(++),尿蛋白(+),红细胞 51.5/μl;粪常规 + 粪潜血示胶体金法潜血弱阳性;下腹部增强 CT 示左下腹部分小肠管壁增厚;肠镜示回肠末端溃疡,过敏性紫癜? 结直肠充血灶,过敏性紫癜? 胃镜示十二指肠多发糜烂及充血灶,过敏性紫癜? 胃息肉。21 日前于皮肤病医院给予葡萄糖酸钙、胸腺五肽、维生素 C、免疫球蛋白等药物治疗;5 天前于我院急诊给予激素、抑酸、抗过敏、抗感染、营养等治疗,今来我院消化内科,分析患者全身皮肤紫癜伴胃肠道症状,腕、踝关节疼痛,尿、便隐血以及胃肠镜检查,考虑为混合型过敏性紫癜。

【诊治体会与教训】

本例患者为混合型过敏性紫癜,临床表现较典型,明确诊断依据对临床医师来说尤为重要。其诊断依据包括:①因"腹胀 21 天,全身皮肤紫癜伴腹痛 14 天"入院,既往过敏性鼻炎 18 年余。有外出旅游及海鲜服用史。②患者皮疹先出现于双下肢,后逐渐发展至腹部及双上肢,皮疹高于皮肤,大小不等,呈深红色,压之不褪色,部分融合成片,对称分布,分批出现。③消化道症状:患者诉剑突下疼痛,大便潜血(++),肠镜示回肠末端溃疡,结直肠充血,胃镜示十二指肠多发糜烂及充血。④肾脏表现:尿常规隐血(++),尿蛋白(+),红细胞 51.5/μl。⑤关节症状:患者腕关节及踝关节疼痛。在今后胃肠道疾病的诊治中,要注意与急性胃肠炎、外科急腹症与腹型过敏性紫癜进行鉴别,避免延误病情。

过敏性紫癜为一种常见的血管变态反应性疾病,因机体对某些致敏物质产生变态反应,导致毛细血管脆性及通透性增加,血液外渗,产生紫癜、黏膜及某些器官出血。过敏性紫癜可分为几种类型:单纯型过敏性紫癜(紫癜型)、腹型过敏性紫癜、关节型过敏性紫癜、肾型过敏性紫癜、混合型过敏性紫癜等。

腹型过敏性紫癜除皮肤紫癜外,因消化道黏膜及腹膜脏器毛细血管受累而产生一系列消化道症状和体征,如恶心、呕吐、呕血、腹泻及黏液便、便血等。其中腹痛最常见,常为阵发性绞痛,多位于脐周、下腹或全腹,发作时可因腹肌紧张及明显压痛、肠鸣音亢进而误诊为外科急腹症。在幼儿,可因肠壁水肿、蠕动增强等而致肠套叠。腹部症状、体征多与皮肤紫癜同时出现,偶可发生于紫癜之前。

(李晓宇)

参 考 文 献

[1] HETLAND L E, SUSRUD K S, LINDAHL K H, et al. Henoch-Schönlein Purpura: A Literature Review[J]. Acta Derm Venereol, 2017, 97 (10): 1160-1166.

[2] SHAO W X, YE Q, WANG X J. Application value of laboratory indexes in the differential diagnosis of Henoch-Schoenlein purpura[J]. Z Rheumatol, 2017, 76 (4): 351-356.

[3] YANG Y H, YU H H, CHIANG B L. The diagnosis and classification of Henoch-Schönlein purpura: an updated review[J]. Autoimmun Rev, 2014, 13 (4-5): 355-358.

病例17 腹痛—肠壁囊样积气症

【病例摘要】

患者男性,52岁。

主诉 左下腹痛1个月。

现病史 1个月前患者原因不明出现左下腹痛,为阵发性隐痛,持续约半小时,便后腹痛无明显缓解,无反射痛,无腹胀、腹泻,无脓血便,无发热,无恶心、呕吐,无咳嗽、咳痰,无尿频、尿急、尿痛。

既往史 有哮喘病史,无结核、肿瘤、手术病史。

体格检查 体温36.4℃,血压130/80mmHg。神志清,精神可,皮肤、巩膜无黄染,浅表淋巴结未及肿大。心肺查体无明显异常。腹部平坦,未见胃肠型及蠕动波,左下腹轻压痛,无反跳痛,未触及肿块,肝、脾肋下未及,麦氏点无压痛,肝、肾区无叩痛,肠鸣音正常。

诊疗经过 血常规、尿常规、大便常规+潜血、肝肾功能、血淀粉酶正常。腹部强化CT示乙状结肠充盈缺损,肠壁结构不清,内见气体影。结肠镜示乙状结肠见数个圆形或椭圆形的宽基底黏膜隆起,直径为0.5～2.0cm,表面光滑,覆盖正常黏膜,活检钳触之软且有弹性。超声内镜示乙状结肠黏膜下层可见多发半环形或板状高回声结构伴后方声影,其下方可见直径为0.5～2.0cm的无回声囊状结构,囊后壁显示不清。泌尿系B超示未见明显异常。诊断为肠壁囊样积气症,给予头孢曲松抗感染及高压氧治疗,10天后腹痛缓解出院。出院1个月后复查结肠镜示乙状结肠黏膜隆起消失。

【诊治体会与教训】

本例患者间断性左下腹疼痛,行腹部CT、结肠镜及超声内镜等检查,诊断为肠壁囊样积气症,抗感染及高压氧疗有效。由于肠壁囊样积气症临床上较少见,且患者缺乏明显的特异性临床表现,临床医师对此类疾病的了解甚少,很容易误诊。在内镜下,本病有时会被误诊为肠道多发息肉,应注意鉴别。

肠壁囊样积气症又称肠气囊症,是指在肠黏膜下或浆膜下存在多发性含气囊肿。肠壁囊样积气症在临床上较少见,多见于成年人,男性多于女性,小肠多发,其次为结肠,偶可见于胃、肠系膜、大网膜及腹膜也可累及。肠壁囊样积气症患者一般无症状,有症状者无明显特异性,可表现为腹痛、腹胀、腹泻、便秘甚至便血等症状,部分患者可发生肠梗阻、肠出血、肠穿孔及腹膜炎等严重并发症。肠壁囊样积气症可为原发性,即不伴发其他疾病,但多为继发性,患者常伴发肺气肿、哮喘、结肠癌、消化性溃疡、胆囊结石、结肠炎等疾病。本例患者既往有哮喘病史,考虑为继发性肠壁囊样积气症。

关于肠壁囊样积气症的发病机制目前尚不十分明确,常见的有机械学说、肺原学说、细菌学说等。机械学说认为,当肠黏膜破损时(如消化性溃疡、肠梗阻等),肠道内的气体可经过破损处进入肠壁,聚集形成多发含气囊腔。肺原学说认为,在患有肺气肿、哮喘的患者中,部分肺泡破裂后释放出的气体可通过纵隔和腹膜后腔进入肠壁内,从而形成肠壁囊样积气症。细菌学说认为,肠道产气细菌(如肠杆菌属、梭菌属)定植在肠壁黏膜层,代谢产生大量气体,聚集形成含气囊肿。在本例患者治疗中,应用头孢曲松抗感染治疗有效,部分支持细菌学说,但具体机制尚需进一步研究。

肠壁囊样积气症的诊断方法主要包括腹部X线片、CT、结肠镜、超声内镜等。腹部X线片示肠道气体积聚或沿肠壁线性排列的囊状透光区。腹部CT可见肠壁内多个囊样透光影,可与肠腔内气体、黏膜下脂肪相鉴别。结肠镜可见肠黏膜表面多发圆形或椭圆形隆起，表面光滑，透明或半透明状，可密集或散在分布，活检钳压之有弹性，钳破后可见气囊塌陷。超声内镜可见病变区黏膜层回声正常，黏膜下层可见混合回声病灶，其内有无回声囊状结构，其内可见分隔，囊后壁显示不清。肠壁切除活检，病理显示含气囊肿位于黏膜下层或浆膜下，囊壁薄，可内衬或无扁平上皮细胞，囊壁内可见炎性细胞浸润。

肠壁囊样积气症患者无明显症状时，可进行观察，以治疗原发病为主；当患者症状明显时，可给予抗生素或高流量氧疗治疗，多数患者症状可缓解。若出现严重并发症，如肠梗阻、肠穿孔、肠扭转等，则需外科或内镜干预治疗。近年来，内镜下注射无水乙醇也得到应用，含气囊肿注射乙醇后可塌陷、缩小或消失，而不出现出血、穿孔、感染等并发症。

（鞠　辉）

参 考 文 献

[1] LIANG J T，CHEN T C. Pneumatosis cystoides intestinalis[J]. Asian J Surg，2018，41：98.

[2] 尚惺杰，王昌雄，黎红光，等. 内镜下无水酒精注射联合高压氧治疗结肠气囊肿症11例[J]. 中华胃肠外科杂志，2012，15：407-410.

[3] AZZAROLI F，TURCO L，CERONI L，et al. Pneumatosis cystoides intestinalis[J]. World J Gastroenterol，2011，17（44）：4932-4936.

病例18　右上腹痛、呕血—布加综合征

【病例摘要】

主诉　呕血、乏力及食欲缺乏2周。

现病史　患者2周前无明显诱因出现少量呕鲜血，轻度右上腹痛，无放射痛，在门诊给予抑酸、止血药物后好转，后逐渐出现乏力及食欲缺乏，伴有轻度腹胀，门诊胃镜发现食管静脉曲张，肝胆脾B超肝静脉和腔静脉之间可见膜状回声，肝后段下腔静脉内径缩小，管腔内透声差，待查布加综合征，为进一步诊治入院。既往否认肝炎、长期服药、饮酒史。

体格检查　神志清，生命体征平稳，慢性肝病面容，无肝掌及蜘蛛痣，全身皮肤、黏膜无苍白及黄染。心肺无异常。腹平软，未见壁静脉曲张，剑突下5cm可触及肝脏，边缘钝、质地硬，左肋下3cm可触及脾脏，移动性浊音（+），肠鸣音正常。双下肢中度凹陷性水肿。

诊治经过　血常规示白细胞4.21×10⁹/L，红细胞2.79×10¹²/L，血红蛋白88g/L，红细胞比容27.3%，血小板103×10⁹/L；肝功能示AST 47U/L，ALT 23U/L，ALB 27g/L，CHE 3 224U/L，ALP 128U/L，GGT 76U/L，TBil 17.5μmol/L，DBil 8.3μmol/L，PT 14.1秒，PT% 67.5%；肝病四项均阴性。门诊腹部彩超示肝硬化、脾大，肝静脉和腔静脉之间可见膜状回声，肝后段下腔静脉内径缩小，管腔内透声差；胃镜示食管静脉曲张；住院后全腹强化CT示肝各叶比例失调，体积缩小，肝裂增宽，食管下段胃底静脉见扩张、扭曲，右侧肝肾间见血管迂曲、扩张，腹腔少量积液，第二肝门至腹腔干水平腔静脉局限性变窄及充盈缺损伴斑片状钙化灶，门静脉右支及部分肝静脉亦略纤细，余未见异常。诊断为上消化道出血，布加综合征，继发性贫血。给予保肝、抑酸、利尿、对症支持治疗，住院期间多次建议患者手术治疗，但因经济因素未能手术，药物治疗后乏力及下肢水肿减轻后出院。

【诊治体会与教训】

对于呕血，临床上首先想到肝硬化，慢性病毒性肝炎、长期饮酒、长期口服药物是我国常见肝硬化病因。肝硬化门静脉高压时会有内脏淤血及侧支循环建立，内脏淤血表现为胃肠道淤血及脾大，侧支循环建立表现在食管-胃底静脉曲张、腹壁静脉曲张、痔静脉曲张，晚期肝硬化时肝脏体积会缩小，故肝硬化患者查体时多可触及脾脏，但触及肝脏者少见。本例患者以呕血、腹痛来院，查体发现脾轻度肿大，胃镜见食管静脉曲张，提示已存在侧支循环建立，故门静脉高压状态时间较久，但患者无常见肝硬化病因，肝大不能以肝硬化解释，肝彩超见肝静脉与下腔静脉有膜状回声，腹部强化CT进一步证实在肝静脉和下

腔静脉间有血管腔狭窄，故布加综合征诊断明确，肝大原因为长期肝淤血，而门静脉高压为淤血性肝硬化所致，腹痛为患者肝大牵拉肝被膜引起。所以，对于有门静脉高压表现且肝脾均肿大者，需考虑布加综合征。该患者肝功能尚可，如能行手术或介入治疗估计预后良好，但因经济因素未能立即治疗着实可惜。

布加综合征又称巴德 - 吉亚利综合征，是以门静脉高压为特征的一组疾病，国内病例集中在黄河中下游及东北地区，主要临床表现为肝大而肝功能损害较轻或正常、腹水、门脉侧支循环开放、脾大等，彩超检查很容易发现血管腔阻塞，下腔静脉或肝静脉造影有助于明确诊断。布加综合征发病的根本原因在于肝静脉回流受阻，因此，有效开通阻塞的静脉对治疗该病具有实际意义。

（魏良洲）

病例 19　左上腹痛伴发热—脾梗死

【病例摘要】

患者男性，59 岁。

主诉　左上腹疼痛伴发热、寒战 6 天。

现病史　患者于 6 天前无明显诱因出现左上腹部疼痛，呈阵发性钝痛，疼痛与进食无关，伴有发热、寒战，体温高达 39.8℃，在当地医院行相关检查发现脾占位，行住院治疗（具体不详），未见明显好转而出院。

发病以来患者无黄疸，无盗汗，无恶心、呕吐、腹胀，饮食及睡眠较差，大小便如常，为进一步诊治来我院。既往 1 个月有蛛网膜下腔出血史。

体格检查　体温 37.6℃，血压 130/80mmHg。神志清，表情痛苦，全身皮肤、黏膜无黄染。心肺无异常。腹平软，左上腹有压痛，无反跳痛，叩痛阳性，余腹无明显压痛、反跳痛及肌紧张，墨菲征阴性，肝、脾肋下未触及，未触及异常腹部包块。

诊治经过　肝胆胰脾彩超示脾中极可见大小为 76mm×57mm 的混合回声，内透声差，形态不规则，边界欠清，回声不均匀，内可见多个不规则液性暗区，混合回声其内未见明显血流信号，下极可见范围约 57mm×19mm 的液性暗区回声，与中极无回声相通；上腹部 CT 示脾脏肿大，脾脏低密度影，考虑为脾梗死，脾脏被膜下低密度影，考虑为积液，余无异常，白细胞 14.2×10⁹/L，中性粒细胞 88%，淋巴细胞 19%。初步诊断为脾梗死。给予抗感染、止痛、补液、对症治疗，5 天后患者腹痛减轻，未再发热，自行出院，出院 2 周后因左上腹痛、寒战再次来我院，查体示体温 39.1℃，左上腹腹痛拒按，反跳痛阳性，行剖腹探查术，见脾脏肿大，大量脓汁从与胸壁粘连的脾脏流出，切除已化脓的脾脏。术后病理提示脾梗死，部分形成脓肿。术后加强抗感染治疗，住院 7 天出院，嘱出院后继续口服抗感染药物，定期门诊复查。

【诊治体会与教训】

该患者以急性腹痛伴发热为主要症状，发病时间较短，属急性脾梗死。患者入院前 1 个月有蛛网膜下腔出血史，考虑到患者无高血压、糖尿病、血液病等慢性病，且蛛网膜下腔出血最多见于血管畸形（动脉瘤破裂），故该患者梗死原因血管畸形可能性较大。该患经保守治疗后症状缓解，但停药后再次就诊时已出现脾脓肿并发弥漫性腹膜炎，已达到脾切除的手术指征，如初次住院在保守治疗有效时立即行穿刺抽脓或置管引流术，或可保脾，既可降低手术对患者造成的伤害和沉重的经济负担，又利于患者术后恢复，避免脾切除术后凶险性感染，该例体会深刻。

脾动脉为终末动脉，吻合支少，一旦脾动脉血液黏滞度增高、血流速度减慢，便形成血栓，出现脾梗死，特别是有心房颤动、肝硬化、白血病等基础疾病时。本病主要症状是左上腹痛，其次为腹胀，伴随症状以发热为最多，查体时左上腹压痛，感染弥漫时有反跳痛或腹肌紧张等腹膜刺激征，少部分患者可触及腹部肿块。腹部 B 超可排除其他常见急腹症，CT 扫描是目前脾梗死的首选诊断方法，特别是增强 CT，敏感性及特异性均较高。大部分脾梗死灶可以自愈，保守治疗疗效亦较好，但应重视基础疾病的治疗，脾梗死较少需要手术治疗，但对于梗死面积较大，并发脾内大血肿、脾破裂、失血性休克、脾脓肿者，应尽早行脾切除术。脾梗死缺乏特征性临床表现，容易被忽视，对于突发左上腹疼痛、发热、左上腹包块伴血白细胞升高者,应想到脾梗死的可能,诊断以 CT 检查为最佳。

(权 政 崔春吉)

参 考 文 献

[1] 汪忠镐,李震. 布加综合征诊治历史、现状和发展趋势 [J]. 中国实用外科杂志,2015,35:1261-1263.

[2] MANCUSO A. An update on management of Budd-Chiari syndrome[J]. Eur J Gastroenterol Hepatol,2015,27(3):200-203.

[3] 王孝高,陈世远,施彪,等. CT 静脉成像在布加综合征诊疗中的应用 [J]. 重庆医学,2016,45:1043-1045.

[4] 夏绍友,李荣,李晨,等. 脾梗死的基础解剖和临床研究 [J]. 中华肝胆外科杂志,2013,19:738-739.

[5] 李一鸣,赵娇,刘娟,等. 脾梗死临床特点分析 137 例 [J]. 世界华人消化杂志,2014,22:1607-1611.

病例20 食管裂孔疝

【病例摘要】

主诉 间断性腹痛 1 个月余,恶心、呕吐 4 天。

现病史 患者于 1 个月余前因暴饮暴食后出现腹痛,呈胀痛,以上腹部为主,无向他处放射,伴恶心,无呕吐、腹泻、发热等。到当地医院就诊,行血、尿淀粉酶,腹部 CT 等检查后,诊断为"急性胰腺炎",住院治疗(具体不详)后好转出院。出院后约 4 天再次出现腹胀、恶心、呕吐,当地医院以"胆囊炎"给予对症治疗后症状缓解。4 天前再次出现上述症状,伴恶心、呕吐,呕吐物为黄绿色水样物,无食物残渣,呕吐后腹胀略减轻,无呕血、黑便,无发热、寒战,遂来我院急诊。

自发病以来,患者精神欠佳,近 2 日未饮食,体重略有下降,大便未解,小便正常。

既往史 3 个月前车祸致左侧第 8~9 肋骨骨折,保守治疗。

体格检查 体温 36.6℃,脉搏 89 次/min,呼吸 19 次/min,血压 120/80mmHg。神志清,痛苦面容,巩膜、皮肤未见黄染,浅表淋巴结不肿大及无压痛。头颈无特殊异常发现。右肺叩诊清音,右肺呼吸音清晰,未闻及干、湿性啰音,左下肺叩诊浊音,左下肺未闻及呼吸音。腹平坦,未见胃肠型,左上腹局限性压痛,无反跳痛、肌紧张,余腹部无压痛,全腹未扪及包块。移动性浊音阴性,肠鸣音正常。

诊治经过 血常规示白细胞 $11 \times 10^9/L$,中性粒细胞 79%,其余指标未见明显异常。胸部 CT 示食管裂孔疝,左肺下叶膨胀不全,脂肪肝。腹部 CT 示:①胰腺周围脂肪间隙略模糊;②脂肪肝,胆囊结石;③盆腔少量积液。左侧膈肌明显抬高。综合患者病史、查体及辅助检查结果,考虑食管裂孔疝诊断明确,在外院经对症"急性胰腺炎""胆囊炎"治疗病情一度好转,故可能发病初期合并有胰腺炎和胆囊炎,并胆囊结石诊断明确。剖腹探查发现部分横结肠、大网膜、胃经食管裂孔进入胸腔,并与膈肌有粘连。术中诊断:食管裂孔疝。故行疝内容物还纳术和胸腔闭式引流术。术后予吸氧、抗感染、补充静脉营养、维持水及电解质平衡等对症支持治疗,6 天后痊愈出院。

【诊治体会与教训】

本例患者病情复杂。此病例以消化道症状恶心、呕吐为主,但诊断考虑包括急性胰腺炎、胆囊炎、渗出性胸膜炎、食管裂孔疝。确诊该病例,不仅要依据病史、症状、体征及辅助检查结果,还应详细询问患者既往史,综合考虑;当术前诊断不是很明确时,建议先完善各项检查,仔细分析各项检查结果。该病例的食管裂孔疝易导致临床症状,不能自愈,只要能耐受手术均应及时手术治疗。

该病例是食管裂孔疝,属于创伤性膈疝。创伤性膈疝是胸部和腹部外伤导致膈肌破裂,腹腔内脏器经膈肌裂口突入胸腔形成的一种疝。临床表现错综复杂,"急性期"的患者膈肌破口较小,创伤早期无腹腔内脏器疝入胸腔,故没有因膈疝而产生相应的临床症状,而是表现出其合并伤的症状及体征。即使已经有膈疝存在,某些合并伤的严重症状、体征也常常会掩盖创伤性膈疝的表现。"潜伏期"的患者在急性期症状基本得到控制的情况下,主诉多为胸痛、上腹痛、上腹部不适、左肩痛以及呼吸困难、心悸等。"梗阻绞窄期"的患者可出现恶心、呕吐、不排气、腹痛等症状,但腹胀相比较少见,甚至有的表现为舟状腹,患侧胸廓饱满,呼吸音减弱或消失,有时可于胸部闻及肠鸣音或气过水声。继之出现胸痛、严重呼吸困难、胸腔大量积液、积气及中毒性休克等。值得注意的是，因为不同患者和不同致病损伤机制，使以上各期时间长短不一，并且因伴随临床症状相互重叠，使临床表现多种多样，容易误诊。

鉴别诊断包括：①下食管和贲门癌：易发生于老年人，肿瘤组织浸润食管下段可引起胃食管反流症状和吞咽困难，内镜可鉴别。②慢性胃炎：可有上腹不适、反酸、烧心等症状，内镜及上消化道钡餐造影检查有助于鉴别。③消化性溃疡：与梗阻绞窄期的某些症状及治疗后反应相似，抑酸治疗效果明显。但消化性溃疡的上腹不适感、反酸、烧心等表现通常在空腹时发生，体位变化无改变。内镜检查可以明确诊断。④呼吸系统疾病：潜伏期的膈疝可出现胸痛、呼吸困难、喘息、憋气等症状，与大部分呼吸系统疾病症状相似，胸腹部 X 线片及 CT 检查有助于鉴别。⑤胆道疾病：除上腹不适等症状外，可有炎性疾病的表现，如发热、血常规中白细胞增高。但胆管结石伴胆管炎患者多有黄疸表现，查体发现右上腹可有压痛，实验室生化检查、B 超及胸腹部 CT 扫描有助鉴别诊断。⑥胃穿孔：上腹呈持续刀割样疼痛，伴或不伴有反酸、嗳气、恶心、呕吐，查体腹肌紧张，但腹透无膈下游离气体，钡餐透视可见膈上疝囊。⑦渗出性胸膜炎：左侧下胸部和左上腹部疼痛明显，伴左侧胸呼吸音减弱、叩诊浊音，胸部 X 线检查示左侧胸腔积液，胸部听诊或可闻及肠鸣音，必要时钡餐检查可发现胸腔内有充钡的肠袢影。⑧左侧气胸：心脏右移、心音遥远、减弱，左上胸叩诊鼓音，下胸叩诊浊音，伴语颤及呼吸音减弱。胸透示左胸腔有气液征，可与气胸进行鉴别。叩诊呈鼓音，语颤减弱，呼吸音减弱的区域大多为胃大部分疝入胸腔成倒葫芦状，胃内充满气体使胃体极度扩大所致。⑨肠梗阻：有腹痛、腹胀、恶心、呕吐及肠鸣音消失，或者气过水声，多由于横结肠疝入胸腔梗阻所致，钡餐透视检查示胸腔有充钡肠管。⑩伴发的疾病：如 Saint 三联征，指同时存在膈疝、结肠憩室和胆石症，有学者称这与老年和饮食过细所致的便秘、腹腔压力增高有关；Casten 三联征，指同时存在滑动型裂孔疝、胆囊疾病和十二指肠溃疡或食管溃疡。

创伤性食管裂孔疝的并发症包括：①心排血量降低：胸腔失去负压和疝入大量腹腔脏器，使心脏受压。心舒张期心脏扩张不足，回心血量减少，致心室充盈不足，心排血量减少。患者可出现心率加速，血压下降等，严重者可发生心搏骤停。②肺膨胀不全：胸腔失去负压致肺膨胀不全，使每分通气量下降，肺血氧合作用降低，使动脉血氧分压进一步下降，患者发绀、呼吸困难加重。③肺部感染：肺膨胀不全可引起并加重肺部感染，可导致严重的呼吸与循环障碍。④胃肠绞窄、坏死：胃、小肠、结肠嵌顿发生血运障碍时，可发生绞窄、坏死。临床可有大便潜血或明显黑便，弥漫性腹膜炎和中毒性休克表现。

食管裂孔疝以下情况须急诊手术：①有肺被压缩、纵隔移位、严重影响呼吸循环时，腹腔脏器疝入胸腔较多，尤其是疝内容为胃、小肠及结肠等空腔脏器，由于胃肠内容物通过障碍、血循环发生障碍、渗出增加，使其容积迅速增大，同侧肺脏受压迫而萎陷，且同时将纵隔推向健侧，健侧肺的膨胀也受到不同程度的影响；心脏和大血管的移位，致使回心血量减少，导致发生急性呼吸和循环衰竭，严重者可能发生心搏骤停，甚至来不及抢救而死亡。②疝入胸腔的脏器有发生绞窄可能，或已发生嵌顿、绞窄，如处理不及时，将导致严重的胸、腹腔感染，甚至中毒性休克。③伴有胃肠道损伤、穿孔者。④合并心脏大血管损伤和肝、脾等实质脏器破裂伴休克者，应在抗休克的同时行急症手术。

（洪　流）

参 考 文 献

[1]　池肇春, 邹全明, 高峰玉, 等. 实用临床胃肠病学 [M]. 2 版. 北京：军事医学科学出版社, 2015.

[2]　洪流. 消化外科病例精析（第二册）[M]. 西安：第四军医大学出版社, 2013.

[3]　洪流. 消化外科疾病整合诊治与临床思维 [M]. 西安：第四军医大学出版社, 2016.

病例21　结肠假性梗阻

【病例摘要】

患者男性，62 岁。

主诉　左下腹痛伴肛门停止排气、排便 3 天。

现病史 患者 3 天前无明显诱因出现左下腹痛伴肛门停止排气、排便，阵发性疼痛，无不洁饮食史。发病前无外伤史，无上呼吸道感染史，无慢性腹痛、腹泻、脓血便史，无结核病史。于当地医院给予保胃、抑酸、抗炎等对症支持治疗，未见明显好转，遂来本院就诊。

体格检查 体温 36.8℃，脉搏 86 次/min，呼吸 18 次/min，血压 137/78mmHg。神志清，精神差，痛苦面容，巩膜、皮肤无黄染，浅表淋巴结无肿大及压痛。头颈和心肺均未发现明显异常。全腹软，叩诊呈鼓音，左下腹轻压痛，未触及明显肿块，肠鸣音活跃。

诊治经过 血常规、电解质、肝肾功能等均正常，腹部 X 线摄片示左侧结肠明显扩张，似有孤立肠袢影。考虑为乙状结肠扭转。遂行剖腹探查术，术中见乙状结肠明显扩张，肠腔内积气明显，未见器质性病变，诊断为急性结肠假性梗阻。留置肛管到达乙状结肠与直肠交界处，清点器材后关腹。术后应用胃肠动力药，并予胃肠减压、营养支持和抗感染治疗。5 天后患者自行排气、排便，1 周后治愈出院。

【诊治体会与教训】

急性结肠假性梗阻（colonic pseudo-obstruction，ACPO）是一类功能性结肠梗阻性疾病，无结肠器质性病变，但可表现为机械性肠梗阻的症状和体征。结肠假性梗阻是一种结肠蠕动功能紊乱，其病理生理机制目前并不完全清楚，许多研究认为，其可能与交感神经过度兴奋和/或副交感神经抑制所导致的功能性远端结肠梗阻和近端结肠无力有关。目前许多临床医师对本病的特点认识不足，常导致漏诊及误诊。

结肠假性梗阻发病前常有手术、创伤、感染、心脑血管等疾病史，其临床表现与机械性肠梗阻相似，可表现为腹胀、腹痛、便秘、腹泻、发热，其中严重腹胀是主要症状，同时伴有下腹部的痉挛性疼痛。恶心、呕吐不常见，查体可闻及肠鸣音活跃，腹部可有轻压痛。由于肠腔内的压力持续增高，可造成结肠出血、穿孔，严重时可危及生命。结肠假性梗阻常合并其他急诊情况，且临床表现同常见的机械性肠梗阻极为相似。另外，老年人发病时，腹部 X 线片见结肠中断症时常被考虑为结肠肿瘤，因此结肠假性梗阻患者常被误诊而行剖腹探查术。

结肠假性肠梗阻的诊断关键在于需排除机械性肠梗阻。在腹部 X 线片上，可表现为结肠扩张充气，有时可见气液平面，但在鉴别机械性肠梗阻的意义不大。不过，腹部 X 线片可动态地观察结肠的扩张程度，从而选择合理的治疗方案。CT 检查可见近端结肠扩张，在结肠脾曲或接近脾曲处存在中间过渡带，与机械性结肠梗阻明显不同的是，没有见到器质性病变。纤维结肠镜检查对于结肠假性梗阻的患者既可明确诊断，又可作减压治疗，是目前诊断该病的常用手段，但疑有肠穿孔、腹膜炎时应慎用。

在临床工作中需加强掌握结肠假性肠梗阻的临床特点。以该患者为例，患者有明显腹胀并进行性加重，但是体温升高不明显、白细胞计数不高、腹部 X 线片中结肠充气多而液体少。因此，应考虑结肠假性梗阻的可能，应进行纤维结肠镜检查以明确诊断，若未发现明确的结肠机械性梗阻因素，则应加强内科保守治疗，只有当结肠膨胀、压力明显增高、有可能穿孔时才具有剖腹探查指征。

结肠假性梗阻一般不需外科干预，早期治疗常采用保守疗法，包括禁食、胃肠减压、抗感染、营养支持、使用新斯的明、低压灌肠、肛管插管排气等。严密的观察和连续的腹部 X 线摄片是避免出现严重并发症的重要方法。对于保守治疗无效的患者，结肠镜检查是最常用的有效治疗方法。在明确有无肠道内的梗阻因素的同时，结肠镜还可吸除肠道内的气体和液体，改善患者症状，降低肠穿孔风险。

（李兴杰　魏良洲）

参 考 文 献

[1] WELLS C I，O'GRADY G，BISSETT I P. Acute colonic pseudo-obstruction: A systematic review of aetiology and mechanisms[J]. World J Gastroenterol，2017，23（30）：5634-5644.

[2] CHUDZINSKI A P，THOMPSON E V，AYSCUE J M. Acute colonic pseudoobstruction[J]. Clin Colon Rectal Surg，2015，28（2）：112-117.

[3] 奚春华，沙杜，孙跃明. 急性结肠假性梗阻的诊治进展 [J]. 中华结直肠疾病电子杂志，2015，4：648-652.

病例22 腹痛—结肠扭转

【病例摘要】

患者男性，49岁。

主诉 间断腹痛10余年，加重伴腹泻6个月余。

现病史 患者10余年前无明显诱因下出现上腹绞痛不适，以脐周为著，无呕吐、腹胀、腹泻、发热，每年发病1～2次，对症治疗后可好转。患者3个月前症状逐渐加重，进食后腹痛明显，胸膝卧位可缓解，伴腹泻，6～8次/d，黄色稀糊状便，无黏液及脓血，无里急后重感，排便后腹痛无明显缓解，近3个月体重减轻约5kg。于当地医院就诊，行胃肠镜、上腹部B超、上腹MRI平扫均未见异常。给予抗感染、抑酸、止痛等治疗，腹痛无改善。遂来我院消化科就诊。

体格检查 体温36.7℃，血压113/67mmHg。神志清，痛苦面容，巩膜、皮肤未见黄染。腹部略膨隆，未见胃肠型，无明显蠕动波，全腹压痛以脐周为主，肠鸣音明显减弱。

诊治经过 实验室检查均未见异常。入院初步诊断为腹痛待查，缺血性肠病？自身免疫性胰腺炎？小肠憩室炎？给予对症处理，腹痛无好转。遂行全腹强化CT及动脉造影，发现空肠上段沿肠系膜上动脉呈逆时针扭转360°以上。肠系膜上动脉、肠系膜上静脉部分属支呈螺旋状扭曲；肠系膜上动脉长段局限性闭塞；肠系膜上静脉主干长段闭塞（图37-6，图37-7）。最终诊断为肠扭转。

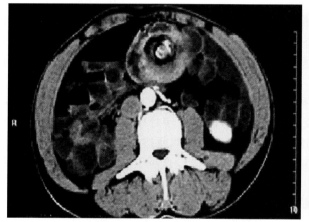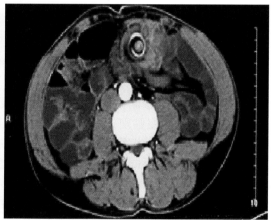

图37-6 空肠上段沿肠系膜上动脉呈逆时针扭转360°

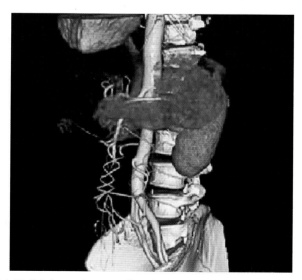

图37-7 CT血管成像（CTA）示肠系膜上动脉、肠系膜上静脉部分属支呈螺旋状扭曲

择期行剖腹探查术。术中示小肠颜色正常，根部系膜顺时针旋转360°。行肠扭转复位术、肠粘连松解术，见该段肠管肠壁弹性良好、血运可，无需处理。患者术后恢复可，痊愈出院。

【诊治体会与教训】

肠扭转是临床上常见的急腹症，是一段肠袢沿肠系膜长轴旋转或两段肠袢扭缠成结而造成闭袢性肠梗阻，易发生肠管缺血、坏死、穿孔，病死率较高。肠道的解剖因素是发生肠扭转的先决条件，如肠先天旋转不良、肠系膜过长；而物理因素及机械因素则是诱因，如剧烈活动、重体力劳动、手术后粘连、肿瘤、餐后运动、长期便秘等。

肠扭转多发生在小肠，其次为乙状结肠，其症状及体征有以下特点：①主要表现为急性机械性肠梗阻，多呈突发、剧烈的腹部绞痛，持续性发作，阵发性加剧，部位多在脐周，腹痛可牵涉至腰背部。患者常因剧烈腹痛而采取蜷曲或胸膝位。②早期无腹胀，晚期由于梗阻以上肠段扩张，肠袢内肠腔积液、积气出现腹胀，不对称腹胀是该病重要特征。

肠扭转的诊断主要依靠影像学检查，X线片对于肠扭转的诊断价值不高。目前CT检查（特别是增强CT）已经被广泛应用于肠扭转的诊断，为首选的影像学方法，可表现为"漩涡征、鸟喙征、靶环征、肠壁增厚"等征象。

肠扭转的治疗分为非手术治疗和手术治疗。非手术治疗只适用于某些症状、体征轻，明确无肠坏死的乙状结肠扭转。对于肠扭转引起不完全性肠梗阻时，可行肠镜下复位治疗。肠扭转经内科治疗后，如出现腹膜刺激征或B超、CT发现腹腔积液，应积极剖腹手术。

本例患者其临床表现主要为慢性腹痛，进食后腹痛加剧，伴腹泻，胸膝卧位可缓解疼痛，易误诊为慢性胰腺炎以及功能性疾病。慢性胰腺炎主要是上腹正中或偏左有持续性隐痛或钝痛，发作时疼痛剧烈，夜间疼痛加重，疼痛可向腰背部或左肩放射等。慢性胰腺炎可形成胰腺假性囊肿。本病例患者病情迁延10余年，临床症状虽与胰腺疾病相似，但无夜间疼痛，无胰腺肿块，多次行CT腹部均示未明显异常，炎性指标亦正常，且经验性治疗无明显好转，应暂排除慢性胰腺炎诊断。功能性疾病的诊断的前提是排除器质性病变，当胃肠镜及CT均无异常时可行CTA排除血管性疾病。因此，对于病史较长的慢性腹痛患者，即使查体无肠梗阻或腹膜炎体征，亦不能排除肠扭转的可能。

（李兴杰　魏良洲）

参 考 文 献

[1] BARRAL M，LASSALLE L，DAUTRY R，et al. Volvulus of the sigmoid colon is associated with hypotrophy of the left lateral segment of the liver and the absence of sigmoid diverticulum[J]. Diagn Interv Imaging，2018，99（4）：247-253.

[2] 龙腾河，崔惠勤，罗焕江，等. 成人肠扭转 MSCT 的诊断价值 [J]. 临床放射医学杂志，2015，34：756-758.

[3] 葛吉祥. 腹部 CT 影像中肠系膜血管漩涡征对肠扭转的诊断价值 [J]. 影像研究与医学应用，2018，2：208-209.

病例23　腹痛—便血—缺血性结肠炎

【病例摘要】

患者女性，64岁。

主诉　左下腹痛、便血1天。

现病史　患者1天前因长时间户外行走后突发左下腹痛，呈持续性刺痛，排褐色稀便1次，口干、口渴、头痛、乏力。到青岛大学附属医院急诊就诊。查血常规示白细胞 13.3×10^{12}/L，中性粒细胞82.9%，血红蛋白120g/L；大便常规＋隐血示红细胞（++），隐血（++）。急诊给予抗感染、解痉、补液治疗，后好转离院。次日晨起患者解鲜血便6次，每次100～200ml，左腹刺痛，阵发性加重，无憋气、胸闷，无发热、恶心、呕吐，由于腹痛剧烈，由急诊收入院。患者既往无高血压、糖尿病史。

体格检查　体温36.5℃，脉搏92次/min，呼吸22次/min，血压145/90mmHg。神志清，痛苦面容，巩膜、皮肤未见黄染，浅表淋巴结无肿大。头颈和心肺无特殊异常发现。腹部稍膨隆，腹软，上腹和左下腹有压痛，无反跳痛，墨菲征（一）。肠鸣音存在，双肾无叩痛。

诊治经过　实验室检查示电解质正常；血常规示血凝标记物 D- 二聚体 2.58mg/L（参考值：0～0.55mg/L）；大便常规 + 隐血示红细胞（+++），隐血（+++）。给予禁饮食，哌拉西林钠与舒巴坦钠注射液与甲硝唑联合静脉滴注抗感染、补液等对症治疗。第 2 天结肠镜检查，见左半结肠黏膜高度充血、水肿，多处溃疡出血，部分黏膜出现暗紫色瘀血现象，黏膜质脆，触之易出血，病变肠段与正常肠段界限较清楚。肠系膜动脉血管成像（CTA）+ 全腹部 CT 平扫 + 增强显示结肠脾曲明显增厚、水肿伴周围渗出性改变，乙状结肠处部分肠壁增厚、水肿，肠系膜上动脉及其主要分支多处管腔狭窄。诊断为缺血性肠炎。治疗第 3 天患者腹痛缓解，便血次数及便血量均减少，住院第 5 天复查白细胞，大便隐血阴性。10 天后复查结肠镜示结肠脾曲斑片状充血，左半结肠原溃疡处呈较浅表的白色溃疡瘢痕。

【诊治体会与教训】

缺血性肠炎是由于肠道供血不足或回流受阻使肠壁缺血、缺氧，从而导致肠道炎症。这是一种较常见的消化道血管病变，常见于老年女性，青年人也可以发生。缺血性结肠炎的主要发病因素就是老龄，发病率从 40 岁以下的 1.1/10 万飙升到 80 岁以上的 107/10 万。其他重要危险因素有低血压、高脂血症、冠心病、糖尿病。还有一些因素如房颤、慢性阻塞性肺病、女性、肠易激综合征、吸烟等。该患者为老年女性，长时间户外行走后，未及时补充饮水，血液浓缩后黏稠度增加，使部分结肠供血障碍，突发左下腹腹痛，继而出现便血。

虽然缺血性肠炎是一种可能需要外科手术治疗的疾病，但是由于多数病例病程短，与炎性肠病（IBD）等其他肠道疾病相比较，缺乏典型的症状和体征，较容易误诊。缺血性肠炎的临床症状主要是腹痛、腹泻和血便。对病情的评估至关重要，严重患者需要立即急诊手术。根据病情的严重程度，本病最基本的分类方法可分为坏疽性结肠炎（15%～20%）和非坏疽性结肠炎（80%～85%）两类。对于多数非闭塞性缺血的患者，由于动脉硬化、主动脉手术等因素导致短暂的血压降低，突发的血容量不足导致营养结肠壁的小动脉灌注不足。其他诱因有口服避孕药、遗传性凝血功能障碍（hereditary coagulation dysfunction）、剧烈运动、巨细胞病毒和大肠埃希菌感染等。另外，便秘、高尿酸血症、吸烟是年轻患者常见的病因。由于结肠的毛细血管网比小肠稀疏，并且结肠蠕动本身也会使血流减少，所以结肠比小肠更容易受到缺血的损伤。

在解剖学部位上，结肠有两处易受到缺血的影响：一处是脾曲，一处是直肠乙状结肠交界。这两处和结肠大动脉的联系相对其他部位较少，更易受到低血流灌注的损伤。但缺血性肠炎并非仅仅发生在左半结肠，右半结肠也可能发生。该病还可根据解剖分布，分为左半结肠和右半结肠两种类型。左半结肠型多由于冠心病、腹主动脉手术等因素导致的血容量降低，临床表现为急性腹痛，下消化道出血；右半结肠型的患者多与肠系膜上动脉狭窄或闭塞有关，常常发生在慢性肾功能衰竭透析治疗以及严重的慢性心脏病，特别是主动狭窄的患者中，临床症状有剧烈的腹痛，但较少出现血便。

按照病理严重程度，缺血性肠炎可以分为短暂性缺血、慢性缺血和肠坏死。如果缺血仅局限在肠黏膜层，结肠黏膜层更容易受到损伤，这种类型的缺血性肠炎病程较短，可以完全愈合。更严重的缺血会影响肠黏膜固有肌层，会引起瘢痕及慢性狭窄。一旦缺血影响到肠壁全层，会引起肠壁坏死及穿孔，最终导致粪性腹膜炎及脓毒败血症。对于没有出现腹膜炎的患者，结肠镜检查可以用来评估肠黏膜坏死的程度。一旦影像学没有发现典型结肠病变，需要在发病 48 小时内进行结肠镜检查。结肠镜下表现为黏膜水肿，黏膜质地脆，阶段性红斑，出血性结节，点状出血，散在糜烂以及纵行溃疡等。病情较轻的患者结肠镜多见散在的出血点和局灶性黏膜苍白、水肿，或者浅表溃疡。逐渐地，伴随病情加重，会出现节段性的红色黏膜，伴有或不伴有溃疡，黏膜常有活动性出血。上述表现提示缺血性肠炎。孤立的阶段性纵行溃疡长度超过 5cm 或炎性条索状黏膜红斑是结肠镜下一种比较独特的表现，称为结肠单条纹征（colon single-stripe sign）。这种镜下征象往往提示缺血损伤较轻，镜下缺血较重的表现多数出现结肠袋消失，结肠肠壁出现发绀，甚至坏死。

本例患者给予禁饮食、抗感染静脉输液后，腹痛、便血就明显缓解，临床症状没有进一步加重。缺血性肠炎的治疗根据病情不同严重程度，大部分病情较轻患者给予保守治疗即可，对于病情较重的患者需要住院进一步观察。较重的患者需要静脉输液，一旦出现肠梗阻，就需要禁饮食，置鼻胃管，胃肠减压，如果禁食时间较长就需要提供肠内营养。如果患者出现明显的结肠扩张，就有必要插入肛管减压或内镜减压。动物实验结果显示，应用抗生素可以防止细菌通过损伤的肠黏膜移位，从而缩短治疗时间和减缓病情进一步加重。

对于急性缺血性肠炎表现的患者，尚没有明确的证据表明应用抗凝及抗血小板治疗能够防止疾病复发以及减少死亡。抗血小板药物虽然在急性心肌梗死和脑卒中有控制损伤的缺血组织和再灌注损伤的作用，但对于具有相似病理生理学机制的急性缺血性肠炎还待进一步验证。糖皮质激素对缺血性肠炎没有明显的效果，反而会掩盖病情加重的症状，干扰和延迟诊断。

血管扩张剂治疗缺血性肠炎还缺乏临床依据。动物研究发现，西地那非（万艾可）、左旋精氨酸（一种一氧化氮的前体物质）等多种血管扩张剂可以减轻组织损伤，促进愈合。静脉应用前列腺素E1可以扩张缺血性肠炎动物模型结肠黏膜的血管，增加血流量。动脉扩张剂罂粟碱虽然可以治疗急性肠系膜缺血（acute occlusive mesenteric ischaemia），但还没有治疗缺血性肠炎的研究报道。

对缺血性肠炎的患者病情判断至关重要，一旦考虑有如下的可能，如肠坏死、急性暴发性结肠炎（acute fulminant colitis）、腹膜炎、肠穿孔、消化道出血，内镜下出现结肠黏膜坏死，临床病程超过2～3周保守治疗后临床症状恶化等，就需要手术治疗。根据患者的全身情况决定是否做先期造瘘，二期还纳手术。

（鞠　辉　魏良洲）

参 考 文 献

[1] MISIAKOS E P，TSAPRALIS D，KARATZAS T，et al. Advents in the diagnosis and management of Ischemic Colitis[J]. Front Surg，2017，4：47.

[2] SUN D，WANG C，YANG L，et al. The predictors of the severity of ischaemic colitis: a systematic review of 2823 patients from 22 studies[J]. Colorectal Dis，2016，18（10）：949-958.

[3] FITZGERALD J F，HERNANDEZ LII LO. Ischemic colitis[J]. Clin Colon Rectal Surg，2015，28（2）：93-98.

[4] ZUCKERMAN G R，PRAKASH C，MERRIMAN R B，et al. The colon single-stripe sign and its relationship to ischemic colitis[J]. Am J Gastroenterol，2003，98：2018-2022.

[5] NIKOLIC A L，KECK J O. Ischaemic colitis: uncertainty in diagnosis，pathophysiology and management[J]. ANZ J Surg，2018，88（4）：278-283.

病例24　先天性巨结肠

【病例摘要】

患者男性，56岁。

主诉　反复腹痛6个月余，加重2天。

现病史　患者6个月来反复出现腹痛，以下腹部为主，呈阵发性胀痛，进食后加重，排便后可缓解，偶有腹胀、恶心。2天前患者感腹痛较前加重，呈持续性全腹痛，进行性加重，伴腹胀明显，未排大便，有排气，伴恶心、呕吐，无发热、畏寒。患者自幼反复便秘，随年龄增长，便秘逐渐加重，3～7天排便1次，曾服用多种通便药（芦荟胶囊、乳果糖、番泻叶等），效果尚可。

体格检查　体温36.8℃，血压135/80mmHg。神志清，痛苦病容，营养一般，结膜苍白，皮肤、黏膜无黄染，浅表淋巴结未触及肿大。心肺查体无明显异常。腹部膨隆，可见胃肠型，无蠕动波，全腹压痛，无反跳痛及肌紧张，墨菲征阴性，麦氏点无压痛，移动性浊音阴性，肠鸣音亢进。

诊治经过　血常规、肝肾功能、血淀粉酶正常。腹部X线片示腹部肠管明显积气，可见气液平面，考虑肠梗阻。腹部CT平扫示横结肠、降结肠及乙状结肠明显扩张，肠梗阻待查。钡剂灌肠示直、乙状结肠交界处环形狭窄，狭窄段边缘光整；近端不同程度扩张，扩张肠腔内有多量散在粪块影；狭窄段与扩张段之间肠腔呈漏斗状改变。诊断为先天性巨结肠，行急诊手术治疗，术中见横结肠、降结肠、乙状结肠扩张明显,内充满大便,直径最粗处约 15cm,直肠、乙状结肠交界处狭窄,蠕动差,长约 5cm,直径为 2cm,内空虚,行降结肠、乙状结肠切除,横结肠直肠吻合术。术后病理示(乙状结肠)肌壁间神经丛偶见神经节细胞,多数肠壁肌间神经节体积小,发育不良,部分扩张的肠管黏膜下缺如神经节细胞。术后患者排便通畅,病情稳定后出院,随访 6 个月无特殊不适。

【诊治体会与教训】

本例患者反复腹痛 6 个月余,加重 2 天。自幼有便秘病史,逐年加重,结合钡灌肠、腹部 CT 诊断为先天性巨结肠,术后病理支持诊断。成人先天性巨结肠较少见,但症状不典型,常导致误诊、漏诊,临床医师应当对本病有充分的认识。先天性巨结肠是常见的肠道畸形,是由于肠壁肌间神经丛和黏膜下神经丛内的神经节细胞缺如或不足所致。由于神经节细胞缺如,导致病变肠管不能松弛,引起痉挛,粪便通过障碍,近端肠管肌肉逐渐肥厚、扩张而形成巨结肠的改变。本病从新生儿至老年人均可发病,但多见于婴幼儿,>14 岁发病则称为成人先天性巨结肠。

成人先天性巨结肠的症状多起于婴幼儿时期,多数自幼便出现顽固性便秘、腹胀,症状常轻微而未能诊治。症状可进行性加重,需要长期使用口服泻药或灌肠协助排便。多数成人先天性巨结肠以腹痛、腹胀、恶心、呕吐、肛门停止排气排便等肠梗阻表现就诊,常被误诊为便秘、肠易激综合征、肠粘连、肠道肿瘤等。由于患者长期排便困难,导致进食较差及营养吸收障碍,患者常有贫血、营养不良的表现。

钡剂灌肠是诊断先天性巨结肠的重要手段,钡灌肠可直观地显示肠管的狭窄段、近端的扩张段、中间的移行段(多呈漏斗形),扩张段可见肠炎表现,成人先天性巨结肠有时不显示移行段。腹部 X 线片可表现为腹部肠管明显积气、扩张。CT 可发现腹腔内肠管扩张的部位及程度,增强扫描可显示代偿性肠壁肥厚的程度,强化是否均匀。病理结果是诊断先天性巨结肠的"金标准",活检示神经节细胞缺如或神经节细胞减少。

先天性巨结肠的治疗包括非手术治疗和手术治疗。非手术治疗主要是调节饮食,保持大便通畅。手术治疗是治疗成人先天性巨结肠的主要手段,手术方式与小儿先天性巨结肠相似,目前常用的术式有 Swenson 手术、Duhamel 手术、Torre 手术、Soave 手术、Rehbein 手术等。手术的基本要求是切除缺乏神经节细胞的肠段和明显扩张、肥厚的近端结肠,将两断端吻合,应尽量保留肛门括约肌功能,以免大便失禁。

(鞠　辉　魏良洲)

参 考 文 献

[1] MOORE S W, ZAAHL M. Clinical and genetic correlations of familial Hirschsprung's disease[J]. J Pediatr Surg, 2015, 50(2): 285-288.

[2] JANSSEN LOK M, RASSOULI-KIRCHMEIER R, KÖSTER N, et al. Development of nerve fibre diameter in young infants with hirschsprung disease[J]. J Pediatr Gastroenterol Nutr, 2018, 66(2): 253-256.

[3] 中华医学会小儿外科学分会肛肠学组,新生儿学组. 先天性巨结肠的诊断及治疗专家共识 [J]. 中华小儿外科杂志, 2017, 38: 805-815.

病例 25　腹痛—消化道穿孔

【病例摘要】

患者男性,51 岁。

主诉　突发上腹痛 4 小时。

现病史　患者 4 小时前进食后突发上腹痛,为持续性刀割样疼痛,伴恶心,无呕吐,无周围放射痛,于急诊就诊,予补液、抗感染治疗,急查腹部 CT(图 37-8)示腹腔内及肝缘见多发气泡影。上述提示腹腔存在游离气体,考虑胃肠道穿孔可能大。患者 4 天前左膝关节疼痛,口服止痛药 3 天。患者腹痛史 2 年,进食常可缓解腹痛发作。

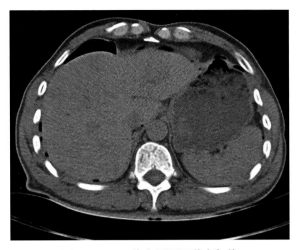

图 37-8　CT 检查见膈下游离气体
患者腹部 CT 可见肝前大量游离气体,沿腹壁在肝周及
脾窝亦可见多个小泡状游离气体影。

体格检查　腹平坦,全腹压痛以上腹为著,反跳痛伴肌紧张,叩诊肝浊音界消失,肝区及双肾无叩击痛,肠鸣音未闻及。

诊治经过　患者进食后突发上腹痛,为持续性刀割样疼痛,考虑为急腹症。结合全腹压痛以上腹为著、伴反跳痛、伴肌紧张的体征表现,患者存在腹膜刺激征,考虑腹腔炎性渗出或消化道内容物渗出刺激腹膜,叩诊患者肝浊音区消失,怀疑消化道穿孔,患者腹痛以上腹为重,且腹痛发生突然而剧烈,证明漏出物对腹腔刺激极大,着重考虑穿孔部位为胃或十二指肠,其内容物含大量胃液、胰液、胆汁,对腹膜的即时刺激大,CT 检查示腹腔内及肝缘见多发气泡影。上述提示腹腔存在游离气体,考虑胃肠道穿孔可能大。结合既往史,如患者 4 天前左膝关节疼痛,口服止痛药 3 天;患者既往存在腹痛病史 2 年,进食常可缓解腹痛发作;患者存在典型餐前痛,考虑存在十二指肠溃疡,近期使用止痛药物更是促进穿孔发生的重要诱因。患者消化道穿孔的诊断已基本确立,倾向考虑穿孔部位为十二指肠。

由于患者腹部体征明显,范围较广且穿孔发生前进食,考虑穿孔大、腹腔污染重,急诊行腹腔镜下探查,腹腔内见大量漏出物及脓苔。十二指肠球部前壁直径约 0.5cm 穿孔,周围水肿,脓苔附着,考虑为十二指肠球部溃疡穿孔。八字缝合闭合穿孔,以大网膜覆盖。大量温生理盐水冲洗腹腔,留置引流管通畅引流。术后补液、抑酸、抗感染,8 天后患者出院,嘱托患者继续抑酸治疗,1 个月后复查。

【诊治体会与教训】

胃十二指肠穿孔由于突发而剧烈的腹痛,常能引起人们的重视,结合腹膜炎体征及查体、CT 等检查,诊断常能确立,一般不会贻误手术治疗时机。CT 图像阅片时适当地调整窗宽、窗位,可以更好地显示脂肪与空气的对比,有利于游离气体的寻找。对患者病因、现病史、既往史的询问,常可更好地评估本次穿孔的情况,有利于手术方式的选择决策,更有助于决定手术后的后续治疗选择。

(毛伟征　林建宇)

参 考 文 献

[1] 高文涛,吴峻立,蒋奎荣,等. 复杂急腹症的腹腔镜手术经验 [J]. 中华普通外科杂志,2014,29: 930-933.

[2] 苏建伟,杜静波,赵鹏飞,等. 腹腔游离气在胃肠道穿孔 CT 定位诊断中的应用价值 [J]. 中国基层医药,2017,15: 2296-2299.

[3] 连彦军,曹赣,徐宁,等. 腹腔镜诊治胃肠道急腹症 146 例 [J]. 中华腔镜外科杂志(电子版),2012,5: 222-224.

[4] 刘为民,伍建锋,何忠强,等. 全程优化、网膜填塞法在腹腔镜急性上消化道穿孔修补术中的应用(附 98 例报告)[J]. 腹腔镜外科杂志,2014,11: 859-861.

病例26 肠 梗 阻

【病例摘要】

患者女性,77岁。

主诉 反复腹胀伴恶心、呕吐1年,再发加重1天。

现病史 患者1年前出现腹胀伴恶心、呕吐,有排气,就诊于当地医院诊断为肠梗阻,予禁饮食、补液、解痉治疗后可缓解,此种症状反复出现,1天前患者再次出现上述症状,于急诊就诊,予禁饮食、补液、解痉治疗,CT示部分肠管明显扩张(图37-9)。患者5年前因胆囊结石行胆囊切除术,1年前因胰腺囊肿行手术治疗。

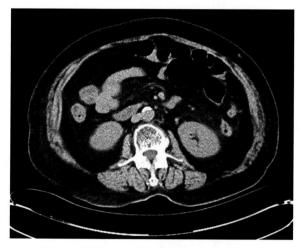

图37-9 腹部CT见部分肠管明显扩张、积气

体格检查 腹膨隆,上腹正中见10cm手术瘢痕。全腹无压痛及反跳痛,墨菲征阴性,肝、脾肋下未扪及,肠鸣音5次/min。

诊治经过 实验室检查示白蛋白30.2g/L,总胆红素24.6μmol/L,血钾4.06mmol/L,血淀粉酶32U/L。患者1年前开始反复出现腹胀伴恶心、呕吐,有排气,考虑存在肠梗阻;患者有排气,梗阻为不完全性;胰腺炎、胆道感染也可出现腹胀感及恶心、呕吐,结合CT及化验结果可以排除。予患者禁饮食、补液、解痉治疗后症状缓解,反证其为肠梗阻。患者既往有2次手术史,5年前因胆囊结石行胆囊切除术,1年前因胰腺囊肿行手术治疗,多次手术,腹腔内粘连严重,且第2次手术时间与肠梗阻初始出现时间相吻合,考虑肠梗阻为腹腔内粘连所致。

最后诊断为粘连性肠梗阻。继续禁饮食、补液、解痉治疗,并予灌肠,患者腹胀一度缓解,但进食后又再次加重,考虑保守治疗效果差,遂行手术探查,于原手术切口瘢痕处切开腹壁,见腹腔内粘连严重,手术切口下方瘢痕粘连肠管贴于腹壁,肠管被牵拉、变形,多处肠管形成粘连卡压带,切开粘连,解除瘢痕卡压,游离粘连肠管,并行肠排列术。

【诊治体会与教训】

随着医疗卫生条件改善,接受手术治疗的患者增多,由手术而导致的疾病增多,手术后粘连性肠梗阻已成为肠梗阻的常见类型,在考虑梗阻病因时结合患者既往腹部手术史,应考虑到该种可能。粘连性肠梗阻的病程常较为迁延,随着手术瘢痕纤维结缔组织的挛缩,肠管受到的牵拉、卡压加重,症状逐渐加重,保守治疗效果逐渐变差,手术时机的把握需要综合病情以及患者自身意愿,长期的梗阻致使患者营养条件较差,不利于术后恢复,若时间允许,应评估患者营养状态,积极给予营养支持治疗,调整患者状态后再手术。

(毛伟征 林建宇)

参 考 文 献

[1] 张玉柱，夏洪兵，丁冠军，等．肠梗阻导管在小肠排列术中的应用 [J]．中华胃肠外科杂志，2013，16：1114-1115．

[2] 陈启仪，姜军．小肠梗阻诊断与治疗再认识 [J]．中华胃肠外科杂志，2017，20：1136-1140．

[3] 刘洪杰，孙浩然，李永元，等．粘连性肠梗阻的CT表现与手术对照分析 [J]．中华普通外科杂志，2018，1：57-60．

病例27 消化性溃疡急性发作

【病例摘要】

主诉 上腹部隐痛2年，加重半日伴柏油样便2次。

现病史 2年前患者进食糯米食后出现上腹部疼痛、烧心、反酸，至当地社区医院服务中心就诊，患者家属考虑患者年老，拒绝胃镜检查，治疗予雷贝拉唑、雷尼替丁，患者症状缓解。此后每遇饮食不节及春、秋季节变化时，患者上腹部疼痛症状反复。入院前当日中午进食后出现上腹部疼痛剧烈，伴解柏油样便2次。遂至上海中医药大学附属龙华医院急诊就诊，查粪常规隐血（+++）。就诊时患者上腹部疼痛剧烈，无胸闷、心慌，无恶心、呕吐，近期无体重减轻。

体格检查 血压130/80mmHg。神志清，痛苦面容。腹平坦，无腹壁静脉曲张，腹式呼吸存在，腹软，上腹部压痛（+），余腹无压痛、反跳痛，无肿块，墨菲征阴性。肝浊音界存在，肝上界位于右锁骨中线第5肋间，无肝区叩击痛，无肾区叩击痛，移动性浊音阴性。肠鸣音4次/min，无血管杂音，无振水音。

诊治经过 实验室检查示粪常规隐血（+++）。初步诊断为腹痛待查，上消化道出血（慢性消化性溃疡急性发作？胃恶性肿瘤？）进一步行胃镜检查，提示胃多发性溃疡。胃镜病理示（胃窦）浅表黏膜充血水肿伴活动性溃疡；（胃角）黏膜慢性炎伴活动性糜烂，小区伴溃疡形成。

最后诊断为慢性消化性溃疡急性发作。予兰索拉唑抑酸护胃、巴曲亭止血治疗，查体示患者舌淡、苔白腻、脉滑，治拟健脾祛湿、活血止血，方药如下：党参12g、白术12g、黄芪30g、当归6g、三七6g、仙鹤草15g、海螵蛸30g、白芨9g、关黄柏6g、炒谷麦芽各15g、元胡6g。每日1剂，煎水300ml，分2次温服。经治疗3天后，患者黑便未见，腹痛症状逐渐缓解，7天后患者腹痛症状基本未见。

（季　光）

参 考 文 献

[1] 田蕾，夏冰．大黄白芨粉联合奥美拉唑治疗急性脑血管意外并发应激性溃疡的临床分析 [J]．临床和实验医学杂志，2014，13（2）：104-106．

[2] 杨贵珍，郑月娟，姜昕，等．半夏泻心汤调控巨噬细胞分泌HSP70抗Hp性胃炎作用机制研究 [J]．中国中西医结合消化杂志，2016，24：1-5．

[3] 赵梁，谭达全，尹抗抗，等．半夏泻心汤对幽门螺杆菌毒力因子影响的实验研究 [J]．湖南中医杂志，2014，30：114-116．

病例28 食 管 癌

【病例摘要】

患者男性，56岁。

主诉 进行性吞咽困难3周。

现病史 患者于3周前无明显诱因出现进行性吞咽困难，尤以进食质硬及刺激性食物后为著，饮水无困难，偶有胸骨后针刺样疼痛，不伴饮水呛咳及声嘶，无恶心、呕吐，无反酸、烧心，无胸闷、气短，无腹胀、腹泻等。患者自行服用"健胃消食片"，症状无明显缓解，为求进一步诊治来我院。

自发病以来，患者精神、体力及夜间休息尚可，食欲、食量下降，体重近期无明显变化，大小便基本正常。

体格检查　体温 36.5℃，血压 120/70mmHg。神志清，正常面容，巩膜、皮肤未见黄染，浅表淋巴结不肿大及无压痛。头颈和心肺无特殊异常发现。胸骨无压痛。腹平坦，未见肠型及蠕动波，未见腹壁静脉曲张，肝、脾肋下未触及，全腹无明显压痛、反跳痛及肌紧张，腹部移动性浊音阴性，肠鸣音 2～4 次 /min。

诊治经过　血常规、二便常规、肝肾功能、离子五项等化验基本正常。胸部 X 线片、心电图、腹部 B 超检查未见明显异常。进一步完善检查，胸腹部增强 CT 示食管下段管壁增厚，考虑占位性病变。超声内镜检查示距门齿 31～33cm 可见 3cm×2cm 黏膜隆起，顶部凹陷、覆污苔，食管管腔轻度狭窄，镜身通过顺利；内镜诊断为进展期食管癌，累及固有肌层，未见明确腔外转移。活检病理报告示食管中分化鳞状细胞癌。积极完善术前准备，于全麻下行胸腹腔镜联合食管癌根治术。

【诊治体会与教训】

本例患者进行性吞咽困难 3 周，不能排除贲门失迟缓症或食管憩室。因此，入院后完善胃镜检查和增强 CT 检查，病理最终确诊为食管癌。对于食管癌的诊断，临床上通过详细询问病史、综合查体及影像学检查结果，一般不难诊断，但临床确诊必须依据组织病理学检查结果。有条件者可行食管超声内镜检查，在明确诊断的同时有助于判断肿瘤 TNM 分期。

食管癌的早期症状往往不明显，易被患者忽略，这也是早期食管癌较难发现的主要原因。早期症状主要有胸骨后不适、吞咽时轻度哽咽感、异物感、闷胀感、烧灼感、食管腔内轻度疼痛或进食后食物停滞感等。进展期食管癌因肿瘤生长浸润造成管腔狭窄而出现食管癌的典型症状，可表现为：①进行性吞咽困难：由于食管壁具有良好的弹性及扩张能力，在癌未累及食管全周一半以上时，吞咽困难症状尚不显著。咽下困难的程度与病理类型有关，缩窄型和髓质型较其他型为严重。约 10% 的病例症状或初发症状不是咽下困难者占 20%～40%，而造成食管癌的诊断延误。②胸骨后疼痛：部分患者在吞咽食物时有胸骨后或肩胛间疼痛。根据肿瘤部位，提示已有外侵引起食管周围炎、纵隔炎或食管深层溃疡所致。下胸段肿瘤引起的疼痛可以发生在剑突下或上腹部。③呕吐：与食管管腔阻塞、食物潴留有关，也可因食管癌本身和炎症反射性地引起食管腺和唾液腺分泌增加，经食管逆蠕动，可引起呕吐。④贫血、体重下降。

晚期食管癌的症状与肿瘤压迫、浸润周围组织器官或远处转移有关：①压迫气管：可引起刺激性咳嗽和呼吸困难，发生食管气管瘘时可出现进食呛咳、发热、脓臭痰等，产生肺炎或肺脓肿；②侵犯喉返神经：可引起声音嘶哑；③侵犯膈神经：可导致膈神经麻痹，产生呼吸困难和膈肌反常运动；④肿瘤破溃或侵犯大血管：可引起纵隔感染和致命性的大呕血、大出血；⑤肿瘤远处转移：可引起肝大、黄疸、腹部包块、腹腔积液、骨骼疼痛、皮下结节等表现；⑥恶病质：因肿瘤堵塞食管管腔，导致无法进食或肿瘤持续消耗，表现为极度消瘦和全身衰竭。

食管癌的治疗分外科治疗、放射治疗、化学治疗和综合治疗。2 种或以上疗法同时或先后应用称为综合治疗。研究结显示，以综合治疗效果较好。随着食管癌研究的深入，国内外对食管癌的治疗模式已经逐步个体化，根据术前对食管癌的分期评估，给予最适宜的治疗方案以达到预后最佳，如早期只侵及食管黏膜的患者给予内镜下黏膜切除；早中期患者给予胸、腹腔镜微创手术治疗以减少创伤；中晚期患者应用右后外两切口以达到完全清扫胸腹部食管引流区域淋巴结，外侵明显或有较多淋巴结转移者在术前给予放化疗，术后再根据手术切除及病理分期情况给予放疗或放化疗治疗。

食管癌的常用检查手段包括：

（1）实验室检查：①血液生化检查，目前尚无针对食管癌的特异性血液生化检查。食管癌患者若出现血液碱性磷酸酶、谷草转氨酶、乳酸脱氢酶或胆红素升高需考虑肝转移；血液碱性磷酸酶或血钙升高需考虑骨转移。②血清肿瘤标志物检查，血清癌胚抗原（CEA）、鳞癌相关抗原（SCC）、组织多肽抗原（TPA）、细胞角质素片段 19（cyfra21-1）等，可用于食管癌辅助诊断、疗效检测，但尚不能用于食管癌的早期诊断。

（2）影像学检查：①食管造影检查，是诊断食管癌最常用的方法，病变部位的黏膜改变是观察的重点，可以确定癌灶的部位和长度。②CT 检查，颈、胸、腹部增强 CT 应作为食管癌术前的常规检查，主要用于食管癌临床分期、可切除性评价、手术路径的选择和术后随访。在评价肿瘤局部生长情况、显示肿瘤外侵范围及其与邻近结构的关系和纵隔或腹腔淋巴结转移上具有优越性，但对于病变局限于黏膜的早期食管癌诊断价值不高。③超声检查,可用于发现腹部重要器官及腹腔淋巴结有无转移,也用于颈深部淋巴结的检查,必要时可结合超声定位下淋巴结穿刺获取细胞学或组织学诊断。④ MRI,由于心脏大血管搏动和呼吸运动容易产生伪影而影响对食管的观察,故一般不作为食管病变的首选或常规检查。⑤ PET-CT,在评价食管癌远处转移、发现早期食管癌和评估放化疗的效果方面优于普通 CT。

（3）细胞、组织病理学检查:①食管拉网细胞学检查,可作为高发区大面积普查监测的首选方法,阳性病例仍需接受纤维食管镜检查进一步定性和定位;②纤维胃镜检查,是食管癌诊断中常规且必不可少的,现已逐渐成为具有吞咽困难症状患者的首选检查手段,其与 CT 检查相结合是诊断食管癌较理想的方法,对于食管癌的定性定位诊断和手术方案的选择有重要作用;③食管内镜超声（EUS）,是评价食管癌临床分期最重要的检查手段,其对 T 和 N 分期的准确性优于 CT 检查;④色素内镜,主要用于高发区高危人群食管癌的筛查,可进一步提高食管镜的阳性检出率,有碘染色法、亚甲蓝染色法等;⑤支气管镜检查,对于癌变位于隆突以上的食管癌拟手术病例,应行支气管镜检查以明确气管、支气管有无受侵。

手术是治疗食管癌的首选方法。

手术适应证:①病变未侵及重要器官（$T_{0\sim4a}$）,淋巴结无转移或转移不多（$N_{0\sim2}$）,身体其他器官无转移者（M_0）,即 2009 年版 UICC 食管癌新分期中的 0、Ⅰ、Ⅱ 及 Ⅲ 期（除 T_{4b} 和 N_3 的患者）;②放射治疗未控制或复发病例,无局部明显外侵或远处转移征象;③少数虽高龄（＞80 岁）但身体强健,无伴随疾病者也可慎重考虑;④无严重心、脑、肝、肺、肾等重要器官功能障碍,无严重伴随疾病,身体状况可耐受开胸手术者。对肿瘤较大,估计切除可能性不大而患者全身情况良好者,可先采用术前新辅助治疗,待瘤体缩小后再作手术。

手术禁忌证:①一般状况和营养状况很差,呈恶病质样;②病变严重外侵（T_{4b}）,多野（两野以上）和多个淋巴结转移（N_3）,全身其他器官转移（M_1）,即 2009 年版新 UICC 分期中的 $Ⅲ_C\sim Ⅳ$ 期（T_{4b}、N_3 或 M_1）;③心、肺、肝、脑、肾重要脏器有严重功能不全者,如合并低肺功能、心力衰竭、半年以内的心肌梗死、严重肝硬化、严重肾功能不全等。相对手术禁忌证包括食管癌伴有穿孔至肺内形成肺脓肿,胸下段食管癌出现颈部淋巴结转移等。

（洪　流）

参 考 文 献

[1] 池肇春,邹全明,高峰玉,等. 实用临床胃肠病学 [M]. 2 版. 北京:军事医学科学出版社,2015.

[2] 洪流. 消化外科病例精析（第二册）[M]. 西安:第四军医大学出版社,2013.

[3] 洪流. 消化外科疾病整合诊治与临床思维 [M]. 西安:第四军医大学出版社,2016.

病例29　反流性食管炎

【病例摘要】

患者男性,36 岁。

主诉　间断反酸、烧心伴夜间上腹隐痛 20 天。

现病史　20 天前饮酒后出现反酸、烧心,夜间经常上腹隐痛。发病前无外伤史,无上呼吸道感染史,无慢性腹痛、腹泻、脓血便史,无结核病史。发病后腹痛影响夜间入睡,无腹泻、发热、恶心、呕吐等症状,大小便正常。

体格检查　体温 36.6℃,血压 116/60mmHg。神志清,正常面容,巩膜、皮肤未见黄染,浅表淋巴结不肿大及无压痛。头颈和心肺无特殊异常发现。腹部平坦,未见肠型和逆蠕动波,上腹处有深压痛,无反跳痛,肝、脾未触及,肝区无叩击痛。

诊治经过　大便常规无异常发现。血常规和腹部 CT 无重要异常发现。胃镜提示反流性食管炎（B 级）。给予抑酸药和黏膜保护剂后,症状明显缓解。

【诊治体会与教训】

本例患者通过胃镜确诊反流性食管炎明确，给予对症处理后缓解。反流性食管炎（reflux esophagitis，RE）是指胃、十二指肠内容物反流入食管，引起食管组织不同程度损伤的疾病，产生烧心等症状。内镜检查是诊断反流性食管炎的重要手段之一。按洛杉矶标准，将内镜下 RE 食管黏膜破损分为 4 级：① A 级，1 个或 1 个以上食管黏膜破损，长径小于 5mm；② B 级，1 个或 1 个以上黏膜破损，长径大于 5mm 但没有融合性病变；③ C 级，黏膜破损有融合性病变，但小于 75% 的食管周径；④ D 级，黏膜破损融合，至少达到 75% 的食管周径。

反流性食管炎是由多种因素引起的消化道动力障碍性疾病，主要病因是抗反流防御机制减弱或消失，胃内反流物对食管黏膜的攻击作用。食管下括约肌是食管和胃连接处抵抗反流的高压带，能有效地防止胃内容物反流进入食管，当食管下括约肌功能异常时，可引起压力下降，导致胃食管反流。食管对胃反流物的廓清功能障碍，因此食管蠕动和唾液的产生异常也是胃食管反流病的致病作用。食管黏膜屏障作用下降，食管上皮表面黏液，不移动水层和表面复层鳞状上皮构成的上皮屏障，以及黏膜下丰富的血液供应构成的后上皮屏障，也发挥着对抗胃内反流物对食管黏膜损伤的作用。任何导致食管黏膜屏障作用下降的因素都能减弱食管黏膜的抵御反流物损害的功能。另外，在食管抗反流防御机制减弱的情况下，反流物刺激和损害食管黏膜，其中胃酸和胃蛋白酶是反流物中损害食管黏膜的主要成分，并且存在胆汁反流，胆汁中的胆盐和胰酶是主要的攻击因子。

该病患者的主要症状为反酸、烧心、胸背短暂性刺痛、食管出血、狭窄等典型的症状及反复肺部感染、反流性咽喉炎、巴雷特食管等非典型的症状。目前，临床上对于 RE 更多地以药物治疗为主，常见的药物包括 PPI、胃肠动力药物、微生态制剂、中药制剂等。不同的药物临床效果不尽相同，患者治疗时应该根据每一位患者情况实施针对性的药物治疗，制定个体化治疗方案，促进患者早期恢复。改变生活方式和生活习惯是治疗反流性食管炎的基础，对大多数患者都能起到一定的疗效。

（洪　流）

参 考 文 献

[1] 池肇春，邹全明，高峰玉，等. 实用临床胃肠病学 [M]. 2 版. 北京：军事医学科学出版社，2015.

[2] 王赜煜，李倩，李熳，等. 3956 例反流性食管炎临床特征分析 [J]. 天津医科大学学报，2017，23：65-67.

[3] 洪流. 消化外科疾病整合诊治与临床思维 [M]. 西安：第四军医大学出版社，2016.

病例30　左上腹痛—膈胸膜炎

【病例摘要】

患者女性，35 岁。

主诉　左上腹阵发性疼痛 1 天。

现病史　1 天前无明显诱因突发左上腹阵发性疼痛，呈锐痛，性质描述不清，可放射至左侧肩背部。患者诉疼痛严重时偶伴有胸闷、憋气，心前区压榨感，且有大汗、全身乏力。遂就诊于某医院急诊，行胸部 CT 示双肺纹理粗乱；双下肺胸膜下小结节。在急诊就诊过程中出现发热，体温达 39.0℃，伴全身酸痛、寒战，给予莫西沙星、头孢米诺抗感染治疗及退热、止痛治疗，后疼痛症状有所减轻，未完全缓解，行下肢彩超未见血栓形成，为进一步治疗以"季肋下疼痛原因待查"收入呼吸科。患者既往有慢性阑尾炎病史 20 余年。

体格检查　体温 36.7℃，脉搏 80 次 /min，呼吸 20 次 /min，血压 98/60mmHg（1mmHg＝0.133kPa）。神志清，口唇无发绀，查体合作，对答切题。双肺呼吸音清，未闻及干、湿性罗音。心界正常，心率 80 次 /min，律齐，心音有力，各瓣膜听诊区未闻及病理性杂音，无心包摩擦音。腹平软，未见腹壁静脉曲张，未见肠型，全腹无反跳痛、肌紧张，肝、脾未触及，双下肢无水肿。

诊疗经过　初步诊断为胸膜炎急性？肺动脉栓塞？慢性阑尾炎。血常规示红细胞 3.62×10^{12}/L，C 反应蛋白 41.69mg/L；血气分析示 pH 7.44，PaO_2 94.6mmHg，$PaCO_2$ 35.8mmHg；凝血常规示纤维蛋白原 4.43g/L，凝血酶时间 15.50 秒；红细胞沉降率 25.00mm/h；生化全套示白蛋白 38.71g/L，尿酸 147.56μmol/L，葡萄糖 3.79mmol/L；呼吸道病原体抗体九联检、输血常规、降钙素原、B 型钠尿肽、心肌标志物、肺癌全套合并 CA 系列、便常规、尿常规无异常发现。为排除肺栓塞，肺动脉 CTA 未见明显异常，胸部 CT 提示双肺纹理粗乱，双下肺胸膜下小结节，建议随访观察。心电图，肝、胆、胰、脾、门静脉、肝静脉超声，双肾、膀胱超声，心脏超声未见明显异常，双侧胸腔超声显示未见明显积液。

给予患者左氧氟沙星抗感染及洛索洛芬钠对症止痛治疗，季肋区疼痛症状逐渐减轻，后患者出现"感冒"，咳嗽、咳痰症状加重，加用头孢米诺抗感染及对症止咳治疗，患者咳嗽症状比较明显，行支气管扩张试验阴性，加用复方甲氧那明口服，左侧季肋下疼痛较前明显好转。入院 1 周后复查血常规、血沉及生化，提示白细胞计数 3.30×10^9/L，单核细胞比率 0.104，红细胞沉降率 27.00mm/h，余指标正常。复查胸部 CT 提示双肺纹理粗乱，双下肺胸膜下小结节，建议随访复查。对比 1 周前胸部 CT，左下肺处结节明显较前缩小，考虑治疗有效，遂出院。最后诊断为肺炎，急性胸膜炎。

【诊治体会与教训】

胸膜炎是指胸膜脏层与壁层的炎症，可分为感染性、浆液性、化脓性胸膜炎，常见原因有原发于胸膜的创伤、肿瘤，邻近脏器组织的感染以及全身性疾病，其临床表现主要有发热、咳嗽、胸痛，严重者可出现呼吸困难、明显中毒症状，病情轻者可无症状。查体可有胸膜摩擦音、呼吸音减低及叩浊音等表现。支配壁胸膜的神经为肋间神经和膈神经，属躯体感觉神经。胸膜炎等疾病刺激神经引起的疼痛不仅可沿肋间神经向胸、腹壁放射，也可沿膈神经向颈部和肩部放射。当膈胸膜发炎、炎症刺激膈神经时，上传到大脑产生痛感，反映在 $C_{3\sim5}$ 进入脊髓节段脊神经分布区域即胸膜和腹膜部，产生胸腹痛。

该患者有发热，以左侧上腹部阵发性锐痛为主要临床表现，初次诊断不能排除急性胸膜炎、肺栓塞。化验指标 D- 二聚体、肺动脉 CTA、心脏超声结果均未见明显异常，查体未发现胸腹明显阳性体征，双下肢无水肿，可暂时排除肺栓塞。按腹部九分法，左侧季肋区为左上腹，上腹部疼痛可由胰腺、胃、肠道及外科病等疾病引起。根据患者临床症状，结合问诊、查体，以及相关的辅助检查未见明显胸腔积液，腹部未见异常征象，可以排除上消化道引起的上腹部疼痛。

本例患者入院后血常规提示 C 反应蛋白增高，CT 示胸膜下结节影，给予抗感染治疗，复查结节影缩小，症状好转。以上说明胸膜下阴影为炎性结节，采取的治疗方式正确。研究证明，C 反应蛋白为一种急性时相反应蛋白，具有较高的敏感性，早期 CRP 检测水平升高可提示感染性疾病，对于指导临床治疗有重要意义。对于以腹痛为首发症状的胸膜炎，已有相关文章报道。发病初期易被误诊为消化科或者外科急腹症处理，延误病情。因此，临床医师当遇到右上腹或者左上腹疼痛待查的患者时，无论患者有无呼吸道症状、体征，避免遗漏不典型胸膜炎存在的可能，使入院后的检查更具有针对性，完善胸腔超声及常规 X 线检查，必要时行胸部 CT 检查，尽快明确诊断，精准治疗，避免漏诊与误诊。

（刘学东）

参 考 文 献

[1] 赵子凤，马睿. 以急性腹痛为唯一症状的急性胸膜炎 2 例 [J]. 医学影像学杂志，2013，23：1538-1538.

[2] 张红莉，邓卫中，宋文琳. 胸腔积液 93 例临床分析 [J]. 中国实用医药，2014，15：73-74.

[3] 程龙，辛华，卢万朋，等. 恶性胸腔积液误诊为结核性胸膜炎的原因分析 [J]. 中国实验诊断学，2015，4：668-669.

[4] 汪栋林，桂淑玉. 综合性医院呼吸科 443 例发热患者临床诊断分析 [J]. 临床肺科杂志，2016，2：234-238.

病例31 腹痛—铅中毒

【病例摘要】

患者男性，37 岁，农民。

主诉 腹痛半个月。

现病史 半个月前出现脐周及下腹部疼痛，呈持续性胀痛伴阵发性绞痛，餐后及便秘时加重。大便干结，无发热、黄疸，无呕吐、黑便。外院给予胃肠减压、导泻等治疗，并给予哌替啶（杜冷丁）肌注疼痛可缓解，此后腹痛症状仍持续存在，遂来我院门诊就诊。

门诊以"腹痛待查"收入院。患者自发病以来精神尚可，食欲、食量可，大小便正常，体重无明显变化。

体格检查 全身皮肤无皮疹、出血点及黄疸，浅表淋巴结未触及。心肺无异常。腹韧，全腹压痛，以脐周、下腹部为著，无反跳痛，肝、脾未触及，肝肾区无叩击痛，肠鸣音 4 次 /min。

诊疗经过 入院后血常规示血小板 51×10^9/L。尿常规示胆红素（+），尿胆原（+），蛋白（+）。肝功能示总胆红素 61U/L，直接胆红素 24U/L，脂肪酶 335U/L。大便常规、C 反应蛋白、血沉、血淀粉酶、出凝血系列、肿瘤标志物、结核抗体、自身免疫抗体系列均正常。腹部 X 线立位片示部分肠管积气；腹部超声示胆囊结石，胆囊壁厚，脾大，肝、胰、肾、阑尾未见异常；泌尿系超声未见异常。胃镜示胃窦部可见散在片状充血、糜烂，余未见明显异常（图 37-10），腹部 CT 未见明显异常，腹部血管超声提示腹主动脉、肝动脉、肠系膜上下动脉、门静脉、肠系膜上下静脉、肝动脉、肝静脉均通畅，未见异常。拟诊：①结石性胆囊炎；②浅表性胃炎；③不全性肠梗阻（慢性假性肠梗阻？）入院后给予胃肠减压、消炎、促动力药、营养支持治疗、导泻灌肠，患者腹痛症状缓解不明显。入院 5 天后患者无明显诱因出现便血，量不多，为暗红色血便，结肠镜检查可见回盲部少许暗红色物质，未见明显溃疡、新生物及畸形血管（图 37-11）。追问患者病史，患者工作地点为铅锌矿区并长期从事焊工，完善检查提示患者血铅浓度高达 420μg/L（参考值：<200μg/L），明显高于正常高限。对患者进行 $CaNa_3DTPA$（钙促排灵）驱铅治疗，患者腹痛及便血症状较前明显好转。最终诊断为铅中毒，结石性胆囊炎，非萎缩性胃炎。

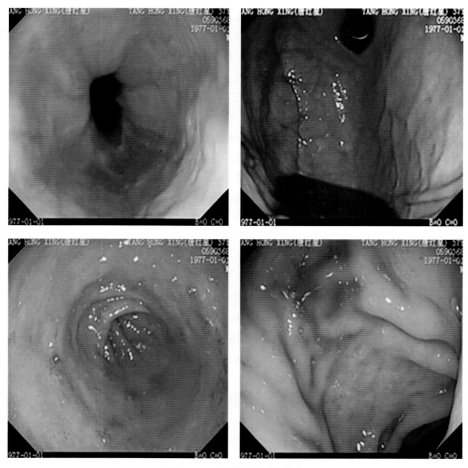

图 37-10 胃镜提示胃窦炎

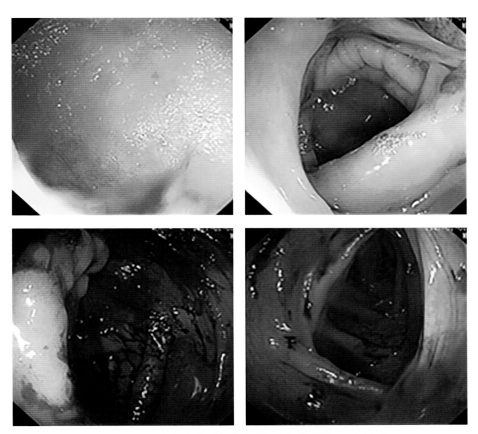

图 37-11 回盲部少许暗红色物质，未见明显溃疡、新生物

【诊治体会与教训】

从本例可以看到询问病史对于诊断的重要性。了解患者的生活、工作环境或者过去病史，往往会提供许多有益的诊断线索。

（洪　流）

病例32　腹痛—过敏性紫癜

【病例摘要】

患者女性，32岁，居民。

主诉　上腹疼痛1周余，黑便5天。

现病史　1周前出现上腹部烧灼样疼痛，伴发热1次，体温为38℃，偶有恶心、呕吐，呕吐物为胃内容物及胆汁样物质，外院给予抑酸、保护胃黏膜等药物治疗，无效。5天前开始解黑色不成形便，每日1次，便后腹痛无缓解。

患者自发病以来精神一般，食欲、食量可，大小便正常，体重无明显变化。

既往史　2006年行剖宫产手术；2012年患胸膜结核，正规治疗1年；半年前患梅尼埃综合征。对"氟康唑、苹果、芒果、树皮等"过敏，未服用避孕药物，生于并长期居住于西安。

体格检查　精神欠佳，全身皮肤无黄染、皮疹、出血点，睑结膜及甲床未见明显苍白。心肺未见明显异常。腹平坦，全腹无压痛、反跳痛，肝、脾未触及，肠鸣音4次/min。双下肢无凹陷性水肿。

诊疗经过　入院后血常规、肝肾功能、电解质、血脂、血糖、出凝血时间、血尿淀粉酶、C反应蛋白、血沉、抗结核抗体、结核菌DNA、艾滋、梅毒、肝炎系列、血微量元素、肿瘤标志物、HCG均未见异常。尿常规示红细胞（+），酮体（+）；大便常规示OB（+）；腹部立位片未见异常；胃镜示慢性非萎缩性胃炎伴胆汁反流；腹部 CT 示未见明显异常；肠镜未见明显异常；胶囊内镜检查示小肠黏膜散在出血点（图 37-12）；
妇科及泌尿系超声未见明显异常。拟诊为腹痛待查。

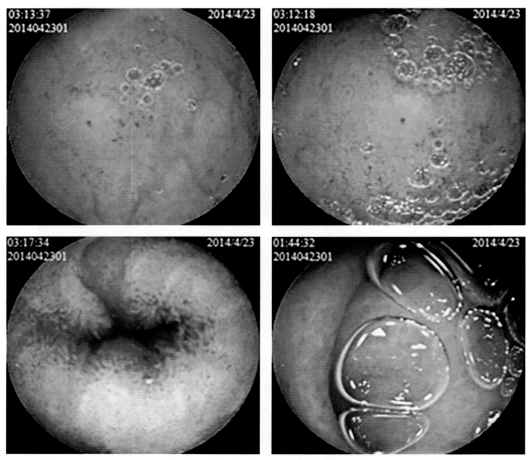

图 37-12　胶囊内镜检查：小肠黏膜散在出血点

入院后给予抑酸、解痉等治疗，腹痛缓解不明显，仍存在间断灼烧样疼痛。入院后第 6 天，患者出现
全身散在红疹，未见皮肤破溃及糜烂（图 37-13），皮肤科会诊考虑为过敏性皮炎，再次行胃镜检查并多点
取活检，病理提示十二指肠、食管、胃窦病理为黏膜组织慢性炎症合并炎性渗出及嗜酸性粒细胞浸润，部分
淋巴细胞增生活跃，过敏原测定，总 IgE > 200，对多种物质过敏。给予氯雷他定 1 片 /d + 泼尼松龙 60mg、
1 次 /d，患者腹痛缓解，皮疹消退。1 个月后随访，未复发。最终诊断为过敏性紫癜（腹型）。

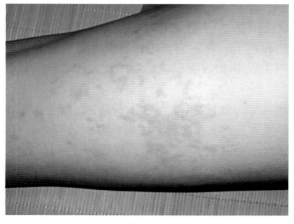

图 37-13　患者出现全身散在红疹

（窦维佳　秦　明　王景杰）

病例 33　腹痛—肠结核

【病例摘要】

患者女性,21 岁,待业青年。

主诉　间断性右下腹痛伴呕吐 2 个月,晕厥 2 天。

现病史　2 个月前无明显诱因出现右下腹痛,呈隐痛,不向其他部位放散,伴呕吐,进食后出现,非喷射样,呕吐物为胃内容物,解稀水样便,1 次 /d,量不多,未予就诊。1 个月前出现乏力、食欲减退,2 周前出现消瘦、头晕,仍未就诊。2 天前 9 时如厕小便后突然晕倒,数分钟后清醒,就诊于西安市电力职工医院诊断为"重度贫血"后给予对症处理,效果不佳,遂来我院急诊就诊,予以扩容、纠正电解质紊乱、输血等治疗后,以"营养不良、贫血"转入消化内科。

既往史　否认结核、肝炎、疟疾及痢疾等传染病史及接触史。有吸食"冰毒"病史。未婚,2011 年顺产 1 名女婴,多次行人工流产。父母健在,离异,否认家族遗传病史。

体格检查　生命体征平稳,营养差,恶病质,BMI 13.84kg/m²。贫血貌,全身皮肤苍白、干燥、多处脱屑,可见多处纹身,睑结膜苍白。双肺呼吸音粗,未及啰音。舟状腹,无压痛及反跳痛。双下肢膝关节以下轻度凹陷性水肿。

诊疗经过　入院后完善相关检查,乙肝系列、丙肝抗体、艾滋、梅毒抗体、尿 HCG、肝肾功能、自身抗体、结核抗体、血沉大致正常。血常规示白细胞 7.49×10⁹/L,红细胞 3.29×10¹²/L,血红蛋白 83g/L,血小板 294×10⁹/L。电解质示钾 4.06mmol/L,钠 129.8mmol/L,氯 97.3mmol/L,钙 1.56mmol/L。DIC 系列示 PT 15.1 秒,PTA 48.9%,APTT 43.5 秒,Fib 1.24g/L,TT 20.6 秒,FDP 2.82μg/L,D-Dimer 1.768μg/ml,3P(−)。心电图示窦性心律,心电图大致正常。床旁腹部 B 超肝、胰、脾、双肾未见异常,盆腔可探及前后径 9.6cm 的液性暗区。完善床旁胸片示右肺上叶大叶性肺炎,余双肺炎症,心、膈未见明显异常(图 37-14)。

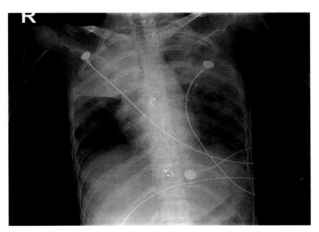

图 37-14　右肺上叶大叶性肺炎,余双肺炎症

呼吸科会诊意见:①完善肺炎支原体 DNA 检测,情况允许安排支气管镜检查;②使用美罗培南 0.5g、3 次 /d + 万古霉素 0.5g、3 次 /d;③加强营养支持治疗。

胸腹部 CT 示:①双肺改变,考虑感染性病变;心包腔纵隔及左侧胸腔积液。②肝脏密度降低,考虑损伤性改变,胆囊水肿性改变,腹腔多发肿大淋巴结,腹腔大量积液,胰、脾及双肾未见异常。③盆腔大量积液,膀胱、子宫及直肠 CT 未见异常。④胸、腹、盆腔,皮下软组织水肿性改变,心脏大血管密度减低,考虑贫血性改变(图 37-15)。

入院后第 8 天,患者腹痛较前明显加重,并出现便血,为暗红色血便,量约 60ml,便后腹痛无明显缓解,查体发现患者全身出现瘀点、瘀斑。初步诊断:①吸毒相关性疾病(HIV?);②消化道出血:消化道肿瘤?(淋巴瘤)肠结核? IBD? ③肺部感染(双肺):细菌? 真菌? 结核?

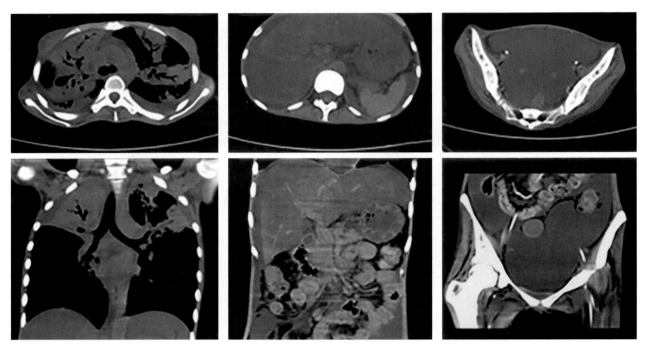

图 37-15 胸、腹、盆腔皮下软组织水肿性改变，心脏大血管密度减低

入院后给予积极抗感染、纠正凝血、营养支持治疗，入院后第 14 天患者再次出现便血，为暗红色血便，量约 400ml，给予止血、输血、抗休克等对症治疗后，急诊给予胃肠镜检查，胃镜示贫血胃黏膜相，肠镜示结肠及回肠末段溃疡性质待定（肠结核？）（图 37-16），病理示（回肠末段）黏膜组织慢性炎症伴炎性渗出、坏死及纤维肉芽组织增生，其内查见个别多核巨细胞，呈慢性肉芽肿性炎改变；（盲肠）黏膜组织慢性炎症伴炎性渗出及坏死。复查胸腹部 CT 示：①肺部感染性病变复查，与入院前相比，左侧胸膜腔积液较前缩小，余未见明显变化；②上腹部与入院前相比，胆囊水肿性改变较前好转，腹水较前明显减少，与未见明显变化（图 37-17）。完善 T-SPOT（T 细胞斑点检测）(+)，G 试验 (−)，Gm 试验 (−)，支气管镜右肺上叶支气管后段黏膜肿胀，可见肉芽组织和坏死，管腔闭塞，触之易出血，余未见异常，给予吸取痰

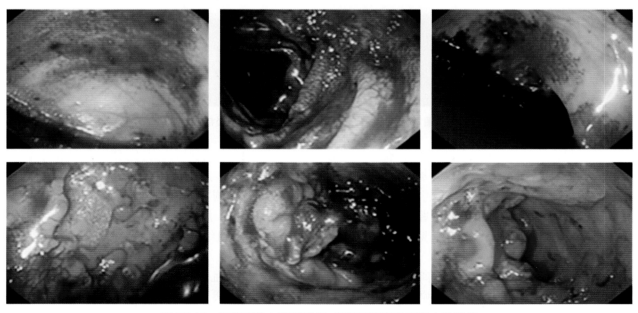

图 37-16 胃镜示贫血胃黏膜相，肠镜示结肠及回肠末段溃疡

液送检（图37-18），诊断考虑为支气管内膜结核。之后细菌涂片查见抗酸杆菌。给予抗结核及对症支持治疗，患者一般情况及症状均较前有所好转。最终诊断为肠结核，肺结核，重度营养不良，中度贫血，电解质紊乱。

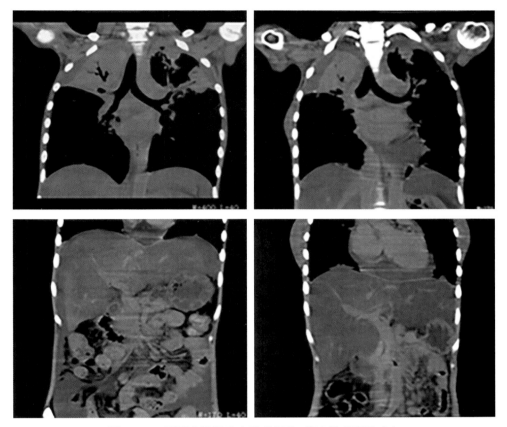

图37-17　胆囊水肿性改变较前好转，腹水较前明显减少

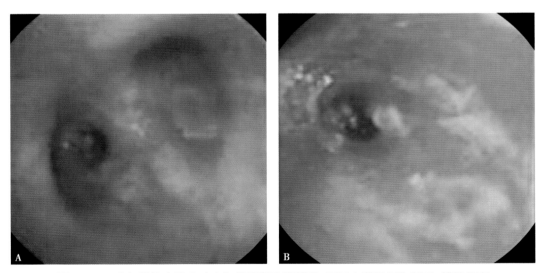

图37-18　支气管镜右肺上叶支气管后段黏膜肿胀，可见肉芽组织和坏死，管腔闭塞

【诊治体会与教训】

肠结核（tuberculosis of intestine）是结核分枝杆菌侵犯肠道引起的慢性特异性感染，大多数继发于含结核分枝杆菌的痰液被肺结核患者吞咽后所致，是临床较常见的疾病。通常多发生于青壮年患者，女性发病率高于男性，多有肠外结核，主要是肺结核，临床上有腹痛、腹泻、发热、盗汗、体重下降等症状，一

般诊断无困难。早期诊断由于症状不明显而缺乏特征性易于漏诊。下列各点有助于诊断：①有右下腹压痛、肿块或原因不明的肠梗阻表现，或当肺结核患者的肺部病灶好转，而一般情况与结核中毒症状反而恶化者，应考虑本病；② X 线钡剂造影发现回盲部有激惹，钡剂充盈缺损或狭窄等征象。结肠镜一般不作为常规检查，如病变累及上段结肠，本检查及肠黏膜活检可以明确病变性质与范围。必要时可行剖腹探查。

有以下证据之一可确诊：①动物接种或病变组织的结核分枝杆菌培养有结核分枝杆菌生长；②病理组织学检查发现结核分枝杆菌；③病变组织中有干酪样坏死；④手术中有典型的结核病变，且肠系膜淋巴结发现结核分枝杆菌，干酪样坏死或钙化；⑤无干酪样坏死的肉芽肿，但身体其他部位有结核灶，抗结核药物治疗有效。诊断时应与克罗恩病、阿米马或血吸虫性肉芽肿、溃疡性结肠炎、肠道恶性淋巴瘤等疾病鉴别，以免误诊或漏诊。近几年来随着肺结核的发生率上升，肠结核的发生率也有上升趋势，值得重视。

（窦维佳 秦 明 王景杰）

参 考 文 献

[1] KENTLEY J, OOI J L, POTTER J, et al. Intestinal tuberculosis: a diagnostic challenge[J]. Trop Med Int Health, 2017, 22（8）: 994-999.

[2] YANG G, ZHANG W, YU T, et al. The features of intestinal tuberculosis by contrast-enhanced ultrasound[J]. Jpn J Radiol, 2015, 33（9）: 577-584.

[3] MA L, ZHU Q, LI Y, et al. The potential role of CT enterography and gastrointestinal ultrasound in the evaluation of anti-tubercular therapy response of intestinal tuberculosis: a retrospective study[J]. BMC Gastroenterol, 2019, 19（1）: 106.

病例34 腹泻、消瘦、糖尿病—慢性胰腺炎

【病例摘要】

患者男性，39 岁。

主诉 反复腹泻 7 年余，消瘦 2 个月。

现病史 患者 7 年余前无明显诱因出现腹泻，为油状大便，每日 2~3 次，每次量约 100g，无黏液脓血便，3 年前血糖异常诊断糖尿病，予二甲双胍、格列齐特（达美康）药物控制。2 个月前患者出现明显消瘦，体重下降 10kg。患者吸烟 10 余年，每日约 20 支。饮酒 10 余年，每日酒精摄入约 40g。无既往外科手术史。为进一步治疗入院。

体格检查 生命体征稳定，营养中等。全身皮肤无黄染，心肺查体未见异常。腹平软，上腹部无压痛、反跳痛，肝、脾肋下未及，未触及包块，肠鸣音 6 次 /min。双下肢无水肿。

诊疗经过 患者长期饮酒，存在脂肪泻，合并糖尿病，考虑慢性胰腺炎可能。

2017 年 8 月 18 日超声内镜示胰腺大小基本正常，但胰腺回声不均匀，以胰体尾部明显，并见散在点状高回声，主胰管扩张，内径 4.4mm。胆总管无扩张，下段内径 4.1mm。考虑符合慢性胰腺炎。

2017 年 8 月 22 日上腹部 MR 平扫＋增强＋MRCP 示胰体、胰尾部萎缩，胰管扩张，其内多发钙化灶，考虑慢性胰腺炎并多发胰管内结石，胰头部改变，考虑局部副胰管解剖变异。

2017 年 8 月 22 日标馒试验见表 37-2。

表 37-2 标馒试验

时间 /h	0	0.5	1	2	3
葡萄糖 /(mmol·L^{-1})	4.1	4.7	7.7	11.5	9.9
胰岛素 /(mu·L^{-1})	1.34	1.53	3.32	8.24	6.28
C 肽 /(pmol·L^{-1})	134	126	185	551	725

结合患者有长期大量饮酒,存在胰腺内、外分泌功能不全及胰腺结构异常,如胰腺萎缩、钙化及胰管结石、扩张,考虑长期摄入酒精所致慢性胰腺炎,予中长效胰岛素联合口服降糖药控制血糖及胰酶肠溶胶囊(得每通)900mg/d补充胰酶替代治疗后,患者腹泻较前改善。

【诊治体会与教训】

本例患者病史长达7年,考虑为慢性腹泻。患者粪便为油状粪便,考虑为脂肪性腹泻,需注意吸收不良如肠黏膜疾病、短肠综合征、小肠淋巴管扩张症及胰腺外分泌不足等多种疾病。因患者有糖尿病及长期饮酒且影像学检查提示胰腺病变,遂很快明确诊断。

然而,早期的慢性胰腺炎往往无明显的胰腺内、外分泌功能不全表现且影像学检查亦不典型。患者多以腹痛为首发症状,可表现为急性胰腺炎发作或反复的血尿淀粉酶轻度升高,早期超声仅表现为胰腺实质点状、线状回声增粗等,CT亦仅有胰腺实质密度不均匀,胰腺钙化、胰管扩张往往到后期才出现,容易漏诊。对于影像学表现不典型患者,应充分结合患者病史,是否存在引起慢性胰腺炎的病因等,有助于协助早期诊断慢性胰腺炎。此外,因为慢性胰腺炎可能发生癌变,而且类似胰腺囊腺瘤/癌、胰腺乳头状黏液性囊腺癌等与慢性胰腺炎并发假性囊肿单纯依靠影像学亦不容易区分,因此需结合多种影像学检查及肿瘤标志物检测,不能满足于慢性胰腺炎的诊断。

(庄燕妍 张世能)

参 考 文 献

[1] YANG D, FORSMARK C E. Chronic pancreatitis[J]. Curr Opin Gastroenterol, 2017, 33(5): 396-403.

[2] MAJUMDER S, CHARI S T. Chronic pancreatitis[J]. Lancet, 2016, 387(10031): 1957-1966.

[3] CONWELL D L, LEE L S, YADAV D, et al. American Pancreatic Association Practice Guidelines in Chronic Pancreatitis: evidence-based report on diagnostic guidelines[J]. Pancreas, 2014, 43(8): 1143-1162.

病例35 腹痛、胰头肿大—自身免疫性胰腺炎

【病例摘要】

患者男性,57岁。

主诉 反复上腹胀痛6个月,发现免疫球蛋白升高15天。

现病史 患者于6个月前无明显诱因出现上腹胀痛,无放射,与进食、体位、活动无明显关系,伴消瘦,体重约下降10kg,无腹泻,外院查生化示球蛋白45.4g/L↑,ALT 47U/L↑,γ-GGT 366U/L↑,甲状腺功能未见明显异常,胃镜示十二指肠球部溃疡(S1期),慢性浅表性胃窦炎。予雷贝拉唑治疗后,腹痛稍缓解。腹部B超未见明显异常,外院腹部CT示胰头增大,增强扫描明显强化,胰管未见扩张;PET/CT提示全胰腺稍肿胀并弥漫性高代谢。疑诊"胰腺癌",拟行手术,今为进一步诊治于2013年8月6日收入我科。

体格检查 体温36.6℃,血压115/65mmHg。神志清,面容自然,巩膜、皮肤未见黄染,双颌下淋巴结肿大,轻度压痛。头颈和心肺无特殊异常发现。腹部平坦,未见胃肠型和蠕动波,触诊上腹稍饱满,无压痛、反跳痛,未触及包块,肝、脾未触及。

诊治经过 肿瘤指标示CEA 3.6ng/ml(参考值: ≤5ng/ml),CA19-9 20.7U/ml(参考值: ≤34U/ml)。IgG 50.30g/L(参考值: 7~16g/L),IgM 0.34g/L(参考值: 0.4~2.3g/L),C_3、C_4、ANA、dsDNA等未见明显异常。查血IgG_4 28.2g/L(参考值: 0.03~2.01g/L),综合考虑,患者自身免疫性胰腺炎可能性大,遂予甲泼尼龙(美卓乐)28mg/d治疗,患者腹痛缓解,颌下肿大淋巴结缩小,随后逐渐减量至4mg/d维持和胰酶替代治疗。定期复查CA19-9、IgG_4和胰腺影像学指标,随访近5年无腹痛再发,提示CA19-9无明显升高,IgG_4 2.88g/L,胰腺影像学与先前比较无明显变化。

【诊治体会与教训】

本例患者腹痛、胰头肿大、消瘦、血免疫球蛋白升高,结合患者为中年男性,胰腺恶性肿瘤尤其是胰腺癌需要重点排查,此外患者血免疫球蛋白升高明显,IgG_4升高,且PET/CT提示全胰腺稍肿胀并弥漫性

高代谢，需要考虑 IgG₄ 相关自身免疫性疾病、自身免疫性胰腺炎可能。本例患者虽有胰腺肿大，尤其胰头明显、消瘦等报警症状，经综合考虑，并没有首先采用手术探查的治疗策略，而是使用糖皮质激素，并动态观察相应肿瘤指标、免疫学指标、胰腺影像学等的变化情况。随访多年，患者症状逐渐缓解，免疫学指标改善，肿瘤指标无明显升高，影像学指标无明显变化。

自身免疫性胰腺炎是慢性胰腺炎的一种特殊类型。多见于中老年男性，可表现为梗阻性无痛性黄疸。病灶多局限于胰头部，也可表现为急性弥漫性胰腺炎。自身免疫性胰腺炎可引起胰腺内（糖尿病、体重减轻）、外分泌（脂肪泻、体重减轻）功能降低。病变局灶者与恶性肿瘤较难鉴别，约有 1/4 患者因误为胰腺恶性肿瘤行手术治疗。血 IgG₄ 升高，自身免疫抗体（抗核抗体、抗线粒体抗体、类风湿因子等）阳性，超声内镜示以低回声为主的弥漫性胰腺肿大或局限性肿大，¹⁸F-FDG PET/CT 提示 AIP 在全胰腺有病变时，FDG 在全胰腺积聚是特征。诊断需要综合特殊的影像学特征、血清免疫学特征、组织学特征、对激素治疗有效和出现胰腺外的病变来判断。

（黄凤婷　张世能）

参 考 文 献

[1] 林果为，王吉耀，葛均波. 实用内科学 [M]. 15 版. 北京：人民卫生出版社，2015.

[2] SANDRASEGARAN K, MENIAS C O. Imaging in autoimmune pancreatitis and immunoglobulin G4-related disease of the abdomen[J]. Gastroenterol Clin North Am，2018，47（3）：603-619.

[3] VANBRUGGHE C, TABCHOURI N, LOUIS G, et al. Hepatobiliary and pancreatic: a rare form of autoimmune pancreatitis mimicking mixed-type intraductal papillary mucinous neoplasm[J]. J Gastroenterol Hepatol，2018，33（3）：563.

病例36　左上腹包块—胰腺黏液囊腺癌

【病例摘要】

患者女性，43 岁。

主诉　发现左上腹占位 9 年余，腹痛 2 年余。

现病史　患者于 9 年前体检 B 超发现左上腹囊性占位病变，直径为 70～80mm，无腹痛、身目黄染等不适，未予进一步检查。随后多次复查 B 超示左上腹占位无明显变化。2 年前无明显诱因出现左上腹痛，胀痛，约餐后半小时出现，侧卧时明显，外院 CT 示胰体尾区囊性占位（91mm×109mm），囊后壁增厚，拟见壁结节及乳头状影，后行上腹 MR 示胰腺体尾巨大囊性肿物（97mm×97mm×115mm），考虑黏液性囊腺瘤可能。发病后腹痛反复，近 4 个月体重下降约 5kg。

体格检查　体温 36.7℃，血压 120/65mmHg。神志清，面容自然，巩膜、皮肤未见黄染，浅表淋巴结未触及肿大。头颈和心肺无特殊异常发现。腹部平坦，未见胃肠型和蠕动波，触诊上腹稍饱满，无压痛、反跳痛，未触及包块，肝、脾未触及。

诊治经过　肿瘤指标示 CEA 4.8ng/ml（参考值：≤5ng/ml），CA19-9 229U/ml（参考值：≤34U/ml）。腹部 CT 无重要异常发现。遂行腹腔镜下胰体尾切除 + 脾切除术，术后病理显示胰腺中分化腺癌，合并黏液性囊腺肿瘤，侵犯并穿破胰腺被膜。术后 3 个月复查腹部 CT 提示胰腺癌复发，先后予 FOLFIRINOX 方案和 AS 方案化疗至今。

【诊治体会与教训】

本例患者发现左上腹囊性占位，因无症状，未引起患者重视，随后因腹痛行影像学检查提示胰腺囊性肿物，考虑黏液性囊腺瘤可能性大，患者考虑良性疾病可能性大，也拖延了诊治的最佳时机。入院后肿瘤指标偏高，且患者存在消瘦等症状，而囊性肿物较大有手术指征，予行胰体尾切除 + 脾切除术后确诊。患者病程较长，一开始可能是良性胰腺囊性病变，结合患者无反复急性胰腺炎或重症胰腺炎病史，囊性占位考虑胰腺炎后假性囊肿的可能性较小，囊腺瘤等良性疾病可能性大。然而囊腺瘤本身可以恶性转化，本例患者考虑存在此情况。在诊断上，本病例诊断是及时的，但需要警惕胰腺囊腺瘤有恶变的可能，同时需要对患者进行宣教，避免延误，教训是深刻的。

胰腺囊性病变是相对少见的胰腺疾病，可见于胰腺囊肿、胰腺浆液性囊腺瘤、胰腺黏液性囊腺瘤、胰腺囊腺癌等情况。本例患者为中年女性，考虑胰腺真性囊肿这一先天性疾病的可能性小；结合患者既往无反复急性胰腺炎或重症胰腺炎病史，考虑胰腺炎后假性囊肿的可能性不大。胰腺囊腺瘤是临床比较少见的一类疾病，占胰腺囊性病变的 10%～15%，仅占全部胰腺肿瘤的 1% 左右，胰腺囊腺瘤种类繁多，目前比较系统而全面的分类方法将胰腺囊腺瘤分为原发性和继发性两大类。原发性胰腺囊腺瘤又根据组织来源不同，分为上皮肿瘤、间质肿瘤和假乳头 - 实性上皮瘤。其中，上皮肿瘤包括浆液性囊性腺瘤、黏液性囊性肿瘤和导管内乳头黏液瘤；继发性胰腺囊腺瘤分为外分泌肿瘤如导管腺瘤，以及内分泌肿瘤如囊性胰岛细胞瘤两类。浆液性囊性腺瘤又称为富糖原腺瘤和囊性微囊瘤，仅见于成人，女性居多，一般认为是良性肿瘤，不会恶变，但亦有恶性临床和组织学表现的病例报道，大部分患者无明显症状。导管内乳头黏液瘤是一类由胰管内分泌黏蛋白上皮细胞乳头状增生而形成的、以胰管囊性扩张为特征的一类胰腺囊性肿瘤，80% 肿瘤位于胰头部，并侵犯主胰管。作为一种癌前病变，50% 的患者可能发展为浸润性胰腺癌。本病好发于中老年，男性患者居多，临床表现多无特异性，近半数患者表现为上腹痛，少数患者表现为食欲减退和消瘦，值得重视的是，20%～50% 患者有反复发作的胰腺炎病史，主要原因是导管内乳头黏液瘤胰管内有大量黏液栓，易致胰管高压，从而使小腺泡破裂，胰液外渗，胰酶激活，导致胰腺炎。因此，一些不明诱因反复发作的胰腺炎需考虑导管内乳头黏液瘤的可能，本例患者既往无胰腺炎发作病史，与此不相符。

黏液性囊性肿瘤是最常见的胰腺囊性肿瘤，约占全部胰腺囊性肿瘤的 45%，胰体尾多见，女性明显多于男性，比率为 9∶1，确诊病例年龄多集中于 50～60 岁。WHO 将黏液性囊性肿瘤分为黏液性囊腺瘤（mucinous cystadenoma，MCA）、交界性黏液囊腺瘤（mucinous cystic borderline tumor，MCB）和黏液性囊腺癌（mucinous cystadenocarcinoma，MCC）。其中前两者有恶变倾向，后者为恶性。大部分 MCN 患者表现为腹痛，体重下降亦较为常见，尤其在恶性 MCN 中。另外，有部分患者则以糖尿病、腹泻和黄疸为表现而就诊。大多数患者在首次就诊时可触及腹部包块。

（黄凤婷　张世能）

参 考 文 献

[1] 池肇春，陈明. 腹痛的鉴别诊断与治疗 [M]. 北京：中国医药科技出版社，2010.

[2] GUPTA R，DINDA A K，SINGH M K，et al. Macrocystic serous cystadenocarcinoma of the pancreas: the first report of a new pattern of pancreatic carcinoma[J]. J Clin Pathol，2008，61（3）：396-398.

[3] LV P，MAHYOUB R，LIN X，et al. Differentiating pancreatic ductal adenocarcinoma from pancreatic serous cystadenoma，mucinous cystadenoma，and a pseudocyst with detailed analysis of cystic features on CT scans: a preliminary study[J]. Korean J Radiol，2011，12（2）：187-195.

第 2 节　肝 胆 疾 病

病例 37　肝区痛—代谢相关脂肪性肝病—肝细胞癌

【病例摘要】

患者男性，52 岁，干部。

主诉　肝区痛 6 个月。

现病史　10 年前在一次查体中发现脂肪肝，当时肝功能化验正常。血糖 7.8mmol/L，TG 3.8μmol/L。平时不饮酒，无病毒性肝炎病史。当时无任何不适症状，给予单用二甲双胍控制血糖，阿托伐他汀控制血脂。另外，给低脂低糖饮食。1 年前自述乏力，有时肝区不适，食欲减退。化验肝功能示 ALT 240U/L，AST 120U/L，γ-GT 170U/L，VCTE 检查受控衰减参数（controlled attenuation parameter，CAP）282dB/m，肝脏硬度（纤维化）11.8kPa。上述提示中度脂肪肝，F1～F2 纤维化。诊断为代谢相关脂肪性肝炎，给予护肝、胰岛素增敏剂、抗氧化剂、抗纤维化治疗。半年前出现肝区痛，肝脏 CT 未见异常，AFP 25μg/L。3 个月前 CT 复查肝右叶显示为 1cm×1.5cm 低密度团块，内部密度多不均匀，在平扫上呈环形低密度，增强后出现不均匀强化。最终诊断为 MASH 并发肝细胞癌，经肝胆外科会诊，转外科行肝癌切除术治疗，术后给予化疗。病情稳定，患者仍在随访中。

【诊治体会与教训】

本例患者 10 前诊断为代谢相关脂肪性肝炎，逐步发展至代谢相关脂肪性肝炎、肝硬化，最后根据 AFP 和 CT 所见诊断为肝细胞癌，并手术切除标本证实。近 10 余年来许多学者都研究证实 MASH—LC—HCC 这一发病模式。随着 HBV 预防效果，丙肝治疗的进展，而 MAFLDD 在世界范围内流行率的迅速升高，已显示 MASH 对人类健康的威胁，有可能再过几十年成为 HCC 的主要病因。成年人代谢相关脂肪性肝病患病率为 17%～33%，其中 1/3～1/2 可能为 MASH，SFL 随访 10～20 年发展为肝硬化的概率为 0.6%～3.0%，MASH 10～15 年肝硬化的发生率高达 15%～25%，其中 30%～40% 将会死于肝癌、肝功能衰竭和移植后复发。直到目前为止，MAFLD 导致肝细胞癌（HCC），是指由 MASH 引起，目前尚无 SFL 发展为 HCC 的报道，因此对有纤维化、炎症坏死的 MASH 患者应严密随访观察。近年来，一些报道指出，MASH 伴有肥胖和 2 型糖尿病患者与 HCC 的发生呈正相关，是 HCC 两个独立的预测因子，因此，也应对这一部分患者进行重点监测和追踪观察。现已初步查明，MASH 是隐源性肝硬化导致 HCC 的主要原因，且 MASH 与 HBV/HCV 并存时与肝癌的发生呈正相关。有关 MASH 引起肝细胞癌的流行率尚无大系列的调查报道。El-Serag 报道美国的 MASH 发生肝细胞癌的流行率，指出在美国 HCC 发病率在增加，住院率和病死率超过过去 20 年的 2 倍。回顾性病理对照研究指出，MASH 引起的 HCC 较多并发隐源性肝硬化。一个前瞻性队列研究 MASH 与肝硬化联合平均随访 7 年，至 HCC 发生，平均肝硬化时间为 16 年。肥胖、糖尿病、年龄、性别和种族是发生 HCC 的独立危险因子。每年 MASH 发展至 HCC 的发生率为 0.3%。Eksted 等报道活检证实的 MAFLD 129 例，通过临床、生化和活检进行观察，平均随访 13.7 年，结果显示 7 例（5.4%）发展为慢性晚期肝病，其中 3 例（2.3%）发生肝细胞癌。

尽管 HCC 的发病机制尚不完全明了，但近年的研究已提出有许多危险因子与 HCC 发生相关，包括基因易感性、进行性肥胖、胰岛素抵抗和糖尿病以及慢性低度坏死 - 炎症，其常引起肝纤维化。此外，男性、游离脂肪酸、细胞因子、脂毒性、胰岛素对抗和肠道微生态改变在肝细胞癌的发病机制上发挥关键作用。研究指出，MASH 发生 HCC 的分子机制是伴有复杂的免疫和代谢改变。

目前认为 MASH 导致 HCC 发生的可能机制主要有：①肥胖与 HCC：中国台湾学者 Wang 等研究瘦素在肝细胞癌上的作用，认为肥胖伴有肝细胞癌可能是脂肪因子表达异常所致。HCC 时瘦素高表达伴有肿瘤内微管密度（MVD）增加，所以可能伴有 HCC 发生。瘦素对 MAFLD 有双向作用，一方面，瘦素可逆转胰岛素抵抗和改善严重肝脂肪变性，降低血清三酰甘油水平，降低肝脏和肌肉组织内三酰甘油的比例，提高机体对胰岛素的敏感性；另一方面，瘦素或其受体自身变异引起瘦素抵抗和高胰岛素血症，形成高瘦素水平又可诱发胰岛素抵抗。高瘦素水平通过胰岛素抵抗和高胰岛素血症，产生与胰岛素相关的肝内脂肪蓄积，又可通过改变胰岛素信号传递，提高肝细胞内脂肪酸的浓度，促使三酰甘油合成增加，形成脂肪肝。总之，瘦素对肝细胞有增殖和抗凋亡作用，研究证明瘦素在 HCC 上的直接作用。②糖尿病与 HCC：MASH 并存糖尿病时与 HCC 发生呈正相关还是负相关，目前尚不能做出肯定的结论。③氧化应激与肝细胞癌：氧化应激导致 HCC 发生的机制还不明了，当身体接受内部或外部任何危险信号时引起氧化应激，进一步引起 DNA 氧化，导致细胞或组织损伤和异常的蛋白表达，过度的脂肪酸氧化将会导致大量活性氧的产生，启动第二次打击，加重脂肪性肝炎、肝纤维化的进程。④细胞因子与肝细胞癌：肿瘤坏死因子、固醇调节元件结合蛋白 -1c、肌球蛋白轻链激酶、视黄醇结合 4 蛋白和角蛋白 18，以及基因受体如内源性大麻黄受体、Toll 样受体、PPARγ2，与 MAFLD、MASH、HCC 之间密切相关。⑤Dickkopf-1 与肝细胞癌：Dickkopf-1 是一组分泌型糖蛋白，Dickkopf-1 转录和血清蛋白上调，血清和组织 Dickkopf-1 水平增高在肝细胞癌的迁移、侵袭和肿瘤生长上发挥功能作用。近年的研究显示，HCC 患者血清 Dickkopf-1（DKK-1）水平增高，可作为血清标记用于 HCC 诊断，还具有监测 HCC 复发转移的能力，同时发现血清 DKK-1 水平与 HCC 患者肿瘤直径、Edmondson-Steiner 分级及静脉浸润等密切相关。⑥新近通过 GWAS 研究，发现 HLA-DP（rs3077 和 rs9277535）和 HLA-DQ（rsrs2856718 和 rs7453920）4 个 SNPs 与 HCC 相关联。研究指出，不同的国家与种族，HLA Ⅱ抗原和 HCC 之间的相关性有一定差异。多态分析指出，p53 Pro/Pro 和 MDM2 G/G 基因型是 HCC 复发和存活的独立因子（$P < 0.05$）。此外，发现当患者有 p53 Pro/Pro 和 MDM2 G/G 基因型联合存在时，比其他基因型的预后差。研究发现，pri-miRNA-196a 功能多态性可导致 HCC 易感性。miRNA 是一个非蛋白编码的 RNA，miRNA 表达异常和结构改变参与肿瘤的发生、发展。XRCC1 基因的 C.1161G＞A 和 C.1799 C＞G 基因变异与 HCC 危险性之间相关。

（池肇春）

参 考 文 献

[1] YOPP A C，CHOTI M A. Non-alcoholic steatohepatitis-related hepatocellular carcinoma：A growing epidemic?[J]. Dig Dis，2015，33（5）：642-647.

[2] PÁR A，PÁR G. Non-alcoholic fatty liver disease and hepatocellular carcinoma-2016[J].Orv Hetil，2016，157（25）：987-994.

[3] ZOLLER H，TILG H. Nonalcoholic fatty liver disease and hepatocellular carcinoma[J].Metabolism，2016，65（8）：1151-1160.

[4] COTRIM H P，OLIVEIRA C P，COELHO H S，et al. Nonalcoholic steatohepatitis and hepatocellular carcinoma：Brazilian survey[J]. Clinics（Sao Paulo），2016，71（5）：281-284.

[5] 池肇春. Dickkpof-1 对肝细胞癌诊断价值及其研究进展 [J]. 中西医结合肝病杂志，2012，22：321-322.

[6] RODRÍGUEZ DE LOPE C，REIG M，MATILLA A，et al. Clinical characteristics of hepatocellular carcinoma in Spain. Comparison with the 2008-2009 period and analysis of the causes of diagnosis out of screening programs. Analysis of 686 cases in 73 centers[J]. Med Clin（Barc），2017，149（2）：61-71.

[7] SOOKOIAN S，PIROLA C J. Genetic predisposition in nonalcoholic fatty liver disease[J]. Clin Mol Hepatol，2017，23（1）：1-12.

[8] SHIMOMURA Y，TAKAKI A，WADA N，et al. The serum oxidative/anti-oxidative stress balance becomes dysregulated in patients with non-alcoholic steatohepatitis associated with hepatocellular carcinoma[J]. Intern Med，2017，56（3）：243-251.

[9] 中华人民共和国国家卫生和计划生育委员会. 原发性肝癌诊疗规范（2017 年版）[J]. 临床肝胆病杂志，2017，33（9）：1419-1431.

病例38 腹痛—腹泻—晚期肝癌

【病例摘要】

患者男性，65 岁。

主诉 反复腹痛、腹泻 1 个月。

现病史 1 个月以来，反复出现原因不明的腹痛、腹泻，腹痛以隐隐作痛为主，腹泻逐渐加重，稀便样、不成形，无不洁饮食史。有慢性乙型肝炎病史。发病后除腹痛、腹泻外，伴食欲减退、乏力，但无发热、恶心、呕吐，门诊治疗效果不佳，遂住院治疗。

诊治经过 入院后，其患者自觉乏力、食欲减退、腹痛、腹泻，舌苔厚腻而黄，前部薄脱，舌质暗红少津，脉弦数细弱。丙氨酸氨基转移酶（ALT）25U/L，天门冬氨酸氨基转移酶（AST）48U/L，γ- 谷氨酰转移酶（GGT）110U/L，总蛋白（TP）62.2g/L，白蛋白（ALB）22.8g/L，球蛋白（GLOB）39.4g/L，总胆红素（TBil）22.6μmol/L，直接胆红素（DBil）9.8μmol/L，间接胆红素（IBil）16.8μmol/L。血小板 68×10^9/L。甲胎球蛋白（AFP）6 678.8ng/ml，糖类抗原 125（CA125）99.5U/ml。B 超发现肝 S4 段见一个大小约 6.7cm×4.5cm 中等回声团块，边界欠清晰，内部回声欠均匀，周围可见血流信号。脾厚 4.8cm，长约 15.3cm。超声造影示经肘静脉注射 Sonovue 1.5ml 后，动脉期增强，延迟期见低增强结节。诊断为：肝 S4 段占位性病变，超声造影提示肝癌。经会诊，认为该患者失去外科手术治疗机会，属晚期肝癌患者，建议内科综合治疗。

患者以腹痛、腹泻为主诉，虽为标证，但当时患者自觉最为痛苦，治疗以甘草泻心汤加减：炙甘草10g，太子参30g，黄连10g，黄芩10g，干姜10g，姜半夏10g，薏苡仁30g，木香10g，生白芍30g，延胡索10g，茯苓30g，白茅根30g，神曲10g，生熟谷麦芽各30g，同时补充微生态制剂。治疗半个月后，腹痛、腹泻有所缓解。

后续在综合治疗（包括抗病毒、改善肝功能、抑制肝癌）的基础上，主要以脾肾双补以扶正，软坚散结以攻毒，辨证加减以应变。基础处方：地黄（生熟兼用）、五味子、姜黄（以口服宜芝林泽瑞姜黄胶囊为主）、茵陈、甘草、菟丝子、斛寄生、白花蛇舌草、薏苡仁、露蜂房、灵芝、太子参、黄芪、白术、茯苓等。治疗6个月后自觉症状明显改善，复查结果显示肝功能改善，AFP显著降低，肝癌肿块略有缩小。患者通过内科综合治疗获得病情缓解、延长生命的较好疗效。

【诊治体会与教训】

本例患者虽以腹痛、腹泻为主证，但在门诊治疗时起初忽视了原发性肝癌的及时诊断与治疗。该患者在慢性乙型肝炎肝硬化的基础上进展为原发性肝癌，胃肠功能紊乱出现腹痛、腹泻，按一般胃肠炎治疗，用抗生素导致肠道微生态更加紊乱，致使腹痛、腹泻渐趋加重，患者身体显著虚弱，增加了患者痛苦，应吸取深刻教训。慢性肝炎→肝硬化→肝癌患者容易出现肠道微生态恶化，腹痛、腹泻是其常见症状，肠道微生态是维持肝再生微环境正常的重要因素和环节之一，若因肠道微生态紊乱导致肝再生微环境恶化，会促进肝癌的发生、发展，加重病情。后续通过中西医综合治疗——抗病毒、改善肝功能、抑制肝癌，中医药扶正固本，攻补兼施，改善微生态，调控肝再生，在一段时间内获得较好疗效，可以借鉴。

（李瀚旻　吴　娜）

病例39　腹痛—急性胆囊炎

【病例摘要】

主诉　上腹部疼痛半日。

现病史　患者2017年12月14日下午无明显诱因下出现上腹部疼痛，休息后无缓解，遂至我院急诊科就诊。

体格检查　体温38.1℃，血压140/80mmHg。神志清，痛苦面容。腹部平坦，无腹壁静脉曲张，腹式呼吸存在，腹软，肝区及胆囊区压痛（+），无肿块，墨菲征阳性。肝浊音界存在，肝上界位于右锁骨中线第5肋间，无肝区叩击痛，无肾区叩击痛，移动性浊音阴性。肠鸣音正常，无血管杂音，无振水音。

诊治经过　入院当天急查血常规示白细胞10.97×10^9/L↑，中性粒细胞百分比88.6%↑，中性粒细胞计数9.73×10^9/L↑，超敏C反应蛋白1.26mg/L。肝肾功能及血清淀粉酶示谷丙转氨酶（干式）128U/L↑，谷草转氨酶（干式）285U/L↑，谷氨酰转肽酶（干式）225U/L↑，总胆红素（干式）41.8μmol/L↑，淀粉酶（干式）62.06U/L。上腹部平扫提示胆囊炎，胆囊结石，胆总管结石肝硬化，肝内胆管轻度扩张。

患者既往因急性胰腺炎、胆囊结石于我院行内镜下胰胆管造影术（ERCP），2017年5月28日彩超检查报告示肝、胆、胰、脾、肾、胆囊壁毛糙，胆囊结石，左肾囊肿，肝脏未见明显异常，脾脏未见明显异常，右肾未见明显异常。入院时患者上腹部疼痛剧烈，痛苦面容，结合血液和影像学检查结果，考虑急性胆囊炎可能。最后诊断为急性胆囊炎。

入院后查体发现体温38.1℃，血压140/80mmHg。给予甲硝唑、头孢替安抗感染，查患者舌红，苔薄腻，脉弦，治拟清热利胆，化湿通下，方用大柴胡汤合茵陈蒿汤加减，方药如下：柴胡9g，黄芩12g，黄连6g，藿香12g，豆蔻6g，薏苡仁15g，厚朴9g，枳壳9g，茵陈15g，虎杖12g，生山楂12g，青皮9g，陈皮9g，佛手12g，半夏12g，生大黄6g。煎水300ml，分2次温服。经治疗3天后，患者体温平，腹痛症状逐渐缓解，10天后患者腹痛症状基本未见。

（季　光）

病例40 胆道蛔虫症

【病例摘要】

患者女性,32 岁。

主诉 持续性上腹部胀痛伴恶心、呕吐 1 周,加重 1 天。

现病史 患者于入院前 1 周余进食油腻饮食后出现腹胀痛,以中上腹为主,疼痛呈持续性,较为剧烈,并向后背部放射。以后每于进食后上述症状加重,伴恶心、呕吐,呕吐物为胃内容物及胆汁,偶有反酸、烧心,食欲差,排气、排便逐渐减少,否认发热及黄染,否认呕血及黑便。

体格检查 生命体征平稳,体型瘦长。心肺无异常。腹软,中上腹轻压痛,无反跳痛及肌紧张,肝、脾肋下未触及,肝区叩痛(-),墨菲征(-),腹水症(-),振水音(-),肠鸣音存在。

诊治经过 入院前(肝胆胰脾 + 胃肠)彩超示胃内积气,腹部 X 线片示肠胀气。尿 hCG(-),尿淀粉酶 302U/L。初步诊断为腹痛,呕吐原因待查:①糜烂性胃炎?②消化性溃疡?③胰腺炎?④胆囊炎?⑤急性病毒性肝炎?

实验室检查中血常规示白细胞 8.58×10^9/L,血红蛋白 133g/L,血小板 192×10^9/L,中性粒细胞 7.70%,肝肾功能、电解质(-),血、尿淀粉酶(-),血脂、血糖(-),自身抗体(-),免疫全项(-),血 hCG(-),肝炎全项(-),胃镜示反流性食管炎(A 级),糜烂性胃炎伴胆汁反流。^{13}C 呼气试验(+)。腹部 CT 示胃、十二指肠壁增厚,不除外肠系膜上动脉压迫综合征。肝胆 B 超见胆管轻度扩张,胆管内见一条状无声区,考虑为胆道蛔虫症。

根据以上资料,可排除消化性溃疡、胰腺炎、胆囊炎、急性病毒性肝炎。最后诊断为胆道蛔虫症。

【诊治体会与教训】

关注细节,比如不能解释的血嗜酸性粒细胞增多。随着国家环境卫生工作的改善,现在该类疾病发病率很低,不容易得到医师的重视,需要警惕。胆道蛔虫症患者的胆道 B 超检查有确诊价值。有些疾病临床表现不典型,要学会去伪存真,善于抓住本质,必要时在不影响患者健康的情况下可同时进行试验性治疗。

(安学健 唐艳萍)

第3节 其他系统疾病引起腹痛案例

病例41 肠系膜动脉瘤破裂出血并休克

【病例摘要】

患者男性,45 岁。

主诉 腹痛、呕吐、腹泻 10 小时。

现病史 患者于入院前 1 天晚 7 点饮食不当后出现腹痛,以下腹为著,疼痛性质为绞痛,持续不能缓解,伴恶心及呕吐,呕吐物为胃内容物,未见血样物质,伴排便 3 次,为黄色不成形便,无黏液脓血及里急后重,无发热等,就诊于天津市西青医院。查腹部彩超示右肾囊肿;血常规示白细胞 13.2×10^9/L,中性粒细胞 86.1%,血红蛋白 165g/L。予"抑酸、抗感染、解痉"治疗,离院回家,但腹痛未见明显好转,再次排黄色不成形便 1 次,仍间断呕吐,晨起就诊于我院门诊。查腹部彩超示左肾钙化斑,前列腺多发钙化斑;腹部 X 线片示肠郁积。于上午 11 点入消化科住院治疗。既往泌尿系结石、碎石术后 10 余年。

体格检查 体温 36.3℃,脉搏 76 次/min,呼吸 20 次/min,血压 130/75mmHg。体位自如,意识清楚,检查合作。头颈部无特殊发现。双肺呼吸音粗,未闻及干、湿性啰音。心界不大,心率 76 次/min,律齐,心脏各瓣膜听诊区未闻及病理性杂音。腹平坦，未见胃肠型及蠕动波。腹软，左下腹及脐周压痛，无反跳痛及肌紧张，肝脾肋下未触及，肝区叩痛（-），墨菲征（-），移动性浊音（-），振水音（-）。肠鸣音 4 次 /min，未闻及气过水声及高调肠鸣音。

诊治经过 血常规示白细胞 14.76×10^9/L，红细胞 5.64×10^{12}/L，血红蛋白 174g/L，血小板 238×10^9/L；电解质示 CO_2-CP 23.3mmol/L，K^+ 4.72mmol/L，Na^+ 132.5mmol/L，Cl^- 95.2mmol/L，血糖 7.0mmol/L；尿蛋白（+++），尿潜血（++），酮体（+），尿红细胞 22.3/μl，尿白细胞 26.4/μl，肾功能、电解质、心肌酶、血淀粉酶、血凝未见明显异常。心电图未见异常。初步诊断为腹痛原因待查。

经抑酸、抗感染治疗，腹痛有所缓解，但仍间断恶心。入院后 1 小时，患者体位改变后突然出现腹痛加重伴一过性意识丧失，持续时间约 1 分钟，伴皮肤湿冷。血压 72/55mmHg。腹平坦，未见胃肠型及蠕动波。腹软，左下腹及脐周压痛，无反跳痛及肌紧张，肝、脾肋下未触及，肝区无叩痛。之后出现血压及血色素进行性下降，患者逐渐出现意识模糊。处于休克状态。

各科会诊并紧急复查：血常规示白细胞 25.21×10^9/L，红细胞 3.99×10^{12}/L，血红蛋白 124g/L，血小板 259×10^9/L。尿常规示 PRO（+++），BLD（+++），KET（-）。电解质示 CO_2-CP 23.3mmol/L，K^+ 4.72mmol/L，Na^+ 132.5mmol/L，Cl^- 95.2mmol/L。心电图未见明显异常。影像学检查示肝、脾周围血性腹腔积液，诊断性腹腔穿刺提示不凝血。

至此休克原因考虑为由腹腔内出血导致的低血容量休克。紧急剖腹探查发现横结肠系膜动脉瘤破裂伴腹腔大量积血大约 4 000ml，经紧急手术、大量灌注后，患者脱离生命危险。

最后诊断为横结肠系膜动脉瘤破裂伴失血性休克。

【诊治体会与教训】

肠系膜动脉瘤（mesenteric artery aneurysms，MAA）是一种少见且严重威胁患者生命的血管疾病，国外文献报道发病率仅为 0.1%～2%。尸检发现率为 1/12 000，诊断正确率仅 2.4%，破裂率约为 38%，破裂后病死率达 30%～90%，非手术治疗的病死率为 100%，手术治疗的病死率为 11.1%～28.5%，该病约占内脏动脉瘤的 5.5%。肠系膜上动脉瘤的发生可能与高血压、动脉粥样硬化、真菌感染、创伤、手术、吸烟、动脉中层囊性坏死、结节性动脉周围炎、胰腺炎继发等因素有关。肠系膜上动脉瘤通常无症状，较大的动脉瘤多表现为腹痛，部分患者可触及腹部搏动性包块；动脉瘤进一步增大时可表现为对周围器官的压迫，如梗阻性黄疸、胃十二指肠排空受阻等。破裂后表现为出血，包括消化道出血、腹腔或后腹膜腔出血。影像学检查是肠系膜上动脉瘤的主要确诊方式，超声检查可发现较大的动脉瘤，且定位准确，可判断瘤体与周围血管的关系，敏感性约为 52%，对瘤体过小或过度肥胖的患者敏感性下降。3D-CTA 和磁共振血管造影（3D-MRA）是近年发展起来的无损伤性血管检查方法，可以清晰地显示动脉瘤的位置、大小及与周围血管的关系。

治疗方法包括外科手术治疗和介入治疗。传统的外科治疗包括动脉瘤切除、结扎、血管重建；介入治疗方法包括腔内栓塞和覆膜支架，外科手术和介入在治疗内脏动脉瘤的技术成功率均在 79%～100%。因为该病虽然发病率低，但危险性极高，对于突然剧烈腹痛伴有血压及血色素进行性下降的患者应想到该病，提高警惕，及时外科救治，尽可能保障患者的生命安全。

（安学健 唐艳萍）

参 考 文 献

[1] BORTOLUZZI C T，FRANZON O，VIANA R，et al. Double aneurysm of the superior mesenteric artery：case report[J]. J Vasc Bras，2018，17（4）：328-332.

[2] KWON O C，HAN Y H，KWAK B S. Spontaneous rupture of a superior mesenteric artery aneurysm[J]. Dig Liver Dis，2017，49（6）：716

[3] SKEIK N，HYDE J R，OLSON S L，et al. Nonatherosclerotic Abdominal Vasculopathies[J]. Ann Vasc Surg，2019，60：128-146.

病例42 腹痛—急性下壁心肌梗死

【病例摘要】

患者男性,58岁。

主诉 剧烈上腹痛2小时。

现病史 患者劳累后突然出现上腹部疼痛,持续不能缓解,向后背部放射,伴恶心、呕吐1次,呕吐物为胃内容物,否认呕血及黑便。既往糖尿病史10余年,平素血糖控制不佳,心肌缺血病史2年。

体格检查 神志清,自动体位,血压心率平稳。心率88次/min,律齐。双肺呼吸音清。腹软,剑突下轻压痛,无反跳痛及肌紧张,肠鸣音存在。

诊治经过 血、尿、便常规,肝肾功能,电解质,甲状腺功能、肿瘤标志物、肝炎全项基本正常。尿淀粉酶(-),尿糖(+),尿酮体(-),血糖、血脂稍高。腹部B超示肝、胆、脾、胰未见异常,胃肠盆腔未见异常。腹部X线片示肠积气。初步诊断为慢性胃炎,肠痉挛。

给予抑酸、解痉治疗无效,逐渐出现憋气、出汗,患者面色逐渐苍白,血压下降,心率增快,体位平卧不敢活动等情况,急查心电图示Ⅱ、Ⅲ、aVF导联出现ST段上抬,病理性Q波,查心肌酶及心肌损伤标志物明显高于正常,给予吸氧、扩冠、溶栓等积极治疗,患者上腹痛逐渐得到缓解。一般情况恢复。

最后诊断为急性下壁心肌梗死。

【诊治体会与教训】

上腹部疼痛除了要想到消化系统疾病外,还要想到消化系统之外疾病的不典型症状。所以,腹痛患者在胃镜之前做心电图是非常必要的,特别是合并糖尿病的患者,症状往往不典型,很容易误诊或漏诊。本例由于思想上疏漏,未能及时做心电检查,延误了诊治,教训是深刻的。

(唐艳萍)

病例43 肾动脉栓塞

【病例摘要】

主诉 左侧腰酸3天。

现病史 患者入院前3天于某三甲医院心内科行择期PCI术,术后出现左侧腰部轻度酸胀感,无腰痛,无尿量改变,无泡沫尿及肉眼血尿,无尿频、尿急、尿痛,无发热。今日患者低热,体温为37.5℃,仍诉左侧腰部不适感,查尿常规示LEU(++),PRO(+),BLD(+++),现为进一步系统诊治转入我科。

患者自发病以来神志清楚,精神可,饮食可,睡眠可,大便可,体重较前未见明显改变。

体格检查 体温37.5℃,脉搏91次/min,呼吸20次/min,血压143/78mmHg。神志清楚,语言流利,发育正常,营养中等,颜面无水肿,全身皮肤、黏膜无黄染及出血点,浅表淋巴结未触及肿大。头颅五官无畸形,眼睑无水肿,睑结膜无苍白,耳鼻无异常分泌物,两侧鼻唇沟对称,伸舌居中,咽不红,口唇无发绀。颈软无抵抗,气管居中,甲状腺不大。胸廓对称,双肺呼吸音粗,未闻及明显干湿性啰音。心音有力,心率91次/min,律齐,各瓣膜听诊区未闻及病理性杂音。腹软,无压痛、反跳痛及肌紧张,移动性浊音(-),肠鸣音正常,双侧上、中输尿管点无压痛,左肾区叩痛(+),右肾区叩痛(-),双侧脊肋点压痛(-),双下肢水肿(±),生理反射存在,病理反射未引出。

诊治经过 尿常规示LEU(++),PRO(+),BLD(+++);血常规示白细胞12.83×10⁹/L,中性粒细胞72%,淋巴细胞19%;CRP 93mg/L;生化示CREA 65μmol/L;泌尿系统超声未见明显异常;放射性核素肾显影示左肾节段性灌注缺损。据患者症状及血、尿常规回报,考虑尿路感染。

经会诊疑肾动脉栓塞转入肾内科,根据血常规、尿常规、生化、超声回报,予头孢地嗪抗感染,低分子肝素钙抗凝,阿司匹林、硫酸氢氯吡格雷抗血小板聚集等治疗,查尿培养,预约放射性核素检查。2天后查放射性核素肾显影示左肾节段性灌注缺损。诊断为左肾动脉分支血栓栓塞,考虑灌注缺损面积较小及栓塞时间，不予外科治疗，继予内科抗凝、抗血小板聚集及静脉补液等对症支持治疗，后患者腰部不适症状逐渐缓解。复查尿常规示 LEU（−），BLD（−），PRO（−）。嘱院外继续口服阿司匹林、硫酸氢氯吡格雷。

最后诊断为左肾动脉分支栓塞，冠状动脉粥样硬化性心脏病，PCI 术后等。

【诊治体会与教训】

PCI 术后患者出现腰腹部疼痛或不适，应高度怀疑血栓栓塞的可能。本患者无明显疼痛，仅稍感腰部酸胀不适，血肌酐无异常，加之尿常规结果，极易误认为腰部不适为因尿道感染导致，而忽略血栓栓塞的可能。肾动脉小分支栓塞患者可无明显症状，化验也多无明显异常，但若患者为血栓栓塞高危人群，则应注意常规排查，以免漏诊。

（李月红）

参 考 文 献

[1] HASSANEIN M，SALEH Y，RANDHAWA M，et al. Renal artery embolism successfully managed by ultrasound enhanced catheter directed thrombolysis[J]. Egypt Heart J，2018，70（4）：447-450.

[2] YOUSIF A，SAMANNAN R，ABU-FADEL M. Unilateral Acute Renal Artery Embolism：An Index Case of Successful Mechanical Aspiration Thrombectomy With Use of Penumbra Indigo Aspiration System and a Review of the Literature[J]. Vasc Endovascular Surg，2018，52（5）：391-394.

病例44　腰痛—肾绞痛

【病例摘要】

主诉　双侧腰痛半天。

现病史　患者入院前半天无明显诱因出现双侧腰痛，伴肉眼血尿，恶心，无呕吐，无尿频、尿急、尿痛，无排尿困难，无发热、寒战，无头晕、头痛，无胸痛、心悸，无咳嗽、咳痰，静息后症状未见缓解，为进一步系统诊治收入我科。

患者自发病以来，神志清楚，精神弱，饮食差，睡眠差，大便较前未见明显改变，体重较前未见明显改变。

体格检查　体温 36.5℃，脉搏 78 次/min，呼吸 18 次/min，血压 121/80mmHg。神志清楚，语言流利，发育正常，营养中等，头颈部无异常发现。胸廓对称，心肺无异常发现。腹软，无压痛、反跳痛及肌紧张，移动性浊音（−），肠鸣音正常。双肾区无隆起，双肾区叩击痛（+），双侧输尿管走行区压痛（+），无反跳痛，耻骨上膀胱区无压痛。双下肢水肿（−），生理反射存在，病理反射未引出。

诊治经过　入院急查尿常规示 LEU（+），PRO（−），BLD（+++）；血常规示白细胞 8.89×10^9/L，中性粒细胞 67.2%，淋巴细胞 26%；腹部超声示双侧输尿管上段结石，双肾结石，双肾积水，脂肪肝。根据患者症状及病史，考虑双侧输尿管结石导致肾绞痛。

患者 2018 年 2 月 4 日入院，即予 0.9% 生理盐水 100ml＋头孢地嗪 2g，静脉点滴，每 12 小时一次抗感染治疗，排除碎石禁忌后，予左侧输尿管结石体外震波碎石治疗，配合中成药清热利湿、行气通瘀促进排石，后患者症状缓解。查腹部 CT 示左侧输尿管内结石已排出，右肾盂输尿管移行部结石诊断明确，排除手术禁忌后，2018 年 2 月 8 日行右侧输尿管软镜碎石取石术，过程顺利，术后予静脉补液等对症支持治疗，查腹部 DR 示右侧 DJ 管位置正确，患者症状改善出院，出院带药头孢丙烯片，嘱多饮水，适当活动。2018 年 3 月 9 日再次住院行膀胱镜取异物术以拔除 DJ 管，过程顺利，次日出院，出院带药头孢丙烯片。

最后诊断为双侧输尿管结石，泌尿系感染，双肾积水，双肾结石，脂肪肝。

【诊治体会与教训】

肾结石患者常并发尿路感染，术前及术后均应注意抗感染治疗。此外，若结石患者突然出现尿量减少甚至无尿，应尽快手术治疗解除阻塞，以免造成肾功能损伤，尤其是双侧结石患者须监测尿量。

（李月红）

参 考 文 献

[1] KAPILA V，KAPILA A K，TAILLY T，et al. The analgesic action of desmopressin in renal colic[J]. Acta Clin Belg，2017，72（3）：179-185.

[2] GARCÍA-PERDOMO H A，ECHEVERRÍA-GARCÍA F，LÓPEZ H，et al. Pharmacologic interventions to treat renal colic pain in acute stone episodes：Systematic review and meta-analysis[J]. Prog Urol，2017，27（12）：654-665.

[3] FOROUZAN A，MASOUMI K，MOTAMED H，et al. Comparison the analgesic effect of Intravenous Ketamine versus Intravenous Morphine in reducing pain of renal colic patients：Double-blind clinical trial study[J]. Rev Recent Clin Trials，2019，14（4）：280-285.

病例45 急性肾盂肾炎

【病例摘要】

主诉 尿浊伴尿频、尿急、尿痛2个月余，腰腹痛1周，发热2天。

现病史 患者入院前2个月余无明显诱因出现尿浊，伴尿频、尿急、尿痛，无发热，无泡沫尿及肉眼血尿，无尿量改变，无腰腹部不适，就诊于社区医院，诊断为"尿路感染"，予头孢克洛及中药汤药口服，症状未见明显缓解，仍间断发作。入院前1周无明显诱因出现双侧腰痛、腰酸，伴下腹部轻度疼痛不适，未予重视。入院前2天出现间断发热，体温最高38.9℃，自服头孢克洛，仍间断发热，遂就诊于我院门诊，查尿常规示白细胞满视野，LEU（+++），PRO（+），BLD（+++），为进一步系统诊治收入我科。

患者自发病以来，神志清楚，精神弱，饮食差，睡眠可，大便可，体重较前未见明显改变。

体格检查 体温38.3℃，脉搏79次/min，呼吸R21次/min，血压150/85mmHg。神志清楚，语言流利，发育正常，营养中等，颜面无水肿，全身皮肤、黏膜无黄染及出血点，浅表淋巴结未触及肿大。头颅、五官无畸形，眼睑无水肿，睑结膜无苍白，耳、鼻无异常分泌物，两侧鼻唇沟对称，伸舌居中，咽不红，口唇无发绀。颈软无抵抗，气管居中，甲状腺不大。胸廓对称，双肺呼吸音清，未闻及明显干、湿性啰音。心音有力，心率79次/min，律齐，各瓣膜听诊区未闻及病理性杂音。腹软，下腹轻压痛，无反跳痛及肌紧张，移动性浊音（-），肠鸣音正常，双侧上、中输尿管点无压痛，双肾区叩痛（+），双下肢水肿（±），生理反射存在，病理反射未引出。

诊治经过 尿常规示白细胞满视野，LEU（+++），PRO（+），BLD（+++）；血常规示白细胞15.19×10⁹/L，中性粒细胞89%，淋巴细胞17%；CRP 67mg/L；生化示CREA 73μmol/L，K⁺ 4.47mmol/L，ALB 35.5g/L，CHOL 5.08mmol/L，ALT 7U/L；腹部超声示右肾囊肿，左肾多发囊肿，肝左叶囊肿。根据患者症状及病史，考虑下尿路感染继发急性肾盂肾炎。

患者于2017年11月6日入院，小便呈黄色米汤样，查尿培养及相关检查，予莫西沙星氯化钠注射液250ml，静脉点滴，1次/d抗感染，中药汤药外洗，后膀胱刺激征较前缓解，仍间断低热，体温波动在36.9~37.7℃，仍有腰腹部不适感。2017年11月10日尿培养+药敏回报为大肠埃希菌，碳青霉烯类抗生素敏感。停莫西沙星，改用0.9%生理盐水100ml+比阿培南0.6g，静脉点滴，每12小时一次，后症状逐渐改善。2017年11月17日复查尿常规示LEU（+），BLD（-），PRO（-），继予比阿培南抗感染治疗。2017年11月24日复查尿常规示LEU（±），BLD（-），PRO（-）；血常规示白细胞9.1×10⁹/L，中性粒细胞68%，淋巴细胞21%；CRP 10mg/L。停比阿培南，嘱多饮水、多排尿。

最后诊断为急性肾盂肾炎，双肾囊肿，肝囊肿。

【诊治体会与教训】

临床中，急性肾盂肾炎患者表现多样，可仅以高热为主要表现，也可仅以膀胱刺激征为主要表现而无发热，尤其是老年患者，虽化验回报显示感染严重，但有时却无明显症状，此时当以化验回报为准，用足量抗生素治疗，以免疾病迁延，转为慢性损伤。

（李月红）

参 考 文 献

[1] JOHNSON J R, RUSSO T A. Acute Pyelonephritis in Adults[J]. N Engl J Med, 2018, 378(1): 48-59.

[2] MORELLO W, LA SCOLA C, ALBERICI I, et al. Acute pyelonephritis in children[J]. Pediatr Nephrol, 2016, 31(8): 1253-1265.

[3] ROMERO C, UYEDA J W. Patient-Friendly Summary of the ACR Appropriateness Criteria Acute Pyelonephritis[J]. J Am Coll Radiol, 2019, 16(10): e43.

病例46 慢性细菌性膀胱炎

【病例摘要】

主诉 间断尿频、尿急3年余,加重2天。

现病史 患者入院前3年余无明显诱因出现尿频、尿急,伴低热(体温不详),无尿痛,无泡沫尿及肉眼血尿,无尿量改变,无腰腹部不适,就诊于当地医院,诊断为"尿路感染",予抗生素(具体不详)治疗后症状缓解。此后症状间断发作,自服诺氟沙星后可缓解。入院前2天受凉后上述症状再次发作,体温最高为37.3℃,遂就诊于我院肾内科门诊,查尿常规示LEU(++),PRO(±),BLD(+),为进一步系统诊治收入我院肾内科。

患者自发病以来,神志清楚,精神可,饮食可,睡眠可,大便可,体重较前未见明显改变。

体格检查 体温36.9℃,脉搏73次/min,呼吸19次/min,血压131/79mmHg。神志清楚,语言流利,发育正常,营养中等。头颅五官无异常发现,眼睑无水肿。胸廓对称,心肺无异常发现。腹软,下腹轻压痛,无反跳痛及肌紧张,移动性浊音(-),肠鸣音正常,双侧上、中输尿管点无压痛,双肾区叩痛(-),双下肢水肿(-),生理反射存在,病理反射未引出。

诊治经过 尿常规示LEU(++),PRO(±),BLD(+);血常规示白细胞8.94×10⁹/L,中性粒细胞81%,淋巴细胞20%;CRP 23mg/L;尿培养未见明确致病菌;泌尿系统超声未见明显异常。根据患者症状及病史,考虑慢性膀胱炎急性发作。

患者2018年1月16日入院,即予0.9%生理盐水100ml+头孢地嗪2g,静脉滴注,每12小时一次,后症状逐渐改善。2018年3月20日复查尿常规示LEU(±),BLD(-),PRO(-);血常规示白细胞7.5×10⁹/L,中性粒细胞69%,淋巴细胞21%;CRP 8mg/L。停抗生素,患者拒绝长期口服抗生素,予胸腺肽注射液5mg,肌内注射,1次/d×10天,嘱出院后多饮水、多排尿。院外随访3个月,未诉复发。

最后诊断为慢性膀胱炎急性发作。

【诊治体会与教训】

慢性细菌性膀胱炎患者感染反复发作,发作时予抗感染治疗后症状可改善,尿常规检查可回复正常,但多数患者无症状时拒绝长期口服抗生素治疗,造成感染反复发作。可尝试予胸腺肽治疗,提高患者免疫力,但需注意部分患者使用胸腺肽后可出现发热症状,应视情况停用。此外,也可予中药汤药口服及外洗治疗,均可减少感染发作。

(李月红)

参 考 文 献

[1] FOSTER J D, KRISHNAN H, COLE S. Characterization of subclinical bacteriuria, bacterial cystitis, and pyelonephritis in dogs with chronic kidney disease[J]. J Am Vet Med Assoc, 2018, 252(10): 1257-1262.

[2] NEYMARK A I, RAZDORSKAYA M V, NEYMARK B A. Complex treatment of chronic cystitis in women[J]. Urologiia, 2016, 4: 24-28.

[3] KUZMENKO A V, KUZMENKO V V, GYAURGIEV T A. Efficiency of immunomodulatotors for complex therapy of chronic recurrent cystitis in women[J]. Urologiia, 2019, 2: 9-14.

病例 47 腹痛—急性胃炎—急性心包炎

【病例摘要】

患者女性，59 岁。

主诉 上腹隐痛 7 天，发热 5 天，加重并胸闷、气短 3 天。

现病史 患者 7 天前出现上腹隐痛，自我诊断为"胃炎"，自服胃药后未缓解；5 天前出现发热，服"对乙酰氨基酚（扑热息痛）"可退热，但仍时有反复；3 天前出现胸闷、气短，由家人急送至当地医院就诊。患者既往有慢性胃炎病史，无高血压、高血脂、高血糖和冠心病史，以"急性胃炎"收入消化科。

体格检查 体温 37.8℃，脉搏 115 次/min，呼吸 23 次/min，血压 115/65mmHg。急性病容，颈静脉无怒张。肺部无异常。心界不大，心尖部第一心音低钝，心率 115 次/min，律齐，未闻及病理性杂音。腹软、平坦，未见肠型和逆蠕动波，全腹无压痛及反跳痛，肝、脾未触及，肝区无叩击痛。

诊治经过 血常规示红细胞 $3.32 \times 10^{12}/L$，血红蛋白 92g/L，白细胞 $29.8 \times 10^9/L$，中性粒细胞 90%。血淀粉酶，肝、胆、胰、脾 B 超未见异常。心电图示：①窦性心律；②所有导联 ST 段弓背向下抬高，aVR 导联除外，T 波直立。急查心肌标志物示 CTNI 轻度增高。后于入院当日以"急性心肌梗死"从消化科转入心内科进一步诊治。考虑疑诊为急性心肌梗死，急性胃炎。

给予扩张冠状动脉、双联抗血小板、调脂、营养心肌、止痛和吸氧、抑酸护胃及对症支持等治疗。入院后症状未见缓解，第 2 天出现快速型心房颤动，给予抗心律失常治疗可缓解。第 3 天气短加重，不能平卧。体温 40.1℃，脉搏 134 次/min，呼吸 28 次/min，血压 80/50mmHg；颈静脉怒张，肝左肋下 3cm。复查心电图示抬高的 ST 段回复等电位线，未见病理性 Q 波。考虑心梗未控制，并存在感染，加用抗菌药，并加强利尿、强心和升压治疗。考虑患者病情仍未见好转，超声心动图检查发现心包大量积液，考虑诊断为急性心包炎。行心包穿刺抽液术，抽出黄色恶臭脓液 350ml。送检物报告示外观脓性，镜检脓细胞满视野。化验心肌标志物示 CTNI 正常。最后诊断为急性化脓性心包炎。针对药敏结果抗感染治疗，1 个月后病愈出院。

【诊治体会与教训】

本例患者因"上腹隐痛 7 天，发热 5 天，加重并胸闷、气短 3 天"入院。因此，开始诊断急性胃炎并收入消化科，经治疗后病情不见好转，结合心电图 ST 段抬高，心肌标志物检查示 CTNI 轻度增高，疑诊为：①急性心肌梗死；②急性胃炎。虽经积极治疗，患者病情仍未见好转。后来行超声心动图检查发现心包大量积液。考虑诊断为急性心包炎，行心包穿刺抽液，再次化验心肌标志物示 CTNI 正常。最后才确诊为急性化脓性心包炎，对此病例延误了诊治时间，由于思维能力和观察不够仔细，在诊断上走了弯路，做了一些不必要的检查，造成资源浪费，也给患者带来不必要的经济负担，教训是深刻的。

腹痛是急性胃肠疾病最重要和最常见的症状，但也有部分急性心包炎患者以此为首发症状（而不是首先表现为胸痛、胸闷）。一般开始出现上腹部或脐部疼痛，且疼痛加剧，此时大多数患者伴恶心、呕吐、发热等周身症状，体温升高、白细胞总数和中性粒细胞升高。超声心动图检查也可协助确诊。回顾诊疗经过，本例患者上腹痛，伴恶心、呕吐、发热等周身症状，体温升高、白细胞总数和中性粒细胞升高；心电图示抬高的 ST 段有动态演变。心肌标志物检查示 CTNI 轻度增高；但按心肌梗死治疗一段时间后，病情未见好转，反而出现症状加重。结合以上疑问，当复查心电图发现 ST 段回到等电位线而未见病理性 Q 波形成时，应想到患有急性心包炎的可能。应尽早做心脏超声等检查排查，不应该继续或加强原治疗。超声心动图检查发现大量心包积液。以上几点足以排除急性胃炎。

急性心包炎是指心包脏层和壁层之间发生的急性炎症。临床症状可因病情进展阶段不同而有所不同，可分为纤维蛋白性（干性）阶段和渗出性（湿性）阶段。干性阶段有发热、疲劳、出汗等全身症状，心前区疼痛（该疼痛特点是在体位改变、深呼吸和咳嗽时加重）；湿性阶段心前区疼痛减轻，但出现心脏压塞症状（如气短、上腹胀痛、水肿和休克等）和心包积液对邻近器官压迫症状（如咳嗽、声嘶等）。干性阶段查体可有心包摩擦音，而湿性阶段则有血压下降、颈静脉怒张、心界扩大、心音遥远等体征。但急性心包炎疼痛可向颈部、左侧斜方肌区、肩背部和上腹部放射，而心脏压塞时，因腔静脉瘀血可出现上腹胀痛、呕吐、下肢水肿等。因此，急性心包炎可以出现胃肠道症状，如恶心、呕吐、上腹痛。此点须引起重视，使患者被误诊误治，教训深刻。

（惠　波）

参 考 文 献

[1] 葛均波，徐永健．内科学 [M]．8 版．北京：人民卫生出版社，2013.

[2] 池肇春，邹全明，高峰玉，等．实用临床胃肠病学 [M]．2 版．北京：军事医学科学出版社，2015.

[3] 顾秋枫，姚渭清．以腹痛为主要表现的小儿急性心包炎——附 8 例报告 [J]．罕少疾病杂志，2002，9：5-7.

[4] 邹峥．小儿急性化脓性心包炎的内科治疗及远期随访结果分析 [J]．中国实用儿科杂志，1997，12：109-110.

病例48　上腹痛—胃炎—急性心肌梗死

【病例摘要】

主诉　上腹疼痛 4 天，晕厥 1 次。

现病史　患者 4 天前无明显诱因出现上腹部疼痛，为阵发性，持续几分钟到半小时不等，伴恶心、呕吐。因平时有胃病，患者就到附近诊所输液治疗，头 3 天好转，第 4 天早上有一过性胸闷，未在意，中午在家做饭时突然晕倒，据家属回忆，患者晕倒当时无口吐白沫、抽搐、大小便失禁，约几秒钟醒来，即送来青岛市市立医院急诊，以"急性胃肠炎"收入消化科。

体格检查　体温 36.8℃，脉搏 45 次 /min，呼吸 20 次 /min，血压 90/60mmHg。急性痛苦病容，平卧位，无皮疹和发绀，浅表淋巴结未触及，巩膜不黄，颈软，颈静脉无怒张。双肺呼吸音清，未闻及啰音。心界不大，心率 45 次 /min，心音低，可闻及大炮音。腹平软，肝、脾未触及，剑突下轻压痛。双下肢不肿。神经系统阴性。

诊治经过　查体结果立即联想到"三度房室传到阻滞"可闻及大炮音。心电图提示下壁心肌梗死，Ⅱ、Ⅲ、aVF 导联 ST 段弓背向上抬高，T 波倒置，三度房室传导阻滞。同时，化验心肌标志物示异常升高。血常规示白细胞 $8.9×10^9$/L，中性粒细胞 58%，淋巴细胞 39%；大便常规无异常发现。血淀粉酶 127U/L（参考值：20～115U/L）。腹部 CT 无重要异常发现。诊断为冠心病，急性下壁心肌梗死，三度房室传导阻滞（Killip Ⅰ级）。转入心内科，立即安装临时起搏器，急诊冠脉造影示右冠脉中段 95% 狭窄，TIMI 血流 2 级，术中于右冠脉中段行支架植入术，开通狭窄血管。术后继续给予持续心电、血压、血氧饱和度监护、休息、吸氧、双联抗血小板、抗凝、调脂治疗、扩冠、ACEI 和 ARB 类药物治疗、抑酸护胃及对症支持治疗。后病情平稳出院。

【诊治体会与教训】

典型"心肌梗死"都有胸痛、胸骨后压榨样疼痛或胸闷等，但该例患者无胸痛，表现为上腹疼痛，在诊所误当成胃病进行治疗，因晕厥而送到我院。因而，此病例延误了诊治时间，由于思维能力和观察不够仔细，在诊断上走了弯路，做了一些不必要的检查，造成资源浪费，也给患者带来不必要的经济负担。教训是深刻的。近年来发现"心肌梗死"不典型者增多，一定要警惕 50 岁以后的患者，如出现腹痛情况，最好做心电图排除心肌梗死，以防万一误诊，带来严重后果。

腹痛是急性胃肠疾病最重要和最常见的症状，但也有部分急性心肌梗死患者以此为首发症状（而不是首先表现为胸痛、胸闷）。一般开始出现上腹部或脐部疼痛，且疼痛加剧，此时大多数患者伴恶心、呕吐、发热等周身症状，体温升高、白细胞总数和中性粒细胞升高。CT 检查也可协助确诊。回顾诊疗经过，本例患者上腹痛，不发热，血常规正常，来诊时已是病程第 4 天，心电图提示Ⅱ、Ⅲ、aVF 导联 ST 段弓背向上升高，T 波倒置，三度房室传导阻滞。同时，化验心肌标志物异常升高。以上几点足以排除急性胃肠炎。

急性心肌梗死（acute myocardial infarction，AMI）是心肌缺血性坏死，冠状动脉血供急剧减少或中断，使得心肌严重而持久的缺血，导致心肌坏死。包括 ST 段抬高型心肌梗死（ST segment elevation myocardial infarction，STEMI）和非 ST 段抬高型心肌梗死（non-ST segment elevation myocardial infarction，NSTEMI），是冠心病的严重类型，发病率逐年上升，且病死率高。冠状动脉不稳定的粥样硬化斑块破溃、出血，急性血栓形成，或冠状动脉持续痉挛，使冠状动脉完全闭塞。促使斑块破裂及血栓形成的诱因包括交感活性增加、饱餐、重体力活动、情绪激动或用力大便、休克、脱水、出血、外科手术、严重心律失常等。但 AMI 可发生在无心绞痛病史的患者，可出现胃肠道症状，如恶心、呕吐、上腹胀痛。符合本例特点须引起重视，不要漏诊或误诊。

（惠　波）

参 考 文 献

[1] 葛均波，徐永健. 内科学 [M]. 8 版. 北京：人民卫生出版社，2013.

[2] 池肇春，邹全明，高峰玉，等. 实用临床胃肠病学 [M]. 2 版. 北京：军事医学科学出版社，2015.

[3] 栾卫国. 结合急性心肌梗死病例谈院前急救社会化的体会 [J]. 中华现代临床医学杂志，2007，5：834.

[4] 徐中广. 特殊表现的急性心肌梗死漏诊病例分析 [J]. 中国保健，2008，16：911.

病例 49　腹痛—社区获得性肺炎

【病例摘要】

患者女性，53 岁。

主诉　发热伴右上腹疼痛 4 天。

现病史　4 天前无明显诱因出现右上腹疼痛，为持续性钝痛，伴发热，体温最高达 38.5℃，间断性，无规律，感畏寒，无寒战，口服"莲花清瘟""新康泰克"体温渐降，之后体温再度上升。无胸闷、憋气，无咯血、胸痛、盗汗，无心悸、头晕，无恶心、呕吐，无腹泻，无尿频、尿急、尿痛，无意识改变。于青岛市市立医院行胸部 CT 示右下肺炎。为进一步就诊，收入呼吸科。

体格检查　体温 35.4℃，脉搏 76 次 /min，呼吸 19 次 /min，血压 117/87mmHg。神志清晰，步入病房，全身皮肤未见黄染，浅表淋巴结无肿大及无压痛。头颈无特殊异常发现。双肺呼吸音清，双肺未闻及干、湿性啰音。心界正常，律齐，各瓣膜区未闻及病理性杂音。腹部平坦，未见肠型和腹部静脉曲张，全腹无压痛及反跳痛，肝、脾肋下未触及，肝区及双肾区无叩击痛，肠鸣音 4 次 /min，双下肢无水肿。

诊治经过　血常规＋CRP 示 C 反应蛋白 19.53mg/L，红细胞沉降率 34.00mm/h；生化全套（含血脂全套）示尿酸 435.40μmol/L，三酰甘油 1.72mmol/L，高密度脂蛋白 0.89mmol/L，载脂蛋白 A1 1.19g/L；肺癌全套合并 CA 系列示鳞癌抗原 SCC 2.3ng/ml；凝血常规全套示 PT 国际标准化比值 0.94，D- 二聚体 0.56μg/L；复查胸部 CT 平扫示右下肺炎症性改变，两肺纹理增多。降钙素原（PCT）检测、心肌标志物、输血常规、呼吸道病原体抗体九联检、ANA 谱、ANCA 指标正常。初步诊断为社区获得性肺炎（非重症）。给予患者抗病毒、抗感染、止咳化痰等药治疗，效果可，初步诊断成立。

【诊治体会与教训】

该患者为中年女性，既往 5 年前因"脑出血"行手术治疗，否认高血压病史。患者有右上腹间断性疼痛症状，胸部 CT 示"右下肺炎"，按 CAP 方案治疗，效果明显。右上腹疼痛容易首先想到肝脏、胆囊、上消化道等腹部疾病，在临床上遇到以腹部疼痛为主要表现的疾病时，不要只考虑腹部疾病，应综合评估，以免误诊。该患者胸部 CT 提示有炎症改变，腹部查体未见特殊体征，患者出现腹痛可考虑为以下原因：致病菌毒素引起消化道症状，或致病菌播散引起肠系膜淋巴结炎；迷走神经反射引起胃肠痉挛；炎症波及胸膜或膈肌外周部分，使相应的脊神经受到刺激，再由神经传导到腹壁引起相应部位的腹痛，例如右上腹，甚至左上腹、脐周等部位。该患者可诊断为腹痛型肺炎，主要以上腹部，特别是右上腹多见，而且多位于肺炎的同侧，原因主要与气管和左、右支气管走行相关。

社区获得性肺炎是指在医院外罹患的感染性肺实质炎症，包括具有明确潜伏期的病原体感染，而在入院后平均潜伏期内发病的肺炎。社区获得性肺炎临床诊断依据包括临床症状(新出现的或原有呼吸系统表现,如发热等)、实验室检查(血常规、降钙素原、PCT 等)、胸部查体(肺实变体征、湿啰音)及影像学检查(肺渗出性病灶),最重要的是胸部影像学支持,须除外非感染性疾病。临床表现个体差异较大,对于腹痛原因不明的患者,尤其是老年人、免疫力低下人群、儿童等缺乏典型症状的患者,痛阈较低,容易忽视,应认真进行胸部检查,常规拍摄胸部 X 线片,必要时行胸部 CT,以免漏诊或误诊。此外,应与肺结核、肺栓塞、肺癌、非感染性肺部浸润等疾病相鉴别。

(刘学东)

参 考 文 献

[1] 蒋智敏,历凤元,朱涟敏,等. 以腹痛为主诉无呼吸系统症状肺炎 46 例临床分析 [J]. 海南医学,2013,24:69-70.

[2] 葛均波,徐永健. 内科学 [M]. 8 版. 北京:人民卫生出版社,2014.

[3] 范彩云,杨锡燕. 社区获得性肺炎临床诊疗进展 [J]. 心肺血管病杂志,2016,35:65-67.

[4] FRANCO J. Community-acquired Pneumonia[J]. Radiol Technol,2017,88(6):621-636.

[5] WATERER G,METERSKY M L. Corticosteroids for community-acquired pneumonia: overstated benefits and understated risks[J]. Chest,2019,156(6):1049-1053.

病例50 双侧卵巢子宫内膜异位囊肿,右卵巢子宫内膜异位囊肿破裂

【病例摘要】

患者女性,39 岁。

主诉 腹痛 1 天,加重 10 小时。

现病史 10 小时前腹痛加重,无恶心、呕吐,无阴道流血,外院 B 超示盆腔积液,附件占位。

体格检查 生命体征平稳,腹软,宫颈举摆痛阳性,左附件区扪及直径约 4cm 包块,活动度差,有压痛反跳痛,右附件区扪及一个直径为 5cm 包块,活动度差,有压痛、反跳痛。

诊治经过 血常规示白细胞 7.6×10^9/L,中性粒细胞 88.7%,血红蛋白 96g/L;CA125 342.4U/ml;盆腔 CT 示右附件区囊性占位,形态不规则,大小约 9.7cm×8.6cm×7.8cm,左附件区增厚,可见直径约 3cm 的囊状影,肝周、脾周、网膜囊、双侧结肠旁沟、肠系膜间及盆腔内见大量积液。行剖腹探查术,术中见整个腹腔充满巧克力色液体约 2 000ml,右卵巢见一个直径约 15cm 大小囊肿,向内扭转约 180°,囊肿后壁见一个直径约 0.5cm 大小破口,剖视囊内呈分隔状,其内充满巧克力样黏液,左卵巢见一个直径 4cm 大小囊肿,未见明显破口,其内见巧克力样黏液,遂行双侧卵巢囊肿剥除术,病理示子宫内膜异位囊肿伴陈旧性出血。诊断为双侧卵巢子宫内膜异位囊肿,右卵巢子宫内膜异位囊肿破裂。

【诊治体会与教训】

对于腹痛、附件区包块伴大量盆腹腔积液的患者,应在考虑卵巢肿瘤破裂的同时高度怀疑有无恶性的可能,术前尽可能完善相关辅助检查,术中必要时冰冻病理以进一步明确诊断。

(陈 龙)

病例51 上腹痛—肺栓塞

【病例摘要】

患者男性,51 岁。

主诉 上腹痛 1 周,胸痛 1 天。

现病史 患者 1 周前无明显诱因出现上腹部疼痛,疼痛呈持续性隐痛,无阵发性加重,无恶心、呕吐,无腰背部及肢体放射痛,无发热、咯血,无胸闷、憋气,无尿频、尿急等症状,诉肛门排气减少,腹胀,大便不畅,大便 1 次 /3~4 天,于当地社区医院就诊,服用药物治疗(具体不详),未见明显好转。1 天前患者突

感胸痛，刀割样，不能忍受，无胸闷、憋气，就诊于当地医院，行胃镜检查示"胃窦炎"，有 D- 二聚体增高，不排除肺栓塞，遂转入青岛市市立医院就诊。

入院 3 天前于青岛市市立医院门诊行腹主动脉 CTA 示双下肺动脉栓塞，考虑恶性淋巴瘤、左侧髂骨溶骨性破坏；D- 二聚体 15.87μg/L。1 天前行超声心动图示室间隔增厚。双下肢血管超声示右小腿肌间静脉血栓形可能；双下肢动脉内中膜增厚伴斑块（多发），遂以"肺栓塞"收住院。

患者此次发病以来，饮食差，大便少，体重无明显改变。患者既往健康状况良好，有左侧足部踇趾及示趾断指外伤史。吸烟史 20 余年，每日 20 支，饮酒史 20 余年。

体格检查　体温 36.2℃，脉搏 76 次 /min，呼吸 16 次 /min，血压 116/74mmHg（1mmHg＝0.133kPa）。神志清醒，自主体位，查体合作，平车入病房，口唇无发绀。双肺呼吸音粗糙，双肺闻及细湿性啰音。心界正常，心率 76 次 /min，律齐，心音有力，各瓣膜听诊区未闻及病理性杂音，无心包摩擦音。腹平软，全腹无压痛及反跳痛，肝、脾肋下未触及，移动性浊音阴性，肠鸣音弱，2～3 次 /min，双下肢无水肿。左侧足部踇趾及示趾断指。

诊治经过　综上表现，初步诊断为：①肺栓塞；②恶性淋巴瘤？③急性支气管炎；④不完全肠梗阻；⑤下肢深静脉血栓形成；⑥冠状动脉粥样硬化性心脏病，心功能Ⅱ级。

β_2 微球蛋白、乳酸脱氢酶（LDH）、大便常规、呼吸道病原体抗体九联检、B 型钠尿肽、心肌标志物、PCT 检测未见明显异常；红细胞沉降率（ESR）42.00mm/h；血常规示白细胞 11.16×10⁹/L，中性粒细胞 80.4%，中性粒细胞计数 8.97×10⁹/L，淋巴细胞 94%，淋巴细胞计数 1.05×10⁹/L，C 反应蛋白 82.16mg/L；凝血常规全套异常值示凝血酶原时间 15.00 秒，活化部分凝血活酶时间 51.80 秒，APTT 比值 1.52，D- 二聚体 6.03μg/ml，纤维蛋白原降解产物 6.03μg/ml；生化全套示白蛋白 35.15g/L，白球比 1.12，谷氨酸脱氢酶 16.70U/L，肌酸激酶 36.50U/L，肌酸激酶同工酶 25.90U/L，总胆固醇 5.26mmol/L；肿瘤标志物示可溶性细胞角蛋白 19 片段 10.58ng/ml，游离 / 总前列腺特异性抗体 0.16；心电图未见异常。给予禁饮食，改善周围血流循环障碍、抗凝、抗感染、镇痛、补充脂肪乳等及对症治疗，病情渐稳定，改为流质饮食，复查肝肾功能，异常指标包括白蛋白 30.66g/L，白球比 1.04，钠 135.00mmol/L；复查凝血常规全套，异常值包括凝血酶原时间 14.50 秒，纤维蛋白原 4.39g/L，活化部分凝血活酶时间 54.00 秒，APTT 比值 1.59，D- 二聚体 4.78μg/ml，抗凝血酶Ⅲ 74%，纤维蛋白原降解产物 18.92μg/ml；血常规的异常指标包括白细胞 11.22×10⁹/L，中性粒细胞 77.6%，中性粒细胞计数 8.7×10⁹/L，红细胞 4.09×10¹²/L，血红蛋白 124.00g/L，红细胞比容 0.382，C 反应蛋白 105.76mg/L，淋巴细胞百分率与计数正常。根据患者双下肢静脉血管超声及腹主动脉 CTA 提示双下肺肺动脉栓塞，经治疗后，血浆 D- 二聚体较前降低。继续给予抗凝（皮下注射低分子肝素）、改善血液循环治疗。此外，该患者患"恶性淋巴瘤""左侧髂骨溶骨性破坏"，经血液科会诊后，行全腹 CT 平扫提示胃小弯侧壁增厚，腹腔及腹膜后多发肿大淋巴结，胆囊炎，腹盆腔积液，左侧髂骨骨质破坏，考虑转移，双侧胸腔积液；颈部、腋窝、腹股沟超声示双侧颈部多发淋巴结可见，双侧腋窝多发淋巴结可见，双侧腹股沟区多发淋巴结可见。患者胸腹痛缓解，转入血液科进行下一步治疗，出院。

【诊治体会与教训】

肺栓塞是以各种栓子阻塞肺动脉系统为其发病原因的一组疾病或临床综合征的总称，包括肺血栓栓塞症、脂肪栓塞综合征、羊水栓塞、空气栓塞等。肺血栓栓塞症为来自静脉系统或右心的血栓阻塞动脉或其分支所致疾病，以肺循环和呼吸功能障碍为主要临床和病理生理特征，最为常见。肺栓塞的临床表现多样缺乏特异性，或者被其他系统疾病掩盖，易被误诊和漏诊，临床医师对该病的诊断意识不足是导致误诊的主要原因，相关临床实验表明肺栓塞误诊时间平均 3.2 天，常见症状有呼吸困难、气促、胸痛、晕厥、烦躁不安、咯血、咳嗽、心悸、发热等症状。临床上同时出现的"三联征"（呼吸困难、胸痛、咯血）的患者约 20%。

本例患者下肢血管彩超示右小腿肌间静脉血栓形成，D- 二聚体定量增高，腹主动脉 CTA 提示双下肺动脉栓塞，符合肺栓塞诊断；患者因上腹痛 1 周，胸痛 1 天就诊，心电图无特异性改变，双下肢无水肿。病程中患者初为腹部隐痛，后转为无法忍受的刀割样胸痛，肛门排气减少，腹胀，大便不畅，考虑可能为：①肠系膜静脉栓塞引起不完全肠梗阻，引起上腹痛；② CTPA 检查为双下肺动脉栓塞，引起急性神经反射性腹痛。本病例发病特点不典型，腹痛首发，经动态观察、D-二聚体定量、动脉 CTA 以及下肢血管超声，确诊为肺血栓栓塞症。国内文献报道提示肺栓塞发病率呈逐渐增长趋势，由于症状缺乏特异性，确诊需要特殊的检查技术，这就提示我们临床医师要提高对肺栓塞的诊断和预防，详细询问病史并发现肺栓塞的危险因素，对于临床检查，尤其要注意其心脏超声出现无明确原因的肺动脉高压，化验结果显示 C 反应蛋白、D-二聚体增高，D-二聚体因其高度敏感性和良好的阴性预测，可作为肺栓塞的首先筛选试验，低于 500μg/L 则有重要的排除诊断价值，CT 肺动脉造影检查是作为肺栓塞的"金标准"，包括直接征象及间接征象，从而正确认识和诊断疾病，减少误诊、漏诊。

（刘学东）

参 考 文 献

[1] 曾伟，田福利. 以腹痛为首发症状的肺栓塞 1 例 [J]. 中国循证心血管医学杂志，2015，6：857-858.

[2] 季惠丽. 肺栓塞误诊分析 [J]. 浙江临床医学，2017，9：1741-1742.

[3] 车京爱. 以腹痛为首发症状急性肺血栓栓塞症一例 [J]. 中华全科医师杂志，2013，9：772-773.

[4] 葛均波，徐永健. 内科学 [M]. 8 版. 北京：人民卫生出版社，2014.

病例52　反复消化道穿孔—白塞病

【病例摘要】

患者男性，59 岁。

主诉　反复口腔、外阴溃疡，间断腹痛 2 年余。

现病史　2 年多前无明显诱因反复出现口腔及外阴溃疡，无皮肤脓疱，无发热畏寒、头痛，无眼红、眼痛，无口眼干、明显脱发、面部红斑，无关节、肌肉疼痛，未予治疗，后逐渐出现腹部疼痛，就诊于聊城市人民医院腹部外科。查腹部 CT 提示膈下游离气体，考虑为消化道穿孔，行剖腹探查提示"胃穿孔"，行"胃穿孔修补术"治疗后好转出院；出院后 3 个月患者再次突发腹痛，于我院外科会诊后考虑为"白塞病"，转入聊城市人民医院风湿免疫病科给予糖皮质激素及环磷酰胺治疗后好转出院；1 年前患者自行停药，20 天前患者再发口腔溃疡并发腹痛、腹泻，再次于聊城市人民医院风湿免疫病科住院治疗，行电子肠镜检查（图 37-19）。

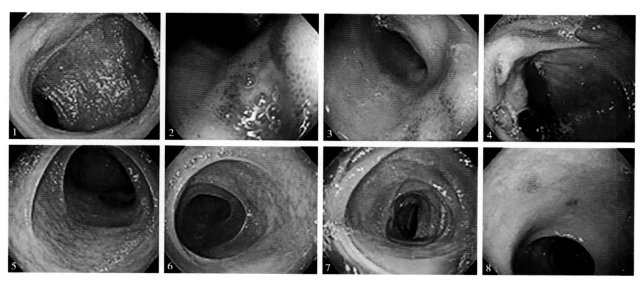

图 37-19　电子肠镜表现

内镜诊断：回肠部分切除术后；回肠末段溃疡（多数性）；回盲瓣溃疡（多数性）；乙状结肠、直肠黏膜炎伴糜烂。活检：[01] 回肠末段溃周 2 块；[02] 回盲瓣溃周 1 块。

【诊治体会与教训】

本例患者以反复腹痛及口腔溃疡为主要表现，两次出现消化道穿孔，直到第二次手术后才经风湿免疫科会诊确诊为白塞病，给予规范治疗后好转。后患者自行停药导致复发。通过本病例给我们提示，日常生活中口腔及外阴溃疡通常不易引起患者重视，该患者直到出现第一次胃穿孔而就医。对于医师而言，第一次给予外科治疗后未再进一步询问病史以及寻找穿孔原因，导致第二次肠道穿孔手术治疗后方才考虑诊断为白塞病，这提示在胃肠外科，甚至消化内科医师通常容易忽视全面的病史采集以及诊断鉴别诊断思路的拓展，导致患者病情不能得到及时诊断以及规范治疗，给患者带来较为严重的后果。

白塞病是一种可累及全身各大中小动（静）脉血管的血管炎性疾病，以口腔溃疡、外阴溃疡及眼炎三联征为常见临床表现，于地中海及中东地区多见，也称为"丝绸之路病"。白塞病消化道受累时腹痛较为常见，这些表现与口腔及外阴溃疡表现相似，多见于回盲部、升结肠、横结肠或食管，部分患者有穿孔倾向。以消化道为突出表现的患者通常就诊于消化内科或胃肠外科，若不重视病史的全面采集，易被误诊为炎性肠病、阑尾炎、胃溃疡等，从而延误诊治。

（孙焕霞　李　霞）

参 考 文 献

[1] HISAMATSU T，HAYASHIDA M. Treatment and outcomes：medical and surgical treatment for intestinal Behçet's disease[J]. Intest Res，2017，15（3）：318-327.

[2] 李文文，项平，管剑龙，等. 肠白塞病 36 例临床特点分析 [J]. 中华消化杂志，2015，35：22-25.

[3] 叶京芬，管剑龙. 肠白塞病病情评估和预后因素研究进展 [J]. 临床内科杂志，2018，15：69-70.

[4] PARK Y E，CHEON J H，PARK Y，et al. The outcomes and risk factors of early readmission in patients with intestinal Behçet's disease[J]. Clin Rheumatol，2018，37（7）：1913-1920.

病例 53　腹痛腹泻—肠系膜血管炎—系统性红斑狼疮

【病例摘要】

主诉　间断发热 14 年，腹痛、腹胀伴呕吐 1 天。

现病史　患者 14 年前无明显诱因出现发热，无明显关节肿痛，无双手遇冷变白、发绀，无口干、眼干，大小便正常，曾就诊于北京某三甲医院，诊断为"系统性红斑狼疮"，长期口服"甲泼尼龙"治疗，曾多次入住聊城市人民医院风湿免疫病科治疗并多次门诊复诊。1 天前无明显诱因出现恶心，伴呕吐，呕吐物为胃内容物，伴腹胀、腹痛，无腹泻等不适，为进一步诊治，以"系统性红斑狼疮、腹痛待查"收入院。

体格检查　体温 36.5℃，血压 160/95mmHg。神志清，痛苦面容。腹部平坦，未见肠型和逆蠕动波，全腹明显压痛，无反跳痛，Rovsing 征阴性，肝、脾肋下未触及，肝区无叩击痛。余查体无异常。

诊治经过　腹部 CT 示十二指肠壁增厚（考虑 SLE 受累所致）；D- 二聚体 3.9mg/L，血淀粉、肌钙蛋白 I 正常。结合病情，考虑系统性红斑狼疮肠系膜血管炎可能，给予甲强龙 40mg 静脉滴注，并请胃肠、肝胆外科医师会诊：警惕迟发性十二指肠穿孔。进一步完善检查示尿蛋白质（+++）；C_3 0.32g/L，C_4 0.03g/L；ANA 谱示 nRNP/Sm（+++），Sm（+++），Ro-52（+），ds-DNA（±），Ku（+），Mi-2（+）；IF-ANA 为 1∶1 000（+）；胸部 CT 示双肺下叶慢性炎症，双侧胸腔积液。再次请胃肠外科会诊：考虑与原发病活动有关。请肝胆外科会诊：不排除存在十二指肠水肿病变，水肿可致穿孔、肠液渗出。

综合相关检查，考虑患者诊断为系统性红斑狼疮：①肠系膜血管炎；②狼疮性肾炎；③多浆膜腔积液（胸腔积液与腹腔积液）。予以甲泼尼龙加量至 200mg，1 次 /d，并继续预防性用抗生素、补液等相关治疗，病情好转，后续甲泼尼龙逐渐减量并联合羟氯喹、吗替麦考酚酯治疗原发病。患者病情稳定。

【诊治体会与教训】

本例患者病史长、未定期复诊，夜间发病入院。腹部 CT 检查示肠壁水肿明显，肠壁薄，相关科室会诊示有肠穿孔可能。虽然确诊了系统性红斑狼疮、肠系膜血管炎，但初始担忧肠穿孔的可能，中剂量糖皮质激素治疗7天,病情好转不明显后重新考虑治疗方案,加大治疗原发病力度,延误了原发病最佳治疗方案时间,教训是深刻的,抉择也是困难的。这就需要综合患者病史、症状、体征、辅助检查及相关科室会诊,及时做出准确的判断,并需要加强患者宣教,使其意识到SLE虽可以控制,但尚不能根治,除了定期复查血常规、肝肾功能及既往受累器官影像学等相关检查外,尚需要定期(一般间隔3～6个月,病情稳定后可间隔6～12个月)复查自身抗体等免疫指标,早期发现疾病复发的迹象,做到早期干预,预防疾病复发甚至暴发。

(孙焕霞)

参 考 文 献

[1] 杨敏,范湄妲. 狼疮肠系膜血管炎的诊断和治疗 [J]. 内科理论与实践,2016,11:343-346.

[2] XU D, LIN J. Urinary tract involvement in systemic lupus erythematosus: coexistence with lupus mesenteric vasculitis or intestinal pseudo-obstruction? [J]. Semin Arthritis Rheum, 2015, 44(4): e9.

[3] 梁志刚. 狼疮肠系膜血管炎的临床表现与治疗方式研究 [J]. 中国实用医药,2017,12:84-85.